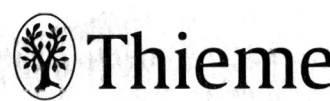

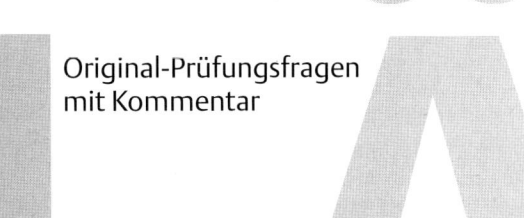

Original-Prüfungsfragen
mit Kommentar

Anatomie

17. Auflage

Bearbeitet von
Andrea Drechsel-Buchheidt

Georg Thieme Verlag
Stuttgart · New York

Dr. med. Andrea Drechsel-Buchheidt
Fliederweg 8
69493 Hirschberg

1. Auflage 1982
2. Auflage 1984
3. Auflage 1985
4. Auflage 1986
5. Auflage 1989
6. Auflage 1990
7. Auflage 1992
8. Auflage 1993
9. Auflage 1994
10. Auflage 1996
11. Auflage 1997
12. Auflage 1998
13. Auflage 2000
14. Auflage 2002
15. Auflage 2003
16. Auflage 2005
17. Auflage 2006

Bibliografische Information Der Deutschen Bibliothek
Die Deutsche Bibliothek verzeichnet diese Publikation
in der Deutschen Nationalbibliographie; detaillierte
bibliographische Daten sind im Internet über
http://dnb.ddb.de abrufbar.

© 2006 Georg Thieme Verlag KG
Rüdigerstr. 14, D-70469 Stuttgart
Unsere Homepage:
http://www.thieme.de

Umschlaggestaltung:
Thieme Verlagsgruppe

Umschlagfoto:
Studio Nordbahnhof

Satz:
Graphik & Text Studio, Barbing

Druck:
Grafisches Centrum Cuno GmbH & Co. KG, Calbe
Printed in Germany

ISBN 3-13-114647-8
ISBN 978-313-114647-2

Autoren und Verlag haben sich bei der Zusammenstellung der Fragen, bei der Zuordnung der Lösungen
und bei der Kommentierung von Fragen und Lösungen
um größtmögliche sachliche Richtigkeit bemüht.
Dennoch wird eine Gewähr für die in diesem Band ent-
haltenen Angaben nicht übernommen. Für Inhalt und
Formulierung der Prüfungsfragen ist das IMPP verantwortlich.

Vorwort

Vorwort

Der vorliegende Band enthält prüfungsrelevante Original-Prüfungsfragen, die im Fach Anatomie gestellt wurden. Grundlage der Zuordnung zum Fach Anatomie sind die Item-Analysen des IMPP.

Auch in dieser jetzt vorliegenden 17. Auflage war eine deutliche Straffung des Inhaltes notwendig, was zum einen zur Streichung von Uraltfragen führte, zum anderen aber durch die Zusammenstellung ähnlicher Fragen Redundanzen in den Kommentaren deutlich reduzierte. Viele Inhalte sind in Lerntexten und Tabellen konzentriert, auf die dann in den Kommentaren verwiesen wird. Eine Zusatzinformation ist die Kennzeichnung klinischer Bezüge, die die Anwendbarkeit des Gelernten betonen.

Die Prüfungsfragen sind dem **neuen Gegenstandskatalog 2001** entsprechend und innerhalb der Kapitel lerngerecht geordnet, so dass sich der Prüfungsstoff Schritt für Schritt erarbeiten lässt.

Kommentare zu ähnlichen Fragen habe ich bewusst weitgehend übergreifend abgefasst, um unnötige Wiederholungen zu vermeiden. Trotzdem wird auch hier auf Einzelaussagen eingegangen, insbesondere dann, wenn aus den Item-Analysen des IMPP ersichtlich war, dass viele Examenskandidaten Schwierigkeiten bei dieser Aussage hatten.

Die eingestreuten Lerntexte und Lerntabellen beschäftigen sich mit immer wiederkehrenden Schwerpunkten in den Prüfungsinhalten und sind als Repetitorium gedacht. Sie bieten zusammen mit den Abbildungen ein Kompendium wichtiger Fakten und sollen zeitraubendes Nachschlagen vermeiden helfen. Trotzdem soll und wird dieses Buch weder ein anatomisches Lehrbuch noch einen anatomischen Atlas ersetzen.

Da gerade in der Anatomie der schriftliche Kommentar visuelles Lernen oder das Bildgedächtnis nur unzureichend ersetzen, höchstens unterstützen kann, sollte man bei der Bearbeitung der Kommentare immer wieder den Anatomieatlas zu Rate ziehen.

Aus den Erfahrungen der letzten Examina noch ein paar „heiße" Tipps: Die Abbildungen aus dem Bildanhang wiederholen sich ständig. Manchmal stehen sie aber auf dem Kopf oder ein Gewebe wird in einer unterschiedlichen Färbetechnik vorgestellt. Daneben werden bei der Wiederholung der Abbildung unterschiedliche Strukturen erfragt. Sorgfältiges Bearbeiten dieser Abbildungen gerade im Hinblick auf zukünftige Prüfungsfragen hilft, manche Überraschung zu vermeiden.

Fragen zur Topographie werden häufig gestellt. Hier ist ein erklärender Kommentar oft umständlicher als der Blick in den Anatomieatlas. Ich habe bei solchen Fragen die Kommentare durch Literaturhinweise ergänzt.

Zunehmend häufiger werden Fragen gestellt, die Lerninhalte verschiedener Prüfungsfächer verknüpfen – z. B. Immunsystem. In den letzten Prüfungen gewinnt zunehmend die Anwendung anatomischer Fakten bei klinischen Zusammenhängen an Bedeutung.

Immer wieder treten jedoch Prüfungsfragen auf, deren Thematik weit über die im Gegenstandskatalog fixierten Inhalte hinausgeht, und die letztendlich nur unnötige Details abfragen, von einer klinischen Relevanz ganz abgesehen. Diese Fragen sind eigentlich nicht lösbar, hier hilft nur Mut zur Lücke – keinesfalls lohnt es sich, allzuviel Zeit in das Erlernen dieser Details zu investieren. Auch der Fragentyp der Kombinationsfrage wurde bis auf wenige, inhaltlich relevante Fragen aussortiert, da keine Kombinationsfragen mehr gestellt werden.

Im Physikum wünsche ich allen Kandidaten viel Erfolg!

Für Kritik und Anregungen bin ich dankbar.

Hirschberg, im Juni 2006
Andrea Drechsel-Buchheidt

ANMERKUNGEN DER REDAKTION

Zur besseren Übersicht über die Schwerpunkte des umfangreichen Prüfungswissens wurden Fragen und Kommentare mit Quadraten gekennzeichnet. Diese gehören Stoffgebieten an, zu denen wiederholt in verschiedener Form Fragen gestellt werden.

■   wiederholt geprüfter Stoff

■■   sehr wichtiger, häufig geprüfter Stoff

Inhalt

Die fett gedruckten Seitenzahlen beziehen sich auf den Kommentarteil.

Die fett gedruckten Seitenzahlen
beziehen sich auf den Kommentarteil.

Lerntextverzeichnis

Glossar

Glossar der in der Anatomie ————— häufig gebrauchten Eigennamen

Alcock-Kanal	Canalis pudendalis, Duplikatur der Faszie des M. obturatorius int., enthält A. und V. pudenda int., N. pudendus.
(Ductus venosus) Arantii	leitet im Fetalkreislauf das arterialisierte Blut an der Leber vorbei, zwischen V. umbilicalis und V. cava inferior.
Aschoff-Tawara-Knoten	Atrioventrikularknoten (AV-Knoten) des Erregungsleitungssystems im Herzen.
Auerbach-Plexus	Plexus myentericus, zwischen Ring- und Längsmuskulatur der Tunica muscularis im Verdauungskanal.
Betz- Riesenzelle	Große Pyramidenzelle in der Lamina V der Großhirnrinde, speziell in Area 4 (Gyrus praecentralis)
(Ductus arteriosus) Botalli	Kurzschlussverbindung zwischen A. pulmonalis und Aorta im Fetalkreislauf.
Bochdalek-Dreieck	Trigonum lumbocostale des Zwerchfells.
Bochdalek-Blumenkörbchen	Der Plexus choroideus des IV. Ventrikels ragt über die Aperturae laterales in den Subarachnoidalraum.
Bowman-Membran	Lamina limitans anterior unter der Basalmembran des Hornhautepithels.
Bowman-Kapsel	schließt das Nierenkörperchen gegen die Umgebung ab.
Brown-Séquard-Syndrom	Halbseitenläsion des Rückenmarks.
Bruch-Membran	Membran, die Choroidea und Retina trennt, aus Basallamina und kollagenen und elastischen Fasern.
Brunner-Drüsen	Glandulae duodenales, mukös.
Cannon-Böhm-Punkt	etwa linke Kolonflexur, bis hierher reicht das Innervationsgebiet des N. vagus.
Clara-Zellen	intraepitheliale, exokrin sekretorische Zellen in Bronchioli, überragen kolbenförmig die Epitheloberfläche, Sekret besteht aus Glykoproteinen, Lipoproteinen und Enzymen.
Cohnheim-Felderung	Anordnung der Fasern innerhalb der quergestreiften Muskulatur.
Corti-Organ	Organum spirale, Hörorgan.
Cowper-Drüsen	Glandulae bulbourethrales
Descemet-Membran	Lamina limitans posterior der Kornea.
Disse-Raum	perisinusoidaler Raum (0,5–2 nm) zwischen Sinusendothelzellen und Hepatozyten.
v. Ebner-Halbmonde	seröse Drüsenzellen, sitzen den mukösen Endstücken halbmondförmig auf.
(Nucl.) Edinger-Westphal	Nucl. oculomotorius accessorius.
Gartner-Gang	Reste des Wolff-Gangs neben der Vagina.
Gennari-Streifen	spezieller Streifen in der Sehrinde, der im histologischen Schnitt sichtbar ist.
Glisson-Trias	periportales Feld der Leber: enthält A. und V. interlobularis und einen Gallengang.
Golgi-Feld	Dictyosom, glattwandige Membransäckchen, stapelweise heißen sie Golgi-Apparat.
Havers-System	Osteone, Lamellensysteme des Knochens.
Herring-Kanälchen	Gallenkanälchen mit einschichtig kubischem Epithel; noch außerhalb der periportalen Felder.
Heuser-Membran	Entodermzellen, die den primären Dottersack bilden.
His-Bündel	Truncus fasciculi atrioventricularis des Reizleitungssystems im Herzen.
Hofbauer-Zellen	Makrophagen in Intermediärzotten der Plazenta.
Horner-Trias	Symptomenkomplex aus Ptosis, Miosis und Enophthalmus bei Ausfall des Kopfsympathikus.
Hortega-Zellen	bewegliche Mikrogliazelle mit Fortsätzen, Phagozytose.
Ito-Zelle	Vitamin-A speichernde Fettzelle im Disse-Raum der Leber
Jacobson-Anastomose	parasympathische Innervation der Gl. parotidea über N. IX, N. petrosus minor, Ggl. oticum, N. auriculotemporalis.
Keith-Flack-Knoten	Sinusknoten des Herzens.
Kerckring-Falten	Plicae circulares des Dünndarms.
Langerhans-Zellen	Antigen präsentierende Zelle der Haut im Stratum spinosum.
Lanz-Punkt	Lageprojektion der Appendix vermiformis auf die Bauchwand, am rechten Drittel der Linie zwischen beiden Spinae iliacae.

Leydig-Zwischenzellen	zwischen den Hodentubuli, produzieren Testosteron.
Lieberkühn-Krypten	Glandulae intestinales, tubuläre Drüsen des Darms.
McBurney-Punkt	Lageprojektion der Appendix vermiformis, auf der Hälfte der Linie zwischen Nabel und rechter Spina iliaca ant. sup.
Meckel-Divertikel	Rest des Ductus omphaloentericus, 60–90 cm oralwärts von der Valva ileocoecalis entfernt.
Meibom-Drüsen	Gll. tarsales, Talgdrüsen des Augenlids.
Meissner-Körperchen	Tastkörperchen, Nervenendigungen in den Papillen der Dermis.
Meissner-Plexus	Plexus submucosus im Verdauungstrakt.
Merkel-Zellen	Mechanorezeptoren in der Basalschicht der Haut.
Mohrenheim-Grube	Trigonum clavipectorale (deltoideopectorale).
Morgagni-Tasche	Ventriculus laryngis.
Müller-Gang	Ductus paramesonephricus, beide Müller-Gänge verschmelzen zum Uterovaginal-kanal, degeneriert beim männlichen Individuum.
Müller-Stützzellen	große pyramidenförmige Stützzellen der Retina, gehören zur Glia.
Nissl-Substanz	raues ER im Perikaryon der Nervenzelle.
Paneth-Zellen	Paneth-Körnerzellen im unteren Drittel der Darmkrypten, eosinophile Granula, bilden Lysozym.
Papez-Kreis	wichtiger Neuronenkreis des EPS.
Parkinson-Krankheit	Dopaminmangel im Striatum, Rigor, Tremor, Akinese.
Peyer-Plaques	Folliculi lymphatici aggregati des Ileum in der Lamina propria mucosae.
Prussak-Raum	Rec. membranae tympani superior.
Purkinje-Zellen	große Nervenzellen in der Ganglienzellschicht des Kleinhirns, einzige Efferenzen der Kleinhirnrinde.
Purkinje-Fasern	Verzweigungen des His-Bündels im Ventrikelmyokard.
Ranvier-Schnürring	liegt zwischen zwei Myelinsegmenten des markhaltigen Nervs. Unterbrechung der Markscheide, entsprechen erweiterten Interzellularräumen zweier Schwann-Zellen.
Rathke-Tasche	Epithel des embryonalen Rachendachs, das sich zur Adenohypophyse entwickelt.
Reichert-Knorpel	Knorpel des 2. Pharyngealbogens.
Reinke-Kristalle	Strukturen im Zytoplasma der Leydig-Zellen.
Rosenmüller-Lymphknoten	liegt im Canalis femoralis, gehört zu den Nll. inguinales profundi.
Ruffini-Körperchen	an Haaren und im Stratum reticulare der unbehaarten Haut, langsam adaptierende Dehnungsrezeptoren.
Schlemm-Kanal	Sinus venosus sclerae, Abfluss des Kammerwassers am Auge.
Schmidt-Lantermann-Einkerbung	konusförmig, Zytoplasmakonzentration der Schwann-Zelle um den Nerv.
Schwann-Zelle	myelinbildende Supportzelle des peripheren Nervensystems.
Sertoli-Zellen	„Stützzellen" der Hodentubuli, können auch phagozytieren und sezernieren.
Sudeck-Punkt	Abgang der letzten (arteriellen) Gefäßarkade der A. rectalis sup. zum Colon sigmoideum.
Sharpey-Fasern	Kollagenfasern der Sehnen, die in den Knochen einstrahlen.
Tawara-Schenkel	Aufteilung des His-Bündels (Crus dextrum bzw. sinistrum).
Vater-Pacini-Körperchen	Lamellenkörperchen, Vibrationssensoren, zwiebelschalig angeordnete Schichten aus Bindegewebszellen um einen zentralen Innenkolben, 4 mm lang, liegen in der Subkutis des Handtellers und der Fußsohle, auch in Faszien, Periost, Sehnen, Blutgefäßen, Pankreas.
Vicq-d'Azur-Bündel	Tractus mamillothalamicus.
Waller-Degeneration	Veränderungen distal einer Nervendurchtrennung.
Wolff-Gang	Urnierengang, Differenzierung beim männlichen Individuum zum Ductus deferens.

Bearbeitungshinweise

Die Original-Prüfungsfragen bilden die Grundlage dieses Bandes. Zur Prüfungsvorbereitung erscheint eine fachbezogene Fragenordnung, wie sie in diesem Band vorliegt, geeignet. In den Original-Aufgabenheften richtet sich die Reihenfolge der Prüfungsfragen nach inhaltlichen Gesichtspunkten. Der Aufgabentyp kann sich daher von Aufgabe zu Aufgabe ändern.

Seit mehreren Jahren werden vom IMPP ausschließlich Aufgaben vom Typ **Einfachauswahl** und **Zuordnung** gestellt.

Die Lösung zu jeder Frage ist am Unterrand derselben Seite vermerkt. Im Lösungsteil findet sich ein ausführlicher Kommentar.

Allgemeines

Soweit nicht besondere Bedingungen genannt sind, bezieht sich der in einer Aufgabe angesprochene Sachverhalt auf den medizinischen und wissenschaftlichen Regelfall sowie auf die Gegebenheiten in der Bundesrepublik Deutschland.
Die Prüfungsaufgaben sind Antwortwahlaufgaben. Sie grenzen die Zahl der Antwortmöglichkeiten auf einen zuvor bestimmten Entscheidungszusammenhang ein. Für alle Aufgabentypen gilt daher: Antworten, die im Antwortangebot nicht enthalten sind, können nicht die richtige Lösung sein.
Die Aufgabe gilt als **richtig gelöst**, wenn die beste Antwort aus dem Antwortangebot A bis E markiert wurde. Die beste Antwort ist diejenige, die im Vergleich der fünf Antwortmöglichkeiten die Aufgabe **am umfassendsten beantwortet**.

Lesen Sie immer alle Antwortmöglichkeiten durch, bevor Sie sich für eine Lösung entscheiden.
Eine Mehrfachmarkierung und das Fehlen einer Markierung werden als falsch gewertet. Können Sie eine Aufgabe nicht lösen, lohnt es sich zu raten, weil eine 20-prozentige Chance besteht, die richtige Lösung zu treffen.

Aufgabentypen

→ Aufgabentyp A: Einfachauswahl

Bei diesem Aufgabentyp sind alle angebotenen Antworten A bis E gegeneinander abzuwägen. Als **richtige Lösung** wird die **Bestantwort** anerkannt. **Bestantwort** ist entweder die am **meisten zutreffende** oder die **allein zutreffende** Antwort bzw. die **am wenigsten zutreffende** oder die **allein unzutreffende** Antwort.

→ Aufgabentyp B: Zuordnung (Aufgaben mit gemeinsamem Antwortangebot)

Bei diesem Aufgabentyp sind in Liste 1 Begriffe oder Sachverhalte aufgeführt, Liste 2 enthält die möglichen Antworten A bis E. Als **richtige Lösung** wird die **allein** oder **am besten zutreffende Zuordnung** anerkannt. Dabei kann auch für mehrere Aufgaben der Liste 1 die gleiche Antwort der Liste 2 die richtige Lösung sein.

Fragen

Fragen

1 Allgemeine Embryologie

1.1 Grundlagen der Reproduktion

H01

→ 1.1   Welche Zellen gehören <u>nicht</u> zur Keimbahn?
(A) Blastomeren
(B) Embryoblastzellen
(C) Trophoblastzellen
(D) Zellen des Dottersacks
(E) Spermatozyten

H98

Wann (Liste 2) werden die in Liste 1 genannten Reifeteilungen der menschlichen Oozyte jeweils beendet?

Liste 1
→ 1.2   Erste Reifeteilung
→ 1.3   Zweite Reifeteilung

Liste 2
(A) in der Embryonalzeit
(B) kurz nach der Geburt
(C) kurz vor der Pubertät
(D) kurz vor der Ovulation
(E) nach Eindringen des Spermienkopfes in die Eizelle

F00 ■

Ordnen Sie den Geschlechtszellen der Liste 1 den am ehesten zutreffenden Zeitraum (Liste 2), in dem sie beginnen, in die erste Reifeteilung einzutreten, zu!

Liste 1
→ 1.4   Oogonien
→ 1.5   Spermatogonien

Liste 2
(A) Ende der Embryonalperiode/Anfang der Fetalperiode
(B) am Ende der Fetalperiode
(C) kurz nach der Geburt
(D) im Kleinkindesalter
(E) in der Pubertät

F97 ■ ■

In der Liste 1 sind zwei Formen des Corpus luteum aufgeführt. Dazu sind in Liste 2 verschiedene Aussagen gemacht, von denen manche für beide Formen, andere jedoch nur für eine der beiden zutreffen.
Ordnen Sie jedem der beiden in Liste 1 genannten Formen des Corpus luteum die jeweils nur für eines allein zutreffende Aussage der Liste 2 zu!

Liste 1
→ 1.6   Corpus luteum menstruationis
→ 1.7   Corpus luteum graviditatis

Liste 2
(A) Progesteronproduktion
(B) Ursprung aus Theka- und Granulosazellen
(C) Aktivität stimuliert durch LH
(D) Erhalt und Aktivität stimuliert durch HCG
(E) Degeneration zum Corpus albicans

H02 F01 ■ ■

→ 1.8   In reifen Spermien finden sich Mitochondrien vorwiegend
(A) zwischen Plasmalemm und Akrosom
(B) zwischen Akrosom und Zellkern
(C) im Spermienhals
(D) im Mittelstück
(E) im Hauptstück

H02

Das Alter eines Embryos kann in Entwicklungswochen oder in Schwangerschaftswochen (SSW) angegeben werden.
Ordnen Sie jedem der Begriffe aus Liste 1 die dafür am ehesten zutreffende Definition der Liste 2 zu!

Liste 1
→ 1.9   Alter in Wochen (Entwicklungswochen)
→ 1.10   Schwangerschaftswochen

Liste 2
(A) vom 1. Tag der erwarteten, aber ausgebliebenen Regel
(B) vom 1. Tag der letzten stattgehabten Regel
(C) ab dem Zeitpunkt der Implantation
(D) ab dem Tag der Befruchtung
(E) ab dem Zeitpunkt der letzten Kohabitation

1.1 (C)   1.2 (D)   1.3 (E)   1.4 (A)   1.5 (E)   1.6 (C)   1.7 (D)   1.8 (D)   1.9 (D)   1.10 (B)

H01

→ **1.11** Welche Aussage trifft für das Ende der Embryonalperiode <u>nicht</u> zu?
(A) Der Embryo ist ca. 30 mm groß.
(B) Das Alter des Embryos beträgt 8 Wochen.
(C) Die Schwangerschaft befindet sich in der 10. SSW p. m.
(D) Die Organogenese ist abgeschlossen.
(E) An der Körperoberfläche ist das Relief der Somiten noch zu erkennen.

1.2　Grundlagen der Embryologie

H04

→ **1.12** Während der Ontogenese strukturieren sich plattenförmige Epithelverbände zu Röhren um. Welche der genannten Filamente spielen bei diesem Vorgang die wichtigste Rolle?
(A) Desmin
(B) Vimentin
(C) Lamin
(D) Aktin
(E) Zytokeratin

F05

→ **1.13** Während der Embryogenese spielt die zielgerichtete Zellwanderung eine wichtige Rolle. Welche der folgenden Substanzen/Strukturen begünstigt/begünstigen die Wanderung der Rumpf-Neuralleistenzellen <u>nicht</u>?
(A) Laminin
(B) Actinfilamente
(C) Integrine
(D) Hyaluronsäure
(E) chondroitinsulfatreiche Proteoglykane

F03 ■

→ **1.14** Welches der folgenden Organe ist <u>nicht</u> entodermalen Ursprungs?
(A) Leber
(B) Gallenblase
(C) Pankreas
(D) Milz
(E) Lungenknospe

H04 ■

→ **1.15** Aus dem Entoderm entsteht/entstehen:
(A) Ependym der Hirnventrikel
(B) Epithel des Ductus nasolacrimalis
(C) Epithel der unteren Atemwege und der Lunge
(D) Herzklappen
(E) Nebennierenmark

1.3　Befruchtung, Furchung und Implantation beim Menschen

H02 F99 F95 ■

→ **1.16** Akrosomen
(A) entstehen während der Vermehrungsperiode der Spermien
(B) hemmen die Motilität des Spermiums
(C) sind Lysosomenäquivalente
(D) dienen der Autophagie
(E) liegen im Spermienhals

F02 ■

→ **1.17** Welche der genannten Schichten durchdringt das Spermium auf seinem Weg zur Eizelle zuerst?
(A) Theca interna
(B) Corona radiata
(C) Zona pellucida
(D) Zellmembran der Eizelle
(E) perivitelliner Spalt

F05 ■

→ **1.18** Wann verliert der Keim die Zona pellucida?
(A) während des Eisprungs
(B) beim Eindringen des Spermiums
(C) vor den Furchungsteilungen
(D) im Stadium der Blastozyste
(E) nach dem Einnisten des Embryos in das Endometrium

H02 F00 ■

→ **1.19** Nach abgeschlossener Implantation befindet sich die Blastozyste
(A) in der Lamina epithelialis des Endometriums
(B) in der Zona compacta des Endometriums
(C) in einem Drüsenlumen der Zona spongiosa des Endometriums
(D) in der Zona basalis des Endometriums
(E) im Myometrium

1.4   Plazentation

F02 ■

→ **1.20** Welche Aussage zum HCG (Humanes Chorion-gonadotropin) trifft nicht zu?
- (A) HCG stimuliert die LH-Sekretion im Hypophysen-vorderlappen.
- (B) HCG wird vom kindlichen Synzytiotrophoblasten gebildet.
- (C) HCG verhindert den Abbau des Corpus luteum im Ovar der Schwangeren.
- (D) HCG lässt sich im Urin der Schwangeren nachwei-sen.
- (E) HCG ist ein Proteohormon.

F00 ■ ■

Ordnen Sie den Strukturen der Plazenta am Ende der Schwangerschaft (Liste 1) jeweils die zutreffende Aus-sage der Liste 2 zu!

Liste 1
→ **1.21** Synzytiotrophoblast
→ **1.22** Zytotrophoblastzelle

Liste 2
- (A) ist Teil des Amnions
- (B) entsteht aus dem Embryoblasten
- (C) ist in den Endzotten mehrschichtig
- (D) bildet Progesteron
- (E) ist zur Teilung fähig

F04 ■

→ **1.23** Die überwiegende Zahl der Zellen des Zytotro-phoblasten an der plazentaren Barriere
- (A) verschmilzt mit dem bzw. zum Synzytiotrophobla-sten
- (B) wird durch Makrophagen phagozytiert
- (C) löst sich ins mütterliche Blut ab
- (D) wandelt sich in Hofbauer-Zellen um
- (E) geht durch Apoptose zugrunde

H98 ■

→ **1.24** Das Synzytium der Plazentazotten zum Ende der Schwangerschaft
- (A) ging aus dem Amnionepithel hervor
- (B) wird von einer durchgehenden Lage von Zytotro-phoblast unterlagert
- (C) wird an seiner freien Oberfläche von kindlichem Blut umspült
- (D) ist ein einschichtiges hochprismatisches Epithel
- (E) besitzt Mikrovilli

H03 ■

→ **1.25** Bei der in Abbildung Nr. 1 des Bildanhangs mit X bezeichneten Struktur handelt es sich um ein/eine/einen
- (A) Kotyledo
- (B) Primärzotte
- (C) Tertiärzotte
- (D) Trabekel
- (E) Plazentaseptum

H04 ■

→ **1.26** Die Abbildung Nr. 2 des Bildanhangs zeigt einen histologischen Schnitt einer Plazenta am Ende des 4. Schwangerschaftsmonats.
Welche der Markierungen A–E weist auf müt-terliche Zellen?

H96

→ **1.27** Im Blut von Schwangeren werden mit speziellen klinischen Methoden fetale Blutzellen nachge-wiesen.
Der Übertritt dieser fetalen Zellen in das müt-terliche Blut erfolgt
- (A) durch Eröffnung mütterlicher Gefäße bei der Im-plantation
- (B) durch den normalen Blutaustausch zwischen Mut-ter und Kind
- (C) über Anastomosen zwischen fetalen und mütterli-chen Gefäßen
- (D) durch kleine Defekte in Zottenkapillaren
- (E) durch Einrisse in der Dezidua

1.5   Frühentwicklung

F02 ■

→ **1.28** Welche Aussage zur Amnionhöhle trifft nicht zu?
- (A) Sie entsteht in der 2. Entwicklungswoche.
- (B) Sie ist von Epithel ausgekleidet.
- (C) Sie enthält den Dottersack.
- (D) Sie enthält die Nabelschnur.
- (E) Sie bleibt im Regelfall bis zum Ende der Eröffnungs-phase bei der Geburt erhalten.

H04

→ **1.29** Das die Amnionhöhle auskleidende Epithel lei-tet sich ab vom
- (A) Zytotrophoblasten
- (B) Synzytiotrophoblasten
- (C) Epiblasten
- (D) primären Dottersack
- (E) sekundären Dottersack

F05 ■

→ **1.30** Der Körper des Embryos wird (im Alter von 7 Wochen) von verschiedenen Gebilden umgeben.
Welche Reihenfolge trifft (vom Embryo aus gesehen) zu?
(A) Amnion – Chorion – Decidua
(B) Amnion – Decidua – Chorion
(C) Chorion – Amnion – Decidua
(D) Chorion – Decidua – Amnion
(E) Decidua – Chorion – Amnion

F04

→ **1.31** Aus den Somiten entsteht/entstehen <u>nicht</u>
(A) die Wirbelkörper
(B) die autochthone Rückenmuskulatur
(C) die Nieren
(D) die Wirbelbögen
(E) die Rippen

F05

→ **1.32** Die in der Nachbarschaft von Neuralrohr und Somiten liegende Neuralleiste ist unter anderem ein wichtiger Lieferant von Nervengewebe. Sie geht hervor aus der
(A) dorsalen Wand von Somiten
(B) Chorda dorsalis
(C) Basalplatte des Neuralrohrs
(D) Übergangszone zwischen Neuralplatte und Oberflächenektoderm
(E) Übergangszone zwischen Dermatomyotom und Sklerotom

F03 ■ ■

→ **1.33** Aus der Neuralleiste gehen <u>nicht</u> hervor:
(A) Spinalganglienzellen
(B) Melanoblasten
(C) Nebennierenmarkzellen
(D) Neurone der prävertebralen Ganglien
(E) Epithelzellen der Plexus chorioidei

F03

→ **1.34** Aus dem paraxialen Mesoderm entwickelt/entwickeln sich <u>nicht</u>:
(A) Skelett der Wirbelsäule
(B) Myoblasten der Extremitätenanlagen
(C) Splanchnopleura
(D) Bindegewebe der Haut
(E) Material der Disci intervertebrales

H04 ■

→ **1.35** Die Blutbildung beginnt in der Ontogenese
(A) im Trophoblasten
(B) in der Dottersackwand
(C) in der Leber
(D) in der Milz
(E) im Knochenmark

H90

Ordnen Sie den embryonalen Venenanlagen der Liste 1 die jeweils zutreffende Vene des Feten/Neugeborenen (Liste 2) zu!

Liste 1
→ **1.36** Vv. omphalomesentericae (Vv. vitellinae)
→ **1.37** V. umbilicalis

Liste 2
(A) V. azygos
(B) V. hemiazygos
(C) V. portae
(D) Ductus venosus Arantii
(E) V. brachiocephalica

H05 ■

→ **1.38** Die Plica umbilicalis medialis enthält die/den
(A) obliterierte V. umbilicalis
(B) obliterierte A. umbilicalis
(C) Urachus
(D) A. epigastrica inferior
(E) A. vesicalis superior

H95 F94 H90 F88 ■ ■

→ **1.39** Welche Aussage trifft <u>nicht</u> zu?
Mit der Abfaltung des Embryos von der Keimscheibe beginnt
(A) die Nabelbildung
(B) der Descensus des Herzens
(C) die Überführung der seitlichen Coelompforten in das Nabelcoelom
(D) die Trennung des Haftstieles vom Dottersackstiel
(E) die Trennung der intraembryonalen Darmanlage vom Dottersack

H04 ■

→ **1.40** Dem Gubernaculum testis des Mannes entspricht/entsprechen bei der Frau entwicklungsgeschichtlich u. a. das/die
(A) Mesovar
(B) Mesosalpinx
(C) Müller-Gänge
(D) Wolff-Gänge
(E) Lig. teres uteri

1.30 (A) 1.31 (C) 1.32 (D) 1.33 (E) 1.34 (C) 1.35 (B) 1.36 (C) 1.37 (D) 1.38 (B) 1.39 (D) 1.40 (E)

F04 ■

→ **1.41 Welche der genannten Strukturen entstammt nicht dem metanephrogenen Blastem?**
(A) Glomerulus
(B) proximaler Tubulus
(C) intermediärer Tubulus
(D) distaler Tubulus
(E) Sammelrohr

H02

→ **1.42 Entwicklungsgeschichtlich entsteht welches Organ durch die Verschmelzung von zwei Schläuchen?**
(A) Ductus deferens
(B) Tuba uterina
(C) Uterus
(D) Ureter
(E) Urethra

H95

→ **1.43 Eine Hemmungsmißbildung des Urogenitalsystems ist:**
(A) Epoophoron
(B) Paroophoron
(C) Utriculus prostaticus
(D) Appendix testis
(E) Hypospadie

F98

Dem Phänomen des „nässenden Nabels" beim Neugeborenen kann eine Fistelbildung (pathologische offene Verbindung zwischen zwei Strukturen) zugrunde liegen.
Ordnen Sie den Erscheinungen aus Liste 1 die jeweils dazugehörige Fehlbildung aus Liste 2 zu!

Liste 1
→ **1.44 Fistel zwischen Nabel und Harnblase**
→ **1.45 Fistel zwischen Nabel und Darm**

Liste 2
(A) mangelnde Rückbildung einer Omphalozele
(B) mangelnde Rückbildung einer pathologischen Nabelhernie
(C) mangelnde Rückbildung des physiologischen Nabelbruchs
(D) mangelnde Rückbildung des Ductus vitellinus (Ductus omphaloentericus)
(E) mangelnde Rückbildung des Urachus

H02 ■

→ **1.46 Bei einem Kind tritt bei der Bauchpresse Flüssigkeit aus dem Nabel aus.**
Welches ist der wahrscheinlichste Grund für den Flüssigkeitsaustritt?
(A) angeborene Nabelhernie
(B) mangelhafte Rückbildung des Ligamentum umbilicale mediale
(C) nichtobliterierte Plica umbilicalis lateralis
(D) Urachusfistel
(E) aberrierender Harnleiter

H00

→ **1.47 Plakoden**
(A) dienen der Anheftung von Zellen untereinander
(B) sind besonders gut im Dickdarm ausgebildet
(C) sind die einzigen Stellen des Körpers, die Plakoglobin enthalten
(D) induzieren in ihrer Gesamtheit die Chorda dorsalis
(E) sind für die Entwicklung von Sinnesorganen wichtig

H05

→ **1.48 Aus der Ohrplakode geht/gehen hervor:**
(A) Ohrmuschel
(B) Membrana tympani
(C) Gehörknöchelchen
(D) Ductus cochlearis
(E) Tuba auditiva

1.6 Organogenese und Ausbildung der äußeren Körperform

F94

→ **1.49 Für ein reifes Neugeborenes trifft nicht zu:**
(A) Geburtsgewicht 3000–3500 g
(B) Scheitel-Fersenlänge um 50 cm
(C) Nagelränder überragen die Finger- und Zehenkuppen
(D) Knochenkerne in der distalen Femurepiphyse noch nicht ausgebildet
(E) Haut blaß-rosa

1.7 Mehrlingsbildung, Mehrfachbildung, Fehlbildung

Organfehlbildungen sind dem jeweiligen Organsystem zugeordnet.

1.41 (E)   1.42 (C)   1.43 (E)   1.44 (E)   1.45 (D)   1.46 (D)   1.47 (E)   1.48 (D)   1.49 (D)

F04 F95 ■
→ **1.50 Die Entstehung eineiiger Zwillinge ist möglich durch**
(A) Bildung von 2 Ovozyten in einem Ovarialfollikel
(B) Trennung der ersten Blastomeren nach der Furchungsteilung
(C) Polyspermie
(D) fehlende Abstoßung eines Polkörperchens
(E) Befruchtung durch ein diploides Spermium

F96 F92 ■
→ **1.51 Das Vorliegen eineiiger Zwillinge wird bewiesen durch:**
(A) für jeden Embryo eine eigene Plazenta
(B) für beide Embryonen eine gemeinsame Plazenta
(C) für jeden Embryo eine eigene Amnionhöhle
(D) für jeden Embryo eine eigene Chorionhöhle
(E) Keine der Aussagen (A)–(D) trifft zu.

H05 ■
→ **1.52 Welche Aussage über die Entstehung von Zwillingen trifft am wahrscheinlichsten zu?**
(A) Monochoriale, diamniotische Zwillinge entstehen, wenn sich die Blastomeren teilen und sich 2 Keimlinge implantieren.
(B) Monochoriale, diamniotische Zwillinge entstehen, wenn sich der Embryoblast teilt und 2 Embryonen ausbildet.
(C) Monochoriale, diamniotische Zwillinge entstehen, wenn an der Keimscheibe 2 Gastrulationsbewegungen auftreten.
(D) Dichoriale, diamniotische Zwillinge entstehen, wenn der Embryoblast sich teilt und 2 Keimscheiben entwickelt.
(E) Zweieiige Zwillinge entstehen, wenn sich die Zygote teilt und sich die beiden Blastomeren getrennt weiterentwickeln.

1.8 Fragen mit Abbildung im Bildanhang

F01
→ **1.53 Das Bild (siehe Abbildung Nr. 3 des Bildanhangs) zeigt einen Schnitt durch einen Embryo im 3. Schwangerschaftsmonat. Welche der folgenden Aussagen trifft nicht zu? Das mit x bezeichnete Organ**
(A) liegt im Bauchraum
(B) dient der Blutbildung
(C) bildet Plasmaproteine
(D) erhält O$_2$-angereichertes Blut aus der Plazenta
(E) gibt venöses Blut an die V. portae ab

1.9 Fragen aus Examen Frühjahr 2004

F06
→ **1.54 Welche der folgenden Strukturen heftet sich zu Beginn der Einnistung des Keims an das Oberflächenepithel des Endometriums an?**
(A) Zona pellucida
(B) Epiblast
(C) Trophoblast
(D) extraembryonales Mesoderm
(E) Amnionepithel

F06 ■
→ **1.55 Für die Schwangerschaft wichtige Hormone werden u. a. in bestimmten Zellen/Strukturen der Plazenta gebildet. Das Progesteron wird in der Plazenta gebildet von/vom**
(A) Synzytiotrophoblast
(B) Zytotrophoblast
(C) Hofbauer-Zellen
(D) Fibroblasten des Zottenbindegewebes
(E) Endothelzellen der fetalen Sinusoide

F06
→ **1.56 Welches der folgenden Organe erfährt entwicklungsgeschichtlich einen Ascensus?**
(A) Schilddrüse
(B) Nebenschilddrüse
(C) Thymus
(D) Niere
(E) Ovar

F06
→ **1.57 Ein Uterus bicornis ist zurückzuführen auf eine**
(A) Septenbildung zwischen den Genitalleisten
(B) unvollständige Entwicklung der Vagina
(C) nur teilweise Verschmelzung der Wolff-Gänge
(D) Verschmelzungsstörung der Müller-Gänge
(E) aberrierende Ureterknospe

2   Allgemeine Anatomie, Gewebelehre und Histogenese

2.1   Allgemeine Anatomie

H04 ■
→ 2.1   Bei einem Zigarettenraucher ist es in den Bronchien an einigen Stellen zur Bildung eines unverhornten Plattenepithels anstatt des physiologischerweise dort anzutreffenden Flimmerepithels gekommen.
Diesen Vorgang nennt man
(A) Apoptose
(B) Aplasie
(C) Hypertrophie
(D) Hyperplasie
(E) Metaplasie

F04 ■
→ 2.2   Während der Entwicklung findet sich Zellverschmelzung bei
(A) glatten Muskelfasern
(B) Skelettmuskelfasern
(C) Herzmuskelfasern
(D) Nervenfasern
(E) Linsenfasern

H01
→ 2.3   Bei welcher der genannten Zellen ist das Vorkommen von mehr als einem Kern am wenigsten zu erwarten?
(A) Osteoklast
(B) Hepatozyt
(C) Deckzelle des Urothels
(D) Skelettmuskelfaser
(E) Enterozyt

F97
→ 2.4   Was deutet auf eine hohe Transkriptionsrate im Zellkern hin?
(1) Kernpyknose
(2) reichliches Vorkommen von Euchromatin
(3) reichliches Vorkommen von Heterochromatin
(4) Karyorrhexis
(5) funktionelle Kernschwellung

(A) nur 1 ist richtig
(B) nur 5 ist richtig
(C) nur 2 und 4 sind richtig
(D) nur 2 und 5 sind richtig
(E) nur 1, 3 und 4 sind richtig

F05
→ 2.5   Bei Zellnekrosen kann im Blut die Konzentration von Zellenzymen ansteigen.
Eine Erhöhung der Aktivität der Kreatinkinase gibt am wahrscheinlichsten einen Hinweis auf Nekrosen von
(A) Hepatozyten
(B) Tubulusepithelien der Niere
(C) Kardiomyozyten
(D) Zellen der Nierenglomeruli
(E) Zellen der Erythropoese

H98
→ 2.6   Welche Aussage trifft nicht zu?
Eine Basallamina weist auf:
(A) periphere markhaltige Nervenfasern
(B) periphere marklose Nervenfasern
(C) Skelettmuskelfasern
(D) Lebersinusoide
(E) Nierentubuli

H03
→ 2.7   Eine Basallamina kommt nicht vor:
(A) basal an den Nierentubuluszellen
(B) um Muskelzellen
(C) um Schwann-Zellen
(D) um Oligodendrozyten
(E) im synaptischen Spalt der motorischen Endplatte

H04
→ 2.8   An welcher Stelle haben benachbarte Strukturen typischerweise eine gemeinsame Basallamina?
(A) Alveolarseptum
(B) Blut-Hoden-Schranke
(C) Blut-Hirn-Schranke
(D) Disse-Raum
(E) Dünndarmzotten

H01
→ 2.9   Welches der genannten Organe zeigt transmissionselektronenmikroskopisch relativ viele chemische Synapsen mit Zellen, die reichlich elektronendichte Sekretgranula („dense-core-vesicles") enthalten?
(A) Neurohypophyse
(B) Hypophysenvorderlappen
(C) Nebenschilddrüsen
(D) Nebennierenmark
(E) Nebennierenrinde

2.1 (E)   2.2 (B)   2.3 (E)   2.4 (D)   2.5 (C)   2.6 (D)   2.7 (D)   2.8 (A)   2.9 (D)

2.2   Methoden

F04 ■

→ 2.10 Mit der Periodsäure-Schiff-Reaktion können im Dünndarmepithel selektiv dargestellt werden:
(A) Becherzellen
(B) Paneth-Körnerzellen
(C) durchwandernde Lymphozyten
(D) Enterozyten
(E) enterochromaffine Zellen

H99 F97 F88 F85 ■ ■

→ 2.11 Welches der genannten Pigmente ist eisenhaltig?
(A) Melanin
(B) Biliverdin
(C) Hämosiderin
(D) Hämatoidin
(E) Bilirubin

H93 ■

→ 2.12 Histochemisches Markerenzym für die Darstellung von Mitochondrien ist
(A) saure Phosphatase
(B) Sukzinatdehydrogenase
(C) Glucose-6-Phosphatase
(D) Glutamatdehydrogenase
(E) Acetylcholinesterase

H94 ■

→ 2.13 Histochemisches Markerenzym für die Darstellung von GABA-ergen Synapsen ist
(A) saure Phosphatase
(B) Sukzinatdehydrogenase
(C) Glucose-6-phosphat-Dehydrogenase
(D) Glutamatdecarboxylase
(E) Acetylcholinesterase

F94 ■

→ 2.14 Histochemisches Markerenzym für die Darstellung von glattem endoplasmatischem Retikulum ist
(A) saure Phosphatase
(B) Sukzinatdehydrogenase
(C) Glucose-6-Phosphatase
(D) Glutamatdehydrogenase
(E) Acetylcholinesterase

H96 ■

Ordnen Sie den in Liste 1 genannten Färbe-Eigenschaften von Zellen die jeweils zutreffende Aussage der Liste 2 zu!

Liste 1
→ 2.15 Eosinophilie
→ 2.16 Basophilie

Liste 2
(A) Mitochondrienreichtum
(B) Glykogenreichtum
(C) Ribosomenreichtum
(D) große, multiple Golgi-Felder
(E) Lipidreichtum

2.3   Epithelgewebe

H00

→ 2.17 Welche der folgenden Zellen/Strukturen kommunizieren nicht über Gap junctions?
(A) Osteozyten
(B) glatte Muskelzellen
(C) Herzmuskelzellen (Arbeitsmuskulatur)
(D) reife Skelettmuskelzellen
(E) Enterozyten

F97

→ 2.18 Die mit Pfeil versehene punktförmige Struktur in Abbildung Nr. 4 des Bildanhangs ist:
(A) Hemidesmosom
(B) Anschnitt vom Schlußleistennetz
(C) Basalkörperchen
(D) Artefakt
(E) Anschnitt des Gitterfasernetzes

F05

→ 2.19 Welche Kombination von Zellkontakten bildet den Schlussleistenkomplex (junktionaler Komplex) im Darmepithel?
(A) Zonula occludens, Zonula adherens und Desmosomen
(B) fokaler Kontakt, Zonula adherens und Desmosomen
(C) Nexus und Hemidesmosomen
(D) Zonula occludens und Hemidesmosom
(E) Desmosomen und Hemidesmosom

2.10 (A)   2.11 (C)   2.12 (B)   2.13 (D)   2.14 (C)   2.15 (A)   2.16 (C)   2.17 (D)   2.18 (B)   2.19 (A)

H00

→ 2.20 Der Anheftung einer Zelle an Nachbarstrukturen dient/dienen nicht:
(A) Cadherine
(B) Integrine
(C) (Gewebe-)Fibronektin
(D) Laminin
(E) Clathrin

F00

→ 2.21 Ein diagnostisches Kriterium zur Organdiagnose bei der mikroskopischen Untersuchung ist ein Schichtenbau.
Ein solcher Schichtenbau ist typisch für:
(1) Ureter
(2) Tunica mucosa des Dünndarms
(3) Kleinhirnrinde
(4) Leber
(5) Glandula parathyroidea

(A) nur 1, 2 und 3 sind richtig
(B) nur 1, 3 und 5 sind richtig
(C) nur 2, 3 und 4 sind richtig
(D) nur 2, 4 und 5 sind richtig
(E) nur 3, 4 und 5 sind richtig

H00 F93 ■

→ 2.22 Charakteristisch für Stammzellen (z. B. Zellen des Stratum germinativum des Hautepithels) sind folgende funktionelle Besonderheiten:
(1) Sie befinden sich in der G_0-Phase des Zellzyklus.
(2) Sie bleiben zeitlebens teilungsfähig.
(3) Sie haben eine begrenzte Lebensdauer und werden durch physiologische Regeneration ersetzt.
(4) Ihre Zellteilungen ergeben als Tochterzellen neue Stammzellen und differenzierungsfähige Zellen.

(A) nur 2 ist richtig
(B) nur 4 ist richtig
(C) nur 2 und 4 sind richtig
(D) nur 3 und 4 sind richtig
(E) nur 1, 2 und 4 sind richtig

H97

→ 2.23 Der Nachweis welcher der folgenden Substanzen eignet sich am besten für eine Entscheidung, ob Zellen epithelialer Herkunft sind?
(A) Aktin
(B) Spektrin
(C) Desmin
(D) Vimentin
(E) Zytokeratine

H97 ■

→ 2.24 Welche Aussage trifft nicht zu?
Mehrschichtiges unverhorntes Plattenepithel kommt vor in der/im
(A) Ösophagus
(B) Vagina
(C) Pars prostatica urethrae
(D) Portio vaginalis cervicis
(E) Canalis analis

F03 ■

→ 2.25 Auf der Abbildung Nr. 5 des Bildanhangs sind zwei Zellen mit 1 und 2 markiert.
Dazu sind verschiedene Aussagen gemacht, welche trifft nicht zu?
(A) Die mit 1 markierten Zellen nehmen über die luminale Zellmembran Glukose durch Na^+-Cotransport auf.
(B) Die mit 1 markierten Zellen nehmen über die luminale Zellmembran Aminosäuren durch Na^+-Cotransport auf.
(C) Die mit 1 markierten Zellen sezernieren über die basolaterale Zellmembran Chylomikronen durch Exozytose.
(D) Die mit 2 markierten Zellen sezernieren Lysozym.
(E) Die mit 2 markierten Zellen geben ihr Sekret luminal mittels Exozytose ab.

H03 ■

→ 2.26 Ein typisches Merkmal der Schleimhaut des Respirationstrakts ist das Vorkommen von Kinozilien.
In welchem der folgenden Abschnitte fehlen sie?
(A) Bronchus segmentalis
(B) Ductus alveolaris
(C) Bronchiolus terminalis
(D) Bronchiolus
(E) Bronchus lobaris

H98 F94 ■

→ 2.27 In der Abbildung Nr. 6 des Bildanhangs wird gezeigt:
(A) Zylinderepithel
(B) respiratorisches Epithel
(C) Übergangsepithel
(D) unverhorntes Plattenepithel
(E) Synzytiotrophoblast

2.20 (E)   2.21 (A)   2.22 (C)   2.23 (E)   2.24 (C)   2.25 (D)   2.26 (B)   2.27 (C)

F03 ■

→ 2.28   Becherzellen kommen vor im Epithel der/des
(A) Nasenhöhle
(B) Bronchioli respiratorii
(C) Corpus gastricum
(D) Gallenblase
(E) Ösophagus

H95 F92 H85 ■

→ 2.29   Eine Lamina muscularis mucosae gibt es im/in der
(A) Uterus
(B) Tuba uterina
(C) Urethra
(D) Ureter
(E) Appendix vermiformis

H88 ■

→ 2.30   Welche Aussage trifft nicht zu?
Epithelzellen, die vor allem einen transzellulären Transport aufweisen, haben in der Regel
(A) Mikrovilli
(B) basale Einfaltungen
(C) erhöhte ATPase-Aktivitäten in der Zellmembran
(D) ein stark ausgeprägtes endoplasmatisches Retikulum
(E) zahlreiche Mitochondrien

Allgemeine Anatomie der exokrinen und endokrinen Drüsen

2.4

F96 H87

→ 2.31   Welche der folgenden Strukturen ist auf der elektronenmikroskopischen Abbildung Nr. 7 des Bildanhangs nicht zu erkennen?
(A) Sekretgranulum
(B) Desmosom
(C) Interzellularspalt
(D) Basalmembran
(E) Lumen eines Drüsenendstückes

H97 ■

→ 2.32   Auf dem histologischen Schnitt der Abbildung Nr. 8 des Bildanhangs klassifizierbare Drüsenzellen sezernieren
(A) autokrin
(B) parakrin
(C) holokrin
(D) apokrin
(E) merokrin

H90

→ 2.33   Welche Aussage trifft nicht zu?
In dem histologischen Schnitt der Abbildung Nr. 9 des Bildanhangs sind zu erkennen:
(A) seröse Drüsenendstücke
(B) muköse Tubuli
(C) Fettzellen
(D) Schaltstücke
(E) Streifenstücke

F05 ■

→ 2.34   Welche Aussage zu den auf dem histologischen Bild der Abbildung Nr. 10 des Bildanhangs mit 1 bzw. 2 markierten Zelltypen trifft zu?
(A) 1 wird durch Gastrin gehemmt
(B) 1 bildet u. a. das Pepsinogen
(C) 1 gibt das Sekret durch Exozytose ab
(D) 2 wird durch Sekretin gehemmt
(E) 2 sezerniert Protonen

H96 H91 ■

→ 2.35   Bei der mit Pfeilen markierten Struktur in der Abbildung Nr. 11 des Bildanhangs handelt es sich um:
(A) Talgdrüse
(B) apokrine Schweißdrüse
(C) ekkrine Schweißdrüse
(D) Haarbälge
(E) Venenplexus

F03 H96 F89 ■ ■

→ 2.36   Bei der auf der elektronenmikroskopischen Abbildung Nr. 12 des Bildanhangs in der Mitte zu erkennenden hellen Zelle (hell im Vergleich zu anderen Zellanschnitten) handelt es sich um eine/einen
(A) Drüsenzelle
(B) in das Gewebe eingewanderten neutrophilen Granulozyten
(C) in das Gewebe eingewanderten eosinophilen Granulozyten
(D) multivakuoläre Fettzelle
(E) Nervenzelle mit Nissl-Schollen

2.28 (A)   2.29 (E)   2.30 (D)   2.31 (D)   2.32 (E)   2.33 (B)   2.34 (C)   2.35 (B)   2.36 (A)

F98

→ 2.37   Welche Aussage trifft nicht zu?
Auf dem histologischen Schnitt der Abbildung Nr. 13 des Bildanhangs sind zu erkennen:

(A) muköse Drüsenzellen
(B) seröse Drüsenzellen
(C) seröse Halbmonde
(D) Anschnitte des Ausführungsgangsystems
(E) Perikaryon einer Ganglienzelle

H98

→ 2.38   An der Wand des mit x gekennzeichneten Ganges (siehe Abbildung Nr. 14 des Bildanhangs) findet statt:

(A) Modifizierung von Primärharn
(B) Abtransport von Milch
(C) Resorption von Fett
(D) Resorption von NaCl
(E) Abgabe von Thyreoglobulin

H01

→ 2.39   Die Hauptfunktion der Streifenstückzellen in den großen Speicheldrüsen der Mundhöhle ist die

(A) Sekretion von Amylase
(B) Sekretion von Schleim
(C) Verdünnung des Sekrets durch Sekretion von Wasser
(D) Regulation des Elektrolytgehalts des Speichels
(E) Propulsion des Sekrets durch Myoepithelzellen

H04 ■

→ 2.40   Die in bestimmten exokrinen Drüsen für die Sekretausschüttung wichtigen kontraktilen Myoepithelzellen

(A) liegen zwischen Drüsenzellen und Basalmembran
(B) weisen motorische Endplatten auf
(C) bilden das Kontraktionshormon Oxytocin
(D) sind mehrkernige Riesenzellen
(E) stimulieren über Zonulae occludentes die Aktin-Myosinfilamente der Drüsenzellen

H00 ■

→ 2.41   Welche Aussage über Myoepithelzellen trifft nicht zu?

(A) Sie liegen zwischen Drüsenzellen und Basalmembran.
(B) Sie enthalten in der laktierenden Mamma Rezeptoren für Oxytocin.
(C) Sie fördern die Sekretextrusion der Prolactin sezernierenden Zellen.
(D) Sie fehlen an Becherzellen.
(E) Sie fehlen in den Drüsenendstücken des exokrinen Pankreas.

F04 ■

→ 2.42   Die im Organismus weit verbreitete exozytotische Hormonabgabe findet sich nicht in

(A) C-Zellen der Gl. thyroidea
(B) Drüsenzellen der Nebennierenrinde
(C) Drüsenzellen des Nebennierenmarks
(D) B-Zellen der Langerhans-Inseln
(E) neurosekrethaltigen Axonen des Hypophysenhinterlappens

F02

→ 2.43   Welches der folgenden Hormone wird nicht durch Exozytose abgegeben?

(A) Aldosteron
(B) Adrenalin
(C) Gastrin
(D) Glukagon
(E) Insulin

H00

→ 2.44   Steroidhormone werden nicht gebildet in:

(A) Nebennierenrinde
(B) Nebennierenmark
(C) Leydig-Zellen
(D) Corpus luteum
(E) Synzytiotrophoblast

F03 ■

→ 2.45   Welches der folgenden Hormone wirkt auf seine Zielzelle typischerweise über zellmembranständige Rezeptoren?

(A) Cortisol
(B) Thyroxin
(C) Progesteron
(D) Prolaktin
(E) Testosteron

H00

→ 2.46   Welches der folgenden Hormone wirkt auf seine Zielzelle durch Bindung an intrazelluläre Rezeptoren?

(A) Adrenalin
(B) Aldosteron
(C) ADH
(D) ANP
(E) ACTH

2.37 (E)   2.38 (D)   2.39 (D)   2.40 (A)   2.41 (C)   2.42 (B)   2.43 (A)   2.44 (B)   2.45 (D)   2.46 (B)

H98
Ordnen Sie den Sekretionsleistungen der Liste 1 den jeweils am ehesten zutreffenden Zelltyp der Liste 2 zu!

Liste 1

→ 2.47 Sekretion eines natriuretisch wirkenden Hormons

→ 2.48 Sekretion eines natriumretinierend wirkenden Hormons

Liste 2
(A) Drüsenzelle der Zona glomerulosa der Nebennierenrinde
(B) typische Zelle der Theca externa folliculi
(C) Myozyt des Herzvorhofs
(D) interstitielle Fibroblasten des Herzvorhofs
(E) Follikelepithelzelle der Schilddrüse

2.5 Binde- und Stützgewebe

2.5.1 Bindegewebe

H01
→ 2.49 Welches der folgenden Gewebe enthält im histologischen Schnitt im Vergleich zu seinen zellulären Bestandteilen die geringste Menge an Interzellularsubstanz?
(A) lockeres Bindegewebe
(B) straffes Bindegewebe
(C) hyaliner Knorpel
(D) plurivakuoläres Fettgewebe
(E) Sehnengewebe

F00 ■■
→ 2.50 In der aus Lamina densa und Lamina fibroreticularis bestehenden Basalmembran findet man nicht:
(A) Kollagen Typ II
(B) Kollagen Typ III
(C) Kollagen Typ IV
(D) Fibronektin
(E) Proteoglykane

H03 ■
→ 2.51 Kollagen Typ II ist der vorherrschende Kollagentyp in:
(A) Gelenkkapsel
(B) Knochen
(C) Sharpey-Fasern
(D) Zonulafasern (Linsenaufhängung)
(E) hyaliner Knorpel

H04
→ 2.52 Welche Aussage über elastische Fasern trifft nicht zu?
(A) Sie bilden in Arterienwandungen Lamellen.
(B) Sie besitzen Mikrofibrillen.
(C) Sie besitzen als amorphe Komponente das Elastin.
(D) Sie sind reversibel dehnbar.
(E) Sie zeigen eine typische Querstreifung.

F91 F88
→ 2.53 Welche Aussage trifft nicht zu? Fibronektin
(A) kommt in Blutplasma vor
(B) kommt in Basalmembranen vor
(C) ist ein Glykoprotein
(D) dient der Zellhaftung
(E) bildet Mikrotubuli

F98
→ 2.54 Spinozelluläres Bindegewebe kommt typischerweise vor
(A) im Fettgewebe
(B) im Ovar
(C) in der Tela submucosa des Darms
(D) im Knochenmark
(E) in Organkapseln

H97
→ 2.55 Retikuläres Bindegewebe ist charakteristisch für
(A) Nabelschnur
(B) lymphatisches Gewebe
(C) Bänder
(D) Korium der Haut
(E) Ovar

F01
→ 2.56 Straffes Bindegewebe kommt nicht vor in/im
(A) Organkapseln
(B) Stratum fibrosum des Periostes
(C) Arachnoidea
(D) Aponeurosen
(E) Ligamenten

H04 ■
→ 2.57 Aggrecan ist ein typisches Proteoglykan
(A) des Lamellenknochens
(B) des hyalinen Knorpels
(C) des straffen kollagenen Bindegewebes
(D) des univakuolären Fettgewebes
(E) des lymphatischen Gewebes

2.47 (C) 2.48 (A) 2.49 (D) 2.50 (A) 2.51 (E) 2.52 (E) 2.53 (E) 2.54 (B) 2.55 (B) 2.56 (C) 2.57 (B)

F01

→ 2.58   Im lockeren Bindegewebe ist das gut ausgeprägte Wasserbindungsvermögen auf welche der folgenden Substanzen zurückzuführen?
(A) Albumine
(B) Globuline
(C) Lipoproteine
(D) Proteoglykane
(E) Kollagene

F93

→ 2.59   Bei dem histologischen Schnitt (siehe Abbildung Nr. 15 des Bildanhangs) handelt es sich um:
(A) peripherer Nerv
(B) Muskelspindel
(C) Sehne
(D) Nackenband
(E) Nervus opticus

F97

→ 2.60   Der Pfeil in Abbildung Nr. 16 des Bildanhangs zeigt auf:
(A) Perineuralscheide eines peripheren Nerven
(B) Plexus myentericus
(C) Ansammlung von Satellitenzellen im quergestreiften Muskel
(D) Perimysium eines quergestreiften Muskels
(E) Peritendineum internum einer Sehne

H99 H96 ■ ■

→ 2.61   Die Abbildung Nr. 17 des Bildanhangs zeigt die Mikrophotographie eines Querschnittes durch:
(A) Sehnerv
(B) äußeren Augenmuskel
(C) Taenie des Kolon
(D) Sehne
(E) kompakten Knochen

F90

→ 2.62   Die Abbildung Nr. 18 des Bildanhangs ist ein elektronenmikroskopisches Übersichtsbild. Es zeigt
(A) einen Schnitt durch die Zungenmuskulatur
(B) einen Schnitt durch die Herzmuskulatur
(C) einen Schnitt durch eine Sehne
(D) geflechtartiges kollagenes Bindegewebe
(E) Geflechtknochen

H05 F90

→ 2.63   Die in der Abbildung Nr. 19 des Bildanhangs markierten Faserstrukturen sind
(A) Fasern des Endostes
(B) kollagene Fasern, die im Lamellenknochen verankert sind
(C) Fasern des Periodontium (desmodontale Fasern), die im Zahnzement einer Zahnwurzel verankert sind
(D) elastische Sehnen, die im Geflechtknochen verankert sind
(E) Fasern des Perichondrium, die in der interterritorialen Knorpelsubstanz verankert sind

2.5.2   Fettgewebe

F90

→ 2.64   Abbildung Nr. 20 des Bildanhangs zeigt ein Gewebe. Ein solches Gewebe
(A) ist nach Formolfixierung und Schneiden auf einem Gefriermikrotom durch Sudanschwarz intensiv anfärbbar
(B) zeigt bei der Färbung mit Toluidinblau starke Metachromasie
(C) fluoresziert nach Gefriertrocknung und Behandlung mit Formol grün
(D) färbt sich bei der PAS-Reaktion intensiv rot
(E) ist basophil

F00

→ 2.65   Welche Aussage über univakuoläre Fettzellen trifft nicht zu?
(A) Sie sind von retikulären Fasern umsponnen.
(B) Sie besitzen einen randständigen, abgeplatteten Kern.
(C) Sie synthetisieren VLDL-Partikel.
(D) Sie besitzen Insulinrezeptoren.
(E) Sie besitzen β-adrenerge Rezeptoren.

F02

→ 2.66   In den in Abbildung Nr. 21 des Bildanhangs mit X gekennzeichneten Räumen befindet/befinden sich beim Lebenden vorwiegend
(A) Triglyceride
(B) Cholesterin
(C) Luft
(D) Chylomikronen
(E) Thyroglobulin

2.58 (D)   2.59 (C)   2.60 (E)   2.61 (D)   2.62 (D)   2.63 (B)   2.64 (A)   2.65 (C)   2.66 (A)

H02

→ 2.67 Der in Abbildung Nr. 22 des Bildanhangs (hinsichtlich des Volumenanteils) dominierende Zelltyp gibt ins Blut ab
(A) Leptin
(B) Milch
(C) VLDL (very low density lipoproteins)
(D) Thyroxin
(E) Chylomikronen

H03 ■

→ 2.68 Die quantitativ vorherrschenden Zellen des in Abbildung Nr. 22 des Bildanhangs gezeigten Gewebes werden zur vermehrten Speicherung angeregt durch
(A) Insulin
(B) Adrenalin
(C) Thyroxin
(D) Wachstumshormon (STH)
(E) Glukagon

H02

→ 2.69 Vitamin-A-enthaltende Fettspeicherzellen (Ito-Zellen) liegen in der
(A) Leber
(B) Retina
(C) perirenalen Fettkapsel
(D) Nebennierenrinde
(E) Rinde des Ovars

2.5.3 Knorpelgewebe

F05 ■

→ 2.70 Abbildung Nr. 23 des Bildanhangs zeigt einen repräsentativen Ausschnitt aus:
(A) Substantia gelatinosa
(B) Discus intervertebralis
(C) Achillessehne
(D) Epiglottis
(E) Femurkopf

F99 ■

→ 2.71 Hyalines Knorpelgewebe ist Bestandteil
(1) der Nasenscheidewand
(2) des Kehlkopfskelettes
(3) der Trachealspangen
(4) der Epiphysenfugen

(A) nur 2 und 3 sind richtig
(B) nur 2 und 4 sind richtig
(C) nur 1, 2 und 4 sind richtig
(D) nur 1, 3 und 4 sind richtig
(E) 1–4 = alle sind richtig

H02 ■ ■

→ 2.72 Elastischer Knorpel bildet das Baumaterial
(A) der knorpeligen Nasenscheidewand
(B) des Schildknorpels
(C) der Trachealspangen
(D) des Knorpels der Ohrmuschel
(E) der Gelenkknorpel

2.5.4 Knochengewebe

H99

→ 2.73 Für Lamellenknochen ist (sind) typisch:
(A) aus Schaltlamellen zusammengesetzte Havers-Lamellen
(B) Fehlen von Osteozyten in der Generallamelle
(C) Blutgefäße in den Schaltlamellen
(D) von Osteozyten ausgehende Sharpey-Fasern
(E) Vorkommen von Spezial-, Schalt- und Generallamellen

H00 ■ ■

→ 2.74 Welche Aussage über Schaltlamellen trifft <u>nicht</u> zu?
(A) Sie fehlen im Geflechtknochen.
(B) Sie sind Reste von Osteonen.
(C) In bzw. zwischen ihnen kommen Osteozyten vor.
(D) Sie enthalten Kollagen Typ I.
(E) Zwischen ihnen verlaufen Kapillaren.

H04 ■

→ 2.75 Für die extrazelluläre Matrix des Lamellenknochens ist <u>nicht</u> charakteristisch das Vorkommen von
(A) Kollagen Typ II
(B) Osteonektin
(C) Osteopontin
(D) Proteoglykane
(E) Hydroxylapatit

2.67 (A)   2.68 (A)   2.69 (A)   2.70 (B)   2.71 (E)   2.72 (D)   2.73 (E)   2.74 (E)   2.75 (A)

H99 F94 F89 H85 ■ ■

→ **2.76** Bei den langen Röhrenknochen beginnt die Ossifikation an/in
(A) den Epiphysenfugen
(B) den Epiphysen
(C) der Diaphyse
(D) der primären Markhöhle
(E) den Apophysen

F05 ■

→ **2.77** Die histologischen Abbildung Nr. 24 und Abbildung Nr. 25 des Bildanhangs zeigen in Übersichts- und Ausschnittsvergrößerung ein frühes Stadium der Verknöcherung eines Röhrenknochens.
Welche Aussage über die mit A–E markierten Bereiche trifft zu?
(A) A: Hier liegen gehäuft Osteoklasten.
(B) B: Hier ist durch direkte Ossifikation Knochen entstanden.
(C) C: Hier liegen gehäuft Osteoblasten.
(D) D: Hier liegen gehäuft Chondroklasten.
(E) E: Hier proliferieren Chondrozyten.

H03 ■

→ **2.78** Das Längenwachstum der Röhrenknochen findet vornehmlich statt
(A) in den proximalen Epiphysen
(B) in den Epiphysenfugen
(C) in den Metaphysen
(D) in den Diaphysen
(E) in den distalen Epiphysen

H99

→ **2.79** Welche Aussage über Osteoklasten trifft <u>nicht</u> zu?
(A) Sie leiten sich von Monozyten ab.
(B) Sie sind mehrkernige Riesenzellen.
(C) Sie werden durch Parathormon gehemmt.
(D) Sie geben Protonen ab.
(E) Sie besitzen im aktiven Zustand Zellausstülpungen.

F96 F86

→ **2.80** Die in Abbildung Nr. 26 des Bildanhangs gezeigte mehrkernige Zelle hat folgende Funktion:
(A) Knochenbildung
(B) Phagozytose von Fremdkörpern
(C) Osteoidbildung
(D) Knochenresorption
(E) Bildung von Thrombozyten

F96 H86

→ **2.81** Bei den fortsatzreichen Zellen der Abbildung Nr. 27 des Bildanhangs handelt es sich um
(A) Astrozyten
(B) Mikroglia
(C) Fibrozyten
(D) Osteozyten
(E) Melanozyten

2.6	Muskelgewebe

F02 ■ ■

→ **2.82** Auf dem EM-Bild (siehe Abbildung Nr. 28 des Bildanhangs) sind verschiedene Strukturen mit Zahlen markiert.
Welche der Aussagen trifft <u>nicht</u> zu?
(A) 1 enthält Aktin und Myosin.
(B) 2 enthält Aktin.
(C) 3 enthält α-Aktinin.
(D) 1 wird bei der Kontraktion des Muskels schmäler.
(E) 4 spielt bei der elektromechanischen Kopplung eine wichtige Rolle.

H02 ■

→ **2.83** Das elektronenmikroskopische Bild zeigt Skelettmuskulatur im Längsschnitt (siehe Abbildung Nr. 29 des Bildanhangs). Darauf sind verschiedene Strukturen markiert.
Welche der dazu gemachten Aussagen trifft <u>nicht</u> zu?
(A) x enthält Aktin
(B) U enthält Aktin
(C) V enthält Aktin
(D) x enthält Myosin
(E) y enthält α-Aktinin

F05

→ **2.84** Skelettmuskelfasern können im begrenzten Umfang regenerieren.
Diese Regeneration erfolgt durch:
(A) mitotische Kernteilungen in vorhandenen Muskelfasern
(B) Fibroblasten
(C) Satellitenzellen
(D) Einwanderung von Schwann-Zellen
(E) Einwanderung von Adventitiazellen der Gefäße

2.76 (C)   2.77 (B)   2.78 (B)   2.79 (C)   2.80 (D)   2.81 (D)   2.82 (D)   2.83 (A)   2.84 (C)

F94 H86
→ 2.85   Die Abbildung Nr. 30 des Bildanhangs zeigt:
(A) Gewebe aus der Magenwand
(B) Myokard
(C) quergeschnittene Sehne
(D) Gewebe, das zur Hypertrophie und Hyperplasie befähigt ist
(E) Keine der Aussagen (A)–(D) trifft zu.

F05
→ 2.86   Das Muskelprotein Titin
(A) ist mit der zytoplasmatischen Seite des Sarkolemms verbunden
(B) bindet an Troponin
(C) erstreckt sich vom Z-Streifen bis zur M-Zone
(D) bindet Tropomyosin
(E) verbindet das Sarkolemm in der myotendinalen Übergangszone mit Kollagenfasern

H05 ■
→ 2.87   Für eine ordnungsgemäße Struktur und Funktion der Skelettmuskulatur ist u. a. Dystrophin wichtig.
Mit welcher der folgenden Strukturen der Skelettmuskelfaser ist es in erster Linie verbunden?
(A) Z-Scheibe
(B) Intermediärfilament
(C) Myosin-Filament
(D) Sarkolemm
(E) sarkoplasmatisches Retikulum

H05 ■
→ 2.88   In der Skelettmuskulatur entstammen die für die Kontraktion benötigten Calcium-Ionen in erster Linie
(A) den Mitochondrien
(B) den T-Tubuli
(C) dem sarkoplasmatischen Retikulum
(D) den Satellitenzellen
(E) den Caveolae

F01 H96 ■
→ 2.89   Eine Überlappung von Aktin- und Myosinfilamenten findet sich in der Herzmuskulatur im
(A) I-Streifen
(B) A-Streifen
(C) H-Streifen
(D) Z-Streifen
(E) M-Streifen

F99 ■
→ 2.90   Die Erregungsübertragung vom Erregungsleitungssystem auf die Arbeitsmuskulatur des Herzens erfolgt über:
(A) Noradrenalin
(B) Acetylcholin
(C) ANP (atriales natriuretisches Peptid)
(D) Synaptophysin
(E) Nexus

H94
→ 2.91   Abbildung Nr. 31 des Bildanhangs zeigt einen Schnitt durch:
(A) N. opticus
(B) peripherer Nerv
(C) Herzmuskulatur
(D) Skelettmuskulatur
(E) Sehne

F05
→ 2.92   Die Abbildung Nr. 32 des Bildanhangs zeigt Arbeitsmyokard im mikroskopischen Bild; die Kerne sind nicht angefärbt. Durch eine immunhistochemische Technik sind Strukturen schwärzlich dargestellt.
Wogegen ist der hier für die Immunhistochemie eingesetzte Antikörper gerichtet?
(A) Occludin
(B) Connexin 43
(C) Aktin
(D) Myosin
(E) Synaptotagmin

F99
→ 2.93   Welche Aussage trifft nicht zu?
An der Verbindung zweier Herzmuskelzellen miteinander sind typischerweise beteiligt:
(A) Zellverbindungen, die einer epithelialen Nexus-Verbindung entsprechen
(B) Zellverbindungen, die einer epithelialen Zonula adherens entsprechen
(C) Zellverbindungen, die einer epithelialen Macula adherens entsprechen
(D) Integrine mit Fibronectinrezeptoren
(E) Cadherine

2.85 (D)   2.86 (C)   2.87 (D)   2.88 (C)   2.89 (B)   2.90 (E)   2.91 (C)   2.92 (B)   2.93 (D)

H00

→ **2.94 Glatte Muskelzellen/glatte Muskulatur enthält/ enthalten**
(A) T-Tubuli
(B) Troponin
(C) Myosinfilamente
(D) intrafusale Fasern
(E) Satellitenzellen

H03

→ **2.95 In der glatten Muskulatur dienen die Anheftungsplaques der**
(A) Verankerung von Myosinfilamenten
(B) Verankerung von Aktinfilamenten
(C) Aggregation von Transmitterrezeptoren
(D) elektrischen Kopplung
(E) Verbindung mit autonomen Nervenendigungen

2.7   Allgemeine Anatomie des Bewegungsapparates

F03 ■

→ **2.96 Welche der folgenden Strukturen ist obligater Bestandteil von Diarthrosen?**
(A) Discus articularis
(B) Meniscus articularis
(C) Membrana synovialis
(D) Bursa synovialis
(E) Vagina synovialis

H02 ■

→ **2.97 Welche der folgenden Diarthrosen ist eine Amphiarthrose?**
(A) Articulatio cubiti
(B) Articulatio sacroiliaca
(C) Articulatio coxae
(D) Articulatio genus
(E) Articulatio talocruralis

F96

→ **2.98 Welches der nachstehend genannten Gelenke besitzt 2 Freiheitsgrade?**
(A) Articulatio humeri
(B) Articulatio humero-ulnaris
(C) Articulatio radio-ulnaris distalis
(D) Articulatio genus
(E) Articulatio talocruralis

H98

→ **2.99 Welche Aussage trifft nicht zu? Schleimbeutel**
(A) wirken als Druckverteiler
(B) enthalten in ihrer Wand schleimproduzierende Becherzellen
(C) enthalten in ihrem Lumen Synovialflüssigkeit
(D) haben eine Synovialmembran
(E) können mit Gelenken kommunizieren

H05 ■

→ **2.100 Welche Aussage über die Membrana synovialis trifft zu?**
(A) Sie überzieht im Kniegelenk die Oberfläche der Menisci.
(B) Sie ist durch eine Basalmembran von der Membrana fibrosa getrennt.
(C) Sie besitzt Zonulae occludentes.
(D) Sie besitzt Meißner-Körperchen.
(E) Sie weist phagozytierende Zellen auf.

F97

→ **2.101 Unter einem Muskelhilum versteht man**
(A) die sehnige Einziehung bei zweibäuchigen Muskeln
(B) die Eintrittsstelle von Nerven und Gefäßen
(C) die Übergangszone von Sehnen- zu Muskelgewebe
(D) die Umlenkungszone in der Nähe von Gelenken
(E) die Vereinigungszone bei mehrköpfigen Muskeln

F02

→ **2.102 Bezeichnen Sie die Struktur zwischen den Pfeilspitzen in Abbildung Nr. 33 des Bildanhangs!**
(A) peripherer Nerv
(B) Muskelfaser mit Epimysium
(C) Sehnenscheide
(D) Muskelspindel
(E) Vater-Pacini-Körperchen

F01 ■

→ **2.103 Muskelspindeln enthalten nicht**
(A) neuromuskuläre Synapsen
(B) intrafusale Fasern
(C) Kernsackfasern
(D) Kernkettenfasern
(E) axodendritische Synapsen

2.94 (C)   2.95 (B)   2.96 (C)   2.97 (B)   2.98 (D)   2.99 (B)   2.100 (E)   2.101 (B)   2.102 (D)   2.103 (E)

F02 ■
→ **2.104 Welche Aussage über die motorische Endplatte trifft <u>nicht</u> zu?**
(A) Auf der neuronalen Seite hat das Axon seine Myelinscheide verloren.
(B) Im synaptischen Spalt ist glykoproteinreiches Material nachweisbar.
(C) Sie benötigt den vesikulären Acetylcholintransporter im synaptischen Spalt.
(D) Sie enthält in der postsynaptischen Membran nikotinische Acetylcholinrezeptoren.
(E) Sie ist ein Ort der Aggregation von Acetylcholinrezeptoren.

F99 ■
→ **2.105 Der virtuelle Hebelarm eines Muskels**
(A) ist die gedachte lineare Verbindung von Ursprung und Ansatz
(B) ist immer länger als der reale Hebelarm
(C) bleibt grundsätzlich während des Bewegungsablaufes in einem Gelenk konstant
(D) geht in die Drehmomentberechnung ein
(E) ist bei gefiederten Muskeln länger als bei parallelfaserigen

2.8   Nervengewebe

F03 H98
→ **2.106 Außer in Spinalganglien kommen Perikarya pseudounipolarer Nervenzellen typischerweise vor im**
(A) Vorderhorn des Rückenmarks
(B) Seitenhorn des Rückenmarks
(C) Hinterhorn des Rückenmarks
(D) Ganglion trigeminale
(E) Gyrus praecentralis

H01
→ **2.107 Perikarya von multipolaren Nervenzellen kommen regelmäßig vor in:**
(A) unmittelbarer Nähe von Sinnesrezeptoren der Haut
(B) unmittelbarer Nachbarschaft des Innenohr-Sinnesepithels
(C) markhaltigen Nervenfasern
(D) Muskelspindeln
(E) Grenzstrangganglien

F01 ■
→ **2.108 Bei der Regeneration von durchtrennten peripheren Nerven spielt/spielen die führende Rolle:**
(A) Schmidt-Lanterman-Einkerbungen
(B) Schwann-Zellen ([Hanken-]Büngner-Bänder)
(C) Ranvier-Schnürringe
(D) Mantelzellen der Spinalganglien
(E) das Epineurium

F98 ■
→ **2.109 Welche Aussage trifft <u>nicht</u> zu?**
Zur Glia gehören
(A) Lemnozyten
(B) Schwann-Zellen
(C) Mantelzellen
(D) Pinealozyten
(E) Pituizyten

H05 H97 ■
→ **2.110 Die auffällig verzweigten Zellen (Versilberung) der Abbildung Nr. 34 des Bildanhangs sind**
(A) Mesenchymzellen
(B) Retikulumzellen
(C) dendritische Zellen des Lymphknotens
(D) multipolare Nervenzellen
(E) Astrozyten

F99 ■
→ **2.111 Welche Aussage trifft <u>nicht</u> zu?**
Astrozyten
(A) enthalten GFAP (glial fibrillary acidic protein)
(B) umgeben Gehirnkapillaren
(C) entstehen aus der Neuralleiste
(D) sind am Metabolismus von Neurotransmittern beteiligt
(E) sind neuroektodermaler Herkunft

H01
→ **2.112 Bei einem 15-jährigen Jungen gingen aufgrund einer Poliomyelitis (Kinderlähmung) viele motorische Vorderhornzellen zugrunde.**
30 Jahre nach der Erkrankung wurde bei einer Obduktion festgestellt, dass die zugrunde gegangenen Zellen durch andere Zellen ersetzt worden waren.
Bei diesen Zellen handelt es sich am ehesten um:
(A) Mikrogliazellen (Hortega-Glia)
(B) Renshaw-Zellen
(C) Astrozyten
(D) Oligodendrozyten
(E) Zellen der Dura mater

2.104 (C) 2.105 (D) 2.106 (D) 2.107 (E) 2.108 (B) 2.109 (D) 2.110 (E) 2.111 (C) 2.112 (C)

F02

→ **2.113 Sie stellen bei der mikroskopischen Untersuchung des Gehirns eines 85-Jährigen in der Großhirnrinde regional Narbenbildung fest. Welche der folgenden Färbemethoden gibt am ehesten Auskunft über die Art der dort vorhandenen Zellen/Fasern?**
(A) Färbung zur Darstellung von kollagenen Fasern
(B) Färbung zur Darstellung von retikulären Fasern
(C) immunhistologischer Nachweis von saurem Gliafaserprotein
(D) Nissl-Färbung
(E) Markscheidenfärbung

H00

→ **2.114 Welche Zellart ist in Spinalganglien anzutreffen?**
(A) Oligodendrozyt
(B) Mikroglia
(C) Schwann-Zelle
(D) Astrozyt
(E) Ependymzelle

H04 ■

→ **2.115 Im Bereich der Myelininzisuren (Schmidt-Lanterman-Einkerbungen) ist der Stoffaustausch im Vergleich zum kompakten Myelin erleichtert.**
Diese Myelininzisuren enthalten gegenüber kompaktem Myelin besonders viel(e)
(A) Myelin-basisches Protein
(B) Desmosomen
(C) fokale Kontakte
(D) Zonulae occludentes (tight junctions)
(E) Nexus (gap junctions)

F01 H98 ■

→ **2.116 Ein Mesaxon**
(A) hat eine Leitungsgeschwindigkeit von 60–120 m/sec
(B) ist markscheidenarm
(C) leitet u. a. Afferenzen aus Muskelspindeln
(D) endet frei im Interzellularraum
(E) entsteht während der Markscheidenbildung

F03 H99 F95

→ **2.117 Periphere marklose Nervenfasern**
(A) sind Axone von γ-Motoneuronen
(B) haben sehr lange Internodien
(C) haben Mesaxone
(D) haben Durchmesser von etwa 10 µm
(E) bilden motorische Endplatten

H96

→ **2.118 Welche Aussage über coated vesicles (Stachelsaumbläschen) von Synapsen trifft <u>nicht</u> zu?**
(A) Sie liegen in der Präsynapse.
(B) Sie sind von einem Clathrin-Mantel umgeben.
(C) Sie können ihren Clathrin-Mantel „ablegen".
(D) Sie spielen beim Recycling synaptischer Bläschen eine Rolle.
(E) Sie dienen in cholinergen Synapsen der Endozytose von Acetylcholinesterase.

F02

→ **2.119 Für den an einer axo-dendritischen Synapse freigesetzten Neurotransmitter kommt eine der folgenden Möglichkeiten <u>am wenigsten</u> in Frage:**
(A) Wiederaufnahme in das Axon
(B) Diffusion aus dem synaptischen Spalt
(C) enzymatischer Abbau
(D) Aufnahme durch Astrozyten und dortige Prozessierung
(E) Diffusion in den postsynaptischen Dendriten

F02 ■ ■

→ **2.120 Perikaryen cholinerger Neurone finden sich <u>am wenigsten</u> wahrscheinlich im/in**
(A) Ncl. basalis Meynert
(B) Raphe-Kernen
(C) Seitenhorn des Rückenmarks
(D) Vorderhorn des Rückenmarks
(E) Ggl. stellatum

H90 ■ ■

→ **2.121 Die in der Abbildung Nr. 35 des Bildanhangs zu erkennenden Neurone**
(1) sind in der überwiegenden Mehrzahl pseudounipolar
(2) leiten afferente Erregungen
(3) besitzen am Perikaryon sowohl hemmende als auch erregende Synapsen

(A) nur 1 ist richtig
(B) nur 2 ist richtig
(C) nur 1 und 2 sind richtig
(D) nur 2 und 3 sind richtig
(E) 1–3 = alle sind richtig

2.113 (C)   2.114 (C)   2.115 (E)   2.116 (E)   2.117 (C)   2.118 (E)   2.119 (E)   2.120 (B)   2.121 (C)

2.9 Allgemeine Anatomie des Nervensystems

F00

Ordnen Sie den Aussagen der Liste 1 die jeweils am ehesten zutreffende schematische Darstellung eines Neurons der Liste 2 zu (siehe untenstehende Abbildung)!

Liste 1

→ 2.122 Zellkörper liegt im Spinalganglion
→ 2.123 Zellkörper liegt im Ganglion vestibulare

Liste 2

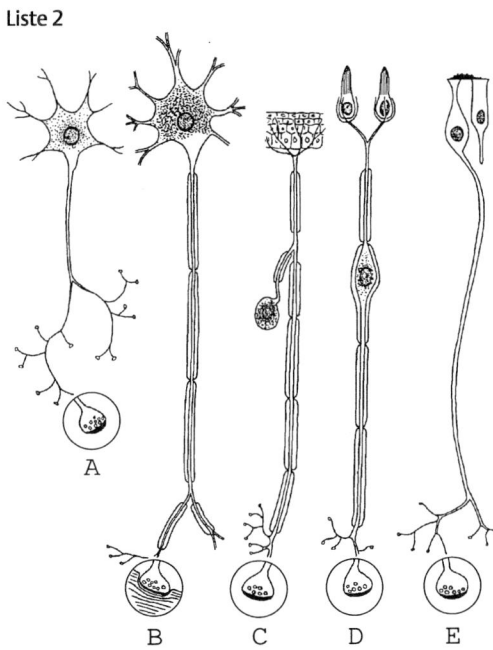

A B C D E

F98

→ 2.124 Welche Aussage trifft <u>nicht</u> für alle Spinalnerven von C2–S4 zu?
Sie
(A) entstehen aus der Vereinigung von Radix anterior und Radix posterior
(B) treten durch die Foramina intervertebralia aus
(C) teilen sich u. a. in einen Ramus anterior und Ramus posterior auf
(D) führen präganglionäre sympathische Fasern
(E) enthalten Fasern der gemeinsamen motorischen Endstrecke

H99

→ 2.125 Welcher Muskel wird von dorsalen Ästen der Spinalnerven versorgt?
(A) M. trapezius
(B) M. latissimus dorsi
(C) M. splenicus cervicis
(D) M. rhomboideus
(E) M. quadratus lumborum

F99

→ 2.126 Welche Aussage trifft <u>nicht</u> zu?
Vordere Wurzeln der Rückenmarksnerven können enthalten efferente Fasern,
(A) deren Zellkörper im Vorderhorn des Rückenmarks liegen
(B) deren Zellkörper im Nucleus intermediolateralis liegen
(C) deren Zellkörper im Nucleus proprius columnae dorsalis liegen
(D) die ohne Umschaltung bis in die Wand des Rektums ziehen
(E) die über die Rami communicantes albi zu einem Grenzstrangganglion ziehen

H99 ■

→ 2.127 Was trifft <u>nicht</u> zu?
Hintere Wurzeln eines Rückenmarksnerven können enthalten afferente Nervenfasern(,)
(A) aus der Muskulatur
(B) aus Baucheingeweiden
(C) die ohne Umschaltung im Rückenmark bis zur Medulla oblongata aufsteigen
(D) deren Zellkörper im Hinterhorn des Rückenmarks liegen
(E) deren Zellkörper im Spinalganglion liegen

H00 ■

→ 2.128 Welche Aussage über den mit dem Grenzstrang assoziierten Ramus communicans albus trifft <u>nicht</u> zu?
(A) Er enthält überwiegend myelinisierte Nervenfasern.
(B) Er enthält überwiegend präganglionäre Nervenfasern.
(C) Er enthält überwiegend Nervenfasern mit Noradrenalin als Transmitter.
(D) Er enthält überwiegend efferente Nervenfasern.
(E) Seine Ursprungsperikarya liegen (überwiegend) im Nucleus intermediolateralis des Rückenmarks.

H00

→ 2.129 Welche der genannten Schichten grenzt funktionell das Milieu der Nervenfasern eines peripheren Nerven gegenüber dem der Umgebung ab („Blut-Nerven-Schranke")?
(A) Membrana limitans gliae superficialis
(B) Membrana limitans gliae perivascularis
(C) Epineurium
(D) Perineurium
(E) Endoneurium

H02

→ 2.130 Perikarya sowohl sympathischer als auch parasympathischer postganglionärer Neurone liegen gemeinsam im/in
(A) Ganglion impar
(B) Ganglion stellatum
(C) Ganglion submandibulare
(D) Plexus myentericus
(E) Plexus hypogastricus inferior

H90

→ 2.131 Freie Nervenendigungen
(A) kommen nur in der Haut vor
(B) sind u. a. Nozizeptoren
(C) sind myelinisiert
(D) werden an ihrem Ende von einem Bindegewebsmantel umgeben
(E) gibt es nicht

H05

→ 2.132 Die „interstitiellen Zellen von Cajal" sind
(A) Interneurone der Kleinhirnrinde mit synaptischem Input aus den Vestibulariskernen
(B) verzweigte Zellen in der Tunica muscularis des Darms mit Kontakten sowohl zu Axonen als auch zu glatten Muskelzellen
(C) fettspeichernde Zellen im Interstitium der Leber
(D) Erythropoetin produzierende Zellen zwischen den Tubuli der Nierenrinde
(E) eine Form der Gliazellen im Hypophysenhinterlappen

H05

→ 2.133 Bei welchem Reflex ist der Parasympathikus als efferenter Schenkel unmittelbar Teil des Reflexbogens?
(A) Lidschlussreflex
(B) Hustenreflex
(C) Miktionsreflex
(D) Cremaster-Reflex
(E) Niesreflex

2.10 Allgemeine Anatomie des Kreislaufsystems

H04 ■

→ 2.134 Welcher der Gefäßabschnitte des Feten bleibt auch nach der Geburt zeitlebens über seine gesamte Strecke geöffnet?
(A) Ductus arteriosus
(B) Ductus venosus
(C) Sinus coronarius
(D) A. umbilicalis
(E) V. umbilicalis

F02 ■

→ 2.135 Welche Aussage zum Ductus venosus trifft zu?
(A) Er obliteriert vor der Geburt.
(B) Er führt im Vergleich zur fetalen Aorta sauerstoffarmes Blut.
(C) Er leitet aus der Plazenta kommendes Blut zur Vena cava inferior.
(D) Nach Obliteration entsteht aus ihm das Ligamentum teres hepatis.
(E) Er verläuft im Ligamentum falciforme.

H99 ■

→ 2.136 Welches Gefäß führt im fetalen Kreislauf das sauerstoffreichste Blut?
(A) Ductus venosus
(B) A. pulmonalis
(C) V. pulmonalis
(D) A. umbilicalis
(E) Ductus arteriosus

H00 ■ ■

→ 2.137 In welchem Gefäß fällt der Sauerstoffgehalt bei der Umstellung vom fetalen auf den postnatalen Kreislauf am stärksten ab?
(A) herznaher Abschnitt der Vena cava inferior
(B) herznaher Abschnitt der Vena cava superior
(C) Vena pulmonalis
(D) Arteria carotis communis
(E) Aorta ascendens

H03 ■

→ 2.138 Welche der folgenden Strukturen ist kein obliterierter Abschnitt des fetalen Blutkreislaufs?
(A) Lig. venosum
(B) Lig. teres hepatis
(C) Lig. arteriosum
(D) Plica umbilicalis medialis (Lig. umbilicale mediale)
(E) Plica umbilicalis mediana (Lig. umbilicale medianum)

2.129 (D)   2.130 (E)   2.131 (B)   2.132 (B)   2.133 (C)   2.134 (C)   2.135 (C)   2.136 (A)   2.137 (A)   2.138 (E)

F03 ■

→ 2.139 Die in der Schemazeichnung der Facies visceralis der Leber des Erwachsenen mit y bezeichnete Struktur führt während der Fetalzeit

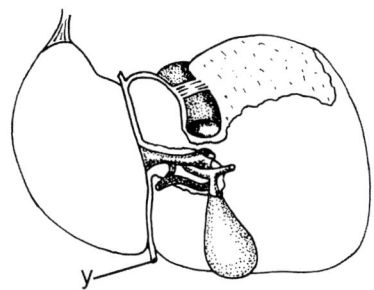

(A) den Urachus
(B) sauerstoffreiches Blut in einer Vene von der Nabelschnur
(C) sauerstoffarmes Blut in einer Vene von der Nabelschnur
(D) sauerstoffreiches Blut in einer Arterie zur Nabelschnur
(E) sauerstoffarmes Blut in einer Arterie zur Nabelschnur

F03 H00 ■ ■

→ 2.140 Wo sind die Kapillarendothelien vom kontinuierlichen (lückenlosen, nicht fenestrierten) Typ?
(A) Lunge
(B) Nierenglomerulus
(C) Leberläppchen
(D) Nebenniere
(E) Inselorgan des Pankreas

H01 ■

→ 2.141 Fenestrierte Kapillaren sind charakteristisch für den/die
(A) Locus coeruleus
(B) Substantia nigra
(C) Area postrema
(D) Oliva
(E) Pyramis

H03 ■

→ 2.142 Sinusoide mit Endothelporen (unverschlossenen Lücken) kommen typischerweise vor in der/den:
(A) Retina
(B) Hirnrinde
(C) Muskulatur
(D) Leberläppchen
(E) Lungenalveolen

F00

→ 2.143 Die fluoreszenzmikroskopische Abbildung Nr. 36 des Bildanhangs zeigt eine kleine Arterie. Es ist/sind hier besonders hervorgehoben:
(A) sympathische Nervenfasern
(B) dendritische Zellen
(C) Korbzellen
(D) Kollagen Typ III
(E) Elastin

F94

→ 2.144 Welche Aussage trifft nicht zu?
Schwellkörper befinden sich
(A) in der Nasenschleimhaut
(B) am Übergang des Magens in das Duodenum
(C) in der Schleimhaut des Canalis analis
(D) im Penis
(E) in der Klitoris

H01

→ 2.145 Welches Organ ist in ein Pfortadersystem eingebunden?
(A) Hypophysenvorderlappen
(B) Glomus caroticum
(C) Epiphyse (Corpus pineale)
(D) Epithelkörperchen
(E) Schilddrüse

H98

→ 2.146 Welche Aussage zu Endothelzellen trifft nicht zu?
Sie synthetisieren
(A) Stickstoffmonoxid (NO)
(B) vasokonstriktorisch wirkende Peptide
(C) Glucocorticoide
(D) von-Willebrand-Faktor
(E) Leukozytenadhäsionsmoleküle

F99

→ 2.147 Weibel-Palade-Körperchen sind
(A) spezialisierte Sekretgranula von Gefäß-Endothelzellen
(B) kristalline Einschlüsse in Granula eosinophiler Granulozyten
(C) spezialisierte Sekretgranula von neutrophilen Granulozyten
(D) Calcium-speichernde Organellen an dendritischen Dornen
(E) Surfactant enthaltende Organellen in Alveolarzellen Typ II

2.139 (B)   2.140 (A)   2.141 (C)   2.142 (D)   2.143 (A)   2.144 (B)   2.145 (A)   2.146 (C)   2.147 (A)

F02 ■

→ 2.148 Welche Aussage über Lymphkapillaren trifft **nicht** zu?

(A) Sie beginnen blind im interstitiellen Raum des Bindegewebes.
(B) Sie nehmen Gewebeflüssigkeit auf.
(C) Sie weisen eine durchgehende Basalmembran auf.
(D) Sie nehmen Zellen aus dem Interstitium auf.
(E) Aus ihnen gehen (größere) Lymphgefäße hervor.

2.11   Blut und Knochenmark

F98

→ 2.149 Welche Aussage trifft **nicht** zu?
Im Knochenmark des Erwachsenen erfolgen:

(A) Bildung von Erythrozyten
(B) Bildung und Reifung von Granulozyten
(C) Bildung von Thrombozyten
(D) Bildung und Reifung von T-Lymphozyten
(E) Bildung und Reifung von B-Lymphozyten

H05

→ 2.150 In welchem Knochen bzw. welchem/welchen Knochenabschnitt(en) findet Blutbildung zwar im Kleinkindesalter, nicht aber im Erwachsenenalter statt?

(A) platte Schädelknochen
(B) Corpus sterni
(C) Crista iliaca
(D) Diaphysen langer Röhrenknochen
(E) Corpus vertebrae

H01

→ 2.151 Myeloblasten

(A) bilden Myelin
(B) sind Vorläufer von Muskelzellen
(C) finden sich reichlich im peripheren Blut
(D) sind Vorläuferzellen von Megakaryozyten
(E) sind Vorläuferzellen von Granulozyten

F99

→ 2.152 Bei Abbau von Erythrozyten („Blutmauserung") freigesetzte Bestandteile des Hämoglobins können

(1) als Hämosiderin in der Milz abgelagert werden
(2) als glukuronidiertes Bilirubin mit der Galle ausgeschieden werden
(3) als Eisen-Transferrin-Komplex das Knochenmark erreichen

(A) nur 2 ist richtig
(B) nur 1 und 2 sind richtig
(C) nur 1 und 3 sind richtig
(D) nur 2 und 3 sind richtig
(E) 1–3 = alle sind richtig

F03 H02 ■

→ 2.153 Welche Aussage über Erythrozyten trifft **nicht** zu?

(A) Sie entstehen im Knochenmark.
(B) Sie zirkulieren durchschnittlich etwa 100–120 Tage in der Blutbahn.
(C) Sie werden am Ende ihrer Lebenszeit von Makrophagen phagozytiert.
(D) Sie enthalten Carboanhydrase.
(E) Sie benötigen Mitochondrien für ihren Stoffwechsel.

F04

→ 2.154 Der Durchmesser eines menschlichen Erythrozyten im Blutausstrich beträgt etwa

(A) 0,1 µm
(B) 0,75 µm
(C) 3,5 µm
(D) 7,5 µm
(E) 75 µm

H01 ■ ■

→ 2.155 Welche der genannten Zellarten ist im peripheren Blut in der **geringsten** Anzahl vertreten?

(A) Monozyten
(B) Lymphozyten
(C) basophile Granulozyten
(D) eosinophile Granulozyten
(E) neutrophile Granulozyten

2.148 (C)   2.149 (D)   2.150 (D)   2.151 (E)   2.152 (E)   2.153 (E)   2.154 (D)   2.155 (C)

F03 ■

→ **2.156** Welche Aussage über eosinophile Granulozyten trifft <u>nicht</u> zu?
(A) Sie entstehen im Knochenmark.
(B) Sie bilden Immunglobuline vom Typ E (IgE).
(C) Sie können im Blut bei allergischen Erkrankungen vermehrt sein.
(D) Sie können im Blut bei parasitären Erkrankungen vermehrt sein.
(E) Sie sind im Gewebe, z. B. in der Lamina propria des Magen-Darm-Traktes, zu finden.

H01

→ **2.157** Welche der genannten, im Blut vorkommenden Zellen rezirkulieren am stärksten?
(A) Monozyten
(B) Retikulozyten
(C) neutrophile Granulozyten
(D) T-Lymphozyten
(E) eosinophile Granulozyten

F99

→ **2.158** Welcher der folgenden Vorgänge ist bei der Phagozytose eines Bakteriums durch einen neutrophilen Granulozyten <u>nicht</u> beteiligt?
(A) Opsonierung des Bakteriums mit spezifischen Antikörpern
(B) Fixierung des Bakteriums an die Oberfläche des Granulozyten durch spezifische Rezeptoren gegen die AB-Fragmente der Antikörper.
(C) Internalisierung des Bakteriums mit Ausbildung eines Phagosoms
(D) Fusion des Phagosoms mit lysosomalen Granula
(E) intrazellulärer Abbau des Bakteriums innerhalb eines Phagolysosoms

F03 ■

→ **2.159** Neutrophile Granulozyten besitzen <u>nicht</u>:
(A) Fc-Rezeptoren
(B) Rezeptoren für die Komplementkomponente C3b
(C) MHC-Proteine der Klasse II
(D) Zelladhäsionsmoleküle
(E) lyososomale Granula

F01 F98 ■

→ **2.160** Basophile Granulozyten
(A) differenzieren sich zu Plasmazellen
(B) bilden Antikörper
(C) sind Makrophagen
(D) sezernieren Histamin
(E) überwiegen in den Keimzentren der Lymphfollikel

H00

→ **2.161** Welche der genannten Zellen synthetisiert und speichert Heparin am stärksten?
(A) Fibrozyt
(B) Makrophage
(C) Plasmazelle
(D) Mastzelle
(E) T-Lymphozyt

H02 ■

→ **2.162** Welche Aussage über Mastzellen trifft <u>nicht</u> zu?
(A) Sie sind nur wenige Tage lebensfähig.
(B) Sie besitzen basophile Granula.
(C) Sie enthalten in ihren Granula Histamin.
(D) Sie besitzen IgE-Rezeptoren.
(E) Degranulierung der Mastzellen bei Antigen-Zweitkontakt ist ursächlich beteiligt an der Entstehung des anaphylaktischen Schocks.

H00

→ **2.163** Welche Zelle ist nach Stimulation besonders zur Bildung toxischer Sauerstoffradikale befähigt („respiratory burst")?
(A) basophiler Granulozyt
(B) Plasmazelle
(C) neutrophiler Granulozyt
(D) T-Lymphozyt
(E) Mastzelle

H90

→ **2.164** Das elektronenoptische Bild der Abbildung Nr. 37 des Bildanhangs zeigt einen Schnitt durch
(A) einen Fibrozyten
(B) das Perikaryon einer Nervenzelle
(C) eine Mastzelle
(D) einen segmentkernigen Granulozyt
(E) eine Plasmazelle

H94 ■

→ **2.165** Welche Aussage trifft <u>nicht</u> zu?
Auf der Abbildung Nr. 38 des Bildanhangs ist eine weiße Blutzelle gezeigt.
Zellen dieser Art
(A) sind langlebig, halten sich allerdings nur vorübergehend (Stunden bis wenige Tage) im Blut auf
(B) sind zur Phagozytose befähigt
(C) sind zur Antikörperproduktion befähigt
(D) tragen auf ihrer Oberfläche Rezeptoren für die Fc-Fragmente von Immunglobulinen
(E) sind mit einem Durchmesser bis zu 20 µm die größten Leukozyten

H89 ■
→ **2.166 Welche Aussage trifft <u>nicht</u> zu?**
Die Abbildung Nr. 39 des Bildanhangs zeigt eine weiße Blutzelle.
Diese Zelle
(A) ist ein jugendlicher neutrophiler Granulozyt
(B) ist ein Mikrophage
(C) ist zur Antigenpräsentation befähigt
(D) trägt auf seiner Oberfläche Rezeptoren für die Fc-Teile von Immunglobulinen
(E) enthält im Zytoplasma Granula, die den Charakter von Lysosomen haben

F97 ■
→ **2.167 Die auf dem elektronenmikroskopischen Bild (siehe Abbildung Nr. 40 des Bildanhangs) dargestellte Struktur**
(1) kann Prothrombin aktivieren
(2) bildet Antikörper
(3) kann Serotonin abgeben
(4) entsteht durch mitotische Teilung
(5) kommt in der Regel nur im Blut und Knochenmark vor

(A) nur 1 und 4 sind richtig
(B) nur 1 und 5 sind richtig
(C) nur 2 und 5 sind richtig
(D) nur 1, 3 und 5 sind richtig
(E) nur 1, 4 und 5 sind richtig

2.12 Allgemeine Anatomie des Immunsystems

F00
→ **2.168 Integrale Bestandteile der Plasmamembran von aktivierten Makrophagen sind <u>nicht</u>:**
(A) Zytokinrezeptoren
(B) MHC-Moleküle der Klasse II
(C) Immunglobuline
(D) Rezeptoren für Fc-Fragmente von Immunglobulinen
(E) Rezeptoren für Komplementfaktoren

H05
→ **2.169 Bei der so genannten nicht adaptiven Immunabwehr gegen Bakterien spielen toll-(like-)Rezeptoren eine Rolle.**
Sie
(A) dienen der Adhäsion von Makrophagen am Endothel
(B) spielen eine Rolle bei der Reaktion von Makrophagen mit Bakterienbestandteilen
(C) spalten die Komplementkomponente C3
(D) dienen der Adhäsion von Lymphozyten bei deren „homing"
(E) dienen der erleichterten Diffusion von Komplementkomponenten durch die Basalmembran

H03 H02 ■
→ **2.170 Welche Aussage über Makrophagen trifft <u>nicht</u> zu?**
(A) Vorläuferzellen sind Monozyten.
(B) Sie bilden Zytokine.
(C) Sie besitzen F_C-Rezeptoren für Immunglobuline der Klasse G (IgG).
(D) Sie besitzen Komplement-Rezeptoren.
(E) Sie bilden Perforine.

F87
→ **2.171 Die auf dem elektronenmikroskopischen Bild (siehe Abbildung Nr. 41 des Bildanhangs) bezeichneten intrazellulären Strukturen**
(A) sind Melanosomen
(B) sind Peroxysomen
(C) sind Lipideinlagerungen
(D) haben lysosomale Funktionen
(E) dienen der Histaminspeicherung

F93
→ **2.172 Für die Granula der in Abbildung Nr. 42 des Bildanhangs mit Pfeilen markierten Zellen im Bindegewebe ist charakteristisch:**
(A) saure Phosphatase
(B) Heparin
(C) Antigen-Antikörper-Komplexe
(D) Lysozym
(E) Peroxidase

2.166 (C)   2.167 (D)   2.168 (C)   2.169 (B)   2.170 (E)   2.171 (E)   2.172 (B)

F01 ■

→ 2.173 Bei der Differentialdiagnose von lymphatischen Organen trifft welche Zuordnung nicht zu?

(A) jugendlicher Thymus – Fehlen von Lymphfollikeln
(B) Milz – Vorkommen von Zentralarterien
(C) Lymphknoten – Vorhandensein eines Randsinus
(D) Tonsilla palatina – Vorkommen von mehrschichtigem unverhorntem Plattenepithel
(E) Tonsilla pharyngealis – Bedeckung des Großteils der Oberfläche von mehrschichtigem verhorntem Plattenepithel

H96 F86 ■

→ 2.174 In dem histologischen Schnitt (siehe Abbildung Nr. 43 des Bildanhangs) ist/sind zu erkennen:

(A) Subkutanes Fettgewebe
(B) Gl. parathyroidea
(C) Thymusrestkörper
(D) Lymphknoten
(E) Glandula mammaria

F03 ■ ■

→ 2.175 Bei der in Abbildung Nr. 44 des Bildanhangs markierten Struktur handelt es sich um:

(A) Hochendothel-Venole
(B) Hassall-Körperchen
(C) Zentralarterie
(D) Acervulus („Hirnsand")
(E) Lipofuszin-Granulum

F01 H95 F85 ■

→ 2.176 Bei Abbildung Nr. 45 des Bildanhangs handelt es sich um einen Schnitt durch:

(A) Kleinhirn
(B) Lymphknoten
(C) Nebenniere
(D) jugendlichen Thymus
(E) Tonsille

F99 ■

Ordnen Sie den beiden Funktionen der Liste 1 die jeweils am ehesten zugehörige Lokalisation im Lymphknoten (Liste 2) zu!

Liste 1

→ 2.177 Lymphozytenrezirkulation über Hochendothelvenolen („high-endothelial-venules")
→ 2.178 Antikörperbildung durch Plasmazellen

Liste 2
(A) Randsinus
(B) Parakortex
(C) Markstränge
(D) Intermediärsinus
(E) Lymphfollikel

H02 ■

→ 2.179 Welche der folgenden Aussagen zum Lymphknoten trifft nicht zu?

(A) Der Cortex enthält Lymphfollikel.
(B) Der Paracortex enthält Hochendothelvenolen.
(C) Der Marginalsinus grenzt unmittelbar an das Mark.
(D) Die Sinus(-Wände) enthalten Makrophagen.
(E) Die Markstränge enthalten Plasmazellen.

F99 ■

→ 2.180 Welche Aussage trifft nicht zu?
Im Keimzentrum eines Lymphfollikels

(A) vermehren sich B-Lymphozyten
(B) entstehen Zentrozyten
(C) wandeln sich T-Helferzellen in Zentroblasten um
(D) kommen folliküläre dendritische Zellen vor
(E) kommen Makrophagen vor

F05 ■

→ 2.181 Die Abbildung Nr. 46 des Bildanhangs zeigt einen Ausschnitt aus einem Lymphknoten. Welche Aussage über das markierte Gefäß trifft zu?

(A) Es ist eine Zentralarterie.
(B) Es ist ein Lymphsinus.
(C) Durch dieses Gefäß verlassen neugebildete Lymphozyten den Lymphknoten.
(D) Dieses Gefäß wird von interdigitierenden dendritischen Zellen ausgekleidet.
(E) Rezirkulierende Lymphozyten treten durch die Wand dieses Gefäßes in das umgebende Gewebe.

2.173 (E)   2.174 (C)   2.175 (B)   2.176 (D)   2.177 (B)   2.178 (C)   2.179 (C)   2.180 (C)   2.181 (E)

H04

→ **2.182** Der histologische Schnitt der Abbildung Nr. 47 des Bildanhangs zeigt den Ausschnitt eines Lymphknotens.
Welche Aussage zu den mit Buchstaben A–E markierten Stellen trifft zu?

(A) A: Hier präsentieren typischerweise interdigitierende dendritische Zellen Antigene.
(B) B: Hier filtern Makrophagen Fremdstoffe aus der Lymphe.
(C) C: Hier verlassen rezirkulierende Lymphozyten den Lymphknoten.
(D) D: Hier liegen in dichter Anordnung antikörperproduzierende Plasmazellen.
(E) E: Dies ist ein efferentes Lymphgefäß.

F03

→ **2.183** In den T-Zell-abhängigen Regionen eines Lymphknotens kommen **nicht** vor:

(A) dendritische Zellen
(B) Zellen, die zur MHC-gekoppelten Antigenpräsentation befähigt sind
(C) Ammenzellen
(D) zytotoxische T-Lymphozyten
(E) Hochendothelvenolen

F99 ■

→ **2.184** Die auf Abbildung Nr. 48 des Bildanhangs mit Pfeilen markierten Zellen sind

(A) Osteoklasten
(B) Leydig-Zwischenzellen
(C) Makrophagen
(D) Hassall-Körperchen
(E) Megakaryozyten

F04 ■

Ordnen Sie den Zellen der Liste 1 die jeweils am ehesten zutreffende Eigenschaft aus Liste 2 zu!

Liste 1
→ **2.185** T-Helfer-Zellen
→ **2.186** B-Lymphozyten

Liste 2
(A) sind CD8-positiv
(B) präsentieren Antigene mittels MHC-Proteinen der Klasse II
(C) sezernieren Interleukin-4 und Interleukin-10
(D) finden sich in hoher Dichte in der Muttermilch
(E) treten durch die Wand von Hochendothelvenolen in die weiße Pulpa der Milz ein

F02 ■

2.187 Welche Aussage über B-Lymphozyten trifft **nicht** zu?

(A) Sie sind im peripheren Blut weniger zahlreich als T-Lymphozyten.
(B) Sie sind im Blutausstrich an ihren gelappten Kernen erkennbar.
(C) Sie besitzen membranständige Antikörper.
(D) Sie finden sich besonders zahlreich in Lymphfollikeln.
(E) Sie können sich in Plasmazellen umwandeln.

F00

→ **2.188** Interdigitierende dendritische Zellen der Lymphknoten

(A) kommen in T-Lymphozytenregionen vor
(B) bilden Kollagenfasern
(C) bilden Antikörper
(D) gehören zu den NK-Zellen
(E) können sich in Zentroblasten umwandeln

F00

→ **2.189** Welche Aussage über die Lymphozyten-Rezirkulation trifft **nicht** zu?

(A) Lymphozyten treten über post-kapilläre Venolen aus dem Blut in die Lymphknoten ein.
(B) Lymphozyten treten über post-kapilläre Venolen aus dem Blut in die Tonsillen ein.
(C) Lymphozyten verlassen die Milz mit dem Blutstrom.
(D) Lymphozyten treten in die Milz mit dem Lymphstrom ein.
(E) Lymphozyten verlassen die Lymphknoten mit dem Lymphstrom.

H03 ■

→ **2.190** Welche Aussage über T-Helfer-Zellen trifft **nicht** zu?

(A) Sie besitzen den CD4-Komplex.
(B) Die Th1-Subpopulation ist insbesondere bei der Abwehr bakterieller Infektionen von Bedeutung.
(C) Die Th2-Subpopulation spielt eine wichtige Rolle bei allergischen Reaktionen.
(D) Sie können an B-Lymphozyten binden.
(E) Sie werden durch Bindung an zytotoxische T-Zellen aktiviert.

2.182 (B)   2.183 (C)   2.184 (C)   2.185 (C)   2.186 (B)   2.187 (B)   2.188 (A)   2.189 (D)   2.190 (E)

F04 ■

→ **2.191 Für die Peyer-Plaques-Regionen des Ileums gilt nicht:**

(A) Sie besitzen zum Darmlumen hin Domareale mit Lymphozyten.
(B) Sie liegen gegenüber dem Mesenterialansatz.
(C) Sie verarbeiten Antigene, die von Enterozyten (= Saumzellen) präsentiert werden.
(D) Sie haben Hochendothel-Venolen.
(E) Sie enthalten in den Sekundärfollikeln überwiegend B-Lymphozyten.

H01

→ **2.192 Welche Epithelzellen sind am ehesten typisch für das Domareal der Peyer-Plaques?**

(A) Enterozyten
(B) Becherzellen
(C) Paneth-Zellen
(D) D-Zellen
(E) M-Zellen

F04

→ **2.193 Immunglobulin A**

(A) wird u. a. von Plasmazellen im Hodeninterstitium gebildet und an die Samenkanälchen abgegeben
(B) wird u. a. von Plasmazellen im Bindegewebe der Speicheldrüsen gebildet und in den Speichel abgegeben
(C) wird aktiv über die Plazenta von der Mutter auf den Feten transportiert
(D) wird vorwiegend in der Milz gebildet
(E) wird vorwiegend in Lymphknoten gebildet

H04

→ **2.194 Welche Aussage über IgA-Antikörper trifft nicht zu?**

(A) Sie werden vorwiegend im „MALT" (mucosa associated lymphatic tissue) gebildet.
(B) Sie werden von Epithelien vieler Schleimhäute durch Transzytose ins Lumen transportiert.
(C) Sie sind im Speichel enthalten.
(D) Sie sind in der Muttermilch enthalten.
(E) Sie werden aktiv über die Plazenta von der Mutter auf den Feten übertragen.

2.13 Fragen mit Abbildung im Bildanhang

F85

→ **2.195 Welche Aussage trifft nicht zu?**
Die in der Abbildung (siehe Abbildung Nr. 49 des Bildanhangs) dargestellte Schleimhaut

(A) wird von einem einschichtigen hochprismatischen Epithel bedeckt
(B) weist an der Oberfläche Mikrovilli auf
(C) besitzt im Epithel PAS-positive Becherzellen
(D) befindet sich in der früheren Proliferationsphase
(E) wird mit Kapillaren versorgt

F97 H92 H87 ■

→ **2.196 Welche Aussage trifft nicht zu?**
Das Organ der Abbildung Nr. 50 des Bildanhangs hat

(A) mehrschichtiges unverhorntes Plattenepithel
(B) seröse Drüsen
(C) teilweise quergestreifte Muskulatur
(D) hohe Bindegewebspapillen
(E) kollagenes Bindegewebe

H98 ■

→ **2.197 Welche Strukturen sind auf der Abbildung Nr. 51 des Bildanhangs zu erkennen?**

(1) Zotten mit Becherzellen
(2) Krypten mit Becherzellen
(3) Brunner-Drüsen

(A) nur 1 ist richtig
(B) nur 3 ist richtig
(C) nur 1 und 2 sind richtig
(D) nur 1 und 3 sind richtig
(E) 1–3 = alle sind richtig

H98 ■

→ **2.198 Welche Aussage trifft nicht zu?**
In dem auf der Abbildung Nr. 52 des Bildanhangs eingegrenzten Bezirk kommen vor:

(A) Zonula adhaerens
(B) Zonula occludens
(C) Natrium-Kalium-ATPase
(D) Natrium-Glucose-Cotransporter
(E) Kinetosomen

2.191 (C)   2.192 (E)   2.193 (B)   2.194 (E)   2.195 (D)   2.196 (B)   2.197 (E)   2.198 (E)

H04

→ 2.199 Was wird von den Zellen der in der Abbildung Nr. 53 des Bildanhangs bezeichneten Drüsen am wahrscheinlichsten sezerniert?
(A) Gastrin
(B) Histamin
(C) Bicarbonat
(D) Salzsäure
(E) Intrinsic-Faktor

F97 H85 ■

→ 2.200 Der histologische Schnitt (siehe Abbildung Nr. 54 des Bildanhangs) zeigt einen Querschnitt durch die/den
(A) Sammelrohre der Niere
(B) Nebenhoden
(C) Endstücke der Prostata
(D) Kolonkrypten
(E) Fundusdrüsen des Magens

H04 ■ ■

→ 2.201 Das in Abbildung Nr. 55 des Bildanhangs dargestellte Präparat ist ein Schnitt durch:
(A) Hoden
(B) Nebenhoden
(C) Dünndarmzotten
(D) Dickdarmkrypten
(E) Plazenta

H00 F95 ■ ■

→ 2.202 Die Abbildung Nr. 56 des Bildanhangs zeigt einen Schnitt durch:
(A) Zunge
(B) Ösophagus
(C) Magen
(D) Gallenblase
(E) Ureter

F93

→ 2.203 Welche Aussage trifft nicht zu?
Das Epithel des Organs in Abbildung Nr. 57 des Bildanhangs
(A) ist einschichtig und hochprismatisch
(B) kleidet die Tuba uterina aus
(C) ist zur Resorption befähigt
(D) sezerniert Schleim
(E) sitzt einer Lamina propria auf

F00

→ 2.204 Die Abbildung Nr. 58 des Bildanhangs zeigt einen histologischen Schnitt durch eine embryonale Leber.
Die kernhaltigen, hellrot gefärbten Zellen sind am ehesten:
(A) Lymphozyten
(B) Granulozyten
(C) Megakaryozyten
(D) Erythroblasten
(E) Monoblasten

F00 F96 ■

→ 2.205 Das auf der elektronenmikroskopischen Abbildung Nr. 59 des Bildanhangs mit Pfeil markierte Kompartiment enthält
(A) Blut
(B) Blutplasma
(C) Lymphe
(D) Galle
(E) Liquor

H96 F87

→ 2.206 Die durch einen Pfeil gekennzeichnete Struktur in Abbildung Nr. 60 des Bildanhangs ist
(A) ein muköses Endstück in einer seromukösen Drüse
(B) ein Nierenkörperchen (Glomerulus)
(C) ein vegetatives Ganglion
(D) eine Langerhanssche Insel
(E) ein in die Uterusschleimhaut eingebetteter Keim im Blastulastadium

H00 F93 H84 ■

→ 2.207 Bei dem mit x gekennzeichneten Gebilde (siehe Abbildung Nr. 61 des Bildanhangs) handelt es sich um einen Querschnitt durch einen
(A) Hauptbronchus
(B) kleineren Bronchus
(C) Bronchiolus terminalis
(D) Bronchiolus respiratorius
(E) Ductus alveolaris

2.199 (* * *)   2.200 (D)   2.201 (C)   2.202 (B)   2.203 (B)   2.204 (D)   2.205 (B)   2.206 (D)   2.207 (B)

F04 ■

→ 2.208 Welche Aussage über die mit X markierte Struktur in der Abbildung Nr. 62 des Bildanhangs trifft zu?

(A) Sie ist von einem mehrreihigen Zylinderepithel mit Stereozilien ausgekleidet.
(B) Sie gehört zum Bronchialkreislauf der Lunge.
(C) Sie enthält seromuköse Drüsen.
(D) Der Sympathikus erhöht den Tonus der Wandmuskulatur.
(E) Der Parasympathikus erhöht den Tonus der Wandmuskulatur.

F95 F88

→ 2.209 Das elektronenmikroskopische Bild (siehe Abbildung Nr. 63 des Bildanhangs) zeigt einen Ausschnitt aus einem Nierenglomerulum. Welche der folgenden Strukturen ist auf dem Bild <u>nicht</u> zu sehen?

(A) Endothelporen
(B) Schlitzmembran (slit membrane)
(C) Mesangiale Matrix
(D) Podozytenfortsätze
(E) Basalmembran

H92

→ 2.210 Die Abbildung Nr. 64 des Bildanhangs zeigt einen Querschnitt durch einen Tubulusabschnitt der Niere.
Die darin zu erkennenden Bläschen (Pfeile) sind das morphologische Äquivalent für

(A) die Rückresorption von Glukose
(B) die Bildung und Sekretion von Harnenzymen
(C) die endozytotische Aufnahme von Peptiden aus dem Tubulusharn
(D) die Rückresorption von Wasser
(E) die Entgiftung und Ausscheidung von körperfremden Substanzen (z. B. Antibiotika)

H91

→ 2.211 Welche Aussage trifft <u>nicht</u> zu?
Der auf der Abbildung Nr. 65 des Bildanhangs mit x markierte Zellkomplex

(A) gehört zum distalen Tubulus der Niere
(B) gehört zum juxtaglomerulären Apparat der Niere
(C) berührt mit seiner basalen Seite den Gefäßpol des zugehörigen Glomerulus
(D) synthetisiert und sezerniert Renin
(E) ist wichtig für die Regulation der Filtrationsrate des einzelnen Glomerulus

H94 F86

→ 2.212 Bei dem histologischen Schnitt (siehe Abbildung Nr. 66 des Bildanhangs) handelt es sich um

(A) Ureter
(B) Ductus choledochus
(C) Ductus deferens
(D) Isthmus tubae uterinae
(E) Urethra feminina

F93

→ 2.213 Die in Abbildung Nr. 67 des Bildanhangs mit Pfeil markierte Struktur

(A) ist ein intramurales Ganglion
(B) ist ein kleiner Nerv
(C) besteht aus glatten Muskelzellen
(D) besteht aus endokrinen Zellen
(E) ist ein Osteoklast

F03 ■

→ 2.214 Auf der Abbildung Nr. 68 des Bildanhangs sind Zellen durch Pfeile gekennzeichnet.
Um welche Zellen handelt es sich?

(A) Spermatogonien
(B) Spermatozyten I. Ordnung
(C) Sertoli-Zellen
(D) Makrophagen
(E) Leydig-Zellen

F92

→ 2.215 Welche Aussage trifft <u>nicht</u> zu?
Das in der Abbildung Nr. 69 des Bildanhangs gezeigte Epithel

(A) ist Azan-gefärbt
(B) hat an der Oberfläche Stereozilien
(C) ist zur Sekretion befähigt
(D) enthält im apikalen Zytoplasma multiple Basalknötchen
(E) ist mehrreihig

H03 ■

→ 2.216 Das histologische Bild (siehe Abbildung Nr. 70 des Bildanhangs) zeigt Abschnitte

(A) von Darmkrypten
(B) des Ductus epididymidis
(C) von Hodenkanälchen
(D) von Foveolae gastricae
(E) von Sammelrohren im Nierenmark

2.208 (E)   2.209 (C)   2.210 (C)   2.211 (D)   2.212 (C)   2.213 (D)   2.214 (B)   2.215 (D)   2.216 (B)

H04 ■■

→ **2.217 Abbildung Nr. 71 des Bildanhangs zeigt einen Schnitt durch:**
(A) Glandula vesiculosa
(B) Prostata
(C) Mamma
(D) Endometrium
(E) Schilddrüse

F03 ■

→ **2.218 Die in Abbildung Nr. 72 des Bildanhangs das Lumen begrenzenden Zellen sezernieren in das Lumen**
(A) Kasein, Kohlenhydrate und Lipide
(B) Thyroglobulin
(C) Calcitonin
(D) Triiodthyronin und Thyroxin
(E) saure Phosphatase und Spermin

H88

→ **2.219 Welche Aussage trifft nicht zu?**
In dem Organ, von dem in Abbildung Nr. 73 des Bildanhangs ein histologischer Schnitt vorliegt, wird produziert:
(A) humanes Choriongonadotropin (hCG)
(B) humanes placentares Lactogen (HPL)
(C) Östrogene
(D) Progesteron
(E) Prolactin

F95 H92

→ **2.220 Welche Aussage trifft nicht zu?**
Die großen hellen Zellen in der Abbildung Nr. 74 des Bildanhangs (überwiegender Bildanteil)
(A) sind Granulosaluteinzellen
(B) sind umgewandelte Follikelepithel-Zellen
(C) entstammen der Theka externa
(D) bilden Progesteron
(E) sind Bestandteil eines transitorischen endokrinen Organs

H96 ■

→ **2.221 Die Abbildung Nr. 75 des Bildanhangs zeigt einen histologischen Schnitt durch die Wand**
(A) des Ösophagus
(B) des Magens
(C) der Gallenblase
(D) des Uterus
(E) der Harnblase

H02 ■

→ **2.222 Auf der Abbildung Nr. 76 des Bildanhangs ist ein Gang oder Hohlorgan abgebildet. Es handelt sich um:**
(A) Ductus deferens
(B) Urethra
(C) Trachea
(D) Tuba uterina
(E) Gallenblase

F02 ■■

→ **2.223 Das in Abbildung Nr. 77 des Bildanhangs gezeigte Epithel enthält besonders reichlich**
(A) Lipofuszin
(B) Keratohyalingranula
(C) Melanin
(D) Glykogen
(E) Lipidtröpfchen

H99 H94 F86 ■

→ **2.224 Bei dem histologischen Schnitt (siehe Abbildung Nr. 78 des Bildanhangs) handelt es sich um**
(A) Tränendrüse
(B) Ohrläppchen
(C) ruhende Mamma
(D) Achselhöhle
(E) Prostata

H02 ■

→ **2.225 Die in Abbildung Nr. 79 des Bildanhangs das Lumen begrenzenden Zellen sezernieren in das Lumen**
(A) Kasein, Kohlenhydrate und Lipide
(B) Thyroglobulin
(C) Calcitonin
(D) Triiodthyronin und Thyroxin
(E) saure Phosphatase und Spermin

H99 H95 ■

→ **2.226 Der in Abbildung Nr. 80 des Bildanhangs mit * mehrfach markierte Raum ist Teil des**
(A) Spatium subarachnoidale
(B) Lumen eines Nierenglomerulus
(C) intervillösen Raumes einer geborenen Plazenta
(D) Lumens des Tubenlabyrinths
(E) Gelenkraumes an einer Synovialzotte

2.217 (B)   2.218 (E)   2.219 (E)   2.220 (C)   2.221 (D)   2.222 (D)   2.223 (D)   2.224 (C)   2.225 (A)   2.226 (C)

F01 ■

→ **2.227** Auf dem histologischen Schnitt (siehe Abbildung Nr. 81 des Bildanhangs) ist ein bestimmter Funktionszustand von Drüsen erkennbar. Der Übergang in diesen Funktionszustand wird hervorgerufen durch Stimulierung durch

(A) Testosteron
(B) Progesteron
(C) Östrogen
(D) Oxytozin
(E) Gastrin

H05 ■

→ **2.228** Welcher Vorgang findet vorwiegend im mit X bezeichneten Areal (siehe Abbildung Nr. 82 des Bildanhangs) statt?

(A) Antigenaufnahme und -prozessierung durch Antigen-präsentierende Zellen
(B) Einwanderung von Lymphozyten in die Tonsille
(C) Auswanderung von Lymphozyten aus der Tonsille
(D) klonale Selektion von Lymphozyten
(E) Apoptose von Lymphozyten

H85

→ **2.229** Welche Aussage(n) über das in der Abbildung Nr. 83 des Bildanhangs dargestellte Organ trifft (treffen) zu?

(1) Es entwickelt sich aus zwei verschiedenen Anteilen.
(2) In ihm reifen T-Lymphozyten.
(3) Es bildet sich am Ende des 2. Lebensjahrzehnts zurück.
(4) Es ist eine endokrine Drüse.

(A) nur 4 ist richtig
(B) nur 1 und 4 sind richtig
(C) nur 2 und 3 sind richtig
(D) nur 1, 2 und 3 sind richtig
(E) 1–4 = alle sind richtig

H01 ■

→ **2.230** Was wird von der markierten Organregion (siehe Abbildung Nr. 84 des Bildanhangs) in erster Linie ins Blut abgegeben?

(A) Serotonin
(B) Östrogene
(C) Adrenalin
(D) Mineralocorticoide
(E) Glucocorticoide

H00 H96 H93 F87 ■ ■

→ **2.231** Das nach üblicher Alkoholentwässerung hergestellte Präparat (siehe Abbildung Nr. 85 des Bildanhangs) zeigt:

(A) Depot-Fettgewebe
(B) die Glandula parotidea
(C) Zellen, die Steroidhormone bilden
(D) die Glandula parathyroidea
(E) das Stratum granulosum der Kleinhirnrinde

F91

→ **2.232** Das Präparat der Abbildung Nr. 86 des Bildanhangs wurde mit einer histologischen Versilberungstechnik hergestellt. Die markierten Zellen (Pfeile) sind:

(A) Osteozyten
(B) Pigmentzellen
(C) Astrozyten
(D) Retikulumzellen
(E) Nervenzellen

H03

→ **2.233** In Abbildung Nr. 87 des Bildanhangs sind Neurone im Vorderhorn des Rückenmarks mit X markiert. Diese Neurone benutzen als Transmitter

(A) Acetylcholin
(B) GABA
(C) Glutamat
(D) Glycin
(E) Substanz P

H03 ■

→ **2.234** In der in Abbildung Nr. 88 des Bildanhangs mit X bezeichneten Region

(A) verlassen Lymphozyten die Blutbahn
(B) treten Lymphozyten in die Blutbahn ein
(C) phagozytieren Makrophagen apoptotische Lymphozyten
(D) sezernieren Plasmazellen Antikörper in die Blutbahn
(E) werden T-Lymphozyten geprägt

2.227 (B)   2.228 (A)   2.229 (B)   2.230 (D)   2.231 (C)   2.232 (C)   2.233 (A)   2.234 (C)

F04

→ 2.235 Die Abbildung Nr. 89 des Bildanhangs zeigt einen histologischen Schnitt der V. brachialis. In dieser Färbung erscheinen dunkel (siehe Pfeile):
(A) Fibroblasten
(B) autonome Nervenfasern
(C) kollagene Fasern
(D) retikuläre Fasern
(E) elastische Fasern

F04 ■

→ 2.236 Abbildung Nr. 90 des Bildanhangs zeigt:
(A) peripherer Nerv
(B) Herzmuskelfasern mit Erregungsleitungssystem
(C) Sehnenscheide
(D) Muskelspindel
(E) Vater-Pacini-Körperchen

F04 ■

→ 2.237 Das in Abbildung Nr. 91 des Bildanhangs gezeigte Schliffpräparat stammt aus
(A) dem Dentin eines Molaren
(B) der Substantia compacta eines reifen Röhrenknochens
(C) der Substantia spongiosa eines reifen Röhrenknochens
(D) einem sich entwickelnden Knochen des Schädeldachs
(E) der perichondralen Manschette eines sich entwickelnden embryonalen Röhrenknochens

F04

→ 2.238 Die in Abbildung Nr. 92 des Bildanhangs mit X markierte Zellschicht wird sensibel innerviert über den:
(A) N. ophthalmicus
(B) N. maxillaris
(C) N. lingualis
(D) N. facialis
(E) N. pudendus

H04

→ 2.239 Die in Abbildung Nr. 93 des Bildanhangs mit Y markierte Schicht enthält vorwiegend
(A) elastische Fasern
(B) kollagene Fasern
(C) Fibronektin
(D) Laminin
(E) Hyaluronsäure

H05

→ 2.240 Abbildung Nr. 94 des Bildanhangs zeigt einen histologischen Schnitt durch:
(A) Tonsilla pharyngea
(B) Tonsilla palatina
(C) Lymphknoten
(D) Peyer-Plaques des Dünndarms
(E) Milz

Fragen aus Examen
2.14   Frühjahr 2006

F06 ■

→ 2.241 Sie haben ein histologisches Präparat vor sich, bei dem Drüsenanschnitte von reichlich glatter Muskulatur umgeben sind.
Das Präparat entstammt am wahrscheinlichsten dem/der:
(A) Pankreas
(B) Glandula parotidea
(C) Glandula lacrimalis
(D) Glandula mammaria lactans
(E) Prostata

F06 ■

→ 2.242 Abbildung Nr. 204 des Bildanhangs zeigt Gewebe, das typisch ist für:
(A) Schädeldach
(B) Zwischenwirbelscheibe
(C) Epiglottis
(D) Rippenknorpel
(E) Ossifikationszone einer Epiphysenfuge

F06 H02 ■

→ 2.243 Die in Abbildung Nr. 205 des Bildanhangs das Lumen begrenzenden Zellen sezernieren in das Lumen
(A) Kasein, Kohlenhydrate und Lipide
(B) Thyroglobulin
(C) Calcitonin
(D) Triiodthyronin und Thyroxin
(E) saure Phosphatase und Spermin

F06 ■

→ 2.244 Die ersten roten Blutzellen entstehen vorgeburtlich in/im
(A) der Leberanlage
(B) der Milzanlage
(C) primären Knochenmark
(D) sekundären Knochenmark
(E) der Wand des Dottersacks

2.235 (E)   2.236 (D)   2.237 (B)   2.238 (A)   2.239 (B)   2.240 (B)   2.241 (E)   2.242 (D)   2.243 (A)   2.244 (E)

F06 ■
→ **2.245 Blutbildendes rotes Knochenmark fehlt beim Erwachsenen**
(A) im Caput femoris
(B) im Caput humeri
(C) in der Diaphysis tibiae
(D) in den Rippen
(E) im Darmbeinkamm

F06
→ **2.246 Das Vorkommen von Plasmazellen ist <u>am wenigsten</u> wahrscheinlich:**
(A) im Lymphknotenmark
(B) in der roten Pulpa der Milz
(C) im Knochenmark
(D) in der Schleimhaut des Jejunum
(E) im Blut

F06 F92 ■
Ordnen Sie den Werten des Differenzialblutbildes der Liste 1 die jeweils am ehesten zutreffende Zellgruppe der Liste 2 zu!

Liste 1
→ **2.247 55–65 %**
→ **2.248 2–4 %**

Liste 2
(A) eosinophile Granulozyten
(B) neutrophile Granulozyten
(C) basophile Granulozyten
(D) Retikulozyten
(E) Lymphozyten

F06 ■
→ **2.249 Welcher der aufgelisteten Zelltypen ist ein Makrophagen-ähnlicher Phagozyt im Nervengewebe?**
(A) Schwann-Zelle
(B) Mantelzelle
(C) protoplasmareicher Astrozyt
(D) Oligodendrozyt
(E) Mikroglia

F06 ■
→ **2.250 Die Abbildung Nr. 206 des Bildanhangs zeigt einen Ausschnitt aus einem Lymphknoten. Welche Aussage über das mit * markierte Gefäß trifft <u>nicht</u> zu?**
(A) Das Gefäß liegt im Paracortex.
(B) Die Endothelzellen tragen an ihrer Oberfläche Selektine.
(C) Die großen Zellen im Endothel (Pfeile) sind Makrophagen.
(D) Rezirkulierende Lymphozyten treten durch die Wand dieses Gefäßes in den Lymphknoten ein.
(E) In unmittelbarer Umgebung dieses Gefäßes haben sich interdigitierende dendritische Zellen angesiedelt.

F06 H01 ■
→ **2.251 Fenestrierte Kapillaren sind charakteristisch für den/die**
(A) Locus coeruleus
(B) Substantia nigra
(C) Area postrema
(D) Oliva
(E) Pyramis

F06
→ **2.252 Die Gelenkflüssigkeit enthält neben Hyaluronsäure u. a. Lubricin. Dieses wird gebildet**
(A) von A-Synoviozyten
(B) von B-Synoviozyten
(C) von Knorpelzellen
(D) als Ultrafiltrat aus Kapillaren
(E) von Zellen der Membrana fibrosa

F06
→ **2.253 Die Hyaluronsäure der Synovia von Gelenken wird zum größten Teil gebildet von**
(A) Chondroblasten
(B) Chondrozyten
(C) Becherzellen
(D) A-Zellen
(E) B-Zellen

2.245 (C)   2.246 (E)   2.247 (B)   2.248 (A)   2.249 (E)   2.250 (C)   2.251 (C)   2.252 (B)   2.253 (E)

F06 ■

→ 2.254 Skelettmuskelfasern des Bewegungsapparats erfüllen Halte- und Bewegungsfunktionen. Dazu besitzen verschiedene Muskelindividuen eine unterschiedliche Zusammensetzung an spezialisierten Skelettmuskelfasern.
Welche Aussage zu Fasertypen der Skelettmuskulatur trifft zu?

(A) Die meisten Muskeln bestehen entweder aus Typ-I- oder Typ-II-Fasern.
(B) Typ-I-Fasern sind für besonders schnelle (phasische) Bewegungen erforderlich.
(C) Typ-I-Fasern gewinnen Energie (ATP) vor allem durch oxidative Phosphorylierung.
(D) Tonusfasern sind Zuckungsfasern von Haltemuskeln.
(E) Typ-II-Fasern führen hauptsächlich Haltefunktionen aus.

F06 ■

→ 2.255 Welche Aussage zu Satellitenzellen der Skelettmuskelfasern trifft zu?

(A) Sie sind durch eine Basalmembran von der Skelettmuskelfaser getrennt.
(B) Sie können sich teilen und mit Muskelfasern fusionieren.
(C) Sie kommen bevorzugt an der myotendinösen Verbindung vor.
(D) Sie umhüllen das Axonende und die motorische Endplatte.
(E) Sie sind die Hauptbildner der Basalmembran der Muskelfasern.

F06 ■

→ 2.256 Univakuoläre Fettzellen signalisieren ihren Speicherungszustand an den Hypothalamus durch Sekretion von

(A) Triglyceriden
(B) Cholesterin
(C) VLDL (very low density lipoprotein)
(D) Leptin
(E) Neuropeptid Y

F06 ■

→ 2.257 Für den spezifischen Nachweis von kollagenfaserreichen Narben eignet sich welche der genannten Reaktionen/Färbungen am ehesten?

(A) Alcianblau
(B) PAS
(C) Kongorot
(D) Sudanschwarz
(E) van Gieson

F06 ■

→ 2.258 Holokrine Sekretion kommt vor bei (der):

(A) endokrinen Drüsen
(B) Speicheldrüsen
(C) Talgdrüsen
(D) Brustdrüse
(E) Becherzellen

3   Obere Extremität

3.1 Grundkenntnisse der Entwicklung

Zu diesem Kapitel wurden bisher noch keine Prüfungsfragen gestellt.

3.2 Knochen

H02

→ 3.1 Welche der in Abbildung Nr. 95 des Bildanhangs mit Buchstaben gekennzeichneten Strukturen ist nicht richtig benannt?

(A) Articulatio carpometacarpalis pollicis
(B) Os capitatum
(C) Proc. styloideus radii
(D) Caput ulnae
(E) Articulatio radioulnaris distalis

H00

→ 3.2 In Abbildung Nr. 96 des Bildanhangs ist nicht bezeichnet mit

(A) A der Processus coracoideus
(B) B das Akromion
(C) C das Tuberculum minus
(D) D das Caput humeri
(E) E die Cavitas glenoidalis

F04 ■

→ 3.3 Welche der in Abbildung Nr. 97 des Bildanhangs mit A–E gekennzeichneten Strukturen ist nicht richtig benannt?

(A) A: Proc. coracoideus
(B) B: Acromion
(C) C: Clavicula
(D) D: Tuberculum minus
(E) E: Insertion des Caput longum des M. triceps brachii

2.254 (C)   2.255 (B)   2.256 (D)   2.257 (E)   2.258 (C)   3.1 (B)   3.2 (C)   3.3 (E)

F03

→ 3.4   Bei der Radialabduktion der Hand wird ein Knochen so gedreht, dass er sich auf der Palmarseite der Handwurzel deutlich vorwölbt. Hierbei handelt es sich um das

(A) Os scaphoideum
(B) Os trapezoideum
(C) Os triquetrum
(D) Os trapezium
(E) Os hamatum

3.3   Gelenke

H96

→ 3.5   Welche Aussage über das Schultergelenk trifft nicht zu?

(A) Das Schultergelenk ist ein Kugelgelenk.
(B) Das Schultergelenk besitzt 3 Freiheitsgrade.
(C) Die Regulierung der Spannungsverteilung im Schultergelenk erfolgt durch die periartikuläre Muskulatur.
(D) Die Unterfläche des Akromions wird bei der Abduktion des Humerus im Schultergelenk als Widerlager für den Humeruskopf benützt.
(E) Das Schultergelenk besitzt nur wenige passive Stabilisatoren.

F00 ■

→ 3.6   Beim „Tennisellenbogen" kommt es zu Schmerzen im Bereich des Epicondylus lateralis humeri und seiner Umgebung. Dafür werden Schädigungen von Muskelursprüngen in diesem Bereich verantwortlich gemacht.
Welche der genannten Schädigungen im Bereich des Muskelursprungs kommt am wenigsten in Frage?

(A) Schädigung im Bereich eines Ursprunges des M. extensor carpi radialis longus
(B) Schädigung im Bereich eines Ursprunges des M. extensor carpi radialis brevis
(C) Schädigung im Bereich eines Ursprunges des M. extensor digitorum
(D) Störung im Bereich des Ansatzes des M. brachialis
(E) Schädigung im Bereich eines Ursprungs des M. extensor carpi ulnaris

F00 ■

→ 3.7   Das Hineindrehen einer Schraube in ein Stück Holz mittels eines Schraubendrehers mit der rechten Hand wird bei gebeugtem Ellenbogengelenk (90°) leichter als bei gestrecktem empfunden.
Dies beruht auf einer stärkeren Kraftentfaltung (bei Beugung) welches der genannten Muskeln?

(A) M. pronator quadratus
(B) M. brachioradialis
(C) M. pronator teres
(D) M. supinator
(E) M. biceps brachii

H97

→ 3.8   Welche der nachstehend genannten Strukturen ist an der Bildung der Artikulationsfläche des proximalen Handgelenkes nicht beteiligt?

(A) Radius
(B) Ulna
(C) Os scaphoideum
(D) Os lunatum
(E) Os triquetrum

H05

→ 3.9   Welche Aussage zu den Gelenken der Handwurzel (Handgelenke) trifft zu?

(A) Die Palmarflexion der Hand findet überwiegend in der Articulatio mediocarpalis statt.
(B) Die Dorsalextension der Hand findet hauptsächlich in der Articulatio radiocarpalis statt.
(C) Die Articulatio mediocarpalis ist eine Amphiarthrose.
(D) Das Os lunatum artikuliert mit der Circumferentia articularis des Caput ulnae.
(E) Die radiokarpale Gelenkfläche ist radialseitig nach distal abgewinkelt.

F03 ■

→ 3.10   Die Spreizung der Finger ist bei Beugung der Finger im Grundgelenk gegenüber der Streckstellung eingeschränkt.
Dies beruht auf einer

(A) stärkeren Spannung der Kollateralbänder in Beugestellung
(B) stärkeren Spannung der Dorsalaponeurose in Beugestellung
(C) Hemmung durch die anulären Anteile der palmaren Sehnenscheiden
(D) passiven Muskelinsuffizienz der Mm. interossei
(E) aktiven Muskelinsuffizienz der Mm. Interossei

F01

→ **3.11** Der Schnitt durch die linke Hand (siehe Abbildung Nr. 98 des Bildanhangs) trifft die Finger 2–5. (Sie schauen auf die dorsale Seite des Schnittes.)
Welche der dazu gemachten Aussagen trifft <u>nicht</u> zu?

(A) Die auf diesem Schnitt mit A markierten Gelenke besitzen Kollateralbänder.
(B) Die auf dem Schnitt mit B markierten Gelenke sind Scharniergelenke.
(C) Die auf dem Schnitt mit C markierten vier Muskeln wirken in den Fingergrundgelenken beugend.
(D) Die auf dem Schnitt mit C markierten vier Muskeln werden vom N. ulnaris innerviert.
(E) Das Os trapezoideum ist im Schnitt getroffen.

3.4 Muskeln

H00

→ **3.12** Welche der genannten Muskeln können <u>nicht</u> zumindest mit Anteilen an der Adduktion im Schultergelenk mitwirken?

(A) M. deltoideus
(B) M. infraspinatus
(C) M. pectoralis major
(D) M. supraspinatus
(E) M. teres major

H05 ■

→ **3.13** Wenn für das Greifen eines Gegenstandes mit beiden Händen die Arme nach innen rotiert werden, so ist welcher der genannten Muskeln daran beteiligt?

(A) M. supraspinatus
(B) M. pectoralis minor
(C) M. teres major
(D) M. teres minor
(E) Pars spinalis des M. deltoideus

F03 ■

→ **3.14** Auf dem Schnitt durch Schulter und Thorax (siehe Abbildung Nr. 99 des Bildanhangs; Sie schauen von unten auf die rechte Schulter) sind verschiedene Muskeln/Sehnen markiert. Welche Aussage trifft <u>nicht</u> zu?

(A) A markiert den M. subscapularis.
(B) B markiert die lange Sehne des M. biceps brachii.
(C) C markiert den M. serratus anterior.
(D) D markiert den M. pectoralis major.
(E) E markiert den M. supraspinatus.

H01

→ **3.15** Die Abbildung Nr. 100 des Bildanhangs zeigt einen Querschnitt durch den Thorax in Höhe von Th3. Sie schauen von unten auf den rechten Teil des Körpers.
Welche Aussage zu dem mit * bezeichneten Muskel trifft <u>nicht</u> zu?

(A) Teile von ihm können den Arm abduzieren.
(B) Teile von ihm können den Arm adduzieren.
(C) Teile von ihm können den Arm nach innen rotieren.
(D) Er wird vom N. accessorius innerviert.
(E) Er entspringt von Clavicula und Schulterblatt.

F04 ■

→ **3.16** Der N. thoracicus longus innerviert den

(A) M. latissimus dorsi
(B) M. transversus thoracis
(C) M. pectoralis major
(D) M. pectoralis minor
(E) M. serratus anterior

H05 ■

→ **3.17** Die Sehne welches der genannten Schultermuskeln gehört zur so genannten Rotatorenmanschette?

(A) M. supraspinatus
(B) M. deltoideus
(C) M. pectoralis major
(D) M. coracobrachialis
(E) M. teres major

H04 H01 ■

→ **3.18** In rechtwinklig gebeugter Stellung des Ellenbogengelenks ist der stärkste Supinator der

(A) M. brachialis
(B) M. biceps brachii
(C) M. supinator
(D) M. brachioradialis
(E) M. flexor carpi radialis

H01

→ **3.19** Welche Aussage über den M. flexor digitorum superficialis trifft <u>nicht</u> zu?

(A) Er beugt u. a. an den Fingerendgelenken.
(B) Ausgeprägte Palmarflexion des Handgelenks vermindert die Beugewirkung des Muskels.
(C) Seine Sehnen verlaufen durch den Canalis carpi.
(D) Er wird durch den N. medianus innerviert.
(E) Er hat eine gemeinsame Sehnenscheide mit den Sehnen des M. flexor digitorum profundus.

3.11 (B)   3.12 (D)   3.13 (C)   3.14 (E)   3.15 (D)   3.16 (E)   3.17 (A)   3.18 (B)   3.19 (A)

F02 ■
→ 3.20 Welche Aussage über den M. flexor digitorum profundus trifft <u>nicht</u> zu?
(A) Er entspringt am Epicondylus medialis.
(B) Ausgeprägte Palmarflexion vermindert die Beugewirkung des Muskels.
(C) Seine Sehnen verlaufen durch den Canalis carpi.
(D) Er wird durch den N. medianus und durch den N. ulnaris innerviert.
(E) Er hat eine gemeinsame Sehnenscheide mit den Sehnen des M. flexor digitorum superficialis.

H96
→ 3.21 Welche Aussage trifft <u>nicht</u> zu?
Die Mm. interossei manus
(A) beugen in den Metakarpophalangealgelenken
(B) beugen in den proximalen Interphalangealgelenken
(C) strecken in den distalen Interphalangealgelenken
(D) strahlen in die Dorsalaponeurose der Finger ein
(E) werden vom R. profundus des N. ulnaris innerviert

H00 ■ ■
→ 3.22 Welcher der genannten Muskeln wird <u>nicht</u> vom N. medianus bzw. einem seiner Äste innerviert?
(A) M. flexor carpi radialis
(B) M. supinator
(C) M. flexor digitorum superficialis
(D) M. flexor pollicis longus
(E) M. pronator quadratus

F01 ■ ■
→ 3.23 Welcher der nachstehend genannten Muskeln wird <u>nicht</u> vom N. radialis (bzw. von seinem Ramus profundus) innerviert?
(A) M. brachioradialis
(B) M. extensor carpi radialis longus
(C) M. supinator
(D) M. flexor carpi radialis
(E) M. abductor pollicis longus

3.5   Nerven

F03 ■
→ 3.24 Die sog. Scapula alata kann verursacht werden durch eine Lähmung des/der:
(A) N. thoracodorsalis
(B) N. thoracicus longus
(C) N. suprascapularis
(D) Nn. intercostales Th3–Th6
(E) N. subscapularis

F02 ■
→ 3.25 Ein Sensibilitäts-Ausfall in welchem der mit A–E bezeichneten Gebiete (siehe Abbildung Nr. 101 des Bildanhangs) weist am ehesten auf eine Läsion des N. medianus hin?

F05 ■
→ 3.26 Welche Aussage zum Plexus brachialis und seinen Ästen trifft zu?
(A) Der N. radialis entspringt aus dem Fasciculus lateralis.
(B) Der N. axillaris verläuft durch die mediale Achsellücke.
(C) Der Fasciculus medialis bezieht seine Fasern hauptsächlich aus den Segmenten C5 und C6.
(D) Der N. musculocutaneus innerviert u. a. die Haut der Medialseite des Unterarms.
(E) Der Truncus medius wird aus Fasern des Segmentes C7 gebildet.

F02 ■
→ 3.27 Ein Patient zeigt eine Abduktionsschwäche im Schultergelenk bei gleichzeitiger Sensibilitätsstörung im lateral-proximalen Teil des Oberarms.
Dieses Erscheinungsbild spricht am ehesten für eine Schädigung des
(A) N. axillaris
(B) N. musculocutaneus
(C) N. radialis
(D) N. dorsalis scapulae
(E) N. suprascapularis

F96 ■
Ordnen Sie den Nerven der Liste 1 die zutreffende Verlaufsstrecke besonderer Gefährdung aus Liste 2 zu!

Liste 1
→ 3.28 Ramus profundus nervi radialis
→ 3.29 Nervus medianus

Liste 2
(A) Sulcus radialis am Humerusschaft
(B) Septum intermusculare laterale oberhalb des Epicondylus lateralis humeri
(C) M. supinator („Supinatorkanal")
(D) Knochenrinne an der Unterseite des Epicondylus medialis humeri
(E) Canalis carpi

3.20 (A)   3.21 (B)   3.22 (B)   3.23 (D)   3.24 (B)   3.25 (B)   3.26 (E)   3.27 (A)   3.28 (C)   3.29 (E)

H01 H98 ■ ■

→ 3.30 Für eine Ulnarislähmung spricht insbesondere folgender der genannten Befunde:
(A) Atrophien im Bereich der Zwischenräume zwischen den Ossa metacarpalia
(B) Atrophie des M. opponens pollicis
(C) Lähmung des M. flexor pollicis longus
(D) Hypästhesie in den Fingern I–III
(E) Schwurhand

H03 ■

→ 3.31 Zu der in Abbildung Nr. 102 des Bildanhangs dargestellten charakteristischen Haltung der Finger kommt es bei der Aufforderung an einen Patienten, die Hand zur Faust zu schließen. Zugrunde liegt dabei ein Funktionsausfall des
(A) N. radialis
(B) N. interosseus anterior
(C) N. medianus
(D) N. ulnaris
(E) N. interosseus posterior

F05 ■ ■

→ 3.32 Zu dem in Abbildung Nr. 102 des Bildanhangs dargestellten Erscheinungsbild der Hand kommt es bei der Aufforderung an einen Patienten, die Hand zur Faust zu schließen. Dies ist Folge des funktionellen Übergewichtes der nicht gelähmten Muskeln bei einer typischen Nervenlähmung.
Welche/r der nachstehend genannten Muskeln ist/sind in diesem Fall typischerweise gelähmt?
(A) Mm. interossei
(B) M. flexor carpi radialis
(C) M. flexor digitorum superficialis
(D) M. flexor pollicis longus
(E) M. abductor pollicis longus

F01 ■ ■

→ 3.33 Welche Aussage über den N. ulnaris trifft <u>nicht</u> zu?
(A) Er erhält Fasern aus dem Truncus inferior des Plexus brachialis.
(B) Er geht aus dem Fasciculus lateralis hervor.
(C) Er durchbohrt das Septum intermusculare brachii mediale.
(D) Er zieht mit dem M. flexor carpi ulnaris am Unterarm nach distal.
(E) Er verläuft in einem Kanal oberflächlich des Retinaculum flexorum.

H96 F93 ■

→ 3.34 Bei einer Fraktur im Bereich des Humerusschaftes kann es zu einer typischen Nervenverletzung mit Lähmung von Muskeln kommen.
Welcher Muskel kann betroffen sein?
(A) M. brachialis
(B) M. biceps brachii
(C) M. flexor carpi radialis
(D) M. abductor pollicis longus
(E) M. abductor pollicis brevis

F03 ■

Ordnen Sie jedem der in Liste 1 genannten Nervenast die für ihn zutreffendste Aussage aus Liste 2 zu!

Liste 1
→ 3.35 Ramus profundus n. ulnaris
→ 3.36 Ramus profundus n. radialis

Liste 2
(A) verläuft durch den M. pronator teres
(B) verläuft durch den M. supinator
(C) verläuft durch den Canalis carpi
(D) verläuft durch die Tabatière
(E) verläuft durch Muskeln des Kleinfingerballens

H00 ■ ■

→ 3.37 Welche Aussage über den N. radialis ist <u>nicht</u> richtig?
(A) Er erhält Fasern aus den dorsalen Ästen (dorsalen Anteilen) der Trunci des Plexus brachialis.
(B) Er geht aus dem Fasciculus posterior hervor.
(C) Er steigt dorsal um den Humerus herum nach distal ab.
(D) Er liegt zwischen M. brachialis und M. brachioradialis.
(E) Er entsendet seinen tiefen Ast durch den M. pronator teres nach distal.

F00 ■ ■

→ 3.38 Welche Aussage trifft bei einer Schädigung des N. radialis im Bereich der Axilla <u>nicht</u> zu?
(A) Die aktive Streckung im Ellenbogengelenk ist gestört.
(B) Die aktive Streckung im Handgelenk ist gestört.
(C) Der Brachioradialis-Reflex ist abgeschwächt.
(D) Die aktive Beugung in den Fingergrundgelenken ist aufgehoben.
(E) Der Triceps-brachii-Reflex ist abgeschwächt bis aufgehoben.

3.30 (A)   3.31 (D)   3.32 (***)   3.33 (B)   3.34 (D)   3.35 (E)   3.36 (B)   3.37 (E)   3.38 (D)

F01 ■
→ **3.39** Die „Krallenhand" kennzeichnet eine Schädigung des
(A) Ramus profundus nervi ulnaris
(B) Ramus profundus nervi radialis
(C) Ramus superficialis nervi radialis
(D) Ramus superficialis nervi ulnaris
(E) Nervus medianus

F04
→ **3.40** Die in Abbildung Nr. 103 des Bildanhangs dargestellte Muskelatrophie ist am ehesten bedingt durch eine Schädigung des
(A) N. radialis
(B) N. interosseus anterior
(C) N. medianus
(D) N. ulnaris
(E) N. interosseus posterior

H05 ■
→ **3.41** Eine Atrophie der Thenarmuskulatur ist vor allem typisch für eine Läsion des
(A) Ramus palmaris des N. ulnaris
(B) N. medianus
(C) Ramus profundus des N. radialis
(D) Ramus superficialis des N. radialis
(E) N. axillaris

H04 ■
→ **3.42** Zu der in Abbildung Nr. 104 des Bildanhangs dargestellten charakteristischen Haltung der Finger kommt es bei der Aufforderung an einen Patienten, die Hand zur Faust zu schließen.
Zugrunde liegt dabei u. a. eine Lähmung des/der
(A) Mm. interossei palmares
(B) M. flexor carpi ulnaris
(C) M. flexor digitorum profundus
(D) M. adductor pollicis
(E) M. abductor pollicis longus

F99
→ **3.43** Welche Aussage über die sensible Versorgung der Hand trifft zu?
(A) Die radiale Kante der Hand wird aus dem Rückenmarksegment C6 sensibel versorgt.
(B) Die ulnare Kante der Hand wird aus dem Rückenmarksegment C4 sensibel versorgt.
(C) Der Handrücken wird zur Gänze vom N. radialis sensibel versorgt.
(D) Die Dorsalseiten der Fingerendglieder II–IV sind das Autonomgebiet des N. radialis.
(E) Der N. medianus versorgt die gesamte Hohlhandfläche.

3.6   Arterien

F02 ■ ■
→ **3.44** Welche Aussage über die A. subclavia dextra trifft <u>nicht</u> zu?
(A) Sie geht aus dem Truncus brachiocephalicus hervor.
(B) Sie zieht vor dem M. scalenus anterior zum Arm.
(C) Sie gibt u. a. die A. vertebralis ab.
(D) Sie legt sich dem Plexus brachialis an.
(E) Sie geht in die A. axillaris über.

F96
→ **3.45** Welche Aussage trifft <u>nicht</u> zu?
Die arteriellen Pulsationen von Armarterien sind beim gesunden Erwachsenen sicher zu tasten bei der
(A) A. axillaris im distalen Teil der Achselhöhle
(B) A. brachialis im Sulcus bicipitalis medialis
(C) A. ulnaris dorsal des medialen Condylus
(D) A. radialis an der Ventralseite des distalen Unterarmes neben der Sehne des M. brachioradialis
(E) A. ulnaris an der Ventralseite des Unterarms in der Nähe der Handwurzel neben der Sehne des M. flexor carpi ulnaris

H01 H98 F94 F86 ■ ■
→ **3.46** Die Arteria profunda brachii begleitet den
(A) N. medianus
(B) N. ulnaris
(C) N. radialis
(D) N. musculocutaneus
(E) N. interosseus antebrachii

3.39 (A)   3.40 (D)   3.41 (B)   3.42 (C)   3.43 (A)   3.44 (B)   3.45 (C)   3.46 (C)

H03 ■

Ordnen Sie den Arterien der Liste 1 die jeweils zutreffende Aussage der Liste 2 zu!

Liste 1

→ 3.47 A. radialis

→ 3.48 A. ulnaris

Liste 2

(A) verläuft durch den Canalis carpi

(B) verläuft durch den M. flexor carpi ulnaris

(C) verläuft durch den M. interosseus dorsalis I zur Palma manus

(D) verläuft zwischen den radial gelegenen Mm. extensores der Hand

(E) verläuft hinter/unter dem M. pronator teres an die Ulnarseite des Unterarms

F01

→ 3.49 Welche Aussage über den Arcus palmaris superficialis (Regelfall) trifft nicht zu?

(A) Er entsteht aus der A. ulnaris.

(B) Er beteiligt sich an der arteriellen Versorgung der Finger 2–5.

(C) Er gibt die A. princeps pollicis ab.

(D) Er liegt unter (dorsal) der Palmaraponeurose.

(E) Er liegt volar der langen Beugersehnen.

F00 ■ ■

→ 3.50 Welche Aussage zur A. ulnaris trifft nicht zu? Sie

(A) geht aus der A. brachialis hervor

(B) verlässt die Fossa cubiti hinter (unter) dem M. pronator teres

(C) verläuft am Unterarm entlang des M. flexor carpi ulnaris

(D) verläuft an der ulnaren Seite des Os pisiforme

(E) bildet den Hauptzufluss zum Arcus palmaris superficialis

3.7   Venen

F01 ■

→ 3.51 Welche Aussage über die V. subclavia trifft nicht zu?

(A) Sie befindet sich in der Tiefe des Trigonum clavipectorale (Trigonum deltoideopectorale).

(B) Sie nimmt das Blut aus der V. cephalica über die V. axillaris auf.

(C) Sie ist an der Fascia clavipectoralis fixiert.

(D) Sie zieht durch die Lücke zwischen M. scalenus anterior und medius.

(E) Sie legt sich der Pleurakuppel an.

H02 ■ ■

→ 3.52 Welche Aussage über die V. subclavia trifft nicht zu?

(A) Sie geht aus der V. axillaris hervor.

(B) Sie ist über das Trigonum deltoideopectorale (clavipectorale) zugänglich.

(C) Sie ist mit dem M. subclavius verbunden.

(D) Sie zieht gemeinsam mit der A. subclavia durch die Lücke zwischen M. scalenus anterior und medius in den Brustraum.

(E) Ihr Blut fließt in die V. brachiocephalica.

3.8   Lymphknoten und Lymphgefäße

H90 F88

→ 3.53 Welche Aussage trifft nicht zu? Die oberflächlichen Lymphknoten der Achselhöhle

(A) liegen z. T. in den Faserlamellen der Fascia axillaris

(B) nehmen auch Lymphe aus tiefen Lymphbahnen des Arms auf

(C) erhalten Lymphe von der vorderen und seitlichen Brustwand zugeführt

(D) nehmen Lymphgefäße aus der dorsalen Schulterregion auf

(E) leiten die Lymphe unmittelbar in den Ductus lymphaticus bzw. Ductus thoracicus

3.9   Angewandte und topographische Anatomie

H02 H96 ■

→ 3.54 Welcher der genannten Knochenpunkte ist (beim Lebenden) im Bereich der Schulter nicht tastbar:

(A) Akromion

(B) Tuberculum supraglenoidale

(C) Tuberculum minus

(D) Processus coracoideus

(E) Tuberculum majus

H05 F03

→ 3.55 Durch die mediale Achsellücke verläuft die

(A) A. circumflexa humeri posterior

(B) A. circumflexa humeri anterior

(C) A. circumflexa scapulae

(D) A. suprascapularis

(E) A. subscapularis

3.47 (C)   3.48 (E)   3.49 (C)   3.50 (D)   3.51 (D)   3.52 (D)   3.53 (E)   3.54 (B)   3.55 (C)

H03 ■

→ 3.56 Welche Aussage über den Bindegewebsraum der Achselhöhle bzw. Regio axillaris trifft <u>nicht</u> zu?

(A) Die mediale Wand wird vom M. serratus anterior gebildet.
(B) Die A. circumflexa scapulae verlässt den Raum durch die Hinterwand medial des langen Trizepskopfes.
(C) Der N. axillaris verlässt den Raum durch die Hinterwand unterhalb des M. teres major.
(D) Der M. pectoralis minor ist am Aufbau der Vorderwand beteiligt.
(E) Die A. thoracoacromialis verlässt den Raum durch die Vorderwand.

F05 ■

→ 3.57 Welche Beschriftung des Reliefs in Abbildung Nr. 105 des Bildanhangs (linke Schulter-Arm-Region von ventral) trifft <u>nicht</u> zu?

(A) A: M. pectoralis
(B) B: M. deltoideus
(C) C: M. brachialis
(D) D: M. triceps brachii
(E) E: M. latissimus dorsi

H05

→ 3.58 Welcher Muskel ist in der Abbildung Nr. 106 des Bildanhangs mit einem Pfeil gekennzeichnet?

(A) M. teres major
(B) M. teres minor
(C) M. biceps brachii, caput breve
(D) M. coracobrachialis
(E) M. triceps brachii, caput mediale

H94 ■ ■

→ 3.59 Welche der Aussagen zur Fossa cubitalis trifft zu?

(A) Der N. ulnaris erreicht die Fossa cubitalis ventral des Septum intermusculare mediale.
(B) Der N. radialis erreicht die Fossa cubitalis zwischen dem M. brachialis und dem M. brachioradialis.
(C) Der N. medianus verläßt die Ellenbeuge, indem er den M. supinator durchbohrt.
(D) Der R. profundus des N. radialis gelangt aus der Fossa cubitalis durch die Lücke zwischen Chorda obliqua und Membrana interossea auf die Dorsalseite des Unterarms.
(E) Die V. mediana (V. intermedia) cubiti liegt unter der Aponeurosis musculi bicipitis brachii.

F04 ■

→ 3.60 Beim Versuch, die V. mediana cubiti zu punktieren, wird die Nadel zu tief eingestochen. Welche der angegebenen anatomischen Strukturen ist dabei <u>am wenigsten</u> verletzungsgefährdet?

(A) Aponeurosis m. bicipitis brachii (Lacertus fibrosus)
(B) A. brachialis
(C) N. medianus
(D) Vv. brachiales
(E) N. ulnaris

F98 ■

→ 3.61 Welche Aussage zu den Leitungsbahnen in der Ellenbogenregion trifft <u>nicht</u> zu?

(A) Der N. ulnaris verläuft auf der Streckseite.
(B) Der N. medianus verläuft in der Fossa cubitalis.
(C) Der N. radialis verläuft auf der Beugeseite des Ellenbogens.
(D) Die A. brachialis liegt radial des N. medianus.
(E) Die V. mediana cubiti liegt subfaszial.

H97 ■ ■

→ 3.62 Durch den Canalis carpi (Karpal-„tunnel") verläuft:

(A) A. radialis
(B) A. ulnaris
(C) N. ulnaris
(D) N. medianus
(E) Sehnen des M. flexor carpi ulnaris

H05 ■

→ 3.63 Im Canalis carpi der Hand ist es infolge einer Verletzung zu einer Drucksteigerung gekommen. Als Folge dieser Drucksteigerung wird am wahrscheinlichsten geschädigt:

(A) Ramus profundus n. ulnaris
(B) N. medianus
(C) A. ulnaris
(D) Arcus palmaris profundus
(E) Ramus palmaris superficialis der A. radialis

H05 ■

→ 3.64 Die Sehne welches Muskels begrenzt die Tabatière radialwärts?

(A) M. extensor carpi radialis longus
(B) M. extensor carpi radialis brevis
(C) M. extensor pollicis longus
(D) M. extensor pollicis brevis
(E) M. brachioradialis

3.56 (C)   3.57 (C)   3.58 (D)   3.59 (B)   3.60 (E)   3.61 (E)   3.62 (D)   3.63 (B)   3.64 (D)

H04

→ 3.65 Welche der folgenden Strukturen ist bei einer tiefen Schnittverletzung der Hand zwischen Ossa metacarpi I und II am wenigsten gefährdet?

(A) M. adductor pollicis, Caput transversum
(B) Sehnenscheide des M. flexor pollicis longus
(C) M. flexor pollicis brevis
(D) A. princeps pollicis
(E) Retinaculum musculorum flexorum

F01

→ 3.66 Das Bild (siehe Abbildung Nr. 107 des Bildanhangs) zeigt eine präparierte Hand von radial dorsal. Darauf sind verschiedene Strukturen mit Buchstaben markiert.
Welche der Aussagen trifft nicht zu?

(A) A markiert den M. adductor pollicis.
(B) B markiert die A. radialis.
(C) C markiert eine Sehne des M. extensor digitorum.
(D) D markiert die Sehne des M. extensor carpi radialis longus.
(E) E markiert die Sehne des M. extensor carpi radialis brevis.

F99

→ 3.67 Welche Aussage trifft nicht zu?
Die in Abbildung Nr. 108 des Bildanhangs mit einem der Buchstaben A–E bezeichnete Stelle wird vorgewölbt vom/von der

(A) M. triceps brachii
(B) M. biceps brachii
(C) M. brachioradialis
(D) A. brachialis
(E) Epicondylus medialis

F05 ■

→ 3.68 In der Abbildung Nr. 109 des Bildanhangs treten bei der Handbeugung zwei Sehnen hervor und sind gekennzeichnet.
Es handelt sich um die Sehnen des/der

(A) M. palmaris longus und M. flexor carpi radialis
(B) M. palmaris longus und M. flexor pollicis longus
(C) M. flexor carpi ulnaris und M. flexor carpi radialis
(D) M. flexor digitorum superficialis für den 2. und 3. Finger
(E) M. flexor pollicis longus und M. flexor digitorum superficialis für den 2. Finger

H98

Ordnen Sie den in Abbildung Nr. 110 des Bildanhangs mit * bzw. + bezeichneten anatomischen Strukturen (Liste 1) die zutreffende Benennung aus Liste 2 zu!

Liste 1
→ 3.69 Markierung *
→ 3.70 Markierung +

Liste 2
(A) M. flexor pollicis brevis
(B) M. abductor pollicis brevis
(C) M. interosseus palmaris I
(D) M. adductor pollicis
(E) M. lumbricalis I

H99

→ 3.71 Welche Aussage über die in Abbildung Nr. 111 des Bildanhangs mit den Buchstaben A–E bezeichneten Strukturen trifft nicht zu?

(A) Der mit A bezeichnete Wulst wird u. a. durch eine der Sehnen des M. extensor digitorum vorgewölbt.
(B) Der mit B bezeichnete Wulst wird durch den M. adductor pollicis vorgewölbt.
(C) Der mit C bezeichnete Wulst wird durch die Sehne des M. extensor pollicis longus vorgewölbt.
(D) Der mit D bezeichnete Wulst wird u. a. durch die Sehne des M. abductor pollicis longus vorgewölbt.
(E) In der Tiefe der mit E bezeichneten Stelle kann der Puls der A. radialis getastet werden.

H00

→ 3.72 Welche der in Abbildung Nr. 112 des Bildanhangs mit den Buchstaben A–E bezeichneten Strukturen im Querschnitt durch den rechten Unterarm (Ansicht von distal) ist nicht richtig benannt?

(A) Radius
(B) M. brachioradialis
(C) N. radialis
(D) N. medianus
(E) V. cephalica antebrachii

3.65 (E)   3.66 (A)   3.67 (D)   3.68 (A)   3.69 (A)   3.70 (D)   3.71 (B)   3.72 (C)

F01 ■

→ **3.73** Welche der Aussagen zu den Sehnenscheiden an Unterarm/Hand trifft <u>nicht</u> zu?

(A) Die Sehnenscheide der Beugersehnen am Kleinfinger endet in der Mitte des Metacarpus.

(B) Im Karpaltunnel liegen die Sehnenscheiden der langen Fingerbeuger in einer gemeinsamen Sehnenscheide.

(C) Die Sehne des M. flexor carpi ulnaris besitzt keine Sehnenscheide.

(D) Die Sehne des M. flexor carpi radialis besitzt an der Handwurzel eine eigene Sehnenscheide.

(E) Die Sehnen des M. extensor digitorum longus haben im Bereich der Phalangealgelenke keine Sehnenscheiden.

Fragen aus Examen
3.10 Frühjahr 2006

F06

→ **3.74** Bildgebende Untersuchungen der Schultergelenksregion werden wegen Verletzungen und entzündlicher Erkrankungen häufig durchgeführt:

Das auf Abbildung Nr. 207 des Bildanhangs abgebildete Magnetresonanztomogramm zeigt ein Schultergelenk in der Frontalebene. Welche der mit A–E beschrifteten Strukturen ist richtig benannt?

(A) A: M. trapezius

(B) B: M. teres minor

(C) C: M. triceps brachii

(D) D: Blutgefäßkanal im Humeruskopf

(E) E: Tuberculum minus

F06 ■

→ **3.75** Das Schultergelenk wird durch Muskeln gesichert, deren Endsehnen der Kapsel eng anliegen („Rotatorenmanschette").

Welcher Muskel gehört <u>nicht</u> zu dieser „Rotatorenmanschette"?

(A) M. supraspinatus

(B) M. infraspinatus

(C) M. teres minor

(D) M. teres major

(E) M. subscapularis

F06

→ **3.76** In Abbildung Nr. 208 des Bildanhangs wird die Atrophie eines Muskels gezeigt.

Diese ist am wahrscheinlichsten bedingt durch eine Schädigung des/der

(A) N. radialis

(B) Nn. supraclaviculares

(C) N. axillaris

(D) Nn. pectorales

(E) N. accessorius

F06

→ **3.77** Die Sehne des M. supraspinatus wird bei Abduktion im Schultergelenk eingeengt und bei Schäden der Sehne kann es zu starken Schmerzen bei Abduktion kommen.

Diese Einengung erfolgt vor allem zwischen

(A) Tuberculum majus und Lig. coracoacromiale

(B) Tuberculum majus und Processus coracoideus

(C) Tuberculum majus und Lig. trapezoideum

(D) Tuberculum minus und Lig. conoideum

(E) Tuberculum minus und Processus coracoideus

F06 ■

→ **3.78** Der bei Oberarmschaftfrakturen am häufigsten in Mitleidenschaft gezogene Nerv ist der

(A) N. medianus

(B) N. ulnaris

(C) N. radialis

(D) N. cutaneus antebrachii medialis

(E) N. cutaneus brachii medialis

F06 ■ ■

→ **3.79** Bei einer Lähmung des N. ulnaris können vor allem der 3.–5. Finger nicht mehr im Grundgelenk gebeugt und im Endgelenk gestreckt werden (so genanntes Bild der Krallenhand).

Diese Störung beruht vor allem auf einer Lähmung des/der

(A) M. adductor pollicis

(B) M. extensor digitorum

(C) M. flexor digiti minimi brevis

(D) Mm. interossei und Mm. lumbricales III und IV

(E) M. opponens digiti minimi

F06 ■

→ **3.80** Welche der genannten Strukturen ist <u>nicht</u> an der radialen oder ulnaren knöchernen Begrenzung des Karpaltunnels beteiligt?

(A) Os pisiforme

(B) Hamulus ossis hamati

(C) Tuberculum ossis scaphoidei

(D) Tuberculum ossis trapezii

(E) Os capitatum

4   Untere Extremität

4.1   Grundkenntnisse der Entwicklung

Zu diesem Kapitel wurden bisher keine Prüfungsfragen gestellt.

4.2   Knochen

H05

→ **4.1**   Der angeborene Klumpfuß ist die häufigste Extremitätenfehlstellung des Säuglings. Welche Aussage über ihn trifft zu?

(A) Der Fuß befindet sich in Valgusstellung.
(B) Typisch ist eine Pronation des Fußes.
(C) Typisch ist eine Varusstellung in Kombination mit Plantarflexion.
(D) Typisch ist eine Dorsalextension des Fußes.
(E) Der M. tibialis posterior wirkt durch seine Kontraktion der Klumpfußbildung entgegen.

F02

→ **4.2**   Welche der in Abbildung Nr. 113 des Bildanhangs mit A–E gekennzeichneten Strukturen ist <u>nicht</u> richtig benannt?

(A) Fossa intercondylaris
(B) Tuberculum adductorium
(C) Apex capitis fibulae
(D) Tuberositas tibiae
(E) Epicondylus medialis

F04

→ **4.3**   In der MR-Aufnahme (siehe Abbildung Nr. 114 des Bildanhangs) eines Längsschnittes durch den rechten Fuß sind verschiedene Strukturen mit A–E bezeichnet. Welche ist <u>nicht</u> richtig benannt?

(A) A: Tibia
(B) B: Talus
(C) C: Os naviculare
(D) D: Calcaneus
(E) E: M. adductor hallucis

4.3   Gelenke

F05

→ **4.4**   Bei der Hüftgelenksentzündung (Coxitis) wird das Femur reflektorisch in eine Stellung gebracht, bei der die Hüftgelenkskapsel am wenigsten unter schmerzhafter Spannung steht (Entspannungsstellung). Diese Entspannungsstellung ist am ehesten gekennzeichnet durch:

(A) leichte Flexion, Abduktion, Außenrotation
(B) leichte Flexion, Adduktion, Innenrotation
(C) starke Flexion, mäßige Adduktion, mittlere Rotationsstellung
(D) starke Extension (Hyperextension), mäßige Abduktion, mittlere Rotationsstellung
(E) starke Extension (Hyperextension), mäßige Adduktion, Innenrotation

H99

→ **4.5**   Bei der in Abbildung Nr. 115 des Bildanhangs (rechtes Bein, der Pfeil zeigt die Blickrichtung) mit * bezeichneten Struktur handelt es sich um

(A) das Lig. cruciatum anterius
(B) das Lig. cruciatum posterius
(C) das Lig. meniscofemorale posterius
(D) ein Lig. meniscotibiale posterius
(E) die Plica synovialis infrapatellaris

F02 ■

→ **4.6**   Welche Aussage über das Lig. collaterale tibiale des Kniegelenks trifft <u>nicht</u> zu?

(A) Es ist mit der Kniegelenkskapsel verwachsen.
(B) Es ist mit dem Meniscus medialis verwachsen.
(C) Es wird von der Ursprungssehne des M. popliteus gekreuzt.
(D) Es wirkt bei der Stabilisierung des Knies in der Frontalebene mit.
(E) Bei Abknickung des Knies nach innen im Sinne eines Genu valgum wird es gespannt.

4.1 (C)   4.2 (D)   4.3 (E)   4.4 (A)   4.5 (A)   4.6 (C)

H00 ■ ■

→ **4.7** Welche Aussage über den Meniscus lateralis des Kniegelenks trifft nicht zu?

(A) Er ist hauptsächlich aus kollagenen Faserbündeln aufgebaut.
(B) Er ist verschiebbar.
(C) Er enthält in seiner äußeren Randzone Blutgefäße.
(D) Er ist im Bereich der Area intercondylaris (bzw. Eminentia intercondylaris) fixiert.
(E) Er ist mit dem Lig. collaterale laterale verwachsen.

H97 ■

→ **4.8** Eine isolierte Zerstörung des Ligamentum cruciatum posterius des Knies führt in erster Linie zu

(A) einer erhöhten Verschieblichkeit der Tibia gegenüber dem Femur nach vorne
(B) einer erhöhten Verschieblichkeit der Tibia gegenüber dem Femur nach hinten
(C) einer erhöhten Verschieblichkeit der Tibia gegenüber dem Femur nach lateral
(D) einer erhöhten Verschieblichkeit der Tibia gegenüber dem Femur nach medial
(E) einer Instabilität in der Streckstellung

F05 ■

→ **4.9** Ein Sportler hat beim Fußballspielen eine Knieverletzung erlitten. Der Unterschenkel kann bei gebeugtem Knie in der Horizontalen weit nach vorne verschoben werden.
Welches Band bzw. welche Bänder ist/sind hauptsächlich von der Läsion betroffen?

(A) Lig. patellae
(B) Ligg. collateralia med. u. lat.
(C) Lig. cruciatum anterius
(D) Lig. meniscofemorale
(E) Capsula articularis

F00

→ **4.10** Welche Aussage über den Unterschenkel bzw. das Knie trifft nicht zu?

(A) Das Lig. collaterale fibulare des Kniegelenks ist in die Membrana fibrosa des Kniegelenks als Verstärkungszug integriert.
(B) Tibia und Fibula besitzen proximal eine echte gelenkige Verbindung.
(C) Die Membrana interossea weist in ihrem proximalen Bereich eine Öffnung zum Durchtritt der A. tibialis anterior auf.
(D) Tibia und Fibula sind distal durch eine Syndesmose verbunden.
(E) Die Ligg. tibiofibularia sind an der Federung der Malleolengabel beteiligt.

F03

→ **4.11** Bei gehobener Fußspitze sind geringere Ab-/Adduktionsbewegungen des Fußes möglich als bei gesenkter Fußspitze.
Dies beruht auf

(A) einer akuten Muskelinsuffizienz der Strecker bei Hebung des Fußes
(B) einer passiven Muskelinsuffizienz der tiefen Beuger bei Hebung des Fußes
(C) einer zunehmenden Spannung des Lig. talofibulare anterius bei Fußhebung
(D) einer abnehmenden Spannung des Lig. talofibulare posterius bei Fußhebung
(E) der Verschmälerung der Trochlea tali von vorne nach hinten

H05

→ **4.12** Welche Sehnen kreuzen im Bereich der Planta pedis (Chiasma plantare)?
Die Sehnen des

(A) M. flexor hallucis longus und M. flexor digitorum longus
(B) M. tibialis posterior und M. flexor hallucis longus
(C) M. peroneus longus und M. peroneus brevis
(D) M. flexor digitorum longus und M. quadratus plantae
(E) M. peroneus longus und M. tibialis anterior

4.4 Muskeln

F01 ■

→ **4.13** Verschiedene Muskeln können – ausgehend von der Neutral-0-Stellung – zumindest mit Anteilen an der Extension im Hüftgelenk mitwirken.
Zu diesen Muskeln gehört nicht:

(A) M. gluteus minimus
(B) M. gluteus medius
(C) M. adductor magnus
(D) M. biceps femoris
(E) M. tensor fasciae latae

H05 ■

→ **4.14** Bei welcher Bewegung des Beins im Hüftgelenk spielt der M. iliopsoas eine führende Rolle?

(A) Außenrotation
(B) Abduktion
(C) Innenrotation in Kombination mit Adduktion
(D) Extension
(E) Flexion

H01

→ 4.15 Auf welchen der unter (A)–(E) genannten Muskeln treffen alle im Folgenden genannten Angaben zu?
   – ist an der Bildung des Bodens des Trigonum femorale beteiligt
   – Innervation durch N. femoralis und N. obturatorius
   – Beuger im Hüftgelenk
   – Außenrotator im Hüftgelenk
   – Adduktor im Hüftgelenk

(A) M. rectus femoris
(B) M. adductor longus
(C) M. sartorius
(D) M. gracilis
(E) M. pectineus

H02 ■

→ 4.16 Welche Aussage über den M. psoas major trifft nicht zu?
(A) Er entspringt u. a. von den Seitenflächen der ersten vier Lendenwirbelkörper.
(B) Er inseriert gemeinsam mit dem M. iliacus am Trochanter minor.
(C) Ist er auf Dauer verkürzt, so vermindert er u. a. die Lordose der Lendenwirbelsäule.
(D) Er ist ein Beuger im Hüftgelenk.
(E) Er wird u. a. vom N. femoralis versorgt.

F02 ■

→ 4.17 Auf welchen der unter (A)–(E) genannten Muskeln treffen alle im Folgenden genannten Angaben zu?
   – Begrenzung des Trigonum femorale
   – Innervation durch den N. femoralis
   – Beuger im Hüftgelenk
   – Außenrotator im Hüftgelenk
   – Beuger im Kniegelenk

(A) M. rectus femoris
(B) M. adductor longus
(C) M. sartorius
(D) M. gracilis
(E) M. tensor fasciae latae

H02

→ 4.18 Auf welchen der unter (A)–(E) genannten Muskeln treffen alle im Folgenden genannten Angaben zu?
   – Begrenzung der Fossa poplitea
   – Innervation durch Äste des N. ischiadicus
   – Strecker im Hüftgelenk
   – Adduktor im Hüftgelenk
   – Außenrotator der Tibia im Kniegelenk

(A) M. biceps femoris
(B) M. sartorius
(C) M. gracilis
(D) M. semimembranosus
(E) M. gastrocnemius

F02

→ 4.19 Welche Aussage über das Caput longum des M. biceps femoris trifft nicht zu?
(A) Es entspringt vom Tuber ischiadicum.
(B) Es wird durch Aa. perforantes aus der A. profunda femoris versorgt.
(C) Es beugt im Kniegelenk und streckt im Hüftgelenk.
(D) Es setzt am Caput fibulae an.
(E) Es ist ein Innenrotator im Kniegelenk.

F03

→ 4.20 Auf welchen der unter (A)–(E) genannten Muskeln treffen alle im Folgenden genannten Angaben zu?
   – Begrenzung der Fossa poplitea
   – Innervation durch den N. tibialis bzw. tibialen Anteil des N. ischiadicus
   – Strecker im Hüftgelenk
   – Innenrotator im Kniegelenk

(A) M. biceps femoris
(B) M. sartorius
(C) M. gracilis
(D) M. semimembranosus
(E) M. gastrocnemius

H04 H01 ■

→ 4.21 Am Trochanter minor inseriert (u. a.) der
(A) M. obturatorius internus
(B) M. obturatorius externus
(C) M. piriformis
(D) M. iliopsoas
(E) M. quadratus femoris

4.15 (E)   4.16 (C)   4.17 (C)   4.18 (A)   4.19 (E)   4.20 (D)   4.21 (D)

F01 ■

→ **4.22 Welche der folgenden Aussagen zum M. adductor magnus trifft <u>nicht</u> zu?**

(A) Er wird sowohl vom N. obturatorius als auch vom N. tibialis (N. ischiadicus) innerviert.

(B) Er entspringt von der Symphyse.

(C) Er liegt dorsal des M. adductor longus.

(D) Er bzw. seine Ansatzsehne wird von den Rami perforantes zur Versorgung der dorsalen Oberschenkelmuskulatur durchbohrt.

(E) Er bildet den Hiatus adductorius für den Durchtritt der A. femoralis.

F01 ■

→ **4.23 Vom N. fibularis bzw. vom Fibularisanteil des N. ischiadicus versorgte Muskeln können <u>nicht</u> an welcher der folgenden Bewegungen aktiv als Agonisten beteiligt sein?**

(A) Flexion im Kniegelenk

(B) Innenrotation im Kniegelenk

(C) Plantarflexion im oberen Sprunggelenk

(D) Pronation im unteren Sprunggelenk

(E) Dorsalflexion im Großzehengrundgelenk

F00 ■

→ **4.24 Welche Aussage über den M. peroneus longus trifft <u>nicht</u> zu?**

(A) Er entspringt u. a. von der proximalen Seitenfläche der Fibula.

(B) Er verläuft zusammen mit dem N. fibularis profundus nach distal.

(C) Seine Sehne verläuft u. a. in einer Rinne des Os cuboideum.

(D) Er setzt u. a. an der plantaren Seite des Os metatarsale I an.

(E) Er ist ein Pronator des Fußes.

H02 H99 ■

→ **4.25 Der kräftigste Pronator im unteren Sprunggelenk ist der**

(A) M. peroneus longus

(B) M. triceps surae

(C) M. tibialis posterior

(D) M. tibialis anterior

(E) M. extensor hallucis longus

H04

→ **4.26 Der stärkste Supinator des Fußes ist der**

(A) M. triceps surae

(B) M. tibialis posterior

(C) M. flexor hallucis longus

(D) M. flexor digitorum longus

(E) M. tibialis anterior

4.5 Nerven

H05 ■

→ **4.27 Durch die Läsion welches Nerven ist ein Abkippen des Beckens zur Spielbeinseite am ehesten bedingt?**

(A) N. gluteus inferior

(B) N. gluteus superior

(C) N. obturatorius

(D) N. pudendus

(E) N. ischiadicus

F05 ■

→ **4.28 Der die Mm. glutei medius und minimus versorgende Nerv verläuft**

(A) durch das oberste Foramen sacrale posterius

(B) durch das Foramen suprapiriforme

(C) durch das Foramen infrapiriforme

(D) durch das Foramen ischiadicum minus

(E) kaudal des Lig. sacrotuberale

H97

→ **4.29 Welche Aussage trifft <u>nicht</u> zu? Der N. femoralis**

(A) geht aus dem Plexus lumbalis hervor

(B) verläuft zwischen M. psoas major und M. iliacus

(C) tritt durch die Lacuna musculorum

(D) unterkreuzt kaudal des Lig. inguinale die A. femoralis

(E) gibt u. a. den sensiblen N. saphenus ab

F05

→ **4.30 Aus dem Plexus sacralis geht <u>nicht</u> hervor:**

(A) N. ilioinguinalis

(B) N. gluteus superior

(C) N. gluteus inferior

(D) N. cutaneus femoris posterior

(E) N. ischiadicus

F00 ■

→ **4.31 Welche Aussage über den N. ischiadicus trifft <u>nicht</u> zu?**

(A) Er liegt nach Austritt aus dem Foramen infrapiriforme dem M. quadratus femoris dorsal auf.

(B) Sein Anfangsteil wird bei Streckstellung des Hüftgelenkes dorsal vom unteren Teil des M. glutaeus maximus bedeckt.

(C) Bei starker Beugung im Hüftgelenk liegt der Nervenstamm distal des M. glutaeus maximus.

(D) Er wird am Oberschenkel dorsal durch das Caput longum des M. biceps femoris überkreuzt.

(E) Er vesorgt sensibel die Haut an der Rückseite des Oberschenkels.

4.22 (B)   4.23 (B)   4.24 (B)   4.25 (A)   4.26 (A)   4.27 (B)   4.28 (B)   4.29 (D)   4.30 (A)   4.31 (E)

H01 ■ ■

→ **4.32** Welche Aussage über den N. obturatorius trifft **nicht** zu?

(A) Er entspringt aus dem Plexus sacralis.
(B) Er gelangt bei der Frau in die Nähe des Ovars.
(C) Er zieht über den M. obturator internus hinweg.
(D) Er verläuft durch den Canalis obturatorius zum Oberschenkel.
(E) Er versorgt Muskeln der Adduktorengruppe des Oberschenkels.

F00 ■

→ **4.33** Eine Sensibilitätsstörung in welchem der mit den Buchstaben A–D bezeichneten Gebiete (siehe Abbildung Nr. 116 des Bildanhangs) weist am ehesten auf eine Läsion des N. obturatorius hin? Wenn Sie der Meinung sind, dass der N. obturatorius in diesen Gebieten nicht an der Hautinnervation teilnimmt, wählen Sie die Antwortmöglichkeit (E).

H00 ■

→ **4.34** Ein Sensibilitätsausfall in welchem Gebiet (mit A–D in Abbildung Nr. 117 des Bildanhangs bezeichnet) weist am ehesten auf eine Läsion des N. fibularis profundus hin? Wenn Sie der Meinung sind, dass der N. fibularis profundus in diesen Gebieten nicht an der Hautinnervation teilnimmt, dann wählen Sie Antwortmöglichkeit E.

F03 ■

→ **4.35** Nach Durchtrennung des tibialen Anteils des N. ischiadicus bleibt die Fähigkeit zur Beugung im Kniegelenk erhalten. Welcher der genannten Muskeln kann dann diese Beugung ausführen?

(A) M. biceps femoris, Caput longum
(B) M. biceps femoris, Caput breve
(C) M. gastrocnemius
(D) M. semimembranosus
(E) M. semitendinosus

H01

→ **4.36** Welche der nachstehend genannten Funktionen ist bei einer Schädigung des N. tibialis im Bereich der Kniekehle am stärksten beeinträchtigt?

(A) Zehenstand
(B) Fersenstand
(C) Pronation des Fußes
(D) Hebung des Fußrückens
(E) Außenrotation des Unterschenkels

H98

→ **4.37** Eine Schädigung des N. fibularis communis führt zu einer

(A) Krallenstellung der Zehen
(B) Pronationsstellung des Fußes
(C) Fußheberschwäche
(D) Schwäche der Kniebeuger
(E) Unfähigkeit, die Zehen zu spreizen

F04

→ **4.38** Ein 23-jähriger Student erleidet bei einem Motorradunfall einen Bruch des linken Unterschenkels sowie mehrere stumpfe Verletzungen. Auch nach Abheilung der Fraktur kann er auf der betroffenen Seite nicht mehr auf den Zehen gehen, klagt über Taubheitsgefühl der Fußsohle, und es findet sich eine aufgehobene Schweißsekretion der Fußsohle.
Die geschilderte Symptomatik spricht am ehesten für eine Schädigung der/des

(A) Radix anterior des Spinalnerven S1
(B) Stamms des Spinalnerven S1
(C) N. tibialis
(D) N. fibularis profundus
(E) N. fibularis superficialis

H03 F95 ■

→ **4.39** Welche Aussage zum N. fibularis profundus trifft zu?

(A) Er zieht entlang des medialen Fußrandes nach distal.
(B) Er versorgt sensibel die Haut des Fußrückens.
(C) Er versorgt motorisch die Strecker am Unterschenkel.
(D) Er versorgt motorisch die Mm. peronei.
(E) Er versorgt motorisch das Caput laterale des M. gastrocnemius.

F99 ■

→ **4.40** Eine Sensibilitätsstörung im Bereich des lateralen Randes der großen Zehe ist ein charakteristisches Zeichen für eine Schädigung des

(A) N. fibularis profundus
(B) N. fibularis superficialis
(C) N. tibialis
(D) N. suralis
(E) N. saphenus

4.32 (A)   4.33 (A)   4.34 (C)   4.35 (B)   4.36 (A)   4.37 (C)   4.38 (C)   4.39 (C)   4.40 (A)

F01 H97
Ordnen Sie den Reflexen der Liste 1 die jeweils am ehesten zutreffende Aussage der Segmenthöhe der Liste 2 zu!

Liste 1
→ 4.41 Kremasterreflex
→ 4.42 Achillessehnenreflex

Liste 2
(A) Th_6–Th_{12}
(B) L_1–L_2
(C) L_2–L_4
(D) S_1–S_2
(E) S_3–S_5

H99
→ 4.43 Bei einer Patientin stellen Sie folgende neurologische Ausfälle fest:
Sensibilitätsstörung über dem lateralen Oberschenkel und dem medialen Knöchel; abgeschwächter Patellarsehnenreflex, Teillähmung (Parese) des M. quadriceps femoris und des M. tibialis anterior.
Welche der genannten anatomischen Strukturen ist am ehesten geschädigt?
(A) N. fibularis superficialis
(B) Hinterstrang in Höhe des Segments L4
(C) N. femoralis
(D) Spinalwurzeln des Segments L4
(E) Vorderseitenstrang in Höhe des Segments L4

4.6 Arterien

F97 ■■
→ 4.44 Welche Aussage trifft nicht zu?
Orte für die Untersuchung der Pulsation in den Beinarterien (durch Palpation, mittels Sonographie) sind:
(A) A. femoralis: unterhalb und medial der Leistenbandmitte
(B) A. poplitea: Kniekehle
(C) A. tibialis posterior: dorsokaudal des Malleolus medialis
(D) A. fibularis: hinter dem Fibulaköpfchen
(E) A. dorsalis pedis: lateral der Sehne des M. extensor hallucis longus

F02 ■
→ 4.45 Welche Aussage über die A. femoralis trifft nicht zu?
(A) Sie geht aus der A. iliaca externa hervor.
(B) Sie erreicht durch die Lacuna musculorum den Oberschenkel.
(C) Sie gibt u. a. die A. profunda femoris ab.
(D) Sie tritt gemeinsam mit dem N. saphenus in den Canalis adductorius ein.
(E) Sie geht am Hiatus adductorius in die A. poplitea über.

F96
→ 4.46 Eine manuelle Kompression der Beinarterien ist möglich für die
(A) A. femoralis in der Lacuna vasorum gegen die Eminentia iliopubica (iliopectinea)
(B) A. profunda femoris in der Fossa iliopectinea gegen den Trochanter minor
(C) A. poplitea im Hiatus adductorius gegen die Linea aspera
(D) A. tibialis anterior im oberen Drittel der Streckerloge gegen den Schienbeinkopf
(E) A. fibularis unterhalb des Fibulaköpfchens gegen die Fibula

H03 ■
→ 4.47 Bei Operationen in der Leistengegend ist mit dem Vorhandensein einer Gefäßbesonderheit (der Corona mortis) zu rechnen. Hierbei handelt es sich um eine
(A) großkalibrige Anastomose zwischen A. obturatoria und A. epigastrica inferior
(B) stark gewundene A. epigastrica inferior
(C) ungewöhnlich dicke A. epigastrica inferior
(D) stark erweiterte V. epigastrica inferior
(E) dislozierte A. circumflexa iliaca profunda

4.7 Venen

F02 ■
→ 4.48 Welche Aussage über die V. saphena magna trifft nicht zu?
(A) Sie entwickelt sich aus einem Venengeflecht am medialen Fußrand.
(B) Sie begleitet streckenweise den N. saphenus.
(C) Sie besitzt Anastomosen mit der V. saphena parva.
(D) Sie steht in Verbindung mit den tiefen Beinvenen.
(E) Sie verläuft durch den Canalis adductorius zum Oberschenkel.

H03 F01 ∎

→ **4.49 Welcher Nerv begleitet die V. saphena parva?**
(A) N. suralis
(B) N. saphenus
(C) Ramus cutaneus n. oburatorii
(D) N. cutaneus femoris lateralis
(E) N. peroneus superficialis

H02 ∎

→ **4.50 Welche Aussage über die V. saphena parva trifft nicht zu?**
(A) Sie beginnt am lateralen Fußrand.
(B) Sie wird in der Mitte des Unterschenkels vom N. suralis begleitet.
(C) Sie steht in Verbindung mit den tiefen Beinvenen.
(D) Sie durchbricht die Fascia cruris.
(E) Sie mündet in die V. saphena magna.

H04 F01 ∎

→ **4.51 Welche Aussage zu den Venen am Unterschenkel trifft zu?**
(A) Die oberflächlichen Venen sind klappenlos.
(B) Das Blut der tiefen Venen fließt in die V. saphena magna ab.
(C) V. saphena magna und V. saphena parva besitzen streng getrennte Einzugsgebiete.
(D) Die tiefen Venen verlaufen topographisch unabhängig von den Arterien.
(E) Die Klappen der Verbindungsvenen zwischen Oberfläche und Tiefe lassen nur einen Abfluss in die Tiefe zu.

4.8 Lymphknoten und Lymphgefäße

Bisher nur 1 Frage vor 1989.

4.9 Angewandte und topographische Anatomie

H99 ∎

→ **4.52 Welches der genannten Gebilde zieht weder durch die Lacuna musculorum noch durch die Lacuna vasorum?**
(A) M. iliopsoas
(B) N. femoralis
(C) N. obturatorius
(D) A. femoralis
(E) V. femoralis

H01 ∎

→ **4.53 Welche Aussage über den Adduktorenkanal trifft nicht zu?**
(A) Er wird u. a. von der Membrana vastoadductoria gebildet.
(B) Er beginnt im Bereich der Regio femoris anterior.
(C) Er öffnet sich mit dem Hiatus adductorius.
(D) Er wird ein Stück weit vom N. saphenus durchzogen.
(E) Er dient u. a. der V. saphena magna zum Übertritt auf den Unterschenkel.

H00

→ **4.54 Welche der in Abbildung Nr. 118 des Bildanhangs mit den Buchstaben A–E bezeichneten Strukturen der Regio glutea ist nicht richtig benannt?**
(A) Ast der A. glutea(lis) superior
(B) N. obturatorius
(C) N. cutaneus femoris posterior
(D) N. gluteus inferior
(E) Lig. sacrotuberale

F99

→ **4.55 Bei intramuskulären Injektionen in die Regio glutealis ist am wenigsten gefährdet:**
(A) N. ischiadicus
(B) N. gluteus superior
(C) A. glutealis superior
(D) A. glutealis inferior
(E) A. pudenda interna

F05

→ **4.56 Eine Hernia obturatoria drückt an der Bruchpforte auf einen dort verlaufenden Nerven und schädigt ihn. Welcher Funktionsausfall ist am wahrscheinlichsten zu erwarten?**
(A) Sensibilitätsstörung am lateralen Oberschenkel ohne motorische Störungen
(B) Absinken des Beckens zur gesunden Seite beim Stehen auf einem Bein
(C) Sensibilitätsstörungen am medialen Oberschenkel
(D) Quadrizepsparese
(E) Sensibilitätsstörung am äußeren Genitale

4.49 (A)   4.50 (E)   4.51 (E)   4.52 (C)   4.53 (E)   4.54 (B)   4.55 (E)   4.56 (C)

H03

→ **4.57** Welche der folgenden Aussagen zum Verlauf der Arterien und Nerven im Bereich der Kniekehle trifft <u>nicht</u> zu?

(A) Die A. profunda femoris tritt durch den Hiatus adductorius in die Kniekehle ein und wird zur A. poplitea.
(B) Die A. poplitea verlässt die Kniekehle zwischen den Köpfen des M. gastrocnemius.
(C) Die A. tibialis anterior durchbohrt die Membrana interossea.
(D) In der Kniekehle liegt der N. tibialis oberflächlicher als die V. poplitea.
(E) Der N. fibularis gelangt entlang des M. biceps femoris und dessen Sehne an den distalen Rand des Caput fibulae.

F05 F97 ■

→ **4.58** Welcher der folgenden Muskeln ist <u>nicht</u> an der Begrenzung der Fossa poplitea beteiligt?

(A) M. biceps femoris
(B) M. semitendinosus
(C) M. semimembranosus
(D) M. gastrocnemius
(E) M. gracilis

H03 ■

→ **4.59** Einige Stunden nach einem Marathonlauf verspürt einer der Teilnehmer Schmerzen im Unterschenkel und bei der Untersuchung fällt auf, dass er die linke Großzehe nicht mehr kraftvoll anheben kann. Als Grund wird eine Schwellung in einem Muskelkompartiment und eine daraus folgende Kompression einer Arterie diagnostiziert.
Welche Arterie ist aufgrund der anatomischen Verhältnisse am wahrscheinlichsten komprimiert?

(A) A. poplitea
(B) A. tibialis anterior
(C) A. tibialis posterior
(D) A. fibularis
(E) A. dorsalis pedis

F05 ■

→ **4.60** Die Muskeln der Streckerloge des Unterschenkels verlaufen in einem osteofibrösen Kompartiment. Schwellungen der Muskulatur bei Verletzungen können im Rahmen des Tibialis-anterior-Syndroms zur Kompression eines in diesem Kompartiment verlaufenden Nerven führen.
Welche neurologische Störung tritt deswegen am wahrscheinlichsten beim Tibialis-anterior-Syndrom auf?

(A) streifenförmige Störung der Hautsensorik entlang der Fibula
(B) Störung der Hautsensorik auf dem gesamten Fußrücken
(C) Störung der Hautsensorik im Bereich der 1. und 2. Zehe und am angrenzenden Vorfuß
(D) Störung der Hautsensorik entlang der Facies medialis des Schienbeins
(E) Störung der Hautsensorik am lateralen Fußrand

F04

→ **4.61** Ein Kind ist barfuß auf eine große Glasscherbe getreten und hat sich am Zehenballen eine tiefe, breite Schnittwunde zugezogen (siehe Schemazeichnung).

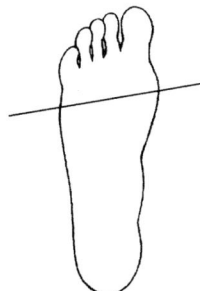

Welche der folgenden Strukturen ist <u>am wenigsten</u> gefährdet?

(A) Äste des N. plantaris lateralis
(B) Sehnen des M. flexor digitorum brevis
(C) Äste der A. plantaris lateralis
(D) M. quadratus plantae
(E) Aponeurosis plantaris

4.57 (A)   4.58 (E)   4.59 (B)   4.60 (C)   4.61 (D)

F04

Die Abbildung Nr. 119 des Bildanhangs zeigt einen schematischen Querschnitt durch den Unterschenkel am Übergang zum Fuß.
Ordnen Sie den mit X bzw. Y markierten Nerven (Liste 1) jeweils die am ehesten zutreffende Aussage der Liste 2 zu!

Liste 1
→ 4.62   Markierung X
→ 4.63   Markierung Y

Liste 2
(A) verläuft im distalen Drittel des Unterschenkels in der Peroneusloge
(B) innerviert am Unterschenkel den M. tibialis anterior
(C) wird im distalen Drittel des Unterschenkels von der V. saphena parva begleitet
(D) wird im distalen Drittel des Unterschenkels von der A. tibialis posterior begleitet
(E) innerviert sensibel den größten Teil des Fußrückens

H04 ■
→ 4.64   Die Abbildung Nr. 120 des Bildanhangs zeigt eine Präparation der Vorderseite des Unterschenkels. Die Muskeln der Streckerloge sind auseinander gebogen, sodass die Gefäßnervenstraße sichtbar wird.
Darin dargestellt ist
(A) der N. fibularis profundus
(B) der N. tibialis
(C) die A. fibularis
(D) der N. fibularis superficialis
(E) der M. extensor digitorum brevis

H04 ■
→ 4.65   Welche Beschriftung in Abbildung Nr. 121 des Bildanhangs (rechte Knöchelregion von lateral) trifft nicht zu?
(A) A: Ast der V. saphena parva
(B) B: Tendo calcaneus
(C) C: Malleolus lateralis
(D) D: Tuberositas ossis metatarsi V
(E) E: liegt im sensiblen Versorgungsgebiet des N. fibularis profundus

H05
→ 4.66   Welche Beschriftung in Abbildung Nr. 122 des Bildanhangs (rechte Knöchelregion von medial) trifft nicht zu?
(A) A: V. saphena magna
(B) B: Articulatio metatarsophalangea hallucis
(C) C: M. flexor hallucis brevis
(D) D: Tendo calcaneus
(E) E: Malleolus medialis

H05 ■
→ 4.67   Die Wölbung an der mit X bezeichneten Stelle (Abbildung Nr. 123 des Bildanhangs) wird durch welchen der genannten Muskeln hervorgerufen?
(A) M. gastrocnemius, caput mediale
(B) M. soleus
(C) M. fibularis longus
(D) M. tibialis posterior
(E) M. flexor hallucis longus

4.10   Fragen aus Examen Frühjahr 2006

F06
→ 4.68   Die Zuggurtung durch den Tractus iliotibialis dient im Wesentlichen zur Herabsetzung des/der
(A) auf dem Femur lastenden Gewichtsdrucks
(B) Drehbeschleunigung des Femur
(C) Abduktionsausmaßes des Femur im Hüftgelenk
(D) Biegebeanspruchung des Femur
(E) Torsionskräfte am Femur

F06 H03 ■
→ 4.69   Bei Operationen in der Leistengegend ist mit dem Vorhandensein einer Gefäßbesonderheit (der Corona mortis) zu rechnen.
Hierbei handelt es sich um eine
(A) großkalibrige Anastomose zwischen A. obturatoria und A. epigastrica inferior
(B) stark gewundene A. epigastrica inferior
(C) ungewöhnlich dicke A. epigastrica inferior
(D) stark erweiterte V. epigastrica inferior
(E) dislozierte A. circumflexa iliaca profunda

F06

→ **4.70** Welche Aussage über die intragluteale Injektion trifft <u>nicht</u> zu?
(A) Sie sollte in den M. gluteus medius erfolgen.
(B) Sie kann bei falscher Injektion zu einer Schädigung des N. gluteus superior führen.
(C) Sie kann bei falscher Injektion zu einer Schädigung des N. ischiadicus führen.
(D) Sie sollte in den M. gluteus maximus erfolgen, da dieser aufgrund seiner Stärke vor Schädigung von Nerven und Blutgefäßen schützt.
(E) Sie kann zum Auftreten des „Trendelenburg-Zeichens" führen.

F06 ■

→ **4.71** Welche Aussage zur Hautinnervation des Beines trifft zu?
(A) Der N. saphenus innerviert die Haut der Ferse.
(B) Der N. cutaneus femoris posterior enthält Fasern aus den Rückenmarkssegmenten L1–L3.
(C) Der Endast des N. suralis ist der N. cutaneus dorsalis lateralis pedis.
(D) Die Haut des lateralen Oberschenkels wird durch Äste des N. femoralis innerviert.
(E) Der N. fibularis profundus versorgt die Haut des medialen Fußrandes.

F06 ■

→ **4.72** In der Abbildung Nr. 209 des Bildanhangs ist eine Vene durch die Haut gut zu erkennen und mit einem X markiert.
Diese Vene wird begleitet vom
(A) N. cutaneus surae medialis
(B) N. suralis
(C) N. saphenus
(D) N. tibialis
(E) N. peronaeus (fibularis) superficialis

F06

→ **4.73** Womit ist beim Ausfall des N. femoralis am wahrscheinlichsten zu rechnen?
(A) Der Patellarsehnenreflex bleibt erhalten.
(B) Sensorische Störungen treten u. a. an der Medialseite des Unterschenkels auf.
(C) Radikuläre Ausfälle betreffen das Segment L5.
(D) Die Hüftbeugung ist ungestört.
(E) Das Knie kann nicht gegen Widerstand gebeugt werden.

F06 H03 ■

→ **4.74** Einige Stunden nach einem Marathonlauf verspürt einer der Teilnehmer Schmerzen im Unterschenkel und bei der Untersuchung fällt auf, dass er die linke Großzehe nicht mehr kraftvoll anheben kann. Als Grund wird eine Schwellung in einem Muskelkompartiment und eine daraus folgende Kompression einer Arterie diagnostiziert.
Welche Arterie ist aufgrund der anatomischen Verhältnisse am wahrscheinlichsten komprimiert?
(A) A. poplitea
(B) A. tibialis anterior
(C) A. tibialis posterior
(D) A. fibularis
(E) A. dorsalis pedis

5 Kopf und Hals

5.1 Entwicklung und Wachstum

F94

→ **5.1** Welche Aussage trifft <u>nicht</u> zu?
Zum Neurokranium gehören:
(A) Os frontale
(B) Os ethmoidale
(C) Os temporale
(D) Os parietale
(E) Os occipitale

H95 F93 ■ ■

→ **5.2** Welche Aussage trifft <u>nicht</u> zu?
Die Hinterhauptsfontanelle des Kopfes beim Säugling
(A) liegt dem Confluens sinuum an
(B) hat eine dreieckige Kontur
(C) ist kleiner als die vordere Fontanelle
(D) verschließt sich im 3. Lebensmonat
(E) ist Ausgangspunkt für die Palpation der Sagittal- und Lambdanaht

F03
→ 5.3   Aus der Anlage des 1. Schlundbogens entsteht/
         entstehen nicht:
(A) Oberkiefer
(B) Unterkiefer
(C) Philtrum der Oberlippe
(D) Kaumuskeln
(E) Hammer und Amboss

F89
→ 5.4   Zu den Derivaten des Kopfdarmes gehört (ge-
         hören) nicht die Anlage(n) von
(A) Glandula thyroidea
(B) Glandula parathyroidea
(C) Adenohypophyse
(D) Tuba auditiva
(E) Corpus pineale

F93
→ 5.5   Die Tonsillarbucht leitet sich embryonal her
         aus dem/der
(A) Ektoderm des Stomatodeums
(B) 2. Schlundtasche
(C) 3. Schlundtasche
(D) 4. Schlundtasche
(E) ultimobranchialen Körper

H05
→ 5.6   Welche Aussage zu branchiogenen Halsfisteln
         trifft zu?
(A) Sie münden am Hinterrand des M. sternocleido-
    mastoideus.
(B) Sie werden auch präotische Fisteln genannt.
(C) Sie können nach innen im Bereich der Tonsilla pa-
    latina münden.
(D) Sie entstehen aus versprengtem Schilddrüsengewebe.
(E) Sie entstehen überwiegend aus Derivaten der 1.
    Schlundfurche.

F96 ■ ■
Ordnen Sie den in Liste 1 genannten Branchialbögen
die jeweils zutreffende Muskulatur der Liste 2 zu!

Liste 1
→ 5.7   1. Branchialbogen
→ 5.8   3. Branchialbogen

Liste 2
(A) mimische Muskulatur
(B) Kaumuskulatur
(C) Pharynxmuskulatur
(D) Kehlkopfmuskulatur
(E) M. trapezius

F04 H92 ■
→ 5.9   Abbildung Nr. 124 des Bildanhangs zeigt die
         Frontalansicht des Gesichtes eines menschli-
         chen Embryos (10,8 mm SSL) zu Beginn der 6.
         Entwicklungswoche im rasterelektronenmi-
         kroskopischen Bild.
         Eine Lippen-Kieferspalte (bzw. „Hasenschar-
         te") kann entstehen
(A) zwischen 1 und 2
(B) zwischen 2 und 3
(C) zwischen 2 und 4
(D) zwischen 3 und 4
(E) medial zwischen den mit 3 bezeichneten Wülsten
    beider Seiten

H04 ■
→ 5.10   Durch Epitheleinsprossung in die Tiefe an der
         Stelle des späteren Foramen caecum linguae
         beginnt die Entwicklung der/des
(A) Tonsilla palatina
(B) Glandula sublingualis
(C) Glandula thyroidea
(D) Glandula parathyroidea
(E) Thymus

5.2   Cranium

H00
→ 5.11   In welchem Knochen des Erwachsenen befin-
         det sich kein pneumatisierter Raum?
(A) Os frontale
(B) Maxilla
(C) Os sphenoidale
(D) Os temporale
(E) Os nasale

H03
→ 5.12   Welche der in Abbildung Nr. 125 des Bildan-
         hangs mit Buchstaben gekennzeichneten Struk-
         turen ist nicht richtig bezeichnet?
(A) A: Vomer
(B) B: Arcus zygomaticus
(C) C: Fossa mandibularis
(D) D: Corpus ossis sphenoidalis
(E) E: Condylus occipitalis

5.3 (C)   5.4 (E)   5.5 (B)   5.6 (C)   5.7 (B)   5.8 (C)   5.9 (B)   5.10 (C)   5.11 (E)   5.12 (D)

H04 ■

→ 5.13 Welche der in Abbildung Nr. 126 des Bildanhangs mit den Buchstaben A–E bezeichneten Strukturen der äußeren Schädelbasis ist <u>nicht</u> richtig benannt?
(A) A: Fissura orbitalis inferior
(B) B: Foramen ovale
(C) C: Foramen rotundum
(D) D: Foramen stylomastoideum
(E) E: Canalis caroticus

F05 F02

→ 5.14 Welche der in Abbildung Nr. 127 des Bildanhangs mit den Buchstaben A–E bezeichneten Strukturen in einer Ansicht des Schädels von medial ist <u>nicht</u> richtig benannt?
(A) Concha nasalis inferior
(B) Sinus sphenoidalis
(C) Proc. pterygoideus
(D) Foramen jugulare
(E) Sulcus sinus sigmoidei

H02

→ 5.15 Welche der in Abbildung Nr. 128 des Bildanhangs mit Buchstaben gekennzeichneten Strukturen ist <u>nicht</u> richtig bezeichnet?
(A) Spina nasalis posterior
(B) Proc. clinoideus anterior
(C) Sella turcica
(D) Clivus
(E) Pars petrosa ossis temporalis

F04 ■

→ 5.16 Welcher der folgenden Knochen ist <u>nicht</u> Teil der Orbita?
(A) Os zygomaticum
(B) Os ethmoidale
(C) Maxilla
(D) Vomer
(E) Os palatinum

F03

→ 5.17 Bei einem 50-jährigen Patienten entwickelt sich ein 2 cm großer gutartiger, von Schwann-Zellen eines Hirnnerven ausgehender Tumor im Bereich der Schädelbasis; dort ruft er durch lokalen Druck eine Nervenschädigung hervor. Eines der auftretenden Symptome ist die Unfähigkeit, die Lidspalte zu schließen.
Der Tumor befindet sich am ehesten an der/dem
(A) Fissura orbitalis superior
(B) Fissura orbitalis inferior
(C) Foramen rotundum
(D) Foramen ovale
(E) Meatus acusticus internus

F03 ■

→ 5.18 In Abbildung Nr. 129 des Bildanhangs sind verschiedene Öffnungen der Schädelbasis mit Buchstaben markiert.
Welche Aussage trifft <u>nicht</u> zu?
(A) A markiert die Fissura orbitalis superior.
(B) B markiert das Foramen ovale.
(C) C markiert das Foramen spinosum.
(D) D markiert das Foramen lacerum.
(E) E markiert das Foramen jugulare.

H03 ■ ■

→ 5.19 Welche Zuordnung von Schädelstruktur und hindurchtretender Struktur trifft <u>nicht</u> zu?
(A) Foramen spinosum – A. meningea media
(B) Foramen ovale – N. mandibularis
(C) Meatus acusticus internus – N. facialis
(D) Foramen lacerum – N. maxillaris
(E) Foramen stylomastoideum – N. facialis

F04 ■

→ 5.20 Die Austrittsstelle der A. ophthalmica aus der Schädelhöhle liegt
(A) im Os frontale
(B) zwischen den beiden Laminae des Processus pterygoideus
(C) in der Ala minor des Os sphenoidale
(D) im Os ethmoidale
(E) zwischen Ala major und Ala minor des Os sphenoidale

5.13 (C)   5.14 (D)   5.15 (A)   5.16 (D)   5.17 (E)   5.18 (A)   5.19 (D)   5.20 (C)

F04 ■

→ **5.21 Die A. meningea media zieht durch das**
(A) Foramen ovale
(B) Foramen stylomastoideum
(C) Foramen lacerum
(D) Foramen spinosum
(E) Foramen rotundum

H98 ■

Ordnen Sie den in Liste 1 genannten Nerven das jeweils zutreffende Foramen, durch das sie die Schädelhöhle verlassen, der Liste 2 zu!

Liste 1
→ 5.22 N. glossopharyngeus
→ 5.23 N. mandibularis

Liste 2
(A) Foramen lacerum
(B) Foramen jugulare
(C) Foramen spinosum
(D) Foramen ovale
(E) Foramen rotundum

5.3   Kopf- und Halsmuskeln, Faszien

F05

→ **5.24 Die Protrusion (Vorschubbewegung) des Unterkiefers wird am stärksten bewirkt durch die**
(A) Mm. mylohyoidei
(B) Mm. masseteres
(C) Mm. temporales
(D) Mm. pterygoidei mediales
(E) Mm. pterygoidei laterales

H05 ■

→ **5.25 Die Retrusion (Rückwärtsbewegung) des Unterkiefers wird im Wesentlichen bewirkt durch Anteile des**
(A) M. buccalis
(B) M. masseter
(C) M. temporalis
(D) M. pterygoideus medialis
(E) M. pterygoideus lateralis

F95

In der Liste 1 sind zwei Kaumuskeln aufgeführt. Dazu sind in Liste 2 verschiedene Aussagen gemacht, von denen manche für beide Kaumuskeln, andere jedoch nur für einen der beiden Kaumuskeln zutreffen. Ordnen Sie jedem der beiden in Liste 1 genannten Kaumuskeln die jeweils nur für einen allein zutreffende Aussage der Liste 2 zu!

Liste 1
→ 5.26 M. pterygoideus medialis
→ 5.27 M. temporalis

Liste 2
(A) ist ein Schließer im Kiefergelenk
(B) wird vom Nervus mandibularis innerviert
(C) wird von der A. maxillaris versorgt
(D) liegt in der Fossa temporalis
(E) setzt an der Innenseite des Angulus mandibulae an

H99 ■

→ **5.28 Der M. pterygoideus medialis**
(A) öffnet den Mund
(B) wird von einem Ast des N. mandibularis innerviert
(C) inseriert am Processus condylaris mandibulae
(D) entspringt vom Jochbogen
(E) wirkt beim Mundschließen antagonistisch zum M. masseter

F00 ■ ■

→ **5.29 Welcher der in Abbildung Nr. 130 des Bildanhangs (Horizontalschnitt durch den Kopf auf Höhe der Zunge) mit den Buchstaben A–E bezeichneten Muskeln wird vom N. trigeminus motorisch innerviert?**

H99

→ **5.30 Was trifft nicht zu?**
Der M. buccinator
(A) setzt sich nach hinten im Regelfall über Zwischenschaltung der Raphe buccopharyngea (Raphe pterygomandibularis) in den M. constrictor pharyngis superior fort
(B) steht vorn mit dem M. orbicularis oris in Verbindung
(C) wird vom N. facialis motorisch innerviert
(D) wird von Ästen aus dem N. infraorbitalis zur sensiblen Versorgung der Wangenschleimhaut durchbohrt
(E) wird vom Ductus parotideus durchbohrt

5.21 (D)   5.22 (B)   5.23 (D)   5.24 (E)   5.25 (C)   5.26 (E)   5.27 (D)   5.28 (B)   5.29 (A)   5.30 (D)

F04 ■

Ordnen Sie den in Liste 1 genannten Muskeln jeweils den versorgenden Nerv (A)–(E) aus Liste 2 zu!

Liste 1
→ 5.31   M. stylohyoideus
→ 5.32   M. mylohyoideus

Liste 2
(A) N. facialis
(B) N. hypoglossus
(C) N. mandibularis
(D) N. glossopharyngeus
(E) N. maxillaris

F05 ■
→ 5.33   Die Lamina superficialis der Fascia cervicalis bildet eine Faszienscheide um den/das:
(A) M. sternocleidomastoideus
(B) Platysma
(C) M. omohyoideus
(D) M. sternothyroideus
(E) M. longus colli

F97 ■
→ 5.34   Welche Aussage trifft nicht zu?
Das tiefe Blatt der Halsfaszie
(A) liegt vor dem M. longus capitis
(B) umscheidet den Grenzstrang
(C) ist am Ligamentum longitudinale anterius der Wirbelsäule befestigt
(D) liegt ventral von A. carotis communis und V. jugularis interna
(E) verläuft im Halsbereich hinter dem N. vagus

F04 ■
→ 5.35   Ein 2-jähriges Mädchen weist stets eine Kopfneigung zur rechten Seite bei gleichzeitiger Kopfdrehung zur linken Seite auf. Dies ist auf eine Muskelschädigung während der Geburt zurückzuführen, die zur Verkürzung eines Muskels führte.
Bei dem verkürzten Muskel handelt es sich um den
(A) rechten M. sternocleidomastoideus
(B) rechten M. trapezius
(C) rechten M. semispinalis capitis
(D) linken M. sternocleidomastoideus
(E) linken M. trapezius

H96 ■
→ 5.36   Die Abbildung Nr. 131 des Bildanhangs zeigt einen Horizontalschnitt durch Kopf und Nacken.
Welche Aussage über die beiden mit Sternchen markierten Muskeln trifft nicht zu?
(A) Der laterale Muskel entspringt vom Arcus zygomaticus.
(B) Der mediale Muskel entspringt u. a. vom Schläfenbein.
(C) Beide Muskeln setzen am Angulus bzw. Ramus mandibulae an.
(D) Beide Muskeln sind Schließer im Kiefergelenk (Hebung des Unterkiefers).
(E) Beide Muskeln werden vom N. mandibularis innerviert.

5.4   Kopf- und Halseingeweide

H01
→ 5.37   Welcher der genannten Knochen ist nicht am Aufbau der lateralen Wand der Nasenhöhle beteiligt?
(A) Os ethmoidale
(B) Os lacrimale
(C) Os palatinum
(D) Os zygomaticum
(E) Maxilla

H04 H95 H91 ■
→ 5.38   Die Regio olfactoria liegt
(A) im Vestibulum nasi
(B) auf der Cartilago septi nasi der Nasenscheidewand
(C) am hinteren Ende der unteren Nasenmuschel
(D) im mittleren Nasengang über der Bulla ethmoidalis
(E) auf der oberen Nasenmuschel

F05
→ 5.39   Bei Operationen im oder über dem oberen Nasengang werden in der Regel große Bereiche der Riechschleimhaut verletzt, und es gehen Sinneszellen zugrunde. Die Riechfunktion ist aber nicht dauernd beeinträchtigt, da sich laufend neue Sinneszellen differenzieren.
Diese Zellen sind Abkömmlinge von
(A) rundlichen Basalzellen des olfaktorischen Epithels
(B) neuronalen Stammzellen des Bulbus olfactorius
(C) Stammzellen des benachbarten respiratorischen Epithels
(D) undifferenzierten Zellen der Glandulae olfactoriae (Bowman)
(E) spezialisierten Gliazellen der Fila olfactoria

F02 ■

→ **5.40** In der seitlichen Wand der Nasenhöhle finden sich verschiedene Nerven(äste). Hierzu gehören <u>nicht</u>:
(A) Nn. olfactorii
(B) sensible Äste aus dem N. ophthalmicus
(C) sensible Äste aus dem N. maxillaris
(D) sensible Äste aus dem N. nasopalatinus
(E) parasympathische Äste aus dem Ganglion ptery-gopalatinum

F01 ■ ■

→ **5.41** Welche der folgenden Aussagen zu den Nasennebenhöhlen trifft <u>nicht</u> zu?
(A) Der Sinus maxillaris grenzt an den Canalis infraorbitalis.
(B) Der Sinus maxillaris mündet in den Meatus nasi medius.
(C) Der Sinus frontalis mündet in den Meatus nasi superior.
(D) Der Sinus sphenoidalis mündet in den Recessus sphenoethmoidalis.
(E) Die Sinus ethmoidales grenzen an die Orbita.

H99 ■ ■

→ **5.42** Der Sinus frontalis mündet mit seinem Ausführungsgang in den
(A) Meatus nasi superior
(B) Meatus nasi medius
(C) Meatus nasi inferior
(D) Recessus sphenoethmoidalis
(E) Meatus nasopharyngeus

H01

→ **5.43** Die Siebbeinzellen (Labyrinthus ethmoidalis) grenzen <u>nicht</u> an den/die:
(A) Meatus nasi inferior
(B) vordere Schädelgrube
(C) Stirnbeinhöhle
(D) Keilbeinhöhle
(E) Orbita

H95 F92 ■

→ **5.44** Welche Aussage trifft <u>nicht</u> zu?
In die Cavitas oris propria (Cavum oris proprium) münden:
(A) Glandula lingualis anterior
(B) Glandulae palatinae
(C) Glandula submandibularis
(D) Glandula sublingualis
(E) Glandula parotidea

H05 ■

→ **5.45** Welche Zuordnung von Mundspeicheldrüse(ngang) und Mündungsstelle trifft am ehesten zu?
(A) Ductus sublingualis major – lateral der Caruncula sublingualis
(B) Ausführungsgang der Glandula submandibularis – medial der Caruncula sublingualis
(C) Ductus parotideus– Vestibulum oris
(D) Glandula lingualis anterior – auf der Caruncula sublingualis
(E) Glandulae palatinae– Fossa tonsillaris (Tonsilla palatina)

F03 ■

→ **5.46** Der Durchbruch der bleibenden Zähne ab dem 5. Lebensjahr beginnt üblicherweise mit dem Durchbruch des
(A) 1. Schneidezahns
(B) 2. Schneidezahns
(C) Eckzahns
(D) 1. Prämolars
(E) 1. Molars

F04 F98 H95 H92 H88 ■ ■

→ **5.47** Welcher der genannten Zähne bricht beim bleibenden Gebiß als erster durch?
(A) medialer Schneidezahn
(B) lateraler Schneidezahn
(C) Eckzahn
(D) Praemolar
(E) erster Molar

H04

→ **5.48** Von den bleibenden Zähnen des Unterkiefers ist normalerweise zweiwurzelig:
(A) 2. Schneidezahn
(B) Eckzahn
(C) 1. Prämolar
(D) 2. Prämolar
(E) 1. Molar

H05

→ **5.49** In welchem Zeitraum bricht der erste Schneidezahn des Milchgebisses am häufigsten durch?
(A) im 1.–6. Lebensmonat
(B) im 6.–12. Lebensmonat
(C) im 12.–16. Lebensmonat
(D) im 16.–20. Lebensmonat
(E) nach dem 20. Lebensmonat

5.40 (D)   5.41 (C)   5.42 (B)   5.43 (A)   5.44 (E)   5.45 (C)   5.46 (E)   5.47 (E)   5.48 (E)   5.49 (B)

H03

→ **5.50 Welche Aussage über das Dentin trifft zu?**
(A) Dentin ist weniger mineralisiert als Lamellenknochen.
(B) Die Odontoblasten können zeitlebens neues Dentin bilden.
(C) Tomes-Fasern dienen der Verankerung des Zahnes im Alveolarknochen.
(D) In ihm verlaufen Sharpey-Fasern.
(E) In den Dentinkanälchen verlaufen Kapillaren.

H02

→ **5.51 Zum Halteapparat der Zähne (Parodontium) gehört nicht:**
(A) Wurzelhaut (Periodontium)
(B) Zement (Substantia ossea)
(C) Dentin (Substantia eburnea)
(D) angrenzender Alveolarknochen
(E) Zahnfleisch (Gingiva)

F94

→ **5.52 Welche Aussage trifft nicht zu?**
Die in der Abbildung Nr. 132 des Bildanhangs mit „2" bezeichnete Struktur ist
(A) Anlage eines Schmelzorgans
(B) Teil der Ersatzzahnleiste
(C) Epithelabkömmling
(D) Umschlagsrand vom inneren zum äußeren Schmelzepithel
(E) Bildungsort eines Ersatzzahnes

H95 ■

→ **5.53 Welche Aussage trifft nicht zu?**
Die Abbildung Nr. 133 des Bildanhangs zeigt einen Querschnitt durch einen Zahn. Auf diesem Schnitt sind getroffen:
(A) Zahnpulpa
(B) Periodontium
(C) Odontoblasten
(D) Adamantoblasten
(E) Zahnzement

H05 ■

→ **5.54 Der N. nasopalatinus versorgt (den)**
(A) M. tensor veli palatini
(B) M. levator veli palatini
(C) sensibel das Palatum molle
(D) sensibel die Haut des Nasenflügels
(E) sensibel die palatinale Gingiva im Bereich der oberen Incisivi

H97 ■

→ **5.55 Welche Aussage über die Mundschleimhaut trifft nicht zu?**
(A) Sie besitzt ein mehrschichtiges Epithel.
(B) Sie besitzt ein Epithel, das im Vergleich zur Epidermis schnell regeneriert.
(C) Ihr Epithel ist im Bereich der Gingiva gegenüber ihrer Unterlage verschieblich.
(D) Sie besitzt im Bereich der Wangen (sero-)muköse Drüsen.
(E) Sie ist im Bereich des harten Gaumens verhornt.

F03

→ **5.56 Welcher Muskel zieht bei einseitiger Kontraktion die Zunge nach hinten, oben und zur gleichen Seite?**
(A) M. verticalis linguae
(B) M. longitudinalis superior
(C) M. genioglossus
(D) M. hyoglossus
(E) M. styloglossus

F02 ■

→ **5.57 Ein 35-jähriger Patient kann die Zunge nicht mehr nach vorn schieben.**
Ursächlich beteiligt ist am wahrscheinlichsten die Parese welches der genannten Muskeln?
(A) M. styloglossus
(B) M. palatoglossus
(C) M. genioglossus
(D) M. geniohyoideus
(E) M. hypoglossus

F05 H02 ■

→ **5.58 Bei einer nervenärztlichen Untersuchung wird festgestellt, dass beim Patienten die herausgestreckte Zunge nach rechts abweicht.**
Welcher Nerv ist am wahrscheinlichsten betroffen?
(A) rechter N. hypoglossus
(B) linker N. hypoglossus
(C) rechter N. facialis
(D) linker N. glossopharyngeus
(E) rechter N. lingualis

F04

→ **5.59   Welche Aussage über die Zunge trifft nicht zu?**
(A) An ihrer Oberfläche ist mehrschichtiges Plattene-pithel.
(B) Sie besitzt im Bereich des Dorsum linguae eine Aponeurose.
(C) Ihre Binnenmuskulatur wird motorisch vom N. glossopharyngeus innerviert.
(D) Sie erhält sensible Fasern sowohl vom N. lingualis als auch vom N. glossopharyngeus.
(E) Sie wird sekretorisch u. a. über Fasern aus der Chorda tympani versorgt.

H00 ■

→ **5.60   Welche Aussage zur Zunge trifft nicht zu?**
(A) Der Sulcus terminalis liegt an der Grenze zwischen Radix linguae und Corpus linguae.
(B) Entlang des Sulcus terminalis sind die Papillae val-latae angeordnet.
(C) Die Geschmacksknospen der Papillae vallatae werden überwiegend von der Chorda tympani in-nerviert.
(D) Die Tonsilla lingualis liegt am Zungengrund.
(E) Die Schleimhaut des hinteren Drittels wird sensi-bel vom N. glossopharyngeus innerviert.

F02 ■ ■

→ **5.61   Ein Patient schmeckt ein auf den vorderen Zun-genbereich gelegtes Zuckerstückchen nicht. Welcher Nerv ist am ehesten betroffen?**
(A) N. hypoglossus
(B) N. vagus
(C) N. glossopharyngeus
(D) N. facialis
(E) N. maxillaris

H03

→ **5.62   Welche Aussage über den Ductus parotideus trifft nicht zu?**
(A) Er verläuft über den M. masseter.
(B) Er durchbricht den M. buccinator.
(C) Er verläuft gemeinsam mit dem Ductus subman-dibularis.
(D) Er mündet in das Vestibulum oris auf Höhe des 2. oberen Molaren.
(E) Er entwickelt sich vom Mundhöhlenepithel aus.

F01 ■

→ **5.63   Welche Aussage zur Glandula parotidea bzw. ihrer Loge trifft nicht zu?**
(A) Die Glandula parotidea liegt mit Teilen ihres Drü-senkörpers hinter dem Ramus mandibulae in der Fossa retromandibularis.
(B) Innerhalb der Parotisloge teilt sich die A. carotis externa in A. maxillaris und A. temporalis superfi-cialis auf.
(C) Der Ausführungsgang der Parotis verläuft seitlich des M. masseter nach vorn in die Regio buccalis.
(D) Die präganglionären parasympathischen Fasern für die Parotis verlaufen im N. facialis (intermedi-us).
(E) Der Ductus parotideus durchbohrt den M. bucci-nator und mündet in das Vestibulum oris.

H03

Ordnen Sie den Drüsen der Liste 1 die jeweils zutref-fende Aussage der Liste 2 zu!

Liste 1
→ **5.64   Glandula parotidea**
→ **5.65   Glandula submandibularis**

Liste 2
(A) wird vom N. vagus parasympathisch innerviert
(B) wird von der A. facialis erreicht, die durch sie hin-durchzieht
(C) wird vom N. mandibularis erreicht, der sich in ihrer Loge in seine Hauptäste aufteilt
(D) wird von der A. carotis externa erreicht, die sich in ihrer Loge aufteilt
(E) ihr Ausführungsgang durchbohrt das Diaphragma oris

F01

→ **5.66   Welche der folgenden Aussagen zur Glandula sublingualis trifft nicht zu?**
(A) Die Glandula sublingualis liegt oberhalb des M. mylohyoideus.
(B) Durch die Glandula sublingualis verläuft der N. hy-poglossus.
(C) Sekret der Glandula sublingualis fließt durch einen Gang, der auf der Caruncula sublingualis mündet.
(D) Parasympathischer Kern für die Glandula sublin-gualis ist der Nucleus salivatorius.
(E) Die Glandula sublingualis wölbt sich als Plica sub-lingualis in die Mundhöhle vor.

H00 ■■
→ 5.67 Welche der folgenden Aussagen zur Glandula submandibularis trifft nicht zu?
(A) Sie liegt mit Teilen oberhalb des M. mylohyoideus.
(B) Ihr Ausführungsgang mündet unter der Zungenspitze an der Caruncula sublingualis in die Mundhöhle.
(C) Sie hat enge Lagebeziehungen zur A. facialis.
(D) Sie grenzt nach medial an den Venter anterior des M. digastricus.
(E) Sie wird parasympathisch über den N. glossopharyngeus versorgt.

H94
→ 5.68 Welcher Muskel ist am Aufbau des weichen Gaumens nicht beteiligt?
(A) M. palatoglossus
(B) M. palatopharyngeus
(C) M. constrictor pharyngis superior
(D) M. levator veli palatini
(E) M. tensor veli palatini

H00 ■
→ 5.69 Welche Aussage zum Epipharynx trifft nicht zu?
(A) Die Verbindung der Nasenhöhlen mit dem Epipharynx wird durch die Choanen vermittelt.
(B) Im Dach bzw. in der Hinterwand des Epipharynx liegt die Tonsilla pharyngealis.
(C) Die Wand des Epipharynx wird u. a. durch die Fascia pharyngobasilaris gebildet.
(D) Das Ostium pharyngeum tubae auditivae liegt hinter dem Torus tubarius.
(E) Vor und unter dem Torus tubarius liegt der Torus levatorius.

F04 F91 ■
→ 5.70 Der Recessus pharyngeus befindet sich
(A) unter dem Fornix pharyngis
(B) in der Plica salpingopharyngea
(C) unter dem Torus tubarius
(D) in der Pars oralis des Pharynx
(E) in der Pars laryngea des Pharynx

H95
→ 5.71 Welche Aussage trifft nicht zu?
An Bewegungen des weichen Gaumens beteiligen sich:
(A) M. levator veli palatini
(B) M. tensor veli palatini
(C) M. palatoglossus
(D) M. hyoglossus
(E) M. palatopharyngeus

H05 ■
→ 5.72 Welcher der genannten Nerven innerviert am ehesten die Schleimhaut im Bereich der Tonsilla palatina?
(A) N. vagus
(B) N. mandibularis
(C) N. glossopharyngeus
(D) Ansa cervicalis
(E) N. hypoglossus

H02 H00 ■
→ 5.73 Unter der Schleimhaut des Recessus piriformis der Pars laryngea pharyngis verläuft die/der
(A) A. pharyngea ascendens
(B) A. thyroidea superior
(C) Truncus sympathicus
(D) N. glossopharyngeus
(E) (R. internus des) N. laryngeus superior

H00 ■
→ 5.74 Welche Aussage zum Larynx trifft nicht zu?
(A) Der Aditus laryngis wird durch die Epiglottis vom Zungengrund getrennt.
(B) Der Ventriculus laryngis ist eine seitliche Ausbuchtung der Cavitas laryngis zwischen Plica vestibularis und Plica vocalis.
(C) Der vordere Teil der Rima glottidis wird beiderseits von den Plicae vocales begrenzt.
(D) Der hintere Teil der Rima glottidis wird beiderseits vom Schildknorpel begrenzt.
(E) Die Cavitas infraglottica wird vom Conus elasticus begrenzt.

F04 ■
Ordnen Sie den genannten Kehlkopfmuskeln der Liste 1 jeweils den innervierenden Nerv aus Liste 2 zu!

Liste 1
→ 5.75 M. thyroarytenoideus
→ 5.76 M. cricothyroideus

Liste 2
(A) N. laryngeus superior
(B) N. glossopharyngeus
(C) Ansa cervicalis
(D) N. laryngeus inferior
(E) N. hypoglossus

5.67 (E)   5.68 (C)   5.69 (D)   5.70 (A)   5.71 (D)   5.72 (C)   5.73 (E)   5.74 (D)   5.75 (D)   5.76 (A)

H04 ■

→ 5.77 Ein Patient klagt nach einer Schilddrüsenoperation über Heiserkeit. Dies liegt an einer Nervenverletzung während der Operation. Welcher Nerv ist am wahrscheinlichsten betroffen?

(A) N. laryngeus superior
(B) N. laryngeus recurrens
(C) Ansa cervicalis
(D) N. hypoglossus
(E) N. glossopharyngeus

H05 F99 ■

→ 5.78 Die Kontraktion des M. cricothyroideus führt vorwiegend zur

(A) Öffnung der Stimmritze
(B) Schließung der Stimmritze
(C) Spannung der Stimmbänder
(D) Lockerung der Stimmbänder
(E) Belüftung des Ventriculus laryngis

H01 ■ ■

→ 5.79 Ein Verschluss der Pars intercartilaginea der Stimmritze erfolgt durch Kontraktion des

(A) M. arytaenoideus transversus
(B) M. cricoarytaenoideus posterior („Posticus")
(C) M. vocalis
(D) M. cricoarytaenoideus lateralis
(E) M. cricothyroideus

F99 H94 F86 ■ ■

→ 5.80 Der R. externus des N. laryngeus superior versorgt

(A) die Kehlkopfschleimhaut sensibel oberhalb der Rima glottidis
(B) die Mm. arytenoidei
(C) den M. constrictor pharyngis superior
(D) den M. aryepiglotticus
(E) den M. cricothyroideus

H03

→ 5.81 Welche der folgenden Aussagen zur Topographie der Schilddrüse trifft nicht zu?

(A) Der Isthmus der Schilddrüse liegt vor der Trachea.
(B) Die Vorderfläche der Schilddrüsenlappen wird beiderseits vom M. sternothyroideus bedeckt.
(C) Der Gefäßnervenstrang mit der A. carotis communis liegt der Schilddrüse an.
(D) Seitlich berührt die Schilddrüse den M. sternocleidomastoideus.
(E) An der Hinterfläche der Schilddrüse verläuft der N. laryngeus recurrens.

F03

→ 5.82 Die Glandula thyroidea hat den größten Abstand zu:

(A) Schildknorpel
(B) Ringknorpel
(C) Trachea
(D) M. sternothyroideus
(E) N. phrenicus

H01

→ 5.83 Welche der folgenden Aussagen zur Glandula thyroidea trifft nicht zu?

(A) Die Lappen der Glandula thyroidea treten beiderseits an den Schildknorpel heran bzw. können ihn erreichen.
(B) Die Vorderfläche der Schilddrüsenlappen wird von den Mm. sternothyroidei bedeckt.
(C) Der Isthmus der Schilddrüse verbindet beide Lappen auf der Höhe des Schildknorpels.
(D) Die arterielle Versorgung der Schilddrüse erfolgt in der Regel über Äste der A. carotis externa und aus Ästen der A. subclavia.
(E) Der dorsolateralen Seite der Schilddrüse ist die A. carotis communis angelagert.

H04 ■

→ 5.84 Die Sekretion der Hauptzellen der Glandulae parathyroideae wird in erster Linie reguliert durch

(A) einen hypothalamischen Releasingfaktor
(B) ein glandotropes Hormon des Hypophysenvorderlappens
(C) die Konzentration an ionisiertem Calcium im Blutplasma
(D) sympathische Innervation
(E) parasympathische Innervation

H03

→ 5.85 Das Auftreten von Hauptzellen und oxyphilen Zellen ist charakteristisch für

(A) Glomus caroticum
(B) Schilddrüse
(C) Epithelkörperchen
(D) kleine Speicheldrüsen
(E) Geschmacksknospen

5.77 (B)   5.78 (C)   5.79 (A)   5.80 (E)   5.81 (D)   5.82 (E)   5.83 (C)   5.84 (C)   5.85 (C)

5.5 Hirnnerven

H97

→ **5.86 Welche Aussage trifft <u>nicht</u> zu?**
Der N. trochlearis
(A) zieht u. a. durch die Cisterna ambiens
(B) verläuft streckenweise in/an der Wand des Sinus cavernosus
(C) zieht durch die Fissura orbitalis superior in die Orbita
(D) durchbricht den Anulus tendineus communis der Orbita
(E) innerviert den M. obliquus superior

H04 ■

→ **5.87 In besonders hartnäckigen Fällen von Trigeminusneuralgie wird das Ganglion trigeminale mittels einer Alkoholinjektion blockiert. Durch welches Foramen der Schädelbasis kann das Ganglion trigeminale am besten erreicht werden?**
(A) Foramen lacerum
(B) Foramen spinosum
(C) Foramen ovale
(D) Foramen rotundum
(E) Fissura sphenopetrosa

H00 ■

→ **5.88 Welche der folgenden Aussagen zum N. trigeminus und seinen Ästen trifft <u>nicht</u> zu?**
(A) Er tritt im seitlichen Bereich der Brücke aus dem Hirnstamm aus.
(B) Das Ganglion trigeminale liegt auf der Vorderfläche der Felsenbeinpyramide.
(C) Der N. ophthalmicus bzw. seine Äste verläuft/verlaufen durch die Fissura orbitalis superior in die Orbita.
(D) Der N. maxillaris verläuft durch den Canalis pterygoideus in die Fossa pterygoidea.
(E) Der N. mandibularis tritt durch das Foramen ovale in die Fossa infratemporalis.

H98

→ **5.89 Welche Aussage über den N. infraorbitalis trifft <u>nicht</u> zu?**
(A) Er verläuft im Dach (obere Wand) der Kieferhöhle.
(B) Er ist ein Ast des N. ophthalmicus.
(C) Er wird von einer gleichnamigen Arterie begleitet.
(D) Äste von ihm verlaufen zu Zähnen des Oberkiefers.
(E) Er versorgt die Gesichtshaut unterhalb des Auges.

F87 F84 ■

→ **5.90 Das Ganglion geniculi n. facialis**
(A) bildet das innere Facialisknie
(B) ist der Ort der Umschaltung von prä- auf postganglionäre Fasern für die Glandulae sublingualis und submandibularis
(C) gibt den N. petrosus minor ab
(D) enthält Perikarya des sensorischen Anteils der Chorda tympani
(E) besteht vor allem aus bipolaren Ganglienzellen

F96

Ordnen Sie den beiden Nerven der Liste 1 die richtige Aussage der Liste 2 zu!

Liste 1
→ **5.91 N. vagus**
→ **5.92 N. facialis**

Liste 2
(A) innerviert die Glandula parotidea parasympathisch
(B) führt sensible Fasern aus dem Epipharynx
(C) führt efferente Fasern zum M. buccinator
(D) führt efferente Fasern zum M. cricothyroideus
(E) führt efferente Fasern für die untere Zungenbeinmuskulatur

H05 H02 ■

→ **5.93 Ein 16-jähriges Mädchen erleidet bei einem Sturz vom Pferd einen Schädelbasisbruch. Hierbei kommt es entweder direkt oder durch Druck des entstehenden Hämatoms zu einer Nervenschädigung. Die linke Gesichtshälfte ist schlaff, auf der gleichen Seite ist die Geschmacksempfindung auf der vorderen Zungenhälfte gestört. Das Hörempfinden ist unverändert, die Tränenproduktion unvermindert. Bei dem/den geschädigten Nerven und dem Schädigungsort handelt es sich am wahrscheinlichsten um**
(A) N. trigeminus in Höhe des Ggl. trigeminale auf der Oberfläche des Felsenbeins
(B) N. facialis in der Pars labyrinthi des Felsenbeins
(C) N. facialis kurz vor dem Austritt aus dem Foramen stylomastoideum
(D) N. facialis im Plexus parotideus sowie N. glossopharyngeus im Foramen jugulare
(E) N. glossopharyngeus sowie N. vagus im Foramen jugulare

5.86 (D)   5.87 (C)   5.88 (D)   5.89 (B)   5.90 (D)   5.91 (D)   5.92 (C)   5.93 (C)

F01 ■

→ 5.94 Zum Versorgungsgebiet des N. glossopharyngeus gehört nicht:

(A) Rachenmuskulatur
(B) Schleimhaut der Paukenhöhle
(C) Schleimhaut des Larynx
(D) Parotis
(E) Sinus caroticus

H99 ■ ■

→ 5.95 Was trifft nicht zu?
Der N. glossopharyngeus führt

(A) chemorezeptorische Fasern aus dem Glomus caroticum zum Nucleus solitarius
(B) Geschmacksfasern zum Nucleus solitarius
(C) sensible Fasern (Berührungsempfindlichkeit) aus dem Kehlkopf
(D) parasympathische Fasern aus dem Nucleus salivatorius
(E) motorische Fasern aus dem Nucleus ambiguus

H00 ■

→ 5.96 Welcher der folgenden Kerne ist nicht Ursprungs- oder Endigungsgebiet von Fasern des N. glossopharyngeus?

(A) Nucleus ambiguus
(B) Nucleus gracilis
(C) Nucleus spinalis nervi trigemini
(D) Nucleus solitarius
(E) Nucleus salivatorius inferior

F02 ■

→ 5.97 Die chemorezeptiven Afferenzen des Glomus caroticum verlaufen vorwiegend

(A) in den 2.–4. zervikalen Spinalnerven
(B) im Plexus nervosus caroticus
(C) in der Ansa hypoglossi
(D) im N. trigeminus
(E) im N. glossopharyngeus

F01 ■

→ 5.98 Welche Aussage über den N. vagus trifft nicht zu?

(A) Er verlässt den Schädel durch das Foramen jugulare.
(B) Er liegt mit der A. carotis communis in einer gemeinsamen Bindegewebsscheide.
(C) Er durchzieht das hintere Mediastinum.
(D) Er tritt durch das Zwerchfell rechts gemeinsam mit der V. cava inferior.
(E) Zu seinem Versorgungsgebiet gehören Teile des Colon.

H96 ■ ■

→ 5.99 Für welchen der folgenden Innervationsbereiche ist der N. laryngealis superior zuständig?

(A) Öffner der Stimmritze
(B) Schließer der Stimmritze
(C) äußere Spanner des Stimmbandes
(D) innere Spanner des Stimmbandes
(E) Schleimhaut des Cavum infraglotticum

F95 ■ ■

→ 5.100 Der N. laryngealis recurrens

(1) verläuft auf der linken Seite um den Aortenbogen
(2) verläuft auf der rechten Seite um die A. subclavia
(3) gibt Vagus-Fasern an den Plexus cardiacus ab
(4) innerviert in seinem aufsteigenden Verlauf Trachea und Ösophagus

(A) nur 1 und 3 sind richtig
(B) nur 2 und 4 sind richtig
(C) nur 3 und 4 sind richtig
(D) nur 1, 2 und 3 sind richtig
(E) 1–4 = alle sind richtig

F01

→ 5.101 In dem in Abbildung Nr. 134 des Bildanhangs mit Z bezeichneten Nerven verlaufen

(A) Schmerzfasern aus der Zahnpulpa
(B) afferente Fasern aus dem Gleichgewichtsorgan
(C) sekretorische Fasern zur Tränendrüse
(D) Geschmacksfasern aus dem hinteren Zungendrittel
(E) motorische Fasern zum M. trapezius

5.94 (C)   5.95 (C)   5.96 (B)   5.97 (E)   5.98 (D)   5.99 (C)   5.100 (E)   5.101 (E)

H05 ■

→ 5.102 Eine 32-jährige Frau geht wegen einer gut tast-
baren umschriebenen Schwellung an der rechten Halsseite (Lokalisation bei seitlicher Betrachtung: einige Zentimeter kaudal des Processus mastoideus und etwas dorsal von der Senkrechten durch das Ohrläppchen) zum Arzt. Dieser nimmt den vergrößerten Lymphknoten zur
histologischen Untersuchung in einem kleinen
operativen Eingriff heraus.
Am nächsten Tag fällt der Patientin im Spiegel
ein – vor der Operation nicht vorhandenes –
kaum merkbares Tieferstehen der rechten Schulter auf. Zudem stellt sie fest, dass sie jetzt
Schwierigkeiten hat, mit ihrem gestreckten
rechten Arm etwas über die Horizontale hinaus seitlich anzuheben.
Wahrscheinlichste Ursache ist eine operative
Läsion des
(A) N. axillaris
(B) N. accessorius
(C) N. transversus colli
(D) N. auricularis magnus
(E) N. dorsalis scapulae

F03 ■

→ 5.103 Welcher Nerv ist aufgrund seines Verlaufs bei
Operationen im Trigonum colli laterale am
ehesten verletzungsgefährdet?
(A) Halsgrenzstrang
(B) N. accessorius
(C) N. hypoglossus
(D) N. phrenicus
(E) N. vagus

F02 ■

→ 5.104 Nach einer Operation im rechten lateralen
Halsdreieck stellt ein Patient fest, dass er sei-
nen rechten Arm nicht richtig heben und seine
Haare nicht kämmen kann.
Die Funktionsstörung ist am wahrscheinlichs-
ten zurückzuführen auf einen Ausfall
(A) des N. occipitalis minor
(B) des N. occipitalis major
(C) der Nn. supraclaviculares
(D) der Rami dorsales von Nn. cervicales
(E) des N. accessorius

F01 ■

→ 5.105 Die Abbildung Nr. 135 des Bildanhangs zeigt
einen Horizontalschnitt durch Kopf und Nacken.
Zu den mit den Buchstaben A–E markierten
Muskeln ist der innervierende Nerv angege-
ben.
Welche Angabe trifft nicht zu?
(A) A wird vom N. facialis innerviert.
(B) B wird vom N. mandibularis innerviert.
(C) C wird vom N. hypoglossus innerviert.
(D) D wird vom N. glossopharyngeus innerviert.
(E) E wird vom N. accessorius innerviert.

5.6   Halsnerven

H98 ■ ■

→ 5.106 Welcher Nerv stammt nicht von dorsalen Äs-
ten der Spinalnerven ab?
(A) N. suboccipitalis
(B) N. occipitalis major
(C) N. occipitalis minor
(D) Rr. (Nn.) clunium superiores
(E) Rr. (Nn.) clunium medii

F84

→ 5.107 Die Ansa cervicalis (profunda) innerviert den
(A) M. stylohyoideus
(B) M. styloglossus
(C) M. stylopharyngeus
(D) M. cricoarytaenoideus lateralis
(E) M. sternohyoideus

F02 ■

→ 5.108 Die Äste des Plexus cervicalis versorgen nicht
die Haut im Bereich
(A) der Fossa supraclavicularis major
(B) der seitlichen Okzipitalregion
(C) des M. sternocleidomastoideus
(D) des Kieferwinkels
(E) der Schläfenregion

5.7 Vegetative Innervation an Kopf und Hals

F90

→ 5.109 Das Ganglion cervicothoracicum (stellatum) erhält präganglionäre Fasern überwiegend aus
(A) dem Plexus caroticus
(B) den zervikalen Segmenten 2–3
(C) den zervikalen Segmenten 4–6
(D) den thorakalen Segmenten 3–7
(E) den thorakalen Segmenten 7–12

F00 ■ ■

→ 5.110 Bei der sogenannten „Stellatumblockade" werden durch Injektion eines Lokalanästhetikums alle durch das Ganglion stellatum ziehenden Bahnen – umgeschaltete wie nicht umgeschaltete – kurzfristig funktionell unterbrochen. Was ist hiervon betroffen?
(1) sympathische Innervation des Herzens
(2) sensible Innervation des Herzens
(3) sympathische Innervation der Hand
(4) sympathische Innervation des Auges

(A) nur 1 und 2 sind richtig
(B) nur 1 und 3 sind richtig
(C) nur 2 und 4 sind richtig
(D) nur 1, 3 und 4 sind richtig
(E) 1 – 4 = alle sind richtig

H99

→ 5.111 Welche der folgenden Strukturen wird nicht von postganglionären sympathischen Neuronen des Ggl. cervicale superius innerviert?
(A) Corpus pineale
(B) A. carotis interna
(C) A. vertebralis
(D) M. dilatator pupillae
(E) Gl. parotidea

H99 ■ ■

→ 5.112 Die Chorda tympani innerviert
(A) sekretorisch die Glandula parotidea
(B) sensorisch die Geschmacksknospen des Zungenrückens
(C) sensibel die Mechanorezeptoren des Gaumens
(D) sensibel die Mechanorezeptoren auf der Außenfläche des Trommelfells
(E) motorisch den M. tensor tympani

H01 ■ ■

→ 5.113 Welche der genannten Drüsen erhält ihre parasympathische Innervation nicht über den N. intermedius?
(A) Tränendrüsen
(B) Gaumendrüsen
(C) Glandula parotidea
(D) Glandula sublingualis
(E) Glandula submandibularis

H93 ■ ■

→ 5.114 Perikarya der postganglionären Neurone für die parasympathische Innervation der Gl. parotidea liegen im
(A) Nucleus salivatorius superior
(B) Nucleus salivatorius inferior
(C) Ganglion pterygopalatinum
(D) Ganglion oticum
(E) Ganglion submandibulare

H97 F93 ■

→ 5.115 Die sekretorische Innervation der Tränendrüse erfolgt über das
(A) Ganglion oticum
(B) Ganglion ciliare
(C) Ganglion pterygopalatinum
(D) Ganglion submandibulare
(E) über keines der in (A)–(D) genannten Ganglien

H02 H00 ■ ■

→ 5.116 Vom Ganglion oticum aus wird/werden sekretorisch u. a. versorgt:
(A) Glandula parotidea
(B) Glandula submandibularis
(C) Glandula sublingualis
(D) Glandula lacrimalis
(E) Glandulae palatinae

F02 ■

→ 5.117 Vom Ganglion pterygopalatinum aus wird/werden nicht sekretorisch versorgt:
(A) Glandula lacrimalis
(B) Glandulae palatinae
(C) Glandulae nasales
(D) Schleimhaut von Nasennebenhöhlen
(E) Glandulae linguales

5.109 (D)   5.110 (E)   5.111 (C)   5.112 (B)   5.113 (C)   5.114 (D)   5.115 (C)   5.116 (A)   5.117 (E)

F02 ■

→ **5.118 Welches Ganglion hat den größten Anteil an multipolaren Nervenzellen?**
(A) Ganglion trigeminale
(B) Ganglion superius (petrosum) nervi vagi
(C) Ganglion superius nervi glossopharyngei
(D) Ganglion geniculi
(E) Ganglion ciliare

H04 ■

→ **5.119 Pseudounipolare Nervenzellen bilden im Kopf-Hals-Bereich das**
(A) Ggl. cervicale superius
(B) Ggl. inferius nervi vagi (nodosum)
(C) Ggl. ciliare
(D) Ggl. oticum
(E) Ggl. cochleare

H05 ■

→ **5.120 Die propriozeptiven Afferenzen des Masseterreflexes haben ihre Perikarya im:**
(A) Ggl. trigeminale
(B) Ncl. mesencephalicus n. trigemini
(C) Ncl. principalis n. trigemini im Pons
(D) Ncl. tractus solitarii
(E) Ncl. spinalis n. trigemini

5.8 Arterien und Venen

F00

→ **5.121 Welche Aussage zur A. vertebralis trifft nicht zu?**
(A) Sie zieht durch die Foramina transversaria des 6. bis 1. Halswirbels.
(B) Sie wird von einem vegetativen Nervengeflecht umgeben.
(C) Sie umgreift in ihrem Verlauf die Massa lateralis des Atlas ventral.
(D) Sie wird von einem Venengeflecht umgeben.
(E) Die Unci corporum haben topographische Beziehungen zur A. vertebralis.

F01 ■

→ **5.122 Welche Aussage über die A. vertebralis trifft nicht zu?**
(A) Sie geht aus der A. subclavia hervor.
(B) Sie verläuft durch die Foramina transversaria des 6.–1. Halswirbels.
(C) Sie zieht vor der Massa lateralis des Atlas in den Wirbelkanal.
(D) Sie ist an der Versorgung der Nackenmuskulatur beteiligt.
(E) Über sie fließt Blut zur Versorgung des Gleichgewichtsorgans.

H04

→ **5.123 Von den genannten Arterien entspringt aus der A. carotis externa als erste die:**
(A) A. facialis
(B) A. laryngea superior
(C) A. occipitalis
(D) A. thyroidea superior
(E) A. thyroidea inferior

F98 H95 ■

→ **5.124 Welches der nachfolgend genannten Gefäße ist kein Ast der A. carotis externa?**
(A) A. lingualis
(B) A. thyroidea superior
(C) A. thyroidea inferior
(D) A. pharyngea ascendens
(E) A. occipitalis

F01

→ **5.125 Zum Versorgungsgebiet der A. maxillaris rechnet man nicht:**
(A) Teile der Dura mater
(B) Oberlippe
(C) Zähne des Oberkiefers
(D) Zähne des Unterkiefers
(E) Gaumen

F02 ■

→ **5.126 Welche der folgenden Aussagen zur A. maxillaris trifft nicht zu?**
(A) Sie ist ein Endast der A. carotis externa.
(B) Der Anfangsteil der A. maxillaris liegt innerhalb der Parotisloge.
(C) Sie durchläuft die Fossa infratemporalis.
(D) Sie versorgt die beiden Mm. pterygoidei.
(E) Sie endet am medialen Augenwinkel mit der A. angularis.

H91

→ **5.127 Welche Aussage trifft <u>nicht</u> zu?**
An der arteriellen Versorgung der Kopfschwarte sind beteiligt:
(A) A. supraorbitalis
(B) A. temporalis superficialis
(C) A. occipitalis
(D) A. auricularis posterior
(E) A. facialis

F96 ■

→ **5.128 Welche Aussage trifft <u>nicht</u> zu?**
Verbindungen zwischen Venen der Kopfweichteile und den Sinus durae matris bestehen über
(A) V. ophthalmica superior
(B) Vv. meningeae mediae
(C) Vv. emissariae
(D) V. lingualis
(E) Plexus pterygoideus

F02 ■

→ **5.129 Welche Aussage über den venösen Blutabfluss im Kopfbereich trifft <u>nicht</u> zu?**
(A) Das venöse Blut aus der Großhirnrinde fließt zum großen Teil zum Sinus sagittalis superior ab.
(B) Das venöse Blut, das die zentralen Regionen des Großhirns über die V. cerebri magna verlässt, fließt zum Sinus cavernosus ab.
(C) Sinus durae matris stehen durch das Schädeldach hindurch mit Venen der Kopfhaut in Verbindung.
(D) Das Blut der Sinus durae matris fließt über die V. jugularis interna ab.
(E) Über die V. angularis anastomosieren Gesichtsvenen mit dem Sinus cavernosus.

H03 ■

→ **5.130 Welche Aussage über die A. vertebralis trifft <u>nicht</u> zu?**
(A) Sie entspringt aus der A. subclavia.
(B) Sie tritt im Regelfall von unten her in das Foramen transversarium des 6. Halswirbels ein.
(C) Sie liegt der Außenfläche der Unci corporum der Halswirbelkörper an.
(D) Sie liegt ventral des segmentalen Spinalnerven bzw. -ganglions.
(E) Sie zieht ventral um die Massa lateralis des Atlas herum.

F03 ■

→ **5.131 Die Abbildung Nr. 136 des Bildanhangs zeigt die hintere Hälfte eines Horizontalschnitts durch Kopf und Nacken. Darauf sind verschiedene Blutgefäße markiert.**
Welche Aussage trifft <u>nicht</u> zu?
(A) A markiert die A. vertebralis.
(B) B markiert die A. vertebralis.
(C) C markiert die A. carotis interna.
(D) D markiert die A. carotis interna.
(E) E markiert die V. jugularis interna.

F03 ■

→ **5.132 In der gemeinsamen Scheide der A. carotis interna und der V. jugularis interna verläuft auch der/die**
(A) A. vertebralis
(B) Truncus sympathicus
(C) N. vagus
(D) N. glossopharyngeus
(E) A. pharyngea ascendens

F05 ■

→ **5.133 Ein Patient klagt über ziehende Schmerzen im Arm. Als Ursache wird eine Durchblutungsstörung durch Kompression der A. subclavia zwischen zwei Muskeln gefunden.**
Nach dem normalen Verlauf der Arterie beurteilt, handelt es sich bei diesen beiden Muskeln um
(A) M. subclavius und M. sternocleidomastoideus
(B) M. subclavius und M. scalenus anterior
(C) M. scalenus anterior und M. scalenus medius
(D) M. scalenus medius und M. scalenus posterior
(E) M. scalenus posterior und M. levator scapulae

5.127 (E)   5.128 (D)   5.129 (B)   5.130 (E)   5.131 (C)   5.132 (C)   5.133 (C)

5.9   Lymphknoten und Lymphgefäße

H96
Ordnen Sie den Lymphknoten (Liste 1) das jeweils am ehesten zutreffende Einzugsgebiet (Liste 2) zu!

Liste 1
→ 5.134 Nodi lymphatici parotidei superficiales
→ 5.135 Nodi lymphatici submentales

Liste 2
(A) Hinterhaupt- und Nackenregion
(B) Schläfenregion und Vorderfläche der Ohrmuschel
(C) Wange, Nase, Oberlippe, Zähne und Zahnfleisch des Oberkiefers
(D) Zungengrund, weicher Gaumen, Zähne und Zahnfleisch des Unterkiefers
(E) Unterlippe, Mundhöhlenboden und Zungenspitze

5.10   Angewandte und topographische Anatomie

H89
Ordnen Sie den Räumen der Liste 1 jeweils den zugehörigen Nerven der Liste 2 zu!

Liste 1
→ 5.136 Fossa infratemporalis
→ 5.137 Fossa retromandibularis

Liste 2
(A) N. maxillaris
(B) N. lingualis
(C) N. facialis, motorischer Teil
(D) N. vagus
(E) N. hypoglossus

H99 ■■
→ 5.138 Was trifft nicht zu?
   Im Spatium lateropharyngeum verlaufen:
(A) N. VII (N. facialis)
(B) N. IX (N. glossopharyngeus)
(C) N. X (N. vagus)
(D) N. XII (N. hypoglossus)
(E) A. carotis interna

F00 ■
→ 5.139 Die Fossa retromandibularis (Raum dorsal des Ramus mandibulae) enthält nicht Teilabschnitte der/des
(A) A. carotis externa
(B) N. facialis
(C) N. auriculotemporalis
(D) N. maxillaris
(E) A. maxillaris

F02 ■
→ 5.140 Welche Aussage zur Topographie der tiefen seitlichen Gesichtsregion trifft nicht zu?
(A) Der M. temporalis setzt sowohl an der Spitze des Processus coronoideus als auch an dessen medialer Fläche an.
(B) Die A. maxillaris liegt medial des Collum mandibulae.
(C) Die Chorda tympani lagert sich dem N. lingualis an.
(D) Der N. lingualis erhält parasympathische Fasern durch eine Anastomose mit dem N. auriculotemporalis.
(E) Die A. meningea media zieht durch das Foramen spinosum in das Schädelinnere.

F05
→ 5.141 Das Spatium retropharyngeum
(A) ist ein Bindegewebsraum, der sich von der Schädelbasis bis ins Mediastinum erstreckt
(B) wird vorn vom Pharynx und hinten von der Lamina pretrachealis der Fascia cervicalis begrenzt
(C) wird kranial und kaudal vom Spatium pretracheale abgelöst
(D) ermöglicht als Verschiebespalt Bewegungen zwischen Ösophagus und Trachea
(E) endet beim Übergang des Pharynx in den Ösophagus durch Verschmelzung der Laminae profunda und pretrachealis der Fascia cervicalis

F97 ■■
→ 5.142 Die Abbildung Nr. 137 des Bildanhangs zeigt das Röntgenbild eines Horizontalschnittes durch den Kopf. Darauf ist ein spaltförmiger Raum mit einem Pfeil markiert.
   Welche Aussage trifft nicht zu?
   Nervenverbindungen aus diesem Raum bestehen
(A) zum Gaumen
(B) zur Zunge
(C) zur seitlichen Wand der Nasenhöhle
(D) zur Haut des Gesichts
(E) zu den Zähnen des Oberkiefers

5.134 (B)   5.135 (E)   5.136 (B)   5.137 (C)   5.138 (A)   5.139 (D)   5.140 (D)   5.141 (A)   5.142 (B)

F98 ■ ■

→ 5.143 Die Abbildung Nr. 137 des Bildanhangs zeigt das Röntgenbild eines Horizontalschnittes durch den Kopf. Darauf ist ein spaltförmiger Raum mit einem Pfeil markiert.
Welche Aussage trifft nicht zu?
In dem mit Pfeil markierten Raum beginnen oder enden:
(A) Foramen sphenopalatinum
(B) Fissura orbitalis inferior
(C) Foramen rotundum
(D) Canalis pterygoideus
(E) Foramen lacerum

H03 ■

→ 5.144 Welche knöcherne Öffnung verbindet die Fossa pterygopalatina mit der Nasenhöhle?
(A) Canalis palatinus major
(B) Foramen sphenopalatinum
(C) Foramen rotundum
(D) Canalis pterygoideus
(E) Fissura pterygomaxillaris

H05 ■

→ 5.145 Am knöchernen Schädel besitzt die Fossa pterygopalatina keine Verbindung zur
(A) mittleren Schädelgrube (Foramen rotundum)
(B) Nasenhöhle (Foramen sphenopalatinum)
(C) Mundhöhle (Canalis palatinus major)
(D) Fossa infratemporalis (Fissura pterygomaxillaris)
(E) vorderen Schädelgrube (Lamina cribrosa)

H99 ■ ■

→ 5.146 Was trifft nicht zu?
Die Fossa pterygopalatina enthält
(A) eine Aufteilung der A. maxillaris
(B) eine Aufteilung des N. maxillaris
(C) den Anfangsabschnitt des N. infraorbitalis
(D) den Anfangsabschnitt des N. nasociliaris
(E) den Anfangsabschnitt des N. zygomaticus

F98 ■

Ordnen Sie den Strukturen aus Liste 1 die richtige Kennzeichnung (A)–(E) aus Abbildung Nr. 138 des Bildanhangs (Liste 2) zu!

Liste 1
→ 5.147 Ostium pharyngeum tubae auditivae
→ 5.148 Vestibulum laryngis

H04 ■

→ 5.149 Die Abbildung Nr. 139 des Bildanhangs zeigt einen Medianschnitt durch den Kopf. Darauf sind verschiedene Räume durch die Buchstaben A–E markiert.
Welche Markierung trifft nicht zu?
(A) A: Sinus sagittalis superior
(B) B: Cisterna basalis
(C) C: Cisterna cerebello-medullaris
(D) D: Sinus sphenoidalis
(E) E: Nasopharynx

F00

→ 5.150 Die Abbildung Nr. 140 des Bildanhangs zeigt das Röntgenbild eines Frontalschnitts durch den Kopf. Darauf sind verschiedene Räume mit den Buchstaben A–E markiert.
Welche Markierung trifft nicht zu?
(A) Fossa cranii anterior
(B) Sinus sphenoidalis
(C) Sinus maxillaris
(D) Meatus nasi inferior
(E) Fossa infratemporalis

F02 ■ ■

→ 5.151 Welcher der im Folgenden genannten Räume ist auf dem Horizontalschnitt durch den Kopf (siehe Abbildung Nr. 141 des Bildanhangs) nicht zu sehen?
(A) Sinus sphenoidalis
(B) Cellulae ethmoidales
(C) Cisterna basalis
(D) Sinus sagittalis superior
(E) III. Ventrikel

F00 ■

→ 5.152 In der Regio colli lateralis (Regio cervicalis lateralis) liegt/liegen nicht :
(A) Äste des Plexus cervicalis
(B) N. occipitalis major
(C) N. occipitalis minor
(D) N. accessorius
(E) A. subclavia

H95 ■

→ 5.153 Welche Aussage trifft nicht zu?
Subcutan verlaufen am Hals:
(A) V. jugularis externa
(B) V. jugularis anterior
(C) N. transversus colli
(D) Nn. supraclaviculares
(E) N. hypoglossus

5.143 (E) 5.144 (B) 5.145 (E) 5.146 (D) 5.147 (B) 5.148 (D) 5.149 (B) 5.150 (B) 5.151 (E) 5.152 (B) 5.153 (E)

F05 ■
→ **5.154 Die Gefäßnervenscheide des Halses**
- (A) liegt im Spatium parapharyngeum (lateroparapharyngeum)
- (B) wird von einer Duplikatur der Lamina prevertebralis der Fascia cervicalis gebildet
- (C) gelangt zwischen Spatium prevertebrale und Spatium retropharyngeum ins Mediastinum
- (D) überkreuzt in Höhe des Os hyoideum den N. hypoglossus
- (E) stellt eine präformierte Bahn für von der Tonsilla pharyngea ausgehende Senkungsabszesse dar

F01 ■
→ **5.155 Welche Aussage über das Trigonum caroticum trifft _nicht_ zu?**
- (A) Es liegt vor dem Vorderrand des M. sternocleidomastoideus.
- (B) Es enthält den N. laryngeus superior.
- (C) Es enthält den N. phrenicus.
- (D) Es enthält die Radix superior der Ansa cervicalis.
- (E) Es wird vom N. hypoglossus durchquert.

H94 F93
→ **5.156 Welche Aussage trifft _nicht_ zu?**
     Im Trigonum submandibulare werden angetroffen:
- (A) N. mylohyoideus
- (B) N. hypoglossus
- (C) N. accessorius
- (D) A. lingualis
- (E) A. facialis

F00 H91 H87
→ **5.157 Außer dem N. laryngeus recurrens hat enge topographische Beziehungen zur Schilddrüse:**
- (A) N. accessorius
- (B) N. phrenicus
- (C) Plexus cervicalis
- (D) A. vertebralis
- (E) A. carotis communis

H02 ■
→ **5.158 Welche der genannten Strukturen ist am weitesten von der Schilddrüse entfernt?**
- (A) V. jugularis externa
- (B) V. jugularis interna
- (C) A. carotis communis
- (D) N. laryngeus recurrens
- (E) Glandula parathyroidea

H05 ■
→ **5.159 Welche Struktur ist aufgrund ihrer größten räumlichen Distanz am besten vor einer Schädigung im Rahmen einer Schilddrüsen-Operation geschützt?**
- (A) A. carotis communis
- (B) Glandulae parathyroideae superiores
- (C) Glandulae parathyroideae inferiores
- (D) N. laryngeus recurrens
- (E) N. phrenicus

H03 ■
→ **5.160 Durch die Skalenuslücke (Lücke zwischen M. scalenus anterior und medius) verläuft die**
- (A) A. axillaris
- (B) A. subclavia
- (C) A. vertebralis
- (D) A. thoracica interna
- (E) A. suprascapularis

H01
→ **5.161 Der M. scalenus anterior hat im unteren Halsbereich die _geringste_ räumliche Beziehung zum/zur**
- (A) A. subclavia
- (B) V. subclavia
- (C) Plexus brachialis
- (D) N. accessorius
- (E) N. phrenicus

5.11 Fragen aus Examen Frühjahr 2006

F06 ■
→ **5.162 Welche Zuordnung von Schlundtasche und ihrem Abkömmling trifft zu?**
- (A) 1. Schlundtasche   – Tonsilla palatina
- (B) 2. Schlundtasche   – Thymus
- (C) 3. und 4. Schlundtasche – Epithelkörperchen
- (D) 3. Schlundtasche   – Schilddrüsengewebe
- (E) 4. Schlundtasche   – C-Zellen der Schilddrüse

5.154 (A)   5.155 (C)   5.156 (C)   5.157 (E)   5.158 (A)   5.159 (E)   5.160 (B)   5.161 (D)   5.162 (C)

F06

→ 5.163 Welche Aussage zum Meatus nasi medius trifft zu?

(A) Er ist der Mündungsort des Ductus nasolacrimalis.
(B) Er geht direkt in den Recessus sphenoethmoidalis über.
(C) Seine Wand wird sensorisch von Ästen des N. nasopalatinus innerviert.
(D) Seine Wand wird arteriell aus Ästen der A. sphenopalatina versorgt.
(E) Er liegt kaudal der Concha nasalis inferior.

F06

→ 5.164 Blutungen der mittleren Nasenmuschel können so stark sein, dass eine Unterbindung der versorgenden Arterie nötig ist.
Diese Arterie ist die

(A) A. palatina descendens
(B) A. nasalis anterior
(C) A. sphenopalatina
(D) A. ethmoidalis anterior
(E) A. ethmoidalis posterior

F06 ■

→ 5.165 Beim Essen bleibt ein Essensrest zwischen den Zähnen stecken, der mit der Zungenspitze getastet werden kann.
Welcher Nerv leitet hauptsächlich dieses Tastempfinden?

(A) N. facialis
(B) N. glossopharyngeus
(C) N. mandibularis
(D) Chorda tympani
(E) N. hypoglossus

F06 ■

→ 5.166 Welche Aussage zum Trigonum caroticum trifft nicht zu?

(A) Es wird vom M. sternocleidomastoideus begrenzt.
(B) Es wird vom Venter superior des M. omohyoideus begrenzt.
(C) Es wird vom Venter posterior des M. digastricus begrenzt.
(D) In der Tiefe liegt die Aufgabelung der A. carotis communis.
(E) In ihm verläuft der N. phrenicus.

F06 ■

→ 5.167 Der Canalis pterygoideus enthält:

(A) parasympathische präganglionäre Fasern
(B) sympathische präganglionäre Fasern
(C) Rami alveolares superiores posteriores
(D) Rami nasales posteriores superiores
(E) N. pterygoideus medialis

F06 ■

→ 5.168 Nervenzellen im Ganglion geniculi

(A) beteiligen sich an der Innervation der Glandula sublingualis
(B) sind Perikaryen der Geschmacksfasern der vorderen 2/3 der Zunge
(C) sind an der Innervation der Paukenhöhle beteiligt
(D) beteiligen sich an der Innervation der Glandula lacrimalis über den N. petrosus major
(E) innervieren den Zungengrund

F06 ■

→ 5.169 Welche der folgenden Drüsen werden parasympathisch vom selben Ganglion aus innerviert?

(A) Glandula parotidea und Glandula submandibularis
(B) Glandula parotidea und Glandula sublingualis
(C) Glandula submandibularis und Glandula sublingualis
(D) Glandula lacrimalis und Glandula parotidea
(E) Glandulae nasales und Glandula submandibularis

F06 ■

→ 5.170 Die Innervation des M. cricothyroideus erfolgt durch/durch den

(A) N. laryngeus superior des N. vagus
(B) N. laryngeus recurrens
(C) Äste des N. glossopharyngeus
(D) Äste des N. accessorius
(E) N. hypoglossus

5.163 (D)   5.164 (C)   5.165 (C)   5.166 (E)   5.167 (A)   5.168 (B)   5.169 (C)   5.170 (A)

6   Leibeswand

6.1   Rücken

H96
→ **6.1   Welche Aussage über die Wirbelsäule trifft nicht zu?**
(A) Die Wirbelsäule besteht im Regelfall aus 24 präsakralen Wirbeln.
(B) Durch die Abwinkelung des Os sacrum zur Lendenwirbelsäule kommt es zu der für den Menschen charakteristischen Inclinatio pelvis von ca. 50–70 Grad.
(C) Die Krümmungen der Wirbelsäule in der Sagittalebene werden als Kyphosen und Lordosen bezeichnet.
(D) Eine seitliche Ausbiegung der Wirbelsäule wird als Skoliose bezeichnet.
(E) Beim Säugling ist die Lendenwirbelsäule in der Sagittalebene stärker gekrümmt als beim Erwachsenen.

F98
→ **6.2   Welche Aussage trifft nicht zu?**
Merkmale des 3.–6. Halswirbels sind:
(A) Unci corporis
(B) Foramina transversaria
(C) dreieckförmiges Foramen vertebrale
(D) gespaltene Dornfortsatzspitze
(E) Processus mamillares

H00 F98
→ **6.3   Die Articulatio atlantoaxialis mediana ist ein**
(A) Sattelgelenk
(B) Kugelgelenk
(C) Radgelenk
(D) Scharniergelenk
(E) Eigelenk

H02
→ **6.4   Welche der genannten Strukturen weist der erste Halswirbel (Atlas) nicht auf?**
(A) Massae laterales
(B) Facies (Fovea) articulares superiores
(C) Facies (Fovea) articulares inferiores
(D) Processus spinosus
(E) Arcus anterior

F00
→ **6.5   Welche Aussage über die Disci intervertebrales des Erwachsenen trifft nicht zu?**
(A) Sie werden außen von einem Ring, der zum größten Teil aus elastischen Fasern besteht, aufgebaut.
(B) Sie besitzen einen innenliegenden Nucleus pulposus.
(C) Sie sind an den Grund- bzw. Deckplatten der Wirbelkörper befestigt.
(D) Sie werden durch Diffusion versorgt.
(E) Sie verteilen die auf sie wirkende Belastung auf die angrenzende Deck- und Grundplatte.

H00
→ **6.6   Welche der in der untenstehenden Abbildung mit den Buchstaben A–E bezeichneten Strukturen eines Bewegungssegmentes der Lendenwirbelsäule ist nicht richtig benannt?**
(A) Fascia thoracolumbalis
(B) Lig. interspinale
(C) Lig. intertransversarium
(D) Anulus fibrosus
(E) Lig. longitudinale anterius

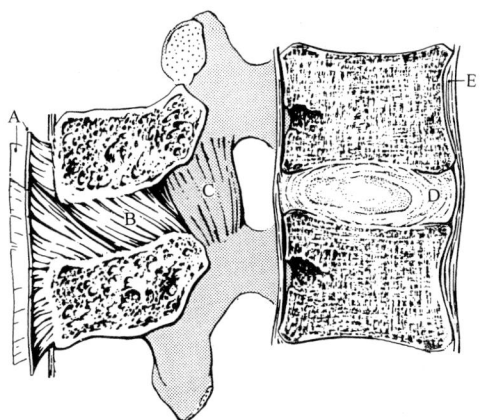

F02
→ **6.7   Welche der in Abbildung Nr. 142 der Bildanhangs mit den Buchstaben A–E bezeichneten Verbindungen der Lendenwirbelsäule (Ansicht von schräg hinten rechts, Teile der Wirbelbögen z. T. entfernt) ist nicht richtig benannt?**
(A) Lig. longitudinale anterius
(B) Lig. intertransversarium
(C) Lig. longitudinale posterius
(D) Capsula articularis einer Articulatio zygapophysialis
(E) Fascia thoracolumbalis

6.1 (E)   6.2 (E)   6.3 (C)   6.4 (D)   6.5 (A)   6.6 (C)   6.7 (B)

H02 ■

→ **6.8** Welche der in Abbildung Nr. 143 des Bildanhangs mit Buchstaben gekennzeichneten Strukturen ist <u>nicht</u> richtig benannt?

(A) Epiphysis anularis
(B) Foramen intervertebrale
(C) Pediculus arcus vertebrae
(D) Proc. costalis
(E) Proc. articularis superior

F01

→ **6.9** Welche Aussage über die Articulatio sacroiliaca trifft <u>nicht</u> zu?

(A) Sie ist eine Amphiarthrose.
(B) Sie wird durch feste Bänder gesichert.
(C) Sie weist einen Gelenkspalt auf.
(D) Sie besitzt überknorpelte Gelenkflächen.
(E) Sie ist parallel zur Frontalebene eingestellt.

F05 ■

→ **v6.10** Folgender Muskel wird von dorsalen Ästen der Spinalnerven versorgt:

(A) M. trapezius
(B) M. latissimus dorsi
(C) M. splenius cervicis
(D) M. rhomboideus
(E) M. quadratus lumborum

H05

→ **6.11** Zum M. erector spinae gehört/gehören

(A) M. trapezius
(B) M. latissimus dorsi
(C) Mm. rhomboidei
(D) Mm. iliocostales
(E) Mm. serrati posteriores

F97

→ **6.12** Die autochthone Rückenmuskulatur

(A) ist während der Entwicklung von ventral eingewandert
(B) besteht aus dem M. trapezius und dem M. latissimus dorsi
(C) wird in Brust- und Lendenbereich von der Fascia thoracolumbalis umfaßt
(D) besteht größtenteils aus Typ II-Muskelfasern, die zur schnellen Kontraktion befähigt sind
(E) wird von dem Rami anteriores der Spinalnerven versorgt

6.2 Brustwand

H94 ■

→ **6.13** Welche Aussage über das Zwerchfell trifft <u>nicht</u> zu?

(A) Es ist eine u. a. aus quergestreifter Muskulatur bestehende Trennwand zwischen Brust- und Bauchhöhle.
(B) Es wird motorisch aus den Rückenmarkssegmenten C_6–C_8 innerviert.
(C) Es entwickelt sich u. a. aus dem Septum transversum.
(D) Es weist im Bereich des Centrum tendineum das Foramen venae cavae auf.
(E) Seine rechte Kuppel steht höher als die linke.

F95 ■

→ **6.14** Welche Aussage zur Anatomie des Zwerchfells trifft <u>nicht</u> zu?
Das Diaphragma

(A) wird vom N. phrenicus motorisch innerviert
(B) entwickelt sich u. a. aus Myoblasten von Halsmyotomen
(C) wird von kaudal her von den Aa. phrenicae inferiores mit Blut versorgt
(D) besitzt im Bereich des Hiatus oesophageus einen Sphincter für die Speiseröhre
(E) hat u. a. Durchtrittsstellen für die Nn. splanchnici

H91

→ **6.15** Enge topographische Beziehungen zum Centrum tendineum des Zwerchfells hat:

(A) Lobus quadratus hepatis
(B) Tuber omentale pancreatis
(C) Lig. hepatogastricum
(D) Ligamentum coronarium hepatis
(E) Foramen omentale

H03 H00 ■ ■

→ **6.16** Durch die im Centrum tendineum des Zwerchfells gelegene Öffnung zieht

(A) die V. cava inferior
(B) der Truncus vagalis anterior
(C) der Ductus thoracicus
(D) die V. azygos
(E) die V. hemiazygos

6.8 (C)   6.9 (E)   6.10 (C)   6.11 (D)   6.12 (C)   6.13 (B)   6.14 (D)   6.15 (D)   6.16 (A)

H02

→ 6.17 Ein Arzt findet bei einer 64-jährigen Frau einen kleinen bräunlichen Hauttumor im Bereich der linken Skapularlinie in Höhe des 7. Thorakalwirbels. Er vermutet, dass der Tumor bösartig ist und die regionären Lymphknoten befallen haben könnte.
In welcher Körperregion würde er, unter Berücksichtigung der normalen Lymphabflusswege, bevorzugt nach vergrößerten Lymphknoten tasten?

(A) Regio occipitalis sinistra
(B) Regio nuchalis sinistra
(C) Regio axillaris sinistra
(D) Regio glutealis sinistra
(E) Regional über der Linea mediana posterior

F99 ■

→ 6.18 Die Abgabe des Sekretes der laktierenden Mamma aus den Drüsenendstücken durch Kontraktion der Myoepithelien wird stimuliert durch:

(A) Prolaktin
(B) LH
(C) FSH
(D) Vasopressin
(E) Oxytocin

6.3 Bauchwand

F04

→ 6.19 Ein 39-jähriger Mann leidet unter einem Magengeschwür, das akut in die Peritonealhöhle perforiert. Er verspürt daraufhin heftige Schmerzen und reflektorisch kommt es als Schutzmechanismus zu einer kräftigen Anspannung der platten Bauchmuskulatur.
Welcher der genannten Nerven enthält sowohl einen afferenten als auch einen efferenten Schenkel dieses Schutzreflexes?

(A) N. vagus
(B) N. phrenicus
(C) Nn. intercostales
(D) N. splanchnicus major
(E) Nn. splanchnici lumbales

F01

→ 6.20 Welche Aussage über die mit A–E bezeichneten Stellen (siehe Abbildung Nr. 144 des Bildanhangs) trifft nicht zu?

(A) Die mit A bezeichnete Vorwölbung wird durch den Proc. xiphoideus bedingt.
(B) Die mit B bezeichnete Vorwölbung wird durch einen Muskel bedingt, der u. a. vom Knorpel der 5. bis 7. Rippe entspringt.
(C) Die mit C bezeichnete Vorwölbung wird durch einen Muskel bedingt, der von der Außenfläche der 5. bis 12. Rippe entspringt.
(D) Unter der mit D bezeichneten Rinne liegt eine Struktur, die vornehmlich aus longitudinal verlaufenden Fasern aufgebaut ist.
(E) Das mit E bezeichnete Behaarungsmuster ist charakteristisch für den erwachsenen Mann.

H05 ■

→ 6.21 Der Nabel findet sich am häufigsten in folgendem Dermatom:

(A) T8
(B) T10
(C) L1
(D) L3
(E) L5

H04 ■

→ 6.22 Welche Aussage über die Rektusscheide trifft nicht zu?

(A) Sie besitzt ein vorderes und ein hinteres Blatt.
(B) Sie enthält u. a. die A. epigastrica superior.
(C) Sie ist ventral mit den Intersectiones tendineae des M. rectus abdominis verwachsen.
(D) Sie ist in erster Linie aus quer und diagonal verlaufenden Fasern aufgebaut.
(E) Sie bildet einen Teil der medialen Wand des Leistenkanals.

F96 ■

→ 6.23 Das hintere Blatt der Rektusscheide (M. rectus abdominis) oberhalb der Linea arcuata besteht aus den Sehnenplatten der folgenden Bauchmuskeln bzw. Faszien:

(A) M. obliquus externus und M. obliquus internus
(B) M. obliquus internus und M. transversus
(C) M. obliquus externus, M. obliquus internus und M. transversus
(D) nur M. transversus
(E) nur Fascia transversalis

6.17 (C)   6.18 (E)   6.19 (C)   6.20 (D)   6.21 (B)   6.22 (E)   6.23 (B)

H95 ■

→ 6.24   Unterhalb der Linea arcuata besteht die dorsale Bedeckung des M. rectus abdominis aus den Sehnenplatten der folgenden Bauchmuskeln bzw. Faszien:

(A) M. obliquus externus und M. obliquus internus
(B) M. obliquus internus und M. transversus
(C) M. obliquus externus, M. obliquus internus und M. transversus
(D) M. transversus und Fascia transversalis
(E) nur Fascia transversalis

H04

→ 6.25   Der Blutabfluss der vorderen Brust- und Bauchwand erfolgt nicht über die

(A) V. epigastrica superficialis
(B) V. epigastrica inferior
(C) V. epigastrica superior
(D) V. thoracica interna
(E) V. jugularis interna

F05 ■

→ 6.26   Welche der folgenden Strukturen muss der Chirurg nicht durchtrennen, wenn er die Appendix vermiformis durch Öffnung der Bauchhöhle am McBurney-Punkt entfernen will?

(A) M. transversus abdominis
(B) M. obliquus internus abdominis
(C) vorderes Blatt der Rektusscheide
(D) Fascia transversalis
(E) Peritoneum parietale

H00 ■ ■

→ 6.27   Welche Aussage über den Leistenkanal trifft nicht zu?

(A) Er beginnt innen medial der A. epigastrica inferior.
(B) Er öffnet sich im Anulus inguinalis superficialis.
(C) Er hat als Vorderwand die Aponeurose des M. obliquus abdominis externus.
(D) Er durchbricht die Bauchwand oberhalb des Lig. inguinale.
(E) Er enthält u. a. den Ramus genitalis des N. genitofemoralis.

F01

→ 6.28   Welche Aussage über das Lig. inguinale trifft nicht zu?

(A) Es ist die kaudale Fortsetzung der Aponeurose des M. obliquus externus abdominis.
(B) Es geht nach distal in die Fascia lata über.
(C) Es bildet die Vorderwand des Leistenkanals.
(D) Es steht mit dem Lig. lacunare direkt in Verbindung.
(E) Es ist an der Umrandung der Lacuna vasorum beteiligt.

H01 ■

→ 6.29   Unter welcher der mit den Buchstaben A–E bezeichneten Stellen (siehe Abbildung Nr. 145 des Bildanhangs) liegt am ehesten der Anulus inguinalis superficialis?

H95 ■

→ 6.30   Welche Aussage trifft nicht zu?
          Der Anulus inguinalis superficialis

(A) liegt lateral der Symphyse
(B) liegt oberhalb des Leistenbandes
(C) wird vom Crus mediale und laterale der Aponeurose des M. obliquus abdominis externus umfasst
(D) liegt medial der A. epigastrica inferior
(E) ist Bestandteil der Lacuna musculorum

H05 ■

→ 6.31   Der Anulus inguinalis profundus

(A) liegt medial der Fossa inguinalis medialis
(B) liegt lateral der A. epigastrica inferior
(C) liegt medial der obliterierten A. umbilicalis
(D) bildet die Bruchpforte einer direkten Leistenhernie
(E) ist Eintrittsstelle des N. ilioinguinalis

F96 ■

→ 6.32   Welches Gebilde begrenzt nicht den Leistenkanal?

(A) Ligamentum inguinale
(B) Unterrand des M. obliquus internus abdominis
(C) Sehnenplatte des M. obliquus externus abdominis
(D) Fascia transversalis
(E) lateraler Rand der Rektusscheide

F93

→ 6.33   Der M. cremaster ist eine Fortsetzung von Fasern des

(A) M. obliquus internus abdominis
(B) M. obliquus externus abdominis
(C) M. rectus abdominis
(D) M. iliacus
(E) M. pyramidalis

6.24 (E)   6.25 (E)   6.26 (C)   6.27 (A)   6.28 (C)   6.29 (D)   6.30 (E)   6.31 (B)   6.32 (E)   6.33 (A)

F99 F90 ■
Ordnen Sie den Strukturen der Liste 1 die jeweils zutreffende Struktur der Liste 2 (als Fortsetzung im Leistenkanal und am Hoden) zu!

Liste 1
→ 6.34 Fascia abdominis superficialis
→ 6.35 Fascia transversalis

Liste 2
(A) Tunica vaginalis testis
(B) Fascia spermatica externa
(C) Fascia spermatica interna
(D) Epiorchium
(E) Periorchium

F93 ■
→ 6.36 Am Cremasterreflex sind beteiligt:
(A) Rückenmarkssegment S3
(B) R. genitalis des N. genitofemoralis
(C) R. posterior des N. obturatorius
(D) N. ilioinguinalis
(E) N. iliohypogastricus

H04 ■ ■
→ 6.37 Ein Patient klagt über Schmerzen in der Leistengegend. Der Arzt stellt eine Hernie fest. Die Bruchpforte liegt oberhalb des Leistenbands. Eine Arterie liegt an ihrer lateralen Seite. Um welche Form einer Hernie handelt es sich?
(A) Hernia inguinalis lateralis acquisita
(B) Hernia inguinalis lateralis congenita
(C) Hernia inguinalis medialis
(D) Hernia femoralis
(E) Hernia obturatoria

H99 ■ ■
→ 6.38 Welche Aussage über indirekte Leistenhernien trifft nicht zu?
(A) Der Leistenbruch tritt durch den Anulus inguinalis superficialis aus.
(B) Bauchhöhleninhalt kann sich im Processus vaginalis peritonei befinden.
(C) Sie können angeboren sein.
(D) Die innere Bruchpforte liegt medial der A. epigastrica inferior.
(E) Die (äußere) Bruchpforte liegt kranial des Ligamentum inguinale.

H04
→ 6.39 Welcher der genannten Nerven ist wegen seiner Lage bei der chirurgischen Behandlung von Leistenhernien besonders gefährdet?
(A) N. cutaneus femoris lateralis
(B) N. ilioinguinalis
(C) N. subcostalis
(D) N. obturatorius
(E) N. femoralis

6.4 Becken, Beckenwände

H92 ■
→ 6.40 Welche Aussage trifft nicht zu? Von außen sind beim Lebenden am Becken zu tasten:
(A) Spina ischiadica
(B) Crista iliaca
(C) Spina iliaca anterior superior
(D) Tuberculum pubicum
(E) Tuber ischiadicum

H02
→ 6.41 Welche der in Abbildung Nr. 146 des Bildanhangs mit (A)–(E) gekennzeichneten Strukturen ist nicht richtig benannt?
(A) Pfannendacherker
(B) Fovea capitis femoris
(C) Fossa acetabuli
(D) Trochanter minor
(E) Ramus inferior ossis pubis

H89
→ 6.42 Welche Aussage zum weiblichen Becken trifft nicht zu?
(A) Die Führungslinie des Geburtskanals ist beim Menschen um annähernd 90° abgewinkelt.
(B) Die größte Weite der Beckeneingangsebene liegt im queren Durchmesser.
(C) Die engste Stelle des Geburtskanales liegt in der Beckeneingangsebene.
(D) Der Geburtskanal ist am Beckenausgang längsoval.
(E) Die Weite des Beckenausgangs ist u. a. abhängig vom Abstand der Tubera ischiadica.

H01 H98 F95 H90 ■ ■

→ **6.43** Als Conjugata vera (obstetrica) wird bezeichnet:
(A) der größte sagittale Durchmesser in der Beckeneingangsebene
(B) der Abstand von Symphysenoberkante und Promontorium
(C) der Abstand von Symphysenunterkante und Steißbeinspitze
(D) der kleinste Durchmesser der Beckenausgangsebene
(E) der Abstand zwischen Rückfläche der Symphyse und Promontorium

F00

→ **6.44** Welche Bezeichnung (A–E) in der Abbildung (Medianschnitt durch das knöcherne Becken) trifft <u>nicht</u> zu?

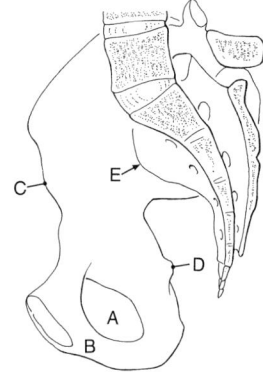

(A) Foramen obturatum
(B) Pecten ossis pubis
(C) Spina iliaca anterior inferior
(D) Spina ischiadica
(E) Articulatio sacroiliaca

F93 ■ ■

→ **6.45** Zum Diaphragma pelvis gehört:
(A) M. levator ani
(B) M. transversus perinei profundus
(C) M. transversus perinei superficialis
(D) Fascia diaphragmatica urogenitalis superior
(E) Ligamentum transversum perinei

F04

→ **6.46** Welcher der Muskeln weist <u>keinen</u> in das Centrum (tendineum) perinei einstrahlenden Anteil auf?
(A) M. levator ani
(B) M. transversus perinei superficialis
(C) M. bulbospongiosus
(D) M. ischiocavernosus
(E) M. sphincter ani externus

H01 ■

→ **6.47** Welche Aussage über den M. levator ani trifft <u>nicht</u> zu?
(A) Er entspringt u. a. von der Fascia obturatoria.
(B) Er strahlt in den M. sphincter ani externus ein.
(C) Er begrenzt die Fossa ischioanalis.
(D) Er begrenzt den Hiatus urogenitalis.
(E) Er wird aus dem Plexus lumbalis innerviert.

F98 ■

→ **6.48** Welche Aussage über den M. levator ani trifft <u>nicht</u> zu?
(A) Der Muskel entspringt u. a. von einem Sehnenstreifen, der in die Faszie des M. obturatorius internus eingewoben ist.
(B) Der von beiden Muskeln gebildete Spalt (Levatorspalt) wird von unten durch das Diaphragma urogenitale gedeckt.
(C) Die Kontraktion des Muskels leitet die Defäkation ein.
(D) Laterokaudal des Muskels verläuft die A. pudenda interna.
(E) Er wird von Ästen des Plexus sacralis innerviert.

H03

→ **6.49** Durch das Levatortor des Diaphragma pelvis verläuft
(A) der Darmkanal
(B) die A. profunda penis
(C) der Bulbus penis
(D) der N. pudendus
(E) der Funiculus spermaticus

F03 ■

Ordnen Sie den Strukturen der Liste 1 die richtige Aussage der Liste 2 zu!

Liste 1
→ **6.50** Diaphragma pelvis
→ **6.51** sog. Diaphragma urogenitale

Liste 2
(A) entspricht der Wand zwischen Harnröhre und Vagina
(B) enthält den M. sphincter urethrae externus
(C) spielt für die Stuhl-Kontinenz eine Rolle
(D) entspricht der Peritonealauskleidung des kleinen Beckens
(E) entspringt von der Linea terminalis des kleinen Beckens

6.43 (E)   6.44 (B)   6.45 (A)   6.46 (D)   6.47 (E)   6.48 (C)   6.49 (A)   6.50 (C)   6.51 (B)

H99

→ **6.52** Welche Aussage trifft nicht zu?
Das Diaphragma urogenitale

(A) wird u. a. vom M. transversus perinei profundus aufgebaut
(B) ist seitlich am Ramus inferior ossis pubis angeheftet
(C) wird u. a. von tiefen Ästen des N. obturatorius innerviert
(D) wird bei der Frau von Urethra und Vagina durchzogen
(E) enthält beim Mann die Glandula bulbo-urethralis

H03 F84 ■ ■

→ **6.53** Der N. pudendus und die Vasa pudenda interna verlaufen in einer Duplikatur der Faszie des

(A) M. piriformis
(B) M. transversus perinei profundus
(C) M. levator ani
(D) M. obturatorius externus
(E) M. obturatorius internus

F92 ■

→ **6.54** Welche Aussage trifft nicht zu?
An der Begrenzung der Fossa ischioanalis sind beteiligt:

(A) Fascia pelvis visceralis
(B) Fascia obturatoria
(C) Fascia diaphragmatica urogenitalis superior
(D) Fascia diaphragmatica pelvis inferior
(E) Ligamentum sacrotuberale

H04 ■ ■

→ **6.55** Welche Aussage über den N. obturatorius trifft nicht zu?

(A) Er entspringt aus dem Plexus lumbalis.
(B) Er verläuft an der Wand des kleinen Beckens.
(C) Er durchzieht den Canalis femoralis.
(D) Er innerviert den M. gracilis.
(E) Er versorgt sensibel ein Hauptgebiet an der medialen Seite des Oberschenkels.

H05

→ **6.56** Im Zusammenhang mit einer Eierstockentzündung rechts klagt eine Patientin über Schmerzen auf der Innenseite des rechten Oberschenkels.
Welcher der folgenden Nerven könnte durch die Entzündung am ehesten gereizt sein?

(A) N. femoralis
(B) N. genitofemoralis
(C) N. iliohypogastricus
(D) N. obturatorius
(E) N. ilioinguinalis

Fragen aus Examen
6.5 **Frühjahr 2006**

F06 ■

→ **6.57** Welche Aussage über die Fascia transversalis trifft nicht zu?

(A) Sie liegt dem Peritoneum parietale an.
(B) Sie heftet sich kaudal am Lig. inguinale an.
(C) Sie bildet beim Mann einen Faszientrichter, der in den Canalis inguinalis hineinzieht.
(D) Sie wird medial vom Anulus inguinalis profundus durch das Lig. interfoveolare verstärkt.
(E) Sie zieht kaudal der Linea arcuata in das ventrale Blatt der Rektusscheide.

F06

→ **6.58** Im Funiculus spermaticus liegt zwischen Fascia spermatica interna und externa:

(A) M. cremaster
(B) Ductus deferens
(C) A. ductus deferentis
(D) A. testicularis
(E) Plexus pampiniformis

F06 ■

→ **6.59** Läsionen von Rückenmark und/oder Spinalnervenwurzeln können zu Atemstörungen durch Lähmung des Zwerchfells führen.
Das Zwerchfell wird in der Regel innerviert aus Nerven des Segmentes

(A) C2
(B) C4
(C) C6
(D) T8
(E) T10

7   Brusteingeweide

7.1   Entwicklung von Pleurahöhlen, Herz und Lunge

F95 ■

→ 7.1   Welche Aussage über das Foramen ovale cordis trifft nicht zu?

(A) Im fetalen Kreislauf ist es ein Shunt zwischen rechtem und linkem Herzen.
(B) Es leitet pränatal den Hauptblutstrom vom rechten Vorhof direkt zum linken Vorhof.
(C) Es leitet pränatal das Blut des Lungenkreislaufs zum linken Vorhof.
(D) Es wird perinatal nur „funktionell" verschlossen.
(E) Es kann beim Erwachsenen noch „sondendurchgängig" sein.

H95

→ 7.2   Welche Aussage zur Umwandlung embryonaler bzw. fetaler Gefäßabschnitte trifft nicht zu?

(A) Die Anfangsteile der Aa. umbilicales geben die Aa. vesicales superiores ab.
(B) Die distalen Teile der Aa. umbilicales werden zu den Ligg. umbilicalia medialia.
(C) Der Ductus arteriosus Botalli wird zum Ligamentum arteriosum zwischen linker A. pulmonalis (bzw. Truncus pulmonalis) und Aortenbogen.
(D) Die rechte Aorta dorsalis bleibt als Truncus brachiocephalicus erhalten.
(E) Die vierte linke Pharyngealbogenarterie ist an der Bildung des definitiven Aortenbogens beteiligt.

H97 ■ ■

Ordnen Sie den Gefäßabschnitten des Erwachsenen (Liste 1) die jeweils am ehesten zutreffende embryonale Vorläuferstruktur (Liste 2) zu!

Liste 1
→ 7.3   definitiver Aortenbogen
→ 7.4   Ductus arteriosus

Liste 2
(A) III. Aortenbogen
(B) IV. Aortenbogen
(C) VI. Aortenbogen
(D) Truncus pulmonalis
(E) Ductus venosus

F93

→ 7.5   Welche Fehlbildung am Herzen zählt nicht zur Fallotschen Tetralogie (Tetrade)?

(A) offenes Foramen ovale
(B) Ventrikelseptumdefekt
(C) „Reitende" Aorta
(D) Pulmonalstenose
(E) Hypertrophie des rechten Ventrikels

H03

→ 7.6   Bei einer von Geburt an bestehenden Einengung oder sogar einem Verschluss am Isthmus aortae unmittelbar unterhalb der Einmündung des Ductus arteriosus bzw. Insertion des Ligamentum arteriosum kann sich über normalerweise bestehende Anastomosen ein Umgehungskreislauf entwickeln, der eine Versorgung der unteren Körperhälfte gewährleistet. Welche der folgenden Arterien ist nicht an dieser Anastomosenstrecke beteiligt?

(A) A. subclavia
(B) A. thoracica interna
(C) A. thoracica lateralis
(D) Rr. intercostales anteriores
(E) Aa. intercostales posteriores

F05

→ 7.7   Die endodermalen Anteile von Trachea und Lunge entstehen aus einer Epithelknospe bzw. einem Divertikel an der/dem

(A) Zunge im Bereich des späteren Foramen caecum
(B) ventralen Bereich zwischen rechter und linker 3. Schlundtasche
(C) Rachenmembran
(D) Dorsalseite des Septum oesophagotracheale
(E) ventralen Zone des Vorderdarms

7.1 (C)   7.2 (D)   7.3 (B)   7.4 * * *   7.5 (A)   7.6 (C)   7.7 (E)

7.2   Atmungsorgane

H03 ■

→ 7.8   Bei einem 45-jährigen Mann fällt bei einer Röntgenuntersuchung des Thorax ein vergrößerter Winkel zwischen den beiden Stammbronchien auf. Dies beruht auf einer Vergrößerung eines dort liegenden Organs/Organabschnitts.
Aufgrund der normalen Lage der Organe handelt es sich dabei am wahrscheinlichsten um den

(A) linken Herzvorhof
(B) rechten Herzvorhof
(C) linken Herzventrikel
(D) Aortenbogen
(E) Thymus

H05

→ 7.9   Welche Aussage über die Lungensegmente trifft zu?

(A) Der Oberlappen der rechten Lunge enthält 4 Segmente.
(B) Der Mittellappen der rechten Lunge enthält 2 Segmente.
(C) Das 3. Segment des linken Oberlappens wird kaudal von der Fissura horizontalis begrenzt.
(D) Der Oberlappen der linken Lunge enthält normalerweise 3 Segmente.
(E) Im Unterlappen der rechten Lunge fehlt meistens das 8. Segment.

H03

→ 7.10   Das Schema zeigt eine Zeichnung einer seitlichen Thoraxaufnahme mit der rechten Lunge. Das mit einem Kreuz bezeichnete Segment entspricht dem

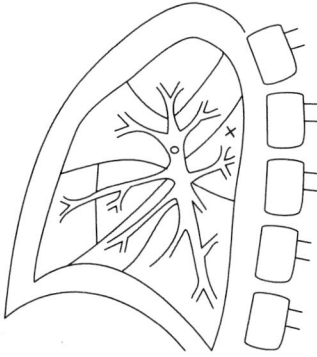

(A) apikalen Oberlappensegment (Segmentum apicale lobi superioris)
(B) posterioren Oberlappensegment (Segmentum posterius lobi superioris)
(C) Lingulasegment
(D) apikalen Unterlappensegment (Segmentum superius lobi inferioris)
(E) posterobasalen Unterlappensegment (Segmentum basale posterius lobi inferioris)

H05 H02 ■

→ 7.11   Ein Patient gibt an, dass er einen Erdnusskern „eingeatmet" habe, als er am Tisch saß.
Aus Gründen der anatomischen Geometrie des Bronchialbaums könnte dieser Fremdkörper am ehesten gelangt sein in den

(A) linken Unterlappenbronchus
(B) linken Oberlappenbronchus
(C) rechten Oberlappenbronchus
(D) rechten Mittellappenbronchus
(E) rechten Unterlappenbronchus

H96

→ 7.12   Die Rr. bronchiales zur arteriellen Eigenversorgung der Lunge entspringen im Regelfall

(A) direkt aus der Aorta thoracica und aus der 3. und/ oder 4. rechten, dorsalen Interkostalarterie
(B) aus den Aa. pulmonales
(C) aus den 5.–8. Aa. intercostales
(D) aus den Aa. pericardiophrenicae
(E) aus den Rr. Mediastinales

7.8 (A)   7.9 (B)   7.10 (D)   7.11 (E)   7.12 (A)

H02

→ **7.13   Welcher Weg des Blutflusses ist in der Lunge am wenigsten wahrscheinlich?**
(A) von Bronchialarterien in Bronchialkapillaren
(B) von Bronchialarterien in Alveolarkapillaren
(C) von Bronchialkapillaren in Pulmonalvenen
(D) von Bronchialkapillaren in Bronchialvenen
(E) von Alveolarkapillaren in Bronchialvenen

H01 ■■

→ **7.14   Welche Aussage über die Bronchien trifft nicht zu?**
(A) Sie enthalten in ihrem Epithel zilientragende Zellen.
(B) Sie enthalten in ihrem Epithel schleimresorbierende Zellen.
(C) Sie enthalten in ihrer Wand glatte Muskulatur.
(D) Sie enthalten in ihrer Wand Knorpel.
(E) Sie enthalten seromuköse Drüsen.

F02 ■■

→ **7.15   Bronchioli bzw. Bronchioli terminales enthalten nicht:**
(A) in ihrer Wand glatte Muskulatur
(B) in ihrem Epithel zilientragende Zellen
(C) in ihrem Epithel Clara-Zellen
(D) in ihrer Wand seromuköse Drüsen
(E) in ihrer Wand sympathische Nervenfasern

F98 F96 H93 ■■

→ **7.16   Welche Aussage über Bronchioli trifft nicht zu?**
(A) Sie sind mit Flimmerepithel ausgekleidet.
(B) Sie enthalten reichlich Becherzellen.
(C) Ihre Wand enthält viel glatte Muskulatur.
(D) In ihrer Wand fehlt Knorpelgewebe.
(E) Ihr Epithel enthält Clara-Zellen.

F97 F88 H85 ■■

→ **7.17   In Bronchioli respiratorii findet man**
(A) mehrreihiges Epithel
(B) Becherzellen
(C) elastische Fasern
(D) Knorpel
(E) Glandulae bronchiales

H01

→ **7.18   Die Abbildung Nr. 147 des Bildanhangs zeigt einen histologischen Schnitt der Alveolarregion der Lunge.**
Wozu tragen die färberisch besonders hervortretenden Strukturen am ehesten bei?
(A) Reduktion der Oberflächenspannung
(B) Regulation des Atemwegswiderstands
(C) Retraktionskraft der Lunge
(D) Erleichterung des Gasaustauschs
(E) Bildung der Blut-Luft-Schranke

H01 ■■

→ **7.19   Zu den charakteristischen Bestandteilen des (Inter-)Alveolarseptums (Alveolarwand) gehören nicht:**
(A) elastische Fasern
(B) Pneumozyten Typ I
(C) Surfactant bildende Zellen
(D) Blutkapillaren
(E) Lymphkapillaren

F04 ■

→ **7.20   Welche Aussage über Typ-II-Pneumozyten trifft nicht zu?**
(A) Sie sezernieren Phospholipide.
(B) Sie sezernieren Surfactantproteine.
(C) Sie sezernieren Substanzen zum Opsonieren von Bakterien.
(D) Sie sind teilungsfähig (postmitotisch).
(E) Sie nehmen ihre Funktion schon vor der Geburt auf.

H04

→ **7.21   Die auf dem EM-Bild (siehe Abbildung Nr. 148 des Bildanhangs) markierte Zelle ist ein/eine**
(A) eosinophiler Granulozyt
(B) neutrophiler Granulozyt
(C) Mastzelle
(D) Surfactant-bildende Zelle
(E) muköse Drüsenzelle

7.13 (E)   7.14 (B)   7.15 (D)   7.16 (B)   7.17 (C)   7.18 (C)   7.19 (E)   7.20 (D)   7.21 (D)

F05 ■

Ordnen Sie den in der Abbildung Nr. 149 des Bildanhangs (EM-Bild aus der Lunge) mit 1 und 2 markierten Zellen die jeweils zutreffende Aussage der Liste 2 zu!

Liste 1

→ 7.22 Zelle 1
→ 7.23 Zelle 2

Liste 2

(A) ist eine Endothelzelle
(B) sezerniert Perforine
(C) sezerniert Phospholipide
(D) geht aus einer aus dem Knochenmark stammenden Zelle hervor
(E) ist bis zur Geburt noch funktionsunfähig

F05 ■

→ 7.24 Welche Aussage über Pneumozyten Typ II trifft nicht zu?
(A) Sie sezernieren Phospholipide.
(B) Sie sezernieren Surfactantproteine.
(C) Sie sezernieren Substanzen zum Opsonieren von Bakterien.
(D) Sie sind die Stammzellen für die Pneumozyten Typ I.
(E) Sie reifen erst nach der Geburt zu funktionsfähigen Zellen heran.

F96 H91 ■

→ 7.25 Am Aufbau der Blut-Luft-Schranke ist nicht beteiligt
(A) das Cytoplasma der Endothelzellen der Kapillaren
(B) die verschmolzenen Basalmembranen der Kapillaren und des Alveolarepithels
(C) das Cytoplasma der Alveolarepithelzellen
(D) die Alveolarmakrophagen
(E) der Surfactant

H04

→ 7.26 Im Sputum eines Herzkranken finden sich zahlreiche sog. Herzfehlerzellen, d. h. der Lunge entstammende, mit Hämosiderin aus zugrunde gegangenen Erythrozyten beladene Zellen.
Welche der folgenden Zelltypen sind als deren Mutterzellen anzusehen?
(A) Pneumozyten Typ I
(B) Pneumozyten Typ II
(C) Mastzellen
(D) Clara-Zellen
(E) Makrophagen

H02

→ 7.27 Ein 28-jähriger Mann erleidet eine Stichverletzung in der rechten mittleren Axillarlinie zwischen der 8. und 9. Rippe bis in die Leber, als er gerade ausgeatmet hat.
Am wenigsten zu erwarten ist dabei eine Verletzung von:
(A) Pleura parietalis
(B) Pleura visceralis
(C) Diaphragma
(D) Peritoneum parietale
(E) Peritoneum viscerale

H02 ■

→ 7.28 Ein 85-jähriger Patient weist links einen geringen Pleuraerguss auf und wird im Stehen geröntgt.
Aufgrund der Schwerkraft sammelt sich die Ergussflüssigkeit überwiegend in/im:
(A) Sinus obliquus pericardii
(B) Recessus phrenicomediastinalis
(C) Recessus costomediastinalis
(D) der Vertiefung im Bereich der Fissura horizontalis pulmonis
(E) Recessus costodiaphragmaticus

F97 F90 H86 ■ ■

→ 7.29 Die Flüssigkeitsmenge im Interpleuralspalt einer Pleurahöhle beträgt normalerweise ca.
(A) 5 ml
(B) 50 ml
(C) 100 ml
(D) 150 ml
(E) 200 ml

F93

→ 7.30 Welche Aussage trifft nicht zu?
An der Innervation der Pleura beteiligen sich:
(A) Nn. intercostales
(B) N. phrenicus
(C) N. vagus
(D) Plexus pulmonalis
(E) Nn. pectorales

F99 F91 H85 ■

→ 7.31 In unmittelbarer Nähe des höchsten Punktes der Pleurakuppel hinweg zieht der/die
(A) N. phrenicus
(B) A. subclavia
(C) A. thoracica interna
(D) Truncus sympathicus
(E) N. vagus

7.22 (D) 7.23 (C) 7.24 (E) 7.25 (D) 7.26 (E) 7.27 (B) 7.28 (E) 7.29 (A) 7.30 (E) 7.31 (B)

H02 H00 F98 F86 ■ ■

→ **7.32   Der rechten Pleurakuppel liegt am nächsten:**
(A) A. carotis communis
(B) V. jugularis interna
(C) V. subclavia
(D) Ductus thoracicus
(E) Ösophagus

H05 ■

→ **7.33   Bei der allgemeinen körperlichen Untersuchung dient der Angulus sterni topographisch primär als Orientierungspunkt zur Lokalisation**
(A) des Sternoklavikulargelenkes
(B) der 1. Rippe
(C) der 2. Rippe
(D) der 4. Rippe bzw. des 4. Zwischenrippenraumes
(E) der Regio epigastrica

F05

→ **7.34   Aus diagnostischen Gründen wird am Oberrand des Sternums ein Hautschnitt gelegt und ein Endoskop hinter dem Sternum nach kaudal geführt (Mediastinoskopie).**
Welche Struktur ist zwischen dem Periost des Sternums und der V. brachiocephalica sinistra zu erkennen?
(A) Glandula thyroidea
(B) Thymus
(C) V. hemiazygos accessoria
(D) N. phrenicus
(E) Truncus brachiocephalicus

7.3   Ösophagus

H98 ■ ■

→ **7.35   Welche Aussage zu Lage und Gestalt des Ösophagus des gesunden jungen Erwachsenen trifft zu?**
(A) Die Gesamtlänge beträgt ca. 40 cm.
(B) Er beginnt in Höhe des 4. Halswirbels.
(C) Er liegt dem rechten Herzvorhof von dorsal an.
(D) Seine engste Stelle liegt in Nachbarschaft des Arcus aortae.
(E) Er mündet in die Kardia des Magens in Höhe des 10.–11. Brustwirbels.

H96 ■

→ **7.36   Welche Aussage über den Ösophagus trifft nicht zu?**
(A) Er besitzt sowohl quergestreifte als auch glatte Muskelfasern.
(B) Er beginnt etwa in Höhe des 6. Halswirbels.
(C) Er liegt der Trachea an.
(D) Er ist vom Atrium sinistrum durch Perikard getrennt.
(E) Er besitzt im Bereich des Hiatus oesophageus einen Ringmuskel, in den Muskelfasern des Zwerchfells einstrahlen.

H01 ■ ■

→ **7.37   Welcher Herzraum hat die engste räumliche Beziehung zum Ösophagus?**
(A) Atrium dextrum
(B) Atrium sinistrum
(C) Auricula dextra
(D) Auricula sinistra
(E) Ventriculus sinister

7.4   Thymus

H96 ■

→ **7.38   Welche Aussage trifft nicht zu?**
Der jugendliche Thymus enthält
(A) Epithelzellen
(B) Fibroblasten
(C) Makrophagen
(D) Thymozyten
(E) Zentroblasten

7.5   Herz

F04

→ **7.39   Welcher der folgenden Herzanteile ist nicht richtig der entsprechenden Herzaußenfläche zugeordnet?**
(A) rechte Kammer   – Facies sternocostalis
(B) linke Kammer   – Facies diaphragmatica
(C) linker Vorhof   – Facies posterior
(D) rechter Vorhof   – Facies diaphragmatica
(E) Conus arteriosus – Facies posterior

H04

→ **7.40 Die Crista terminalis des Herzens trennt**
(A) den aus dem Sinushorn entstandenen Bereich von dem aus dem primitiven Atrium entstandenen Bereich des rechten Atriums
(B) Auricula sinistra vom Hauptabschnitt des linken Atriums
(C) Pars membranacea von Pars muscularis des Septum interventriculare
(D) Einflussbahn von Ausstrombahn im rechten Ventrikel
(E) Einflussbahn von Ausstrombahn im linken Ventrikel

H04 ■

→ **7.41 Welche Aussage zum Herzskelett trifft <u>nicht</u> zu?**
(A) Es besteht vorwiegend aus elastischem Bindegewebe.
(B) Es trennt das Arbeitsmyokard des Vorhofs von dem der Kammer.
(C) An seinem Anulus fibrosus dexter entspringen die Segel der Valva tricuspidalis.
(D) Das Trigonum fibrosum dextrum wird vom Fasciculus atrioventricularis durchbohrt.
(E) Die Pars membranacea des Septum interventriculare gehört zum Herzskelett bzw. grenzt daran an.

H03

→ **7.42 Die Bildung des Atrialen Natriuretischen Peptids (ANP) erfolgt in den Herzvorhöfen im Wesentlichen durch**
(A) parasympathische Nervenfasern
(B) Fibroblasten
(C) sympathische Nervenfasern
(D) Herzmuskelzellen
(E) Endothelzellen des Endokards

F03 ■

→ **7.43 Die Papillarmuskeln des Herzens**
(A) sind Abspaltungen des Herzskeletts
(B) sind Teile des Erregungsleitungssystems
(C) verhindern mit den Chordae tendineae ein „Durchschlagen" der Segelklappen in den Vorhof während der Systole
(D) halten die Segelklappen in der Diastole offen
(E) sind Abspaltungen der Pars membranacea des Septum cordis

F01 F98 H92 ■ ■
Ordnen Sie den beiden Herzklappen der Liste 1 die richtige Aussage der Liste 2 zu!

Liste 1
→ **7.44 Valva tricuspidalis**
→ **7.45 Valva mitralis**

Liste 2
(A) schließt sich zu Beginn der Diastole
(B) schließt sich am Ende der Systole
(C) verhindert den Rückfluss des venösen Blutes
(D) ist frei von Nervenfasern
(E) muß die Schließung des zugehörigen Ostiums bei Druckgradienten von mehr als 100 mmHg gewährleisten

F96 H90 ■

→ **7.46 Welche der folgenden Aussagen zu den Koronararterien (Regelfall) trifft <u>nicht</u> zu?**
(A) Beide Koronararterien entspringen unmittelbar oberhalb der Aortenklappe aus der Aorta ascendens.
(B) Beide Koronararterien haben einen Ramus interventricularis.
(C) Beide Koronararterien sind an der Versorgung der Kammerscheidewand beteiligt.
(D) Der Sinusknoten wird nur von der A. coronaria dextra versorgt.
(E) Der Atrioventrikularknoten wird nur von der A. coronaria sinistra versorgt.

H95 ■
In der Liste 1 sind zwei Herzkranzgefäße aufgeführt. Dazu sind in Liste 2 verschiedene Aussagen gemacht, von denen manche für beide Herzkranzgefäße, andere jedoch nur für ins der beiden Herzkranzgefäße zutreffen.
Ordnen Sie den in Liste 1 genannten Herzkranzgefäßen die jeweils nur für dieses Herzkranzgefäß allein zutreffende Aussage der Liste 2 zu!

Liste 1
→ **7.47 Welche Aussage trifft nur für die A. coronaria dextra zu?**
→ **7.48 Welche Aussage trifft nur für die A. coronaria sinistra zu?**

Liste 2
(A) versorgt das Septum interventriculare
(B) versorgt die Papillarmuskeln
(C) versorgt einen Knoten des Erregungsleitungssystems
(D) versorgt die Seitenwand des linken Ventrikels
(E) verläuft im Sulcus coronarius

7.40 (A)   7.41 (A)   7.42 (D)   7.43 (C)   7.44 (C)   7.45 (E)   7.46 (E)   7.47 (C)   7.48 (D)

H05 ■

→ 7.49 Ein Patient kommt zur Durchführung einer Herzkatheter-Untersuchung. Der Hausarzt teilt Ihnen mit, dass er über der linken „Seitenwand" eindeutige Zeichen einer Durchblutungsstörung gesehen habe (ST-Hebung in V_5–V_6).
In welchem Anteil des Koronarsystems erwarten Sie einen Verschluss?
(A) Ramus interventricularis posterior
(B) Ramus circumflexus der A. coronaria sinistra oder ihr R. marginalis
(C) Ramus interventricularis anterior im distalen Drittel
(D) A. coronaria sinistra vor Abgang des Ramus circumflexus
(E) proximaler Abschnitt der A. coronaria dextra

H02 F01 ■ ■

→ 7.50 Der AV-Knoten des Herzens wird (im Regelfall) mit arteriellem Blut versorgt
(A) aus dem Ramus circumflexus der A. coronaria sinistra
(B) aus dem Ramus interventricularis anterior der A. coronaria sinistra
(C) aus der A. coronaria dextra
(D) direkt aus dem linken Vorhof
(E) direkt aus der linken Kammer

H01

→ 7.51 Bei einer Durchblutungsstörung des Herzmuskels durch eine isolierte Stenose (Einengung) einer Koronararterie kann man durch eine Operation aus einer herznahen Arterie Blut in den nicht betroffenen Teil dieser Koronararterie umleiten.
Welche der genannten Arterien liegt am nächsten zum Herzen und kann deshalb bei einer solchen Operation am ehesten verwendet werden?
(A) A. thoracica lateralis
(B) A. thoracodorsalis
(C) A. intercostalis suprema
(D) A. intercostalis posterior IV
(E) A. thoracica interna

F99

→ 7.52 Welche Aussage zur Innervation des Herzens einschließlich der Ganglia cardiaca trifft nicht zu?
Die Innervation erfolgt durch
(A) sensible Fasern im Nervus vagus
(B) präganglionäre parasympathische Fasern aus dem Hirnstamm
(C) sensible Fasern, die in thorakalen Spinalsegmenten enden
(D) postganglionäre parasympathische Fasern aus dem Ganglion cervicale medium
(E) postganglionäre sympathische Fasern aus dem Ganglion stellatum

H05 ■

→ 7.53 Welche Aussage zum Atrioventrikularknoten trifft zu?
(A) Er ist für die unverzögerte Erregungsfortleitung von den Vorhöfen in die Ventrikel erforderlich.
(B) Er liegt zwischen der Mündung des Sinus coronarius und dem Trigonum fibrosum dextrum.
(C) Seine Blutversorgung erfolgt in der Regel durch einen Ast der A. coronaria sinistra.
(D) Er dehnt sich in die Pars membranacea des Ventrikelseptums aus.
(E) Er liegt zwischen den Trigona fibrosa dextrum und sinistrum.

H94

→ 7.54 Welches ist der normale Verlauf der Erregungsausbreitung im Herzen?
(A) Sinusknoten → His-Bündel → Atrioventrikularknoten → Purkinje-Fasern → Kammerschenkel
(B) Atrioventrikularknoten → Sinusknoten → His-Bündel → Kammerschenkel → Purkinje-Fasern
(C) Sinusknoten → Atrioventrikularknoten → His-Bündel → Kammerschenkel → Purkinje-Fasern
(D) Sinusknoten → Purkinje-Fasern → Atrioventrikularknoten → His-Bündel → Kammerschenkel
(E) Atrioventrikularknoten → Purkinje-Fasern → Sinusknoten → His-Bündel → Kammerschenkel

F05 ■

→ 7.55 Die Erregungsübertragung zwischen zwei Herzmuskelzellen erfolgt an den Glanzstreifen über
(A) chemische Synapsen
(B) Nexus
(C) Desmosomen
(D) Varikositäten („Synapse en passant")
(E) Zonulae adhaerentes

7.49 (B)   7.50 (C)   7.51 (E)   7.52 (D)   7.53 (B)   7.54 (C)   7.55 (B)

H04 ■
→ 7.56 Die Abbildung zeigt eine schematisierte Darstellung der Hinterwand des Herzbeutels nach Herausnahme des Herzens.

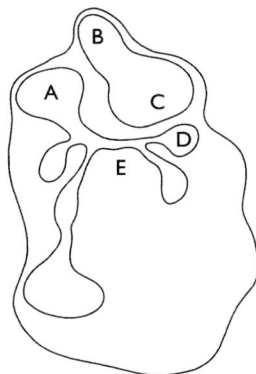

Welche Aussage zu den mit A–E markierten Anteilen trifft zu?
(A) A: Hier verlässt die Aorta den Herzbeutel.
(B) B: Hier tritt die V. cava superior in den Herzbeutel ein.
(C) C: Hier verlässt der Truncus pulmonalis den Herzbeutel.
(D) D: Hier verlässt die A. pulmonalis sinistra den Herzbeutel.
(E) E: Hier grenzt der rechte Vorhof an den Herzbeutel.

H01 ■
→ 7.57 Welche Aussage zu den Recessus der Perikardhöhle trifft nicht zu?
(A) Der Sinus transversus pericardii verläuft u. a. zwischen V. cava superior und Aorta ascendens.
(B) Der Sinus transversus pericardii verläuft u. a. zwischen den linken Lungenvenen und dem Truncus pulmonalis.
(C) Der Sinus obliquus pericardii grenzt u. a. hinten an die Bifurcatio tracheae.
(D) Der Sinus obliquus pericardii grenzt u. a. rechts an die rechten Lungenvenen.
(E) Der Sinus obliquus pericardii grenzt u. a. vorn an den linken Vorhof.

H96 ■
→ 7.58 Welche Aussage trifft nicht zu?
Der Herzbeutel
(A) besteht aus Pericardium fibrosum und Pericardium serosum
(B) schließt den Anfangsteil der Aorta mit ein
(C) ist durch seine Fixierung an die Hinterfläche des Sternums unabhängig von der Atmungsverschiebung des Zwerchfells
(D) trennt das Atrium sinistrum vom Ösophagus
(E) bildet durch den Umschlag des parietalen Serosa-Blattes auf das viscerale Serosa-Blatt die Begrenzung des Sinus obliquus pericardii

F02 ■
→ 7.59 Innerhalb des Herzbeutels liegt nicht:
(A) Pars ascendens der Aorta
(B) Truncus pulmonalis
(C) Teil der V. cava inferior
(D) Teil der V. brachiocephalica sinistra
(E) Teil der V. cava superior

7.6 Arterien, Venen und Lymphgefäße des Thorax

H05 F02 H94 H91 ■ ■
→ 7.60 Der Isthmus aortae liegt
(A) innerhalb des von Perikard bedeckten Teils der Aorta
(B) am Übergang zwischen Pars ascendens und Arcus aortae
(C) im Scheitel des Aortenbogens zwischen A. carotis communis und A. subclavia
(D) am Übergang zur Pars thoracica aortae
(E) in Höhe des 6. Brustwirbelkörpers

F04
→ 7.61 Ein Patient klagt über zunehmende Heiserkeit. Der Arzt stellt mit Hilfe bildgebender Verfahren eine Erweiterung (Aneurysma) des Aortenbogens fest.
Welche Struktur(en) kann/können aufgrund ihrer topographischen Lage und funktionellen Bedeutung am ehesten für die klinische Symptomatik verantwortlich gemacht werden?
(A) linker Stammbronchus
(B) N. laryngeus recurrens
(C) tracheobronchiale Lymphknoten
(D) Ösophagus
(E) V. brachiocephalica sinistra

H02 ■

→ **7.62 Welche Aussage zur Topographie von Strukturen im Mediastinum trifft nicht zu?**
(A) Die A. pulmonalis dextra verläuft hinter der Aorta ascendens.
(B) Die A. pulmonalis dextra verläuft hinter der V. cava superior.
(C) Die V. brachiocephalica sinistra verläuft hinter dem Truncus brachiocephalicus.
(D) Der Aortenbogen verläuft links von der Trachea nach hinten.
(E) Die V. azygos verläuft oberhalb des rechten Lungenstiels nach vorne.

H98 ■

→ **7.63 Welche Aussage über die rechte A. subclavia trifft nicht zu?**
(A) Sie entspringt aus dem Truncus brachiocephalicus.
(B) Sie gibt die A. thoracica interna ab.
(C) Sie liegt dorsal der V. subclavia.
(D) Sie zieht durch die Lücke zwischen M. scalenus anterior und M. scalenus medius.
(E) Sie wird in der Lücke zwischen M. scalenus anterior und M. scalenus medius vom N. phrenicus begleitet.

H03 ■

→ **7.64 Welche Aussage über die V. cava superior trifft nicht zu?**
(A) Sie grenzt an die Aorta ascendens.
(B) Sie grenzt an die A. pulmonalis dextra.
(C) Sie nimmt die V. azygos auf.
(D) Sie nimmt den Sinus coronarius auf.
(E) Sie grenzt an den Thymus.

F04 ■

→ **7.65 Die V. cava superior**
(A) entsteht rechts aus dem Zusammenfluss der V. subclavia und der V. jugularis interna
(B) grenzt an den Ösophagus
(C) grenzt an die A. pulmonalis dextra
(D) nimmt den Sinus coronarius auf
(E) hat an der Einmündung in den rechten Vorhof eine Venenklappe

F03 F00 ■

→ **7.66 Die V. brachiocephalica sinistra verläuft nicht**
(A) in der Nähe des Aortenbogens
(B) ventral der A. carotis communis sinistra
(C) ventral des Truncus brachiocephalicus
(D) dorsal des Thymus
(E) dorsal des N. vagus

F04 ■

→ **7.67 Welche Aussage über die V. azygos trifft nicht zu?**
(A) Sie mündet in den rechten Vorhof.
(B) Sie verläuft über den rechten Hauptbronchus von hinten nach vorn.
(C) Sie sammelt venöses Blut aus der Leibeswand.
(D) Sie ist Teil cavo-cavaler Anastomosen.
(E) Sie ist Teil porto-cavaler Anastomosen.

F05 ■ ■

→ **7.68 Welche Aussage über die V. azygos trifft nicht zu?**
(A) Sie ist die Fortsetzung der V. lumbalis ascendens dextra.
(B) Sie nimmt die V. hemiazygos auf.
(C) Sie mündet in die V. brachiocephalica dextra.
(D) Sie verläuft oberhalb des rechten Lungenhilums nach vorne.
(E) Sie nimmt Vv. intercostales posteriores auf.

F03

→ **7.69 Welche der nachstehend genannten Körperregionen entsendet ihre Lymphe am wenigsten in den Ductus thoracicus?**
(A) linke Hals-/Kopfregion
(B) rechte Hals-/Kopfregion
(C) linke Brustregion
(D) untere Extremität
(E) Bauchregion

H98 ■ ■

→ **7.70 Welche Aussage über den Ductus thoracicus trifft nicht zu?**
(A) Der Ductus thoracicus zieht durch den Hiatus aorticus.
(B) Der Ductus thoracicus mündet am Winkel, der aus dem Zusammenfluß der linken V. jugularis interna und der V. subclavia entsteht.
(C) Der Ductus thoracicus führt Lymphe aus den unteren Extremitäten und dem Bauchraum.
(D) Vor seiner Mündung sind als letzte Lymphknotenstationen die Nodi lymphatici supraclaviculares in den Verlauf des Ductus thoracicus kontinuitätsunterbrechend eingeschaltet.
(E) Die Lymphe aus dem Brustraum fließt teilweise über den Ductus thoracicus, teilweise über den Ductus lymphaticus dexter ab.

7.62 (C)   7.63 (E)   7.64 (D)   7.65 (C)   7.66 (E)   7.67 (A)   7.68 (C)   7.69 (B)   7.70 (D)

F05 ■
→ **7.71** Welche Aussage über den Ductus thoracicus trifft <u>nicht</u> zu?
(A) Er verläuft durch das Mediastinum superius.
(B) Er verläuft durch das Mediastinum inferius.
(C) Er verläuft durch das Mediastinum posterius.
(D) Er verläuft durch das Mediastinum medium.
(E) Er verläuft ventral bzw. ventrolateral der Columna vertebralis.

7.7 Nerven

H98 ■
→ **7.72** Welche Aussage trifft <u>nicht</u> zu?
Der N. phrenicus
(A) bezieht Fasern aus dem Rückenmarksegment C4
(B) liegt an der Vorderfläche des M. scalenus anterior
(C) verläuft dorsal des Lungenstiels
(D) verläuft zwischen Pleura mediastinalis und Perikard
(E) innerviert sensibel das Peritoneum parietale im Bereich der Facies diaphragmatica der Leber

F05 ■
→ **7.73** Der rechte N. phrenicus verläuft zwischen
(A) M. scalenus medius und M. scalenus anterior
(B) V. brachiocephalica dextra und Clavicula
(C) Thymus und V. cava superior
(D) rechtem Lungenoberlappen und V. cava superior
(E) A. pulmonalis dextra und Vv. pulmonales dextrae

■
→ **7.74** Welche Aussage trifft zu?
Der linke N. laryngeus recurrens schlingt sich um
(A) die linke Lungenwurzel
(B) die V. subclavia sinistra
(C) die A. subclavia sinistra
(D) das Lig. arteriosum und den Aortenbogen
(E) die V. brachiocephalica sinistra

H04
→ **7.75** Im Thoraxabschnitt verläuft der rechte N. vagus
(A) ventral der V. subclavia dextra
(B) lateral der V. azygos
(C) ventral des N. phrenicus
(D) dorsal des Lungenhilum
(E) dorsal der rechten Aa. intercostales posteriores

7.8 Angewandte und topographische Anatomie

H04 ■
→ **7.76** Die Bifurcatio tracheae liegt beim jungen Erwachsenen am ehesten in Höhe des
(A) 5. Halswirbels
(B) 7. Halswirbels
(C) 4.–5. Brustwirbels
(D) 6.–7. Brustwirbels
(E) Sternalansatzes der 1. Rippe

H04 ■
→ **7.77** Ein 23-jähriger Mann erhält von vorne eine Stichverletzung senkrecht zur Körperoberfläche im rechten 5. Intercostalraum in Höhe der Medioclavicularlinie. Er hat zum Zeitpunkt der Verletzung eingeatmet.
Welches Organ/welcher Organteil ist zuerst betroffen?
(A) Leber
(B) rechter Herzvorhof
(C) Lungenoberlappen
(D) Lungenmittellappen
(E) Lungenunterlappen

F00 F88■ ■
Ordnen Sie den in Liste 1 genannten Herzklappen den Kennbuchstaben zu, mit dem jeweils ihre typische Auskultationsstelle auf der vorderen Rumpfwand in der Abbildung bezeichnet ist (Liste 2)!

Liste 1
→ **7.78** Valva atrioventricularis sinistra (V. mitralis)
→ **7.79** Valva trunci pulmonalis

Liste 2

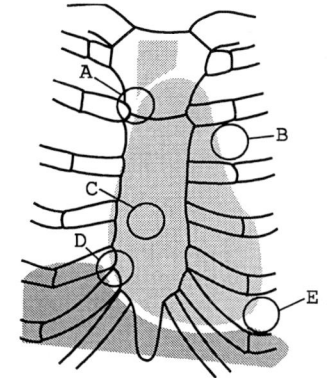

H94

→ **7.80** Das Feld der „absoluten Herzdämpfung"
(1) wird begrenzt von den Lungenrändern
(2) wird begrenzt von den Grenzen der Recessus costomediastinales
(3) wird begrenzt durch das Zwerchfell
(4) geht kontinuierlich in die Leberdämpfung über

(A) nur 2 ist richtig
(B) nur 1 und 3 sind richtig
(C) nur 1 und 4 sind richtig
(D) nur 2 und 3 sind richtig
(E) nur 2 und 4 sind richtig

F02 H99 ■ ■

→ **7.81** Was trifft <u>nicht</u> zu?
Bei einer Röntgenübersichtsaufnahme des Thorax im anteriorposterioren Strahlengang wird der „linke Herzrand" gebildet von:
(A) Aorta ascendens
(B) Arcus aortae
(C) Truncus pulmonalis
(D) Atrium sinistrum
(E) Ventriculus sinister

H05 ■

→ **7.82** Im Regelfall wird beim Gesunden in der Röntgen-Übersichtsaufnahme des Thorax im posterior-anterioren Strahlengang der rechte Herzrand hauptsächlich gebildet von
(A) dem rechten Vorhof
(B) dem rechten Ventrikel
(C) der Außenwand des linken Vorhofs
(D) dem Arcus aortae
(E) der A. pulmonalis

F92 F87 ■ ■

→ **7.83** Die Kontur des Herzens wird an der mit dem Pfeil bezeichneten Stelle (siehe Abbildung Nr. 150 des Bildanhangs) gebildet von der/dem
(A) Rechten Kammer
(B) Rechten Vorhof
(C) Vena cava superior
(D) Vena cava inferior
(E) Keine der Aussagen (A)–(D) trifft zu.

F03 ■

→ **7.84** Im hinteren Mediastinum verläuft/verlaufen <u>nicht</u>:
(A) die Vv. azygos und hemiazygos
(B) der Ductus thoracicus
(C) die Pars thoracica aortae
(D) der Ösophagus
(E) die Nn. phrenici

H91 ■

→ **7.85** Welche Aussage trifft <u>nicht</u> zu?
Im oberen Mediastinum liegen:
(A) Thymus
(B) Trachea
(C) Truncus brachiocephalicus
(D) Arcus aortae
(E) rechter Herzvorhof

F03

→ **7.86** Welche Aussage zur Topographie von Strukturen im Mediastinum trifft <u>nicht</u> zu?
(A) Der linke Ventrikel grenzt an das Zwerchfell.
(B) Der rechte Ventrikel grenzt an die Aorta descendens.
(C) Der Truncus pulmonalis grenzt an das linke Herzohr.
(D) Der Aortenbogen grenzt an den Thymus.
(E) Der linke Vorhof grenzt an den Ösophagus.

H97 ■

→ **7.87** Welche Aussage trifft <u>nicht</u> zu?
In der oberen Thoraxapertur werden angetroffen:
(A) Nn. vagi
(B) Nn. accessorii
(C) Nn. phrenici
(D) Nn. laryngeales recurrentes
(E) Ganglion cervicothoracicum

H00

→ 7.88 Welche der in der untenstehenden Abbildung mit den Buchstaben A–E bezeichneten Strukturen im Thoraxquerschnitt (Ansicht von unten) ist <u>nicht</u> richtig benannt?

(A) Ventriculus dexter
(B) Atrium dextrum
(C) Ösophagus
(D) Aorta thoracica
(E) Lobus inferior der linken Lunge

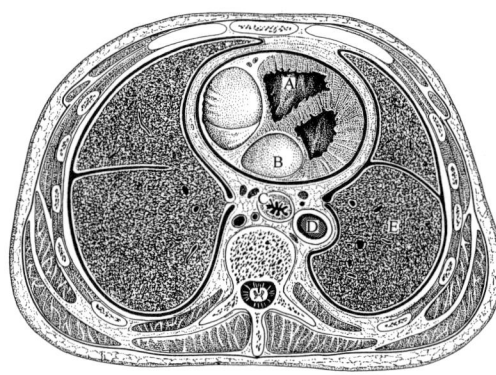

F01 F97 F92

→ 7.89 Dorsal an den linken Vorhof des Herzens grenzt retroperikardial an der/die

(A) Trachea
(B) Ösophagus
(C) V. hemiazygos
(D) Wirbelsäule
(E) Aorta descendens

H92

→ 7.90 An der Facies medialis der in situ fixierten rechten Lunge zeichnet sich ab eine Verlaufsstrecke

(A) der V. thoracica interna
(B) des Ductus thoracicus
(C) der Nn. splanchnici
(D) des Arcus aortae
(E) der V. azygos

F04 ■

→ 7.91 In der Abbildung Nr. 151 des Bildanhangs sind verschiedene Strukturen mit A–E bezeichnet. Welche Bezeichnung trifft <u>nicht</u> zu?

(A) A: Aorta ascendens
(B) B: Truncus pulmonalis
(C) C: V. cava superior
(D) D: linker Ventrikel
(E) E: V. subclavia

F02

→ 7.92 Ein Blutgerinnsel in einer Beinvene kann sich lösen, mit dem Blutstrom verschleppt werden und in einem anderen Organ zu einer Gefäßverstopfung führen (Embolie).
Wo kann das am ehesten der Fall sein?

(A) im Gehirn
(B) in der Lunge
(C) in der Leber
(D) im Myokard
(E) im Dünndarm

H01

→ 7.93 Der Blutstrom kann ein Gerinnsel auf normalem anatomischen Weg aus dem linken Ventrikel des Herzens <u>am wenigsten</u> wahrscheinlich verschleppen in:

(A) Nierenarterien
(B) Gehirnarterien
(C) Pulmonalarterien
(D) Koronararterien
(E) Beinarterien

H92 H87 H85 ■ ■

→ 7.94 Die afferenten Fasern des Lungendehnungsreflexes (Hering-Breuer-Reflex) verlaufen im/in den

(A) N. glossopharyngeus
(B) N. vagus
(C) Grenzstrang
(D) Interkostalnerven
(E) N. phrenicus

F02 ■

→ 7.95 Verschiedene Mechanismen können die Exspiration im Stehen unterstützen.
Zu diesen gehört/gehören charakteristischerweise <u>nicht</u>:

(A) Senkung der Rippen
(B) Rückstellkräfte der Lunge
(C) Gewicht der Baucheingeweide
(D) Kontraktion der Mm. obliqui abdominis externi
(E) Kontraktion der Mm. obliqui abdominis interni

H01

→ 7.96 Welcher der genannten Muskeln hat <u>keine</u> inspiratorische Wirkung?

(A) Mm. scaleni
(B) Mm. intercostales externi
(C) M. rectus abdominis
(D) Pars lumbalis des Diaphragma thoracis
(E) Pars costalis des Diaphragma thoracis

→ 7.97 Das primäre zentrale Endigungsgebiet der Deh-
nungsrezeptoren im Aortenbogen („Pressore-
zeptor") liegt im/in
(A) Ncl. solitarius
(B) Laminae I et II des thorakalen Rückenmarks
(C) Ncl. ambiguus
(D) Ncl. dorsalis nervi vagi
(E) der ventro-lateralen Formatio reticularis

→ 7.98 Bei Ruheatmung wird der größte Beitrag zum
Inspirationsvolumen geleistet durch:
(A) Mm. scaleni
(B) Mm. intercostales externi
(C) Mm. intercostales interni
(D) M. pectoralis major
(E) Diaphragma

→ 7.99 Welche der folgenden Aussagen zur Mechanik
der Bauchatmung trifft nicht zu?
(A) Die Kontraktion des Zwerchfells bewirkt eine Einatmung.
(B) Der elastische Lungenzug wirkt im Sinne einer Einatmung.
(C) Die Kontraktion des Zwerchfells bewirkt die Erweiterung der Recessus costodiaphragmatici.
(D) Bei der Einatmung wird die Leber nach kaudal
verlagert.
(E) Die Kontraktion der flachen Bauchmuskeln bewirkt eine Ausatmung.

Fragen aus Examen
7.9 **Frühjahr 2006**

→ 7.100 Der Ductus arteriosus (Botalli) ist ein Derivat
der
(A) zweiten Pharyngealbogenarterie
(B) dritten Pharyngealbogenarterie
(C) vierten Pharyngealbogenarterie
(D) fünften Pharyngealbogenarterie
(E) sechsten Pharyngealbogenarterie

→ 7.101 Für eine ungestörte Lungentätigkeit ist unter
anderem wichtig, dass die im Lungen-Inter-
stitium vorhandene, den Blutkapillaren entstammende Gewebsflüssigkeit nicht ungehin-
dert in den Luftraum der Alveolen eindringt.
**Die wichtigste Barriere gegen dieses Eindrin-
gen wird gebildet**
(A) vom einschichtigen hochprismatischen Epithel
(B) vom Surfactant
(C) von den Zonulae occludentes zwischen Alveolarepithelzellen
(D) von der Basalmembran des Alveolarepithels
(E) von der mukoziliären Clearance

→ 7.102 Die sensorischen Nervenfasern aus den unte-
ren Atemwegen verlaufen vorwiegend in/im
(A) zervikalen Spinalnerven
(B) thorakalen Spinalnerven
(C) N. vagus
(D) Halsgrenzstrang
(E) N. phrenicus

→ 7.103 Für das Überleben eines Frühgeborenen ist das
Vorhandensein von Surfactant in der Lunge
eine wichtige Voraussetzung.
**Für die Bildung dieser Substanz sind hauptsäch-
lich verantwortlich**
(A) Epithelzellen der Bronchien
(B) alle Epithelzellen der Bronchioli
(C) Typ-I-Pneumozyten
(D) Typ-II-Pneumozyten
(E) Mastzellen

→ 7.104 Die A. pulmonalis dextra liegt im Regelfall
(A) dorsal der Aorta ascendens
(B) ventral der V. cava superior
(C) kranial des Bogens der V. azygos
(D) kaudal der Vv. pulmonales dextrae
(E) dorsal des Bronchus principalis dexter

7.97 (A)   7.98 (E)   7.99 (B)   7.100 (E)   7.101 (C)   7.102 (C)   7.103 (D)   7.104 (A)

F06 ■

→ 7.105 Der für die Herzfunktion als Schrittmacher fungierende, etwa 10–20 mm lange Sinusknoten liegt

(A) subendokardial an der Hinterseite des linken Vorhofs
(B) subepikardial an der Einmündungsstelle der V. cava inferior in den rechten Vorhof
(C) subepikardial im Sulcus terminalis
(D) subendokardial unmittelbar neben der Einmündungsstelle des Sinus coronarius
(E) subendokardial an das Herzskelett angrenzend

F06 ■

→ 7.106 Verschlüsse selbst kleiner Arterien des Herzens können zu lebensbedrohlichen Rhythmusstörungen führen.
Der Ramus nodi atrioventricularis hat meistens seinen Ursprung aus

(A) dem Ramus circumflexus der A. coronaria sinistra
(B) den anterioren Rami atrioventriculares der A. coronaria dextra
(C) einem Ast des Ramus nodi sinuatrialis
(D) dem posterioren Abschnitt der A. coronaria dextra
(E) einem Ast des Ramus interventricularis anterior

F06

→ 7.107 Bei einem 53-jährigen Mann wächst von der linken Lungenspitze ein ausgedehnter bösartiger Tumor in die Nachbarschaft.
Welche der folgenden Strukturen dürfte mit geringster Wahrscheinlichkeit vom Tumor erreicht werden?

(A) Plexus brachialis
(B) N. laryngeus recurrens
(C) Ganglion cervicale superius
(D) Ganglion cervicothoracicum (Ganglion stellatum)
(E) N. phrenicus

F06 ■

→ 7.108 Bei einem 45-jährigen Mann fällt bei einer Röntgenuntersuchung des Thorax ein vergrößerter Winkel zwischen den beiden Stammbronchien auf. Dies beruht auf einer Vergrößerung eines dort liegenden Organs/Organabschnitts.
Aufgrund der normalen Lage der Organe handelt es sich dabei am wahrscheinlichsten um den

(A) linken Herzvorhof
(B) rechten Herzvorhof
(C) linken Herzventrikel
(D) Aortenbogen
(E) Thymus

F06 ■

→ 7.109 Die optimale Positionierung des Stethoskops für die Auskultation der Pulmonalklappe ist

(A) über dem 2. Interkostalraum rechts parasternal
(B) an der Schnittstelle des 5. Interkostalraums mit der linken Medioclavicular-Linie
(C) über dem 2. Interkostalraum links parasternal
(D) über dem Herzspitzenstoß
(E) im Bereich der Ansätze von 4.–6. Rippe am Sternum

F06

→ 7.110 Der Abfluss des venösen Blutes aus dem thorakalen Ösophagus erfolgt vorwiegend in die

(A) Vv. intercostales
(B) Vv. bronchiales
(C) V. thyroidea inferior
(D) V. thoracica interna
(E) V. azygos bzw. V. hemiazygos

8   Bauch- und Beckeneingeweide

8.1   Entwicklung von Darmtrakt, Harn- und Sexualorganen

H00 ■

→ **8.1   Welche Aussage zur Omphalozele (Persistenz des physiologischen Nabelbruchs) trifft nicht zu?**
(A) Er ist von Amnion bedeckt.
(B) Er enthält Anteile des Mesenteriums.
(C) Er enthält Dünndarmabschnitte.
(D) Der Bruchsack ist eine Auftreibung der Nabelschnur.
(E) Die Wand des Bruchsacks enthält Bauchwandmuskulatur.

F03 ■

→ **8.2   Aus dem Mesogastrium dorsale entsteht nicht:**
(A) das Lig. gastrosplenicum
(B) das Lig. hepatogastricum
(C) das Peritoneum der Hinterwand der Bursa omentalis
(D) Anteile des adulten Mesocolon transversum
(E) das Omentum majus

H05 ■ ■

→ **8.3   Das Meckel-Divertikel ist ein Relikt des**
(A) Urachus
(B) Ductus omphaloentericus
(C) Diverticulum hepatopancreaticum
(D) Müller-Ganges
(E) Wolff-Ganges

H05

→ **8.4   Welche Aussage zur Entwicklung der Leber trifft zu?**
(A) Das Epithel entstammt der Leberbucht der Magenanlage.
(B) Die Leberzellbalken wachsen in das Septum transversum ein.
(C) Das Epithel stammt aus dem Diverticulum cysticum.
(D) Die Anlage entsteht aus einer gemeinsamen Epithelknospe mit der dorsalen Pankreas-Anlage.
(E) Ihre Blutversorgung erfolgt überwiegend aus der V. umbilicalis dextra.

H00

→ **8.5   Welche Aussage zur Entwicklung der Niere trifft nicht zu?**
(A) Die Ureterknospe wird vom metanephrogenen Blastem umgeben.
(B) Das Nierenbecken entsteht aus der Ureterknospe.
(C) Die Sammelrohre entstehen aus dem metanephrogenen Blastem.
(D) Das Konvolut des distalen Tubulus des Nephrons entsteht aus dem metanephrogenen Blastem.
(E) Die proximalen Tubuli entstehen aus dem metanephrogenen Blastem.

F90

→ **8.6   Die Kelche des Nierenbeckens entstammen entwicklungsgeschichtlich**
(A) dem metanephrogenen Blastem
(B) den S-förmigen Tubuli der Nierenanlage
(C) den Aufzweigungen der Ureterknospe
(D) persistierenden Tubuli der Urniere
(E) Aufzweigungen des Müllerschen Ganges

F89

→ **8.7   Die oberen zwei Drittel des Analkanals entstehen beim Menschen aus der/dem**
(A) Allantois
(B) Schwanzdarm
(C) dorsalen Teil der Kloake
(D) Analbucht
(E) Sinus urogenitalis

8.2   Organe des Magen-Darm-Kanals

H95 H91 ■

→ **8.8   Die Zellerneuerung der Darmepithelien geht aus**
(A) von der Zottenspitze
(B) von der Zottenbasis
(C) von der Krypte
(D) vom Bereich der gesamten Zotte
(E) von Zotten und Krypten gleichermaßen häufig

8.1 (E)   8.2 (B)   8.3 (B)   8.4 (B)   8.5 (C)   8.6 (C)   8.7 (C)   8.8 (C)

F01 F95

→ 8.9   In der Abbildung Nr. 152 des Bildanhangs sind zu erkennen:
(A) Gll. oesophageae
(B) Kerckring-Falten
(C) Noduli lymphatici aggregati (Peyer-Plaques)
(D) Brunner-Drüsen
(E) Hauptdrüsen des Magens

H02 ■

→ 8.10   Welche Zellen des Verdauungstrakts bilden Lysozym?
(A) Enterozyten
(B) Becherzellen
(C) Belegzellen
(D) Paneth-Zellen
(E) enterochromaffine Zellen

H05

→ 8.11   Welche Aussage über Gastrin trifft zu?
(A) Es wird in den D-Zellen im Fundus/Korpus des Magens gebildet.
(B) Es wirkt stimulierend auf die Hauptzellen des Magens.
(C) Es wirkt hemmend auf die Parietalzellen des Magens.
(D) Es wirkt hemmend auf die Magenmotilität.
(E) Es wirkt hemmend auf die Azinuszellen des Pankreas.

H04

→ 8.12   Welche Aussage über Sekretin trifft zu?
(A) Es wird in den D-Zellen im Fundus/Korpus des Magens gebildet.
(B) Es wirkt hemmend auf die Hauptzellen des Magens.
(C) Es wirkt stimulierend auf die Parietalzellen des Magens.
(D) Es wirkt stimulierend auf die zentroazinären Zellen des Pankreas.
(E) Es wirkt hemmend auf die Azinuszellen des Pankreas.

H00

→ 8.13   Die Lamina muscularis mucosae des Dünndarms
(A) ist in den Zotten vorhanden
(B) dringt in die Plicae circulares ein
(C) wird von Lieberkühn-Krypten durchbrochen
(D) verhindert im Bereich des Duodenums das Eindringen von Drüsen aus der Schleimhaut in die Tela submucosa
(E) enthält die Perikaryen der Nervenzellen des Plexus myentericus Auerbach

H00

→ 8.14   Welche Zellart kommt in der Darmschleimhaut nicht vor?
(A) Becherzelle
(B) Clara-Zelle
(C) M-Zelle
(D) Mastzelle
(E) dendritische Zelle

H00 ■

→ 8.15   Welches der folgenden Transportsysteme gehört nicht zur funktionellen Ausstattung der Enterozyten?
(A) eine Natrium-Kalium-ATPase in der basolateralen Zellmembran
(B) ein Natrium-Glucose-Symport in der luminalen Zellmembran
(C) ein Natrium-Triglycerid-Symport in der luminalen Zellmembran
(D) ein Natrium-Aminosäure-Symport in der luminalen Zellmembran
(E) ein Exozytosemechanismus für Chylomikronen in der basolateralen Zellmembran

H05

→ 8.16   Im Vergleich zum Erwachsenen ist das Jejunum des Neugeborenen/Säuglings in der Lage, verstärkt Eiweiß zu resorbieren.
Dieser Eiweißresorption in den Enterozyten liegt/liegen zugrunde:
(A) Potozytose im Bereich der Mikrovillispitzen
(B) Pinozytose entlang den Mikrovilli
(C) Caveolae entlang den Mikrovilli
(D) Endozytose zwischen den Mikrovilli
(E) parazellulärer Stofftransport

F05 ■

→ 8.17   Intrazelluläre Canaliculi mit einer gefalteten Membran, die eine H^+/K^+-ATPase enthält, sind in der Magenschleimhaut charakteristisch für aktivierte
(A) Mastzellen
(B) Makrophagen
(C) Hauptzellen
(D) Parietalzellen
(E) Nebenzellen

8.9 (D)   8.10 (D)   8.11 (B)   8.12 (D)   8.13 (B)   8.14 (B)   8.15 (C)   8.16 (D)   8.17 (D)

H02 ■

→ 8.18   Welcher der folgenden Zelltypen ist am Boden (Ende) der Fundusdrüsen des Magens (Glandulae gastricae propriae) am häufigsten anzutreffen?

(A) undifferenzierte Stammzellen
(B) Hauptzellen
(C) Belegzellen
(D) Nebenzellen
(E) Becherzellen

F96 ■ ■

→ 8.19   Die elektronenmikroskopische Abbildung Nr. 153 des Bildanhangs zeigt einen Ausschnitt aus den Fundusdrüsen des Magens. Die mit * markierte Zelle produziert

(A) Pepsinogen
(B) HCl
(C) Gastrin
(D) Somatostatin
(E) den „Intrinsic Factor"

H00 H92 ■ ■

→ 8.20   Die Pars descendens duodeni des Erwachsenen

(A) enthält die Mündung des Ductus pancreaticus
(B) hat ein Mesoduodenum
(C) wird von der Radix mesenterii überkreuzt
(D) hat direkte topographische Beziehung zur V. portae
(E) hat seinen Blutabfluss über die V. mesenterica inferior

F05 ■

→ 8.21   Welcher der folgenden Darmabschnitte liegt retroperitoneal?

(A) Jejunum
(B) Ileum
(C) Colon ascendens
(D) Colon transversum
(E) Colon sigmoideum

H01 ■

→ 8.22   Welcher der im Folgenden aufgeführten Abschnitte des Verdauungstraktes ist nicht retroperitoneal gelegen?

(A) Ampulla duodeni
(B) Pars descendens duodeni
(C) Pars horizontalis (inferior) duodeni
(D) Pars ascendens duodeni
(E) Pankreas

F02 ■

→ 8.23   Bei einem 56-jährigen Mann hat ein Geschwür in der Dorsalwand der Pars superior duodeni zu einer starken Blutung aus einem angrenzenden Gefäß geführt. Welches der folgenden Gefäße ist am ehesten in Mitleidenschaft gezogen worden?

(A) V. portae
(B) A. gastroduodenalis
(C) A. hepatica propria
(D) A. pancreaticoduodenalis inferior
(E) A. gastrica dextra

H95

In der Liste 1 sind zwei Darmabschnitte aufgeführt. Dazu sind in Liste 2 verschiedene Aussagen gemacht, von denen manche für beide Darmabschnitte, andere jedoch nur für einen der beiden Darmabschnitte zutreffen.
Ordnen Sie den in Liste 1 genannten Darmabschnitten die jeweils nur für diesen Darmabschnitt allein zutreffende Aussage der Liste 2 zu!

Liste 1

→ 8.24   Welche Aussage trifft nur für das Colon transversum zu?
→ 8.25   Welche Aussage trifft nur für das Colon sigmoideum zu?

Liste 2

(A) liegt intraperitoneal
(B) wird parasympathisch allein aus dem Sakralmark versorgt
(C) wird arteriell von der A. mesenterica superior versorgt
(D) besitzt eine Taenia libera, die mit Appendices epiploicae besetzt ist
(E) Der Abfluß des venösen Blutes erfolgt in die V. portae.

F04 ■

→ 8.26   Bei laparoskopischer Inspektion der Bauchhöhle sind an einem Darmabschnitt fettgefüllte Anhängsel (Appendices epiploicae/omentales) zu erkennen. Es handelt sich um das

(A) Jejunum
(B) Ileum
(C) Zäkum
(D) Kolon
(E) Rektum

8.18 (B)   8.19 (A)   8.20 (A)   8.21 (C)   8.22 (A)   8.23 (B)   8.24 (C)   8.25 (B)   8.26 (D)

F04 ■ ■
→ 8.27 **An der Aufrechterhaltung eines gasdichten Verschlusses des Afters ist <u>nicht</u> beteiligt:**
(A) Kontraktion des M. sphincter ani externus
(B) Kontraktion des M. sphincter ani internus
(C) Kontraktion des M. levator ani (M. puborectalis)
(D) parasympathisch vermittelte Hemmung der Rektumperistaltik
(E) Füllung der Gefäßgeflechte der Columnae anales

H98 ■
→ 8.28 **Welche Aussage über den Canalis analis trifft <u>nicht</u> zu?**
(A) Der Canalis analis verläuft dorsal- und kaudalwärts.
(B) Die Columnae anales enthalten Gefäße, die mit arteriellem Blut gefüllt sind.
(C) Der Hauptzufluß zu den Gefäßen der Columnae anales kommt aus der A. rectalis inferior.
(D) Der M. sphincter ani internus umfaßt den Analkanal auf Höhe der Columnae anales.
(E) Der M. sphincter ani externus wird vom N. pudendus innerviert.

F99 ■
→ 8.29 **Welche der in Abbildung Nr. 154 des Bildanhangs mit A–E bezeichneten Strukturen weist die größte Schmerzempfindlichkeit auf?**

8.3 Leber, Gallenblase, Pankreas

H03 ■
→ 8.30 **Welches Ligament befestigt sich an der mit X bezeichneten Stelle an der Facies visceralis der Leber?**

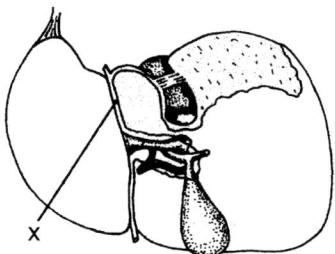

(A) Lig. coronarium
(B) Lig. falciforme hepatis
(C) Lig. hepatoduodenale
(D) Lig. hepatogastricum
(E) Lig. teres hepatis

H05 ■
→ 8.31 **Welche Aussage über die Bänder der Leber trifft zu?**
(A) Das Lig. teres hepatis enthält die obliterierte V. umbilicalis.
(B) Das Lig. coronarium umschließt die Leberpforte.
(C) Das Omentum minus verbindet Leberpforte und Colon transversum.
(D) Das Lig. hepatoduodenale enthält u. a. den obliterierten Ductus venosus.
(E) Das Lig. falciforme hepatis setzt an der Porta hepatis an.

F99 ■
→ 8.32 **Was trifft <u>nicht</u> zu?**
An der in situ fixierten Leber bilden folgende Strukturen Impressionen:
(A) Colon transversum bzw. Flexura coli dextra
(B) Pars abdominalis oesophagi
(C) Glandula suprarenalis dextra
(D) Milz
(E) Duodenum

F03 ■
→ 8.33 **Die Facies visceralis der Leber grenzt <u>nicht</u> an**
(A) den Magen
(B) das Duodenum
(C) die rechte Niere
(D) das Colon transversum
(E) die Milz

F04 ■
→ 8.34 **In der Schemazeichnung der Facies visceralis der Leber sind fünf Felder durch Schraffur hervorgehoben.**

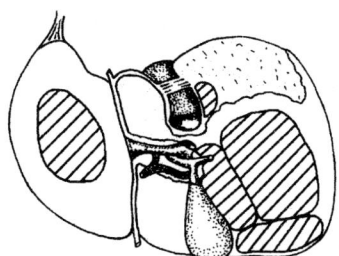

Welches der folgenden Organe grenzt <u>nicht</u> an einem dieser Felder an die Leber?
(A) Aorta
(B) Colon transversum
(C) Duodenum
(D) Magen
(E) Niere

8.27 (D) 8.28 (C) 8.29 (B) 8.30 (D) 8.31 (A) 8.32 (D) 8.33 (E) 8.34 (A)

H01 ■■
→ **8.35** Welche Aussage über die Lebersinusoide trifft **nicht** zu?
(A) Sie werden von Ästen der V. portae gespeist.
(B) Sie werden von Ästen der A. hepatica gespeist.
(C) Sie münden in die V. centralis.
(D) Sie enthalten in ihrer Wand (Fortsätze von) Makrophagen.
(E) Sie kommunizieren mit den Gallekapillaren.

F00
→ **8.36** Die Abbildung Nr. 155 des Bildanhangs zeigt ein histologisches Bild der Leber (Ratte). Die durch Aufnahme von Tusche schwarz dargestellten Zellen enthalten im Vergleich zu den anderen kernhaltigen Zellen besonders viel
(A) Eisen
(B) VLDL-Partikel
(C) Glykogen
(D) Gallensäuren
(E) Vitamin A

F02 ■
→ **8.37** In welcher der folgenden Strukturen der Leber findet sich reichlich glattes endoplasmatisches Retikulum, das der Metabolisierung bestimmter Medikamente und Hormone dient?
(A) Ito-Zellen
(B) Kupffer-Zellen
(C) Hepatozyten
(D) Zellen der intrahepatischen Gallengänge
(E) Endothelzellen, die den Disse-Raum begrenzen

H04
→ **8.38** Die Regeneration von Leberepithelzellen (Hepatozyten) z. B. nach Vergiftungen geht am ehesten aus von
(A) Ito-Zellen
(B) Kupffer-Zellen
(C) Hepatozyten in unmittelbarer Nachbarschaft der Zentralvene
(D) Epithelzellen der Hering-Kanäle
(E) sinusoidalen Endothelzellen

H05 ■
→ **8.39** Nach einer Entfernung oder Schädigung eines Teils der Leber kann Lebergewebe regenerieren.
Die hierfür verantwortlichen Stammzellen
(A) liegen in den Hering-Kanälen (Schaltstücken zwischen Hepatozyten und interlobulären Gallengängen)
(B) sind die Von-Kupffer-Zellen
(C) sind die Ito-Zellen
(D) liegen im zentralen Abschnitt der klassischen Leberazini nahe der V. centralis
(E) wandern nach der Schädigung aus dem viszeralen Peritoneum ein

F02
→ **8.40** Eine wichtige Aufgabe der Leber ist die Synthese von an der Blutgerinnung beteiligten Proteinen.
Deren Abgabe erfolgt hauptsächlich direkt
(A) in intrazelluläre Sekretkanälchen
(B) in extrazelluläre Sekretkanälchen
(C) in den Disse-Raum
(D) in Lebersinusoide
(E) an Ito-Zellen

H01 ■■
→ **8.41** Der Disse-Raum der Leber enthält
(A) Lymphgefäße
(B) den arteriellen Schenkel von Kapillaren
(C) Gallenkanälchen
(D) Sinusoide
(E) Ito-Zellen

F02 ■
→ **8.42** In einer normal funktionierenden Leber gelangt die von Hepatozyten produzierte Galle nicht ins Blut.
Welcher der folgenden Sachverhalte spielt hierbei keine ursächliche Rolle?
(A) Gallenabgabe auf einen bestimmten Zellpol beschränkt
(B) Gallentransport in einem speziellen, vom Blutweg getrennt verlaufenden Kanalsystem
(C) das Vorkommen von Zonulae occludentes in diesem Kanalsystem
(D) ungehinderter Abfluss der Galle
(E) phagozytotische Aktivität der Kupffer-Zellen der Blutsinusoide

8.35 (E)   8.36 (A)   8.37 (C)   8.38 (D)   8.39 (A)   8.40 (C)   8.41 (E)   8.42 (E)

H96 ■

→ **8.43   Unter einem Leberazinus versteht man das**
(A) Einzugsgebiet einer V. centralis
(B) Einzugsgebiet einer V. sublobularis
(C) Zuflußgebiet einer A. und V. interlobularis
(D) zu einem periportalen Feld gehörende Gebiet
(E) einem periportal gelegenen Gallengang tributäre Gebiet

F02 ■

→ **8.44   Das Zentrum des klassischen Leberläppchens wird gebildet von:**
(A) Sinusoide
(B) Ast der A. hepatica
(C) Ast der V. portae
(D) Zentralvene
(E) Gallengang

H92 H90 H88 ■ ■

→ **8.45   Die Plica spiralis (Heister-Klappe) liegt im**
(A) Ductus hepaticus dexter
(B) Ductus cysticus
(C) Ductus choledochus
(D) Ductus pancreaticus major
(E) Ductus pancreaticus minor

H95

→ **8.46   Welche Aussage über die Gallenblase trifft <u>nicht</u> zu?**
(A) Sie ist im Korpusbereich der Viszeralfläche der Leber ohne trennende Serosa angelagert.
(B) Sie hat unmittelbare Lagebeziehungen zum Duodenum.
(C) Sie hat unmittelbare Lagebeziehungen zum Colon transversum bzw. zur Flexura coli dextra.
(D) Sie wird aus der A. mesenterica superior versorgt.
(E) Ihr Fundus überragt den unteren Leberrand.

F98

→ **8.47   Welche Aussage trifft <u>nicht</u> zu?**
Der Fundusbereich der Gallenblase
(A) hat einschichtiges Epithel
(B) hat Schleimhautfalten
(C) hat Schleimhautkrypten
(D) hat eine dicke Tunica muscularis mit äußerer Längs- und innerer Ringmuskelschicht
(E) ist auf der Bauchhöhle zugewandten Seite von Serosa bedeckt

F05

→ **8.48   Der Ductus pancreaticus major mündet**
(A) in den Bulbus duodeni
(B) an der Flexura duodeni superior
(C) in die Pars descendens duodeni
(D) an der Flexura duodeni inferior
(E) in die Pars inferior (horizontalis) duodeni

H05

→ **8.49   Die Ampulla hepatopancreatica**
(A) entsteht durch Vereinigung von Ductus pancreaticus und Ductus hepaticus communis
(B) entsteht durch Vereinigung von Ductus pancreaticus und Ductus cysticus
(C) mündet auf der Papilla duodeni minor
(D) ist ein ampullenförmiger gemeinsamer Abschnitt zwischen ventraler Pankreasanlage und Leberanlage während der Embryonalentwicklung
(E) ist ein gemeinsamer erweiterter Endabschnitt von Ductus choledochus und Ductus pancreaticus (major)

H01 ■ ■

→ **8.50   Der Ductus choledochus verläuft im**
(A) Lig. falciforme hepatis
(B) Lig. teres hepatis
(C) Lig. hepatocolicum
(D) Lig. hepatogastricum
(E) Lig. hepatoduodenale

F05

→ **8.51   Ein 6-jähriges Mädchen stürzt mit dem Fahrrad. Sie fällt mit dem Bauch auf die Lenkstange. Dadurch wird das Pankreas zwischen der Wirbelsäule und der Lenkstange eingeklemmt und verletzt.**
Diese Verletzung ist am wahrscheinlichsten lokalisiert
(A) im Pankreasschwanz in der Nähe des Milzhilus
(B) im Corpus pancreatis
(C) im Processus uncinatus
(D) an der Papilla duodeni major
(E) am Ductus pancreaticus minor

F03

→ **8.52   Welche der genannten Strukturen ist vom Pankreas am weitesten entfernt?**
(A) rechte Nebenniere
(B) A. mesenterica superior
(C) V. lienalis
(D) Aorta abdominalis
(E) linke Niere

8.43 (C)   8.44 (D)   8.45 (B)   8.46 (D)   8.47 (D)   8.48 (C)   8.49 (E)   8.50 (E)   8.51 (B)   8.52 (A)

H97

→ **8.53 Welche Aussage trifft <u>nicht</u> zu?**
Die Azinuszellen des exokrinen Pankreas

(A) sind reich an rauhem endoplasmatischem Retikulum
(B) besitzen gap junctions
(C) besitzen Acetylcholinrezeptoren
(D) besitzen Cholezystokininrezeptoren
(E) sezernieren Bicarbonat

H05

→ **8.54 Im Pankreas erfolgt die Sekretion der Pankreaslipase durch die**

(A) Azinuszellen
(B) zentroazinären Zellen
(C) Schaltstückepithelzellen
(D) intralobulären Ausführungsgangepithelzellen
(E) interlobulären Ausführungsgangepithelzellen

H05 ■

→ **8.55 Die Blutversorgung der Cauda pancreatis erfolgt vorwiegend über Äste der**

(A) Aa. gastricae breves
(B) A. splenica
(C) A. pancreatico-duodenalis superior
(D) A. pancreatico-duodenalis inferior
(E) A. gastroduodenalis

8.4 Milz

H98

→ **8.56 Welche Aussage über die Milz trifft <u>nicht</u> zu?**

(A) Sie besitzt beim jungen Erwachsenen ein Gewicht von ca. 150–200 g.
(B) Sie liegt intraperitoneal.
(C) Ihr Margo superior ist meist eingekerbt.
(D) Die arterielle Versorgung erfolgt außer über die A. splenica auch über die A. gastroomentalis sinistra.
(E) Die Milz entwickelt sich im dorsalen Mesogastrium.

F05 ■

→ **8.57 Welches der genannten Organe/Organteile grenzt unter normalen Verhältnissen <u>nicht</u> an die Milz?**

(A) Magen
(B) Jejunum
(C) linke Colonflexur
(D) linke Niere
(E) Diaphragma

F93

→ **8.58 Welche Aussage trifft <u>nicht</u> zu?**
Die Milz des Erwachsenen hat die Aufgabe der

(A) Erythropoese
(B) Lymphopoese
(C) Erythrozytensequestrierung
(D) Immunabwehr
(E) Thrombozytenspeicherung

H04 H98 H96 H91

→ **8.59 Bei der mit einem Sternchen gekennzeichneten Struktur in der Abbildung Nr. 156 des Bildanhangs handelt es sich um eine/einen**

(A) Zentralarterie
(B) Pulpaarterie
(C) Milzsinus
(D) Pinselarterie
(E) Hülsenarterie

H99 ■ ■

→ **8.60 Die Abbildung Nr. 157 des Bildanhangs zeigt ein histologisches Präparat, in dem eine Region durch einen Kreis markiert ist. In dieser Region finden sich im Vergleich zu anderen Regionen dieses Organs besonders viele**

(A) Erythrozyten
(B) B-Lymphozyten
(C) neutrophile Granulozyten
(D) Monoblasten
(E) Mastzellen

8.5 Endokrine Organe

H99 F88 F85 ■ ■

→ **8.61 Die Zona glomerulosa der Nebennierenrinde**

(A) grenzt an die Zona reticularis
(B) grenzt an das Nebennierenmark
(C) entwickelt sich aus dem Ektoderm
(D) sezerniert Mineralocorticoide
(E) enthält katecholaminhaltige Zellen

8.53 (E)   8.54 (A)   8.55 (B)   8.56 (D)   8.57 (B)   8.58 (A)   8.59 (C)   8.60 (B)   8.61 (D)

H04 ■

→ 8.62 Bei einer Überfunktion eines Bereichs der Nebenniere kann es bei Mädchen zu den Symptomen eines Virilismus (Vermännlichung) kommen. Hierfür sind Androgene verantwortlich. Physiologischerweise werden diese in der Nebenniere am meisten gebildet in der/den
(A) an der Kapsel angrenzenden Zellen
(B) Zona glomerulosa
(C) Zona reticularis
(D) A-Zellen des Nebennierenmarks
(E) NA-Zellen des Nebennierenmarks

F05 ■

Die Nebenniere enthält verschiedene Zelltypen, die unterschiedliche Substanzen produzieren.
Ordnen Sie den Zellen der Liste 1 die jeweils am ehesten zutreffende Substanz(gruppe) der Liste 2 zu!

Liste 1
→ 8.63 Nebennierenrinde – Zellen der Zona fasciculata
→ 8.64 Nebennierenmarkzellen

Liste 2
(A) Aldosteron
(B) Androgene
(C) Noradrenalin
(D) Glucocorticoide
(E) Serotonin

F05

→ 8.65 Die rechte Nebenniere liegt in einer Nische zwischen
(A) Diaphragma, Recessus superior der Bursa omentalis und Area nuda der Leber
(B) Diaphragma, V. renalis dextra und Lobus quadratus der Leber
(C) Niere, V. renalis dextra und Lobus caudatus der Leber
(D) Niere, A. phrenica inferior und Lobus quadratus der Leber
(E) Niere, V. cava inferior und Area nuda (Lig. coronarium) der Leber

H92

→ 8.66 Die linke Nebenniere hat Kontakt mit der/dem
(A) Wand der Bursa omentalis
(B) Pars superior duodeni
(C) Milz
(D) Colon transversum
(E) V. cava inferior

H03

→ 8.67 Die Sekretion des Nebennierenmarks wird in erster Linie stimuliert durch
(A) cholinerge sympathische Innervation
(B) adrenerge sympathische Innervation
(C) cholinerge parasympathische Innervation
(D) glandotropes Hormon des Hypophysenvorderlappens
(E) die Höhe des Blutdrucks

F95 ■

→ 8.68 Welche Aussage trifft nicht zu?
Gastrointestinale endokrine Zellen
(A) kommen im Duodenum vor
(B) fehlen in der Schleimhaut des Kolon
(C) liegen einzeln
(D) wirken parakrin
(E) haben basal gelegene Sekretgranula

F02 ■

→ 8.69 Cholecystokinin-produzierende endokrine Zellen sind am häufigsten in/im
(A) Gallenblase
(B) Leber
(C) Dünndarm
(D) Pars pylorica des Magens
(E) Langerhans-Inseln des Pankreas

H04 ■

→ 8.70 Welche Zuordnung von Hormon zu Syntheseort trifft am ehesten zu?
(A) FSH – Hypothalamus
(B) ACTH – Nebennierenrinde
(C) Aldosteron – Nebennierenmark
(D) Somatostatin – Inselorgan des Pankreas
(E) HCG – Ovar

8.6 Harnorgane

H97 F94 ■

→ 8.71 Welche Aussage trifft nicht zu?
Dorsal der Niere verlaufen der
(A) N. intercostalis XI
(B) N. subcostalis
(C) N. iliohypogastricus
(D) N. ilioinguinalis
(E) N. genitofemoralis

8.62 (C)   8.63 (D)   8.64 (C)   8.65 (E)   8.66 (A)   8.67 (A)   8.68 (B)   8.69 (C)   8.70 (D)   8.71 (E)

H02

→ **8.72 Die linke Niere mit ihrer Capsula adiposa grenzt nicht an**

(A) das Pankreas
(B) die V. lienalis
(C) die Flexura coli sinistra
(D) den linken M. psoas
(E) die V. cava inferior

H99

→ **8.73 Welche Aussage zu den Eigenschaften der Filtrationsbarriere im Nierenglomerulus trifft nicht zu?**

(A) Die Endothelporen der glomerulären Kapillaren sind frei von Diaphragmen.
(B) Für die Größenselektivität des Filters für Moleküle ist das Kapillarendothel verantwortlich.
(C) In der Basalmembran finden sich Glykosaminoglykane.
(D) Die hohe Wasserpermeabilität des Filters beruht auf der extrazellulären Passage.
(E) Die Filtrationsschlitze der Podozyten sind durch eine Schlitzmembran verschlossen.

F02

→ **8.74 Aufgrund einer Erkrankung bildet der Organismus eines Patienten nicht ausreichend Adiuretin-Vasopressin. Er scheidet große Mengen eines stark verdünnten Urins aus.**
Welche der folgenden Epithelzellarten des Nierenparenchyms ist für diese Reaktion verantwortlich?

(A) Zellen der Pars convoluta des proximalen Tubulus
(B) Zellen der Pars convoluta des distalen Tubulus
(C) Zellen des dünnen Teils der Henle'schen Schleife
(D) Hauptzellen der Sammelrohre
(E) Mesangium-Zellen

F97 ■

→ **8.75 Welche Aussage über den proximalen Tubulus der Niere trifft nicht zu?**

(A) durchlässige tight junctions
(B) ADH-sensitive Wasserpermeabilität
(C) Xenobiotika-Sekretion
(D) ein im apikalen Zytoplasma gelegener vakuolärer Apparat als Ausdruck der Peptidresorption
(E) Vergrößerung der basolateralen Zelloberfläche durch Zellinterdigitation

F98 ■

→ **8.76 Die Pars recta des distalen Tubulus der Niere**

(1) enthält in der apikalen Membran der Zellen den furosemid-sensitiven Na^+, K^+, 2 Cl^--Cotransporter
(2) enthält in der apikalen Membran der Zellen eine elektrogene Protonenpumpe
(3) enthält in ihrem Endabschnitt die Macula densa
(4) ist in hohem Maße wasserpermeabel

(A) nur 1 und 2 sind richtig
(B) nur 1 und 3 sind richtig
(C) nur 1 und 4 sind richtig
(D) nur 2 und 3 sind richtig
(E) nur 2 und 4 sind richtig

F01 ■

→ **8.77 Auf dem histologischen Schnitt (siehe Abbildung Nr. 158 des Bildanhangs) sind alle für eine bestimmte Region der Niere typischen Nephronabschnitte zu erkennen.**
Um welche Region handelt es sich?

(A) Rindenlabyrinth
(B) Außenstreifen
(C) Innenstreifen
(D) Innenzone
(E) Papille

H04

→ **8.78 Welche Zuordnung von Teilen des Nierenparenchyms und den dort typischerweise vorkommenden Bauelementen der Niere trifft nicht zu?**

(A) Rindenlabyrinth – Glomeruli
(B) Markstrahlen – Partes convolutae von proximalem und distalem Tubulus
(C) Außenstreifen – Partes rectae von proximalem und distalem Tubulus
(D) Innenstreifen – dünne und dicke Anteile der Henle-Schleife
(E) Innenzone – Sammelrohr

8.72 (E)   8.73 (B)   8.74 (***)   8.75 (B)   8.76 (B)   8.77 (B)   8.78 (B)

F00

→ **8.79** Welche der folgenden Aussagen zur Durchblutung der Niere beim jungen Erwachsenen (Regelfall) trifft <u>nicht</u> zu?
(A) Die peritubulären Kapillaren der Nierenrinde entstehen zum größten Teil aus präglomerulären Ästen der afferenten Arteriolen.
(B) Die Durchblutung des Nierenmarkes ist postglomerulär.
(C) Die efferenten Arteriolen der juxtamedullären Glomeruli stellen die arteriellen Gefäße des Nierenmarkes dar.
(D) Der venöse Abfluss der Rinde erfolgt über die Vv. arcuatae.
(E) Der venöse Abfluss des Nierenmarkes erfolgt über die Vv. arcuatae.

H97 F96 F90 ■

→ **8.80** Die Aa. arcuatae der Niere verlaufen
(A) in der Nierenrinde
(B) an der Rinden-Mark-Grenze
(C) in der Innenzone der Marksubstanz
(D) aufsteigend in den Columnae renales
(E) in den Markstrahlen der Nierenrinde

H03

→ **8.81** Welche Aussage über Lage und Verlauf des Ureters trifft <u>nicht</u> zu?
(A) Er liegt primär retroperitoneal.
(B) Er überkreuzt die Vasa iliaca.
(C) Er wird von der A. testicularis bzw. ovarica überkreuzt.
(D) Er unterkreuzt den N. obturatorius.
(E) Er zieht schräg von hinten an die Harnblase heran.

F05 ■

→ **8.82** Der Ureter
(A) verläuft auf dem M. psoas beim Mann ventral der Vasa testicularia
(B) verläuft am Beckeneingang dorsal der Teilungsstelle der A. iliaca communis
(C) kreuzt im kleinen Becken beim Mann den Ductus deferens caudal
(D) kreuzt im kleinen Becken beim Mann die Glandula vesiculosa caudal
(E) kreuzt im kleinen Becken bei der Frau die A. uterina ventral

F04 ■

→ **8.83** An der arteriellen Versorgung des Ureters bei der Frau sind <u>am wenigsten</u> beteiligt Äste der
(A) A. renalis
(B) A. ovarica
(C) A. mesenterica inferior
(D) A. iliaca interna
(E) A. uterina

H04

→ **8.84** Welche Aussage über die lichtmikroskopisch als Crusta bezeichnete Struktur des Harnblasenurothels trifft <u>nicht</u> zu?
(A) Sie findet sich in dessen Superfizialzellen.
(B) Sie beruht u. a. auf dem Vorkommen von diskoiden Vesikeln.
(C) Sie enthält Uroplakin.
(D) Sie enthält viele Sekretgranula.
(E) Sie enthält Aktin- und Intermediärfilamente.

H03 ■

→ **8.85** Das Trigonum vesicae
(A) ist der oberste Anteil der Harnblase mit dem Apex vesicae als Spitze
(B) ist eine Fläche an der Hinterwand der Harnblase, der beim Mann die Harnleiter und die Bläschendrüsen anliegen
(C) ist der Spalt im vorderen Bereich des Levatortors, dem die Harnblase von oben aufliegt
(D) ist die Berührungsfläche der Harnblase mit der Symphyse
(E) ist die Fläche der Harnblasenschleimhaut, deren Ecken von den beiden Harnleitermündungen und dem Harnröhrenabgang gebildet werden

H01 ■

→ **8.86** Welche Aussage über die Urethra masculina trifft <u>nicht</u> zu?
(A) Sie ist etwa 20–25 cm lang.
(B) Sie hat eine Erweiterung in der Pars prostatica.
(C) Sie hat eine Engstelle in der Pars membranacea.
(D) Sie hat eine Curvatura infrapubica.
(E) Sie verläuft im Corpus spongiosum penis zusammen mit der A. profunda penis.

8.79 (A)   8.80 (B)   8.81 (D)   8.82 (C)   8.83 (C)   8.84 (D)   8.85 (E)   8.86 (E)

F05 ■

→ 8.87 Die Gliederung in Pars intramuralis, Pars prostatica, Pars membranacea und Pars spongiosa bezeichnet Abschnitte der/des
(A) Urethra masculina
(B) Ductus deferens
(C) parasympathischen Beckengeflechts
(D) Ductus ejaculatorius
(E) Ductus excretorius glandulae bulbourethralis

F04 ■

→ 8.88 Das Sekret der Glandulae bulbourethrales gelangt in die Urethra
(A) nach Vereinigung von Ausführungsgängen mit dem Ductus deferens zum Ductus ejaculatorius
(B) durch paarige Ausführungsgänge auf dem Colliculus seminalis
(C) mit einem unpaarigen Ausführungsgang im Utriculus prostaticus
(D) über mehrere Ausführungsgänge in der Umgebung des Colliculus seminalis
(E) über paarige Ausführungsgänge in den Anfangsteil der Pars spongiosa urethrae

H03

→ 8.89 Das Sekret der Prostata gelangt in die Urethra
(A) nach Vereinigung von Ausführungsgängen mit dem Ductus deferens zum Ductus ejaculatorius
(B) durch je einen Ausführungsgang links und rechts auf dem Colliculus seminalis
(C) durch einen einzelnen unpaarigen Ausführungsgang im Utriculus prostaticus
(D) über mehrere Ausführungsgänge in der Umgebung des Colliculus seminalis
(E) über paarige ca. 5 cm lange Ausführungsgänge in den Anfangsteil der Pars spongiosa urethrae

F97 H91 F89 ■ ■

→ 8.90 Welche Aussage über die Länge der Harnröhre einer erwachsenen Frau trifft zu?
(A) 0,5–1 cm
(B) 1–2 cm
(C) 3–5 cm
(D) 7–10 cm
(E) > 10 cm

8.7 Weibliche Geschlechtsorgane

F04 ■

→ 8.91 Welche Aussage über einen Tertiärfollikel am 10. Zyklustag trifft zu?
(A) Die Eizelle befindet sich in der 2. Reifeteilung.
(B) Die Granulosazellschicht ist stark kapillarisiert.
(C) Die Granulosazellschicht bildet LH, das parakrin die Theca folliculi stimuliert.
(D) Die Theca interna folliculi bildet Androgene.
(E) Die Theca interna folliculi beginnt sich zurückzubilden.

H04 ■

→ 8.92 Welche Aussage über einen Tertiärfollikel am 10. Zyklustag trifft nicht zu?
(A) Die Eizelle befindet sich in der Prophase der 1. Reifeteilung.
(B) Der Cumulus oophorus ist stark kapillarisiert.
(C) Die Granulosazellen bilden große Mengen an Estrogen.
(D) Die Theca interna folliculi bildet Androgene.
(E) Die Zellen der Theca interna besitzen Rezeptoren für LH.

F01

→ 8.93 In einem Graaf-Follikel liegt der Eizelle unmittelbar an:
(A) Zona glomerulosa
(B) Zona columnaris
(C) Zona pellucida
(D) Theca interna
(E) Theca externa

H01 ■

→ 8.94 Bei der histologischen Untersuchung von Ovarien 10 Tage nach dem Follikelsprung ist welche der folgenden Strukturen am wenigsten wahrscheinlich?
(A) Corpus rubrum
(B) Corpus luteum
(C) Corpus albicans
(D) atretischer Follikel
(E) Tertiärfollikel

8.87 (A)   8.88 (E)   8.89 (D)   8.90 (C)   8.91 (D)   8.92 (B)   8.93 (C)   8.94 (A)

H05 ■
→ 8.95 Die auffallend rot gefärbte Struktur im Ovar (siehe Abbildung Nr. 159 des Bildanhangs) stellt dar:
(A) Lamina elastica interna einer Arterie vom muskulären Typ
(B) Kollagenfaserbündel
(C) Bündel elastischer Fasern
(D) Rest eines degenerierten Primärfollikels
(E) Rest eines atretischen Sekundär- oder Tertiärfollikels

F04
→ 8.96 Das im Corpus luteum gebildete Progesteron entsteht aus Cholesterin, das hauptsächlich
(A) in Corpus-luteum-Zellen synthetisiert wird
(B) von der Nebennierenrinde in das Corpus luteum transportiert wird
(C) aus gelbem Fettgewebe stammt
(D) von der Leber abgegeben wird und zum Corpus luteum gelangt
(E) dem Liquor folliculi entstammt

H03 ■
→ 8.97 Welche Aussage zum Ovar trifft <u>nicht</u> zu?
(A) Das Ovar ist von Peritoneum überzogen.
(B) Das Ovar liegt dorsal des Lig. latum uteri.
(C) Die Tuba uterina verläuft durch das Mesovar.
(D) Die A. ovarica erreicht das Ovar über das Lig. suspensorium ovarii.
(E) Regionale Lymphknoten des Ovars (erste Station) sind u. a. die Nodi lymphatici lumbales.

F88 H86
→ 8.98 Welche Aussage trifft <u>nicht</u> zu?
Die Tuba uterina
(A) überlagert von oben her das Ovar
(B) liegt im freien Rand der Mesosalpinx
(C) hat topographische Beziehung zum Ileum
(D) berührt die A. iliaca communis
(E) mündet am Übergang zwischen Corpus und Fundus uteri

F03 ■■
→ 8.99 Unter Anteflexio des Uterus versteht man
(A) den nach vorne offenen Winkel zwischen Vagina und Längsachse des Uterus
(B) den nach vorne offenen Winkel zwischen Cervix und Corpus uteri
(C) den nach vorne offenen Winkel zwischen Längsachse des Uterus und Hinterwand der entleerten Harnblase
(D) den nach oben offenen Winkel zwischen Rektum und Längsachse des Uterus
(E) den nach oben offenen Winkel zwischen Längsachse des Uterus und Beckenboden

F05
→ 8.100 Bei einer retroflektierten Gebärmutter muss unter Umständen eine operative Korrektur zur Rückführung in die normale Anteflexio vorgenommen werden. Bei einer Operationsmethode erfolgt eine beidseitige Kürzung von Bändern, um dieses Ziel zu erreichen.
Welches der genannten Bänder wird dabei verkürzt?
(A) Lig. pubovesicale
(B) Lig. latum uteri
(C) Lig. rectouterinum
(D) Lig. teres uteri
(E) Lig. ovarii proprium

H01 H97 F89 ■
→ 8.101 Als Lig. teres uteri werden bezeichnet:
(A) Faserzüge vom Schambein zur Cervix uteri
(B) Faserzüge vom Schambeinwinkel zur Blase
(C) Faserzüge vom Tubenwinkel in die große Schamlippe
(D) Faserzüge vom peripheren Tubenende zum Uterus
(E) Faserzüge von der Uterusseitenwand zur lateralen Beckenwand

H99
→ 8.102 Welche Aussage über das Endometrium (Mucosa uteri) trifft <u>nicht</u> zu?
(A) Es wird durch Östrogene zur Proliferation angeregt.
(B) Es wird vom Myometrium durch eine Tunica submucosa getrennt.
(C) Es enthält, eingebettet in die Tunica propria, die Uterusdrüsen.
(D) Es enthält Spiralarterien.
(E) Es lagert unter dem Einfluß von Progesteron Lipide und Glykogen in die Stromazellen der Tunica propria ein.

H04 ■

→ **8.103** In der Schleimhaut des Corpus uteri entstehen deziduaähnliche Stromazellen (Pseudodeziduazellen) in der
(A) Desquamationsphase
(B) Phase der Oberflächenepithelregeneration
(C) Proliferationsphase
(D) Sekretionsphase
(E) Ischämiephase

H05 ■

→ **8.104** Die für die Schwangerschaft typischen und gerichtsmedizinisch wichtigen Deciduazellen kommen in leicht abgewandelter Form auch im Endometrium des nicht-schwangeren Uterus vor, und zwar während der
(A) späten Desquamationsphase
(B) mittleren Regenerationsphase
(C) frühen Proliferationsphase
(D) späten Proliferationsphase
(E) späten Sekretionsphase

H96 ■

→ **8.105** Welche Aussage trifft <u>nicht</u> zu?
Das Endometrium der zweiten Zyklushälfte enthält
(A) Spiralarterien
(B) Drüsen
(C) interstitielle Zellen
(D) Progesteron-bildende Zellen
(E) Progesteron-empfindliche Zellen

H00 ■

→ **8.106** Welche Aussage zur Desquamationsphase (Menstruationsphase) des Endometriums trifft <u>nicht</u> zu?
(A) Während der Desquamationsphase wird die Funktionalis des Endometriums abgestoßen.
(B) Die Desquamationsphase geht mit anhaltenden Kontraktionen der Spiralarterien einher.
(C) An der Desintegration der Funktionalis und deren Ablösung sind proteolytische Enzyme beteiligt.
(D) Das Myometrium zeigt Kontraktionen.
(E) Das Uterusepithel regeneriert sich aus den Drüsenstümpfen der Basalis.

F98

→ **8.107** Welche Aussagen über die Cervix uteri treffen zu?
(1) Die Portio vaginalis hat mehrschichtiges unverhorntes Plattenepithel.
(2) Die Drüsen der Cervix uteri bilden in einem Zeitraum um die Zyklusmitte ein dünnflüssiges Sekret.
(3) Die Schleimhaut der Cervix uteri wird bei der Menstruation ausgestoßen.

(A) nur 1 ist richtig
(B) nur 2 ist richtig
(C) nur 1 und 2 sind richtig
(D) nur 2 und 3 sind richtig
(E) 1–3 = alle sind richtig

F05 ■

→ **8.108** Im Regelfall entspringt die Arteria ovarica dextra aus der
(A) Arteria iliaca communis
(B) Arteria iliaca interna
(C) Arteria renalis dextra
(D) Aorta
(E) Arteria uterina

H01 ■

→ **8.109** Die Arteria ovarica dextra entspringt aus der
(A) Arteria renalis
(B) Arteria iliaca interna
(C) Arteria sacralis
(D) Aorta
(E) Arteria uterina

H04

→ **8.110** Die linke V. uterina mündet in die
(A) V. cava inferior
(B) V. renalis sinistra
(C) V. iliaca interna sinistra
(D) V. iliaca externa sinistra
(E) V. rectalis media

8.103 (D)   8.104 (E)   8.105 (D)   8.106 (B)   8.107 (C)   8.108 (D)   8.109 (D)   8.110 (C)

8.8 Männliche Geschlechtsorgane

H02

→ 8.111 Auf der Abbildung Nr. 160 des Bildanhangs sind mehrere Zellen durch Pfeile gekennzeichnet. Um welche Zellen handelt es sich?
(A) Leydig-Zellen
(B) Sertoli-Zellen
(C) Spermatogonien
(D) Spermatozyten I. Ordnung
(E) Spermatozyten II. Ordnung

H96 ■

→ 8.112 Im basalen Kompartiment der Samenkanälchen befinden sich
(A) Spermatozoen
(B) Spermatiden
(C) Spermatozyten II
(D) Spermatogonien
(E) Makrophagen

F00

→ 8.113 Die Bildung von Spermien, beginnend mit der Teilung der Spermatogonien bis zur Abgabe der Spermien (Spermatiden) in das Lumen des Tubulus seminiferus, dauert größenordnungsmäßig
(A) ca. 6 – 10 Stunden
(B) ca. 1 – 2 Tage
(C) ca. 10 – 14 Tage
(D) ca. 3 – 4 Wochen
(E) ca. 9 – 11 Wochen

H95

→ 8.114 Die „Blut-Hoden-Schranke" wird gebildet von
(A) den Endothelzellen der versorgenden Kapillaren
(B) den Bindegewebszellen des Hodeninterstitiums
(C) den peritubulären Zellen
(D) der Basalmembran der Tubuli seminiferi
(E) den Sertoli-Zellen

F00 ■ ■

→ 8.115 Welche Aussage über die Leydig-Zwischenzellen trifft nicht zu?
(A) Sie liegen im Bindegewebe des Hodens.
(B) Ihre Hormonproduktion wird durch FSH stimuliert.
(C) Sie haben membranständige Rezeptoren für LH.
(D) Ihr Zytoplasma enthält reichlich agranuläres endoplasmatisches Retikulum.
(E) Sie haben Mitochondrien vom Tubulustyp.

H00 ■ ■

→ 8.116 Welche der folgenden Aussagen zu den Sertoli-Zellen trifft nicht zu?
(A) Sie können phagozytieren.
(B) Sie besitzen Rezeptoren für FSH.
(C) Sie bilden androgenbindendes Protein.
(D) Sie bilden Testosteron.
(E) Sie bilden Inhibin.

F96 H93 ■

→ 8.117 Welche Aussage über den Ductus deferens trifft nicht zu?
(A) Er ist die Fortsetzung des Ductus epididymidis.
(B) Er ist im Funiculus spermaticus zu tasten.
(C) Er wird von einem Ast der A. umbilicalis versorgt.
(D) Er verläuft in der Bauchhöhle subperitoneal.
(E) Er mündet in die Vesicula seminalis.

H02 ■

→ 8.118 Bei einem 35-jährigen Mann vergrößerte sich der linke Plexus pampiniformis ohne sonstige auffällige Tastbefunde. Der rechte Plexus war nicht betroffen.
Welches ist der wahrscheinlichste Grund hierfür?
(A) Lymphstau im linken Hoden-/Nebenhodenbereich
(B) Hypertrophie der Ductus-deferens-Muskulatur
(C) Passagehindernis des Ductus deferens
(D) Abflussbehinderung im Bereich des Übergangs von Vena iliaca communis sinistra zur Vena cava inferior
(E) Abflussstörung im Bereich der Vena renalis sinistra

H00

→ 8.119 Bei einer Inguinalhernienoperation (Leistenbruchoperation) beim Mann kann es zu unerwünschten Folgen durch Schädigung in dieser Region verlaufender Strukturen kommen.
Womit ist am ehesten zu rechnen?
(A) ein Sensibilitätsverlust an der Glans penis
(B) eine Hodennekrose/-atrophie aufgrund von Gefäßverletzung/-einengung
(C) eine Erektionsunfähigkeit aufgrund von Nervenverletzung
(D) eine Ejakulationsunfähigkeit aufgrund von Nervenverletzung
(E) ein Fehlen der Befeuchtung der Glans penis bei sexueller Erregung durch Schädigung des Ausführungsganges der Gl. Bulbourethralis

---

8.111 (B)   8.112 (D)   8.113 (E)   8.114 (E)   8.115 (B)   8.116 (D)   8.117 (E)   8.118 (E)   8.119 (B)

H99
→ **8.120 Was trifft nicht zu?**
Die Prostata
(A) ist im Regelfall auf ihrer Hinterseite mit Peritoneum überzogen
(B) liegt dem Harnblasenfundus an
(C) liegt vor dem Rektum
(D) liegt oberhalb des Diaphragma urogenitale
(E) grenzt beiderseits an den M. levator ani

F00 ■
→ **8.121 Welche Aussage zu den Schwellkörpern des Penis trifft nicht zu?**
(A) Das Corpus cavernosum penis ist eine paarige Struktur, dessen Crura beidseitig am Schambein befestigt sind.
(B) Das Corpus spongiosum penis beginnt proximal mit dem Bulbus penis.
(C) Das Corpus cavernosum penis endet distal mit der Glans penis.
(D) Das (paarige) Corpus cavernosum penis wird von der (paarigen) A. profunda penis versorgt.
(E) Die im Corpus spongiosum penis verlaufenden Arterien versorgen gleichzeitig die Urethra.

H96
→ **8.122 Welche Aussage über den Penis trifft nicht zu?**
(A) Die Corpora cavernosa penis sind von einer straffen bindegewebigen Hülle umgeben.
(B) Die Corpora cavernosa penis verdicken sich am vorderen Ende zur Glans penis.
(C) Innerhalb der Corpora cavernosa penis verlaufen die beiden Aa. profundae penis.
(D) Das Corpus spongiosum penis umgibt die Harnröhre.
(E) Das Corpus spongiosum penis beginnt als Bulbus penis.

F03
→ **8.123 Es besteht eine starke Flüssigkeitsansammlung in einem vorgebildeten Hohlraum des Skrotums (Hydrozele).**
Zwischen welchen Strukturen befindet sich diese Flüssigkeitsansammlung?
Zwischen
(A) Fascia spermatica externa und Fascia cremasterica
(B) Fascia cremasterica und Fascia spermatica interna
(C) Fascia spermatica interna und Periorchium (Lamina parietalis der Tunica vaginalis testis)
(D) Periorchium (Lamina parietalis der Tunica vaginalis testis) und Epiorchium (Lamina visceralis der Tunica vaginalis testis)
(E) Epiorchium (Lamina visceralis der Tunica vaginalis testis) und Tunica albuginea testis

8.9	Arterien

H94 ■ ■
→ **8.124 Der Truncus coeliacus**
(A) liegt intraperitoneal
(B) verläßt die Aorta kaudal der Abgangsstelle der Aa. renales
(C) ist mindestens 10 cm lang
(D) wird von Ästen des Glomus aorticum umgeben
(E) entläßt die A. gastrica sinistra

F03
→ **8.125 Welche Aussage zur A. mesenterica superior trifft im Regelfall nicht zu?**
(A) Äste verlaufen im Mesenterium.
(B) Äste verlaufen im Mesocolon transversum.
(C) Äste verlaufen im Ligamentum hepatoduodenale.
(D) Zu ihrem Versorgungsgebiet gehört die Appendix vermiformis.
(E) Zu ihrem Versorgungsgebiet gehört das Colon ascendens.

H05 ■
→ **8.126 Die A. mesenterica superior überkreuzt**
(A) die Cauda pancreatis
(B) die Radix mesocolica
(C) die Pars horizontalis (bzw. ascendens) duodeni
(D) das Caput pancreatis
(E) die Pars descendens duodeni

H00
→ **8.127 Welche der genannten Arterien ist kein direkter Ast der Aorta abdominalis?**
(A) A. suprarenalis media
(B) A. splenica
(C) A. renalis
(D) A. mesenterica superior
(E) A. ovarica

F04 ■
→ **8.128 Gefäße, die ihr Blut aus der A. splenica erhalten, verlaufen nicht im**
(A) Lig. reno-splenicum (lienorenale)
(B) Lig. gastro-splenicum (gastrolienale)
(C) Lig. phrenico-colicum
(D) Lig. gastro-colicum
(E) Omentum majus

H99

→ **8.129 Welche Aussage trifft nicht zu?**
Abbildung Nr. 161 des Bildanhangs zeigt eine Zeichnung von Dickdarmgefäßen.
Es ist bezeichnet mit
(A) Arteria colica media
(B) Arteria colica dextra
(C) Arteria ileocolica
(D) Arteria appendicularis
(E) Arteria mesenterica superior

H04 ■

→ **8.130 Welche Aussage über die A. gastrica sinistra ist (im Regelfall) zutreffend?**
(A) Sie entspringt aus der A. lienalis.
(B) Sie entspringt aus der A. gastroduodenalis.
(C) Sie entspringt direkt aus dem Truncus coeliacus.
(D) Sie verläuft im Lig. gastrolienale.
(E) Sie gibt Äste zum Pankreas ab.

F97 H93 ■ ■

→ **8.131 Welche Aussage trifft nicht zu?**
Die Blutversorgung des Magens erfolgt über Gefäße in der/im
(A) Plica gastropancreatica
(B) Ligamentum phrenicosplenicum
(C) Ligamentum gastrosplenicum
(D) Ligamentum gastrocolicum
(E) Mesocolon transversum

F05 ■

→ **8.132 Die A. rectalis inferior entspringt aus der**
(A) A. mesenterica inferior
(B) A. iliaca externa
(C) A. vesicalis inferior
(D) A. obturatoria
(E) A. pudenda interna

H05 ■

→ **8.133 Welche Aussage zu den Blutgefäßen des Beckens trifft zu?**
(A) Die Plica umbilicalis lateralis wird durch die obliterierte A. umbilicalis aufgeworfen.
(B) Die A. vesicalis inferior entspringt meistens aus der A. pudenda interna.
(C) Die V. rectalis superior fließt in das Portalvenengebiet ab.
(D) Die A. ovarica ist ein Ast der A. iliaca interna.
(E) Die A. iliolumbalis entspringt aus der A. iliaca externa.

F02 H97 H94 ■ ■

→ **8.134 Welche Aussage über die A. ovarica trifft nicht zu?**
(A) Sie entspringt aus der A. iliaca interna.
(B) Sie verläuft im Ligamentum suspensorium ovarii.
(C) Sie ist an der arteriellen Versorgung des Ureters beteiligt.
(D) Sie ist an der arteriellen Versorgung der Tube beteiligt.
(E) Sie bildet eine Anastomose mit der A. uterina.

F94 ■

→ **8.135 Welche Aussage trifft nicht zu?**
Die A. uterina
(A) verläuft im Lig. latum uteri
(B) hat in ihrem Verlauf engen Kontakt zum Ureter, den sie überkreuzt
(C) erreicht den Uterus im Bereich des Überganges Cervix/Corpus
(D) bildet mit ihrem Ramus tubarius eine Anastomose mit der A. vesicalis superior
(E) bildet mit ihrem Ramus ovaricus eine Anastomose mit der A. ovarica

F97 F87 ■

→ **8.136 Welche Aussage trifft nicht zu?**
Im Arteriogramm (siehe Abbildung Nr. 162 des Bildanhangs) sind zu erkennen:
(A) A. gastrica sinistra
(B) A. splenica
(C) A. hepatica propria
(D) A. gastroduodenalis
(E) A. mesenterica superior

F98 ■

→ **8.137 Bei dem im Arteriogramm (siehe Abbildung Nr. 162 des Bildanhangs) mit Pfeil markierten Gefäßbogen handelt es sich um**
(A) die Aa. gastricae an der kleinen Kurvatur des Magens
(B) die Aa. gastroomentales an der großen Kurvatur des Magens
(C) die Gefäßarkaden im Mesenterium
(D) den Gefäßbogen der Aa. pancreaticoduodenales
(E) die Gefäße des Kolonbogens im Mesocolon transversum

8.129 (E)   8.130 (C)   8.131 (E)   8.132 (E)   8.133 (C)   8.134 (A)   8.135 (D)   8.136 (E)   8.137 (B)

8.10　Venen

F99 ■

→ **8.138 Welche Aussage über Venen der Bauchorgane trifft _nicht_ zu?**
(A) Die V. splenica verläuft im allgemeinen direkt entlang des Unterrandes des Pankreas.
(B) Der Zusammenfluß von V. mesenterica superior und V. splenica erfolgt hinter dem Caput bzw. Corpus pancreatis.
(C) Vv. pancreaticae münden in die V. splenica.
(D) Das Blut der V. pancreaticoduodenalis inferior fließt in die V. mesenterica superior.
(E) Die Vv. pancreaticoduodenales werden von gleichnamigen Arterien begleitet.

H02 ■

→ **8.139 Von welcher der folgenden Venen gelangt das Blut _nicht_ in die Vena portae?**
(A) V. suprarenalis sinistra
(B) V. splenica
(C) V. mesenterica superior
(D) V. mesenterica inferior
(E) V. gastroomentalis dextra

H03 ■

→ **8.140 Die V. splenica nimmt (im Regelfall) _kein_ Blut aus folgendem Organ auf:**
(A) Magen
(B) Colon ascendens
(C) Colon descendens
(D) Colon sigmoideum
(E) Rektum

F03

→ **8.141 Welche Aussage über die V. mesenterica inferior trifft _nicht_ zu?**
(A) Sie nimmt Blut vom Plexus venosus rectalis auf.
(B) Sie nimmt Blut von der Vagina auf.
(C) Sie nimmt Blut vom Colon sigmoideum auf.
(D) Sie nimmt Blut vom Colon descendens auf.
(E) Sie mündet (im Regelfall) in die V. lienalis.

F01 ■■

→ **8.142 Zum Pfortadersystem gehört/gehören:**
(A) V. renalis
(B) V. ovarica dextra
(C) V. splenica
(D) Vv. lumbales
(E) V. lumbalis ascendens

8.11　Lymphknoten und Lymphgefäße

H04

→ **8.143 Die zentralen Lymphkapillaren der Zotten des Dünndarms dienen insbesondere dem Transport von**
(A) Chylomikronen
(B) Peptiden
(C) Disacchariden
(D) Lipasen
(E) Immunglobulinen

F02 ■

→ **8.144 Ein 45-jähriger Patient weist eine starke Entzündung der Glans penis auf.
Welche der folgenden Lymphknoten dürften als erste mit Abwehrmechanismen reagieren?**
(A) Nodi lymphatici inguinales
(B) Nodi lymphatici lumbales
(C) Nodi lymphatici mesenterici inferiores
(D) Nodi lymphatici iliaci communes
(E) Nodi lymphatici ileocolici

H05 ■

→ **8.145 Bei einem Patienten stellen Sie einen bösartigen Hodentumor fest und vermuten, dass sich über den Lymphweg eine Metastase in einem der regionären Lymphknoten gebildet hat.
Dieser liegt am wahrscheinlichsten**
(A) oberflächlich (epifaszial) inguinal
(B) tief (subfaszial) inguinal
(C) pararektal
(D) entlang der A. iliaca interna
(E) paraaortal lumbal

H02 ■

→ **8.146 Ein 35-jähriger Patient weist rechtsseitig einen bösartigen Hodentumor auf, der möglicherweise schon in Lymphknoten metastasiert hat.
Welche Lymphknoten sind über den normalen Lymphabflussweg am wahrscheinlichsten befallen?**
(A) Nodi lymphatici inguinales
(B) Nodi lymphatici lumbales
(C) Nodi lymphatici mesenterici inferiores
(D) Nodi lymphatici pararectales
(E) Nodi lymphatici ileocolici

8.138 (A)　8.139 (A)　8.140 (B)　8.141 (B)　8.142 (C)　8.143 (A)　8.144 (A)　8.145 (E)　8.146 (B)

8.12   Vegetatives Nervensystem

Bisher lediglich eine Kombinationsfrage aus H87.

8.13   Peritoneum

H02 ■
→ 8.147 Welches der folgenden Organe liegt sekundär retroperitoneal?
(A) Niere
(B) Ureter
(C) Aorta abdominalis
(D) Milz
(E) Pankreas

F96 ■
→ 8.148 Das Ligamentum falciforme hepatis
(A) trennt an der Facies visceralis der Leber den Lobus quadratus vom Lobus caudatus
(B) führt in seinem unteren Rand die A. hepatica
(C) geht am Zwerchfell in das Ligamentum coronarium (bzw. Ligg. triangularia) über
(D) beteiligt sich an der Begrenzung der Bursa omentalis
(E) setzt sich in das Omentum majus fort

F01 ■
→ 8.149 Auf dem Bild eines Modells der Hinterwand des Bauchraumes (siehe Abbildung Nr. 163 des Bildanhangs) sind verschiedene Strukturen mit A–E markiert.
Welche der Aussagen trifft nicht zu?
(A) A markiert den Recessus superior der Bursa omentalis.
(B) B markiert den Recessus intersigmoideus.
(C) C markiert die Anheftungsstelle der Area nuda der Leber.
(D) D markiert den Recessus hepatorenalis.
(E) E markiert den Recessus inferior der Bursa omentalis.

H04 ■
→ 8.150 In der schematischen Darstellung der Hinterwand der Peritonealhöhle nach Herausnahme der intraperitoneal gelegenen Organe (siehe Abbildung Nr. 164 des Bildanhangs) sind verschiedene Stellen mit Ziffern markiert, zu denen Aussagen gemacht sind.
Ventral der jeweils markierten Stelle liegt nicht
(A) 1: der Lobus dexter der Leber
(B) 2: der Lobus caudatus der Leber
(C) 3: der Magen
(D) 4: die Milz
(E) 5: das Ileum

H03
→ 8.151 In der schematischen Darstellung der Hinterwand der Peritonealhöhle nach Herausnahme der intraperitoneal gelegenen Organe (siehe Abbildung Nr. 165 des Bildanhangs) sind verschiedene Stellen mit den Ziffern 1–5 markiert. Gestrichelt wird die Lage der Nieren und des Duodenums angedeutet.
Ventral der jeweils markierten Stelle liegt nicht
(A) 1: Lobus caudatus der Leber
(B) 2: V. portae
(C) 3: Magen
(D) 4: Milz
(E) 5: Gallenblase

F04
→ 8.152 Welche Aussage über die Radix mesenterii trifft nicht zu?
(A) Sie beginnt kranial an der Flexura duodenojejunalis.
(B) Sie verläuft über einen Teil des Duodenums.
(C) Sie kreuzt auf der rechten Seite den Ureter.
(D) In ihr verläuft die A. mesenterica inferior.
(E) Sie zieht zur rechten Fossa iliaca.

F05 ■ ■
→ 8.153 Welche Aussage über das Ligamentum hepatoduodenale trifft nicht zu?
(A) Es zieht zur Pars superior des Duodenums.
(B) Es ist Teil des Omentum minus.
(C) Es enthält die V. hepatica.
(D) Es setzt an der Porta hepatis an.
(E) Es begrenzt das Foramen epiploicum der Bursa omentalis.

8.147 (E)   8.148 (C)   8.149 (E)   8.150 (B)   8.151 (D)   8.152 (D)   8.153 (C)

F03 ■

→ 8.154 Welche Aussage über das Mesocolon transversum trifft nicht zu?
(A) Seine Wurzel überquert die Pars descendens duodeni.
(B) Seine Wurzel überquert die Pars ascendens duodeni.
(C) Seine Wurzel überquert den Pankreaskopf.
(D) Seine Wurzel überquert die linke Niere.
(E) Es enthält die A. colica media.

F04 H91 F87 ■ ■

→ 8.155 Bei der Durchtrennung des Mesocolon transversum links der Wirbelsäule und von unten gelangt man in
(A) den retrorenalen Raum
(B) das Spatium subhepaticum
(C) den Raum hinter dem Pankreas
(D) das Vestibulum bursae omentalis
(E) die Bursa omentalis

F91

→ 8.156 Welche Aussage trifft nicht zu?
     Das Ligamentum hepatogastricum
(A) setzt an der Curvatura minor des Magens an
(B) setzt an der Porta hepatis an
(C) ist ein Teil des Omentum minus
(D) enthält zur Leber führende Äste des Nervus vagus
(E) begrenzt das Vestibulum der Bursa omentalis

F05 ■

→ 8.157 Der Magen ist nicht durch ein Ligament verbunden mit
(A) Milz
(B) Jejunum
(C) Leber
(D) Colon
(E) Diaphragma

H03 ■

→ 8.158 Welches Ligament bildet den Boden der Milznische?
(A) Lig. gastrolienale
(B) Lig. phrenicocolicum
(C) Lig. phrenicosplenicum
(D) Lig. pancreaticosplenicum
(E) Lig. Gastrophrenicum

F01 ■ ■

Ordnen Sie den Bauchfellduplikaturen der Liste 1 die jeweils zutreffende Aussage der Liste 2 zu!

Liste 1

→ 8.159 Ligamentum gastrosplenicum
→ 8.160 Ligamentum gastrocolicum

Liste 2

(A) enthält die A. gastroomentalis dextra
(B) enthält die Aa. gastricae breves
(C) enthält die A. colica media
(D) entsteht aus dem Mesogastrium ventrale
(E) bildet die Vorderwand des Vestibulum der Bursa omentalis

8.14 Angewandte und topographische Anatomie

F99

→ 8.161 Die Röntgenaufnahme (siehe Abbildung Nr. 166 des Bildanhangs) entstand, nachdem der Patient ein Kontrastmittel schluckte.
     Bei der mit X bezeichneten Struktur handelt es sich um:
(A) Ampulla (Bulbus) duodeni
(B) Pars cardiaca des Magens
(C) Antrum pyloricum
(D) Fundus gastricus
(E) Pars ascendens duodeni

H98 H91 ■

→ 8.162 Das Computertomogramm der Abbildung Nr. 167 des Bildanhangs zeigt einen Querschnitt in Höhe von L 1 in der Ansicht von unten. Das mit Pfeil markierte Gefäß ist der/die
(A) V. hepatica
(B) V. portae
(C) A. hepatica propria
(D) Ductus choledochus
(E) A. splenica (lienalis)

H05 ■

→ 8.163 Welche der in Abbildung Nr. 168 des Bildanhangs (Computertomographie) mit den Buchstaben A bis E gekennzeichneten Strukturen ist nicht richtig benannt?
(A) A: Lobus dexter hepatis
(B) B: V. portae
(C) C: Splen
(D) D: Corpus ventriculi
(E) E: Aorta abdominalis

8.154 (B)   8.155 (E)   8.156 (B)   8.157 (B)   8.158 (B)   8.159 (B)   8.160 (A)   8.161 (A)   8.162 (C)   8.163 (***)

F03 ■

→ **8.164** Die Abbildung Nr. 169 des Bildanhangs zeigt ein Computertomogramm des Oberbauchs nach Gabe eines Gefäßkontrastmittels. Darauf sind verschiedene Strukturen markiert. Welche Aussage trifft nicht zu?
(A) A markiert das Colon transversum
(B) B markiert die V. portae
(C) C markiert das Diaphragma
(D) D markiert die Aorta abdominalis
(E) E markiert die linke Niere

H03 ■

→ **8.165** Welche der in Abbildung Nr. 170 des Bildanhangs (Computertomographie) mit Buchstaben gekennzeichneten Strukturen ist nicht richtig benannt?
(A) A: M. psoas major
(B) B: Milz
(C) C: V. cava inferior
(D) D: Aorta abdominalis
(E) E: Niere

H03 ■

→ **8.166** Welche Aussage über das Vestibulum der Bursa omentalis trifft nicht zu?
(A) Es setzt sich in den Recessus superior der Bursa omentalis fort.
(B) Es setzt sich in den Recessus hepatorenalis fort.
(C) Es wird vorne vom kleinen Netz begrenzt.
(D) Es wird links von der Plica gastropancreatica begrenzt.
(E) Es grenzt im unteren Abschnitt an das Pankreas.

F03 ■

→ **8.167** In der Hinterwand der Bursa omentalis liegt nicht:
(A) Niere
(B) Pankreas
(C) A. lienalis
(D) Pars ascendens duodeni
(E) linke Nebenniere

H95 ■

→ **8.168** Welche Aussage über die Bänder im Becken der Frau trifft nicht zu?
(A) Das Ligamentum latum uteri verläuft von der seitlichen Beckenwand zum Corpus uteri.
(B) Das Ligamentum teres uteri verläuft vom Tubenwinkel des Uterus zu den großen Labien.
(C) Das Ligamentum teres uteri verläuft im Ligamentum latum uteri.
(D) Das Ligamentum ovarii proprium verläuft von der seitlichen Beckenwand zum Ovar.
(E) Das Ligamentum ovarii proprium wölbt das Peritoneum an der dorsalen Fläche des Ligamentum latum uteri vor.

F05

→ **8.169** Auf welchem Weg ist die Excavatio rectouterina am besten zugänglich?
(A) vom Rectum aus
(B) suprapubisch
(C) infrapubisch
(D) vaginal, über das vordere Scheidengewölbe
(E) vaginal, über das hintere Scheidengewölbe

H05 ■

→ **8.170** Ein Patient hat eine tiefe Messerstichverletzung senkrecht zur Körperoberfläche dorsal links paravertebral zwischen 9. und 10. Rippe erlitten.
Welches Organ bzw. welche Struktur ist wahrscheinlich nicht verletzt worden?
(A) Milz
(B) Pars lumbalis des Zwerchfells
(C) Recessus costodiaphragmaticus pleurae
(D) oberer Pol der linken Niere
(E) Magen

Fragen aus Examen

8.15 Frühjahr 2006

F06 ■

→ **8.171** Im Pankreas erfolgt die Sekretion von Bikarbonat vorwiegend durch die
(A) Azinuszellen
(B) Schaltstückepithelzellen
(C) interlobulären Ausführungsgangepithelzellen
(D) B-Zellen
(E) D-Zellen

F06 ■

→ 8.172 Welche Aussage zum Lig. hepatoduodenale trifft zu?

(A) Es begrenzt das Foramen omentale ventral.
(B) Es begrenzt das Foramen omentale dorsal.
(C) Es inseriert an der Pars descendens duodeni.
(D) Es entspringt an der Leber zwischen Lobus hepatis sinister und Lobus quadratus.
(E) Es enthält an seinem freien Rand das Lig. teres hepatis.

F06 ■

→ 8.173 Welche Aussage über die Appendix vermiformis trifft nicht zu?

(A) Sie liegt intraperitoneal.
(B) Sie wird von einem Ast der A. mesenterica inferior versorgt.
(C) Sie besitzt eine geschlossene Längsmuskelschicht.
(D) Sie hat am häufigsten eine retrozäkale Lage.
(E) Sie enthält reichlich lymphatisches Gewebe.

F06 ■

→ 8.174 Die V. testicularis dextra mündet normalerweise in die

(A) V. cava inferior
(B) linke V. renalis
(C) linke V. iliaca interna
(D) V. mesenterica inferior
(E) linke V. iliaca communis

F06 ■

→ 8.175 Die normale Lage des Uterus ist gekennzeichnet durch eine

(A) Anteversio – Anteflexio
(B) Anteversio – Retroflexio
(C) Anteversio – Lateroflexio
(D) Retroversio – Anteflexio
(E) Retroversio – Retroflexio

F06 F02 ■

→ 8.176 Ein 45-jähriger Patient weist eine starke Entzündung der Glans penis auf.
Welche der folgenden Lymphknoten dürften als erste mit Abwehrmechanismen reagieren?

(A) Nodi lymphatici inguinales
(B) Nodi lymphatici lumbales
(C) Nodi lymphatici mesenterici inferiores
(D) Nodi lymphatici iliaci communes
(E) Nodi lymphatici ileocolici

F06 H02 ■

→ 8.177 Bei einem 25-jährigen Mann vergrößerte sich der linke Plexus pampiniformis ohne sonstige auffällige Tastbefunde. Der rechte Plexus war nicht betroffen.
Was ist der wahrscheinlichste Grund hierfür?

(A) Lymphstau im linken Hoden-/Nebenhodenbereich
(B) Hypertrophie der Ductus-deferens-Muskulatur
(C) Passagehindernis des Ductus deferens
(D) Abflussbehinderung im Bereich des Übergangs von V. iliaca communis sinistra zur V. cava inferior
(E) Abflussstörung im Bereich der V. renalis sinistra

F06

→ 8.178 Die rechte Nebenniere liegt normalerweise

(A) etwa in Höhe des 12. Brustwirbels
(B) etwa in Höhe des 2. Lendenwirbels
(C) etwa in Höhe des 3. Lendenwirbels
(D) außerhalb des Fasziensackes der Niere
(E) angrenzend an die Aorta abdominalis

F06 ■

→ 8.179 Der schraffierten Zone der rechten Niere liegt ventral an:

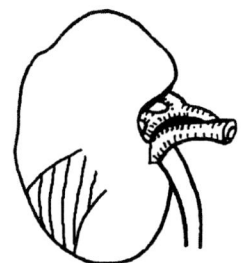

(A) Gallenblase
(B) Duodenum
(C) Colon mit Mesocolon
(D) Lig. hepatoduodenale
(E) Pylorus

8.172 (A)　8.173 (B)　8.174 (A)　8.175 (A)　8.176 (A)　8.177 (E)　8.178 (A)　8.179 (C)

9 Zentralnervensystem

9.1 Entwicklung

F00 ■

Ordnen Sie den Begriffen der Liste 1 die jeweils zutreffende Struktur aus Abbildung Nr. 171 des Bildanhangs (Liste 2) zu!

Liste 1
→ 9.1 Flügelplatte
→ 9.2 Spinalnerv

H90 H87

Die Hypophyse bildet sich im 2. Entwicklungsmonat aus getrennten Anlagen für den Vorderlappen und den Hinterlappen.
Ordnen Sie den Teilen in Liste 1 das Anlagegebiet aus Liste 2 zu!

Liste 1
→ 9.3 Anlage des Hypophysenvorderlappens
→ 9.4 Anlage des Hypophysenhinterlappens

Liste 2
(A) Mittelhirn
(B) Zwischenhirn
(C) Hemisphärenbläschen
(D) Zungenepithel
(E) Epithel der Mundbucht und des Rachendaches

H98

→ 9.5 Bei dem Embryo der Abbildung Nr. 172 des Bildanhangs aus der 6. Entwicklungswoche (13,5 mm gr. L.) markiert welcher Buchstabe (A–E) die Anlage des Kleinhirns?

H00

→ 9.6 Entwicklungsgeschichtlich ist das Corpus pineale ein modifiziertes
(A) Photorezeptororgan
(B) parasympathisches Ganglion
(C) Derivat des Tectum mesencephali
(D) Rudiment der Kopf-Neuralleiste
(E) Derivat des Pharyngealdaches

9.2 Rückenmark

H03 H00 F98 H95 H93 H89 H86 ■ ■

→ 9.7 Im Regelfall liegt der Conus medullaris des Rückenmarks beim Erwachsenen in Höhe des Wirbelkörpers
(A) Th 9–10
(B) Th 11–12
(C) L 1–2
(D) L 3–4
(E) L 5

H03

→ 9.8 Die Abbildung Nr. 173 des Bildanhangs zeigt einen Ausschnitt aus einem Halsquerschnitt eines 12 cm großen Feten. Darin sind mehrere Strukturen durch Ziffern markiert.
Welche der dazu gemachten Aussagen trifft zu?
(A) 1 enthält Fasern, deren Zellkörper in 5 liegen.
(B) Die Zellkörper der in 2 verlaufenden Fasern liegen in 5.
(C) 3 enthält Fasern, die in 5 umgeschaltet werden.
(D) 3 enthält visceroafferente Fasern.
(E) In 5 werden propriozeptive Afferenzen umgeschaltet.

H05 ■

→ 9.9 Die Abbildung Nr. 173 des Bildanhangs zeigt einen Ausschnitt aus einem Halsquerschnitt eines 12 cm großen Feten. Darin sind mehrere Strukturen durch Ziffern markiert.
Welche der dazu gemachten Aussagen trifft zu?
(A) Die in 1 verlaufenden Fasern werden in 5 umgeschaltet.
(B) Die Zellkörper der in 2 verlaufenden Fasern liegen überwiegend in 5.
(C) 3 enthält Fasern, deren Zellkörper im Vorderhorn liegen.
(D) 4 enthält somatoefferente Fasern.
(E) In 5 werden propriozeptive Afferenzen umgeschaltet.

9.1 (A)   9.2 (E)   9.3 (E)   9.4 (B)   9.5 (C)   9.6 (A)   9.7 (C)   9.8 (A)   9.9 (C)

F01

→ 9.10   Die Radix posterior eines thorakalen Spinalnerven führt

(A) gleichermaßen sensible und motorische Fasern für
die dorsale Leibeswand und Rückenmuskulatur
(B) gleichermaßen sensible und motorische Fasern für
die ventrale Leibeswand und Bauchmuskulatur
(C) sensible Fasern aus der dorsalen und ventralen
Leibeswand und Muskulatur
(D) die motorischen Fasern für die Rückenmuskulatur
(E) gleichermaßen sensible und motorische Fasern für
die dorsale und ventrale Leibeswand und Muskulatur

F05

→ 9.11   Bei manchen Muskeln kann eine isolierte Parese auf den Sitz der ursächlichen Wurzelläsion
hinweisen. Sie werden deswegen Kennmuskeln genannt.
Der M. extensor hallucis longus ist Kennmuskel für:

(A) L1
(B) L2
(C) L3
(D) L4
(E) L5

F05 ■

→ 9.12   Ein Patient hat durch einen Unfall eine Halbseitenläsion des Rückenmarks in Höhe des 4.
Thorakalsegmentes erlitten.
Mit welchen bleibenden Ausfällen ist am wahrscheinlichsten zu rechnen?

(A) Die Tiefensensibilität der unteren kontralateralen
Körperhälfte ist gestört.
(B) Die Schmerzempfindung (Nozizeption) von der kon-
tralateralen Seite der unteren Körperhälfte ist re-
duziert.
(C) Die Innervation des Zwerchfells ist gestört.
(D) Es besteht eine Reithosenanästhesie.
(E) Das Temperaturempfinden der unteren ipsilate-
ralen Körperhälfte ist ausgefallen.

F04

→ 9.13   In Abbildung Nr. 174 des Bildanhangs sind Neurone im Vorderhorn des Rückenmarks mit Pfeilen markiert.
Durch welchen Transmitter werden diese Neurone rekurrent gehemmt?

(A) Adrenalin
(B) Noradrenalin
(C) Glycin
(D) Substanz P
(E) Endorphin

F05

→ 9.14   Ein 45-jähriger voll ansprechbarer männlicher
Patient klagt über eine vor einer Stunde spon-
tan aufgetretene schlaffe Lähmung und Sensibilitätsstörungen der beiden unteren Extremitäten.
Angenommen, sie ist auf eine gestörte Blutversorgung zurückzuführen, welche(s) der Ge-
fäß(e) ist/sind am wahrscheinlichsten betroffen?

(A) A. basilaris
(B) Aa. cerebri mediae
(C) Aa. thalamostriatae anterolaterales
(D) Aa. spinales posteriores
(E) A. radicularis magna

H96 ■

Ordnen Sie den in Liste 1 genannten Rückenmarksbahnen die jeweils nur für diese allein zutreffende
Aussage der Liste 2 zu!

Liste 1
→ 9.15   Tractus spinocerebellaris posterior
→ 9.16   Fasciculus gracilis et cuneatus

Liste 2
(A) verläuft im Rückenmark ungekreuzt
(B) liegt im Vorderseitenstrang
(C) führt Afferenzen von Berührungsrezeptoren
(D) führt Afferenzen von Muskelspindeln
(E) Die zugehörigen Perikaryen liegen im Spinalgang-
lion.

F96 ■

Ordnen Sie den in Liste 1 genannten Rückenmarksbahnen die jeweils nur für diese allein zutreffende
Aussage der Liste 2 zu!

Liste 1
→ 9.17   Tractus spinocerebellaris anterior
→ 9.18   Tractus spinocerebellaris posterior

Liste 2
(A) projiziert in den Lobus anterior des Kleinhirns
(B) führt propriozeptive Fasern aus der unteren Extre-
mität
(C) verläuft im Rückenmark ungekreuzt
(D) verläuft durch den Pons
(E) erhält Afferenzen von Muskelspindeln

9.10 (C)   9.11 (E)   9.12 (B)   9.13 (C)   9.14 (E)   9.15 (B)   9.16 (E)   9.17 (D)   9.18 (C)

H99 ■
→ 9.19 Eine einseitige Zerstörung der Hinterstrang-
bahnen führt auf der geschädigten Seite u. a.
zu einem/r
(A) motorischen Lähmung
(B) Verlust der Schmerzempfindung
(C) Tremor
(D) Verlust der Temperaturempfindung
(E) Verlust der Tiefensensibilität

H02 ■
→ 9.20 Der Funiculus posterior des Halsmarks führt
Axone von Neuronen, die
(A) sensible und motorische Afferenzen bzw. Efferenzen für die dorsale Leibeswand und Rückenmuskulatur leiten
(B) sensible und motorische Afferenzen bzw. Efferenzen für die ventrale Leibeswand und Bauchmuskulatur leiten
(C) sensible Afferenzen aus der dorsalen und ventralen Leibeswand und Muskulatur leiten
(D) motorische Efferenzen für die Rücken- und Bauchmuskulatur leiten
(E) sensible und motorische Afferenzen bzw. Efferenzen für die dorsale und ventrale Leibeswand und
Muskulatur leiten

H02 H99 ■ ■
→ 9.21 Eine Durchtrennung des rechten Tractus spinothalamicus lateralis im oberen Teil des Rückenmarks hat zur Folge eine
(A) Muskellähmung im rechten Bein
(B) Muskellähmung im linken Bein
(C) aufgehobene bzw. herabgesetzte Schmerzempfindung im rechten Bein
(D) aufgehobene bzw. herabgesetzte Schmerzempfindung im linken Bein
(E) Störung der Tiefensensibilität in beiden Beinen

H02 ■
→ 9.22 Die Axone des Tractus spinocerebellaris poste-
rior, die im Pedunculus cerebellaris inferior
verlaufen, haben ihren Ursprung in/im
(A) Spinalganglien
(B) Nucleus dorsalis des Hinterhorns (Nucleus thora-
cicus CLARKE-STILLING)
(C) Laminae I + II des Rückenmarks
(D) Nucleus intermediolateralis
(E) Nucleus cuneatus

9.3　Rhombencephalon

F99
→ 9.23 Welche Aussage trifft nicht zu?
Am Boden des IV. Ventrikels lassen sich lokali-
sieren:
(A) Colliculus facialis
(B) Trigonum nervi hypoglossi
(C) Trigonum nervi vagi
(D) Trigonum habenulae
(E) Eminentia medialis

F97 H91
→ 9.24 Welche Aussage über die Oliven trifft nicht zu?
(A) Sie liegen lateral von den Pyramiden.
(B) Ihre Fasern zum Kleinhirn verlaufen über den Pe-
dunculus cerebellaris medius.
(C) Sie stehen mit der zentralen Haubenbahn in Ver-
bindung.
(D) Sie enthalten den Nucleus olivaris inferior als Haupt-
kern.
(E) Sie entsenden Kletterfasern zum Kleinhirn.

F03 F00 ■
→ 9.25 Welche Aussage zum Ncl. cuneatus trifft nicht
zu?
Er
(A) liegt in der Medulla oblongata
(B) ist Schaltstation einer Bahn, die im Hinterstrang
des Rückenmarks verläuft
(C) steht vor allem im Dienst der Nozizeption
(D) erhält ungekreuzte Afferenzen
(E) entsendet Efferenzen in den Lemniscus medialis

F01
→ 9.26 In der in Abbildung Nr. 175 des Bildanhangs
mit X bezeichneten Struktur erfolgt die
(A) Umschaltung epikritischer Afferenzen aus der un-
teren Körperhälfte
(B) Kreuzung der Mehrzahl der Fasern des Tractus cor-
ticospinalis
(C) Umschaltung der Hörbahn
(D) Umschaltung des Tractus rubro-olivo-cerebellaris
(E) Umschaltung des Tractus spino-cerebellaris

H92 ■

→ 9.27 In der schematischen Darstellung des Hirnstammes (Abbildung Nr. 176 des Bildanhangs) sind die austretenden Hirnnerven mit kleinen Buchstaben markiert.
Welche Buchstabenfolge faßt die (allgemein-) somatoefferente Fasern führenden Nerven zusammen?
(A) a, c, f, g
(B) c, d, e, h
(C) a, b, f, g
(D) d, h, e, k
(E) c, d, f, g

F99 H94 F91 ■

→ 9.28 In der schematischen Darstellung des Hirnstamms (siehe Abbildung Nr. 176 des Bildanhangs) sind die austretenden Hirnnerven mit kleinen Buchstaben markiert.
Welche Buchstabenfolge faßt ausschließlich Nerven mit parasympathischen Anteilen zusammen?
(A) a, b, f
(B) a, c, d
(C) a, h, i
(D) d, e, h
(E) d, i, k

H05

→ 9.29 Speziell viszeroefferente (branchiomotorische) Neurone liegen vorwiegend im
(A) Ncl. oculomotorius accessorius
(B) Ncl. salivatorius superior
(C) Ncl. salivatorius inferior
(D) Ncl. ambiguus
(E) Ncl. dorsalis n. vagi

H04 F89 F85 ■ ■

→ 9.30 Zu welchem der genannten Hirnnerven gehört der Nucleus ambiguus als motorischer Kern?
(A) N. hypoglossus
(B) N. vagus
(C) N. facialis
(D) N. abducens
(E) N. trigeminus

H00 ■ ■

→ 9.31 Wo endigen die Geschmacksfasern des Nervus vagus?
(A) Ncl. dorsalis nervi vagi
(B) Ncl. tractus solitarii
(C) Ggl. nodosum
(D) Ggl. jugulare
(E) Ncl. ambiguus

F05 ■

→ 9.32 Welche Aussage über den N. vagus bzw. seine Äste trifft zu?
(A) Die motorischen Ursprungsneurone für die quer gestreifte Ösophagusmuskulatur liegen im Nucleus dorsalis nervi vagi.
(B) Die Wurzeln des N. vagus treten zwischen Paramis und Oliva der Medulla oblongata aus bzw. ein.
(C) Die meisten parasympathischen präganglionären Fasern des N. vagus werden in den Ganglia superius oder inferius umgeschaltet.
(D) Der N. laryngeus superior enthält Fasern aus dem Nucleus ambiguus.
(E) Der N. laryngeus recurrens sinister verläuft um den Aortenbogen medial vom Lig. arteriosum.

H02 F01 ■

→ 9.33 Die Nuclei principalis (pontis) und spinalis nervi trigemini sind
(A) somatosensible Kerne
(B) viszerosensible Kerne
(C) somatomotorische Kerne
(D) sympathische Kerne
(E) parasympathische Kerne

H03

→ 9.34 Ein Patient klagt über Motilitätsstörungen im Bereich des Kiefergelenkes und des Kauapparates. Er fühlt sich nicht so sehr beim Kauen selbst, als vielmehr beim Sprechen und Singen behindert. Der Arzt diagnostiziert eine Störung des propriozeptiven Systems der Kaumuskulatur.
Wo liegen die Perikaryen der pseudounipolaren Neurone des Trigeminussystems, die die propriozeptiven Afferenzen aus der Kaumuskulatur leiten?
(A) im ipsilateralen Ganglion trigeminale
(B) im ipsilateralen Nucleus mesencephalicus n. trigemini
(C) im kontralateralen Nucleus mesencephalicus n. trigemini
(D) im Ganglion oticum
(E) im Ganglion submandibulare

F05 ■

→ **9.35 Welche der genannten Strukturen ist an der Innervation der Gl. submandibularis nicht beteiligt?**
(A) Ncl. salivatorius inferior
(B) N. intermedius (N. facialis)
(C) Chorda tympani
(D) N. lingualis
(E) Ganglion submandibulare

F94 F90 ■

→ **9.36 Welcher der folgenden Hirnnervenkerne liegt nicht im Bereich der Brücke?**
(A) Nucl. n. trochlearis
(B) Nucl. motorius n. trigemini
(C) Nucl. n. facialis
(D) Nucl. n. abducentis
(E) Nuclei vestibulares

H05 ■

→ **9.37 Die zentrale Fazialisparese ist typischerweise durch**
(A) eine direkte Schädigung des Ncl. n. facialis bedingt
(B) einen Ausfall der periorbitalen Muskulatur gekennzeichnet
(C) einen kompletten Ausfall der mimischen Muskulatur gekennzeichnet
(D) eine Unterbrechung von kortikonukleären Fasern bedingt
(E) einen Ausfall der Stirnmuskulatur gekennzeichnet

F03 H99 ■

→ **9.38 Das primäre zentrale Endigungsgebiet der Dehnungsrezeptoren im Aortenbogen ("Pressorezeptoren") liegt im/in**
(A) Ncl. tractus solitarii
(B) Laminae I et II des thorakalen Rückenmarks
(C) Ncl. ambiguus
(D) Ncl. dorsalis nervi vagi
(E) der ventro-lateralen Formatio reticularis

9.4 Mesencephalon

F02 ■ ■

→ **9.39 Der N. oculomotorius verläuft unmittelbar nach seinem Austritt aus dem Gehirn in der**
(A) Cisterna ambiens
(B) Cisterna chiasmatis
(C) Cisterna cerebellomedullaris
(D) Cisterna interpeduncularis
(E) Cisterna pontocerebellaris

H03 F98 H93 F86 ■ ■

→ **9.40 Der N. oculomotorius verlässt den Hirnstamm**
(A) in der Fossa interpeduncularis
(B) an der lateralen Oberfläche des Pons
(C) am kaudalen Rand der Lamina quadrigemina
(D) am kaudalen Rand des Pons
(E) neben der Olive

H05

→ **9.41 Bei einer Epiduralblutung kann der N. oculomotorius durch Einklemmung des Uncus parahippocampalis im Tentoriumschlitz durch Druck geschädigt werden.
Als wahrscheinlichste Folge davon**
(A) kann die Lidspalte der betroffenen Seite nicht geschlossen werden
(B) besteht ein Ausfall des M. tarsalis superior
(C) ist neben einer Fehlstellung des Bulbus oculi auch eine Weitstellung der Pupille und eine Störung der Akkommodationsreaktion des betroffenen Auges zu erwarten
(D) tritt die Horner-Trias (Ptosis, Miosis, Enophthalmus) auf
(E) weicht das betroffene Auge nach unten und medial ab

F05 H96 ■

→ **9.42 Welche der folgenden Strukturen gehört/gehören nicht zum Mesencephalon?**
(A) Colliculi superiores
(B) Substantia nigra
(C) Corpora mamillaria
(D) Ncl. ruber
(E) Aquaeductus cerebri

H95 F94 F88 ■ ■

→ **9.43 Welche Aussage trifft nicht zu?
Im Tegmentum mesencephali liegt**
(A) Nucl. n. oculomotorii
(B) Nucl. n. trochlearis
(C) Nucl. ruber
(D) Substantia nigra
(E) Nucl. olivaris inferior

H03 F02 F97 F91 ■ ■

→ **9.44 Zum Tectum mesencephali rechnet man:**
(A) Formatio reticularis
(B) Colliculi superiores
(C) Nucleus ruber
(D) Substantia nigra
(E) motorischer Kern des N. oculomotorius

9.35 (A)   9.36 (A)   9.37 (D)   9.38 (A)   9.39 (D)   9.40 (A)   9.41 (C)   9.42 (C)   9.43 (E)   9.44 (B)

F96

→ 9.45   Welche Aussage trifft <u>nicht</u> zu?
Zur reflektorischen Stabilisierung der Blickrich-
tung bei Kopf- bzw. Köperdrehung tragen bei:
(A) die Rezeptoren in den Bogengängen
(B) die Nuclei vestibulares
(C) Fasern im Fasciculus longitudinalis medialis
(D) der Tractus vestibulospinalis
(E) der Tractus corticospinalis

F03 F99 ■

→ 9.46   Das Zusammenspiel des Vestibularapparates
mit den Neuronen der Augenmuskelkerne wird
vermittelt durch den
(A) Lemniscus medialis
(B) Tractus tegmentalis centralis
(C) Fasciculus longitudinalis medialis
(D) Fasciculus longitudinalis dorsalis
(E) Lemniscus lateralis

H01 H99 ■

→ 9.47   Der Fasciculus longitudinalis dorsalis (SCHÜTZ)
verbindet (u. a.):
(A) Nucleus supraopticus und Neurohypophyse
(B) Corpus geniculatum laterale und primäre Sehrinde
(C) Colliculus inferior und Corpus geniculatum me-
diale
(D) Thalamus und Olive
(E) Hypothalamus und Rhombenzephalon

H04 ■

→ 9.48   Welcher der folgenden Faserzüge besteht vor-
wiegend aus dopaminergen Fasern?
(A) Fasciculus gracilis
(B) Tractus nigrostriatalis
(C) Fasciculus mammillothalamicus
(D) Fibrae corticospinales
(E) Fasciculus uncinatus

F01 ■

→ 9.49   Die Hauptmenge der zur Großhirnrinde ziehen-
den noradrenergen Fasern stammt aus der/dem/
den
(A) Substantia nigra
(B) Nucleus basalis Meynert
(C) Raphekernen
(D) Nucleus anterior thalami
(E) Locus coeruleus

F01 ■

→ 9.50   Die Hauptmenge der zur Großhirnrinde ziehen-
den cholinergen Fasern stammt aus der/dem/
den
(A) Substantia nigra
(B) Nucleus basalis Meynert
(C) Raphekernen
(D) Nucleus anterior thalami
(E) Locus coeruleus

H03 ■

→ 9.51   Serotoninproduzierende Zellen, von denen
Bahnen in zahlreiche Kerngebiete des Groß-
und Kleinhirns ausgehen, finden sich vor allem
(A) im Hypothalamus
(B) in den Raphekernen des Hirnstamms
(C) in den Dachkernen des Kleinhirns
(D) in den Basalganglien
(E) im Nucleus tractus solitarii

H01 ■

→ 9.52   Welche der folgenden Zuordnungen von Kern-
gebiet/Hirnareal und dem vorherrschenden
von den dort befindlichen Neuronen syntheti-
sierten Überträgerstoff trifft <u>nicht</u> zu?
(A) Ncl. basalis Meynert   – Acetylcholin
(B) Hippocampus   – Serotonin
(C) Substantia nigra pars compacta – Dopamin
(D) Ncl. tuberomamillaris   – Histamin
(E) Locus coeruleus/caeruleus   – Noradrenalin

F99 ■

Ordnen Sie den in Liste 1 genannten Strukturen die
jeweils zutreffende Aussage der Liste 2 zu!

Liste 1
→ 9.53   Nucleus gracilis
→ 9.54   Pars anterior pontis

Liste 2
(A) Hier wird eine Bahn umgeschaltet, die vom Klein-
hirn zum Großhirn zieht.
(B) Hier werden ungekreuzte Afferenzen aus Muskel-
spindeln auf das zweite Neuron umgeschaltet.
(C) Hier werden Afferenzen aus dem Frontalhirn zum
Kleinhirn umgeschaltet.
(D) Hier werden somatosensible Afferenzen aus dem
Gesicht auf das zweite Neuron umgeschaltet.
(E) Wird von einer großen, vom Rückenmark aufstei-
genden Bahn ohne Umschaltung durchlaufen.

9.45 (E)   9.46 (C)   9.47 (E)   9.48 (B)   9.49 (E)   9.50 (B)   9.51 (B)   9.52 (B)   9.53 (B)   9.54 (C)

9.5   Cerebellum

H01

→ 9.55 Welche Zelle kommt im Kleinhirn nicht vor?
(A) Pyramidenzelle
(B) Korbzelle
(C) Sternzelle
(D) Körnerzelle
(E) Purkinje-Zelle

H97 ■

→ 9.56 Welche Aussage trifft nicht zu?
Die auf der Abbildung Nr. 177 des Bildanhangs gezeigten großen Zellen
(A) erhalten direkte Afferenzen von Körnerzellen
(B) erhalten direkte Afferenzen von Kletterfasern
(C) erhalten direkte Afferenzen von Moosfasern
(D) erhalten direkte Afferenzen vom Nucleus olivaris inferior
(E) schicken direkte Efferenzen z. B. zum Nucleus dentatus

H04 ■

→ 9.57 An den Purkinje-Zellen der Kleinhirnrinde endende Kletterfasern stammen aus
(A) Ncll. vestibulares
(B) Ncll. pontis
(C) Ncl. ruber
(D) Formatio reticularis
(E) Ncl. olivaris inferior („Olivenkernkomplex")

F98 F95 F91 ■ ■

→ 9.58 In welcher der folgenden Kombinationen ist dem Kleinhirnstiel keine ihn durchlaufende Bahn zugeordnet?
(A) oberer Kleinhirnstiel – Tractus vestibulocerebellaris
(B) oberer Kleinhirnstiel – Tractus cerebellothalamicus (dentatothalamicus)
(C) mittlerer Kleinhirnstiel – Tractus pontocerebellaris
(D) unterer Kleinhirnstiel – Tractus spinocerebellaris dorsalis (posterior)
(E) unterer Kleinhirnstiel – Tractus olivocerebellaris

H97 H88 ■

→ 9.59 Welche Aussage trifft nicht zu?
Zu den Kernen des Kleinhirns gehören:
(A) Nucleus globosus
(B) Nucleus vestibularis
(C) Nucleus emboliformis
(D) Nucleus fastigii
(E) Nucleus dentatus

H96 ■

→ 9.60 Welche Aussage über Bahnen des Kleinhirns trifft nicht zu?
(A) Der Pedunculus cerebellaris medius enthält afferente Fasern des Kleinhirns.
(B) Die Efferenzen verlassen das Kleinhirn vorwiegend über den Pedunculus cerebellaris superior.
(C) Die Nervenfasern des Pedunculus cerebellaris superior kreuzen im Mittelhirn zur Gegenseite.
(D) Kletterfasern sind Afferenzen aus dem Nucleus olivaris inferior.
(E) Der Lobus flocculonodularis erhält seine Afferenzen vorwiegend aus dem Rückenmark.

F05

→ 9.61 Das Pfeilschema zeigt die motorische Schleife zwischen Cortex und Kleinhirn.

Cortex $\overset{4}{\leftarrow}$ Thalamus
$\downarrow 1$ $\uparrow 3$
Pons $\overset{2}{\rightarrow}$ Kleinhirn

Welche Aussage zu den einzelnen Stationen trifft zu?
(A) Die durch $\downarrow 1$ gekennzeichnete Verbindung endet im Tegmentum der Brücke.
(B) Die durch $\overset{2}{\rightarrow}$ gekennzeichnete Verbindung kreuzt im Bereich der Brücke auf die Gegenseite.
(C) Die durch $\overset{2}{\rightarrow}$ gekennzeichnete Verbindung endet direkt an den Purkinje-Zellen des Kleinhirns.
(D) Die durch $\uparrow 3$ gekennzeichnete Verbindung entspringt der Purkinje-Zelle des Kleinhirns.
(E) Die durch $\overset{4}{\leftarrow}$ gekennzeichnete Verbindung entspringt im Nucleus anterior des Thalamus.

9.6   Diencephalon

H04 ■

→ 9.62 Welcher der genannten Zwischenhirnkerne hat typischerweise neurosekretorische Funktion?
(A) Ncl. corporis mammillaris
(B) Ncl. anterior thalami
(C) Ncl. corporis geniculati medialis
(D) Ncl. supraopticus
(E) Ncl. Subthalamicus

F00

→ **9.63** Welche Aussage über das Corpus geniculatum laterale trifft <u>nicht</u> zu?

(A) Es ist ein Teil des Zwischenhirns.
(B) Es grenzt an den Subarachnoidalraum.
(C) Es hat Verbindung mit dem Colliculus superior.
(D) In ihm wird die ipsilaterale Hälfte des Gesichtsfeldes repräsentiert.
(E) Es ist eine Schaltstelle der Sehbahn.

F04

→ **9.64** Zu den Hypothalamuskernen gehört <u>nicht</u>:
(A) Nucleus suprachiasmaticus
(B) Nucleus preopticus
(C) Nucleus paraventricularis
(D) Nucleus habenularis (habenulae)
(E) Nucleus (corporis) mammillaris

F02

→ **9.65** Im transmissionselektronenmikroskopischen Bild des Hypophysenvorderlappens ist/sind <u>nicht</u> erkennbar:
(A) eng aneinander gelagerte Zellen
(B) reichliches Vorkommen von Releasing-Hormonhaltigen Axonen
(C) Zellen mit Sekretgranula
(D) unterschiedlich große Sekretgranula in den verschiedenen Zelltypen
(E) fenestrierte Kapillaren

F02

→ **9.66** Im transmissionselektronenmikroskopischen Bild des Hypophysenhinterlappens sind <u>nicht</u> erkennbar:
(A) Axone
(B) Sekretgranula in den Axonen
(C) Glia-Zellen
(D) Zellleiber mit reichlich Sekretgranula
(E) fenestrierte Kapillaren

H03 ■

→ **9.67** Von der Fossa hypophysialis liegt am weitesten entfernt
(A) Sinus sphenoidalis
(B) Sinus cavernosus
(C) N. oculomotorius
(D) Ganglion trigeminale
(E) Chiasma opticum

H05 ■

→ **9.68** Ein Patient klagt über Sehstörungen im Bereich des peripheren Gesichtsfeldes. Der Arzt stellt Ausfälle im lateralen Gesichtsfeld beiderseits fest und vermutet eine Schädigung im Verlauf der Sehbahn.
Wo liegt diese Schädigung am wahrscheinlichsten?

(A) im Corpus geniculatum laterale
(B) im rechten Tractus opticus
(C) im zentralen Teil des Chiasma opticum
(D) in den lateralen Quadranten der Retina beider Augen
(E) im N. opticus des rechten Auges

F01

→ **9.69** Welche der folgenden Aussagen zur Hypophyse trifft <u>nicht</u> zu?
(A) Die Hypophyse liegt in der Fossa hypophysialis der Sella turcica.
(B) Die Fossa hypophysialis grenzt an den Sinus sphenoidalis.
(C) Das Infundibulum der Hypophyse durchbohrt das Diaphragma sellae.
(D) Seitlich der Hypophyse liegt der Sinus cavernosus.
(E) Hinter dem Infundibulum liegt das Chiasma opticum.

H00 ■

→ **9.70** Welches der folgenden Hormone wird <u>nicht</u> im Vorderlappen der Hypophyse gebildet?
(A) Somatotropin
(B) Vasopressin
(C) Prolactin
(D) Thyrotropin
(E) Corticotropin

F04

→ **9.71** Die Hormonproduktion welcher der folgenden endokrinen Zellen wird vorwiegend über ein Steuerhormon der Hypophyse reguliert?
(A) C-Zellen der Gl. thyroidea
(B) Hauptzellen der Gl. parathyroidea
(C) Zellen der Zona glomerulosa der Nebennierenrinde
(D) Zellen der Zona fasciculata der Nebennierenrinde
(E) B-Zellen des Inselorgans des Pankreas

F99

→ 9.72 **Beim Abstillen treten vor allem folgende Organellen in den Prolaktinzellen der Hypophyse in Aktion:**
(A) Mitochondrien
(B) rauhes endoplasmatisches Retikulum
(C) Polysomen
(D) Lysosomen
(E) Peroxisomen

F00

Ordnen Sie den an der Regulation des Hungergefühls beteiligten Peptiden der Liste 1 jeweils ihren in diesem Zusammenhang wichtigsten Bildungsort (Liste 2) zu!

Liste 1
→ 9.73 **Leptin**
→ 9.74 **Neuropeptid Y**

Liste 2
(A) Magenschleimhaut
(B) Langerhans-Inseln
(C) Hypothalamus
(D) Leptomeninx
(E) univakuoläre Fettzellen

F99

→ 9.75 **Welche/r der genannten Kerne spielt/spielen eine wichtige Rolle in der Regulation zirkadianer Rhythmen?**
(A) Ncl. supraopticus
(B) Ncl. paraventricularis
(C) Ncl. suprachiasmaticus
(D) Nuclei habenulares
(E) Ncl. hypothalamicus ventromedialis

F00

→ 9.76 **Welche Aussage über Afferenzen bzw. Efferenzen des Nucleus ventralis posterior des Thalamus trifft zu?**
(A) Hier enden vorwiegend Afferenzen aus dem Striatum.
(B) Hier enden vorwiegend somatosensible Afferenzen.
(C) Hier endet die Mehrzahl der Afferenzen aus dem Kleinhirn.
(D) Die Neurone dieses Kerns projizieren vorwiegend in den Gyrus cinguli.
(E) Die Neurone dieses Kerns projizieren vorwiegend in die Hörrinde.

9.7 Telencephalon

F03 H00 ■

→ 9.77 **In welche Schicht des Gyrus postcentralis projizieren überwiegend die Fasern aus den spezifischen Thalamuskernen?**
(A) Lamina molecularis (Lamina I)
(B) Lamina granularis externa (Lamina II)
(C) Lamina pyramidalis externa (Lamina III)
(D) Lamina granularis interna (Lamina IV)
(E) Lamina pyramidalis interna (Lamina V)

H05 ■

→ 9.78 **Die im Cortex telencephali entspringenden Kommissurenfasern haben ihre zugehörigen Perikarya vor allem in der**
(A) Lamina II (Lamina granularis externa)
(B) Lamina III (Lamina pyramidalis externa)
(C) Lamina IV (Lamina granularis interna)
(D) Lamina V (Lamina pyramidalis interna)
(E) Lamina VI (Lamina multiformis)

F03

→ 9.79 **Welche Zellen sind im Schnitt durch den Isocortex (siehe Abbildung Nr. 178 des Bildanhangs) markiert?**
(A) Astrozyten
(B) Oligodendrozyten
(C) radiäre Glia
(D) Projektionsneurone
(E) Interneurone

H99

→ 9.80 **Welche der folgenden Schichten ist in der Area 4 im Gyrus praecentralis gering ausgebildet?**
(A) Lamina molecularis (Lamina I)
(B) Lamina granularis externa (Lamina II)
(C) Lamina pyramidalis externa (Lamina III)
(D) Lamina granularis interna (Lamina IV)
(E) Lamina pyramidalis interna (Lamina V)

H95

→ 9.81 **Welche Aussage trifft <u>nicht</u> zu?**
Das Corpus striatum hat direkte Verbindungen zum/zur
(A) Thalamus
(B) Globus pallidus
(C) Formatio reticularis
(D) Substantia nigra
(E) Rückenmark

9.72 (D)　9.73 (E)　9.74 (C)　9.75 (C)　9.76 (B)　9.77 (D)　9.78 (B)　9.79 (D)　9.80 (D)　9.81 (E)

H04

→ 9.82   Der Nucleus accumbens ist ein Kerngebiet des/
          der
(A) basalen Vorderhirns
(B) Amygdala
(C) Hippokampus
(D) Pallidums
(E) Hypothalamus

H01

→ 9.83   Welche Aussage über das Putamen trifft <u>nicht</u>
          zu?
(A) Es empfängt dopaminerge Fasern von der Sub-
    stantia nigra.
(B) Es empfängt glutamaterge Fasern vom Cortex ce-
    rebri.
(C) Es empfängt GABAerge Fasern aus dem Kleinhirn.
(D) Es sendet GABAerge Fasern zum Pallidum.
(E) Es gehört zum Endhirn.

H97

Ordnen Sie den in Liste 1 genannten Kernen die jeweils nur für diesen allein zutreffende Aussage der
Liste 2 zu!

Liste 1
→ 9.84   Putamen
→ 9.85   Globus pallidus

Liste 2
(A) ist ein Teil des Linsenkerns
(B) grenzt an die Capsula interna
(C) hat zahlreiche Efferenzen zum Thalamus, die ent-
    weder über die Ansa lenticularis oder den Fasci-
    culus lenticularis verlaufen
(D) sendet keine direkte Efferenz zum Rückenmark
(E) enthält dopaminerge Afferenzen aus der Substan-
    tia nigra, pars compacta

F05 H96 ■

→ 9.86   Welche Struktur liegt zwischen Caput nuclei
          caudati und Nucleus lentiformis?
(A) Capsula externa
(B) Capsula extrema
(C) Crus posterius der Capsula interna
(D) Crus anterius der Capsula interna
(E) Commissura fornicis

F03 ■

→ 9.87   Das Broca-Zentrum befindet sich im
(A) Frontallappen
(B) Parietallappen
(C) Temporallappen
(D) Okzipitallappen
(E) basalen Teil des Gyrus praecentralis

H01 H99 ■

→ 9.88   Das motorische Sprachzentrum (BROCA) liegt
          im
(A) Gyrus angularis
(B) Gyrus praecentralis (Area 4)
(C) Gyrus frontalis inferior
(D) Gyrus temporalis superior
(E) Gyrus temporalis inferior

H03

→ 9.89   Das Wernicke-Sprachzentrum
(A) befindet sich in der Pars triangularis und opercula-
    ris des Gyrus frontalis inferior
(B) steht in enger topographischer Beziehung zur Hör-
    rinde
(C) liegt in der Regel in der rechten Hemisphäre
(D) ist ein primäres Rindenzentrum
(E) wird aus der A. cerebri anterior mit Blut versorgt

F95

→ 9.90   Welche Aussage trifft <u>nicht</u> zu?
          Der Gyrus praecentralis
(A) wird von Fasern aus dem somatosensorischen Kor-
    tex erreicht
(B) ist somatotop gegliedert
(C) ist durch besonders große Pyramidenzellen in
    Schicht V gekennzeichnet
(D) entspricht weitgehend dem sekundär-motorischen
    Kortex
(E) entsendet Axone in den Tractus corticospinalis

F03 ■

→ 9.91   Lateral wird die Capsula interna begrenzt vom
(A) Ncl. caudatus
(B) Thalamus
(C) Ncl. ruber
(D) Globus pallidus
(E) Hippocampus

9.82 (A)   9.83 (C)   9.84 (E)   9.85 (C)   9.86 (D)   9.87 (A)   9.88 (C)   9.89 (B)   9.90 (D)   9.91 (D)

H02 H99 ■
→ 9.92 Welche Aussage über die innere Kapsel des Gehirns trifft zu?
(A) Sie liegt lateral vom Nucleus lentiformis.
(B) Sie liegt medial vom Thalamus.
(C) Sie enthält nur absteigende Fasersysteme.
(D) Zwischen ihren Fasern befindet sich stellenweise graue Substanz.
(E) Sie beherbergt im Crus anterius die Radiatio optica.

H03
→ 9.93 Mit welchem Buchstaben ist im Horizontalschnitt (siehe Abbildung Nr. 179 des Bildanhangs) durch ein Gehirn die Lage des Tractus corticospinalis bezeichnet?

H96 ■
→ 9.94 Welche Aussage zum Corpus callosum trifft zu? Das Corpus callosum
(A) bildet mit dem Rostrum die vordere Wand des III. Ventrikels
(B) grenzt mit der Unterseite des Corpus direkt an das Lumen des III. Ventrikels
(C) bildet mit dem Splenium das Dach des Recessus suprapinealis
(D) ist an seiner Oberseite von einer dünnen Schicht grauer Substanz bedeckt
(E) umgrenzt die Foramina interventricularia

F01
→ 9.95 Die meisten Projektionsneurone der Großhirnrinde sind
(A) Purkinje-Zellen
(B) Pyramidenzellen
(C) Körnerzellen
(D) Sternzellen
(E) bipolare Zellen

F03 F01 ■
→ 9.96 Der Fornix führt einerseits Efferenzen aus dem Hippocampus, andererseits führt er Afferenzen aus anderen Hirngebieten zum Hippocampus.
Woher stammen diese im Fornix zum Hippocampus projizierenden Fasern vorwiegend?
(A) Septumregion
(B) Corpus mamillare
(C) Subfornikalorgan
(D) Ncl. suprachiasmaticus
(E) Ncl. anterior thalami

H02
→ 9.97 Die Mehrzahl der im Fornix verlaufenden Fasern stammt aus der/dem
(A) Area septalis
(B) Hippocampus
(C) Gyrus cinguli
(D) Corpus mamillare
(E) Area entorhinalis

F04 H96 ■
→ 9.98 In welchem Bereich des Gehirns sind die Fasern des Tractus corticospinalis anzutreffen?
(A) Pedunculus cerebri
(B) Capsula externa
(C) Tectum mesencephali
(D) Pedunculus cerebellaris rostralis
(E) direkt unter dem Boden der Rautengrube

F04 ■
→ 9.99 Ein Patient bemerkt nach dem Aufwachen, dass er sein linkes Bein und seinen linken Arm nicht mehr bewegen kann. Im Kopfbereich sind keine Veränderungen erkennbar. In der Klinik wird festgestellt, dass eine Hirnblutung erfolgt ist, die Nervenbahnen unterbrochen hat. Welche Bahnen sind betroffen?
(A) Tractus corticospinalis aus der linken Hirnhälfte
(B) Tractus corticospinalis aus der rechten Hirnhälfte
(C) Tractus corticospinalis und Tractus corticobulbaris aus der rechten Hirnhälfte
(D) Hinterstrangbahnen der linken und Pyramidenbahnen der rechten Seite
(E) kontralateraler Tractus corticospinalis und ipsilateraler Tractus rubrospinalis

F05 ■
→ 9.100 Ein 43-jähriger Mann kann das rechte Auge nicht abduzieren, die mimische Muskulatur der rechten Gesichtshälfte ist schlaff und auf der linken Körperseite besteht eine Parese der Arm-, Bein- und Rumpfmuskulatur. Als Ursache wird eine Durchblutungsstörung im ZNS mit Ausfall der im geschädigten Bereich verlaufenden Bahnen und der dort liegenden Kerngebiete festgestellt.
Wo liegt dieser geschädigte Bereich?
(A) Gyrus precentralis der rechten Seite
(B) Capsula interna der rechten Seite
(C) Pedunculus cerebri der linken Seite
(D) kaudaler Pons auf der rechten Seite
(E) kaudale Medulla oblongata auf der linken Seite

H03

→ **9.101 Welche Aussage über die Fasern des Tractus corticonuclearis trifft nicht zu?**
(A) Sie entspringen im Gyrus praecentralis.
(B) Sie ziehen durch die innere Kapsel.
(C) Sie verlaufen teilweise ungekreuzt.
(D) Sie werden im Caput nuclei caudati auf das 2. Neuron umgeschaltet.
(E) Sie ziehen durch das Crus cerebri.

9.8   Systeme

F02 ■

→ **9.102 Nach Verletzung der unteren Extremitäten erfolgt die erste neuronale Umschaltung der Schmerzafferenzen im**
(A) ipsilateralen Ncl. thoracicus (Stilling-Clarke)
(B) kontralateralen Thalamus
(C) kontralateralen Ncl. gracilis
(D) ipsilateralen Ncl. cuneatus
(E) ipsilateralen Hinterhorn des Rückenmarks

H02 ■ ■

→ **9.103 In welchen der genannten Strukturen liegen typischerweise Perikaryen von Neuronen, deren Axone im Lemniscus medialis verlaufen?**
(A) Spinalganglien
(B) Hinterhorn des Rückenmarks
(C) Nuclei cuneatus et gracilis
(D) Nucleus olivaris
(E) Nucleus ventralis posterolateralis thalami

F05 H01 H99 ■

→ **9.104 Die Decussatio lemniscorum medialium (lemnisci medialis)**
(A) führt vorwiegend absteigende Fasersysteme
(B) enthält Axone aus den Nuclei gracilis und cuneatus
(C) projiziert zum Epithalamus
(D) ist Teil des 3. Neurons der Hinterstrangbahn
(E) führt Fasern, die zum größten Teil im Colliculus inferior enden

H04 ■

→ **9.105 Ein Proband ertastet mit geschlossenen Augen einen Gegenstand mit der Hand und kann so dessen Gestalt wahrnehmen.**
Wo liegt die erste Synapse auf dem Weg der neuronalen Verschaltung?
(A) Spinalganglion
(B) Lamina I des Rückenmarks
(C) Nucleus cuneatus
(D) Nucleus gracilis
(E) Nucleus ventralis posterior thalami

F01 ■

→ **9.106 Im Zuge der Wahrnehmung eines Gegenstands durch Ertasten mit der Hand (Mechanorezeption) erfolgt eine synaptische Umschaltung im**
(A) Spinalganglion
(B) Ggl. cervicothoracicum
(C) Nucleus gracilis
(D) Nucleus cuneatus
(E) Nucleus anterior thalami

H02 ■

→ **9.107 Welche der folgenden Strukturen ist/sind nicht Bestandteil der Hörbahn?**
(A) Nuclei cochleares
(B) obere Olive
(C) Lemniscus medialis
(D) Colliculus inferior
(E) Corpus geniculatum mediale

F03 ■

→ **9.108 Die Gyri temporales transversi erhalten ihre Afferenzen vorwiegend vom**
(A) Corpus geniculatum mediale
(B) Corpus geniculatum laterale
(C) Corpus trapezoideum
(D) Colliculus superior
(E) Colliculus inferior

F04 ■

→ **9.109 Die primäre auditorische Rinde befindet sich im/in den**
(A) Sulcus calcarinus
(B) Gyri temporales transversi
(C) Gyrus rectus
(D) Gyrus frontalis inferior, Pars triangularis
(E) Gyrus cinguli

9.101 (D)   9.102 (E)   9.103 (C)   9.104 (B)   9.105 (C)   9.106 (D)   9.107 (C)   9.108 (A)   9.109 (B)

H01 ■

→ 9.110 Welche Aussage über das Chiasma nervi optici trifft <u>nicht</u> zu?

(A) Es liegt über dem Corpus ossis sphenoidalis.
(B) Es liegt im Sinus cavernosus.
(C) Es grenzt an den Hypophysenstiel.
(D) Es wird über die A. carotis interna versorgt.
(E) Es enthält u. a. die sich kreuzenden Fasern aus den nasalen Retinahälften.

F03

→ 9.111 Welche Schädigung der Sehbahn führt am ehesten zu einem beidseitigen temporalen Gesichtsfeldausfall (bitemporale Hemianopsie)?

(A) Sagittal-Durchtrennung des Chiasma opticum
(B) Frontal-Durchtrennung des Chiasma opticum
(C) beidseitige Kompression des Chiasma opticum von lateral
(D) Durchtrennung des rechten Tractus opticus
(E) Schädigung des linken Corpus geniculatum laterale

F04 ■

→ 9.112 Die Ursprungsperikarya der Radiatio optica liegen vorwiegend in der/dem

(A) Retina
(B) Corpus geniculatum laterale
(C) Colliculus superior
(D) Area praetectalis
(E) Pulvinar thalami

H98 ■ ■

→ 9.113 Ein Ausfall der rechten Hälfte des Gesichtsfeldes tritt auf bei einer/einem

(A) Schädigung des linken Nervus opticus
(B) Schädigung in der Mitte des Chiasma opticum
(C) vollständigen Schädigung des linken Tractus opticus
(D) Schädigung des rechten Colliculus superior
(E) kompletten Funktionsausfall der rechten Area 17

F92

→ 9.114 Welche Aussage trifft <u>nicht</u> zu?
Zum Papez-Kreis rechnet man das/den

(A) Subiculum
(B) Fornix
(C) Corpus mamillare
(D) Tractus mamillotegmentalis
(E) Gyrus cinguli

9.9 Innere Liquorräume

F04 ■

→ 9.115 Am Aufbau der Wand des Cornu frontale des Seitenventrikels ist <u>nicht</u> beteiligt der/das

(A) Truncus corporis callosi
(B) Caput nuclei caudati
(C) Septum pellucidum
(D) Thalamus
(E) Rostrum corporis callosi

F02 F97 ■

→ 9.116 An der Begrenzung der Pars centralis des Seitenventrikels ist <u>nicht</u> beteiligt:

(A) Balkenstrahlung
(B) Fornix
(C) Nucleus caudatus
(D) Putamen
(E) Lamina affixa mit darunterliegendem Thalamus

H04 ■

→ 9.117 Am Aufbau der Wand des dritten Ventrikels ist <u>nicht</u> beteiligt die/der

(A) Tela choroidea
(B) Commissura anterior
(C) Thalamus
(D) Hypothalamus
(E) Nucleus caudatus

F03 H99 ■

→ 9.118 Der III. Hirn-Ventrikel grenzt <u>nicht</u> an

(A) Thalamus
(B) Hypothalamus
(C) Lamina terminalis
(D) Tuber cinereum
(E) Ncl. caudatus

F01

→ 9.119 Welche der genannten Strukturen ist (sind) <u>keine</u> Verbindung(en) des IV. Ventrikels des Gehirns zu den äußeren bzw. benachbarten inneren Liquorräumen?

(A) Foramina interventricularia
(B) Eingang in den Aquaeductus mesencephali
(C) Aperturae laterales
(D) Apertura mediana
(E) Eingang in den Canalis centralis

9.110 (B)   9.111 (A)   9.112 (B)   9.113 (C)   9.114 (D)   9.115 (D)   9.116 (D)   9.117 (E)   9.118 (E)   9.119 (A)

F02 ■

→ 9.120 Ein Plexus choroideus ist am wenigsten zu er-
warten:
(A) in der Pars centralis des Seitenventrikels
(B) im Vorderhorn des Seitenventrikels
(C) im Unterhorn des Seitenventrikels
(D) am Dach des III. Ventrikels
(E) in der Apertura lateralis des IV. Ventrikels

F99 ■

→ 9.121 Welche Aussage trifft nicht zu?
Eine Blut-Hirn-Schranke fehlt in der/im
(A) Eminentia mediana (Infundibulum)
(B) Area postrema
(C) Subfornikalorgan
(D) Corpus pineale
(E) Area striata

9.10   Hirn- und Rückenmarkshäute, äußere Liquorräume

F01

→ 9.122 Bei der in Abbildung Nr. 175 des Bildanhangs
mit Y bezeichneten Struktur handelt es sich
um das/die/den
(A) Ligamentum longitudinale anterius
(B) Ligamentum longitudinale posterius
(C) Dura mater spinalis
(D) Ligamentum denticulatum
(E) Truncus sympathicus

F05

→ 9.123 Bei intrakranieller Druckerhöhung infolge ei-
nes Raum fordernden Prozesses (Hämatom,
Ödem, Tumor) können Teile des Temporallap-
pens eingeklemmt und funktionsuntüchtig wer-
den.
Welche der folgenden Strukturen kommt als
Einklemmungsort am ehesten infrage?
(A) Sella turcica
(B) Foramen magnum
(C) Falx cerebelli
(D) Incisura tentorii
(E) Foramen jugulare

F93 F89 F87 ■ ■

→ 9.124 Die Falx cerebri ist befestigt an der/dem:
(A) Crista frontalis
(B) Ala minor ossis sphenoidalis
(C) Tuberculum sellae
(D) Clivus
(E) Crista occipitalis interna

H04

→ 9.125 In der Ebene der Incisura tentorii liegt der/die
(A) Nucleus fastigii
(B) Nucleus nervi facialis
(C) Pulvinar thalami
(D) Area postrema
(E) Nucleus ruber

9.11   Gefäßversorgung

H02 ■ ■

Ordnen Sie den Arterien der Liste 1 die richtige Aussage der Liste 2 zu!

Liste 1
→ 9.126 A. cerebri posterior
→ 9.127 A. cerebri anterior

Liste 2
(A) versorgt die primäre Hörrinde
(B) versorgt die primäre Sehrinde
(C) versorgt das Broca-Sprachzentrum
(D) versorgt den Gyrus supramarginalis
(E) versorgt den größten Teil des Gyrus cinguli

H04 F02 ■

→ 9.128 Zum Versorgungsgebiet der A. cerebri anteri-
or gehört:
(A) primäre Sehrinde
(B) Beinareal des Gyrus praecentralis
(C) Handareal des Gyrus postcentralis
(D) motorisches Sprachzentrum
(E) primäre Hörrinde

H05 ■

→ 9.129 Die A. cerebri media versorgt nicht
(A) die Gegend des Sulcus calcarinus
(B) die Basalganglien
(C) Teile des Temporallappens
(D) das die Inselrinde bedeckende Operculum frontale
(E) die Inselrinde

9.120 (B)   9.121 (E)   9.122 (C)   9.123 (D)   9.124 (A)   9.125 (E)   9.126 (B)   9.127 (E)   9.128 (B)   9.129 (A)

H93

→ 9.130 Bei Verletzungen der A. meningea media blutet es
(A) in das Spatium epidurale
(B) in das Spatium subdurale
(C) in das Spatium subarachnoidale
(D) in den Liquor cerebrospinalis
(E) in die Cisterna basalis

F94

→ 9.131 Welche Aussage trifft <u>nicht</u> zu?
Bei Ruptur eines Aneurysmas (pathologische Wandausbuchtung) am Anfangsabschnitt der A. cerebri media kann Blut nachgewiesen werden im/in der
(A) Liquor cerebrospinalis
(B) Cisterna chiasmatis
(C) Cisterna cerebellomedullaris
(D) Subarachnoidalraum
(E) Epiduralraum

F04

→ 9.132 Ein Patient klagt über zunehmende Kopfschmerzen und Druckgefühl im Kopf. Der Arzt stellt einen Epiphysentumor fest.
Welche Hirnvene wird wahrscheinlich durch den Tumor zuerst komprimiert?
(A) V. choroidea anterior
(B) V. magna cerebri (Galeni)
(C) V. terminalis
(D) Sinus rectus
(E) Sinus sagittalis inferior

F99

→ 9.133 Welche Aussage über den venösen Blutabfluß im Kopfbereich trifft <u>nicht</u> zu?
(A) Venöses Blut aus dem Großhirn fließt über die Sinus durae matris zur V. jugularis interna ab.
(B) Venöses Blut aus dem Kleinhirn und der Medulla oblongata fließt über die V. basalis cerebri in die V. jugularis externa ab.
(C) Sinus durae matris stehen mit Venen der Kopfhaut in Verbindung.
(D) Venöses Blut der Orbita fließt über die V. ophthalmica superior in den Sinus cavernosus ab.
(E) Über die V. angularis besteht eine Anastomose zwischen Gesichtsvenen und V. ophthalmica superior.

F93 H89 ■

→ 9.134 Welche Aussage trifft <u>nicht</u> zu?
Der Sinus cavernosus
(A) liegt zwischen Fossa hypophysialis und Cavum trigeminale (Meckeli)
(B) steht über Sinus intercavernosi mit der Gegenseite in Verbindung
(C) schließt einen Abschnitt der A. carotis interna in sein Lumen ein
(D) nimmt die V. thalamostriata auf
(E) steht über den Sinus petrosus superior mit dem Sinus sigmoideus in Verbindung

H98 ■ ■

→ 9.135 Welche Aussage trifft <u>nicht</u> zu?
Enge topographische Beziehungen zum Sinus cavernosus haben:
(A) A. carotis interna
(B) N. abducens
(C) N. oculomotorius
(D) N. trochlearis
(E) N. facialis

F03 ■

→ 9.136 Mit dem Sinus cavernosus steht <u>nicht</u> direkt in Verbindung der/die
(A) V. ophthalmica superior
(B) Sinus sagittalis inferior
(C) Sinus petrosus inferior
(D) Sinus sphenoparietalis
(E) Sinus petrosus superior

H98 ■ ■

→ 9.137 Welcher Sinus steht <u>nicht</u> unmittelbar mit dem Confluens sinuum in Verbindung?
(A) Sinus transversus
(B) Sinus rectus
(C) Sinus sagittalis superior
(D) Sinus sagittalis inferior
(E) Sinus occipitalis

H96 F94 F91 ■ ■

→ 9.138 Welche Zuordnung von Sinus durae matris und seiner Mündung trifft <u>nicht</u> zu?
(A) Sinus sagittalis superior – Confluens sinuum
(B) Sinus sagittalis inferior – Sinus rectus
(C) Sinus sigmoideus – Bulbus v. jugularis
(D) Sinus petrosus superior – Sinus sigmoideus
(E) Sinus petrosus inferior – Sinus transversus

9.130 (A)   9.131 (E)   9.132 (B)   9.133 (B)   9.134 (D)   9.135 (E)   9.136 (B)   9.137 (D)   9.138 (E)

F98 H94 ■ ■
→ 9.139 In der Falx cerebri verläuft der
(A) Sinus sagittalis inferior
(B) Sinus transversus
(C) Sinus sigmoideus
(D) Sinus petrosus superior
(E) Sinus cavernosus

F05 H82 ■
→ 9.140 Das Blut des Sinus rectus fließt normalerweise
ab über:
(A) Confluens sinuum – Sinus transversus – Sinus sigmoideus
(B) Confluens sinuum – Sinus occipitalis – V. emissaria
occipitalis
(C) Sinus sagittalis inferior – V. cerebri magna – Bulbus superior v. jugularis
(D) Confluens sinuum – Sinus sagittalis superior – V.
emissaria parietalis
(E) Sinus petrosus superior – Sinus cavernosus – Sinus
petrosus inferior

H04
→ 9.141 Zu den Vv. superficiales cerebri gehören:
(A) Vv. cerebri inferiores
(B) V. magna cerebri
(C) V. thalamostriata
(D) V. septi pellucidi
(E) V. interna cerebri

9.12 Angewandte und topographische Anatomie

F04 ■
→ 9.142 Bei einer Querschnittslähmung im unteren
Brustmark kommt es zu einer Harninkonti-
nenz, da regulierende absteigende Bahnen von
höheren Zentren durchtrennt sind.
Ein wichtiges solches übergeordnetes Mikti-
onszentrum liegt im/in der
(A) oberen Brustmark
(B) Zerebellum
(C) Pons
(D) Nucleus ruber
(E) Corpus amygdaloideum

F04
→ 9.143 Ein herzkranker Patient nimmt ein Herzglyko-
sid der Digitalis-Gruppe ein und leidet wegen
zu hoher Dosierung unter Brechreiz.
Dieses Erbrechen wird provoziert durch Rei-
zung von Chemorezeptoren in der
(A) Area praetectalis
(B) Area entorhinalis
(C) Area septalis
(D) Area postrema
(E) Area 3 nach Brodmann

F00
→ 9.144 Die Abbildung Nr. 180 des Bildanhangs zeigt
dorsal vom Clivus und ventral vom Pons ein
Gefäß.
Es handelt sich um die
(A) V. cerebri interna
(B) V. basalis
(C) A. inferior anterior cerebelli
(D) A. basilaris
(E) A. cerebri posterior

F00
→ 9.145 Die Abbildung Nr. 181 des Bildanhangs zeigt
ein Angiogramm im a.-p. Strahlengang einer
großen, das Gehirn versorgenden Arterie.
Die mit Pfeil gekennzeichnete Arterie versorgt
unter anderem
(A) das motorische Sprachzentrum
(B) das sensorische Sprachzentrum
(C) das für Beinbewegungen zuständige Areal des Gyrus praecentralis
(D) das für Handbewegungen zuständige Areal des Gyrus praecentralis
(E) die primäre Sehrinde

H00 F89 ■
Auf dem Sagittalschnitt durch ein menschliches Gehirn (siehe Abbildung Nr. 182 des Bildanhangs; Liste
2) sind eine Reihe von Faserzügen mit Buchstaben
markiert.
Ordnen Sie den Strukturen der Liste 1 die jeweils zutreffende Bezeichnung in der Abbildung Nr. 182 des
Bildanhangs (Liste 2) zu!

Liste 1
→ 9.146 Commissura anterior
→ 9.147 Tractus dentatothalamicus

F02 ■

→ 9.148 In dem auf dem Sagittalschnitt durch ein menschliches Gehirn (siehe Abbildung Nr. 183 des Bildanhangs) mit X bezeichneten Faserzug verläuft der
(A) Tractus spinocerebellaris dorsalis
(B) Tractus corticocerebellaris
(C) Tractus dentatothalamicus
(D) Tractus vestibulocerebellaris
(E) Tractus olivocerebellaris

H00 ■

→ 9.149 Die in Abbildung Nr. 184 des Bildanhangs mit Z bezeichnete Struktur produziert vorwiegend
(A) Adrenalin
(B) Dopamin
(C) Melatonin
(D) Noradrenalin
(E) Somatostatin

H00 ■■

→ 9.150 Welche Struktur ist in Abbildung Nr. 184 des Bildanhangs mit Y bezeichnet?
(A) Nucleus ruber
(B) Nucleus nervi oculomotorii
(C) Nucleus subthalamicus
(D) Substantia grisea centralis
(E) Substantia nigra, pars reticularis

H00 ■■

→ 9.151 Die Neurone des in Abbildung Nr. 184 des Bildanhangs mit X bezeichneten Kerngebiets benutzen vorwiegend den Transmitter
(A) Acetylcholin
(B) Adrenalin
(C) Dopamin
(D) Glutamat
(E) Serotonin

H00

→ 9.152 In der in Abbildung Nr. 184 des Bildanhangs mit Z bezeichneten Struktur endigen vorwiegend Nervenfasern aus dem/der
(A) Striatum
(B) Nucleus paraventricularis
(C) Retina
(D) Nucleus supraopticus
(E) Ganglion cervicale superius

F89

→ 9.153 Abbildung Nr. 185 des Bildanhangs zeigt einen Querschnitt durch den Hirnstamm. Der Pfeil zeigt auf den
(A) Fasciculus longitudinalis medialis
(B) Lemniscus medialis
(C) Tractus corticospinalis
(D) Tractus olivocerebellaris
(E) Tractus solitarius

F03

→ 9.154 Abbildung Nr. 186 des Bildanhangs zeigt einen Frontalschnitt durch das menschliche Gehirn. In der mit * bezeichneten Struktur verläuft/ verlaufen nicht:
(A) Tractus corticospinalis
(B) Tractus corticonuclearis
(C) Tractus corticopontini
(D) Tractus mamillothalamicus
(E) Radiationes thalami

F01

→ 9.155 Bei der in Abbildung Nr. 187 des Bildanhangs mit X bezeichneten Struktur handelt es sich um den
(A) Gyrus praecentralis
(B) Gyrus postcentralis
(C) Gyrus frontalis superior
(D) Gyrus cinguli
(E) Hippocampus

H02 ■■

→ 9.156 In welchem in Abbildung Nr. 188 des Bildanhangs mit (A)–(E) bezeichneten Hirnabschnitt wird die vom Cortex cerebri ins Kleinhirn projizierende Bahn umgeschaltet?

F00

→ 9.157 Welche der folgenden Strukturen in der Abbildung Nr. 189 des Bildanhangs ist nicht mit Sternchen bezeichnet:
(A) Thalamus
(B) Nucleus caudatus
(C) Putamen
(D) Fornix
(E) Capsula interna

9.148 (C)   9.149 (C)   9.150 (A)   9.151 (C)   9.152 (E)   9.153 (A)   9.154 (D)   9.155 (D)   9.156 (E)   9.157 (E)

H98 ■

→ **9.158** Die Abbildung Nr. 190 des Bildanhangs zeigt einen Horizontalschnitt durch den Kopf. Welcher der aufgeführten Räume ist nicht getroffen?

(A) Seitenventrikel
(B) Cisterna ambiens
(C) Cisterna cerebellomedullaris
(D) Spatium subarachnoideum
(E) Fossa interpeduncularis

H05 ■

→ **9.159** Die Abbildung Nr. 191 des Bildanhangs zeigt einen Ausschnitt aus einem plastinierten Horizontalschnitt durch den Kopf. Darauf sind verschiedene Nerven/Bahnen mit den Buchstaben A–E markiert. Welche Markierung trifft nicht zu?

(A) A: Tractus olfactorius
(B) B: N. opticus
(C) C: Tractus opticus
(D) D: N. trigeminus
(E) E: Tractus dentato-rubro-thalamicus

H96

→ **9.160** Welche Aussage über die in Abbildung Nr. 192 des Bildanhangs mit Pfeil markierte Struktur trifft nicht zu?

(A) Sie ist ein Teil des Diencephalons.
(B) Ihr Hauptkern projiziert in das Rindengebiet des Lobus temporalis.
(C) Sie wird aus der A. cerebri posterior versorgt.
(D) Ihre freie Oberfläche wird von Pia mater bedeckt.
(E) Sie entsendet u. a. Nervenfasern zum Colliculus superior.

F96

→ **9.161** Welche Aussage zu der in Abbildung Nr. 193 des Bildanhangs mit Pfeil bezeichneten Struktur trifft nicht zu?
Die bezeichnete Struktur

(A) gehört zu den Endhirnkernen
(B) ist an der Steuerung der Motorik beteiligt.
(C) wird von Ästen der A. cerebri media versorgt.
(D) erhält Nervenfasern aus dem präfrontalen Cortex
(E) steht mit dem Thalamus über Brücken von grauer Substanz in Verbindung

F98

Abbildung Nr. 194 des Bildanhangs zeigt einen magnetresonanztomographischen Medianschnitt durch den Kopf (MRT).
Ordnen Sie den mit schwarzem Punkt bzw. weißem Punkt gekennzeichneten anatomischen Strukturen (Liste 1) die jeweils zutreffende Bezeichnung der Liste 2 zu!
(Hervorhebung der beiden Punkte durch „*→" bzw. „X→")

Liste 1
→ **9.162** Markierung mit schwarzem Punkt
→ **9.163** Markierung mit weißem Punkt

Liste 2
(A) Pons
(B) Tegmentum mesencephalicum
(C) Tectum mesencephalicum
(D) Hypothalamus
(E) Epiphyse

F99

Abbildung Nr. 195 des Bildanhangs zeigt einen magnetresonanz-tomographischen Medianschnitt durch den Kopf (MRT).
Ordnen Sie den mit schwarzem bzw. weißem Stern bezeichneten anatomischen Strukturen (Liste 1) den jeweils zutreffenden Begriff aus Liste 2 zu!

Liste 1
→ **9.164** Markierung mit schwarzem Stern
→ **9.165** Markierung mit weißem Stern

Liste 2
(A) Ventriculus tertius
(B) Aquaeductus mesencephali
(C) Ventriculus quartus
(D) Cisterna cerebellomedullaris
(E) Cisterna basalis

H05 ■

→ **9.166** Abbildung Nr. 196 des Bildanhangs zeigt einen Medianschnitt durch den Kopf (MR-Aufnahme). Welche der angegebenen Bezeichnungen trifft nicht zu?

(A) A: Corpus callosum
(B) B: Fornix
(C) C: Thalamus
(D) D: Tegmentum
(E) E: IV. Ventrikel

9.158 (C)   9.159 (D)   9.160 (B)   9.161 (E)   9.162 (B)   9.163 (C)   9.164 (B)   9.165 (D)   9.166 (D)

F99 ■
→ 9.167 Mit welchen Buchstaben (A–E) ist im Horizontalschnitt durch ein Gehirn (siehe Abbildung Nr. 197 des Bildanhangs) der Nucleus ruber bezeichnet?

H99
→ 9.168 Mit welchem Buchstaben ist im Horizontalschnitt durch ein Gehirn (siehe Abbildung Nr. 198 des Bildanhangs) die Lage des Crus fornicis bezeichnet?

F04 ■
→ 9.169 Die Abbildung Nr. 199 des Bildanhangs zeigt einen Horizontalschnitt durch den Kopf. Darauf sind verschiedene Strukturen mit A–E markiert. Welche Zuordnung von Markierung und Benennung trifft zu?
- (A) A: Bulbus olfactorius
- (B) B: N. opticus
- (C) C: Crus cerebri
- (D) D: Tractus pyramidalis
- (E) E: Nucleus dentatus

H03
→ 9.170 Die Abbildung Nr. 200 des Bildanhangs zeigt einen Schnitt durch den Kopf. Darauf sind verschiedene Räume markiert und benannt. Welche der Zuordnungen zwischen Markierung und Benennung trifft nicht zu?
- (A) A: Cisterna fossae lateralis
- (B) B: Cisterna basalis
- (C) C: Seitenventrikel
- (D) D: Sinus sagittalis inferior
- (E) E: Sinus sagittalis superior

9.13 Fragen aus Examen Frühjahr 2006

F06 ■
→ 9.171 Bei Schädelverletzungen können Gefäßrupturen zu Blutungen im Bereich der Hirnhäute führen und dort lebensbedrohliche Hämatome erzeugen.
Welche Angabe zur Lokalisation der Epiduralhämatome trifft zu?
- (A) zwischen Dura mater und Arachnoidea
- (B) innerhalb der Dura mater
- (C) zwischen Dura mater und einem die Dura umhüllenden Fettgewebemantel
- (D) zwischen Dura mater und Duraneurothel
- (E) zwischen Dura mater und Schädelknochen

F06 ■
→ 9.172 Die Abbildung Nr. 210 des Bildanhangs zeigt einen Frontalschnitt durch das Dienzephalon mit angrenzenden Teilen des Telenzephalon. Der mit einem Sternchen gekennzeichnete Faserzug verbindet die/den
- (A) Area olfactoria medialis (Area subcallosa) mit der Epiphyse
- (B) Hypothalamus mit dem Corpus pineale
- (C) Hippocampus mit dem Corpus mamillare
- (D) Hippocampus mit dem Corpus geniculatum mediale
- (E) Gyrus cinguli mit dem Hippocampus

F06 ■
→ 9.173 Auf dem Frontalschnitt des Gehirns in Abbildung Nr. 211 des Bildanhangs ist mit einem Y bezeichnet:
- (A) Corpus amygdaloideum
- (B) Cauda nuclei caudati
- (C) Hippocampus
- (D) Corpus geniculatum mediale
- (E) Corpus geniculatum laterale

F06
→ 9.174 In der Sehrinde ist im Vergleich zum primär motorischen Kortex des Gyrus praecentralis besonders stark ausgeprägt die
- (A) Lamina I
- (B) Lamina III
- (C) Lamina IV
- (D) Lamina V
- (E) Lamina VI

F06 ■
→ 9.175 Eine homonyme Hemianopsie nach rechts ist typisch für eine Schädigung des/der
- (A) linken N. opticus
- (B) rechten N. opticus
- (C) linken Tractus opticus
- (D) rechten Tractus opticus
- (E) rechten Radiatio optica

10 Sehorgan

10.1 Entwicklung

F90
→ 10.1   Welche Aussage zur Augenentwicklung trifft <u>nicht</u> zu?
(A) Die Tunica interna bulbi entsteht aus dem Neuroektoderm.
(B) Die Augenbläschen treten im 3. Monat der Entwicklung auf.
(C) Der Augenbecher ist doppelwandig.
(D) Der Augenbecher ist mit dem Zwischenhirn verbunden.
(E) Das Augenbläschen induziert die Entwicklung der Linse.

10.2 Orbita

F02 H97 F88 ■ ■
→ 10.2   Die Orbita steht in Verbindung mit
(A) über den Canalis opticus mit der vorderen Schädelgrube
(B) über die Fissura orbitalis superior mit der mittleren Schädelgrube
(C) über die Fissura orbitalis inferior mit dem Spatium parapharyngeum
(D) über den Canalis infraorbitalis mit dem Sinus maxillaris
(E) über Foramina ethmoidalia mit der mittleren Schädelgrube

F05 ■ ■
→ 10.3   Durch die Fissura orbitalis superior tritt
(A) die A. ophthalmica
(B) die A. infraorbitalis
(C) der N. trochlearis
(D) der N. petrosus major
(E) der N. zygomaticus

H05 ■
→ 10.4   Welche Aussage zum Verlauf von Leitungsbahnen durch die Öffnungen der Orbita trifft zu?
(A) Der N. trochlearis verläuft durch den nicht-anulären Teil der Fissura orbitalis superior.
(B) Der Ramus inferior des N. oculomotorius läuft durch die Fissura orbitalis inferior.
(C) Die A. ophthalmica tritt durch den anulären Abschnitt der Fissura orbitalis superior.
(D) Der N. abducens läuft außerhalb des anulären Teils der Fissura orbitalis superior.
(E) Der N. ethmoidalis anterior verlässt die Orbita an ihrem lateralen Vorderrand.

10.3 Bulbus oculi

H97 ■
→ 10.5   Die Augenlinse
(A) ist ein transparenter Bindegewebskörper
(B) hat beim Neugeborenen einen vorderen und einen hinteren Linsenstern
(C) ist in der Jugend homogen
(D) ist im Alter auf der Rückseite von Epithel bedeckt
(E) rundet sich bei Entspannung des M. ciliaris ab

H00 F97 F94 ■ ■
→ 10.6   Die Linsenfasern
(A) gehen aus dem Linsenepithel hervor
(B) dienen der Befestigung der Augenlinse
(C) sind Kollagenfasern
(D) werden postnatal nicht mehr gebildet
(E) werden von Fibrozyten begleitet

F03 ■
→ 10.7   Welche Grenzfläche trägt am meisten zur Gesamtbrechkraft des Auges bei?
(A) Vorderfläche der Kornea
(B) Rückfläche der Kornea
(C) Vorderfläche der Linse
(D) Rückfläche der Linse
(E) Vorderfläche des Glaskörpers

10.1 (B)   10.2 (B)   10.3 (C)   10.4 (A)   10.5 (B)   10.6 (A)   10.7 (A)

H02

→ **10.8** Das Kammerwasser des Auges wird (in erster Linie) produziert vom
(A) korneoskleralen Trabekelwerk
(B) Kornealendothel
(C) Ziliarepithel
(D) Mesothel der Irisvorderfläche
(E) Schlemm-Kanal

F96 ■

→ **10.9** Welche Aussagen über den Kammerwinkel des Auges treffen zu?
(1) Er liegt am Rand der vorderen Augenkammer.
(2) Er ist Bestandteil des Ziliarapparates.
(3) Über ein Trabekelwerk fließt das Kammerwasser in den Schlemm-Kanal.

(A) nur 1 ist richtig
(B) nur 1 und 2 sind richtig
(C) nur 1 und 3 sind richtig
(D) nur 2 und 3 sind richtig
(E) = alle sind richtig

F04 F01 H98 ■

→ **10.10** Der Schlemm-Kanal
(A) dient zum Abfluss von Kammerwasser in den Konjunktivalraum
(B) transportiert Kammerwasser in intra- bzw. episklerale Venen
(C) dient in erster Linie zur Sekretion von Kammerwasser in die vordere Augenkammer
(D) liegt zwischen Iris und Ziliarkörper in der hinteren Augenkammer
(E) ist der Spalt zwischen Glaskörper und Retina

H00 F95 H89 ■ ■

→ **10.11** An die vordere Augenkammer grenzt (grenzen) **nicht:**
(A) das hintere Hornhautepithel (Hornhautendothel)
(B) das vordere Blatt der Iris
(C) der Angulus iridocornealis
(D) die Zonulafasern
(E) die vordere Linsenfläche

H02 ■

→ **10.12** Das Stroma der Cornea des Auges besteht – außer Wasser – hauptsächlich aus
(A) Kollagen
(B) Elastin
(C) Hyaluronsäure
(D) Laminin
(E) Fibronektin

H02 ■

→ **10.13** Die sensible Innervation der Cornea erfolgt durch den
(A) N. opticus
(B) N. oculomotorius
(C) N. facialis
(D) N. supraorbitalis
(E) N. ophthalmicus

H00 ■ ■

→ **10.14** Bei fehlendem Lidschlag und ständig geöffnetem Auge kommt es zur Schädigung der Cornea durch Austrocknung.
Die Lähmung welches Nerven kann dies hervorrufen?
(A) N. oculomotorius
(B) N. trochlearis
(C) N. trigeminus
(D) N. facialis
(E) Halsgrenzstrang

H90

→ **10.15** Welche Aussage trifft <u>nicht</u> zu?
Das Corpus ciliare
(A) hat Ringform
(B) enthält glatte Muskulatur
(C) wird von zweischichtigem Epithel bedeckt
(D) dient u. a. dem Ansatz der Fibrae zonulares
(E) wird von Ästen der A. centralis retinae versorgt

F03 ■

→ **10.16** Die Deskommodation (Blick in die Ferne) wird ermöglicht durch
(A) die sympathische Innervation der Iris
(B) die Rückstellkraft der elastischen Systeme der Aderhaut
(C) die Erschlaffung der Linsenfasern
(D) die Verkürzung der Zonulafasern (Haltefasern der Linse)
(E) die Kontraktion des longitudinalen Anteils des Ziliarmuskels bei Erschlaffung der zirkulären Portion

10.8 (C) 10.9 (C) 10.10 (B) 10.11 (D) 10.12 (A) 10.13 (E) 10.14 (D) 10.15 (E) 10.16 (B)

F99 ■

→ **10.17 Welche Aussage über die Innervation der inneren Augenmuskulatur trifft <u>nicht</u> zu?**
(A) Die Perikaryen der präganglionären Neurone für die Weitstellung der Pupille liegen im Rückenmark.
(B) Die Perikaryen der präganglionären Neurone für die Akkommodation liegen im Mittelhirn.
(C) Die Perikaryen der postganglionären Neurone für die Engstellung der Pupille liegen im Ganglion cervicale superius.
(D) Die postganglionären sympathischen Axone für den M. dilatator pupillae verlaufen teilweise mit der A. carotis interna.
(E) Die vom Ganglion ciliare zum Augapfel ziehenden Nerven enthalten sowohl sympathische als auch parasympathische Nervenfasern.

H93

→ **10.18 Aus wieviel Zellagen besteht das Pigmentepithel der Netzhaut?**
(A) 1
(B) 3-5
(C) 5-10
(D) mehr als 10
(E) Keine der Aussagen (A)–(D) trifft zu

F86

Ordnen Sie den in Liste 1 genannten Schichten des Auges die jeweils zutreffende, mit (A)–(E) bezeichnete Schicht (siehe Abbildung Nr. 201 des Bildanhangs) zu!

Liste 1
→ **10.19 Schicht der bipolaren Ganglienzellen**
→ **10.20 Stratum pigmenti retinae**

Liste 2
(A) Schicht A
(B) Schicht B
(C) Schicht C
(D) Schicht D
(E) Schicht E

F02 H97 ■

→ **10.21 Die Synapsen der Photorezeptoren der Retina liegen in der**
(A) äußeren Körnerschicht
(B) äußeren plexiformen Schicht
(C) inneren Körnerschicht
(D) inneren plexiformen Schicht
(E) Ganglienzellschicht

F05 H03 ■

→ **10.22 Für den normalen Sehvorgang spielt in der Retina die Phagozytose von Endabschnitten der Außenglieder der Stäbchen- und Zapfenzellen eine entscheidende Rolle.**
Die für die Phagozytose verantwortlichen Zellen sind die
(A) amakrinen Zellen
(B) Müller-Stützzellen
(C) Pigmentepithelzellen
(D) Zapfenzellen
(E) Mikrogliazellen

H05

→ **10.23 In welchen der genannten Zellen erfolgt die Regeneration des Retinals im Zusammenhang mit dem Sehvorgang?**
In
(A) amakrinen Zellen
(B) Müller-Zellen
(C) Horizontalzellen
(D) Bipolarzellen
(E) Pigmentepithelzellen

H96 F90 ■ ■

→ **10.24 Welche Aussage trifft <u>nicht</u> zu?**
Die Macula lutea der Retina
(A) befindet sich temporal vom „blinden Fleck"
(B) liegt in der Sehachse des Auges
(C) beinhaltet die Fovea centralis
(D) ist intravital an vermehrter Pigmentierung zu erkennen
(E) ist gefäßreich

H02

→ **10.25 Im Bereich der Fovea centralis der Retina sind am zahlreichsten die Zellkörper der**
(A) Zapfenzellen
(B) Stäbchenzellen
(C) Bipolarzellen
(D) amakrinen Zellen
(E) Horizontalzellen

F03 ■

→ **10.26 Für die Retina im Bereich der Fovea centralis ist typisch:**
(A) ein dichtes Kapillarnetz der A. centralis retinae
(B) eine Seitwärtsverlagerung der Nervenzellkörper des Stratum ganglionare
(C) das Fehlen von Zapfen
(D) die Seitwärtsverlagerung der Außenglieder der Photorezeptoren
(E) Reichtum an Lipofuszin

F98 H95 ■ ■
→ 10.27 Welche Aussage trifft <u>nicht</u> zu?
Am Augenhintergrund sind beim Lebenden zu sehen:
(A) der Discus n. optici mit Excavatio
(B) die Macula mit Fovea centralis
(C) die Aufzweigungen der A. centralis retinae
(D) die Aufzweigungen der Aa. ciliares posteriores breves
(E) die Äste der V. centralis retinae

F05 ■
→ 10.28 Die A. centralis retinae geht direkt ab von der
(A) A. temporalis
(B) A. ophthalmica
(C) A. carotis interna
(D) A. facialis
(E) A. naso-ciliaris

F05 F03 ■
→ 10.29 Welche Zellen bilden die Markscheiden für die von der Ganglienzellschicht der Retina ausgehenden Neurone?
(A) Müller-Zellen
(B) Bergmann-Glia
(C) Astrozyten
(D) Oligodendrozyten
(E) Schwann-Zellen

H03
→ 10.30 Im Verlauf der Sehbahn treten die ersten Myelinscheiden der Axone auf in der/im
(A) inneren plexiformen Schicht der Retina
(B) Nervenfaserschicht der Retina
(C) N. opticus
(D) Radiatio optica
(E) Lamina IV der Area striata

Ordnen Sie bitte den in der Abbildung (äußere Augenmuskeln von oben) mit Pfeilen markierten Muskeln die zutreffende Aussage (Liste 2) zu.

Liste 1
→ 10.31 Markierung mit 1
→ 10.32 Markierung mit 2

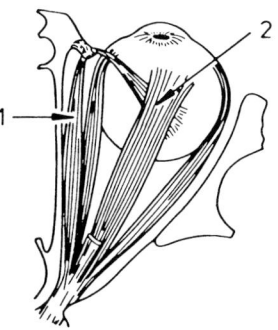

Liste 2
(A) hebt den Blick medialwärts
(B) senkt den Blick lateralwärts
(C) hebt den Blick lateralwärts
(D) senkt den Blick medialwärts
(E) führt den Blick horizontal medialwärts

F97
→ 10.33 Welche der genannten Strukturen verläuft <u>nicht</u> innerhalb des Anulus tendineus communis der Augenmuskeln?
(A) N. opticus
(B) N. oculomotorius
(C) A. ophthalmica
(D) N. abducens
(E) N. trochlearis

H03 F99 H95 ■
→ 10.34 Der N. trochlearis innerviert den
(A) M. rectus superior
(B) M. obliquus superior
(C) M. rectus lateralis
(D) M. obliquus inferior
(E) M. rectus medialis

H98 ■ ■
→ 10.35 Welche Aussage trifft <u>nicht</u> zu?
Nach Durchtrennung des N. oculomotorius findet man Paresen des
(A) M. rectus medialis
(B) M. obliquus superior
(C) M. levator palpebrae superioris
(D) M. rectus superior
(E) M. rectus inferior

10.27 (D)   10.28 (B)   10.29 (D)   10.30 (C)   10.31 (B)   10.32 (A)   10.33 (E)   10.34 (B)   10.35 (B)

H03 ■
→ 10.36 Ein 33-jähriger Patient kann rechts das Auge nicht mehr schließen. Es liegt eine Nervenschädigung auf der gleichen Seite zugrunde. Welcher Nerv ist betroffen?
(A) N. oculomotorius
(B) N. frontalis
(C) N. infraorbitalis
(D) N. facialis
(E) Halsgrenzstrang

H96
→ 10.37 Welche Aussage zu Reflexbögen des Auges trifft nicht zu?
(A) Der afferente Schenkel für den Kornealreflex läuft über Fasern des N. ophthalmicus.
(B) Der efferente Schenkel des Kornealreflexes läuft über Fasern des N. facialis.
(C) Der efferente Schenkes für die Nahakkommodation läuft über Fasern des N. oculomotorius.
(D) Der afferente Schenkel für den Pupillenreflex läuft über den N. opticus.
(E) Der efferente Schenkel für die Pupillenverengung läuft über den Truncus sympathicus.

10.4   Zusätzliche Einrichtungen

F02 H98 ■ ■
→ 10.38 Welche Aussage über den Saccus lacrimalis trifft nicht zu?
(A) Er stellt eine Aussackung der Conjunctiva dar.
(B) Er liegt der medialen Wand der Orbita an.
(C) Er wird vorne von einem Teil des Lig. palpebrale mediale bedeckt.
(D) Er nimmt die Canaliculi lacrimales auf.
(E) Er geht in den Ductus nasolacrimalis über.

H01 ■ ■
→ 10.39 Welche der folgenden Aussagen zur Tränendrüse und zu den Tränenwegen trifft nicht zu?
(A) Die Tränendrüse liegt im äußeren oberen Teil der Orbita.
(B) Die Tränendrüse mündet mit mehreren Ausführungsgängen in den oberen Bindehautsack.
(C) Lidbewegungen verteilen die Flüssigkeit auf der Oberfläche der Cornea.
(D) Der Abfluss der Tränenflüssigkeit erfolgt aus dem Saccus lacrimalis über den Ductus nasolacrimalis in die Nasenhöhle.
(E) Der Ductus nasolacrimalis mündet unter der mittleren Muschel, im Hiatus semilunaris, in die Nasenhöhle.

F04 ■
→ 10.40 Welche Aussage zur Tränendrüse und zu den Abflusswegen der Tränenflüssigkeit trifft zu?
(A) Die Tränendrüse gibt ihr Sekret in den Fornix conjunctivae ab.
(B) Am Sekretionsprozess der Tränenflüssigkeit sind die Canaliculi lacrimales als Ausführungsgänge beteiligt.
(C) Die Puncta lacrimalia markieren die direkten Ausmündungen der Tränendrüse in den Tränensee (Lacus lacrimalis).
(D) Der Ductus nasolacrimalis verbindet den Tränensee (Lacus lacrimalis) direkt mit der Nasenhöhle.
(E) Der Ductus nasolacrimalis mündet zwischen mittlerer und unterer Muschel in die Nasenhöhle.

H04 H97 F93 H86 ■ ■
→ 10.41 Die Ductuli excretorii der Tränendrüse münden
(A) in den Saccus lacrimalis
(B) an den Puncta lacrimalia
(C) in den Fornix conjunctivae superior
(D) in den Angulus iridocornealis
(E) in das Spatium episclerale

H03 ■
→ 10.42 Welche Aussage zum Tränenapparat trifft nicht zu?
(A) Die Glandula lacrimalis sezerniert ausschließlich in den oberen Bindehautsack.
(B) Die Tränenflüssigkeit speist den Lacus lacrimalis.
(C) Der Ductus nasolacrimalis geht an den Puncta lacrimalia in die Tränenkanälchen über.
(D) Der Saccus lacrimalis wird ventral von einem Teil des Lig. palpebrale mediale bedeckt.
(E) Der Ductus nasolacrimalis mündet in den Meatus nasi inferior.

H99 H96 ■ ■
→ 10.43 Die Canaliculi lacrimales verbinden direkt
(A) das Punctum lacrimale des Oberlides mit dem des Unterlides
(B) die Puncta lacrimalia mit dem Saccus lacrimalis
(C) den Lacus lacrimalis mit den Canales lacrimalis
(D) den Lacus lacrimalis mit dem Ductus nasolacrimales
(E) die Tränendrüse mit dem Konjunktivalspalt

10.36 (D)   10.37 (E)   10.38 (A)   10.39 (E)   10.40 (A)   10.41 (C)   10.42 (C)   10.43 (B)

H03 ■■

→ **10.44 Die sekretorische Innervation der Tränendrüse erfolgt über das**
(A) Ganglion oticum
(B) Ganglion ciliare
(C) Ganglion pterygopalatinum
(D) Ganglion submandibulare
(E) Ganglion trigeminale

Fragen aus Examen
10.5 Frühjahr 2006

F06 ■

→ **10.45 Abbildung Nr. 212 des Bildanhangs zeigt einen Sagittalschnitt durch ein Säugetierauge, das dem Bau und der Funktion des menschlichen Auges sehr ähnlich ist.**
Die Pfeile mit Buchstaben zeigen auf verschiedene wichtige Strukturen.
Welche Angabe zu den bezeichneten Strukturen trifft zu?
(A) A: Fornix conjunctivae
(B) B: Schlemm-Kanal
(C) C: Kammerwinkel
(D) D: Zonulafasern
(E) E: Pars optica retinae

F06 F03 ■

→ **10.46 Welche Grenzfläche trägt am meisten zur Gesamtbrechkraft des Auges bei?**
(A) Vorderfläche der Kornea
(B) Rückfläche der Kornea
(C) Vorderfläche der Linse
(D) Rückfläche der Linse
(E) Vorderfläche des Glaskörpers

F06 ■

→ **10.47 Welche Aussage zum M. ciliaris trifft zu?**
(A) Seine Kontraktion führt zur Abflachung der Linse.
(B) Sein longitudinaler Teil (Brücke-Muskel) inseriert hauptsächlich in der Bruch-Membran.
(C) Der Muskel entspricht überwiegend dem Single-Unit-Typ (Kopplung durch Nexus).
(D) Er entspringt im Stroma der Iriswurzel.
(E) Er wird bei der Konvergenzbewegung der Augen relaxiert.

F06 ■

→ **10.48 Welche Aussage zum M. obliquus superior (bulbi oculi) trifft zu?**
(A) Er ist wichtig für die Außenrotationsbewegung des Auges.
(B) Er ist wichtig für eine Senkung des Auges in Adduktionsstellung.
(C) Er strahlt vor dem Äquator in die Sklera ein.
(D) Er überkreuzt den Endabschnitt des M. rectus superior.
(E) Er ist für die Senkung des Auges in Abduktionsstellung erforderlich.

F06 ■

→ **10.49 Bei der augenärztlichen Untersuchung fällt bei einem Patienten auf, dass bei Belichtung des rechten Auges zwar eine konsensuelle Pupillenverengung des linken Auges auftritt, nicht aber eine konsensuelle Pupillenverengung des rechten Auges bei Belichtung des linken. Dies ist auf eine Nervenschädigung zurückzuführen.**
Welcher Nerv ist am wahrscheinlichsten geschädigt?
(A) rechter N. opticus
(B) linker N. oculomotorius
(C) rechter N. oculomotorius
(D) rechter Halsgrenzstrang
(E) linker Halsgrenzstrang

10.44 (C)   10.45 (B)   10.46 (A)   10.47 (B)   10.48 (B)   10.49 (C)

11   Hör- und Gleichgewichtsorgan

11.1   Entwicklung des Hör- und Gleichgewichtsorgans

H04 H82 ■

→ 11.1 Cavitas tympani und Tuba auditiva entstehen aus
(A) der 1. Schlundtasche
(B) der 2. Schlundtasche
(C) der 1. Kiemenfurche
(D) der 2. Kiemenfurche
(E) dem Sinus cervicalis

11.2   Äußeres Ohr

F89

→ 11.2 Die untenstehende Zeichnung zeigt das rechte Ohr eines Erwachsenen.
Welche der Markierungen bezeichnet den Tragus?

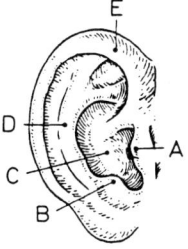

H86

→ 11.3 Welche Aussage trifft nicht zu?
Die Membrana tympani
(A) ist außenseitig von mehrschichtigem verhornendem Plattenepithel bedeckt.
(B) wird innenseitig von der Schleimhaut des Cavum tympani (Cavitas tympanica) überzogen.
(C) ist in allen Teilen straff gespannt.
(D) wird von Ästen der Hirnnerven V3, IX und X innerviert.
(E) steht beim Erwachsenen zur Achse des Gehörgangs nach außen geneigt.

F01 F99 H92 H90 H85 ■ ■

→ 11.4 Die Pars flaccida (= Shrapnell-Membran) der Membrana tympani
(A) ist der größere, straffere Teil des Trommelfells
(B) befindet sich hinten unten am Trommelfell
(C) wird auch als Stria mallearis bezeichnet
(D) ist ein Teil des Paries labyrinthicus
(E) bildet eine Grenze des Recessus membranae tympani superior (= Prussak-Raum)

11.3   Mittelohr

F02 ■ ■

→ 11.5 Welches ist der korrekte Weg der Schallenergieübertragung im Mittelohr?
(A) Incus → Malleus → Stapes → Fenestra vestibuli
(B) Malleus → Incus → Stapes → Fenestra cochleae
(C) Malleus → Incus → Stapes → Fenestra vestibuli
(D) Stapes → Incus → Malleus → Fenestra cochleae
(E) Incus → Stapes → Malleus → Fenestra vestibuli

F98

→ 11.6 Welche Aussage trifft nicht zu?
Der Steigbügel des Mittelohrs
(A) liegt der medialen Wand der Paukenhöhle an
(B) steht in Gelenkkontakt mit dem Amboß
(C) wird durch die Schwingungen des Hammers indirekt bewegt
(D) ist mit seiner Fußplatte in das ovale Fenster eingefügt
(E) überträgt seine Schwingungen direkt auf die Endolymphe des Ductus cochlearis

H05 H01 F99 F97 ■ ■

Ordnen Sie den in Liste 1 genannten anatomischen Strukturen die entsprechende Lagebeziehung zu einer Wand des Cavum tympani aus Liste 2 zu!

Liste 1
→ 11.7 Promontorium
→ 11.8 Fenestra vestibuli

Liste 2
(A) Paries labyrinthicus
(B) Paries membranaceus
(C) Paries mastoideus
(D) Paries tegmentalis
(E) Paries caroticus

11.1 (A)   11.2 (A)   11.3 (C)   11.4 (E)   11.5 (C)   11.6 (E)   11.7 (A)   11.8 (A)

F02 F96 ■
→ 11.9 Welches Gebilde ist der Paukenhöhle <u>nicht</u> un-
        mittelbar benachbart?
(A) Canalis caroticus
(B) Antrum mastoideum
(C) Fossa jugularis
(D) Canalis hypoglossi
(E) Canalis facialis

H03 H00 H98 ■ ■
→ 11.10 Welche der genannten Strukturen grenzt <u>nicht</u>
        an die Paukenhöhle?
(A) N. facialis
(B) A. carotis interna
(C) apikale Windung der Schnecke
(D) Canalis semicircularis lateralis
(E) Bulbus superior v. jugularis internae

F01 H96 F93 F90 F87 ■ ■
→ 11.11 Die Cellulae mastoideae haben enge Nachbar-
        beziehungen zum/zur
(A) Ganglion trigeminale
(B) A. meningea media
(C) A. carotis externa
(D) Sinus sigmoideus
(E) N. accessorius

F02 F97 ■ ■
→ 11.12 Welche Aussage über die Cellulae mastoideae
        trifft <u>nicht</u> zu?
(A) Sie sind pneumatisiert.
(B) Sie entwickeln sich nach der Geburt.
(C) Sie grenzen u. a. an die knöcherne Rinne des Sinus
    sigmoideus.
(D) Sie sind von Schleimhaut ausgekleidet.
(E) Sie stehen in direkter Verbindung mit dem häuti-
    gen Labyrinth.

H03 H01 F95 H92 H90 F84 ■ ■
→ 11.13 Die Schleimhaut des Mittelohres ist sehr
        schmerzempfindlich. Sie wird sensibel über-
        wiegend versorgt von Endästen des
(A) N. trigeminus
(B) N. facialis
(C) N. vestibulocochlearis
(D) N. glossopharyngeus
(E) N. vagus

H02 ■
→ 11.14 Die Tuba auditiva ist ausgekleidet durch ein
(A) einschichtiges Plattenepithel
(B) zweischichtiges hochprismatisches Epithel
(C) Flimmerepithel mit Becherzellen
(D) mehrschichtiges unverhorntes Plattenepithel
(E) mehrschichtiges verhorntes Plattenepithel

F01 H94
→ 11.15 Der M. stapedius wird innerviert durch den
(A) N. vestibulocochlearis
(B) Tractus olivocochlearis
(C) N. facialis
(D) N. vagus
(E) N. glossopharyngeus

H03 ■
→ 11.16 Welche Funktionsstörung im Bereich des Oh-
        res ist bei einer Schädigung des N. facialis un-
        mittelbar peripher des Ganglion geniculi zu
        erwarten?
(A) Drehschwindel
(B) Taubheit
(C) Belüftungsstörung des Mittelohres
(D) Hyperakusis
(E) Sensibilitätsverlust der Schleimhaut der Pauken-
    höhle

H01 H95 ■ ■
→ 11.17 Abbildung Nr. 202 des Bildanhangs zeigt ein
        Modell des Mittelohres.
        Der mit * gekennzeichnete Muskel wird inner-
        viert durch:
(A) Chorda tympani
(B) N. facialis
(C) N. petrosus major
(D) N. petrosus minor
(E) Pars motorica des N. trigeminus

11.9 (D)   11.10 (C)   11.11 (D)   11.12 (E)   11.13 (D)   11.14 (C)   11.15 (C)   11.16 (D)   11.17 (B)

F05 ■

Ordnen Sie den in Liste 1 genannten Hirnnerven den jeweils von ihnen innervierten Muskel der Liste 2 zu!

Liste 1

→ **11.18** N. trigeminus (pars mandibularis)
→ **11.19** N. facialis

Liste 2

(A) M. stylopharyngeus
(B) M. tensor tympani
(C) M. styloglossus
(D) M. stapedius
(E) M. hyoglossus

H04 ■

→ **11.20** Die Chorda tympani innerviert
(A) sekretorisch die Glandula parotidea
(B) sensorisch Geschmacksknospen des Zungenrückens
(C) sensibel die Mechanorezeptoren des Gaumens
(D) sensibel die Mechanorezeptoren auf der Außenfläche des Trommelfells
(E) motorisch den M. tensor tympani

11.4   Innenohr

H96 H91 H88 F85 ■ ■

→ **11.21** Welche Aussage trifft nicht zu?
Zum Endolymphraum des Innenohrs gehören
(A) Utriculus
(B) Sacculus
(C) Ductus reuniens
(D) Scala vestibuli
(E) Ductus cochlearis

F99 ■

→ **11.22** Welche Aussage über das Corti-Organ trifft nicht zu?
(A) Es dient der akustischen Rezeption.
(B) Es liegt der Basilarmembran auf.
(C) Es wird an seiner Oberfläche von Perilymphe umspült.
(D) Es besitzt Haar- und Stützzellen.
(E) Die Membrana tectoria liegt über den Sinneszellen.

F02 H97 H94 ■

→ **11.23** Welche Aussage trifft nicht zu?
Die Basilarmembran des Innenohrs
(A) ist an der Lamina spiralis ossea befestigt
(B) trennt Scala vestibuli und Ductus cochlearis
(C) ist am Ligamentum spirale befestigt
(D) trägt das Corti-Organ
(E) gerät durch Druckwellen der Perilymphe in Schwingungen

F03

→ **11.24** Die Endolymphe der Cochlea ist besonders kaliumreich.
Welche Zellen transportieren das Kalium in die Endolymphe?
(A) Epithel der Reissner-Membran
(B) Phalangenzellen
(C) Pfeilerzellen
(D) Zellen der Stria vascularis
(E) äußere Haarzellen

F05 F03 ■

→ **11.25** In der Hörwahrnehmung erfolgt eine Erregungsleitung vom Innenohr zur Großhirnrinde.
Wo liegt der Zellkörper des 1. Neurons dieser Kette?
(A) im Corti-Organ
(B) im Modiolus
(C) im inneren Gehörgang
(D) im Ncl. cochlearis anterior
(E) im Corpus trapezoideum

H05 ■

→ **11.26** Die für die Prüfung des Hörvermögens wichtigen otoakustischen Emissionen werden erzeugt von/m
(A) Trommelfell
(B) Helicotrema
(C) äußeren Haarzellen
(D) Schwingungen der Membrana tympanica secundaria
(E) Steigbügel

F99 H91 H85 ■

→ **11.27** Teile der Sinnesorgane für Translationsbeschleunigungen (Linearbeschleunigungen) liegen in:
(A) Ductus semicirculares
(B) Sacculus
(C) Saccus endolymphaticus
(D) Ductus reuniens
(E) Scala vestibuli

11.18 (B)   11.19 (D)   11.20 (B)   11.21 (D)   11.22 (C)   11.23 (B)   11.24 (D)   11.25 (B)   11.26 (C)   11.27 (B)

F98 F94 ■
→ **11.28 Eine Macula statica befindet sich im/in den**
(A) Utriculus
(B) Ampullen der Bogengänge
(C) Bogengängen
(D) Ductus cochlearis
(E) Ductus endolymphaticus

H94
→ **11.29 Welche Aussage trifft nicht zu?**
   Der Sacculus des häutigen Labyrinths
(A) steht mit dem Ducuts endolymphaticus in Verbindung
(B) steht durch den Ductus reuniens mit dem Ductus cochlearis in Verbindung
(C) ist durch die Membrana tympani secundaria der Fenestra vestibuli vom Mittelohr getrennt
(D) enthält eine Macula statica
(E) wird von Perilymphe umgeben

F04 H93 ■
→ **11.30 Der Utriculus des häutigen Labyrinths**
(A) steht mit dem Ductus perilymphaticus in Verbindung
(B) hat über den Ductus reuniens eine direkte Verbindung mit dem Ductus cochlearis
(C) grenzt an die Fenestra ovalis
(D) weist eine Macula statica auf
(E) wird von der Scala vestibuli umgeben

H02
→ **11.31 Wo liegen Sinneszellen, deren Stereozilien in eine Cupula ragen?**
(A) Ductus cochlearis
(B) Ampullen der Bogengänge
(C) Vestibulum labyrinthi
(D) Sacculus
(E) Saccus endolymphaticus

H04 H02 ■
→ **11.32 Die Perikaryen der Neurone, die die Erregung von den Sinneszellen der Cristae ampullares weiterleiten, liegen**
(A) im Utriculus
(B) im inneren Gehörgang
(C) im Ganglion spirale
(D) im Modiolus
(E) in den Nuclei vestibulares

Fragen aus Examen
11.5   Frühjahr 2006

F06
→ **11.33 Bei Fremdkörpern im äußeren Gehörgang oder bei Ohrspülung können Erbrechen oder Hustenreiz auftreten.**
   Welche der folgenden Angaben zur anatomischen Grundlage dieses Phänomens trifft am ehesten zu?
(A) Reizung des häutigen Labyrinthes
(B) Stimulation des N. tympanicus des N. glossopharyngeus
(C) Reflexe durch Reizung von Gehörgangsästen des N. vagus
(D) Reizung von Ästen des N. mandibularis
(E) Reizung der Chorda tympani

F06 ■
→ **11.34 Die Sekretion der Endolymphe im Ductus cochlearis erfolgt vorwiegend durch die**
(A) Pfeilerzellen
(B) Phalangenzellen
(C) Hensen-Zellen
(D) Stria vascularis
(E) Zellen der Reissner-Membran

11.28 (A)   11.29 (C)   11.30 (D)   11.31 (B)   11.32 (B)   11.33 (C)   11.34 (D)

12   Haut und Hautanhanggebilde

12.1   Haut und Unterhaut

F98 ■

→ **12.1 Welche Aussage über die Haut bzw. Unterhaut trifft nicht zu?**
(A) Das Corium besteht aus dem Stratum papillare und Stratum reticulare.
(B) In der Tela subcutanea unterteilen Bindegewebszüge das Fettgewebe.
(C) Das Stratum corneum der Epidermis wird aus Zellen mit deutlich sichtbaren Kernen gebildet.
(D) Im Stratum basale der Epidermis kommen Merkelzellen vor.
(E) Die Zellen des Stratum spinosum der Epidermis enthalten Tonofibrillen (Tonofilamente).

H98 F92 ■

→ **12.2 Welche Aussage trifft nicht zu?**
Zur Epidermis gehören:
(A) Stratum corneum
(B) Stratum granulosum
(C) Stratum spinosum
(D) Stratum basale
(E) Stratum papillare

F03 H00 ■

→ **12.3 In welcher Hautschicht findet sich die größte Konzentration an Mastzellen?**
(A) Stratum spinosum der Epidermis
(B) Stratum basale der Epidermis
(C) Stratum papillare der Dermis
(D) Stratum reticulare der Dermis
(E) Subkutis

F05 ■

→ **12.4 Welche der aufgezählten Zellen der Cutis ist am ehesten in der Lage, Antigene zu präsentieren?**
(A) Merkel-Zelle
(B) Perizyt
(C) Fibroblast
(D) Langerhans-Zelle
(E) Fibrozyt

F04 ■

→ **12.5 Eine Patientin sucht wegen eines vereiterten Hühnerauges einen Arzt auf. Bei der Untersuchung fällt ein vergrößerter und druckschmerzhafter Lymphknoten in der oberflächlichen Inguinalregion der gleichen Seite auf.**
Die in diesem Lymphknoten stattfindende Abwehrreaktion wurde durch Zellen eingeleitet, die in der Haut des entzündeten Gebietes Antigen aufnahmen, dann über die Lymphbahnen in den Lymphknoten einwanderten und es dort in prozessierter Form präsentierten.
Bei diesen Zellen handelt es sich um
(A) Merkel-Zellen
(B) Keratinozyten
(C) Mastzellen
(D) T-Lymphozyten
(E) Langerhans-Zellen

F97 ■ ■

→ **12.6 Welche Aussage über die Melanozyten der Haut trifft nicht zu?**
(A) Die Melanozyten der Haut stammen von der Neuralleiste ab.
(B) Die Zellkörper des Melanozyten liegen im Stratum basale der Epidermis.
(C) Die Fortsätze der Melanozyten schieben sich zwischen die Zellen des Stratum spinosum.
(D) Die Melanozyten geben das von ihnen gebildete Melanin an die Keratinozyten ab.
(E) Die Bräunung der Haut beruht auf einer Vermehrung der Melanozyten.

F03 F99 ■

→ **12.7 In der Epidermis kommen nicht vor:**
(A) Keratinozyten
(B) Melanozyten
(C) Langerhans-Zellen
(D) Merkel-Zellen
(E) Meißner-Körperchen

F04 ■

→ **12.8 Welche der nachstehend genannten Zellen bzw. Körperchen liegen nicht in der Epidermis?**
(A) Melanozyten
(B) Merkel-Zellen
(C) Keratinozyten
(D) Langerhans-Zellen
(E) Vater-Pacini-Körperchen

12.1 (C)   12.2 (E)   12.3 (C)   12.4 (D)   12.5 (E)   12.6 (E)   12.7 (E)   12.8 (E)

H03
→ 12.9 Schmerzwahrnehmung erfolgt vor allem über
(A) Meissner-Körperchen
(B) Kernsackfasern
(C) so genannte freie Nervenendigungen
(D) Ruffini-Körperchen
(E) anulospirale Endigungen

H04 ■
→ 12.10 Welche der nachstehend genannten Zuordnung
von Rezeptoren der Haut und ihrer Funktion
trifft nicht zu?
(A) Ruffini-Körperchen – Chemorezeption
(B) Merkel-Zellen – Druckrezeption
(C) Meissner-Körperchen – Berührungsrezeption
(D) freie Nervenendigungen – Schmerz-, Temperaturempfindung
(E) Vater-Pacini-Lamellenkörperchen – Vibrationsemp-
findung

H01 ■
→ 12.11 Die Meissner-Tastkörperchen der Haut liegen
überwiegend im
(A) Stratum spinosum
(B) Stratum basale
(C) Haarbalg
(D) Stratum papillare
(E) Stratum reticulare

H98 F91 ■
→ 12.12 Welche Aussage über Vater-Pacini-Körperchen
trifft zu?
(A) Sie gehören zu den Chemorezeptoren.
(B) Sie sind Vibrationsrezeptoren.
(C) Ihr Außenkolben besteht aus einer Kapsel von
Schwann-Zellen.
(D) Sie werden von efferenten $A\alpha$-Fasern innerviert.
(E) Sie dienen der Thermoception.

F99
→ 12.13 In der in Abbildung Nr. 203 des Bildanhangs
mit * bezeichneten Struktur kommen vor:
(1) Mastzellen
(2) Merkel-Zellen
(3) polygonale Keratinozyten
(4) Fibroblasten

(A) nur 1 und 2 sind richtig
(B) nur 1 und 3 sind richtig
(C) nur 1 und 4 sind richtig
(D) nur 2 und 3 sind richtig
(E) nur 2 und 4 sind richtig

12.2   Behaarung

F04
→ 12.14 Bei Kältereiz kommt es unter anderem zu ei-
nem Aufrichten der Haare auf dem Unterarm
(„Gänsehaut") durch die Mm. arrectores pilo-
rum.
Diese werden am ehesten zur Kontraktion an-
geregt durch
(A) cholinerge somatomotorische Nervenfasern
(B) nitrerge parasympathische Nervenfasern
(C) cholinerge parasympathische Nervenfasern
(D) noradrenerge sympathische Nervenfasern
(E) cholinerge sympathische Nervenfasern

F93
→ 12.15 Die äußere epitheliale Wurzelscheide des Haar-
follikels in Höhe der Haarzwiebel entspricht
dem
(A) Stratum corneum
(B) Stratum lucidum
(C) Stratum granulosum
(D) Stratum germinativum
(E) Corium

12.3   Nägel

Zu diesem Kapitel wurde bisher keine Frage gestellt.

12.4   Hautdrüsen

Vgl. Kapitel 2.4.

12.5   Mamma

Vgl. Kapitel 6.2.

Kommentare

1   Allgemeine Embryologie

1.1   Grundlagen der Reproduktion

I.1   Ovarialzyklus, Oogenese

Ovarialzyklus

Während des monatlichen Zyklus der Frau finden im Ovar Veränderungen statt, die man als *ovariellen Zyklus* bezeichnet, gleichzeitig – und damit eng in Zusammenhang stehend – beobachtet man *Veränderungen der Uterusschleimhaut.*

Der Menstruationszyklus wird hormonell gesteuert, und zwar durch die gonadotropen Hypophysenvorderlappenhormone

FSH *(follikelstimulierendes Hormon):* Stimulus für die Reifung von Primärfollikeln und für steigende Östrogensekretion (Östradiol E2) und

LH *(luteinisierendes Hormon):* Auslösung des Eisprungs.

Die unter dem Einfluss der Hypophysenhormone produzierten Östrogene und Gestagene üben wiederum über negative Rückkopplung einen modifizierenden Einfluss auf die Releasing-Faktoren für FSH und LH aus.

Sollten also zuviel Östrogene produziert werden, erfolgt sofort „Meldung" an den Hypothalamus, der über die Releasing-Faktoren die Sekretion von FSH und LH senkt, was wiederum die Östrogensekretion hemmt (s. o.).

Klinischer Bezug

Auf diesem Prinzip beruht die **perorale Ovulationshemmung** („Pille"). Durch exogene Zufuhr von Östrogenen und Gestagenen bei Beginn des Zyklus oder sequenziell wird die negative Rückkopplung noch verstärkt und die Ovulation verhindert, weil die LH-Ausschüttung gehemmt wird.

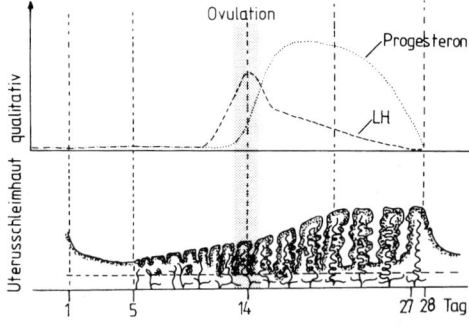

Abb. 1.1 Ovarialzyklus

Oogenese

Wie beim männlichen Embryo wandern auch beim genetisch weiblichen Embryo Urkeim-

zellen aus der Wand des Dottersacks in die Gonadenanlage ein.

Dort erst differenzieren sie sich zu *Oogonien,* die sich weiter teilen bis zu einer Maximalzahl von 6 Millionen etwa im 5. Embryonalmonat. Danach beginnt die Zelldegeneration eines Teils der Oogonien. Gleichzeitig haben sich Oogonien zu *primären Oozyten* differenziert (3. Embryonalmonat), die zusammen mit der sie umgebenden Epithelschicht als *Primordialfollikel* bezeichnet werden.

Primäre Oozyten beginnen mit der Prophase der 1. Reifeteilung (4n-DNA). Dann treten sie bis zur Pubertät in ein Ruhestadium ein (Diktyotän).

Bis zu diesem Zeitpunkt (und auch schon bis zur Geburt) ist ein großer Teil der primären Oozyten und Oogonien zugrunde gegangen (bis auf etwa 40 000, Follikelatresie). In der Geschlechtsreife beginnt während des Zyklus jeweils alle 28 Tage eine Gruppe von Primordialfollikeln unter dem Einfluss von FSH zu wachsen und erreicht (Abb. 1.2d) das Stadium des *Sekundärfollikel* (Abb. 1.2d) und *Tertiärfollikels* (Abb. 1.2e). Ein einziger Tertiärfollikel pro Zyklus wird dominant und wächst zum sprungreifen Graaf-Follikel heran. Alle anderen werden atretisch.

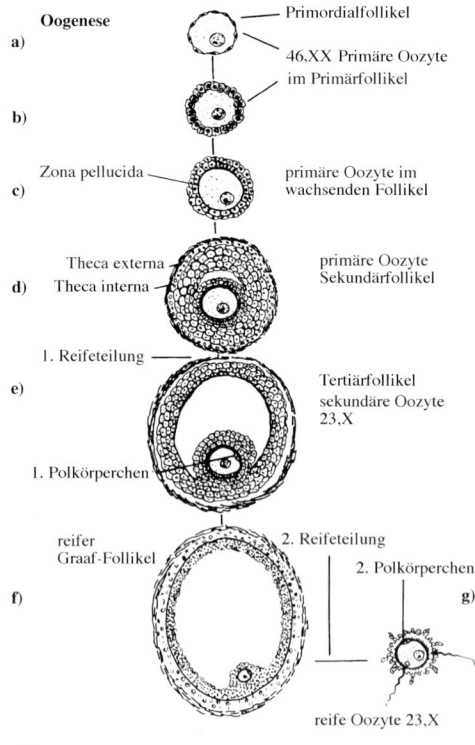

Abb. 1.2 Oogenese

Nachdem der Follikel reif ist, wird die 1. Reifeteilung beendet (*sekundäre Oozyten*, 2n-DNA) und die Prophase der 2. Reifeteilung direkt angeschlossen. Bei der Ovulation befindet sich die sekundäre Oozyte etwa in der Metaphase. Sie beendet die **2. Reifeteilung** erst nach der Befruchtung!

Kurz vor der Ovulation wächst ein Tertiärfollikel innerhalb weniger Stunden zum reifen *Graaf-Follikel* (Abb. 1.2f), der sich gegen die Oberfläche des Ovars vorwölbt. Bei der Ovulation gibt er die Oozyte frei. Sie wird von den Fimbrien des Eileiters aufgefangen und durch rhythmische Kontraktionen der Tubenmuskulatur zum Uterus befördert.

Der im Ovar verbliebene Teil des Follikels wandelt sich über das Corpus rubrum (haemorrhagicum) zum *Corpus luteum* um, welches **Progesteron** bildet.

Vom Corpus rubrum (Corpus haemorrhagicum) spricht man, wenn nach der Ovulation die Follikelwand kollabiert und Blut in die Follikelhöhle eindringt. Die Umwandlung von Follikelepithelzellen zu Granulosaluteinzellen und von Zellen der Theca interna zu Thekaluteinzellen beginnt dann unter dem Einfluss von LH der Hypophyse. Dann entsteht aus dem Corpus rubrum erst das Corpus luteum.

Progesteron bewirkt in der Uterusschleimhaut die *Sekretionsphase* (Vorbereitung der Uterusschleimhaut für die Aufnahme einer befruchteten Eizelle).

Erfolgt keine Befruchtung, so degeneriert das Corpus luteum etwa ab dem 9.–10. Tag post ovulationem zum *Corpus albicans*. Der Progesteronabfall löst dann die Menstruationsblutung, also das Abstoßen der proliferierten Uterusschleimhaut, aus.

Bei einer Befruchtung produziert der Trophoblast sofort **HCG** (humanes Choriongonadotropin – Schwangerschaftsnachweis, siehe „Klinischer Bezug" Lerntext I.9). Dies verhindert die Rückbildung des Corpus luteum, das nun weiter Progesteron produziert – *Corpus luteum graviditatis* –, solange bis die Plazenta selbst die Produktion übernehmen kann. Das Corpus luteum graviditatis bildet sich dann ab dem 5. Schwangerschaftsmonat zum Corpus albicans zurück.

Klinischer Bezug

Bei der „Pille danach" löst eine einmalig hohe Hormongabe einen danach relativen Hormonmangel aus, der dann die Menstruationsblutung verursacht, bevor die Blastozyste das Uteruslumen erreicht. ∎

→ **Frage 1.1:** Lösung C

Der Begriff **„Keimbahn"** umfasst die für die Weitergabe und Positionierung des Keimplasmas rele-

vante direkte Zellfolge, ausgehend von der Zygote über die Entwicklung der Urkeimzellen, Wanderung in die Gonadenanlage, Geschlechtsdifferenzierung, Entwicklung und Differenzierung der Keimzellen während Embryonalperiode und Pubertät des Individuums bis hin zur Befruchtung und Entwicklung einer Zygote der folgenden Generation. Diagnostische und therapeutische Eingriffe an Keimbahnzellen des Menschen sind nach dem Embryonenschutzgesetz nicht zulässig.

Zu (C): Die **Blastozyste** besteht aus zwei verschiedenen Zelltypen: dem so genannten **Embryoblasten** (= Keimscheibe), aus dem alle Zellen des Embryos entstehen (auch die Keimzellen), sowie dem **Trophoblasten**, aus dem die Zellen der Plazenta (**Synzytiotrophoblasten** und **Zytotrophoblasten**) entstehen. Trophoblastenzellen sind nicht Bestandteil der Keimbahn, da aus ihnen die Anteile der Plazenta entstehen.

Zu (A), (B), (D) und (E): Die **Blastomeren** entstehen aus der befruchteten Eizelle, nachdem diese das Zygotenstadium durchlaufen hat. Es sind die Zellen, die durch die Furchungsteilungen entstehen. Blastomeren sind totipotente Zellen, d. h. aus ihnen können sowohl die Plazenta als auch der Embryo selber, also auch die **Keimzellen**, entstehen. Über das Morulastadium entsteht dann am 5. Tag die **Blastozyste**, die sich aus dem **Embryoblasten** (= Keimscheibe, bildet den Embryo) und dem Trophoblasten (bildet die Plazenta) zusammensetzt. Embryoblastzellen sind pluripotent.

Die **Keimzellen** (= Gameten = Geschlechtszellen) entwickeln sich aus Urkeimzellen, die von der kaudalen Hälfte des Primitivstreifens ausgehend zur Dottersackwand wandern. In der 3. Entwicklungswoche sind die Urkeimzellen in der **Dottersackwand** nachweisbar, dort wandern sie in der 6. Woche mittels **amöboider** Bewegung durch den Allantoisgang über das dorsale Mesenterium des Enddarms in das Gewebe der Genitalanlage. Dort induzieren sie vermutlich die Gonadenentwicklung. Hier entstehen aus den Urkeimzellen (die entweder Oogonien oder Spermatogonien sind) dann die Keimzellen (= Gameten = Oozyte bzw. Spermatozyte).

→ **Frage 1.2:** Lösung D

Siehe Lerntext I.2.

Die **1. Reifeteilung** der Oozyte beginnt bereits pränatal, wird durch eine lange Ruheperiode – in der die Reifeteilung in der Prophase sozusagen „stehenbleibt" – unterbrochen und dann erst nach der Pubertät im Verlauf der Reifung einer primären Oozyte zur sekundären Oozyte fortgesetzt. Die 1. Reifeteilung wird kurz vor der Ovulation der Oozyte beendet. Während der Ovulation beginnt dann gleich die **2. Reifeteilung**, die erst nach einer evtl. Befruchtung, d. h. nach Eindringen des Spermienkopfs in die Eizelle, beendet wird.

H98

→ **Frage 1.3:** Lösung E

Siehe Kommentar zu Frage 1.2.
Bei der **Mitose** wird die zuerst verdoppelte DNS auf 2 Tochterzellen verteilt, so dass jede Zelle wieder das gleiche genetische Material wie die Ursprungszelle erhält.
Bei der **Meiose** dagegen unterteilt sich der Vorgang in 1. und 2. Reifeteilung, die letze Verdoppelung der DNS findet vor Beginn der 1. Reifeteilung statt (Interphase, S-Phase). Die 2. Reifeteilung schließt sich *ohne* Replikation der DNS an, so dass schließlich Gameten mit haploidem Chromosomensatz vorliegen. Die Meiose ist sozusagen ein Zellzyklus mit einer S-Phase und 2 Zellteilungen.

Im Unterschied zur Mitose werden bei der **Meiose (Reduktionsteilung)**, die nur bei Geschlechtszellen erfolgt,

- die Anzahl der homologen Chromosomen auf die Hälfte reduziert (von 46 (diploider Chromosomensatz) auf 23 (haploider Chromosomensatz)).
- Es kommt zur Paarung von homologen Chromosomen (verlängerte Prophase der 1. Reifeteilung) – Austausch von Genabschnitten (Rekombination, Genmaterial wird in anderer Konstellation kombiniert).
- Zwischen 1. und 2. Reifeteilung (Interphase) unterbleibt die Synthesephase, der 2. Reifeteilung geht keine DNA-Synthese voraus.

I.2   Reifeteilungen der Oozyte

	Beginn	Ende	Bemerkungen
1. Reifeteilung	pränatal (ab Ende der Embryonalperiode/Anfang der Fetalperiode) bereits Eintritt in die Prophase der 1. Reifeteilung, Arretierung im Diktyotän, anschließend lange Ruheperiode der primären Oozyten/Primordialfollikel	1. Reifeteilung wird postnatal erst nach der Pubertät innerhalb des Ovarialzyklus während der Differenzierung zum Tertiärfollikel fortgesetzt, aber erst einige Stunden vor der Ovulation beendet	einige Eizellen verbleiben bis zu ca. 40 Jahre in der Ruhephase (Möglichkeit der chromosomalen Defekte steigt an)
2. Reifeteilung	sofort nach Ovulation Beginn der 2. Reifeteilung ohne DNS-Replikation, Arretierung in der Metaphase	Beendigung erst nach erfolgter Befruchtung, d. h. nach Eindringen des Spermienkopfs in die Eizelle	

Wichtig ist, dass bei der Oogenese zwischen Vermehrungsperiode, 1. und 2. Wachstumsperiode und den Ruheperioden unterschieden wird. Nochmals die Oogenese in Stichpunkten:

Pränatale Reifung:
- Urkeimzellen wandern in die Gonadenanlage ein.
- Vermehrungsperiode der Oogonien (mitotische Teilung) und bereits Beginn der Zelldegeneration der Oogonien.
- *1. Wachstumsperiode* → primäre Oozyten werden von Follikelepithel umgeben → Primordialfollikel.
- Beginn der 1. Reifeteilung (ab Ende der Embryonalperiode/Anfang der Fetalperiode), Arretierung im Diktyotänstadium (Verharren bis zur Pubertät).

Postnatale Reifung:
- *2. Wachstumsperiode* → hormonabhängig reifen in jedem Zyklus mehrere Primordialfollikel zu Primär- und Sekundärfollikeln, ein einziger Tertiärfollikel pro Zyklus reift zum sprungreifen Graaf-Follikel.
- Beendigung der 1. Reifeteilung kurz vor der Ovulation.

- Sofortiger Anschluss der 2. Reifeteilung, die in der Metaphase zum Stillstand kommt.
- Abschluss der 2. Reifeteilung nur nach erfolgter Befruchtung, sonst Umwandlung zum Corpus luteum.

Klinischer Bezug

Da die Ruhephase einiger Primordialfollikel mindestens bis zur Pubertät bis maximal hin zur Menopause (Zeitpunkt der letzten Monatsblutung) 40 Jahre oder länger dauern kann, könnte während dieser Zeit die primäre Oozyte sehr lange möglichen schädigenden Umwelteinflüssen ausgesetzt sein; zumindest steigt das Risiko, Kinder mit chromosomalen Defekten zur Welt zu bringen, mit zunehmendem Alter der Mutter stark an.

Klinischer Bezug

Die Entnahme von Fruchtwasser (Amniozentese) oder eine Chorionzottenbiopsie ist unter Ultraschallkontrolle bei bestehender Indikation relativ risikoarm möglich. Die Amniozentese wird ca. in der 16. Schwangerschaftswoche durchgeführt, wenn genügend Fruchtwasser vorhanden ist. Die Chorionzottenbiopsie kann früher, ca. in der 8.–12. Schwangerschaftswoche, durchgeführt werden. ∎

F00 ∎
→ **Frage 1.4:** Lösung A

Oogonien sind die weiblichen Urkeimzellen (= Gameten). Sie wachsen zu **primären Oozyten** heran (doppelter Chromosomensatz), die von Follikelepithelzellen umgeben sind (ist das Epithel einschichtig und flach, spricht man vom Primordialfollikel, nach der Weiterentwicklung zu einem kubischen Epithel entsteht ein sog. Primärfollikel). Am **Ende** der Embryonalperiode (Zeit der Organ*entwicklung,* 2. – 8. Woche) bzw. zu **Beginn** der Fetalperiode (Zeit der Organ*reifung,* 9. – ca. 38. Woche) treten die Oozyten in die **erste Reifeteilung** (= **Meiose**) ein, die sie jedoch nicht vollenden: sie verharren im Diktyotänstadium der **Prophase.** Dieses Wartestadium wird mindestens bis zur Pubertät und höchstens bis zur Menopause beibehalten.

F00 ∎
→ **Frage 1.5:** Lösung E

Spermatogonien sind die männlichen Urkeimzellen. Sie liegen gemeinsam mit den Sertoli-Zellen in den Tubuli seminiferi des Hodens. Spermatogonien sind sehr proliferationsfreudig, d. h. sie durchlaufen schubweise während der Fetalzeit und nach der Geburt mehrere **mitotische** Teilungen. Im Gegensatz zur Oogenese beginnt die **Reifung** der männlichen Geschlechtszellen (= meiotische Teilung) jedoch erst während der **Pubertät.** Beide **Reifeteilungen** laufen dann unmittelbar nacheinander ab, und es werden (im Gegensatz zur Oogenese) auch immer beide Reifeteilungen vollendet.

I.3   Tertiärfollikel

Um den reifen Follikel differenziert sich aus dem Stroma ovarii eine bindegewebige Hülle. Diese Bindegewebsschicht besteht aus einer inneren gefäßreichen Schicht *(Theca interna)* und einer fibrösen Schicht außen *(Theca externa).*
Die Theca interna ist eine endokrine Drüse und produziert v. a. Androgene, die von Granulosazellen zu Östrogenen umgewandelt werden und die Proliferation des Endometriums steuern.
Die Wand des Antrum folliculi wird von den *Granulosazellen* gebildet, den Zellen des Follikelepithels. Dann folgt die Basalmembran, schließlich Theca interna und externa.
Der *Liquor folliculi* wird von den Granulosazellen abgesondert.

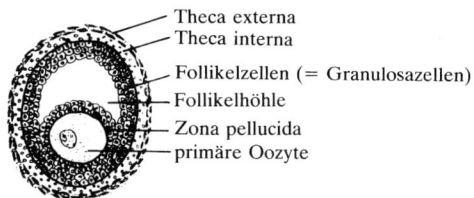

Abb. 1.**3** Tertiärfollikel

Die Granulosazellen produzieren Progesteron, welches in den Liquor folliculi sezerniert wird. Es unterstützt zunächst einmal die Reifung der Eizelle, wird dann bei der Ovulation frei und führt zur Sekretionsphase des Endometriums (zusammen mit dem Progesteron des Corpus luteum). ∎

F97 ∎∎
→ **Frage 1.6:** Lösung C

Hier gilt es, zunächst die Aussagen zu eliminieren, die generell für das Corpus luteum zutreffen und sich auf den Unterschied zwischen dem „normalen" und dem Gelbkörper nach Eintritt einer Schwangerschaft zu konzentrieren.
Die Aussagen (A), (B) und (E) treffen generell für das Corpus luteum zu. Siehe dazu auch Lerntext I.1.
Zu (C): Das **Corpus luteum menstruationis** entsteht nach der Ovulation, sofern keine Schwangerschaft eintritt. Zunächst spricht man vom Corpus rubrum (Corpus haemorrhagicum), wenn nach der Ovulation die Follikelwand kollabiert und Blut in die Follikelhöhle eindringt. Die Umwandlung von Follikelepithelzellen zu Granulosaluteinzellen und von Zellen (vorwiegend) der Theca interna zu Thekaluteinzellen beginnt dann unter dem Einfluss von LH (Lutropin, luteinisierendem Hormon) der Hypophyse. Diese Umwandlungsvorgänge sind etwa am 3. Tag nach Ovulation beendet.
Zu (E): Die Aussage (E) wurde bei dieser Frage noch von 71 % als spezifisch zutreffend gewählt. Aber auch das Corpus luteum graviditatis degeneriert später zum Corpus albicans.

F97 ∎∎
→ **Frage 1.7:** Lösung D

Zu (D): Ein **Corpus luteum graviditatis** entsteht nach Eintritt der Befruchtung als Weiterentwicklung aus dem Corpus luteum. Der Trophoblast beginnt recht bald mit der Bildung von HCG (human chorionic gonadotropin), welches die Weiterentwicklung zum Schwangerschaftsgelbkörper einleitet. Dieser bleibt bis zur 20. Schwangerschaftswoche funktionsfähig und bildet v. a. Progesteron, solange bis die Plazenta ausreichend Hormone selbst bilden kann. Siehe auch Kommentar zu Frage 1.6.

1.4 Spermatogenese

Die *Spermatogenese* beschreibt die Entwicklung von Urkeimzellen zu *Spermatiden* (haploid, 1n-DNA) im männlichen Organismus. **Achtung!** Die Entwicklung von Spermien aus den Spermatiden nennt man *Spermiogenese*.
Die Spermatogenese beginnt mit den *Urkeimzellen*, die in die Gonadenanlage einwandern. Spermatogenese findet in den *Tubuli seminiferi contorti* statt. Die Urkeimzellen differenzieren sich zu *Spermatogonien*, welche sich mitotisch teilen (Vermehrungsperiode). Ein Teil davon differenziert sich zu *primären Spermatozyten* (Wachstumsperiode). Nach Reduplikation (Replikation) der DNA beginnt die Reifungsperiode mit der 1. Reifeteilung, wobei die Prophase etwa 16 Tage dauert.

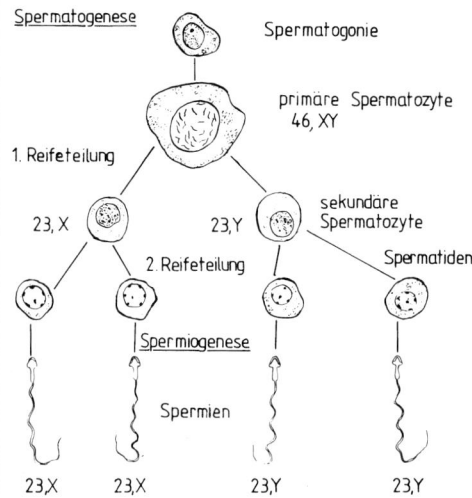

Abb. 1.**4** Spermato- und Spermiogenese

Die 1. meiotische Teilung, die zu 2 *sekundären Spermatozyten* führt, wird schnell beendet und sofort die 2. Reifeteilung begonnen, die mit der Bildung von je 2 *Spermatiden* die Spermatogenese beendet. Die Spermatogenese wird durch das *FSH der Hypophyse* stimuliert.
Zur Spermiogenese siehe Lerntext VIII.17.

H02 F01 ■ ■
→ **Frage 1.8:** Lösung D

Das Spermium gliedert sich in folgende Abschnitte:
1 Kopf,
2 Hals,
3 Mittelstück,
4 Hauptstück (Schwanzfaden),
5 Akrosom.
Das **Akrosom** ist aus den verschmolzenen Bläschen von Golgi-Apparat und Lysosomen entstanden; bei Kontakt mit der Eizelle werden lysosomale Enzyme freigesetzt, um die Verschmelzung mit der Ei-

zelle zu ermöglichen. Der **Kopf** enthält den haploiden Chromosomensatz, der **Hals** enthält das proximale Zentriol, das **Mittelstück** das distale, dort beginnt die **Geißel** (9 x 2 + 2-Struktur). Um die Tubuli liegen die sog. Außenfibrillen am Mittelstück; um diese sind als Spiralfaden die Mitochondrien gepackt.

Abb. 1.**5** Spermatozoon (nach Ånberg). Stärker vergrößerter Querschnitt durch das Mittelstück. Schema. aus: Leonhardt, Histologie, Zytologie und Mikroanatomie des Menschen. 8. Aufl., Georg Thieme Verlag, Stuttgart 1990.

H02
→ **Frage 1.9:** Lösung D

Klinisch gebräuchlich ist die Angabe von Schwangerschaftswochen (SSW). Die Berechnung orientiert sich am ersten Tag der *letzten* stattgehabten Regel (also „post menstruationem", dieser Tag ist von der Schwangeren sicher anzugeben); er eignet sich gut zur Bestimmung des Geburtstermins (ca. 40 Wochen später). Die Entwicklung des Embryos beginnt ab der Befruchtung – „post conceptionem" – und ist damit um ca. 2 Wochen kürzer (Befruchtung ca. 6–12 Stunden nach der Ovulation, Ovulationstermin ca. um den 14. Zyklustag, allerdings individuelle Schwankungen möglich).
Die Dauer der Schwangerschaft kann in Entwicklungswochen p. c. (post conceptionem = nach der Befruchtung) angegeben werden (38 Wochen). Da der Zeitraum von der letzten Menstruation bis zum Eisprung ca. 14 Tage beträgt, kann man aber auch sagen, dass die 8. SSW p. c. der 10. SSW p. m. (post menstruationem) entspricht. Dies ist die kli-

nisch gebräuchliche Angabe der Schwangerschaftsdauer. Wenn also von der Schwangerschaftswoche gesprochen wird, sollte man immer von der „Entwicklungswoche" differenzieren (Ovulationsalter = Befruchtungsalter = Menstruationsalter minus 2 Wochen).

H02
→ **Frage 1.10:** Lösung B

Siehe Kommentar zu Frage 1.9.

H01
→ **Frage 1.11:** Lösung E

Die **Embryonalperiode** ist der Zeitraum zwischen der 4.–8. Entwicklungswoche des Embryos, in dem sich alle Organe entwickeln. Darauf folgt die Fetalperiode, der Keim wird als Fetus bezeichnet. Die Entwicklung bis zur 4. Woche wird oft als Primitiventwicklung bezeichnet.
Zu (E): Als **Somiten** werden würfelförmige **Ursegmente** bezeichnet. Aus ihnen entsteht im Laufe der Entwicklung ein Sklerotom (bildet Fibroblasten, Chondroblasten und Osteoblasten), ein Myotom und ein Dermatom. Die Somiten werden im Ultraschall am Anfang der Schwangerschaft zur Beurteilung der Reife des Embryos herangezogen; sie sind in der 8. Entwicklungswoche nicht mehr sichtbar, da hier die Organentwicklung abgeschlossen ist.
Zu (A): In der 8. Entwicklungswoche hat der Embryo nur eine Größe von 20–30 mm.
Zu (B): Am Ende der Embryonalperiode ist der Embryo ca. 8 Wochen alt.
Zu (C): Siehe Kommentar zu Frage 1.9.
Zu (D): In der **Embryonalperiode** findet die **Organogenese** (Organentwicklung) statt. Daran schließt sich dann die **Fetalperiode** mit der **Organreifung** an; die Organentwicklung ist hier abgeschlossen, am langsamsten reift die Lunge.

1.2   Grundlagen der Embryologie

H04
→ **Frage 1.12:** Lösung D

Eine sehr spezielle Frage zu Gestaltungsbewegungen im Embryo und zur Bewegung und Entstehung von Epithelverbänden. Bei all diesen Vorgängen spielen Zelladhäsionsmoleküle eine große Rolle. Gestaltungsbewegungen im Embryo werden von spezifischen Zelladhäsionsmolekülen (Cell adhesion molecule, CAM) in der Nachbarschaft der Zellen gesteuert. Hierzu zählen z. B. Integrine, Cadherine, Selektine. Sie sind für die Bildung von Verbänden aus gleichartigen Zellen, Aufrechterhaltung von Zellkontakten oder Verbindung zum Zytoskelett und zu Aktinfilamenten zuständig.
Ein gutes Beispiel für die Bewegung von Epithel

verbänden im Embryo ist die Entstehung des Neuralrohrs. Der zunächst noch plattenförmige Epithelverband richtet sich zum Neuralwulst auf: Die Zellen sitzen einer Basalmembran auf und sind durch Desmosomen am apikalen Pol verbunden. Quer zwischen diesen Desmosomen spannen sich Aktin-Myosin-Filamente aus, die sich kontrahieren. So wird der laterale Rand des Zellverbands nach oben gezogen, der Zellverband faltet sich auf. Weiterhin spielt bei diesem Vorgang der Neuralabfaltung noch das Zelladhäsionsmolekül Cadherin eine Rolle, das in den Desmosomen vorkommt. Zu den anderen genannten Filamenten: Vimentinfilamente kommen in Zellen vor, die mesenchymaler Herkunft sind (z. B. Knorpel, Knochen, Bindegewebs- und Fettzellen), Desmin kommt in der Muskulatur vor, Laminfilamente bilden ein Netz in der inneren Kernmembran, und Zytokeratinfilamente treten in Epithelien auf.

F05
→ **Frage 1.13:** Lösung E

Diese Frage ist nicht einfach und spitzfindig: Neuralleistenzellen wandern zielgerichtet aus dem Zellverband der Neuralleiste aus, der sich vorher mit Hilfe von Aktin- und Myosinfilamenten zum Neuralrohr aufgefaltet hat. Es verschwinden die epithelassoziierten Adhäsionsmoleküle, die die Zellen noch im Verband des Neuralrohrs „festhalten", und die Zellen entwickeln andere **Zelladhäsionsmoleküle** (Integrine), mit denen sie sich an die Basalmembran z. B. des Oberflächenektoderms oder des Neuralrohrs als Leitstruktur anheften können (an Laminin). Die „Bewegung" dieser Zellen wird u. a. durch Aktinfilamente unterstützt. Hyaluronsäure liegt als Bestandteil der Interzellularsubstanz des Mesenchyms (lockeres embryonales Bindegewebe) vor, das die Neuralleistenzellen durchqueren müssen, es erleichtert damit die Bewegung. Zu (E): *Chondroitinsulfatreiche* Proteoglykane kommen in der Knorpelmatrix vor. Sie fördern oder begünstigen nicht die Migration von Zellen, während jedoch andere Proteoglykane wie Syndecan durchaus die Migration von Zellen fördern.

F03 ■
→ **Frage 1.14:** Lösung D

Das Darmrohr wird von Entoderm ausgekleidet. Die Anlage der Leber, der Gallenblase und des Pankreas entwickeln sich ebenfalls aus dem Entoderm. Die Lungenknospe entsteht auch entodermal als Abspaltung aus dem Vorderdarm.
Das **Entoderm** bildet die epitheliale Auskleidung des Gastrointestinaltraktes sowie der Harnblase, der Gallenblase und des Respirationstraktes, die sich aus dem primitiven Darmkanal ausstülpen. Außerdem entsteht aus dem Entoderm das Parenchym der Tonsillen, der Schilddrüse, der Nebenschilddrüse, des Thymus, der Leber und des Pan

kreas. Auch die Auskleidung von Mittelohr und Tuba auditiva ist entodermalen Ursprungs. Die epitheliale Auskleidung des Dottersacks und des Allantois-Divertikels (das sich aus der Hinterwand des Dottersacks ausstülpt) entsteht ebenfalls aus dem Entoderm.

Zu (D): Die Milz dagegen entwickelt sich aus einer *mesenchymalen* Verdichtung zwischen den Blättern des Mesogastrium dorsale.

H04 ■

→ **Frage 1.15:** Lösung C

Zu (C): Das **Entoderm** bildet die epitheliale Auskleidung des Gastrointestinaltraktes sowie der Harnblase, der Gallenblase und des Respirationstraktes, die sich aus dem primitiven Darmkanal ausstülpen (Lungenknospe). Außerdem entstehen aus dem Entoderm epitheliale Anteile von Tonsillen, Schilddrüse, Nebenschilddrüsen, des Thymus, der Leber und des Pankreas sowie die epitheliale Auskleidung der Tuba auditiva und der Paukenhöhle. Die epitheliale Auskleidung des Dottersacks und des Allantois-Divertikels (das sich aus der Hinterwand des Dottersacks ausstülpt) entsteht ebenfalls aus dem Entoderm.

Zu (A): Die Gehirnbläschen des Embryos bleiben als Gehirnventrikel erhalten. Die Gehirnbläschen sind Erweiterungen des Neuralrohrs, also ist auch das Ependym der Hirnventrikel ektodermaler Herkunft.

Zu (B): Der Tränennasengang ist in der Verschmelzungszone zwischen lateralem Nasenwulst und Oberkieferfortsatz entstanden. Er entwickelt sich aus einer Ektodermverdickung, daraus entsteht ein Zellstrang, der schließlich ein Lumen erhält.

Zu (D): Das Material des Herzens und der Gefäße entsteht aus dem Mesoderm, dort werden Angioblasten induziert, die sich schließlich zu Blutinseln, dann zu den dorsalen Aorten und zum Herzschlauch differenzieren. Der Herzschlauch hat dann einen innen gelegenen Endokardschlauch und den außen gelegenen Myokardmantel. Die Herzklappen sind Endokardduplikaturen, dazwischen liegt straffes Bindegewebe.

Zu (E): Die Nebenniere entwickelt sich aus zwei Komponenten. Die Nebennierenrinde ist mesodermaler Herkunft, während das Nebennierenmark ektodermaler Herkunft ist (Entstehung über Sympathikoblasten aus der Neuralleiste).

Befruchtung, Furchung und Implantation beim Menschen

1.3

I.5   Akrosom, Akrosomreaktion

Das **Akrosom** ist die Kopfkappe des Spermiums. Es handelt sich um Strukturen, die den Lysosomen entsprechen und während der **Spermiogenese** gebildet werden.

Das Akrosom bedeckt die vorderen $^2/_3$ des Spermienkopfs wie eine Lysosomkappe. Das Akrosom enthält verschiedene hydrolytische Enzyme, die eine wichtige Rolle bei der Befruchtung der Eizelle spielen. Durch diese Enzyme wird die Zona pellucida proteolytisch verändert, und es wird die Aufnahme des Spermatozoons in die Eizelle ermöglicht.

Die **Akrosombildung** durchläuft vier Stadien, ausgehend vom Golgi-Apparat:

1. Golgi-Phase (Abschnürung des Materials aus dem Golgi-Apparat)
2. Kappen-Phase (Ausbildung der Kopfkappe)
3. Akrosomphase
4. Reifungsphase

Die Golgi-Phase beginnt primär mit Abschnürung zahlreicher Bläschen aus dem Golgi-Apparat der Spermatide. Die Bläschen kondensieren zu einem größeren akrosomalen Bläschen, das sich dem Zellkern anheftet. An dieser Seite entsteht später der Kopf des Spermiums. Im weiteren Verlauf flacht sich das akrosomale Bläschen ab und legt sich kappenförmig um den Zellkern, um dann zum endgültigen Akrosom auszureifen. Für die Imprägnation (Eindringen eines Spermiums in eine Oozyte) ist die **Akrosomreaktion** von Bedeutung. Sie kommt nach dem Kontakt der Corona radiata mit dem Spermium in Gang und vollzieht sich während der Passage durch die Corona radiata. Die Zellmembran des Spermienkopfs verschmilzt außen an mehreren Stellen mit der äußeren Membran des Akrosoms. In den Verschmelzungspunkten entstehen Poren, durch die der Akrosominhalt austritt. Es werden so die akrosomalen Enzyme (Hyaluronidase und Proteasen) freigesetzt, die das Eindringen des Spermiums durch Corona radiata und Zona pellucida ermöglichen. ■

H02 F99 F95 ■

→ **Frage 1.16:** Lösung C

Siehe Lerntext I.5.

Akrosomen entsprechen lysosomalen Strukturen anderer Zellen und kommen nur in Spermien und Spermatiden vor. Akrosomen werden in der Spermiogenese gebildet. Die Akrosombildung durchläuft 4 charakteristische Stadien, die auch schon gefragt wurden.

Zu (A): Eine Vermehrungsperiode von Spermien gibt es nicht. Einmal in der Spermiogenese gebildete Spermien vermehren sich nicht mehr. Lediglich Spermatogonien im basalen Kompartiment der Hodenkanälchen vermehren sich durch mitotische Teilung, bevor sie den Prozess der Spermatogenese durchlaufen.

I.6 Ovulation

Der Ovarialzyklus bzw. Menstruationszyklus der Frau wird hormonell gesteuert. Für die Mitte des Menstruationszyklus, d. h. den Zeitpunkt der Ovulation, gilt folgendes:

- Der Eisprung findet etwa am 14. Tag des Zyklus statt (1. Tag entspricht dem ersten Tag der Menstruation), individuelle Schwankungen kommen natürlich vor, werden hier aber nicht berücksichtigt.
- Mit dem Eisprung liegt auch das Konzeptionsoptimum um den 14. Tag.
- Es werden höhere Plasmaspiegel von FSH, LH und Östradiol um den 14. Tag gemessen.
- Nach der Ovulation steigt durch freiwerdendes Progesteron die Basaltemperatur um 0,5–1 °C. Der Anstieg erfolgt schon beim Freisetzen von Follikelflüssigkeit nach der Ovulation und wird unter Progesteroneinfluss des Corpus luteum aufrecht erhalten. *Übrigens:* Wenn keine Befruchtung erfolgt, degeneriert das Corpus luteum, der abfallende Progesteronspiegel löst die Menstruation aus.
- Die Motilität der Tubenmuskulatur ist erhöht, ebenso die Aktivität der Sekretionszellen des Tubenepithels.
- Der Muttermund erweitert sich auf 5 mm. Der Zervixschleim ist erhöht transparent, seine Viskosität nimmt ab, er wird spinnbar, d. h. es lässt sich ein Faden aus Zervixschleim vom äußeren Muttermund bis zur Vulva ausziehen. Im getrockneten Zervixschleim bilden sich zum Zeitpunkt der Ovulation farnkrautähnliche Kristalle. Spinnbarkeit und Farnkrautphänomen dienen als Funktionstests in der Gynäkologie.
- Die Sekretionsphase der Uterusschleimhaut beginnt (Progesteroneinfluss).

Bei der Ovulation wird die Oozyte samt der Corona radiata ausgestoßen. Die Corona radiata verbleibt auch bis zur evtl. Befruchtung oder während der Tubenwanderung der Eizelle. Die Eizelle muss die Schichten der Follikelwand (Granulosazellen, Theca externa, Theca interna) und das Ovarialepithel durchdringen.

Klinischer Bezug

Die Messung der Basaltemperatur (morgens in Bettruhe) kann dazu dienen, den Eisprung zu bestimmen. Die Erhöhung zeigt dann allerdings nur den bereits stattgefundenen Eisprung an. Die Anwendung dieser Methode zur Empfängnisverhütung ist möglich, aber mit Unsicherheiten behaftet.

Klinischer Bezug

Der sprungreife Graaf-Follikel erreicht einen Durchmesser von 18–22 mm und wölbt die Tunica albuginea des Ovars vor. Der Follikel ist bei einer Ultraschalluntersuchung gut zu sehen. So kann auch das Konzeptionsoptimum bei Kinderwunsch bestimmt werden, aber auch der Zeitpunkt zur Entnahme von Eizellen bei In-vitro-Fertilisation – extrakorporaler Befruchtung. Nach dem Eisprung wird der Liquor folliculi frei, man kann nach Follikelsprung mit der Ultraschalluntersuchung (sonographisch) auch freie Flüssigkeit im Douglas-Raum nachweisen. ∎

F02 ∎

→ **Frage 1.17:** Lösung B

Als erstes muss das Spermium die Corona radiata durchdringen, dann von außen nach innen die Zona pellucida, den perivitellinen Raum und dann die Zellmembran der Eizelle. Die Corona radiata wird gebildet aus den Zellen des Cumulus oophorus des gesprungenen Follikels, die Zona pellucida ist eine Schicht aus Glykoproteinen; der perivitelline Raum entsteht dadurch, dass sich die Fortsätze der Follikelepithelzellen aus der Zona pellucida nach außen zurückziehen, ebenso wie die Zellmembran der Eizelle nach innen.

I.7 Befruchtung

Befruchtung wird definiert als die *Verschmelzung der männlichen und weiblichen Gameten bzw. deren Vorkerne.*

Kurz dargestellt geschieht folgendes:
- Spermium durchdringt die Corona radiata (Follikelepithel) (Akrosomreaktion).
- Auflösung der Zona pellucida.
- Kopf des Spermiums lagert sich der Oberfläche der Eizelle an (Zytoplasma der Eizelle verschmilzt mit dem des Spermiums).
- Reaktion der Eizelle: Zona pellucida verändert sich so, dass keine weiteren Spermien eindringen können. Die sekundäre Oozyte beendet die 2. Reifeteilung, der weibliche Vorkern entsteht.
- Schwanzfaden des Spermiums degeneriert, Kopf schwillt zum Vorkern an.
- Verschmelzung der beiden Vorkerne.

Bei der Befruchtung wird erreicht:
1. Wiederherstellung des diploiden Chromosomensatzes.
2. Geschlechtsbestimmung für den neuentstandenen Organismus (da männliche Zellen die Geschlechtschromosomen XY erhalten, entstehen aus einer Spermatogonie jeweils 2 Spermien mit dem X- und 2 mit dem Y-Chromosom. Sie allein bestimmen das Geschlecht des neuen Organismus, weil im weiblichen haploiden Chromosomensatz nur das X-Chromosom enthalten ist).
3. Durchmischung des Erbguts (einerseits durch Crossing-over in der Meiose, dann durch Neukombination bei der Befruchtung).

4. Die Furchung wird eingeleitet. Die befruchtete Oozyte heißt Zygote.

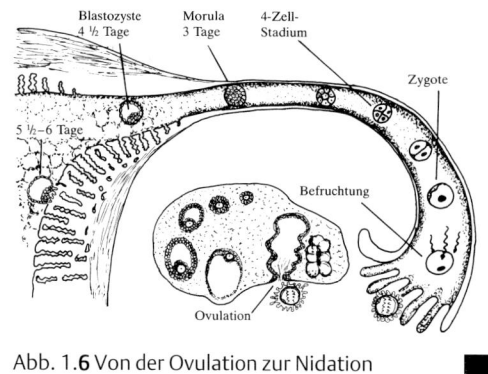

Abb. 1.6 Von der Ovulation zur Nidation

F05 ■
→ Frage 1.18: Lösung D

Eine ähnliche Frage wurde im Physikum H03 gestellt.
Bei der Befruchtung durchdringt das Spermium die Corona radiata und hat dann Kontakt zur **Zona pellucida** (siehe auch Akrosomreaktion des Spermiums, Lerntext I.5). Nach der Anlagerung an die Zona pellucida über rezeptorähnliche Proteine wird diese innerhalb weniger Minuten durchdrungen und das Spermium hat Kontakt zur Membran der Eizelle. Die Zellmembranen fusionieren und lösen damit mehrere Vorgänge an der Eizelle aus: Die Zona pellucida wird für weitere Spermien undurchdringlich (Polyspermieblock), die 2. Reifeteilung wird fortgesetzt und der Stoffwechsel der Eizelle wird aktiviert.
Nach der Befruchtung beginnen die Zellteilungen. Die Zona pellucida bleibt aber immer noch erhalten. Auch die Morula mit ihren Blastomeren wird noch von der Zona pellucida umgeben. Erst *kurz vor der Implantation* des Keims (D) wird die Blastozyste dann nicht mehr von der Zona pellucida umgeben. Etwa gleichzeitig mit der Ausbildung von Embryoblast (innere Zellmasse) und Trophoblast löst sich die Zona pellucida langsam auf, die Blastozyste „schlüpft" sozusagen aus der Zona pellucida heraus. Dieser Zeitpunkt liegt etwa 5–6 Tage nach der Befruchtung. In diesem Stadium ist schon die Trennung in Embryoblast und Trophoblast erfolgt, sodass dann die Trophoblastzellen schon direkten Kontakt mit dem Endometrium haben.

H02 F00 ■
→ Frage 1.19: Lösung B

Die Blastozyste befindet sich nach der Implantation in der Zona compacta des Endometriums, direkt unter dem Epithel. Das Endometrium lässt sich dann in drei verschiedene Schichten unterteilen:

1. Eine einschichtig hochprismatische **Lamina epithelialis**, welche bei der Nidation der Blastozyste durchbrochen wird und sich nach vollständiger Implantation wieder über der Blastozyste schließt.
2. Darunter liegt das **Stratum functionale** („Funktionalis"), welches vor allem während der Proliferationsphase aufgebaut und in der Desquamationsphase abgestoßen wird. In der Sekretionsphase können zwei Schichten in der Funktionalis unterschieden werden:
   - **Zona compacta**: Sie liegt unter dem Epithel, ihre Bindegewebszellen lagern Lipoide und Glykogen ein und bereiten sie so auf die **Implantation der Blastozyste** vor.
   - **Zona spongiosa**: unterhalb der Zona compacta; sie enthält lockeres Bindegewebe und geschlängelte Drüsenschläuche, deren Zellen Schleim und Glycogen sezernieren.
3. Unterhalb des Stratum functionale (oberhalb des **Myometriums**) liegt die **Zona basalis**, die bei der Menstruation nicht mit abgestoßen wird, sondern im neuen Zyklus das Ausgangsgewebe für die Neubildung des Stratum functionale bildet.

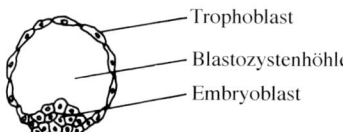

Abb. 1.7 Blastozyste

I.8   Implantation

Vorbereitung der Uterusschleimhaut:
Nach der Ovulation wird einmal Progesteron aus dem Liquor folliculi freigesetzt, zum anderen bildet das entstehende Corpus luteum Progesteron. Schon 2 oder 3 Tage nach der Ovulation zeigen sich die Wirkungen des Progesterons an der Uterusschleimhaut, die durch dieses Hormon in die Sekretionsphase versetzt wird. Bei der Implantation befindet sich die Uterusschleimhaut schon in der späten Sekretionsphase.
Die **Implantation** geschieht an Hinter- und Vorderwand des Uterus, häufiger an der Hinterwand.
Die **Blastozyste** implantiert ab dem 5½–6. Tag im Bindegewebe der Zona compacta der Uterusschleimhaut direkt unter dem Epithel. Die Implantation des Keimes erfolgt in drei Schritten:
- **Anheftung**: Die Blastozyste schlüpft aus der Zona pellucida heraus, nimmt Flüssigkeit auf und wird dadurch größer und heftet sich an das Uterusepithel. Das Uterusepithel muss in der Sekretionsphase sein. Der dem Embryoblast anliegende Anteil des Trophoblasten (polarer Trophoblast) übernimmt den Kontakt zum Uterusepithel.

- **Adhäsion an das Uterusepithel:** Eine große Rolle spielen zu diesem Zeitpunkt die Zelladhäsionsmoleküle zwischen Uterusepithel und Trophoblastenzellen; sie sorgen dafür, dass der Keim haftet und werden offensichtlich nur während einer kurzen (rezeptiven) Zyklusphase von den Uterusepithelzellen exprimiert.
- **Invasion:** Die vorher „aufgeblähte" Blastozyste kollabiert beim Eintritt in das Endometrium (Implantationskollaps). Der entstehende Synzytiotrophoblast durchdringt das Uterusepithel, die menschliche Keimzelle dringt ganz in das Bindegewebe/Stroma des Endometriums ein (interstitielle Implantation). Die Invasionsstelle wird durch ein Fibrinkoagel verschlossen.

Klinischer Bezug

Gefährlich ist u. U. die Einnistung in der Nähe des inneren Muttermundes oder im Zervixbereich: Die Plazenta legt sich über den inneren Muttermund *(Placenta praevia)*, und dies kann bei der Geburt oder auch schon im zweiten Teil der Schwangerschaft zu starken Blutungen führen. Auch extrauterine Einnistungen in der Excavatio rectouterina (Douglas-Raum) – wenn die Eizelle nicht von den Fimbrien des Eileiters aufgefangen wird – können vorkommen. Eileiterschwangerschaften (nach einer Nidation in der Tuba uterina) sind deshalb so gefährlich, weil es zur Ruptur der Tube und wegen der gut ausgebildeten arteriellen Anastomosen zu starken inneren Blutungen kommen kann.

1.4 Plazentation

I.9 Plazentation

Als Nachgeburt wird die Plazenta mit Nabelstrang und Eihäuten ausgestoßen. Sie hat die Form eines flachen Kuchens, ist rund bis oval, wiegt 500–600 g. Sie hat einen Durchmesser von 15–25 cm und ist 2–3 cm dick. Sie besteht grundsätzlich aus zwei Teilen
- dem *fetalen Teil,* der aus dem **Chorion** (s. u.) entstanden ist,
- dem *maternen Teil,* der sich aus dem **Endometrium** entwickelt.

Zur Entstehung der Plazenta:
Die Plazenta entsteht aus dem Trophoblast (s. Abb. 1.7). Bei der Nidation (5.–6. Tag) lagert sich der embryonale Pol der Blastozyste der Uterusschleimhaut an. Die Trophoblastzellen, die den Embryoblast überkleiden, wachsen in das Epithel des Endometriums ein.
Dabei differenzieren sich (Abb. 1.8):
- **Zytotrophoblastzellen,** die größtenteils zum
- **Synzytiotrophoblast** (Synzytium, vielkernige Plasmamasse ohne erkennbare Zellgrenzen) verschmelzen.

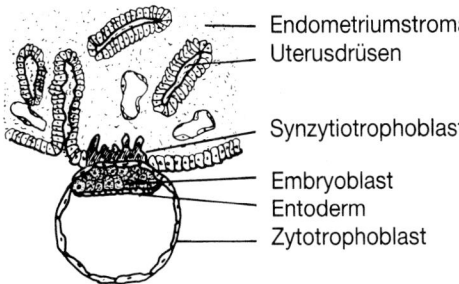

Abb. 1.**8** Beginnende Implantation (ca. 8. Tag)

Der Synzytiotrophoblast wuchert weiter in das Endometriumstroma hinein. Es entstehen Lakunen, die mit den mütterlichen Kapillaren im Endometrium in Verbindung treten (9. Tag), der *uteroplazentare Kreislauf* beginnt (Abb. 1.9).

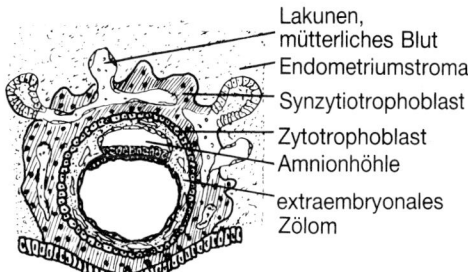

Abb. 1.**9** Implantation, 9. Tag

Zytotrophoblast und Synzytiotrophoblast existieren *gleichzeitig* nebeneinander. Aus dem Trophoblasten differenzieren sich Zytotrophoblastzellen. Ein Teil dieser Zellen verschmilzt und bildet den Synzytiotrophoblasten, eine vielkernige Plasmamasse ohne Zellgrenzen, der Rest bleibt als Zytotrophoblastzellen erhalten.
Während der Synzytiotrophoblast ins Endometrium vorwuchert, dabei maternes Gewebe proteolytisch abbaut und die Voraussetzung für die Bildung der Plazenta schafft, differenzieren sich aus dem Zytotrophoblast Mesenchymzellen in die Blastozystenhöhle hinein; sie liegen als *extraembryonales Mesoderm* dem Zytotrophoblast an.
Im Trophoblasten entstehen Hohlräume (Lakunen), dazwischen bleiben Trabekel bestehen. In diese Trabekel dringen Zytotrophoblastzellen vor, man spricht dann von *Primärzotten*.
Zwischen den Lakunen verbleiben Trophoblastreste als Trabekel.
Aus dem Zytotrophoblast differenzieren sich Mesenchymzellen zum extraembryonalen Mesoderm. Im *extraembryonalen Mesoderm* entstehen Hohlräume, die Anfänge des extraembryonalen Zöloms. Der Epitheldefekt durch die Nidation wird durch ein Koagulum verschlossen.
Die im Trophoblast entstandenen Lakunen vergrößern sich und bilden ein Lakunensystem, aus

dem später die *intervillösen Räume* der Plazenta gebildet werden.

Der Zytotrophoblast proliferiert in die Trabekel hinein und bildet **Primärzotten.**

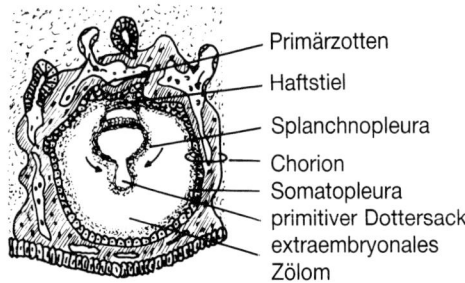

Abb. 1.**10** Primärzotten, 13. Tag

— Primärzotten
— Haftstiel
— Splanchnopleura
— Chorion
— Somatopleura
— primitiver Dottersack
— extraembryonales Zölom

Den Teil des extraembryonalen Mesoderms, der dem Zytotrophoblast anliegt, nennt man *Somatopleura.*

Somatopleura, Zytotrophoblast und Synzytiotrophoblast bilden zusammen das Chorion (Abb. 1.10). Die primären Chorionzotten verzweigen sich, Mesenchym (aus der Somatopleura) wächst hinein und differenziert sich zu Bindegewebe. **Sekundärzotten** sind entstanden (16. Tag).

Sobald sich Gefäße differenzieren und Kapillaren in das neugebildete Zottenbindegewebe einsprossen, spricht man von **Tertiärzotten.** Die Blutgefäße der Zotten stehen mit denen des Embryos in Kontakt (Abb. 1.11).

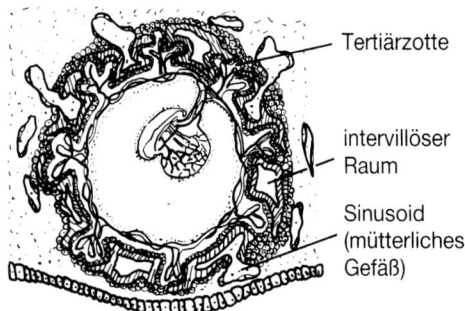

Abb. 1.**11** Implantierter Embryo, 21. Tag

— Tertiärzotte
— intervillöser Raum
— Sinusoid (mütterliches Gefäß)

Aus dem Teil des Chorions, das der Decidua basalis anliegt, entwickelt sich das *Chorion frondosum.* Das Chorium frondosum bildet den fetalen Teil der Plazenta. Der materne Teil wird demzufolge von der Decidua basalis gebildet. Als Dezidua wird die Schleimhaut des graviden Uterus bezeichnet. Man unterscheidet zunächst noch 3 Abschnitte (Abb. 1.12):

Decidua basalis:　bildet den maternen Anteil der Plazenta.

Decidua capsularis:　umgibt den Embryo.

Decidua parietalis:　restlicher Abschnitt der Uterusschleimhaut.

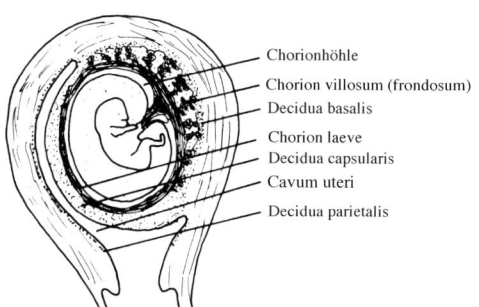

Abb. 1.**12** Dezidua

— Chorionhöhle
— Chorion villosum (frondosum)
— Decidua basalis
— Chorion laeve
— Decidua capsularis
— Cavum uteri
— Decidua parietalis

Mit der Vergrößerung des Embryos verwächst die Decidua capsularis mit der Decidua parietalis. Das Uteruslumen obliteriert.

Zunächst umgeben die Tertiärzotten noch radiär das Chorion. Ab der 8. Woche verkümmern die Zotten, die an der Decidua capsularis liegen. Sie bilden dann das *Chorion laeve.*

Das Chorion laeve bildet sich also im Bereich der Decidua capsularis.

Auf der reifen abgestoßenen Plazenta sind Furchen zu erkennen, die die einzelnen *Kotyledonen* voneinander trennen. Diese Furchen nehmen die Plazentarsepten, Ausstülpungen der Decidua basalis, auf (Abb. 1.13).

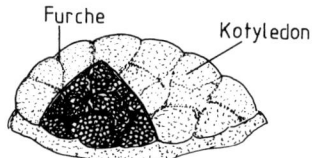

Furche　　　Kotyledon

Abb. 1.**13** Reife Plazenta

Klinischer Bezug

Das vom Trophoblasten gebildete HCG (humanes Choriongonadotropin) ist bereits früh nachweisbar. Es stimuliert im Ovar das Corpus luteum, das sich in ein Corpus luteum graviditatis umwandelt und weiter Progesteron produziert. Die Uterusschleimhaut wird also nicht abgestoßen, die Menstruation bleibt aus, und die Implantation kann stattfinden. HCG wird im Harn ausgeschieden und kann als Schwangerschaftstest eingesetzt werden. Die frei verkäuflichen Schwangerschaftstests weisen das HCG im Morgenurin nach, frühestens – je nach Empfindlichkeit des Tests – am Tage der erwarteten Regelblutung. HCG kann auch im Serum bestimmt werden. Hierbei ist ein früherer Nachweis einer normalen, aber auch einer ektopen (also außerhalb der Gebärmutter liegenden) Schwangerschaft möglich, frühestens etwa zu Beginn der 4. SSW, etwa 23.–24. Zyklustag bei Ovulation am 14. Zyklustag, also noch vor der zu erwartenden Regelblutung.

Durch den regelrechten Anstieg des HCG im Verlauf kann auch ein Schwangerschaftsverlauf in der Frühphase beurteilt (HCG steigt bis zur 10. SSW stark an und fällt dann wieder ab) und evtl. Rückschlüsse auf Störungen der Frühschwangerschaft oder eine Extrauteringravidität (z. B. in Kombination mit der Ultraschalluntersuchung) gezogen werden.

Das Hormon wird auch als Tumormarker eingesetzt für maligne Keimzelltumoren (z. B. Hodentumoren wie Seminome, Teratome, aber auch Chorionkarzinome und Blasenmolen als Trophoblastentumoren). Es dient bei diesen Erkrankungen v. a. als Verlaufskontrolle.

F02 ■
→ **Frage 1.20:** Lösung A

Die Hormonbildung der Plazenta dient der Erhaltung der Schwangerschaft. **HCG – humanes Choriongonadotropin** – ist ein Proteohormon (E), also ein Hormon mit Eiweißstruktur. Es wird im Synzytiotrophoblasten der Plazenta (B) gebildet und verhindert die Rückbildung des Corpus luteum graviditatis (C), sodass die Progesteronsekretion des Corpus luteum und damit die Funktion des Endometriums erhalten bleibt. HCG wird über die Nieren ausgeschieden (D) und kann im Urin nachgewiesen werden (Schwangerschaftstest, siehe Klinischer Bezug Lerntext I.9).

Zu (A): Die LH-Sekretion des Hypophysenvorderlappens (LH = luteinisierendes Hormon, Gipfel zur Zyklusmitte – Auslösung der Ovulation, Umwandlung des Follikels zum Gelbkörper, Sekretion von Progesteron durch das Corpus luteum) erfolgt aufgrund der Stimulierung durch GnRH.

F00 ■■
→ **Frage 1.21:** Lösung D

Der **Trophoblast** umgibt die Blastozyste. Der Trophoblast wächst bei der Implantation invasiv ins Endometrium, die Zellen teilen sich schnell und verschmelzen nach dem Kontakt mit dem Endometrium zu vielkernigen Riesenzellen, schließlich zum **Synzytiotrophoblast**, einer vielkernigen Zellmasse ohne Zellgrenzen (Synzytium). Dieser wächst durch weitere Verschmelzung von darunter liegenden Zytotrophoblastenzellen mit dem Synzytiotrophoblasten. Die Zellteilungen erfolgen im **Zytotrophoblast**. Die oben beschriebenen Vorgänge beschreiben die Implantationsphase, die Trennung in Synzytiotrophoblast und Zytotrophoblast wird jedoch auch in der Zottenarchitektur der Plazenta beibehalten (s. u.).

Der Trophoblast nimmt bis zur Differenzierung der Zotten nach enzymatischer Auflösung des Gewebes zunächst aus den Deziduazellen Nährstoffe durch Phagozytose auf, der Synzytiotrophoblast arrodiert deziduale Blutgefäße, sodass sich die Lakunen des Synzytiums mit mütterlichem Blut füllen.

Zytotrophoblastenzellen wachsen säulenartig durch den Synzytiotrophoblasten hindurch, breiten sich auf dessen Oberfläche aus und bilden eine Zytotrophoblastenschale um den Keim, die das invasive Wachstum des Trophoblasten in der Dezidua beendet und den Keim verankert (→ Bildung der Basalplatte).

Der Synzytiotrophoblast sezerniert zunächst HCG zum Erhalt des Corpus luteum, später Östrogen und **Progesteron**. Letzteres verhindert u. a. eine Abstoßung der Dezidua und bewirkt eine Vergrößerung der Brustdrüse.

F00 ■■
→ **Frage 1.22:** Lösung E

Die **Zytotrophoblastzellen** liegen direkt unter den Synzytiotrophoblasten. Sie behalten ihre Zellgrenzen bei und haben eine hohe Teilungsrate. Im histologischen Querschnitt durch eine Plazentazotte liegt außen immer der Synzytiotrophoblast, direkt darunter der Zytotrophoblast – in der Primärzotte mehrschichtig, in der Tertiärzotte umgibt er einschichtig das Zottenstroma mit den kindlichen Kapillaren. Siehe Lerntexte I.9 und I.10.

F04 ■
→ **Frage 1.23:** Lösung A

Bei der Blastozyste erkennt man zunächst die Differenzierung in Embryoblast und Trophoblast. Die Zytotrophoblastzellen proliferieren und verschmelzen zu einem vielkernigen Synzytium an der Seite, die Kontakt zum Endometrium hat, dort wächst der Synzytiotrophoblast auch invasiv ein. Die Zytotrophoblastzellen sind teilungsfähig und liefern also den ständigen Nachschub für den Synzytiotrophoblasten. Von Apoptose bzw. Phagozytose durch Makrophagen ist also nicht die Rede.

H98 ■
→ **Frage 1.24:** Lösung E

Bereits ab dem 19. Entwicklungstag sind aus den Plazentazotten durch das Auftreten von Kapillaren Tertiärzotten geworden. Diese Tertiärzotten haben folgende Schichten: Ganz außen liegt der Synzytiotrophoblast, der zur Oberflächenvergrößerung mit Mikrovilli besetzt ist (die von mütterlichem Blut umspülte Zottenoberfläche wird somit auf ca. 15 m² vergrößert), darunter liegt die Basallamina, dann folgen eine Schicht aus Zytotrophoblast und schließlich das Zottenstroma mit den kindlichen *Kapillaren*.

Zu (A): Die gesamte Plazenta entsteht aus dem Trophoblast. Das Amnion entsteht aus dem Ektoderm des Embryoblasten und bildet die innere Schicht der Eihäute, es sezerniert einen Teil des Fruchtwassers.

Zu (B): Ab der 20. Entwicklungswoche wird der Zytotrophoblast abgebaut (eine Schwangerschaft dauert ca. 40 Wochen, gerechnet vom 1. Tag der letzten Menstruation).

Zu (C): Die Plazentazotten werden von mütterlichem Blut umspült.

Zu (D): Der Synzytiotrophoblast ist gegen Ende der Schwangerschaft eine Schicht ohne erkennbare Zellgrenzen mit kernhaltigen und kernlosen Arealen.

Merke: Im intervillösen Raum befindet sich mütterliches Blut, welches die Plazentazotten umspült.

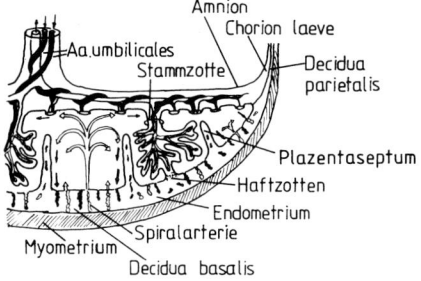

Abb. 1.**14** Plazentakreislauf

H03 ■

→ **Frage 1.25:** Lösung C

Bei der vorliegenden Abbildung handelt es sich um Zotten der Plazenta. Die mit „X" bezeichnete Struktur ist eine **Tertiärzotte**, da in der Mitte ein Blutgefäß zu erkennen ist. Eine Primärzotte besteht nur aus Synzytiotrophoblast und Zytotrophoblastkern, eine Sekundärzotte enthält in der Mitte dann bereits extraembryonales Zottenmesoderm. Sobald dann die Vaskularisierung (etwa zum Ende der 3. Entwicklungswoche) erfolgt ist, spricht man von einer Tertiärzotte.

H04 ■

→ **Frage 1.26:** Lösung E

Man erkennt auf der Abbildung Anschnitte mehrerer Plazentazotten, wobei es sich bei der in der Mitte und mit Buchstaben markierten Zotte um eine Tertiärzotte handelt, da in der Mitte eine Zottenkapillare (A) zu sehen ist. *Wichtig ist aber:* Zotten, Zottenkapillaren (A) und Zottenstroma (B) sind fetales, also *kindliches* Gewebe, ebenso der umgebende Zytotrophoblast (C) und der Synzytiotrophoblast (D). Im intervillösen Raum werden die Plazentazotten von *mütterlichem* Blut umspült. Somit ist die mit (E) markierte Struktur eine mütterliche Zelle.

Siehe auch Abb. 1.15 des Lerntextes I.10. Auf dieser Abbildung wird der Aufbau der Plazentazotten deutlich.

I.10 Plazentaschranke

Als **Plazentaschranke** fungieren
Synzytiotrophoblast   *materne*
Zytotrophoblast
Bindegewebsschicht (Zottenstroma)   ↓
Kapillarendothel (fetale Kapillaren)   *fetale Seite*

Dies gilt bis etwa zur 20. Schwangerschaftswoche, danach verändert sich die Plazentaschranke und wird noch dünner (Zottenstroma nimmt ab, fetale Kapillaren werden größer, der Trophoblast bildet keine eigene Zellschicht mehr, fetale Kapillaren lagern sich direkt dem Synzytiotrophoblasten an). Diese Strukturveränderungen sind als Alterungsprozess der Plazenta zu betrachten.

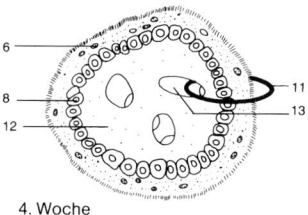

4. Woche

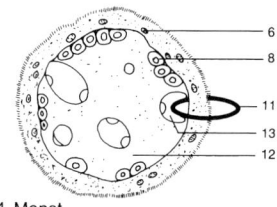

4. Monat

Plazentaschranke

6 Synzytiotrophoblast
8 Zytotrophoblast
11 Elemente der Plazentaschranke
12 Zottenstroma
13 fetale Kapillare

Abb. 1.**15** Plazentaschranke
Aus: Kahle W, Leonhardt H, Platzer W. Taschenatlas der Anatomie, 6. überarbeitete Auflage 1991, Georg Thieme Verlag, Stuttgart, New York.

Funktionen der **Plazenta**:
- Endokrine Funktion:
  Synthese von Östrogen,
  Progesteron,
  humanem Choriongonadotropin (HCG),
  humanem Plazentalaktogen (HPL).
- Diaplazentarer Stofftransport:
  – Diffusion (z. B. CO_2, O_2),
  – erleichterte Diffusion (Glucose, Milchsäure),
  – aktiver Transport (Elektrolyte, Aminosäuren),
  – Transzytose (IgG-Antikörper).

Die Plazenta lässt Antikörper vom Typ des IgG (kleines Molekulargewicht) passieren. Hierzu zählen Antitoxine, inkomplette Rh-Antikörper, Antikörper gegen Viruserkrankungen.

Klinischer Bezug

Die diaplazentar erworbenen mütterlichen Antikörper bieten dem Neugeborenen einen sog. „Nestschutz". Dies erklärt, weswegen Neugeborene zumeist nicht an Masern oder Röteln (u. a.) erkranken.

Klinischer Bezug

Durch Defekte in Zottenkapillaren oder durch Mikrotraumen, aber auch bei einer Geburt oder Fehlgeburt kann die Zottenoberfläche beschädigt werden, es können fetale Blutzellen ins mütterliche Blut übertreten. Bei Blutgruppen- (v. a. Rhesus-)inkompatibler Schwangerschaft (z. B. Mutter Rhesus-negativ, Kind Rhesus-positiv) bildet die Mutter Antikörper gegen die kindlichen Erythrozyten. Das erste Kind ist nicht oder kaum betroffen. Diese Antikörper können bei einer erneuten Schwangerschaft den nächsten Rhesus-negativen Feten schädigen und zu einer fetalen Erythroblastose (Morbus haemolyticus neonatorum) führen. Die Symptome reichen von einer hämolytischen Anämie (vermehrter oder vorzeitiger Abbau der Erythrozyten) mit Steigerung der extramedullären Blutbildung beim Feten (Hepatosplenomegalie, unreife rote Blutzellen – Erythroblasten – gelangen in die Blutbahn) bis hin zu einer erhöhten Bilirubinansammlung im Gehirn des Feten – Kernikterus. Die gravierendste Verlaufsform ist der Hydrops fetalis (Wasseransammlung) oder sogar der intrauterine Fruchttod. Man führt daher bereits bei der Schwangerschaftsvorsorge eine Blutgruppenbestimmung und einen indirekten Coombs-Test bei der Mutter durch, der solche irregulären Antikörper nachweisen soll. Rhesus-negative Frauen erhalten nach einer Geburt bzw. einem Abort eine Anti-D-Prophylaxe. ∎

H96
→ **Frage 1.27:** Lösung D

In der Regel ist die Plazentaschranke für Blutzellen undurchlässig. Durch in (D) beschriebene kleine Defekte in Zottenkapillaren oder durch Mikrotraumen können fetale Erythrozyten in den mütterlichen Kreislauf gelangen. Auch im Rahmen einer Fehlgeburt oder bei der Geburt kann die Zottenoberfläche beschädigt werden, so dass durch derartige Defekte Blutzellen des Feten ins mütterliche Blut übertreten können.

1.5   Frühentwicklung

I.11   Primitiventwicklung, Keimblätter, Chorda dorsalis

Auch im Embryoblast beginnen bereits während bzw. kurz vor der Implantation erste Differenzierungsschritte. Die zur Blastozystenhöhle gerichteten Zellen bilden eine einschichtige Zelllage, den **Hypoblast** (primitives Entoderm). Die Zellen, die dem Trophoblast anliegen, formen sich zu einem zylindrigen Epithel, dem **Epiblast** (späteres Ektoderm). Die zweiblättrige Keimscheibe ist entstanden.

Gleichzeitig bilden sich zwischen Zytotrophoblast und Epiblast Spalträume aus, die dann zur **Amnionhöhle** zusammenfließen. Sie ist mit *Amnionepithel* ausgekleidet. Das Amnionepithel entstammt dem Epiblast.

Vom Hypoblast ausgehend wandern Zellen entlang der Blastozystenwand, und es erfolgt die Auskleidung der Blastozystenhöhle mit Epithel, der *Heuser-Membran*. Der primäre **Dottersack** ist entstanden.

Mesenchym schiebt sich als *extraembryonales Mesenchym* sowohl zwischen Trophoblast und Heuser-Membran als auch zwischen Amnionepithel und Trophoblast.

Durch Spaltung im extraembryonalen Mesenchym entstehen das extraembryonale Zölom sowie *extraembryonales parietales* und *viszerales Mesenchym*. Der Übergang zwischen beiden Blättern liegt an der Grenze zwischen Epiblast und Hypoblast.

Die zweiblättrige Keimscheibe spannt sich zwischen Amnionhöhle und Dottersack aus (Abb. 1.16). Die Verbindung von Trophoblast und Embryo bezeichnet man als *Haftstiel* (Abb. 1.16). Daraus entwickelt sich später die Nabelschnur.

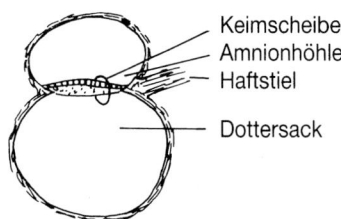

Keimscheibe
Amnionhöhle
Haftstiel

Dottersack

Abb. 1.16 Haftstiel

Im Rahmen der **Gastrulation** kommt es in der 3. Entwicklungswoche in der zweiblättrigen Keimscheibe zu Zellverschiebungen:

● Die kraniokaudale Achse wird festgelegt – vordere *Randbogenbildung* im Hypoblast, vom kaudalen Ende der Keimscheibe reicht der **Primitivstreifen** als Zellverdickung im Epiblast bis nahe der Mitte der Keimscheibe nach kranial, danach entsteht aus dem Primitivstreifen eine **Primitivrinne**. Am kranialen Ende der Primitivrinne befindet sich der **Primitivknoten** (etwa in der Mitte der ovalen Keimscheibe).

- Über die Primitivrinne wandern Zellen des Epiblasts von lateral nach medial, „verschwinden" in der Primitivrinne und wandern zwischen Epiblast und Hypoblast. Das (intraembryonale) **Mesoderm** ist entstanden, die ursprünglich epithelial polarisierten Zellen des Epiblasts verändern sich damit in einen unpolarisierten Zelltyp des Mesoderms. Es liegt damit eine dreiblättrige Keimscheibe vor.
- Aus dem Primitivknoten bildet sich eine **Primitivgrube.** Auch dort invaginieren Zellen des Epiblasts, bilden eine Zellstrang, der sich als Chordaplatte, dann als **Chordafortsatz** nach kranial vorschiebt. Daraus entsteht die **Chorda dorsalis.**
- Die lateralen Zellen der Chordaplatte vermehren sich und verdrängen die Zellen des Hypoblasts (primitives Entoderm) zur Seite und bilden das definitive **Entoderm.**
- Die Differenzierung der Körperachsen des Embryos ist angelegt – dorsoventral (Epiblast – Hypoblast), kranial – kaudal (vorderer Randbogen, Primitivstreifen), rechts – links.
- Bei der Wanderung der Zellen spielen Aktin-Myosin-Filamente ebenso eine Rolle wie Wachstumsfaktoren, Signalmoleküle und spezielle Rezeptoren, aber auch regionale Zellproliferation und Apoptosevorgänge.

Die **Chorda dorsalis** induziert sowohl die Bildung des Neuralrohrs, und damit die Entwicklung des ZNS, als auch die Differenzierung des paraxialen Mesoderms. Aus den Somiten (Zellaggregate aus mesodermalem Gewebe) entstehen Myotom, Sklerotom und Dermatom. *Erst das Sklerotom bildet die Anlage der Wirbelkörper!* (Abb. 1.17 und Abb. 1.18)

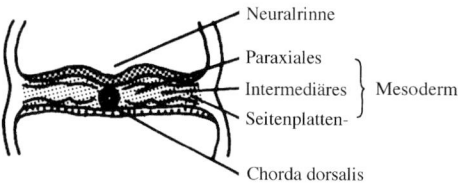

Abb. 1.17 Chorda dorsalis

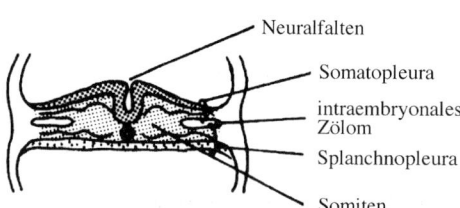

Abb. 1.18 Neuralfalten

Lateral davon bilden sich im intraembryonalen Mesoderm Spalten, die zum *intraembryonalen*

Zölom zusammenfließen und sich lateral am Übergang zum extraembryonalen Teil des Mesoderms in *Somatopleura* (oben, bildet zusammen mit dem Ektoderm die äußere Körperwand) und *Splanchnopleura* (unten, bildet zusammen mit dem Entoderm die Wand des primitiven Darmrohres) teilen. Das intraembryonale Zölom wird bei der Abfaltung des Embryos zu den Körperhöhlen (Perikardhöhle, Pleurahöhle, Peritonealhöhle) umgebildet.

Die aus dem Mesoderm entstandenen **Somiten** bilden die Grundlage für die segmentale Gliederung des Körpers. Aus dem **Sklerotom** entstehen die Knorpel- und Skelettelemente der Wirbelsäule (Wirbelkörper, Wirbelbögen, Querfortsätze, Rippen, Zwischenwirbelscheiben), aus dem **Myotom** die quergestreifte Muskulatur, aus dem **Dermatom** das Material für das subkutane Gewebe. ∎

F02 ∎
→ **Frage 1.28:** Lösung C

Keinesfalls ist der Dottersack *in* der Amnionhöhle enthalten. Dottersack und Amnionhöhle sind zwei ganz verschiedene Strukturen:

- Die **Amnionhöhle** entsteht bereits in der 2. Entwicklungswoche aus Spaltbildungen zwischen den Zellen des Embryoblasts, die sich zum Ektoderm entwickeln. Dieser Spalt öffnet sich zur Seite des Trophoblasts, und die entstandene Höhle wird von Amnioblasten, ausgehend von den Rändern des Epiblasts, rundum epithelartig ausgekleidet.
- Auf der Gegenseite des Embryoblasten – also auf der Entodermseite der zweiblättrigen Keimscheibe – wandern Hypoblastenzellen aus und kleiden die Blastozystenhöhle aus; es entsteht der **Dottersack.** Zunächst liegt also die Keimscheibe zwischen Amnionhöhle und Dottersack. Die gesamte Embryonalanlage ist am Haftstiel befestigt und ragt in die Chorionhöhle.
- Bei der Abfaltung des Embryos verändern sich die Verhältnisse: Der Dottersack verengt sich zum Dottergang, es erfolgt die Zusammenfassung mit dem Haftstiel und der Allantois zur Nabelschnur, die Amnionhöhle umhüllt den Embryo bei der Abfaltung und wird größer, das Amnion verschmilzt mit dem Chorion, die Chorionhöhle obliteriert, sodass der Embryo an der Nabelschnur in der Amnionhöhle schwimmt. Zur Verdeutlichung dienen Abb. 1.16 und Abb. 1.20.

H04
→ **Frage 1.29:** Lösung C

Die Zellen, die die Amnionhöhle auskleiden, sog. Amnioblasten, entstammen dem Epiblast. Etwa zum Zeitpunkt der Implantation finden auch im

Embryoblast schon erste Differenzierungsschritte statt. Auf der dem Trophoblast zugewandten Seite zeigt sich eine zylinderepithelartige Schicht, der **Epiblast**, darunter, auf der der Blastozystenhöhle zugewandten Seite, bildet sich eine einschichtige Epithellage, der **Hypoblast**. Aus dem Epiblast gehen die Zellen hervor, die die Amnionhöhle auskleiden, vom Rand des Hypoblasts ausgehend bildet sich das Dottersackepithel. Epiblast und Hypoblast sind die ersten Anzeichen einer dorsoventralen Orientierung des Embryos.

Die Begriffe Hypoblast und Epiblast sind noch nicht einheitlich in der Lehrbuchliteratur zu finden und sind mit der Entwicklung der zweiblättrigen Keimscheibe gleichzusetzen.

F05 ■
→ **Frage 1.30:** Lösung A

Der Embryo liegt nach der Abfaltung und der Ausbildung der Körperform in der **Amnionhöhle**, wird also von Fruchtwasser und Amnion umgeben. Danach folgen das **Chorion** und die **Dezidua**. Die den Embryo umgebende Decidua capsularis verwächst beim Größenwachstum der Frucht mit der Decidua parietalis und das ursprüngliche Uteruslumen verschwindet. Als Eihäute bezeichnet man Amnion und Chorion laeve. Die Anordnung der Eihäute wird aus dem Ablauf der Plazentation und der Abfaltung des Embryos deutlich.

F04
→ **Frage 1.31:** Lösung C

Die aus dem Mesoderm entstandenen **Somiten** bilden die Grundlage für die segmentale Gliederung des Körpers. Aus dem Sklerotom entstehen die Knorpel- und Skelettelemente der Wirbelsäule (Wirbelkörper, Wirbelbögen, Querfortsätze, Rippen, Zwischenwirbelscheiben), aus dem Myotom die quergestreifte Muskulatur, aus dem Dermatom das Material für das subkutane Gewebe.

Die Nieren entstehen aus dem *intermediären Mesoderm*, das zwischen Somiten und Seitenplatten liegt.

Zu **(B)**: Die autochthone Muskulatur ist die primär dort entstandene Muskulatur, die aber auch aus dem Myotom entsteht. Aus dem dorsalen Anteil des Myotoms entsteht die autochthone Rückenmuskulatur, die von den Rr. dorsales der Spinalnerven innerviert werden, aus dem ventralen Anteil entsteht die seitliche und vordere Rumpfwandmuskulatur, die sog. sekundäre Rückenmuskulatur, die von den Rr. ventrales der Spinalnerven innerviert werden.

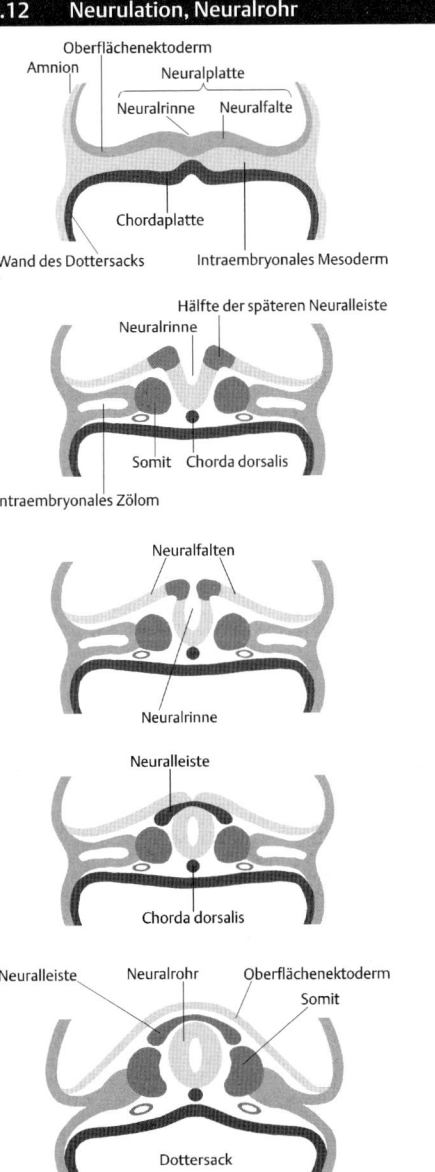

I.12 Neurulation, Neuralrohr

Abb. 1.**19** Neurulation, Neuralrohr und Neuralleiste

Als **Neurulation** bezeichnet man die Differenzierung der Neuralplatte aus dem Ektoderm, die Weiterentwicklung über Neuralfalte und Neuralrinne und schließlich der Schluss zum Neuralrohr. Der Vorgang beginnt in der 3. Embryonalwoche und endet ca. am 26./27. Tag mit dem Schluss des Neuroporus posterior.

Die Entwicklungsvorgänge werden durch den Chordafortsatz induziert, der mit Hilfe von Signalmolekülen und Regulatorgenen die Entwicklungsvorgänge in Gang setzt. Die Entwicklung läuft folgendermaßen ab:

- Bildung der **Neuralplatte** im Ektoderm durch Induktion des **Chordafortsatzes**
- Auffaltung der Seitenränder der Neuralplatte zu Neuralfalten, dazwischen Einsenkung der **Neuralrinne**
- In den Kanten der Neuralfalte liegt bereits das Material für die Neuralleiste.
- Schluss des Neuralrohrs durch Annäherung der Neuralfalten und Verschmelzung in der Mittellinie. Beginn der Verschmelzung in Höhe der Halsregion (Bereich des 4. Somiten), Fortsetzung in kranialer und kaudaler Richtung.
- Abwandern der Neuralleistenzellen aktiv ins darunterliegende Mesoderm und Weiterentwicklung dieser Zellen (s. Lerntext I.13).
- Während sich das Neuralrohr bereits in der Mitte geschlossen hat, hat es immer noch Verbindung zur Amnionhöhle durch den Neuroporus anterior (Schluss am 25. Tag, 18–20 Somiten), der Neuroporus posterior schließt sich etwas später (s. o.).
- Aus dem Neuralrohr entstehen im kaudalen Anteil das Rückenmark, aus dem kranialen Anteil zunächst die 3 primären Hirnbläschen (s. Lerntext IX.1).
- Die Wand des Neuralrohrs besteht aus zunächst noch undifferenzierten Neuralepithelzellen, die in einem mehrreihigen Zellverbund liegen. Zum einen teilen sich die Zellen jetzt sehr stark, zum anderen differenzieren sie sich zu primitiven Nervenzellen (Neuroblasten). Wenn die Bildung von Neuroblasten beendet ist, folgt als nächstes die Differenzierung von Neuralepithelzellen zu Glioblasten, als letztes sind Ependymzellen an der Reihe.

Bei den Entwicklungsvorgängen ist immer die Parallelität zu beachten, auch wenn nur ein Organsystem gerade besprochen wird. Gleichzeitig mit der Entwicklung des Neuralrohrs erfolgt u. a. auch die Somitenbildung.

Klinischer Bezug

Verschlussstörungen des Neuralrohrs (Neuralrohrdefekte) treten in unterschiedlicher Ausprägung als kongenitale Fehlbildungen auf. Die klinische Symptomatik hängt von der Höhe der Ausprägung der Rückenmark- und Nervenwurzelschädigung ab. Der Schweregrad reicht von der **Spina bifida occulta** (Neuralrohr geschlossen, fehlender Schluss des knöchernen Wirbelkanals, Haut über dem Defekt intakt, z. B. verstärkte Behaarung) über eine **Meningozele** (Erweiterung und/oder Vorwölbung der Meningen nach dorsal, Rückenmark liegt korrekt), eine **Meningomyelozele** (auch das Rückenmark liegt innerhalb der Vorwölbung nach dorsal, Neuralrohr aber korrekt verschlossen) bis hin zur **Myelozele** (Neuralrohr offen, Nervengewebe liegt frei).

Eine Rolle bei der Ätiologie spielt der **Folsäurespiegel** in der Frühschwangerschaft – Verschluss des Neuralrohrs in der 4. Entwicklungswoche. Es wird daher heute als Prophylaxe Folsäure in der Frühschwangerschaft substituiert. Eine solche Fehlbildung lässt sich auch sonographisch während der Schwangerschaft erfassen. ■

I.13   Neuralleiste

Aus der **Neuralleiste** (s. Abb. 1.19) entwickeln sich:

- alle afferenten Neurone – somatoafferente und viszeroafferente Neurone, d. h. Zellen der Spinalganglien (pseudounipolar, ursprünglich bipolar);
- Gliazellen, d. h. Mantel- oder Satellitenzellen (umgeben die sensiblen Neurone in den Spinalganglien);
- Schwann-Zellen (Myelinisierung des peripheren Nervensystems);
- Mesektoderm: beteiligt an der Bildung der Hirnhäute, des Dentins, des Viszeralskeletts, der Schädeldeckknochen;
- sensible Ganglien der Hirnnerven (III, V, VII, IX und X) und parasympathische Ganglien (III, VII, IX, X);
- multipolare Ganglienzellen des vegetativen Nervensystems (2. Neuron der efferenten vegetativen Leitung), z. B. Sympathikoblasten:
    1. paravertebrale Ganglien (Grenzstrang),
    2. prävertebrale Ganglien (Ggl. Cardiacum, coeliacum, mesentericum superior et inferior),
    3. intramurale Ganglien der Eingeweide (Plexus myentericus [Auerbach], Plexus submucosus [Meissner]);
- chromaffine Zellen der Paraganglien (verschiedene verstreute Zellgruppen, sympathisch oder parasympathisch), z. B. chromaffine Zellen des Nebennierenmarks;
- Melanoblasten (Vorstufe der Melanozyten [Pigmentzellen] sowie der Nebennierenmarkzellen). ■

F05

→ **Frage 1.32:** Lösung D

Nach Verschluss des Neuralrohrs senkt sich dieses ab. Die das Neuralrohr begrenzenden Neuralleisten werden von emigrierten Neuroektodermzellen gebildet. Das Material der Neuralleiste entstammt von Zellgruppen aus der Übergangszone zwischen Neuralplatte und Oberflächenektoderm, die sich auf beiden Seiten der Neuralanlage anordnen. Aus der Neuralleiste entstehen später u. a. die Spinalganglien.
Siehe Lerntext I.12 und die entsprechenden Abbildungen.

Merke: _Neuralrohr → zentrales Nerven-_
system, Neuralleiste → Anteile des
peripheren Nervensystems.

F03 ■■
→ **Frage 1.33:** Lösung E

Aus der **Neuralleiste** stammen: die sensiblen Neurone der Spinal- und Kopfnerven, die Ganglienzellen der Hirnnerven V, VII, VIII, IX und X, die
Ganglienzellen des vegetativen Nervensystems,
die Mantel- und Gliazellen der sensiblen Neurone,
die Schwann-Zellen und die zum APUD-System
gehörenden Zellen (= chromaffine Zellen der Paraganglien, Zellen des Nebennierenmarks und des
Glomus caroticum und Melanoblasten).
Siehe Lerntext I.13.

F03
→ **Frage 1.34:** Lösung C

In der 3. Entwicklungswoche beginnt die Entwicklung des _Mesoderms_ durch Invagination von Zellen im Bereich des Primitivstreifens, die sich zwischen Hypoblast und Epiblast schieben und nach
lateral wandern (intraembryonales Mesoderm). Die
dreiblättrige Keimscheibe ist entstanden. Für die
weitere Entwicklung ist jetzt die Achsenorganisa-
tion des Embryos durch Entwicklung der Chorda
dorsalis von Bedeutung: Vom Primitivknoten aus
(diesem entspricht eine Verdickung am kranialen
Ende des Primitivstreifens) wandern Zellen nach
kranial in Richtung der Prächordalplatte. Durch
diese Invagination des Chordafortsatzes, der auch
die Richtung des Primitivstreifens nach kranial
fortsetzt, ist eine kranio-kaudale Achse des Embryos entstanden. Daran entlang organisiert sich
das Mesoderm in das **paraxiale Mesoderm**, das dann
neben dem Neuralrohr liegt (entwickelt sich dann
weiter zu den Somiten), lateral daran anschließend folgt das intermediäre Mesoderm (Anlage für
Vorniere, Urniere und Nachniere) und dann das
Seitenplattenmesoderm.
Zum einen erfolgt dann die von kranial nach kaudal fortschreitende Segmentierung des paraxialen
Mesoderms in die **Somiten**, zum anderen bilden
sich im Seitenplattenmesoderm palisadenartige
Epithelverbände, was schließlich zu einer Trennung in parietale und viszerale Mesodermschicht
führt. Die parietale Mesodermschicht (**Somatopleu-**
ra, Bildung der Leibeswand, parietales Peritoneum)
steht in Verbindung mit dem Ektoderm, die viszerale Mesodermschicht (**Splanchnopleura**) steht in
Verbindung mit dem Entoderm.
Zu (A), (B), (D) und (E): Aus den **Somiten** entstehen
die Anteile des Achsenskeletts (Sklerotom) mit der
zugehörigen Muskulatur (Myotom) und das Haut-
bindegewebe (Dermatom). Auch das Material der
Disci intervertebrales entsteht aus dem Sklerotom,
letztendlich also auch aus dem paraxialen Mesoderm. Die Wirbelsäule besteht dann zunächst aus

bindegewebigen Anteilen für die Zwischenwirbelscheiben und knorpeligen Anteilen für die Wirbel.
Bitte nicht verwechseln mit den Resten der Chorda
dorsalis, die später als Nucleus pulposus, Gallertkern, in den Zwischenwirbelscheiben – Disci intervertebrales – noch vorhanden sind.
Zu (C): Die **Splanchnopleura** entsteht also aus dem
Seitenplattenmesoderm als parietales Mesoderm
und bildet die Schichten der Darmwand und das
viszerale Peritoneum.

H04 ■
→ **Frage 1.35:** Lösung B

Im Mesenchym der Dottersackwand findet man ab
der 3. Embryonalwoche Blutinseln, deren Zellen
sich zu Gefäßendothelien und Erythrozytenvorstufen entwickeln. Dies dauert bis zum Ende des 3.
Monats. Erst später, nach Rückbildung des Dottersacks, erfolgt die Blutbildung in Leber und Milz
(hepatoliienale Phase), in der Fetalzeit wird die
Blutbildung in das Knochenmark verlagert. Die
Phasen überlappen sich.

H90
→ **Frage 1.36:** Lösung C

Siehe Kommentar zu Frage 1.37.

H90
→ **Frage 1.37:** Lösung D

Im Laufe der Embryonalentwicklung entstehen etwa
ab der Mitte der 3. Woche extraembryonal Blutinseln im Dottersack und Haftstielmesenchym. Hieraus entwickelt sich schließlich ein extraembryonales Gefäßnetz im Dottersack, das über die Vasa
omphalomesentericae Anschluss an den intraembryonalen Kreislauf gewinnt. Die omphalomesente-
rialen Gefäße sind paarig angelegt. Der Dotter-
sackkreislauf wird bald zurückgebildet. Die V.
portae differenziert sich dann in dem anastomo-
sierenden Gefäßnetz um das Duodenum.
Bei den Umbilikalvenen degeneriert der proximale
Teil (zwischen Leber und Sinus venosus) der linken und die gesamte rechte Umbilikalvene. Der
verbleibende Abschnitt der linken Umbilikalvene
führt arterialisiertes Blut zum Feten, das aber gleich
über den Ductus venosus Arantii an der Leber vor-
beigeführt wird.

H05 ■
→ **Frage 1.38:** Lösung B

Die **Plica umbilicalis medialis** enthält das Lig. umbilicale mediale, den Rest der obliterierten A. umbilicalis (distaler Anteil). Die A. epigastrica inferior
verläuft in der Plica umbilicalis lateralis. Der bindegewebige Rest des Urachus verläuft in der Plica
umbilicalis mediana. Der proximale Anteil der A.
umbilicalis verläuft als A. vesicalis superior zur

Kommentare

Harnblase. Siehe Prometheus, Lernatlas der Anatomie, Allgemeine Anatomie und Bewegungssystem, Georg Thieme Verlag 2005, S. 184 und Abb. 6.2.

I.14   Nabelstrang

Zur Entstehung des Nabelstrangs: **Der Nabelstrang entwickelt sich aus dem Haftstiel.** In den Haftstiel hinein wächst zunächst einmal eine fingerförmige Ausstülpung des Dottersacks – die *Allantois*. Sie befindet sich am späteren kaudalen Ende des Embryos. Sie hat einen extraembryonalen und einen intraembryonalen Teil (ein Teil des Dottersacks wird bei der Abfaltung des Embryos miteingeschnürt). Der extraembryonale Teil, der in den Haftstiel hineingewachsen ist, verödet dort, der intraembryonale Teil steht mit der späteren Harnblase in Verbindung und wird zum *Urachus*. Auch dieser verödet schließlich, und sein Rest ist als *Lig. umbilicale medianum* noch sichtbar.

In der Allantoiswand kommt es zur Bildung von primitiven Blutgefäßen, die sich später zu den Umbilikalgefäßen umformen. Somit ist die Allantois für die Bildung der Umbilikalgefäße von entscheidender Bedeutung.

Die Nabelschnur enthält eine Vene und 2 Arterien. Sie wird von Amnionepithel überkleidet und enthält gallertiges Bindegewebe (Wharton-Sulze). Aus der Plazenta fließt Blut *durch die Vene zum Feten,* dort zur Leberpforte. Das vom Feten verbrauchte Blut fließt durch zwei Aa. umbilicales (aus den Aa. vesicales sup.) zur Plazenta zurück.

Die folgenden Abbildungen demonstrieren die Bildung des Nabelstrangs aus der Verschmelzung von Haftstiel mit Dottersack und die Umhüllung mit Amnionepithel. Auch das persistierende Dottersackbläschen ist sichtbar (Abb. 1.20).

Merke: Eine *Vena umbilicalis führt arterialisiertes Blut zum Feten. Sie wird von **zwei** Aa. umbilicales begleitet, die das CO_2-reiche Blut wieder zur Plazenta zurückleiten.*

H95 F94 H90 F88 ■ ■
→ **Frage 1.39:** Lösung D

Leider ist Aussage (B) etwas missverständlich formuliert. Der „Descensus" des Herzens ist als solches kein feststehender Begriff wie z. B. der „Descensus testis". Tatsächlich wird die Herzanlage bei der Abfaltung nach ventral *und kaudal* (bezogen auf den Embryo) verlagert.

Die Entwicklung des Nabels durch Abfaltung der Keimscheibe in der longitudinalen und transversalen Achse wird aus Abb. 1.20 deutlich:

Zum Nabel werden Haftstiel und Dottersack bzw. Ductus omphaloentericus **zusammengefasst**, nicht getrennt.

Durch das starke Wachstum der Hirnanlage verlagert sich die noch „kranial" außerhalb der Rachenmembran liegende Herzanlage nach kaudal und ventral (alle Richtungsangaben bezogen auf den Embryo), so dass folgende Lagebeziehung entsteht:

Der in Abb. 1.21 mit dem Pfeil bezeichnete Raum ist die Kopffalte.

Das intraembryonale Zölom entsteht ursprünglich aus Spalträumen zwischen den Seitenplatten (Mesoderm), die dann zum intraembryonalen Zölom konfluieren. Nach beiden Seiten an den Rändern der Keimscheibe besteht dann eine Verbindung zum extraembryonalen Zölom: die seitlichen Zölompforten; bei der lateralen Abfaltung des Embryos werden diese Anteile vorne, an der Ventralseite des Embryos, mit dem Nabel zusammenge-

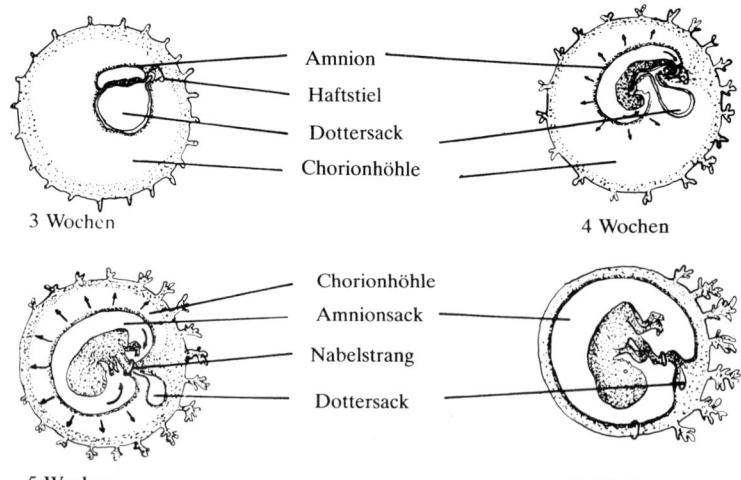

Abb. 1.20 Bildung des Nabelstrangs

fasst. Die Verbindung zwischen intra- und extra-embryonalem Zölom geht dann verloren.
(Zur ausführlichen Illustration sei auf S. 78, 205 f. in Moore KL Persaud TVN, Embryologie, Schattauer Verlag, 4. Auflage 1996, hingewiesen.)

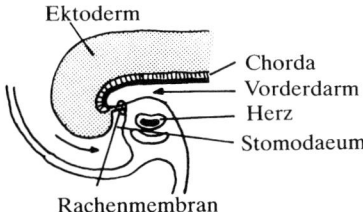

Abb. 1.21 Längsschnitt der Kopfregion, ca. 26. Tag

H04 ■
→ Frage 1.40: Lösung E

Die Frage wurde gerade im vorausgegangenen Physikum gestellt, allerdings mit dem Lig. ovarii proprium als Lösungsmöglichkeit (E).
Aus dem unteren Keimdrüsenband entwickelt sich beim männlichen Embryo das **Gubernaculum testis,** das als Leitschiene für den Descensus testis dient. Beim weiblichen Embryo dagegen entsteht aus dem unteren Keimdrüsenband das **Lig. ovarii proprium** und das **Lig. teres uteri.**
Zu (C) und **(D)**: Müller-Gänge und Wolff-Gänge sind im indifferenten Stadium der Genitalentwicklung parallel vorhanden. Je nach Geschlecht des Embryos degenerieren beim männlichen Embryo die Müller-Gänge und die Wolff-Gänge entwickeln sich weiter, beim weiblichen Embryo ist es umgekehrt. Siehe auch Lerntext VIII.2.

F04 ■
→ Frage 1.41: Lösung E

Die eigentliche Niere entsteht aus dem kaudalen Anteil des nephrogenen Strangs aus der Nachniere, dem **metanephrogenen Gewebe.** Die Bildung des Nierengewebes wird durch das Aussprossen der Ureterknospe aus dem Wolff-Gang ins metanephrogene Gewebe induziert.
Aus der Ureterknospe entstehen die harnableitenden Wege, nämlich Ureteren, Nierenbecken, Nierenkelche, Sammelrohre. Um jede Kanälchensprosse entsteht eine Kappe aus metanephrogenem Blastem. Es kommt zu Zellanhäufungen, aus denen sich schließlich die Nephrone entwickeln. Es bildet sich eine Bowman-Kapsel und eine Verbindung zu den Sammelrohren der Ureterknospe. Die Nephrone (und somit sämtliche Anteile wie Bowman-Kapsel, proximaler Tubulus, Henle-Schleife, distaler Tubulus) entstehen also aus metanephrogenem Gewebe.

H02
→ Frage 1.42: Lösung C

Von den in der Frage angegebenen Möglichkeiten kommt als einziges der Uterus durch seine Entstehung aus der *Verschmelzung* beider Müller-Gänge in Frage. Zunächst entsteht ein gemeinsamer Uterovaginalkanal, später differenzieren sich Vagina und Uterus. Die Urethra entsteht aus dem Sinus urogenitalis.
Alle anderen, in der Frage genannten Strukturen entwickeln sich jeweils symmetrisch bzw. seitengleich:

- Aus dem jeweils kranialen Anteil des Müller-Gangs entwickelt sich auf jeder Seite die Tuba uterina,
- der Ureter entsteht aus der Ureterknospe, jeweils auf jeder Seite eine Aussprossung aus dem Urnierengang (Wolff-Gang),
- der Ductus deferens entwickelt sich aus dem Wolff-Gang.

H95
→ Frage 1.43: Lösung E

Epoophoron (A) und Paroophoron (B) sind **Residualstrukturen** der Urnierenkanälchen bei der Entwicklung der weiblichen Geschlechtsorgane. Die Appendix testis (D) ist eine Residualstruktur des kranialen Abschnitts des Müller-Gangs beim männlichen Individuum. Als Utriculus prostaticus (C) bezeichnet man ebenfalls einen Rest des Müller-Gangs beim männlichen Individuum.
Man sollte sich nochmals ins Gedächtnis rufen, dass sich beim weiblichen Embryo die Müller-Gänge zu Uterus und Vagina weiterentwickeln, die Wolff-Gänge aber degenerieren. Beim männlichen Embryo ist es genau umgekehrt: Die Wolff-Gänge entwickeln sich weiter (zum Ductus deferens), die Müller-Gänge degenerieren. Übrig bleiben geschlechtsspezifische Residualstrukturen der jeweils anderen Gänge.

Klinischer Bezug
Hypospadie entsteht durch unvollständige Verschmelzung der beiden Urethralfalten beim männlichen Embryo. Daraus resultieren atypische Urethralöffnungen an der Unterseite des Penis. Ursache dafür ist eine ungenügende Bildung von Androgenen in dieser kritischen Phase der Entwicklung.

F98
→ Frage 1.44: Lösung E

Der **Urachus** verbindet beim Feten Harnblase und Nabel; er verläuft zwischen den beiden Umbilikalarterien. In der Regel verödet der Urachus komplett zum Lig. umbilicale medianum. Es ist aber durchaus nicht so selten, dass der kaudale oder kraniale Teil des Urachus offen bleiben und dann jeweils Fisteln zur Blase oder zum Nabel bilden. Eine komplette Urachusfistel entsteht dann, wenn der Urachus in ganzer Länge nicht verschlossen wird.

F98
→ **Frage 1.45:** Lösung D

Mit der kraniokaudalen Krümmung und der lateralen Abfaltung des Embryos wird die ursprünglich weite Verbindung zwischen Darm und Dottersack, der Ductus omphaloentericus, ziemlich eng. Er bildet sich dann in der 6. Embryonalwoche komplett zurück. Würde der intraabdominelle Teilabschnitt des Ductus omphaloentericus offen bleiben, so resultierte daraus die gefragte Fistel zwischen Darm und Nabel. Siehe Lerntext VIII.1.

Es gibt allerdings noch weitere Fehlbildungsmöglichkeiten bei der Rückbildung des **Ductus omphaloentericus**: die häufigste ist das Meckel-Divertikel, das nur als Aussackung des Darms vorliegen kann oder aber durch einen Bindegewebsstrang mit dem Nabel verbunden sein kann. Es können sich auch Zysten innerhalb der Restgewebe entwickeln, oder es bleibt eine Dottersackarterie im Bindegewebsstrang zum Nabel offen. Die weitaus häufigste Fehlbildung in diesem Bereich ist aber das Meckel-Divertikel.

H02 ■
→ **Frage 1.46:** Lösung D

Zu (D): Bei dem beschriebenen Phänomen („nässender Nabel") kommt bei den vorgegebenen Auswahlmöglichkeiten eine Urachusfistel in Frage.

Aus dem oberen Anteil des Sinus urogenitalis entsteht die Harnblase, die noch über die Allantois mit dem Nabel in Verbindung steht. Die Allantois verödet schließlich zu einem fibrösen Strang, dem Urachus. Beim Erwachsenen heißt dieser Strang dann Lig. umbilicale medianum. Bleibt das Lumen dieses Allantoisabschnittes erhalten, so besteht eine Urachusfistel mit Abfließen von Harn aus dem Nabel. Bleibt das Lumen nur in einem umschriebenen Abschnitt erhalten, so kann die Sekretion dort zu einer Zystenbildung führen (Urachuszyste).

Zu (A): Bei der angeborenen Nabelhernie sind Darmschlingen sichtbar, die nach dem physiologischen Nabelbruch nicht wieder in die Bauchhöhle zurückverlagert wurden. Es handelt sich um einen Defekt in der Ausbildung der vorderen Leibeswand.

Zu (B): Die beiden Aa. umbilicales obliterieren im distalen Abschnitt nach der Geburt zum Lig. umbilicale mediale. Der proximale Abschnitt der Nabelarterien bleibt durchgängig (Aa. vesicales superiores).

Zu (C): Zur Wiederholung: Die Plica umbilicalis lateralis. entsteht am Relief der inneren Bauchwand durch die epigastrischen Gefäße (A. und V. epigastrica inferior). Es handelt sich hierbei nicht um ein ursprüngliches Lumen, das obliteriert ist. Die Plica umbilicalis lateralis trennt die Fossa inguinalis medialis und lateralis.

Zu (E): Es gibt überzählige Ureteren durch eine frühzeitige Abspaltung der Ureterknospe; die Mündung dieser Ureteren kann dann allerdings weiter kaudal liegen, z. B. in Vagina oder Urethra. Eine Verbindung zum Nabel tritt hierbei allerdings nicht auf.

H00
→ **Frage 1.47:** Lösung E

Während der Entwicklung des Auges entsteht aus dem Oberflächenektoderm über dem Augenbläschen unter anderem eine Linsen**plakode**, die sich zunächst zu einem Linsengrübchen einstülpt, das sich in der 5. Woche als Linsenbläschen vom Ektoderm abschnürt. Hieraus entsteht später die Augenlinse.

Auch das Ohr entwickelt sich aus der Ohrplakode. Man unterscheidet noch eine Riechplakode sowie Epipharyngealplakoden.

Plakoden sind Verdickungen des Oberflächenektoderms.

H05
→ **Frage 1.48:** Lösung D

Aus der **Ohrplakode** entwickelt sich zunächst durch Einsenkung ein Ohrgrübchen, dann das Ohrbläschen. Hieraus gehen die Anteile des **Innenohrs** hervor, aus dem dorsalen Anteil Ductus endolymphaticus, Bogengänge und Utriculus, aus dem ventralen Anteil der Ductus cochlearis. Siehe auch Abb. 11.1.

Die Paukenhöhle, die Tuba auditiva und die Gehörknöchelchen entstehen aus dem Material der 1. Schlundtasche. Die Membrana tympani besteht aus einem ektodermalen Anteil des äußeren Gehörganges, dem entodermalen Anteil der Paukenhöhle und einer dazwischen liegenden Bindegewebsschicht. Die Ohrmuschel entwickelt sich aus Mesenchymhöckern, die die 1. Kiemenfurche umgeben.

1.6   Organogenese und Ausbildung der äußeren Körperform

F94
→ **Frage 1.49:** Lösung D

Bei Geburt sind die Knochenkerne in der distalen Femurepiphyse und der proximalen Tibiaepiphyse bereits ausgebildet. Dies wurde bereits in früheren Prüfungen als Reifezeichen erfragt.

Als **Reifezeichen** beim Neugeborenen gelten:
Gewicht 3000–3500 g, Scheitel-Fersen-Länge ca. 50 cm, Kopfumfang (frontooccipital) 33–35 cm, Nagelränder überragen die Finger- und Zehenkuppen, Hoden ins Skrotum deszendiert bzw. große Labien bedecken die kleinen, Knochenkerne in

der distalen Femur- und proximalen Tibiaepiphyse sind nachweisbar, die Haut ist blass-rosa, da schon subkutanes Fettgewebe ausgebildet ist.

Klinischer Bezug

Die Beurteilung der Hautfarbe beim Neugeborenen setzt allerdings einen reibungslosen Geburtsverlauf voraus, insofern ist dieses Kriterium nur im Zusammenhang mit der Ausbildung des subkutanen Fettgewebes zu sehen. Ein Neugeborenes, das nach stark verzögertem Geburtsverlauf mit Zeichen eines Sauerstoffmangels (Asphyxie) geboren wird und sogar zyanotisch sein kann, kann trotzdem alle Reifezeichen aufweisen.

1.7 Mehrlingsbildung, Mehrfachbildung, Fehlbildung

Organfehlbildungen sind dem jeweiligen Organsystem zugeordnet.

F04 F95 ■
→ **Frage 1.50:** Lösung B

Beide Zwillinge entwickeln sich aus *einer einzigen* befruchteten Eizelle. Die Zygote kann sich dann in verschiedenen Entwicklungsstadien durchschnüren bzw. teilen, wohl frühestens im Zweizellenstadium, wobei sich zwei getrennte Zygoten innerhalb einer Zona pellucida entwickeln. Nach Auflösung der Zona pellucida nisten sich die 2 Blastozysten getrennt ein und jeder Zwilling entwickelt seine eigene Plazenta sowie sein eigenes Amnion und Chorion. Teilt sich der Embryoblast in zwei Zellhaufen, die sich als getrennte Embryonen weiterentwickeln, so haben beide Individuen ein eigenes Amnion in einer gemeinsamen Chorionhülle und auch eine gemeinsame Plazenta. Die seltene 3. Möglichkeit ist eine Längsspaltenbildung in der zweiblättrigen Keimscheibe kurz vor Auftreten des Primitivstreifens. In diesem Fall haben beide Individuen ein gemeinsames Amnion sowie eine gemeinsame Chorionhöhle und Plazenta.
Siehe auch Tabelle im Lerntext I.15.

I.15   Zwillinge

	Möglichkeit der Teilung	Genetik	Geschlecht	Plazenta	Eihäute	
					Amnion	Chorion
Eineiige Zwillinge	Teilung in der Morula → 2 völlig getrennte Embryonen	genetisch identisch	identisch	getrennt	getrennt	getrennt
	Teilung in der Blastozyste	genetisch identisch	identisch	gemeinsam	getrennt	gemeinsam
	Teilung nach Ausbildung der Amnionhöhle (selten), oft werden nicht beide Zwillinge lebend geboren.	genetisch identisch	identisch	gemeinsam	gemeinsam (mono-amniotisch)	gemeinsam
Zweieiige Zwillinge	2 (oder evtl. mehrere) Eizellen werden bei der Ovulation ausgestoßen und befruchtet	genetisch *nicht* identisch	identisch oder unterschied-lich (wie normale Geschwister)	ursprünglich getrennt, Verschmelzung möglich	getrennt	getrennt

Bei der Zwillingbildung unterscheidet man zwischen eineiigen und zweieiigen Zwillingen.

- **Eineiige Zwillinge:**
  Beide Zwillinge entwickeln sich aus *einer einzigen* befruchteten Eizelle. Die Zygote kann sich dann in verschiedenen Entwicklungsstadien durchschnüren/teilen, wohl frühestens im Zweizellenstadium, wobei sich zwei getrennte Zygoten innerhalb einer Zona pellucida entwickeln. Nach Auflösung der Zona pellucida nisten sich die 2 Blastozysten getrennt ein und jeder Zwilling entwickelt seine eigene Plazenta sowie sein eigenes Amnion und Chorion. Teilt sich der Embryoblast in zwei Zellhaufen, die sich als getrennte Embryonen weiterentwickeln, so haben beide Individuen ein eigenes Amnion in einer gemeinsamen Chorionhülle und auch eine gemeinsame Plazenta. Die seltene 3. Möglichkeit ist eine Längsspaltenbildung in der zweiblättrigen Keimscheibe kurz vor Auftreten des Primitivstreifens. In diesem Fall haben beide Individuen ein gemeinsames Amnion, eine gemeinsame Chorionhöhle und Plazenta.

Aus den Eihautbefunden kann somit auf den Zeitpunkt der Teilung der ursprünglichen Zygote geschlossen werden. Bei allen 3 Möglichkeiten ist natürlich die genetische Übereinstimmung beider Zwillinge vollständig gegeben.

- **Zweieiige Zwillinge:**
Zweieiige Zwillinge findet man bei $^3/_4$ aller Zwillingsgeburten. Sie entstehen dadurch, dass 2 Oozyten gemeinsam bei einem Eisprung ausgestoßen werden und getrennt von 2 Spermatozoen befruchtet werden. Hierbei können die 2 Oozyten einem gemeinsamen Tertiärfollikel entstammen oder aus 2 Follikeln freigesetzt werden. Beide Zwillinge entwickeln getrennte Plazenten, getrennte Amnion- und Chorionhöhlen. Wenn die Nidationsorte dicht beieinander liegen, so können die Plazenten und Chorionhüllen auch verschmelzen.

F96 F92 ∎

→ **Frage 1.51:** Lösung E

Das Problem dieser Prüfungsfrage ist die Formulierung des einleitenden Satzes (44 % für (A) und 41 % für (E)).
„Beweisend" ist die gemeinsame Plazenta nicht! Zum einen können auch bei *zweieiigen Zwillingen* (aus 2 verschiedenen Oozyten) die zunächst getrennten Plazenten verschmelzen, wenn die Nidationsorte nahe beieinander liegen, zum anderen besitzen selbst *eineiige Zwillinge* getrennte Plazenten, wenn die Teilung der Oozyte schon im Zweizellenstadium erfolgt. Dies ist allerdings selten. In diesem Fall entwickeln sich 2 Zygoten innerhalb einer Zona pellucida. Wenn sich die Zona pellucida dann auflöst, nisten sich beide Zygoten getrennt ein und entwickeln auch ihre eigene Plazenta.
In der Mehrzahl der Fälle haben eineiige Zwillinge jedoch eine gemeinsame Plazenta. Bei eineiigen Zwillingen können auch Chorion- und Amnionhöhle gemeinsam oder getrennt sein, je nach dem Teilungszeitpunkt der Embryoblasten.

H05 ∎

→ **Frage 1.52:** Lösung B

Die Aussagen klingen auf den ersten Blick recht kompliziert.
Zu **(E)**: *Zweieiige* Zwillinge entstehen dadurch, dass 2 Oozyten gemeinsam bei einem Eisprung ausgestoßen und befruchtet werden. Beide Zwillinge nisten sich getrennt ein und bilden eigene Amnion- und Chorionhöhlen (diamniotisch, dichorial). Die Teilung bereits der Zygote (bis zum 4-Zellen-Stadium, ab 8-Zellen-Stadium → Morula) kommt bei *eineiigen* Zwillingen vor (die Zellen der Zygote sind genetisch identisch). Dies wäre eine besonders frühe Teilung zu eineiigen Zwillingen.

Zu **(A)**: Diese Aussage klingt zunächst ungenau, ist aber falsch. **Blastomeren** sind die Zellen der Morula bzw. der Zygote allgemein. Sie *teilen* sich ohnehin durch Furchungsteilungen. *Trennen* sich die Blastomeren in einem sehr frühen Stadium der Totipotenz, also im Stadium der Morula, können sich 2 Embryonen entwickeln. Diese haben dann – wie bei zweieiigen Zwillingen – getrennte Amnionhöhlen und Chorionhöhlen, sind also nicht monochorial. Daher ist die Aussage falsch, durch die Formulierung der „Teilung der Blastomeren" ist sie zu ungenau.
Zu **(B)**: Wenn sich der Embryoblast teilt, also im Stadium der Blastozyste, dann bilden sich eineiige Zwillinge mit getrennten Amnionhöhlen (= **diamniotisch**), aber einem Chorion und einer Plazenta (= **monochorial**).
Zu **(C)**: Wenn zwei Organisatorbereiche (Chorda dorsalis, Primitivknoten, Festlegung der Embryonalachse, Gastrulationsbewegungen) in einer Keimscheibe auftreten, kann dies die Bildung von zwei Individuen induzieren. Wenn die vollständige Trennung dieser Bereiche ausbleibt, entstehen unterschiedlich stark verwachsene Zwillinge (siamesische Zwillinge). Dieser Vorgang wäre also eher in den Bereich der Fehlbildungen einzuordnen.
Zu **(D)**: Dichoriale, diamniotische Zwillinge entstehen durch sehr frühe Trennung der Blastomeren im Morulastadium, siehe auch Kommentar zu (A).

1.8 Fragen mit Abbildung im Bildanhang

F01

→ **Frage 1.53:** Lösung E

Die Abbildung zeigt einen Schnitt durch einen Embryo, das markierte Organ ist die **Leber**. Das Organ liegt also im Bauchraum, es bildet Plasmaproteine (v.a. Albumin) und dient beim Embryo auch der Blutbildung, ebenso wie die Milz.
Der Hauptteil des aus der Plazenta stammenden Blutes wird über den **Ductus venosus Arantii** zwar an der Leber vorbeigeleitet, aber trotzdem wird natürlich auch die Leber versorgt.
Die **V. portae** fließt zur Leber, der Abfluss erfolgt über die Vv. hepaticae in die V. cava inferior.

1.9 Kommentare aus Examen Frühjahr 2006

F06

→ **Frage 1.54:** Lösung C

Die Implantation des Keimes erfolgt in 3 Schritten:
- **Anlagerung/Apposition:** Die Blastozyste schlüpft aus der Zona pellucida heraus, nimmt Flüssig-

keit auf und wird dadurch größer und heftet sich an das Uterusepithel. Außen liegen die Trophoblastzellen, innen der Embryoblast. Die dem Embryoblast anliegenden Trophoblastzellen (polarer Trophoblast) lagern sich zuerst dem mütterlichen Uterusepithel an. *Es heften sich also die Trophoblastzellen an das Uterusepithel*. Das Uterusepithel muss in der Sekretionsphase sein.

- **Adhäsion:** Eine große Rolle spielen zu diesem Zeitpunkt Zelladhäsionsmoleküle zwischen Uterusepithel und Trophoblastzellen; sie sorgen dafür, dass der Keim haftet, und werden offensichtlich nur während einer kurzen (rezeptiven) Phase des Zyklus von den Uterusepithelzellen exprimiert.
- **Invasion:** Die vorher „aufgeblähte" Blastozyste kollabiert beim Eintritt in das Endometrium (Implantationskollaps). Trophoblastzellen zerstören das Uterusepithel, die menschliche Keimzelle dringt ganz in das Bindegewebe/ Stroma des Endometriums ein (interstitielle Implantation). Die Invasionsstelle wird durch ein Fibrinkoagel verschlossen.

Die anderen in der Frage erwähnten Strukturen wie Epiblast, extraembryonales Mesoderm und Amnionepithel entstehen erst später in der Embryonalentwicklung. Die Tatsache, dass der Keim die Zona pellucida erst kurz vor der Implantation verliert, wurde bereits in alten Prüfungsfragen erwähnt.

F06 ■
→ **Frage 1.55:** Lösung A

Progesteron wird wie auch Östrogene, hCG (humanes Choriongonadotropin, anfänglich sezerniert zum Erhalt des Gelbkörpers) und hPL (humanes Plazentalaktogen, Brustdrüsen stimulierendes Hormon) im **Synzytiotrophoblast** gebildet. Die Hormone wirken auf den mütterlichen Organismus.
Zu **(C):** **Hofbauer-Zellen** sind Makrophagen im *Zottenbindegewebe*, die als weitere Schranke für den Proteinaustausch zwischen Fetus und Mutter verantwortlich sind und Wachstumsfaktoren zum Zottenwachstum bilden.

F06
→ **Frage 1.56:** Lösung D

Die Bildung der definitiven Niere beginnt mit der Bildung der **Nachniere**, die ursprünglich im Becken liegt. Sie verlagert sich im Verlauf der Entwicklung weiter nach kranial, wobei auch das Wachstum des Embryos in kraniokaudaler Richtung eine Rolle spielt. Findet der **Aszensus** nicht statt bzw. wird durch die Beckengefäße behindert, so spricht man von einer Beckenniere.
Alle übrigen in der Frage vorkommenden Organe deszendieren im Verlauf der Entwicklung. Zu Schilddrüse, Thymus und Epithelkörperchen siehe auch Kommentar zu Frage 5.162.

F06
→ **Frage 1.57:** Lösung D

Im indifferenten Stadium der Geschlechtsentwicklung entstehen zunächst beidseits lateral der Urniere je zwei Schläuche:
1. Urnierengang (Ductus nephricus, Wolff-Gang),
2. Müller-Gang (Ductus paramesonephricus).
Beim **weiblichen Embryo** degenerieren die Wolff-Gänge. Aus den kranialen Anteilen der Müller-Gänge, die kaudal zum gemeinsamen Uterovaginalkanal verschmelzen, entwickeln sich die Tubae uterinae. Wichtig für die Entwicklung des Uterus ist also die Verschmelzung zweier Müller-Gänge zum Uterus.
Ein Uterus bicornis entsteht dann, wenn die Verschmelzung des Uterovaginalkanals unvollständig ist, im extremeren Fall kann auch ein Uterus duplex die Folge sein.

2   Allgemeine Anatomie, Gewebelehre und Histogenese

2.1   Allgemeine Anatomie

II.1	Allgemeine Begriffe zur Histologie
Blastem	Indifferentes Keimgewebe, Verband aus gleichartigen differenzierungsfähigen Zellen
Polyploidie	Verdoppelung der DNS ohne anschließende Zellteilung
Hypertrophie	Vergrößerung der Zellen mit oder ohne Zunahme der Interzellularsubstanz (Muskelhypertrophie nach Bodybuilding)
Atrophie	Gegenteil der Hypertrophie, Zellzahl bleibt erhalten, Zellvolumen und Interzellularsubstanz nehmen ab (Muskelatrophie nach schlaffen Lähmungen oder bei Ruhigstellung)
Hyperplasie	Reaktive Vermehrung der Zellzahl eines Gewebes
Involution	Gegenteil der Hyperplasie (z. B. Brustdrüse nach Stillzeit)
Regeneration	Gewebeneubildung nach Gewebeverlust, überalterte Zellen werden durch neue ersetzt (Teilung aus Stammzellen) – physiologische Regeneration
Degeneration	Stoffwechselstörung und Funktionsverlust von Geweben
Aplasie	Organ oder Gewebe wird in der Entwicklung nicht ausgebildet
Agenesie	Gewebe oder Organ ist nicht angelegt
Nekrobiose	Zwischenstadium der Nekrose mit bereits irreversiblen Kern- und Protoplasmaveränderungen
Parenchym	Spezifische Anteile eines Organs mit besonderen Funktionen und Leistungen (Nephrone, Drüsenzellen usw.)
Stroma	Gewebsanteil eines Organs mit Stützfunktion
Metaplasie	Umdifferenzierung eines Gewebetyps in einen anderen, Anpassungsreaktion des Gewebes an wiederholte entzündliche, chemische oder mechanische Reize, reversibler Prozess.
Apoptose	Programmierter „natürlicher" Zelltod
Nekrose	Zelluntergang aufgrund äußerer Noxen (z. B. Hypoxie)

H04 ■
→ **Frage 2.1:** Lösung E

Metaplasie ist die Umdifferenzierung eines Gewebetypes in einen anderen, sozusagen die Antwort des Gewebes bzw. eine Anpassungsreaktion an wiederholte entzündliche, chemische oder mechanische Reize.

Klinischer Bezug
Metaplasie spielt bei der Tumorentwicklung eine Rolle.

II.2	Plasmodium, Synzytium

Mehrkernige Zellen (Plasmodien) entstehen:
a) wenn nach einer Kernteilung, d. h. *Mitose* (Kernteilung *mit* Sichtbarwerden der Chromosomen), die Zellteilung unterbleibt,
b) wenn nach einer *Amitose* die Zellteilung unterbleibt. So entstehen am häufigsten mehrkernige Zellen. Bei der Amitose handelt es sich um eine Kernteilung *ohne* Auflösung der Kernhülle und ohne Sichtbarwerden der Chromosomen. Der Amitose geht eine Endomitose (Verdopplung des genetischen Materials, Polyploidie) voraus.

Plasmodienbildung und Amitose beim Menschen sind nicht nachgewiesen, Polyploidie kommt vor.

Bei **Skelettmuskelfasern** entsteht die Mehrkernigkeit durch Verschmelzung von Zellen (Myoblasten). Es handelt sich hier also um ein Synzytium, ähnlich dem Synzytiotrophoblasten der Plazenta.

Unter **Synzytium** versteht man eine Zellmasse, die zunächst aus voneinander getrennten Zellen bestand, deren Zellgrenzen sich aber aufgelöst haben und die somit einen vielkernigen Zytoplasmahaufen bilden.

F04 ■
→ **Frage 2.2:** Lösung B

Von den genannten Möglichkeiten findet sich eine Zellverschmelzung nur bei Skelettmuskelfasern, ursprünglich einkernige Zellen verschmelzen zu einem Synzytium. Ein weiteres Beispiel sind noch Osteoklasten, der Synzytiotrophoblast der Plazenta oder mehrkernige Leberzellen.

H01
→ **Frage 2.3:** Lösung E

Polyploidie kann als Ausdruck einer gesteigerten Funktion auftreten, dann entsteht sie durch eine Endomitose. Ebenso kann eine Polyploidie aber auch durch eine Störung des Spindelapparats während einer Mitose auftreten.

Zu (E): Enterozyten haben eine Lebensdauer von 30–100 Stunden. Polyploidie als Ausdruck einer gesteigerten Funktion kommt **nicht** vor.

Zu (A): **Osteoklasten** sind 30–100 μm große, **vielkernige** Zellen, sie sind amöboid beweglich und stark basophil. Sie stammen von Monozyten ab.

Zu (B): Bei einer gesteigerten Leberfunktion kann ebenfalls eine Polyploidie auftreten; bei einer ausgewachsenen Ratte liegen beispielsweise mehr als 40 % der **Hepatozyten** polyploid vor.

Zu (C): Charakteristisch für die **Deckzellen** des **Urothels** ist ein polyploider Zellkern; häufig liegen auch nur zwei Zellkerne vor.

Zu (D): Bei **Skelettmuskelfasern** liegen die Zellkerne exzentrisch, die Zellen sind synzytial zusammengesetzt, im Verlauf fehlen Zellgrenzen, sodass sekundär eine Polyploidie entsteht.

F97
→ **Frage 2.4:** Lösung D

Diese Frage wurde vom IMPP merkwürdigerweise der Anatomie zugeordnet. Sie gehört meiner Meinung nach eindeutig zur Biologie.

Transkription ist die Übertragung der genetischen Information der DNA auf die RNA im Sinne einer Matrizenbildung. Die RNA verlässt den Zellkern durch die Kernporen und lagert sich an Ribosomen, die die Information der RNA in Proteine umsetzen (Translation). Innerhalb des Zellkerns unterscheidet man **Euchromatin** (genetisch aktive Abschnitte der Chromosomen, erscheint im Zellkern hell und locker) und **Heterochromatin**, welches im Zellkern dunkel, also elektronendichter erscheint. Die Verteilung von Euchromatin und Heterochromatin gibt Hinweise auf die genetische Aktivität – also eine hohe Transkriptionsrate – der jeweiligen Zelle. Grob könnte man sagen, je heller der Zellkern, je weniger Heterochromatin, desto genetisch aktiver die Zelle.

Als **Kernpyknose** bezeichnet man eine weitere Verdichtung des Chromatins bei Zelltod, anschließend zerfällt der Kern in mehrere Teile **(Karyorrhexis)**, beides also Vorgänge, die genau in die entgegengesetzte Richtung wie die Frage weisen.

F05
→ **Frage 2.5:** Lösung C

Ein Anstieg der **Kreatinkinase** (CK) ist ein Hinweis auf eine Schädigung von Skelett- oder Herzmuskulatur, z. B. nach starker körperlicher Aktivität bzw. Sport, nach intramuskulären Injektionen, nach Sturz oder anderem Trauma, bei Myokarditis oder Myokardinfarkt (Mitanstieg des Isoenzyms CK-MB) oder bei Skelettmuskelerkrankungen (Polymyositis, Muskeldystrophie). Bei einem Anstieg der CK wird immer das Isoenzym CK-MB mitbestimmt, es erleichtert meist die Differenzierung, ob eine Herz- oder Skelettmuskelschädigung vorliegt.

Bei Schädigung der Hepatozyten kommt es u. a. zu einem Anstieg der Glutamat-Pyruvat-Transaminase (GPT) und der Glutamat-Oxalazetat-Transaminase (GOT).

Bei Nekrosen von Zellen der Erythropoese kann ein Anstieg der Lactatdehydrogenase (LDH) nachgewiesen werden, z. B. bei einer hämolytischen Anämie mit Zerfall von Erythrozyten. Die LDH ist dafür aber nicht spezifisch, sie kann auch bei vielen anderen Erkrankungen erhöht sein, da sie in allen Geweben vorkommt. Bei Tubulusschädigungen der Niere und Glomerulopathien kann man Proteine im Urin nachweisen, sowohl als Gesamtmenge wie auch nach Differenzierung durch eine Urineiweißelektrophorese. Bei tubulären Läsionen kann z. B. auch ein spezifisches Protein, das β_2-Mikroglobulin, im Urin erhöht sein.

Die Bewertung von Enzymerhöhungen muss immer im klinischen Kontext und unter Berücksichtigung anderer Befunde erfolgen, keines dieser Enzyme ist absolut spezifisch für ein Krankheitsbild, auch die Dynamik des Anstiegs und Abfalls eines Enzyms oder von Enzymkonstellationen trägt zur Diagnostik bei. Beim Myokardinfarkt steigen beispielsweise nicht nur das Troponin-T, die CK und CK-MB, sondern im Verlauf auch LDH und GOT an.

H98
→ **Frage 2.6:** Lösung D

Lebersinusoide werden von dünnem, lückenhaftem Endothel ausgekleidet, das Endothelporen aufweist. Zwischen Sinusendothel und Hepatozyten liegt der Disse-Raum. Lebersinusoide besitzen keine Basalmembran, was auch mit ihrer Funktion als wichtige Austauschstrecke zwischen Blut und Leberzellen korreliert. Eine Basalmembran hat im Gegensatz dazu eine Barriere- oder Schrankenfunktion (Permeabilitätsbarriere) und trägt zur Stabilität der Gewebestruktur bei (Zellbefestigung).

Der genaue histologische Aufbau innerhalb eines Leberläppchens wird vom IMPP sehr gerne gefragt. Hier der Ausschnitt aus einem Leberläppchen:

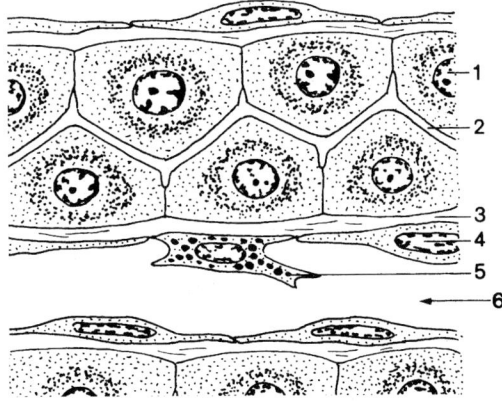

Abb. 2.1 Leberhistologie, Ausschnitt
Aus: Leonhardt H. Histologie, Zytologie und Mikroanatomie des Menschen, 7. Aufl., Georg Thieme Verlag Stuttgart, New York 1990.

Kommentare

In der Abbildung entspricht:
1: Hepatozyt; 2: Gallenkanälchen (kein Endothel oder retikuläres Bindegewebe); 3: Disse-Raum (begrenzt von Hepatozyten mit Mikrovilli und dem Kapillarendothel); 4: gefenstertes Kapillarendothel (ohne Basalmembran); 5: v. Kupffer-Sternzelle (Makrophage); 6: Sinusoid (von gefenstertem Endothel begrenzt).

H03
→ **Frage 2.7:** Lösung D

Die **Basallamina** ist wichtig für die Verankerung von Zellen und Zellverbänden; sie ist ein Bestandteil der **Basalmembran** (Terminus aus der Lichtmikroskopie).
Elektronenmikroskopisch ist zu sehen, dass zusammen mit der Basallamina noch eine Lamina fibroreticularis die Basalmembran bildet. Diese Schichten dienen der Verankerung von Zellverbänden und deren Abgrenzung gegen das Stroma. Basalmembranen kommen vor bei Exo- und Endoepithelien, bei Muskelzellen (B) und Fettzellen, bei Schwann-Zellen (C), bei Epithelderivaten, chromaffinen Zellen des Nebennierenmarks, bei den Oberflächen von Rückenmark und Gehirn.
Die Lamina lucida (Lamina rara) grenzt an die Plasmamembran der Zellen, erscheint leer und enthält Ankerfilamente. Die Lamina densa ist elektronendichter, enthält v. a. Laminin und Kollagen Typ IV. Die Lamina fibroreticularis enthält Kollagenfibrillen (im Lichtmikroskop als retikuläre Fasern zu erkennen, vorwiegend Kollagen III). An manchen Stellen fehlt die Lamina fibroreticularis, die Basallaminae benachbarter Zellen verschmelzen zu einer Schicht (z. B. Blut-Luft-Schranke, Blut-Harn-Schranke).
Zu **(D):** Bei *Oligodendrozyten* findet keine Umhüllung der Axone durch eine Basallamina statt. Ein Oligodendrozyt umhüllt mit seinen Fortsätzen auch mehrere Axone.
Zu **(C):** Im peripheren Nervensystem werden die Axone von den *Schwann-Zellen* umhüllt und auch komplett von einer Basallamina umgeben, bei den myelinisierten Axonen auch im Bereich des Ranvier-Schnürrings.
Zu **(E):** Der synaptische Spalt der motorischen Endplatte enthält eine Basallamina, die von Bedeutung ist: Auf dieser Basalmembran ist u. a. die Acetylcholinesterase am Kollagen IV der Lamina densa befestigt.

H04
→ **Frage 2.8:** Lösung A

Eine *gemeinsame Basallamina* liegt bei der **Blut-Luft-Schranke** in den Alveolen zwischen Kapillarendothel und Pneumozyt Typ I vor. Insofern ist die Lösung mit den Alveolarsepten korrekt, da die Alveolarwand, also die Blut-Luft-Schranke, beiden benachbarten Alveolen gemeinsam ist. Hierdurch wird der Gasaustausch erleichtert.

Zu **(C):** Morphologisches Korrelat der **Blut-Hirn-Schranke** (BHS) ist das Kapillarendothel der ZNS-Gefäße. Das Kapillarendothel ist die *eigentliche* Diffusionsbarriere. Es handelt sich um eng durch Tight junctions verbundenes, kontinuierliches, nicht gefenstertes Endothel. Darunter liegt die Basallamina der Endothelzellen und die Gliagrenzmembran (Membrana limitans glialis perivascularis), die durch die aneinandergelagerten Gefäßfüße der Astrozyten gebildet wird. Auch die Gliagrenzmembran hat eine Basallamina. Eine „typischerweise" gemeinsame Basallamina (die Transporte erleichtern bzw. die Durchlässigkeit verbessern würde) wird nicht beschrieben. Im Gegenteil: Die Blut-Hirn-Schranke (BHS) hat **Barrierefunktion**, die den Durchtritt von hydrophilen Stoffen ins ZNS verhindert. Lipophile Substanzen können die BHS passieren (Diffusion). Hydrophile Substanzen müssen daher mit speziellen Transportmechanismen ins ZNS geschleust werden. Dies betrifft auch Medikamente und Toxine (z. B. wird das Parkinson-Medikament Dopamin als L-Dopa gegeben, damit es über einen Aminosäuretransporter durch die Blut-Hirn-Schranke gelangt, dann wird es im ZNS zu Dopamin verstoffwechselt).
Die Astrozyten *induzieren* die Blut-Hirn-Schranke, d. h. die Ausbildung der Tight junctions des Endothels, und sind damit für die Ausbildung der BHS sehr wichtig.
Zu **(B):** Die Sertoli-Zellen sind durch Tight junctions (morphologisches Korrelat der **Blut-Hoden-Schranke**) verbunden und bilden so ein basales und ein adluminales Kompartiment. Das adluminale Kompartiment ist so vom basalen Kompartiment abgetrennt.
Die Blut-Hoden-Schranke ist ebenfalls eine *Barriere*, die einerseits den Übertritt von toxischen Substanzen oder Autoantikörpern ins adluminale Kompartiment verhindert, andererseits die Spermatogonien von den in die Meiose eintretenden Spermatozyten I trennt.

H01
→ **Frage 2.9:** Lösung D

Zu **(D):** **Dense-core-vesicles** sind **katecholaminhaltig**, sie sind typisch für das autonome Nervensystem, deshalb ist das **Nebennierenmark** (das aus eingewanderten Sympathikoblasten aus dem Grenzstrang besteht) typisch für diese Form der Sekretgranula.

2.2 Methoden

II.3 Histologische und histochemische Technik

Um Gewebe licht- oder elektronenmikroskopisch untersuchen zu können, sind verschiedene Vorbehandlungen nötig:

- **Gewebefixierung** (Konservierung und Härtung) zur Vermeidung der Gewebsautolyse. Man unterscheidet Immersionsfixierung (Einlegen des Gewebes oder des bioptisch gewonnenen Materials in eine Fixierlösung), Perfusionsfixierung (Durchspülen von Organen durch die Blutgefäße) und Kältefixierung (plötzliches Abkühlen in flüssigem Stickstoff). Durch die Fixierung entstehen leicht Artefakte; zudem kommt es durch die ersten beiden Methoden – chemische Fixierung – z. B. zu einer Extraktion von Fett aus Fettzellen oder zur Eiweißfällung.
- **Einbettung:** Für die Lichtmikroskopie werden die Gewebe in Paraffin, aber auch in Gelatine eingebettet, für die Elektronenmikroskopie können Kunstharze verwendet werden.
- **Schneiden:** Die Schichtdicke für lichtmikroskopische Präparate beträgt 5–10 μm, elektronenmikroskopische Präparate dürfen nur 40–100 nm dick sein.
- **Färben:** Färbungen dienen in der Histologie zur besseren Differenzierung von Strukturen. Wichtig ist, dass immer die gleichen Strukturen die gleiche Färbung aufweisen. Es gibt keine Färbemethode, die alle Zell- und Gewebsstrukturen gleichzeitig darstellt. Die Färbemittel können gleichzeitig oder hintereinander auf das Gewebe einwirken. Zur Färbung nutzt man physikochemische Eigenschaften der Gewebe, z. B. azidophile, neutrophile und basophile Anteile, die sich mit den jeweiligen Stoffen färben lassen: basische Farbstoffe binden an negativ geladene basophile Strukturen, z. B. Nukleinsäuren, rER der Nervenzelle (Nissl-Schollen). Basische Farbstoffe sind Methylenblau, Toluidinblau, Hämatoxylin. Saure Farbstoffe (Eosin, Anilinblau, Pikrinsäure, Azokarmin) binden an azidophile, positiv geladene Strukturen, z. B. Plasmaproteine. In der Regel verwendet man bei bestimmten Färbevorschriften mehrere Farbstoffe, die dann mehr als eine Zellstruktur anfärben. Bekannteste Färbungen sind die HE-Färbung (Hämatoxylin-Eosin) oder die Azanfärbung (Azokarmin, Orange-G und Anilinblau). Zusätzlich gibt es spezielle Elastikafärbungen oder Silberimprägnation für retikuläre Fasern. Auch bei der Untersuchung von Nervengewebe wird mit der Imprägnation von Metallen gearbeitet (Golgi-Färbung, Silberimprägnation nach Cajal).
- **Metachromasie:** Farbwechsel bei manchen basischen Farbstoffen.
- **Histochemie:** Beim Nachweis von bestimmten Verbindungen wie Enzymen, Lipiden oder Kohlenhydraten kommen neben morphologischen auch funktionelle Aspekte zur Darstellung. Man kann die Verbindungen direkt am Ort des Vorkommens innerhalb der Zelle darstellen. Bekanntes Beispiel hierfür ist die
- **PAS-Reaktion:** Perjodsäure-Schiff-Reagenz-Nachweis von 1,2-Diolen aus Kohlenhydraten. PAS-positiv sind Glykogen, Proteoglykane, manche Glykoproteine.
- **Immunhistochemie:** Diese Methode nutzt Antigen-Antikörper-Reaktionen zum Nachweis bestimmter Proteine in und an Zellen. ■

F04 ■
→ **Frage 2.10:** Lösung A

Mit der PAS-Färbung (periodic acid-Schiff) lassen sich kohlenhydratreiche Strukturen wie Glykoproteine, Glykolipide, Polysaccharide und Muzine darstellen. Hier in diesem Fall geht es um die muzinhaltigen **Becherzellen** in der Dünndarmschleimhaut. Sie sind PAS-positiv. Die Färbung beruht auf der Oxidation benachbarter Glykol-Gruppen (HC(OH)-HC(OH)) zu Dialdehyden durch die Perjodsäure, die Dialdehyde reagieren dann mit dem Schiff-Reagenz (farblose fuchsinschweflige Säure) zu einem roten Produkt. Die Aussage, dass Becherzellen PAS-positiv sind, entstammt sogar einer alten Prüfungsfrage.

H99 F97 F88 F85 ■ ■
→ **Frage 2.11:** Lösung C

Eisenhaltig ist nur **Hämosiderin**. Hämosiderin ist neben Ferritin eine wasserunlösliche Speicherform des Eisens (Eisen-Eiweiß-Verbindung mit 37 % Eisenanteil).
Melanin bestimmt als bräunlich-schwarzes Pigment die Hautfarbe (es entsteht aus Tyrosin über Dopa und Indolchinon). **Bilirubin** und **Biliverdin** entstehen durch mehrere Reaktionen (u. a. die Abspaltung des Fe^{3+}) aus Hämoglobin, und **Hämatoidin** entsteht beim Austritt von Hämoglobin aus den Gefäßen. Es ist ebenfalls eisenfrei.

H93 ■
→ **Frage 2.12:** Lösung B

Mit der **Histochemie** kann man mehr Einblick in die Stoffwechselvorgänge innerhalb der Zellen gewinnen, indem man versucht, Enzymaktivitäten in der Zelle zu lokalisieren. Einige Enzyme dienen sogar als Markerenzyme; sie sind charakteristisch für bestimmte Zellorganellen: Beispiele hierfür sind neben der gefragten Sukzinatdehydrogenase für Mitochondrien auch Glucose-6-Phosphatase (C) für glattes endoplasmatisches Retikulum und saure Phosphatase (A) für Lysosomen.
Die **Sukzinatdehydrogenase** ist ein Enzym des Zitratzyklus und dehydriert Sukzinat zu Fumarat mit Hilfe des Koenzyms FAD. Die Enzyme des Zitratzyklus (und des oxidativen Fettsäureabbaus) sind in der Matrix der Mitochondrien lokalisiert. Die Sukzinatdehydrogenase kommt allerdings nur in Mi-

Kommentare

tochondrien vor und ist damit als selektiver histochemischer Marker geeignet.

→ **Frage 2.13:** Lösung D

Diese Frage ist eng mit der Neurophysiologie verknüpft.
Glutamatdecarboxylase ist ein wichtiges Enzym an **GABA-ergen Synapsen**, denn es katalysiert die Synthese von GABA (γ-Aminobuttersäure).
Zur Wiederholung der anderen histochemischen Marker:
Die saure Phosphatase (A) markiert Lysosomen, die Sukzinatdehydrogenase (B) ist charakteristisch für Mitochondrien, die Glukose-6-Phosphatase markiert das glatte endoplasmatische Retikulum.
Zu (E): Acetylcholinesterase (AChE) ist ein häufig vorkommendes Enzym (z. B. neuromuskuläre Endplatte und an vielen anderen Synapsen, siehe Neurophysiologie), das als Marker wegen seines ubiquitären Vorkommens nicht verwendbar ist.

→ **Frage 2.14:** Lösung C

Siehe Kommentar zu Frage 2.12.

→ **Frage 2.15:** Lösung A

Die **Eosinophilie** beruht auf dem Mitochondrienreichtum mancher Zellen bei der Anfärbung mit sauren Farbstoffen wie Eosin oder Kongorot aufgrund des Phospholipidgehalts der mitochondrialen Membranhüllen. Die Eosinophilie ist keine spezifische Methode, um Mitochondrien zu lokalisieren, hierfür würde man das spezifische Markerenzym Sukzinatdehydrogenase verwenden. Ein Beispiel für die durch Eosinophilie abgrenzbaren Zellen lassen sich die Fundusdrüsen des Magens; dort lassen sich die basophilen Hauptzellen deutlich von den eosinophilen Belegzellen abgrenzen. Die Belegzellen fallen durch viele Mitochondrien auf.

→ **Frage 2.16:** Lösung C

Die **Basophilie** ist weitaus bekannter. Ihr liegt die Affinität der sauren Gruppen der RNA zu basischen Farbstoffen zugrunde. Es ist allerdings keine sehr spezifische Methode.
Basische Farbstoffe sind Toluidinblau, Methylenblau, Hämatoxylin und Karminlacke.
Basische Farbstoffe werden von basophilen Strukturen der Zelle, wie z. B. Nukleinsäuren oder sauren Mucopolysacchariden, gebunden.
Basophil (und damit anfärbbar mit entsprechenden Farbstoffen) ist das Ergastoplasma (RNS), Nukleolen (hoher Gehalt an RNS) und Chromatin (DNS, Gehalt an Basen).

Merke: Basophiles Zytoplasma: rauhes endoplasmatisches Retikulum (Eiweißsynthese).

2.3   Epithelgewebe

II.4   Zellkontakte

Zur Aufrechterhaltung eines Zellverbandes/Gewebes ist die Ausbildung von Zellkontakten unerlässlich.
Man unterscheidet **direkte Zellverbindungen**, die sich aus speziell gebauten Membranabschnitten zusammensetzen, und **indirekte Zellverbindungen** wie Interzellularsubstanz oder einfache Zellverzahnungen.

Direkte Zellverbindungen
Sie erfüllen vor allem mechanische Funktionen.
- **Desmosom/Macula adhaerens**
  Scheibenförmige Strukturen (0,3–0,5 μm Durchmesser), bestehend aus Verdichtungen zweier benachbarter Zellen (Haftplatten). Der Interzellularspalt ist etwas weiter und enthält transmembranöse Gykoproteine. Aus dem Zellinneren ziehen feine Tonofilamente zu den Haftplatten und vernetzen sich dort.
  Sind solche Zellkontakte nicht scheibenförmig, so nennt man sie auch Zonula oder Fascia adhaerens (streifenförmig). Ein Hemidesmosom verbindet die Zelle mit der Basalmembran.
  Funktion: v. a. mechanische Aufgaben – Verbindung von Epithelzellen.
  Der Interzellularspalt ist nicht verschlossen, die Zirkulation von Interzellularflüssigkeit bleibt erhalten, der parazelluläre Transport wird nicht behindert.
- **Nexus/gap junction**
  Annäherung von Zellmembranen zweier benachbarter Zellen mit deutlicher Verschmälerung des Interzellularspaltes auf 2–5 nm. Querverbindungen durch integrierte Membranproteine, die senkrecht zur Zellmembran beide Zellen verbinden und gleichzeitig eine zentral gelegene Öffnung freilassen (Tunnelproteine).
  Hierdurch wird ein reger Stoffaustausch ermöglicht sowie die Weiterleitung von elektrischen Signalen (ionale und mechanische Koppelung).
  Vorkommen: Herzmuskel, glatte Muskulatur, Niere, Nebenniere, Schilddrüse u. a.
- **Zona occludens/tight junction**
  Verschluss des Interzellularspaltes durch Verschmelzung beider äußerer Schichten des Plasmalemms zweier benachbarter Zellen. Es bilden sich sogenannte „Fusionslinien".

Tight junctions behindern interzellulären oder parazellulären Stofftransport!

- **Haftkomplex**
Aufeinanderfolge (von apikal nach basal) von Zonula occludens, Zonula adhaerens und Desmosom.
Lichtmikroskopisch: Schlussleisten.

Indirekte Zellverbindungen
sind Zellinterdigitationen, d. h. Vernetzung durch Zellausläufer und Interzellularsubstanzen (Glykoproteine der Glykokalix). ■

H00
→ **Frage 2.17:** Lösung D

Gap junctions (Nexus) bewirken eine Verbindung zwischen benachbarten Zellen, sodass eine elektrische (ionale) und metabolische Kopplung möglich ist. Sie kommen typischerweise in glatten Muskelzellen, Herzmuskelzellen, Osteozyten, Enterozyten und embryonalem Gewebe vor.
Nexus (gap junctions) koppeln vielzellige Verbände zu Funktionseinheiten. Nexus sind kleinflächige, umschriebene Zellkontakte mit einer Verschmälerung des Interzellularspalts auf 2–5 nm. Die Zellen kommunizieren durch transzelluläre Tunnelproteine, die senkrecht zur Zellmembran verlaufen und jeweils zur Hälfte von den benachbarten Zellen aus Konnexin-Proteinen gebildet werden (Konnexon).
Im Herzmuskel und im glatten Muskelgewebe ermöglichen Nexus eine Ausbreitung des Aktionspotentials von Zelle zu Zelle. Auch bei nichtkontraktilen Zellverbänden (Osteozyten, Epithelzellen in Drüsen) spielen Nexus eine wichtige Rolle.
Nexus gestalten die ionale und metabolische Kopplung benachbarter Zellen.

F97
→ **Frage 2.18:** Lösung B

Die markierten Punkte sind tatsächlich Anschnitte des **Schlussleistennetzes**, was sich apikal zwischen kubischen und hochprismatischen Epithelien befindet und die Zellen stärker miteinander verbindet. Wenn der Schnitt senkrecht zur Zelloberfläche geführt wurde, erkennt man dieses Netz nur als punktförmige Anschnitte, auf tangential geführten Schnitten ist es tatsächlich als Netz zu identifizieren. Siehe auch Kommentar zu Frage 2.198.

Merke: Basophiles Zytoplasma: rauhes endoplasmatisches Retikulum (Eiweißsynthese).

F05
→ **Frage 2.19:** Lösung A

Die **Enterozyten** des Darmepithels sind untereinander durch ein **Schlussleistennetz** verbunden.

Schlussleisten sind das lichtmikroskopische Korrelat von Haftkomplexen. Im Haftkomplex kombinieren sich verschiedene Zellkontakte (von apikal nach basal):

- **Tight junction (Zonula occludens):** trennt die *basolaterale* Oberfläche der Enterozyten von der *apikalen* Oberfläche,
- **Zonula adhaerens:** gürtelförmig um die Zelle, dort setzen Aktinfilamente an,
- **Desmosom:** „fleckförmiger" Zellkontakt, der nicht nur auf den Haftkomplex beschränkt ist, Ansatz von Intermediärfilamenten des Zytoskelett, multiples Vorkommen an den Zellen.

H00
→ **Frage 2.20:** Lösung E

Zu (E): **Clathrinmoleküle** spielen bei der Bildung von durch Endozytose entstehenden **Coated vesicles** eine Rolle. Sie kommen nur innerhalb der Zellen vor, an der Anheftung an Nachbarstrukturen sind sie nicht beteiligt.
Zu (D): Siehe Lerntext II.7. Laminin gehört zu den Adhäsionsproteinen.
Zu (C): Siehe Kommentar zu Frage 2.53.
Zu (A) und (B): Cadherine und Integrine gehören ebenfalls zu den Zelladhäsionsmolekülen. Integrine dienen der Verbindung von Zelle und Extrazellulärmatrix, Cadherine spielen bei Zellkontakten untereinander eine Rolle.

F00
→ **Frage 2.21:** Lösung A

Siehe Lerntext VIII.4 und Lerntext IX.7.
Leber und Glandula parathyroidea haben keinen Schichtenbau. Die Leberarchitektur kann als Läppchen-Konzept und als Leberazinus-Konzept beschrieben werden (siehe Kommentar zu Frage 8.43).
Bei der Glandula parathyroidea sind Komplexe dicht gelagerter Epithelzellen charakteristisch.
In einer älteren Frage musste das Nebennierenmark – ohne Schichtenbau – ausgeschlossen werden.
Zu (2): Hier gelten die Charakteristika des Wandbaus des Rumpfdarms. Die Mukosa besteht aus einschichtigem Zylinderepithel, einer Lamina propria und der für den Rumpfdarm charakteristischen Lamina muscularis mucosae. Die Mukosa ist zu Zotten ausgestülpt.
Zu (3): Auch die Kleinhirnrinde zeigt eine Schichtenbildung mit Körnerzellschicht, Ganglienzellschicht und Molekularschicht außen. Sofort im histologischen Schnitt erkennbar sind die großen Purkinje-Zellen der Ganglienzellschicht.

H00 F93 ■
→ **Frage 2.22:** Lösung C

Zu (1): In die G_0-Phase des Zellzyklus treten Zellen ein, die sich nicht mehr weiter teilen, sei es nur vorübergehend oder dauernd, wie bei Nervenzellen.

Die Existenz von **Stammzellen** (hier sind jetzt adulte Stammzellen gemeint) ist ganz wesentlich für die Regeneration von Geweben. Bei multi- bzw. pluripotenten Stammzellen verbleibt bei der Teilung eine Zelle im Stammzellpool, die andere Tochterzelle differenziert sich weiter. Stammzellen sind als hämatopoetische Stammzellen, als mesenchymale Stammzellen in der Haut, im Epithel von Magen und Darm und in der Leber nachgewiesen. In der **Hämatopoese** beispielsweise gibt es dann noch höher differenzierte Vorläufer (**Progenitorzellen**), die dann nur noch uni- und bipotent sind. Man bezeichnet in der Hämatologie diese Zellen auch als „Colony forming units" (CFU). Diese differenzieren sich dann nach einer Mitose weiter.

In der Hämatopoese kennt man eine pluripotente Stammzelle, dann die multipotenten (determiniert) lymphatischen oder myeloiden Stammzellen. Die myeloide Stammzelle differenziert sich dann z. B. zu der Progenitorzelle für die Megakaryopoese (CFU-Meg) (→ Thrombozyten) oder die Progenitorzelle für die Erythropoese (CFU-E).

Für die Vermehrung bzw. Differenzierung der Zellen sind Wachstumsfaktoren zuständig, die zu den Zytokinen zählen.

Klinischer Bezug
Wachstumsfaktoren werden klinisch eingesetzt, z. B. **G-CSF** (Granulozyten-„colony stimulating factor") bei Patienten mit malignen Erkrankungen zur Prophylaxe schwerer Infektionen (Stimulierung der Neutrophilenproduktion) oder **Erythropoetin** (Stimulierung der Erythropoese) bei Anämie im Rahmen einer schweren Niereninsuffizienz oder bei Anämie in der Tumortherapie.

Hämatopoetische Stammzellen sind auch beim Gesunden im peripheren Blut vorhanden. Sie sind durch die Expression des Oberflächenmarkers CD34 charakterisiert. Nach Applikation von Wachstumsfaktoren (G-CSF) kann der Anteil an CD34$^+$-Stammzellen im Blut gesteigert werden. Die autologe **Stammzellentransplantation** ist ein Verfahren, bei dem beim Patienten durch Leukapherese („Zellseparation") nach zytokiner Stimulation CD34$^+$-Stammzellen gesammelt und dem Patienten bei Bedarf – nach einer Hochdosis-Chemotherapie – wieder retransfundiert werden, um die chemotherapiebedingte Knochenmarktoxizität zu reduzieren. Neuere Forschungsergebnisse zeigen, dass sich aus pluripotenten adulten hämatopoetischen Stammzellen auch andere Zellen (z. B. Herzmuskelzellen, Gefäßendothelien) entwickeln können.

In der Diskussion sind z. Zt. immer wieder **embryonale Stammzellen**, die aufgrund ihrer Omnipotenz Hoffnung auf neue Therapieansätze (Gewebeersatz) wecken. Man versteht darunter Zellen, die aus einem frühen Stadium der Embryonalentwicklung stammen und in Zellkultur gehalten werden können.

H97

→ **Frage 2.23:** Lösung E

Diese Frage erfordert einige Spezialkenntnisse, um korrekt gelöst zu werden. Es wird hier nach Mikrofilamenten (Aktin) und intermediären Filamenten (Keratine, Vimentin, Desmin) gefragt.

Zu (A) und (B): Das Protein **Aktin** ist Bestandteil von Mikrofilamenten, die nahezu in jeder Zelle vorkommen und mit dem Plasmalemm in Verbindung stehen können. Aktinfilamente sind z. B. in Muskelzellen mit Myosin assoziiert (Grundlage der Kontraktion). **Spektrin** zählt zu den aktinbindenden Proteinen; zusammen (mit Aktin) können sie ein Netzwerk in der Erythrozytenmembran ausbilden.

Zu (C): **Desmin** findet sich in den Z-Scheiben der Skelettmuskulatur und der Herzmuskulatur.

Zu (D): **Vimentin** korreliert mit undifferenzierten Zellen oder Zellen mesenchymalen Ursprungs, aber auch embryonalen Zellen.

Zu (E): **Zytokeratine** zählen zu den intermediären Filamenten, deren Durchmesser mit 8–10 nm zwischen Mikrofilamenten und Mikrotubuli liegt. Man kann saure und basische Keratine unterscheiden. Intermediäre Filamente bilden ein Netz um den Zellkern bis hin zur Zellmembran und stellen so sehr stabile Anteile des Zytoskeletts dar. Daraus lässt sich auch ihre Funktion als mechanischer Schutz bei Epithelien und ihr Vorkommen in Zellen mit hoher mechanischer Beanspruchung erklären. In der Haut ziehen Bündel von Zytokeratinfilamenten bis in die Ausläufer der Stachelzellen (lichtmikroskopisch: Tonofibrillen) zu den Desmosomen und erzeugen eine Stabilität gegen Scherwirkungen.

Klinischer Bezug
Zytokeratin wird in der Histopathologie eingesetzt, um z. B. Tumorgewebe unklarer Genese genauer zuzuordnen, in diesem Fall zu epithelialen Tumoren. Das gleiche gilt für Desmin und Vimentin, die beispielsweise von Sarkomen exprimiert werden. Die genannten Substanzen werden also als Marker eingesetzt.

II.5   Epithelgewebe, Übersicht

Epithelien sind solide Zellverbände mit sehr wenig oder keiner Interzellularsubstanz und ohne Blutgefäße (Ausnahme hier: Stria vascularis des Innenohrs). Sie bedecken innere und äußere Oberflächen, als Drüsenepithelien bilden sie den funktionell bedeutsamen Anteil aller Drüsen. Epithelien werden durch eine Basalmembran mit dem darunterliegenden Gewebe verbunden. Man unterscheidet:

- Oberflächenepithel
- Sinnesepithel (primäre und sekundäre Sinneszellen, z. B. Geschmackszellen der Zunge, Mechanorezeptoren in der Haut, Riechepithel usw.)
- Drüsenepithel

Im weiteren Lerntext wird nur auf **Oberflächen-epithel** eingegangen:
Oberflächenepithel wird nach der Form der Zellen der obersten Schicht und nach der Anzahl der Zellschichten klassifiziert. Weiterhin lassen sich verschiedene Oberflächendifferenzierungen unterscheiden, die eng mit der Funktion des Epithels korreliert sind.
Klassifizierung von Oberflächenepithel:

- **einschichtige Epithelien:**
  - einschichtiges Plattenepithel an Oberflächen mit sehr hoher Durchlässigkeit, z. B. als *Endothel* in Blut- und Lymphgefäßen, als *Mesothel* an der Oberfläche seröser Häute, als Kornealendothel.
  - isoprismatisches/kubisches Epithel: polygonale Zellen in der Aufsicht („Pflastersteine"), z. B. Sammelrohre der Niere, kleine Gallengänge, Plexus choroideus, an Oberflächen, wo Austauschvorgänge stattfinden, häufig mit Mikrovilli (s. u.)
  - einschichtiges hochprismatisches Epithel: z. B. Verdauungskanal – Oberflächenepithel des Magens und des Darms, aber auch des Uterus und des Eileiters.
- **mehrreihige Epithelien:**
  Alle Epithelzellen haben Kontakt zur Basalmembran, nicht alle Zellen erreichen die Oberfläche. Kommt als respiratorisches Epithel oder in Teilen des Urogenitalsystems (Samenleiter, Nebenhodengang) vor. Umstritten ist noch, ob die Zellen, die keinen Kontakt zur Oberfläche haben (Basalzellen), auch teilungsfähige Stammzellen sind.
- **mehrschichtige Epithelien:**
  Mehrere Zellschichten liegen übereinander, nur die unterste Zellschicht hat Kontakt zur Basalmembran. Zellersatz geht von der Basalzellschicht aus. Dort sind die Zellen noch prismatisch, wandern dann zur Oberfläche und verändern ihre Form, sie werden zunehmend abgeplattet.
  - mehrschichtig unverhorntes Plattenepithel: Auch die obersten platten Zellen haben noch Zellkerne. Es dient dem Schutz innerer Oberflächen, z. B. Mundhöhle, Vagina, Ösophagus. Zonulae occludentes können zwischen den Oberflächenzellen vorkommen.
  - mehrschichtig verhorntes Plattenepithel (es gibt keine mehrschichtig verhornten iso- oder hochprismatischen Epithelien): kommt als Epidermis der Haut vor. Schutz vor mechanischen Beanspruchungen, wirkt als mechanische/physikalische wie auch als chemische Barriere (Lipide in Interzellularspalten erschweren die Resorption von hydrophilen chemischen Stoffen,

hydrophobe bzw. lipophile Substanzen können die Epidermis leichter durchdringen; cave: Lösungsmittel).

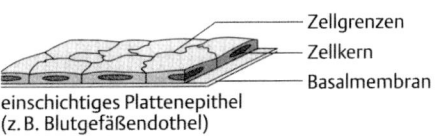

einschichtiges Plattenepithel
(z. B. Blutgefäßendothel)

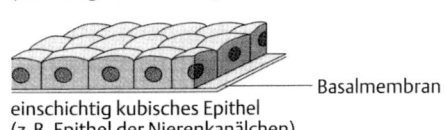

einschichtig kubisches Epithel
(z. B. Epithel der Nierenkanälchen)

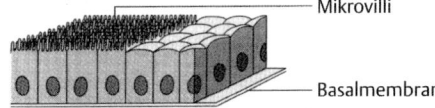

einschichtig hochprismatisches Epithel
(z. B. Schleimhautepithel des Dünndarms)

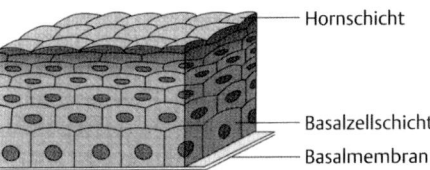

mehrschichtig verhorntes Plattenepithel
(z. B. Epidermis der Haut)

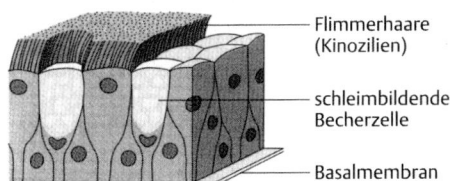

mehrreihiges Flimmerepithel
(z. B. Epithel der Luftröhre)

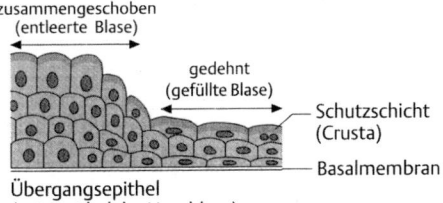

Übergangsepithel
(z. B. Epithel der Harnblase)

Abb. 2.2 Verschiedene Epithelarten
(Aus: Faller A., Schünke M. Der Körper des Menschen, 12. Auflage 1995, Georg Thieme Verlag, Stuttgart, New York)

- **Übergangsepithelien**
  Mehrschichtiges Epithel, das die harnableitenden Wege auskleidet (Nierenbecken, Ureter, Harnblase, proximale Harnröhre), besteht aus Basalzellen, Intermediärzellen und Superfizialzellen. Superfizialzellen überdecken immer mehr als eine Inter-

	Epithelform	Untergliederung nach der Zellform	Vorkommen/Beispiel	Bemerkungen
Drüsenepithel		exokrin/endokrin	siehe Kapitel 2.4	
Sinnesepithel			primäre (Riechepithel) und sekundäre Sinneszellen, z. B. Mechanorezeptoren, Geschmackszellen	
Oberflächenepithel	einschichtige Epithelien	einschichtiges Plattenepithel	Endothel in Blut- und Lymphgefäßen, Endokard, Korneaendothel, Lungenalveolen, Mesothel	geringe Beanspruchung der Oberflächen, Durchlässigkeit, gute Verschiebbarkeit der Eingeweide gegeneinander
		einschichtig kubisches/isoprismatisches Epithel	kleine Gallengänge, proximaler und distaler Tubulus der Niere, Oberfläche des Eierstocks	
		einschichtig hochprismatisches Epithel	Verdauungskanal, z. B. Enterozyten des Dünndarms (Mikrovilli), Flimmerepithel in kleinen Bronchien (Flimmerhaare), Tuba uterina	sehr spezifische aktive Zelleistungen (Transportfunktion, deutliche Nexus als Zellverbindungen, Na-K-ATPase)
	mehrschichtige Epithelien (Benennung nach der obersten Schicht)	mehrschichtig unverhorntes Plattenepithel	Vagina, Mundhöhle, Ösophagus	hohe Beanspruchung, Oberflächen dürfen nicht austrocknen, Zellteilung in der basalen Schicht
		mehrschichtig verhorntes Plattenepithel	Epidermis, Lippenrot	hohe Beanspruchung, äußere Oberflächen
		mehrschichtiges unverhorntes Zylinderepithel	sehr selten, z. B. Fornix conjunctivae	
		Übergangsepithel (meistens mehrschichtig)	Ureter, Harnblase, Nierenbecken, oberer Teil der Harnröhre	auffallende Deckzellen, Abflachung bei Dehnung
	mehrreihige Epithelien (alle Zellen sind mit der Basalmembran in Verbindung, nicht alle erreichen die Oberfläche)	zweireihiges Epithel	Ductus epididymidis – Nebenhodengang	Stereozilien
		mehrreihiges Epithel	respiratorisches Epithel	Flimmerhaare (Kinozilien)

mediärzelle, können sich bei Dehnung des Epithels abflachen, können auch 2 oder mehr Zellkerne enthalten. Besondere Barriereeinrichtungen der Deckzellen (Zonulae occludentes und Plaques) machen sie widerstandsfähig gegen einige Bestandteile des Harns. Durch die besonderen Oberflächenstrukturen ist die apikale Seite der Deckzellen stärker anfärbbar.

Oberflächendifferenzierungen:
- **Kinozilien** sind bewegliche, in einem bestimmten Rhythmus schlagende Zellausstülpungen, die einem gerichteten Stofftransport dienen.

- **Stereozilien** sind unbewegliche Strukturen der Epitheloberfläche, die in Ductus epididymidis und Ductus deferens vorkommen.
- **Mikrovilli** sind Zellausstülpungen, die v. a. bei stark resorbierenden Zellen als **Bürstensaum** vorkommen. Beispiele dafür sind die Epithelien des Darmes und die Zellen des Hauptstückes der Niere. Aufgabe der Mikrovilli ist es, die Zelloberfläche zu vergrößern.

H97 ■
→ **Frage 2.24:** Lösung C

Die Pars prostatica urethrae stellt eine Erweiterung der männlichen Harnröhre dar, beginnt am Ostium urethrae internum und ist durch die Einmündung der Ductus ejaculatorii gekennzeichnet. Dieser Teil der Harnröhre wird vom Drüsenkörper der Prostata umgeben (dort münden auch die Ausführungsgänge der Prostatadrüsen). Das Epithel bis zur Mitte der Pars prostatica ist Übergangsepithel, anschließend wird es mehrschichtig hochprismatisch; aber *erst in der Fossa navicularis, also im Bereich der Glans penis, findet sich mehrschichtig unverhorntes Plattenepithel!*
Zu **(A):** Siehe Lerntext VIII.4.
Zu **(E):** Siehe Lerntext VIII.6.

Merke: *Mehrschichtiges, unverhorntes Plattenepithel bedeckt innere Oberflächen, die nicht austrocknen dürfen.*

F03 ■
→ **Frage 2.25:** Lösung D

Die Abbildung wurde bereits mehrfach in Prüfungen gezeigt, sodass die mit (1) und (2) markierten Zellen erkannt werden sollten. Auch das Schlussleistennetz, das für die Aufrechterhaltung des osmotischen Gradienten zwischen Darmlumen und Interzellularraum von Bedeutung ist, wurde bereits erfragt.
Die Abbildung zeigt ein einschichtig hochprismatisches Epithel, das mit **Mikrovilli** (nicht mit Kinozilien) besetzt ist. Dieser Mikrovillibesatz wird auch als Bürstensaum beschrieben. Dort sind viele, für die Verdauung wichtige Enzyme (Disaccharidasen, Peptidasen) lokalisiert. Zwischen den Epithelzellen liegen Becherzellen (mit (2) markiert). All diese Merkmale sind typisch für das **Darmepithel.** Bei den mit (1) markierten Zellen handelt es sich um Enterozyten des Darmepithels. Die Epithelzellen haben eine Lebensdauer von ca. **2 Tagen**, die **Zellerneuerung** erfolgt vom Boden der Krypten aus. Besonders im Dünn-, aber auch im Dickdarm werden die einzelnen Nahrungsbestandteile (beispielsweise **Monosaccharide**, Aminosäuren, Fettsäuren, Wasser, **Mineralien** usw.) durch verschiedene Mechanismen resorbiert.

Zu **(D):** Becherzellen sezernieren Schleim ins Darmlumen, der für den Schutz der Epitheloberfläche sowie das Gleiten des Speisebreis verantwortlich ist. Lysozym wird von Becherzellen nicht sezerniert.
Zu **(A):** Dies ist korrekt, Aufnahme von Glukose über einen Na^+-Cotransporter.

H03 ■
→ **Frage 2.26:** Lösung B

Kinozilien sind Bestandteil des respiratorischen Epithels, das sich von der Trachea in die Abschnitte des respiratorischen Systems fortsetzt. Lobär- und Segmentalbronchien und Bronchioli enthalten im Epithel noch Kinozilien, die nach distal hin abnehmen. Auch der Bronchiolus terminalis hat noch ein einschichtiges kubisches Flimmerepithel. In den Bronchioli respiratorii jedoch fehlen die Kinozilien, ebenso wie in den Ductuli alveolares (B). Auch die Becherzellen nehmen im respiratorischen System nach distal hin ab.

H98 F94 ■
→ **Frage 2.27:** Lösung C

Siehe Lerntext II.5.

F03 ■
→ **Frage 2.28:** Lösung A

Becherzellen sind ein besonders gutes Beispiel für einzellige intraepitheliale Drüsen. Sie kommen im respiratorischen Epithel und im gesamten Dünn- und Dickdarm vor, von proximal nach distal zunehmend. Sie haben eine typische kolbenförmige Gestalt und bilden Schleim, der viele Glykoproteine, aber keine proteolytischen Enzyme enthält. Sie sind aufgrund der Glykoproteine PAS-positiv. Bei Azanfärbung erscheinen sie hellblau. Siehe Abbildung Nr. 4 und Abbildung Nr. 5 des Bildanhangs.
Zu **(B):** **Bronchioli respiratorii** gehen aus den Bronchioli terminales hervor und haben seitliche Aussackungen – die Alveolen. Bronchioli respiratorii enthalten allerdings keine Becherzellen mehr. Diese finden sich zwar im respiratorischen Epithel der Nase, der Trachea, der Haupt-, Lobär- und Segmentalbronchien, aber nicht mehr in den Bronchioli terminales und respiratorii!
Zu **(C), (D)** und **(E):** Das Epithel der Gallenblase enthält keine Becherzellen, dort wird der Schleim von hochprismatischen Epithelzellen gebildet. Im Ösophagus sind Glandulae oesophageae vorhanden, die in der Submucosa liegen, in Kardianähe finden sich auch Drüsen, die den Kardiadrüsen ähneln. Auch der Ösophagus enthält keine Becherzellen. Im Magen schließlich gibt es dann Glandulae gastricae propriae, aber auch keine intraepithelialen Becherzellen.

H95 F92 H85 ■
→ **Frage 2.29:** Lösung E

Eine **Lamina muscularis mucosae** (kurz: Muscularis mucosae) ist eine nur für den gesamten Rumpfdarm (Ösophagus bis Rektum) charakteristische Schicht, die im Kopfdarm (Mundhöhle und Pharynx) fehlt. Die „Muscularis mucosae" ist Bestandteil der Schleimhaut (Mukosa) und besteht aus glatten Muskelzellen, die spiralig verlaufen. Im histologischen Querschnitt durch den Rumpfdarm ist diese Schicht unter der Lamina propria mucosae deutlich zu erkennen. In anderen Hohlorganen kommt sie nicht vor (z. B. Harnblase, Gallenblase). Sie dient der Anpassung des Darmlumens an den Inhalt und wird vom Plexus submucosus (Meissner) innerviert.

H88 ■
→ **Frage 2.30:** Lösung D

Bei Epithelzellen, die vorwiegend für **transzellulären Transport** zuständig sind, zeigt sich häufig eine Vergrößerung der resorbierenden Oberfläche durch
  – Mikrovilli bzw. Bürstensäume (A),
  – basale Einfaltungen (B),
  – basolaterale Zellinterdigitationen und
  – laterale Mikrovilli.
In manchen Zelltypen lassen sich mehrere dieser Strukturen gleichzeitig erkennen (Hauptstück der Niere), andere Zellen zeigen z. B. nur einen Bürstensaum. Basolaterale Zellinterdigitationen finden sich bei ionentransportierenden Epithelien (Nierenhauptstück).
Transportierende Epithelien verfügen weiterhin über viele Mitochondrien (E), da sie eine große Stoffwechselaktivität mit hohem Sauerstoffverbrauch entfalten. Eine besondere Rolle spielt die **Na-K-ATPase**, die als Energielieferant der Ionenpumpe fungiert. Sie ist in den basolateralen Zellanteilen gut nachweisbar. Siehe Kommentar zu Frage 2.198.
Zu (D): *Glattes endoplasmatisches Retikulum* ist das Charakteristikum von Zellen, die Steroidhormone bilden, es enthält dort die Enzyme für die Steroidsynthese. In der Leberzelle ist glattes endoplasmatisches Retikulum an der Glukoneogenese beteiligt. In anderen Zellen hat es Speicherfunktion, z. B. im sarkoplasmatischen Retikulum der Muskulatur (Calciumionen).

Allgemeine Anatomie der exokrinen und endokrinen Drüsen

2.4

F96 H87
→ **Frage 2.31:** Lösung D

Auf diesem Bild fehlt die Basalmembran, die sozusagen das Bild umrunden müsste. Man blickt auf das Lumen eines Drüsenendstücks einer **serösen**

Drüse. Serös deswegen, weil – und hier wiederhole man die allgemeine Anatomie der Drüsen – man deutlich apikale Sekretgranula erkennt, die Zellkerne wären groß und mittelständig, lichtmikroskopisch wäre eine basale Basophilie zu verzeichnen, die im elektronenmikroskopischen Bild als Kriterium wenig nützt.
Mehrere Zellen laufen hier sternförmig auf ein Lumen zu, was in dieser Formation das Gallenkanälchen (Auffaltung der Zellmembran zwischen *zwei* Leberzellen) ausschließt.
Desmosomen sind ganz nahe am Lumen als Verdichtungen der Zellmembranen zu sehen. Sie dichten den Interzellularspalt gegen das Lumen ab.

II.6	**Allgemeine Anatomie der Drüsen**

Man unterscheidet zunächst **exogene** und **endogene Drüsen** (Drüsen mit innerer Sekretion, kein Ausführungsgang). Die folgende Klassifikation betrifft die exogenen Drüsen. Die Hormonabgabe endokriner Drüsen bzw. die Hormonwirkung wird in weiteren Kommentaren besprochen.
Exogene Drüsen kann man einteilen nach der Art der Sekretextrusion (Sekretausschüttung), nach der Lage in Beziehung zum Oberflächenepithel, nach der Beschaffenheit des in den Drüsenendstücken gebildeten Sekrets und nach der Form der Drüsen.

- **Klassifikation nach Art des Sekretes:**
  Man unterscheidet **seröse – muköse – gemischte Drüsen** mit jeweils charakteristischen Endstücken:
  serös – tubulöses Endstück, rund im Querschnitt, zentral liegende Zellkerne, enges Lumen, Basophilie; Sekret proteinreich, dünnflüssig.
  mukös – azinöses Endstück, im Querschnitt basal liegender, abgeplatteter Zellkern, weites Lumen, wabige Zellstruktur; Sekret muzinreich, zäh, Schleim.
  In **gemischten Drüsen** kommen seröse und muköse Endstücke vor.
- **Klassifikation nach der Lage zum Oberflächenepithel:**
  Diese Unterscheidung betrifft **intraepitheliale oder extraepitheliale Drüsen**. Intraepitheliale Drüsen sind Becherzellen. Größere extraepitheliale Drüsen sind eigenständige „Organe" mit eigener Bindegewebskapsel und Ausführungsgang (z. B. Speicheldrüsen), kleinere Drüsen bestehen nur aus Endstück und Ausführungsgang, z. B. Schweißdrüse.
- **Klassifikation nach der Form der Drüsen:**
  Hier wird beschrieben, ob eine Drüse **einfach, verzweigt, gewunden, tubulär, alveolär, azinös** oder zusammengesetzt aufgebaut ist.
- **Klassifikation nach Art der Sekretausschüttung:**
  Die **holokrinen Drüsen** gehen bei der Sekretion zugrunde, die Zellen werden mit dem Sekret ausgeschleust (Abb. 2.3). Sie unter-

scheiden sich von anderen exokrinen Drüsen durch ein mehrschichtiges Epithel. Wichtigste Vertreter der holokrinen Drüsen sind die *Talgdrüsen*. Sie kommen an den Haaren, den Lippen, dem Augenlid, der Wangenschleimhaut und an der Nase vor.

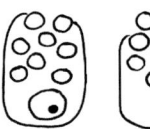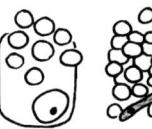

Abb. 2.**3** Holokrine Sekretion

Duftdrüsen sind **apokrine Drüsen**. Bei solchen Drüsen nimmt bei der Sekretion das Zellvolumen ab. Apokrine Drüsen sind befähigt, Sekret in ihren alveolären Endstücken zu speichern. Die Duftdrüsen stehen immer in unmittelbarer Beziehung zu Haaren. Das Sekret der Duftdrüsen ist fettig und alkalisch. Sie kommen in der Achselhöhle, auf dem Mons pubis, an den Labia majora, an den Augenlidern und im äußeren Gehörgang vor. Die Milchdrüsen und die Drüsen des Warzenhofs sind ebenfalls apokrine Drüsen (Abb. 2.4).

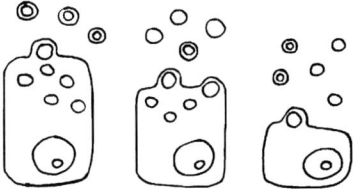

Abb. 2.**4** Apokrine Sekretion

Zu den **ekkrinen Knäueldrüsen** der Haut gehören im wesentlichen die *Schweißdrüsen*. Sie sondern ein saures Sekret ab, das das Bakterienwachstum auf der Haut einschränkt. Verdunstung des Sekrets dient der Wasser- und Wärmeregulation. Die ekkrinen Drüsen sezernieren ohne Veränderung des Epithels, sie bleiben auch ständig sekretionsbereit (Abb. 2.5). Sie finden sich v. a. auf der Haut der Stirn, der Palmarfläche der Hand und auf der Fußsohle.

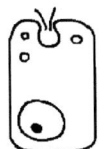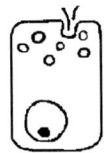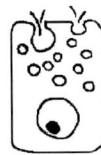

Abb. 2.**5** Ekkrine Sekretion

Merke für die 3 rein serösen Drüsen:
„Papageientränen sind serös"
(Pankreas, Parotis und Tränendrüse).

Klinischer Bezug
Das Sekret der exogenen Drüsen ist wässrig, besteht also aus Elektrolyten, Wasser und Proteinen (also spezifischen Sekretprodukten der jeweiligen Drüse) sowie Muzin in unterschiedlicher Menge. Wassergehalt und Gehalt an Muzin bestimmen die Viskosität des Drüsensekrets. Der Flüssigkeitsgehalt des Sekrets wird über den Transport von Cl⁻-Ionen ins Drüsenlumen reguliert, parazellulär folgen dann Na⁺-Ionen und Wasser. Wichtig dafür sind Chloridkanäle in Drüsenzellen bzw. Gangepithelien.
Bei der **zystischen Fibrose** (CF oder Mukoviszidose), einer autosomal-rezessiven und bisher intensiv erforschten Erbkrankheit, existiert ein Defekt im CF-Gen (auf dem langen Arm des Chromosoms 7), das ein bestimmtes Protein kodiert (CFTR – cystic fibrosis transmembrane regulator). Dieses Genprodukt CFTR ist ein cAMP-abhängiger Chloridkanal an der apikalen Zellmembran. Betroffen sind alle exogenen Drüsen. Bei einem Defekt dieses Proteins kommt es zu fehlendem oder ungenügendem Chloridtransport, entsprechend wird das Sekret der Drüsen zu viskös und kann nicht gut abfließen. Betroffene Organe bei den Erkrankten sind z. B. die Lunge mit häufigen Infekten und zähem Schleim, der Gastrointestinaltrakt und das Pankreas.

H97 ■
→ **Frage 2.32:** Lösung E

Die Abbildung zeigt – soweit bei dieser Vergrößerung erkennbar – Drüsengewebe mit vorwiegend **mukösen Endstücken** (basale, platte Zellkerne, eher weite Lumina). Ob hier mukösen Tubuli seröse Endstücke (v. Ebner-Halbmonde) aufsitzen, kann anhand dieser Vergrößerung nicht eindeutig festgestellt werden. Vermutlich handelt es sich um die Glandula sublingualis. Der Mechanismus der Sekretabgabe ist merokrin.

H90
→ **Frage 2.33:** Lösung B

Die vorliegende Abbildung zeigt einen Ausschnitt aus der **Glandula parotidea**. Die Parotis ist eine rein seröse, verzweigte, azinöse Speicheldrüse. Die serösen Drüsenendstücke sind an den runden, basal liegenden Zellkernen zu erkennen. Das Zytoplasma ist gekörnt, die kegelförmigen Zellen „münden" in eine sehr enge Lichtung. Die apikal liegenden Sekretgranula reagieren PAS-positiv, enthalten auch Polysaccharide.
Schräg von links oben nach rechts unten sind Teile des Ausführungsgangsystems zu erkennen; und zwar mündet ein *Schaltstück* (links der Bildmitte, Plattenepithel) in ein stärker angefärbtes *Streifenstück*, das längs und quer angeschnitten ist (ein-

schichtig iso- bis hochprismatisches Epithel). Schalt- und Streifenstücke liegen *intralobulär*.
Zwischen den serösen Azini liegen große, helle Fettzellen.
Zu (B): Muköse Tubuli sind viel heller (fast wie die Fettzellen), zeigen große, helle Sekretgranula und einen abgeflachten, ganz basal liegenden Zellkern. Das Lumen muköser Azini ist weiter als in serösen Azini.

> *Merke:* **seröse Endstücke:** *hohe Zellen, runde mittelständige Kerne, kleines Lumen;* **muköse Endstücke:** *flache, basal liegende Kerne, weites Lumen.*

F05 ■
→ **Frage 2.34:** Lösung C

Man erkennt auf der Aufnahme einen Ausschnitt aus dem exokrinen **Pankreas** mit serösen Azini (pyramidenförmige Zellen, basale Basophilie, runde, basal liegende Zellkerne, deutlicher Nukleolus), die mit (1) bezeichnet sind. Mit (2) bezeichnet sind zentroazinäre Zellen (2). Die Pankreaszellen geben ihr Sekret durch **Exozytose** ab, und zwar nach Stimulation durch Cholezystokinin die inaktiven Vorstufen proteolytischer Enzyme (Amylase, Lipasen, Trypsin). Sekretin stimuliert die Sekretion einer bikarbonatreichen Flüssigkeit, damit nach Neutralisation des sauren Chymus die Pankreasenzyme optimale Wirkung entfalten können.
Zu (B): Pepsinogen wird in Hauptzellen gebildet und durch Exozytose abgegeben.
Zu (A): Gastrin stimuliert die Belegzellen des Magens.

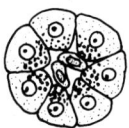 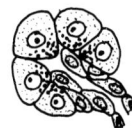

Abb. 2.6 Zentroazinäre Zellen

H96 H91 ■
→ **Frage 2.35:** Lösung B

In der Abbildung sind bis auf (E) alle angegebenen Strukturen zu erkennen. Es handelt sich um einen Schnitt durch die Haut der Achselhöhle mit einem an sich charakteristischen Bild: nur schwach verhornte Epidermis (auf dem Bild nicht zu sehen), subepidermal derbes Bindegewebe – links im Bild, Anschnitte von Haaren (dunkel gefärbte Strukturen in Bildmitte), darüber typische Talgdrüsen – hell, wabig wegen des fettreichen Sekrets; in der rechten unteren Bildecke ist eine ekkrine Schweißdrüse angeschnitten, die apokrinen Schweiß- bzw. Duftdrüsen sind mit dem Pfeil markiert. Sie haben eine charakteristisch weite Lichtung. Sie kommen nur in bestimmten Hautregionen vor: Brustwarze, Axilla, Mons pubis, Analregion und Labia majora.

F03 H96 F89 ■ ■
→ **Frage 2.36:** Lösung A

Auf der vorliegenden Abbildung fällt die Polarität der Zelle auf, rechts viel raues ER, in der Mitte Golgi-Apparat (nicht so deutlich), links die Sekretgranula. Genau dies ist der Weg der Sekretbildung in **Drüsenzellen** (A).
Zu (B): Neutrophile Granulozyten haben einen gelappten Kern (2–5 Segmente), somit sind im mikroskopischen Schnitt mehrere Kernabschnitte zu erkennen. Granula sind über die gesamte Zelle verteilt.
Zu (C): Die Granula haben eine für eosinophile Granula charakteristische Form – eher oval – und zeigen im Elektronenmikroskop ein längliches Kristalloid, welche in einer alten Prüfungsabbildung bereits erfragt wurde.
Zu (E): Nissl-Schollen erkennt man am besten unter dem Lichtmikroskop. Dort stellen sie sich als schollige Gebilde mit vermehrter Basophilie dar. Im elektronenmikroskopischen Schnitt sieht man Anhäufungen von ER, jedoch keine rundlichen dunklen Granula.
Zu (D): Multivakuoläre Fettzellen enthalten zahlreiche Fetttröpfchen, weniger ER, viele Mitochondrien.

F98
→ **Frage 2.37:** Lösung E

Dargestellt ist ein Ausschnitt aus einer gemischten, vorwiegend serösen Drüse, z. B. Glandula submandibularis. Man erkennt die wesentlich helleren mukösen Drüsenzellen, die sich von den dunkleren serösen Drüsenzellen gut abgrenzen lassen. Charakteristisch sind die serösen Halbmonde, die den mukösen Tubuli kappenartig aufsitzen. Dies ist auch auf der Abbildung an mehreren Stellen im linken Bilddrittel gut zu erkennen.

H98
→ **Frage 2.38:** Lösung D

Die Abbildung zeigt in hoher Vergrößerung einen Ausschnitt aus einer Speicheldrüse: seröse Drüsenazini (dunkler, violettes Gebilde rechts) mit stark gekörnten Zellen, links ein Streifenstück (Bestandteil des Ausführungsgangsystems), in welchem in hohem Maße NaCl aus dem Speichel reabsorbiert wird.

H01
→ **Frage 2.39:** Lösung D

Außer der Glandula parotis (rein serös) sind alle Speicheldrüsen serös *und* mukös. **Seröse** Zellen der Drüse sezernieren ein **wässriges, amylasereiches** Sekret, die **mukösen** Drüsenzellen sezernieren **Muzin** (Schleim). Die Drüsen geben ihr Sekret in **Schaltstücke** ab, diese sind von **Myoepithelzellen** umgeben. Mehrere Schaltstücke vereinigen sich dann zu

Streifenstücken, hier findet eine **Natriumrückresorption** statt. Wird jedoch viel Speichel benötigt, so wird dieser mit der Zeit plasma**isoton**. Eine aktive Wassersekretion findet nicht statt. Die Streifenstücke münden schließlich in einen Ausführungsgang.

H04 ■
→ **Frage 2.40:** Lösung A

Myoepithelzellen sind aufgrund ihrer Aktin- und Myosinfilamente kontraktil und fördern die Austreibung von Sekret aus den Drüsenendstücken. Auch das Intermediärfilament Desmin kommt in diesen Zellen vor, ebenso epitheliale Zytokeratine. Myoepithelzellen liegen den sekretorischen Drüsenzellen unmittelbar an, liegen also zwischen sekretorischer Zelle und Basallamina, oder sie liegen außen auf den direkt ans Endstück anschließenden Ausführungsgängen. Sie sind durch Desmosomen mit den Drüsenzellen und untereinander durch Gap junctions verbunden und kommen in der Brustdrüse, in Duft- und Schweißdrüsen der Haut und Speicheldrüsen vor. Nervenendigungen des autonomen Nervensystems reichen an die Myoepithelzelle heran, die Innervation ist bei den Schweißdrüsen z. B. sympathisch.
Die Myoepithelzellen der Brustdrüse werden durch das Hormon Oxytocin stimuliert.

H00 ■
→ **Frage 2.41:** Lösung C

Myoepithelzellen sind kontraktile Zellen in **Drüsen ektodermaler** Herkunft. Aus dem Ektoderm stammen die Schweiß-, Tränen-, Speichel- und Milchdrüsen (das Pankreas entstammt dem Entoderm). Die **Myoepithelzellen** liegen zwischen den Drüsenzellen und deren Basalmembran, sie sind mit den Drüsenzellen und untereinander mit Desmosomen verbunden. **Myoepithelzellen** sind dem Epithel entstammende kontraktile Elemente, die an den Endstücken mancher Drüsen (z. B. in Speicheldrüsen, in der Brustdrüse und in Schweißdrüsen) die Sekretabgabe erleichtern.
Es handelt sich um Zellen, die viele lange Zytoplasmafortsätze besitzen und kontraktile Filamente enthalten. Sie umgreifen mit ihren Zellfortsätzen das Drüsenendstück.
Zu (C): **Prolaktin** wird in der **Adenohypophyse** gebildet. Die Sekretion erfolgt über Vesikel, Myoepithelzellen kommen dort nicht vor.

F04 ■
→ **Frage 2.42:** Lösung B

Siehe Kommentar zu Frage 2.43.
Zu (E): Selbst die Hormone der neurosekrethaltigen Axone des Hypophysenhinterlappens (Adiuretin und Vasopressin) sind in Granula verpackt (neurosekretorische Granula) und gelangen durch axonalen Transport in den Hypophysenhinterlappen. Dort werden sie in der Nähe von fenestrierten Kapillaren abgegeben.

F02 ___
→ **Frage 2.43:** Lösung A

Hormone werden in Drüsenzellen produziert und gelangen auf dem Blutweg an ihre Zielorgane, die spezielle Rezeptoren tragen. Bei den Hormonen unterscheidet man:
Peptidhormone (z. B. Gastrin, Insulin, Glukagon, ADH) / Proteinhormone (Proteohormone wie FSH, LH, TSH) von den Aminosäurenderivaten (Katecholamine, Schilddrüsenhormone) und den **Steroidhormonen** (Mineralokortikoide, Glukokortikoide, Geschlechtshormone – Grundgerüst Cholesterin).
Die Sekretion der meisten Hormone entspricht der bei exokrinen Drüsen, nämlich verpackt in Vesikel/Sekretgranula, die nach Verschmelzung mit der Zellmembran ihren Inhalt freigeben (**Exozytose**).
Dies gilt für Peptidhormone – also Insulin, Glukagon, Gastrin – wie auch für Katecholamine (Adrenalin, Noradrenalin, Dopamin), die im Nebennierenmark in Vesikeln gespeichert werden und auf nervale Reize in Sekundenschnelle freigesetzt werden können.
Eine Ausnahme bilden die **Steroidhormone**, die aufgrund ihrer Biochemie sehr lipophil sind und die Zellmembran durch Diffusion passieren können. Sie benötigen aber für den Weg im Blut eine Bindung an Plasmaproteine oder spezielle Transportproteine. Bei den Steroidhormonen liegen die Rezeptoren nicht in der Plasmamembran der Zielzelle, da diese ebenfalls gut passiert werden kann, sondern im Zytosol. Zu den Steroidhormonen zählt auch das **Aldosteron**, das in der Zona glomerulosa der Nebennierenrinde gebildet wird. Aldosteron wird über den Regelkreis des Renin-Angiotensin-Aldosteron-Systems freigesetzt, Hypovolämie und Hyponatriämie wirken auch direkt auf die Zona-glomerulosa-Zellen; Aldosteron ist an der Regulation des Wasser- und Elektrolythaushaltes beteiligt, indem es die Natriumrückresorption in den distalen Tubuli steigert und die Kalium- und Protonenausscheidung fördert. Zusammen mit mehr Natrium wird auch – osmotisch bedingt – mehr Wasser zurückgehalten. Bei Natriummangel oder Verminderung des Blutvolumens wird **Renin** aus den Epitheloidzellen der Vasa afferentia der Niere freigesetzt, über **Angiotensinogen** in **Angiotensin I** und dann über das Converting-Enzym in **Angiotensin II** umgewandelt. Angiotensin stimuliert die Sekretion von Aldosteron am stärksten, wirkt stark vasokonstriktorisch und löst Durst aus.

H00
→ **Frage 2.44:** Lösung B

Zu (B): Das **Nebennierenmark** besteht aus von der Neuralleiste eingewanderten Sympathikoblasten.

Hier werden Katecholamine (die auch die typischen Transmitter des Sympathikus sind) gebildet. Sie entstehen aus der Aminosäure Tyrosin. Über Dopa und Dopamin entsteht zuerst Noradrenalin, danach Adrenalin.

Zu (A): In der **Nebennierenrinde** werden Mineralocorticoide, Glucocortocoide und Geschlechtshormone gebildet. Diese gehören zu den **Steroidhormonen**, sie werden aus **Cholesterin** gebildet.

Merke: *Zu den Hormonen der Nebennierenrinde: **Mineralwasser** mit **Zucker** macht **sexy**!*

Zu (C): In den **Leydig-Zwischenzellen** des Hodens wird Testosteron gebildet. Dieses Geschlechtshormon gehört ebenfalls zu den Steroidhormonen.

Merke: *Im Hoden wird das le"y"dige Testosteron gebildet.*

Zu (D): Im **Corpus luteum** wird Progesteron gebildet, ebenfalls ein Steroidhormon.
Zu (E): Der **Synzytiotrophoblast** kann Progesteron bilden.

F03 ■
→ **Frage 2.45:** Lösung D

Den Hormonen ist die spezifische Wirkung auf ganz bestimmte Zellen gemeinsam, trotz der ubiquitären Verfügbarkeit der Hormone. Dies beruht auf spezifischen Rezeptoren der Zielzelle. Es gibt aber zwei unterschiedliche Arten von Hormonwirkungen:

- Einmal über Rezeptoren auf der Zellmembran, Aktivierung eines „Second messengers", z. B. cAMP oder Calcium, und über diese Botenstoffe Auslösen der spezifischen Hormonwirkungen der Zelle. Diese Möglichkeit trifft für das unter (D) genannte *Prolaktin* oder andere Hormone wie Gonadotropine, ACTH, TSH zu.
- Eine andere Möglichkeit besteht für Hormone, die die Zellmembran gut passieren können und Rezeptoren im Zellinneren erreichen. Diese Hormone sind lipophil und werden an Rezeptoren am Zellkern oder im Zytosol gebunden (Steroide, Thyroxin).

Cortisol, Progesteron und Testosteron zählen zu den Steroidhormonen, die ihren Rezeptor im Zellinneren haben, Thyroxin hat seinen Rezeptor im Zellkern.
Siehe Kommentar zu Frage 2.43.

H00
→ **Frage 2.46:** Lösung B

Siehe Kommentar zu Frage 2.45.

Zu (B): **Aldosteron** zählt zu den **Steroidhormonen** (Hormone, die aus Cholesterin gebildet werden: Mineralocorticoide, Glucocorticoide, Geschlechtshormone). Steroidhormone sind ebenso wie das Thyroxin **lipophil**, sie sind somit in der Lage, die Zellmembran zu durchdringen. Innerhalb der Zielzellen binden sie an einen **spezifischen Rezeptor** und beeinflussen so die **Transkription**.

Zu (A), (C), (D) und (E): Alle hier genannten Hormone binden an Rezeptoren der Zellmembran und lösen hier entweder die Bildung intrazellulärer Transmitter, die Phosphorylierung intrazellulärer Proteine oder die Aktivierung von Ionenkanälen aus.

H98
→ **Frage 2.47:** Lösung C

In den Myozyten des rechten und linken Vorhofs wird auf den Reiz der Vorhofdehnung durch erhöhten zentralvenösen Druck hin ein „atriales natriuretisches Peptid (ANP)" oder **Atriopeptin** gebildet. ANP hemmt u. a. in der Niere die Natriumrückresorption und erhöht somit die Natriurese.
Ein wichtiges natriumretinierendes Hormon ist das **Aldosteron**, ein Mineralokortikoid, das in der Zona glomerulosa der Nebennierenrinde gebildet wird. Aldosteron steigert die Natriumrückresorption und damit natürlich auch die osmotisch bedingte Wasserrückresorption.

H98
→ **Frage 2.48:** Lösung A

Siehe Kommentar zu Frage 2.47.
Weiteres siehe Lehrbücher der Physiologie.

Klinischer Bezug
Zur Förderung der Diurese setzt man z. B. Aldosteronantagonisten ein, z. T. auch in festen Kombinationen mit anderen Diuretika.

Klinischer Bezug
Natriuretische Peptide bilden sozusagen das Gegengewicht zum Renin-Angiotensin-Aldosteron-System, in dem sie die Druck- und Volumenüberlastung des Körpers zu reduzieren versuchen. Man hat derzeit zwei natriuretische Peptide identifiziert, die vom Myokard bei Dehnungsstress ins Blut abgegeben werden. Zum einen das ANP (atriales natriuretisches Peptid), das von den Myozyten des Atriums produziert wird, zum anderen das BNP („brain" natriuretisches Peptid), das von den Myozyten des Ventrikels freigesetzt wird. Für die ventrikuläre Dysfunktion und die sehr frühe Diagnose einer Herzinsuffizienz – also noch im asymptomatischen Stadium vor den ersten klinischen Zeichen – ist BNP der sensitivere Marker. BNP als Marker für die Herzinsuffizienz ist bereits kommerziell erhältlich und wird im Rahmen klinischer Studien eingesetzt.

2.5 Binde- und Stützgewebe

2.5.1 Bindegewebe

H01

→ **Frage 2.49:** Lösung D

Plurivakuoläres Fettgewebe besteht aus Zellen mit einer Größe von ca. 30 µm (sind also fast viermal so groß wie ein Erythrozyt); im Verhältnis zu den zellulären Bestandteilen ist die Intrazellularsubstanz aus Bindegewebe sehr gering.
Beispielsweise bei hyalinem Knorpel ist das Verhältnis genau umgekehrt: Bei den einzelnen Chondronen (im histologischen Schnitt weiß) sind die zellulären Bestandteile im Vergleich zur Interzellularsubstanz (im histologischen Schnitt meist hellblau angefärbt) sehr viel geringer.

II.7   Bindegewebe

Binde- und Stützgewebe im Allgemeinen:
Bindegewebe kommt überall im Körper vor und übernimmt zahlreiche Aufgaben (Formgebung, Speicherung, Stoffaustausch, Abwehrsystem). Zu den Stützgeweben rechnet man Knorpel und Knochen (siehe spezielle Lerntexte), zum Bindegewebe zählen unterschiedliche Gewebearten wie kollagenes, elastisches oder retikuläres Bindewebe, aber auch Mesenchym, das gallertige Bindegewebe in der Nabelschnur und das Fettgewebe. Bindegewebe bildet in den Organen das Stroma, welches Gefäße und Nerven enthält und das Organparenchym unterteilt. Auch Organkapseln bestehen aus Bindegewebe.
Zwischen den Zellen des Bindegewebes liegen größere Mengen von **Interzellularsubstanz** – auch als **extrazelluläre Matrix** bezeichnet. Diese kann *geformt* (z. B. Fibrillen, Fasern) und *ungeformt* (Grundsubstanz aus Glykosaminoglykanen, Proteoglykanen, Wasser und Adhäsionsproteine) vorliegen. Das Verhältnis zwischen Fasern und umgeformter Grundsubstanz ist je nach Gewebe quantitativ unterschiedlich.
Adhäsionsproteine vermitteln die Verbindung zwischen Zellen und extrazellulärer Matrix. Sie haften über spezielle Rezeptoren an den Zellen. Hierzu zählen **Fibronektine** und **Laminine**. Die biomechanischen Eigenschaften der verschiedenen Gewebe beruhen auf den physikalischen Eigenschaften der Matrix.
Entwicklungsgeschichtlich gehen alle Binde- und Stützgewebe aus dem Mesenchym hervor. Die **Zellen** des Bindegewebes lassen sich unterteilen in
- spezifische (fixe, ortsständige) **Zellen** (Fibroblasten, Fibrozyten, Retikulumzellen, Fettzellen, Osteozyten, Chondrozyten) und

- eingewanderte (freie, bewegliche) **Zellen**, die aus dem Blut eingewandert und für die unspezifische Abwehr zuständig sind (z. B. Plasmazellen, Makrophagen, Leukozyten, Mastzellen).
Die beweglichen Zellen werden im Kapitel „Allgemeine Anatomie" gesondert behandelt. **Bindegewebe im engeren Sinn – fixe Zellen des Bindegewebes:**
Fibroblasten sind die aktive, synthetisierende Form der **Fibrozyten.** Die Unterscheidung bezeichnet lediglich eine Zelle in 2 Funktionszuständen. Fibroblasten haben viele zytoplasmatische Fortsätze, einen großen, spindelförmigen Zellkern mit deutlichem Nukleolus und feinem Chromatin. Als Zeichen einer lebhaften Synthese ist das Zytoplasma reich an rauem endoplasmatischem Retikulum (rER).
Fibrozyten sind eher spindelförmig, haben weniger Zellfortsätze, einen kleineren dunkleren Zellkern sowie wenig rER.
Die Syntheseleistung der Fibroblasten besteht in der *intrazellulären* Bildung von **Prokollagenmolekülen.** *Extrazellulär* entstehen durch enzymatische Abspaltung von Teilen der Polypeptidketten nicht lösliche **Tropokollagenmoleküle,** welche sich schließlich zu *Mikrofibrillen* zusammensetzen.

Prokollagenmoleküle   intrazellulär
(3 helixartige verdrillte
Polypeptidketten)

$\quad$ *enzymatische Abspaltung*
$\quad$ *von Propeptiden*

Tropokollagenmoleküle | 1,2 nm   extrazellulär

$\quad$ *treppenartige Anordnung,*
$\quad$ *Aggregation, Quervernetzung*
$\quad$ *periodische Querstreifung*

Mikrofibrillen | 20–100 nm   Elektronen-
↓   mikroskop
Kollagene Fibrillen | 0,2–0,5 µm
↓
Kollagene Fasern | 1–20 µm   Lichtmikroskop

Die Maßangaben gelten für die jeweiligen *Durchmesser* der Strukturen.

Die Fasern des Bindegewebes sind
- kollagene Fasern (zugfest)
- retikuläre Fasern (biegungselastisch)
- elastische Fasern (zugelastisch)
Kollagenfasern (Aufbau s. o.) sind unverzweigt, bilden kleine Bündel und sind zugfest und flexibel. Im lockeren Bindegewebe zeigen sie einen gewellten Verlauf, ihre Länge ist abhängig vom Spannungszustand.
Die wichtigsten **Kollagentypen** I–IV unterscheiden sich in der Zusammensetzung aus α-Polypeptidketten. Einige Kollagene bestehen auch aus verschiedenen α-Ketten.

Typ I   kommt vor im Korium der Haut, Sehnen, Bänder, Faszien, Knochen und Dentin sowie Kornea und Sklera

Typ II   findet man im hyalinen und elastischen Knorpel, Nucleus pulposus und Glaskörper

Typ III ist Bestandteil von retikulären Fasern, Gefäßwänden und dem Korium, der Lamina fibroreticularis von Basalmembranen, glatter Muskulatur, Leber, Milz, Lunge

Typ IV   kommt in Basallaminae (Lamina densa) von Epithelien vor. Typ IV ist ein nichtfibrilläres Kollagen im Gegensatz zu den anderen Typen I–III.

Daneben gibt es noch diverse andere Kollagentypen.

Retikulinfasern sind dünner als Kollagenfasern, sie bestehen aus quergestreiften Mikrofibrillen und polyglykanreicher Kittsubstanz. Die färberische Darstellung gelingt nur mit speziellen Methoden (PAS-Reaktion, Silbersalzen). Retikulinfasern lagern sich im retikulären Bindegewebe der Zelloberfläche an und bilden feine Gitternetze (z. B. in Lymphknoten, Knochenmark oder Milz). Synonym ist der Begriff „Gitterfasern". Ein räumliches Netz aus Retikulinfasern besteht im retikulären Bindegewebe.

Elastische Fasern sind verzweigt, bilden in der Regel Netze. Auch hier sind färberische „Kunstgriffe" nötig: Resorcinfuchsin, Aldehydfuchsin und Orcein. Elektronenmikroskopisch fehlt hier die Querstreifung. Die Fasern bestehen aus Mikrofibrillen, aus **Fibrillin** und einem elastinhaltigen Zentrum.

Merke: *Prokollagen wird also bereits als Tripel-Helix in den Extrazellulärraum abgegeben.*

Klinischer Bezug

Ein genetisch bedingter Defekt im Aufbau der elastischen Fasern (Fibrillin-Defekt) äußert sich z. B. beim autosomal-dominant vererbten *Marfan-Syndrom* in einer Spinnenfingrigkeit, überlangen Extremitäten, Überdehnbarkeit der Gelenke, Subluxation der Augenlinse und kardialen Fehlbildungen. Auch die verschiedenen Formen des *Ehlers-Danlos-Syndroms* beruhen auf Synthesestörungen oder Strukturdefekten des Kollagens und äußern sich in einer Überdehnbarkeit der Gelenke, hyperelastischer Haut, Arteriendissektionen und Gelenkluxationen. Da Ascorbinsäure (Vitamin C) eine wichtige Rolle bei der Hydroxylierung des Prokollagens spielt, findet sich auch bei Vitamin-C-Mangel (Skorbut) ein funktionell schlechteres Kollagen, was Zahnausfall, Hyperkeratosen und Hämorrhagien – Hautblutungen – zur Folge haben kann.

II.8   Fibroblasten, Fibrozyten

Fibroblasten und Fibrozyten sind *ortsständige* Bindegewebszellen. Der **Fibroblast** ist dabei die synthetisch aktive Form, der **Fibrozyt** die ruhende Zelle. Es handelt sich um zwei Funktionszustände des gleichen Zelltyps. Der Fibrozyt kann jederzeit wieder in den aktiven Zustand (= Fibroblast) zurückkehren.

Fibroblasten besitzen viele unregelmäßige Zytoplasmafortsätze, einen langen platten Zellkern und viel rER und Mitochondrien. Fibroblasten sezernieren die Faserkomponente Prokollagen und die Grundsubstanz in den Extrazellulärraum. Im Extrazellulärraum werden die Prokollagenmoleküle dann „weiterverarbeitet".

Fibroblasten sind Abkömmlinge des Mesenchyms.

Fibrozyten sind eher spindelförmig und haben weniger Zytoplasmafortsätze und weniger rER.

F00 ■ ■
→ **Frage 2.50:** Lösung A

Zwischen Epithel und Bindegewebe liegt als äußerste Grenze des Bindegewebes die **Basalmembran**. Sie besteht aus einer **Lamina lucida**, die das Epithel von der **Lamina densa** der Basalmembran (entspricht der Basallamina) trennt, sowie einer **Lamina fibroreticularis**, die aus Bindegewebsgrundsubstanz und einem Netz dünner Kollagenfasern (lichtmikroskopisch **Retikulinfasern**) besteht. Die Bindegewebsgrundsubstanz besteht aus **Proteoglykanen**, **Fibronektin** und Laminin.

- **Kollagen Typ I:** kommt vor in Knochen, Sehnen, Faszien, Faserknorpel, Korium der Haut, Sklera, Dentin.
- **Kollagen Typ II:** Kollagenfasern in **hyalinem** und **elastischem** Knorpel und im Glaskörper des Auges (also keinesfalls Bestandteil einer Basalmembran).
- **Kollagen Typ III:** kommt als **Retikulinfasern** in lockerem Bindegewebe, Haut, Gefäßwänden und im Stroma innerer Organe vor sowie in der Lamina fibroreticularis der Basalmembran.
- **Kollagen Typ IV:** in **Basallaminae**.

H03 ■
→ **Frage 2.51:** Lösung E

Siehe Kommentar zu Frage 2.50 und Lerntext II.7.

H04
→ **Frage 2.52:** Lösung E

Zu (E): Im Gegensatz zu anderen Fasertypen (kollagene und retikuläre Fasern) zeigen elastische Fasern *keine Querstreifung*.

F91 F88
→ **Frage 2.53:** Lösung E

Fibronektin ist ein hochmolekulares Eiweiß, das in der Umgebung von Fibroblasten, im Bindegewebe, Basalmembranen und bei Makrophagen in Form von dünnen Fibrillen zu finden ist.
Fibronektin gehört zu den Adhäsionsproteinen der Bindegewebsgrundsubstanz. Solche Verbindungen sind für die mechanische Verankerung von Zellen und Kollagenfasern wichtig, organisieren aber auch im Allgemeinen die Wechselwirkung zwischen Matrix und Bindegewebszelle. Fibronektin ist ein Dimer, die beiden Untereinheiten sind durch eine Disulfidbrücke verbunden. Fibronektine werden von Endothelzellen, Makrophagen und Fibroblasten gebildet und vermitteln die Haftung an Kollagenfasern bei Zellen, die keine Basallamina besitzen. Eine lösliche Form des Fibronektins kommt auch im Blutplasma vor. Mit der Bildung von Mikrotubuli hat Fibronektin nichts zu tun.

F98
→ **Frage 2.54:** Lösung B

Spinozelluläres Bindegewebe ist eine Sonderform eines sehr zellreichen Bindegewebes mit dicht stehenden spindelförmigen Zellen und nur wenig Interzellularsubstanz. Dieses Gewebe kommt im Ovar und in der Uterusschleimhaut vor.

H97
→ **Frage 2.55:** Lösung B

Unter dem Begriff „retikuläres Bindegewebe" versteht man Bindegewebe, bestehend aus retikulären Fasern und Retikulumzellen, dessen retikuläre Fasern feine Netzwerke bilden. Retikuläre Fasern zählen zum Typ III der Kollagenfasern. (Während der Entwicklung entstehen zunächst nur retikuläre Fasern, die dann zunehmend in Kollagenfasern vom Typ I umgewandelt werden.)
Retikuläres Bindegewebe kommt in den lymphatischen und blutbildenden Organen vor, also in Lymphknoten, Milz und im roten Knochenmark.
Die Nabelschnur enthält gallertiges Bindegewebe, die Bänder des Körpers bestehen aus kollagenem Bindegewebe in der typischen wellenförmigen Anordnung (Stichwort Flügelzellen), siehe Abbildung Nr. 15 und Abbildung Nr. 17 des Bildanhangs. Das Korium der Haut besteht – auch im Stratum reticulare (nicht verwirren lassen) – ebenfalls aus kollagenen Faserbündeln, aber auch aus elastischen Fasern.
Das Bindegewebe der Rinde des Ovars ist eine Sonderform eines sehr zellreichen Bindegewebes: Man bezeichnet es auch als spinozelluläres Bindegewebe (dicht angeordnete spindelförmige Zellen, wenig Fasern und wenig Interzellularsubstanz). Das Bindegewebe des Ovarialmarks ist etwas lockerer.

F01
→ **Frage 2.56:** Lösung C

Arachnoidea heißt übersetzt Spinnengewebshaut, da sie eine sehr lockere Struktur ist, die aus von Meningealzellen gebildeten Blättern besteht, zwischen denen spärliche **spinnengewebsartige** Kollagenfasern ziehen. Straffes Bindegewebe kommt hier also nicht vor.

H04 ■
→ **Frage 2.57:** Lösung B

Aggrecan ist das typische Proteoglykan des (hyalinen) Knorpels. In der **Extrazellulärmatrix** des hyalinen Knorpels interagiert es (keine kovalente Bindung, Verbindungsprotein) mit Hyaluronan (**Hyaluronsäure**, fadenförmiges Molekül) und bildet große Aggregate, die wiederum mit Kollagenfibrillen (im hyalinen Knorpel Typ-II-Kollagen) vernetzt sind.
Die Kollagenfibrillen verhindern ein weiteres Ausdehnen der Proteoglykane (durch weitere Wasserspeicherung und Abstoßung der vielen negative Ladungen der Seitenketten der Proteoglykane), indem sie ein festes Netz bilden. Der Knorpel ist also in geringem Maße komprimierbar, dehnt sich jedoch danach sofort wieder aus, soweit es die vernetzten Kollagenfibrillen zulassen. Darauf beruht die Druckelastizität bzw. die „Stoßdämpferwirkung" des hyalinen Knorpels, die ja v. a. im Gelenkbereich wichtig ist.

F01
→ **Frage 2.58:** Lösung D

Proteoglykane gehören neben den Glykoproteinen und den Glykosaminoglykanen zu den Bestandteilen der Bindegewebsgrundsubstanz. Proteoglykane bestehen aus einem Kernproteinfaden und vielen Glykosaminoglykan-Seitenketten. Diese Ketten besitzen viele Negativladungen, aber auch aufgrund der Elektroneutralität viele Kationen. Daher ziehen diese Moleküle viel Wasser an, das so in der Grundsubstanz gespeichert wird. Es gibt verschiedene Proteoglykane, z. B. ist Aggrecan das typische Proteoglykan des Knorpels.
Zu (A): **Albumine** sind vor allem für die Aufrechterhaltung des kolloidosmotischen Drucks im Blut zuständig. Eine verminderte Albuminproduktion liegt beispielsweise bei einer Leberzirrhose vor; hier kann es zum Austritt von Flüssigkeit in die Bauchhöhle (= Aszites) kommen.
Zu (C): **Lipoproteine** sind beispielsweise Chylomikronen, VLDL, LDL und HDL, die u.a. für den Transport von Fettsäuren zuständig sind.
Zu (E): **Kollagene** bilden Fasern, Netze und Bänder; sie zeichnen sich durch Zugfestigkeit aus.

F93

→ **Frage 2.59: Lösung C**

Diese Abbildung ist eine Wiederholung aus dem Examen Herbst 1984 und Herbst 1987. Damals wurde die Frage nach den Fasern gestellt. Es handelt sich um kollagene Fasern mit einem charakteristischen wellenförmigen Verlauf, was für eine Sehne spricht. Die dazwischenliegenden Zellen sind im Querschnitt deutlicher als Flügelzellen zu erkennen (siehe Abbildung Nr. 17 des Bildanhangs).

F97

→ **Frage 2.60: Lösung E**

Am gewellten Faserverlauf sollte die **Sehne** zu erkennen sein. Ein ähnliches Bild zeigt Abbildung Nr. 15. Zwischen den einzelnen Faserbündeln liegt Peritendineum internum, lockeres Bindegewebe, welches auch Blutgefäße und Nerven führt.

Die Aussagen (C) und (D) lassen sich ohne weiteres eliminieren, denn eine Querstreifung ist in keinem Fall zu sehen. Sie müsste bei Längsschnitten – wie diesem – deutlich hervortreten.

Auch der Plexus myentericus müsste zwischen der Ring- und Längsmuskelschicht von glatter Muskulatur eingebettet sein. Er besteht aus vegetativen Nervenfasern, Ganglienzellen und Glia.

H99 H96 ■ ■

→ **Frage 2.61: Lösung D**

Man erkennt verschieden dicke und verschieden geformte Bündel von kollagenen Fasern; die dazwischen liegenden dunkleren Zellen sehen aus, als ob sie Fortsätze besäßen. Es handelt sich um die für den Querschnitt der Sehne charakteristischen Flügelzellen, die zwischen den runden Fasern liegen und sich in ihrer Form den Zwischenräumen zwischen den Fasern anpassen. Die Septen aus lockerem Bindegewebe, die auch dunkler gefärbt sind, nennt man Peritendineum internum. Ein Peritendineum externum umhüllt die gesamte Sehne.

Zu **(A)**: Der Sehnerv enthält keine Zellen.

Zu **(B)**: Augenmuskeln bestehen aus quergestreifter (Skelett-) Muskulatur.

Zu **(C)**: Zu 3 Taenien ist die äußere Längsmuskelschicht der Tunica muscularis des Kolons zusammengefasst. Man müsste also die Charakteristika glatter Muskulatur im Querschnitt erkennen: zentral gelegene Zellkerne, die aber nicht in jeder Zelle auf der gleichen Querschnittsebene anzutreffen sind. In jedem Querschnitt wird nur ein Teil der Zellkerne getroffen.

Zu **(E)**: Im kompakten Lamellenknochen sind die konzentrischen Lamellen um Havers-Kanäle auffallend. Das Bild der Zellen in den Lamellen ähnelt entfernt der vorliegenden Abbildung, die zentral liegenden Havers-Kanäle fehlen jedoch. Außerdem sind im Knochen die Zellen regelmäßiger an den Lamellen angeordnet.

F90

→ **Frage 2.62: Lösung D**

Hier entschieden sich 44 % der Prüflinge für die Zungenmuskulatur! Bei flüchtigem Hinsehen besteht tatsächlich eine gewisse Ähnlichkeit zum Bild der quergestreiften Skelettmuskulatur.

Es handelt sich hierbei jedoch um eine *erst elektronenmikroskopisch sichtbare Querstreifung!* Die Skelettmuskulatur zeigt jedoch schon im Lichtmikroskop bei z. B. 400-facher Vergrößerung die charakteristische Querstreifung. Zum anderen fehlen auf vorliegender Abbildung die zwischen den Fasern der Skelettmuskulatur liegenden Zellkerne. Muskulatur scheidet als Lösung also aus.

Zu **(C)**: Hier wären kollagene Fibrillen parallel angeordnet, ließen jedoch auch die Querstreifung erkennen – also entweder Längs- oder Querschnitte sichtbar. Auch im Schnitt durch eine Sehne müsste man Fibrozyten (Flügelzellen) erkennen.

H05 F90

→ **Frage 2.63: Lösung B**

Die Frage wurde bereits im Frühjahr 1990 gestellt und nach der 14. Auflage des Fachbandes aus dem Fragenpool genommen.

In der unteren Bildhälfte sind mehrere Hohlräume quer, schräg und längs angeschnitten. Sie enthalten ein zentrales Blutgefäß, was eindeutig für Knochengewebe, Havers-Kanäle, spricht. Dargestellt sind somit Fasern des Periosts, die als Sharpey-Fasern mit dem Knochen verankert sind. Sie strahlen zusammen mit Fasern ansetzender Sehnen in die Kortikalis ein und verbinden das Knochengewebe mit dem Periost. Siehe auch Lerntext II.13.

Also fallen die Lösungen (C), (D) und (E) weg.

Endost (A) besteht aus flachen Bindegewebszellen, wenig Bindegewebe, es fehlen meist Kollagenfasern.

2.5.2 Fettgewebe

F90

→ **Frage 2.64: Lösung A**

Die unter (A) dargestellte Methode dient dem selektiven Nachweis von intrazellulärem Fett. Zur Fixierung fetthaltigen Gewebes dürfen keine Lipoidextraktoren wie Alkohol, Äther oder Aceton verwendet werden, wenn die Lipide nicht aus den Vakuolen gelöst werden sollen.

Dies wird durch die Formolfixierung erreicht, die dafür aber das Glykogen aus den Zellen entfernt.

Nach der Fixierung ist zur Erhaltung des intrazellulären Fetts die Schnittherstellung auf dem Gefriermikrotom am vorteilhaftesten.

Der Nachweis von intrazellulären Fetttropfen geschieht durch Färbung mit Stoffen, die in Fett besser löslich sind als in der Farbstofflösung. Hierzu eignen sich Sudanschwarz (schwarze Färbung) und Scharlachrot (rote Färbung).

Zu **(B)**: Metachromasie (Farbumschlag z. B. von Toluidinblau in einen roten Farbton) dient zum Nachweis von basophilen Strukturen bei festgelegtem sauren pH-Wert. Beispiele hierfür sind Glykosaminoglykane in Knorpelgrundsubstanz und Mastzellgranula.

Zu **(C)**: Die hier genannte Methode ist eigentlich nicht sinnvoll, da die Gefriertrocknung angewendet wird, um die Nachteile einer chemischen Fixierung zu umgehen.

Zu **(D)**: Bei der PAS-Reaktion (Perjodsäure-Schiff-Reaktion) färben sich v. a. Glykogen, aber auch Mukopolysaccharide, Glykolipide und manche Phospholipide.

Sie beruht darauf, dass infolge der Oxidation durch die Perjodsäure freie Aldehydgruppen entstehen, die sich mit Schiff-Reagenz rot färben.

Man weist vorwiegend Glykogen damit nach, allerdings ist die Reaktion nicht glykogenspezifisch.

Bei dem in der Abbildung dargestellten Gewebe (hier in anderer Färbetechnik) kann es sich um plurivakuoläres (braunes) Fettgewebe handeln. Differentialdiagnostisch kommt auch die Zona fasciculata der Nebennierenrinde in Frage (siehe Abbildung Nr. 85 des Bildanhangs); die Zellen enthalten ebenfalls viele Fetttröpfchen und werden als Spongiozyten (wabenartiger Bau) bezeichnet. Das Zytoplasma zeigt dort allerdings eine leichte Basophilie (Lösungsmöglichkeit (E)).

F00

→ **Frage 2.65:** Lösung C

Beim **Fettgewebe** unterscheidet man zwischen zwei Formen:
- weißes, univakuoläres Fettgewebe (ein großer Fetttropfen)
- braunes, plurivakuoläres Fettgewebe (viele kleinere Fetttropfen)

Fettzellen entstammen einer *mesenchymalen* pluripotenten Stammzelle, dem Adipoblasten. Diese Zellform differenziert sich dann in frühe Präadipozyten, späte Präadipozyten und Adipozyten. Letztere teilen sich nicht mehr. Die zunächst noch multipel vorliegenden Fetttropfen verschmelzen im Laufe der Differenzierung zu einem einzigen großen Fetttropfen.

Zu **(C)**: **VLDL-Partikel** gehören zu den Lipoproteinen. Sie werden ebenso wie die HDL-Partikel in der Leber gebildet (LDL entsteht aus VLDL, Chylomikronen entstehen in der Darmmukosa).

Im Blut findet man Lipide nur als Lipoproteine, d. h. als Komplexe von Proteinen und Lipiden. Je nach Zusammensetzung unterscheidet man vier verschiedene Lipoproteine, die unterschiedliche Anteile von Lipiden und Eiweißen aufweisen. VLDL-Lipoproteine (very low density lipoproteins) sind z. B. sehr triglyzeridreich.

Die mit der Nahrung aufgenommenen Triglyzeride und das Cholesterin werden mit Hilfe von Chylo-

mikronen (aus der Dünndarmschleimhaut) resorbiert und auf dem Lymphwege in den Kreislauf geschleust. In der **Leber** werden dann VLDL gebildet, die als Transportform für Lipide anzusehen sind.

Die Fettzelle nimmt Fett nicht in Form von VLDL auf: Lipoproteine werden vorher durch eine Lipoproteinlipase gespalten. Die Fettzelle nimmt dann z. B. durch Pinozytose freie Fettsäuren, an Albumin gebunden, auf.

Zu **(A)**, **(B)**, **(D)** und **(E)**: **Univakuoläre Fettzellen** bilden das weiße Fettgewebe. Die zunächst plurivakuolären Fettkügelchen fließen zu einem großen Fetttropfen zusammen, dabei werden Zytoplasma und **Kern** als dünne umhüllende Membran an den Rand gedrängt (= **Siegelringstruktur**).

Argyrophile retikuläre Bindegewebsfasern bilden ein Gitternetz um die Fettzelle. Die Einlagerung in Fettgewebe und seine geschlechtsabhängig unterschiedliche Verteilung auf die Körperregion wird hormonell gesteuert (Nor-/Adrenalin, Insulin, Glucagon), ebenso wie die Lipolyse (Nor-/Adrenalin und Glucagon setzen intrazellulär cAMP frei, das die Lipase aktiviert).

Fettzellen sind metabolisch sehr aktiv, denn es findet ein ständiger Umsatz (Lipogenese) und Lipolyse statt.

F02

→ **Frage 2.66:** Lösung A

Siehe Kommentar zu Frage 2.67.

H02

→ **Frage 2.67:** Lösung A

Eine ähnliche Abbildung wurde auch in der Frühjahrsprüfung 2002 gezeigt. Man erkennt univakuoläres **Fettgewebe**, aus dem in der Regel durch Fixierung alles Fett herausgelöst wurde. Die weißen Stellen (Vakuolen) der Lipozyten entsprechen dem ursprünglich *einen* großen Fetttropfen, und die Zellen stellen sich als charakteristische **Siegelringform** dar (aufgrund der Fettspeicherung wurde der Zellkern und das Zytoplasma an den Rand der Zelle gedrängt).

Die Lipozyten (Adipozyten) werden ca. 50–100 µm groß und haben eine polygonale Form. Zwischen den Fettzellen liegen viele Kapillaren sowie ein Netz aus retikulären Fasern. Das in den Vakuolen enthaltene Fett besteht hauptsächlich aus Triglyzeriden (Glyzerin mit Fettsäuren verestert), während Chylomikronen die „Transportform" für Fette (Fette in Glykoproteine eingehüllt) in Lymphe und Blut darstellen.

Auch VLDL werden im Blut transportiert und dann wieder vor der Aufnahme in die Fettzelle hydrolysiert; die Fettzelle nimmt dann die Fettsäuren auf und synthetisiert wieder Triglyzeride. Abgegeben *aus der Fettzelle ins Blut* werden dann wieder Fettsäuren und Glyzerin, nicht jedoch Chylomikronen oder VLDL. Daher sind (C) und (E) falsch.

Leptin ist dagegen ein in der Fettzelle syntheti-siertes Hormon, was bei der Regulation der Nah-rungsaufnahme eine Rolle spielt.

H03 ■

→ **Frage 2.68:** Lösung A

Siehe Kommentar zu Frage 2.67.
Zur Fettspeicherung (Lipogenese) werden die Zel-len durch **Insulin** angeregt, lipolytisch wirken u. a. Katecholamine und Glukagon.
Schilddrüsenhormone, wie Thyroxin und Trijodthy-ronin, fördern die Lipolyse.

H02

→ **Frage 2.69:** Lösung A

Ito-Zellen wurden bereits im Frühjahr 2002 erfragt. Es handelt sich um **fettspeichernde** Zellen, die auch **Vitamin A** enthalten können. Diese Zellen liegen in den Disse-Räumen der Leber.

2.5.3   Knorpelgewebe

II.9   Knorpelgewebe

Knorpel zählt zu den Stützgeweben. Knorpel-gewebe entwickelt sich aus dem Mesenchym, es lagern sich Mesenchymzellen aneinander und differenzieren sich zu **Chondroblasten.** Die Zellen bilden extrazelluläre Matrix und werden zu Chondrozyten. Sie weichen durch die Menge an gebildeter Matrix weiter auseinander (inter-stitielles Wachstum), und es entstehen die ty-pischen Chondrone. Im differenzierten Knorpel-gewebe teilen sich Chondrozyten nicht mehr.
Knorpel ist ein bradytrophes Gewebe, es ent-hält keine Gefäße, keine Lymphgefäße, und es ist nicht innerviert. Für Ernährung und Wachs-tum von Bedeutung ist das Perichondrium, das analog zum Knochen aus einer äußeren Faser-schicht und einer inneren zellreichen Schicht besteht, deren Zellen sich zu Chondroblasten differenzieren können. Blutgefäße reichen bis ins Perichondrium, die Knorpelzellen werden über Diffusion durch die Extrazellulärmatrix (EZM) ernährt. Lediglich die Gelenkflächen des hyalinen Knorpels sind nicht von Perichondri-um überzogen, dort erfolgt die Ernährung über die Synovialflüssigkeit.
Knorpelgewebe besteht aus Knorpelzellen (Chon-drozyten), die in Gruppen sog. **Chondrone** bil-den, und einem hohen Anteil an EZM. Bestand-teil der EZM sind Proteoglykane (z. B. Aggre-can), kollagene Fasern aus meist Typ-II-Kol-lagen (im Faserknorpel Typ-I-Kollagen) und Glykoproteine (z. B. Chondronektin, vermittelt die Haftung von Kollagen an Chondrozyten).
Knorpel ist sehr druckelastisch. Die unter-

schiedlichen Knorpeltypen resultieren aus ver-schiedenen funktionellen Anforderungen an das Gewebe:
Hyaliner Knorpel: Ist bis auf die Gelenkflächen von einem Perichondrium umgeben, in seiner Grundsubstanz findet man maskierte kollagene Fibrillen und von einem Zellhof umgebene Chond-rone aus mehreren Knorpelzellen. Die EZM ist aufgrund des hohen Proteoglykananteils baso-phil, direkt um die Chondrozyten stärker an-gefärbt.
Vorkommen: Epiphysenfugen, Gelenk- und Rip-penknorpel, Nasenknorpel, Knorpelspangen der Luftröhre, Cartilago thyroidea et cricoidea.
Elastischer Knorpel: Er enthält zusätzlich zu den Strukturen des hyalinen Knorpels elastische Fa-sernetze, die um die Chondrone laufen, die in-terterritoriale Substanz durchqueren und ins Perichondrium einstrahlen.
Vorkommen: z. B. Ohrmuschel und äußerer Ge-hörgang, Tuba auditiva, Epiglottis.
Faserknorpel (Bindegewebsknorpel): Die Kolla-genfasern werden nicht mehr von der Knorpel-grundsubstanz maskiert. Die weit auseinander gedrängten, zellarmen Chondrone sind zwi-schen Faserbündeln (Typ-I-Kollagen) einge-zwängt und nur von einem dünnen Saum von Knorpelgrundsubstanz umgeben.
Vorkommen: Zwischenwirbelscheiben, Symphy-sis pubica, teilweise auch in Disci und Menisci der Gelenke, Discus des Kiefer- und Schlüssel-beingelenks.

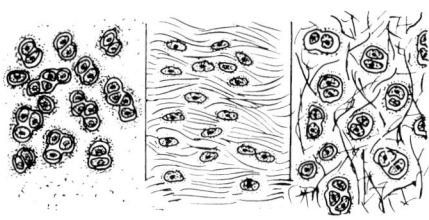

hyaliner   Faserknorpel   elastischer
Knorpel   Knorpel

Abb. 2.7 Knorpelarten

Klinischer Bezug

In einigen Lokalisationen des Knorpels kommt es physiologisch zu Verkalkungen (Kehlkopf, Rippenknorpel). Mit zunehmendem Alter lässt die Druckelastizität des Knorpels nach, auch die Regeneration des Knorpels ist gering. Aufgrund der hohen Diffusionsstrecke für die Ernährung kommt es mit der Zeit zu degenerativen Ver-änderungen, der Anteil an Proteoglykanen nimmt ab, Kollagenfibrillen demaskieren sich, Knorpelschäden und -defekte werden durch bindegewebige Narben „repariert". Die Knor-peloberfläche wird unregelmäßig, man spricht klinisch von einer *Arthrose*, insbesondere in den stärker belasteten Gelenken der unteren Extremität, aber auch z. B. im Schultergelenk. ■

F05 ■
→ **Frage 2.70:** Lösung B

Man erkennt im vorliegenden Schnitt relativ seltene Chondrozyten, die von einem basophilen Hof umgeben sind. Dazwischen finden sich viele kollagene Fasern, Kennzeichen für den **Faserknorpel.** Er kommt neben den Zwischenwirbelscheiben auch in Menisci und Disci articulares und in der Symphyse vor.
Eine Sehne war bereits in Längs- und Querschnitt in alten Prüfungsfragen zu sehen, charakteristisch ist der wellenförmige Verlauf der Kollagenfasern.
Zu (E): Im Femurkopf wäre Gelenkknorpel zu sehen, also hyaliner Knorpel, gruppenweise zusammengelagerte Chondrozyten, maskierte kollagene Fibrillen (im Lichtmikroskop nicht zu erkennen).
Zu (D): Die Epiglottis besteht aus elastischem Knorpel, dort liegen die Chondrone auch gruppenweise und dichter wie in der vorliegenden Abbildung. Man erkennt die zusätzlichen elastischen Fasern, die netzartig verlaufen.

F99 ■
→ **Frage 2.71:** Lösung E

Siehe hierzu auch Lerntext II.9. In der Aufstellung fehlt noch der Gelenk- und Rippenknorpel.
Vorsicht beim Kehlkopf: Der Kehldeckel und die kleineren Knorpel des Kehlkopfskeletts (Cartilago corniculata und cuneiformis) bestehen aus elastischem Knorpel, d. h. nur die größeren Kehlkopfknorpel des Kehlkopfskeletts bestehen aus hyalinem Knorpel. So wie die Frage aber gestellt ist, ist Aussage (2) korrekt.

H02 ■ ■
→ **Frage 2.72:** Lösung D

Siehe Lerntext II.9.
Neben dem Knorpel der Ohrmuschel kommt **elastischer Knorpel** noch in der Epiglottis, im äußeren Gehörgang und in der Tuba auditiva vor.
Alle übrigen in der Frage genannten Lokalisationen weisen hyalinen Knorpel auf.

2.5.4   Knochengewebe

H99
→ **Frage 2.73:** Lösung E

Lamellenknochen ist für den Erwachsenen typisch, er besteht aus Spezial-, Schalt- und Generallamellen. Charakteristisch für die Lamellen sind Osteozyten und Kollagenfasern.
Die **Generallamellen** umfassen den Knochen sowohl von außen als auch von innen.
Die **Speziallamellen** sind Bestandteil des sogenannten Havers-Systems (auch Osteon genannt). Ein

Havers-Kanal, der Blutgefäße und Nerven enthält, wird von 3–20 Speziallamellen umgeben.
Die **Schaltlamellen** sind Lamellen oder -teile *ehemaliger* Osteone, die jetzt *zwischen* den Osteonen liegen.
Volkmann-Kanäle verlaufen sozusagen senkrecht zu den Havers-Kanälen vom Periost kommend durch General- und Speziallamellen.
Sharpey-Fasern sind Kollagenfasern, die das Periodontium des Zahnes mit dem Zahnzement verbinden.

H00 ■ ■
→ **Frage 2.74:** Lösung E

Siehe Kommentar zu Frage 2.73.
Der **Geflechtknochen** (A) ist die Vorstufe des Lamellenknochens, eine Strukturierung in die einzelnen Lamellen liegt noch nicht vor. **Kollagen Typ I** (D) ist typisch für Knochengewebe.

H04 ■
→ **Frage 2.75:** Lösung A

Kollagen Typ II ist nicht charakteristisch für den Knochen, hier herrscht der Kollagentyp I vor. Weiter findet man in der Extrazellulärmatrix natürlich Hydroxylapatit, relativ wenig Proteoglykane, aber auch die unter (B) und (C) erwähnten Proteine. Kollagen Typ II ist charakteristisch für den Knorpel, Typ III für retikuläre Fasern.

II.10   Knochengewebe

Knochen gehört zu den härtesten Geweben, er ist fest gegen Biegung, Drehung, Zug und Druck.
Knochen besteht – wie jedes Bindegewebe – aus Zellen (Osteozyten) und Interzellularsubstanz (Matrix).
Die **Knochengrundsubstanz (Osteoid)** besteht zu 35 % aus *organischen* (Kollagen, Glykosaminoglykane und Proteoglykane) und zu 65 % aus *anorganischen* Bestandteilen. Diese liegen in Form von Hydroxylapatitkristallen vor und setzen sich zusammen aus Calciumphosphat, Calciumcarbonat, Magnesiumphosphat und Alkalisalzen.
Fast 99 % des Gesamtcalciums des Körpers sind im Knochen gespeichert.
An Knochenzellen unterscheidet man **Osteozyten,** die von Grundsubstanz umgeben im Knochen liegen, und **Osteoblasten,** die die organischen Anteile der Interzellularsubstanz synthetisieren.
Osteoblasten synthetisieren Kollagen und Glykoproteine. Sie liegen an der Oberfläche von Knochenbälkchen, ihre Aktivität wird hormonal gesteuert (STH, somatotropes Hormon). In der Synthesephase zeigen sie alle Anzeichen proteinbildender Zellen: viel raues endoplasmatisches Retikulum, gut ausgebildeter Golgi-Ap-

parat. Ihr Zellkern ist groß, rund und enthält fein verteiltes Chromatin. Durch feine, zytoplasmatische Fortsätze stehen sie mit Nachbarzellen in Verbindung.

Während der Synthesephase gibt der Osteoblast ständig Grundsubstanz – Osteoid – ab und mauert sich so selbst ein.

Er wird dann als Osteozyt bezeichnet. Auch hier sind seine Zellfortsätze charakteristisch, die in entsprechenden Knochenkanälchen liegen.

Osteoklasten sind amöboid bewegliche, mehrkernige Riesenzellen, die aus zunächst einkernigen Vorläuferzellen fusionieren. Die Vorläuferzellen des monozytären Phagozytensystems sind ebenfalls Progenitorzellen der Osteoklasten. Die Progenitorzellen gelangen aus dem Knochenmark direkt oder über den Blutweg in den Knochen. Osteoklasten sind 30–100 µm groß und besitzen 5–50 Zellkerne. Resorbierende Osteoklasten finden sich direkt an der Knochenmatrix und lösen den Knochen auf, so dass dort eine Lakune (Howship-Lakune) entsteht. An der Seite der Knochenmatrix bilden sie mit dem Teil der Zelloberfläche, der der Matrix anliegt, einen Faltenbesatz zur Oberflächenvergrößerung aus; diese Zone wird durch eine Versiegelung (Haftmoleküle) dicht gegen die Umgebung abgeschlossen. Innerhalb der Resorptionszone entsteht ein saures Milieu durch eine energieaufwendige *Protonenpumpe* (H$^+$-ATPase), die Protonen (Wasserstoffionen) in die Lakune abgibt, Chloridionen folgen durch einen Chloridkanal. So kann durch Säure das Knochensalz gelöst werden. **Calcitonin** hemmt die Osteoklastenaktivität. Auch **Östrogene** und **Androgene** fördern die Mineralisierung, wirken hemmend auf die Osteoklasten, verkürzen deren Lebensdauer und fördern damit die Knochenbildung. Kortison beschleunigt den Knochenabbau.

Die Aktivität der Osteoklasten wird durch Parathormon verstärkt.

Parathormon wird in den Nebenschilddrüsen gebildet und bewirkt eine **Erhöhung des Serumcalciums** durch

- Förderung der Ca^{2+}-Resorption im Dünndarm,
- Förderung der Ca^{2+}-Reabsorption in der Niere,
- Aktivierung der Osteoklasten, damit Mobilisierung von Ca^{2+} und Phosphat unter Mitwirkung von Vitamin D.

Osteone sind Lamellensysteme (Havers-System), in deren Mitte der Havers-Kanal liegt.

Die Osteone sind bis zu mehreren Zentimetern lang und verlaufen parallel zur Knochenoberfläche (längsgerichtet).

Im Zentralkanal befinden sich Blutgefäße, Nerven und lockeres Bindegewebe.

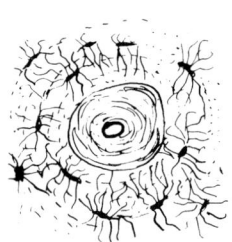 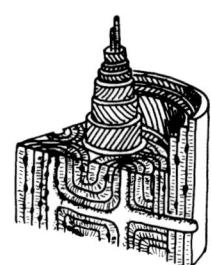

Abb. 2.**8** Havers-System

Klinischer Bezug

Bei Frauen in der Menopause, aber auch bei Männern in höherem Lebensalter nimmt die Knochenmasse ab, der Knochenaufbau ist reduziert, durch den Östrogenmangel ist der Abbau des Knochens zu hoch. Die Spongiosaarchitektur verändert sich ebenfalls, die Knochendichte nimmt ab. Man spricht von einer **Osteoporose**. Es resultiert ein drastischer Anstieg des Frakturrisikos, v. a. in spongiösen Knochenbezirken wie Oberschenkelhals und Wirbelkörpern. Kortisondauermedikation führt ebenfalls zum Abbau von Knochensubstanz (steroidinduzierte Osteoporose).

Zur Therapie der Osteoporose werden neben ausreichender Substitution von Kalzium und Vitamin D antiresorptive Substanzen, z. B. Bisphosphonate, eingesetzt, aber auch osteoanabole Substanzen. Die Gabe von Östrogenen in der Menopause zur Verhinderung des Knochenabbaus ist in der Zwischenzeit umstritten und wird nicht mehr empfohlen.

Von einer **Osteomalazie** spricht man beim Erwachsenen bei ausgeprägtem Vitamin-D-Mangel, in der Pädiatrie werden die Folgen als **Rachitis** beschrieben.

Merke: Osteo**b**lasten **b**auen Knochen, Osteo**k**lasten **k**lauen Knochen.

II.11   Ossifikation eines Röhrenknochens

Desmale Ossifikation:

Mesenchym $\xrightarrow{\text{desmale Ossifikation}}$

Geflechtknochen $\xrightarrow{\text{Umbau}}$ Lamellenknochen

Chondrale Ossifikation:

Mesenchym → Knorpel → perichondrale Ossifikation an der Diaphyse (Apposition) → enchondrale Ossifikation mit Bildung der primären Markhöhle → Geflechtknochen $\xrightarrow{\text{Umbau}}$ Lamellenknochen

Die **Ossifikation** eines Röhrenknochens erfolgt über die Zwischenstufe des knorpelig (hyaliner

Knorpel) vorgebildeten Skeletteils (chondrale Ossifikation).

Der Mittelteil des Röhrenknochens ossifiziert, indem

a) sich osteogene Zellen des Perichondriums dem Knorpel von außen auflagern (**perichondrale Ossifikation**) und so eine Knochenschale aufbauen, während der Knorpel innen durch Chondroklasten abgebaut wird und so die Markhöhle entsteht.

b) Mesenchymzellen und Gefäße ins Innere des Knorpels gelangen und dort Ossifikationskerne bilden (**enchondrale Ossifikation**). Sie werden zu Chondroblasten und bauen Knorpel ab, sie werden zu Osteoblasten und ein primäres Ossifikationszentrum entsteht.

Das Längenwachstum geht von den Epiphysenfugen aus, in denen ständig Knorpelgewebe auf-, gleichzeitig aber auch welches abgebaut und durch Knochengewebe ersetzt wird. Zunächst entsteht immer Geflechtknochen, der noch in Lamellenknochen umgebaut wird.

Innerhalb des Knorpels entsteht Knochen indirekt, indem erst der Knorpel weggeräumt und dann durch Knochen ersetzt wird.

An der *Knorpel-Knochen-Grenze* erkennt man die verschiedenen Stadien der Ossifikation als Zonen zunehmender Knorpelveränderung und beginnender Knochenbildung:

● Zone des *Säulenknorpels* mit Knorpelproliferation
● Zone des *Blasenknorpels*, Vergrößerung der Knorpelzellen und Erweiterung der Knorpelzellhöhlen
● *Eröffnungszone*, Knorpelabbau und Kapillarisierung
● *Knochenanbauzone*, Knochenbälkchen, Verkalkung der Grundsubstanz

Dickenwachstum erfolgt ähnlich wie die perichondrale Ossifikation durch appositionelles Wachstum. Es lagern sich Osteoblasten von außen auf und verstärken die Röhre aus Knochensubstanz, während innen Osteoklasten die Knochensubstanz wieder abbauen und die Markhöhle vergrößern. ■

H99 F94 F89 H85 ■ ■
→ **Frage 2.76:** Lösung C

Es gilt, dass die **perichondrale Ossifikation** bereits beim Embryo an den Diaphysen der langen Röhrenknochen beginnt. Die Knochenkerne in den Epiphysen entstehen erst später. Bei der Geburt findet man lediglich die Knochenkerne in den proximalen Tibia- und den distalen Femurepiphysen (siehe Reifezeichen).

Knorpelige Epiphysenfugen zwischen Diaphyse und Epiphyse bleiben allerdings noch Jahre bestehen, da hier das Längenwachstum der Röhrenknochen stattfindet. Mit Abschluss des Längenwachstums verknöchern auch die Epiphysenfugen.

Zur Wiederholung:
Die langen Röhrenknochen entstehen durch **chondrale Ossifikation**. Diese lässt sich unterteilen in eine **perichondrale** und eine **enchondrale** Ossifikation, die zeitlich etwas versetzt ablaufen.

Ab dem 3. Embryonalmonat beginnt die **perichondrale** Ossifikation. An der Oberfläche der **Diaphyse** (= Knochenschaft) der knorpeligen Knochen treten desmale Ossifikationsinseln (= **primäre** Ossifikationszentren) auf, die das spätere Periost bilden. Der Knorpelschaft wird hierbei von einer Knochenmanschette umgeben. In der Diaphyse entsteht, durch Ab- und Umbauvorgänge bedingt, die primäre Markhöhle, die Blutgefäße, Chondroklasten, Osteoblasten und -klasten enthält. Ab dem 5. Embryonalmonat herrschen die Stammzellen der Blutbildung hier vor, man spricht dann von sekundärer Markhöhle.

Ab dem 4. Embryonalmonat beginnt verstärkt die **enchondrale** Ossifikation. Sie findet zwischen Dia- und Epiphyse, in der sogenannten Epiphysenfuge (Metaphyse, Wachstumsfuge) statt. Hier wird aus hyalinem Knorpel erst Säulen-, dann Blasenknorpel, dieser Knorpel wird von Chondrozyten abgebaut. Aus dem Periost stammende Osteoblasten bauen in den entstandenen Höhlen Geflechtknochen (der später zu Lamellenknochen umgebaut wird) auf.

Als **Apophyse** bezeichnet man Knochenvorsprünge, an denen Bänder oder Muskeln befestigt sind!

Klinischer Bezug
Die Ausbildung von Knochenkernen in Epiphysen z. B. am Handskelett wird in der Kinderheilkunde zur Bestimmung des Knochenalters bzw. der Skelettreife herangezogen.

F05 ■
→ **Frage 2.77:** Lösung B

In den zwei Abbildungen erkennt man die **perichondrale Ossifikation** eines kleinen Röhrenknochens, vermutlich einer Fingerphalanx. Es liegt eine Knorpelmatrize, also ein knorpelig vorgeformtes Skelettteil vor, das letztlich in Geflechtknochen umgebaut wird (enchondrale Ossifikation). Im Bild dargestellt ist die Bildung der Knochenmanschette an der Diaphyse über perichondrale Ossifikation. Hier bilden sich direkt aus dem Mesenchym des Perichondriums Osteoblasten, die dann eine Knochenmanschette um die knorpelige Matrize formen. Genau dies ist in den Abbildungen dargestellt.

Mit (A) ist das Perichondrium bzw. spätere Periost bezeichnet, hieraus differenzieren sich die *Osteoblasten*. Damit ist Lösungsmöglichkeit (A) nicht korrekt. Der dunkelrot gefärbte Anteil (B) ist bereits Geflechtknochen, der wie oben beschrieben *direkt* aus den Osteoblasten entstanden ist (desmale Ossifikation), nicht indirekt erst durch Abbau von Knorpel. Das spätere Periost um diese Knochenmanschette ist für das Dickenwachstum der Knochenmanschette verantwortlich. Die perichondrale Knochenmanschette bildet sich bei einigen Knochen bereits in der 8. Embryonalwoche. Die Ausdehnung der Manschette nach proximal und distal nimmt im Verlauf zu.

Mit (C) ist die spätere Wachstumszone des Knorpels bezeichnet, hier proliferieren Chondroblasten. Rechts neben dem Buchstaben (A) sprosst ein Blutgefäß ein, auf diesem Weg gelangen Mesenchymzellen in die Knorpelmatrix und differenzieren sich zu Osteoklasten und Osteoblasten. Bei (D) und (E) zeigt sich später die Hypertrophie- und Resorptionszone.

H03 ■

→ **Frage 2.78:** Lösung B

Siehe Lerntext II.11.

H99

→ **Frage 2.79:** Lösung C

Durch die Blutgefäße gelangen Progenitorzellen der Osteoklasten, die aus den gleichen Vorläuferzellen wie Blutmonozyten entstehen, in den Knochen. Dort entwickeln sie sich zu 30–100 µm großen **mehrkernigen Osteoklasten**. Die Osteoklasten sind amöboid beweglich, sie können also im aktiven Zustand ihr Zytoplasma ausstülpen. Ihre Aufgabe ist der **enzymatische Knochenabbau**. Aufgrund ihres Ribosomenreichtums sind sie stark basophil (sie geben Protonen ab). **Stimuliert** werden die Osteoklasten u. a. durch das **Parathormon**, denn Parathormon (Hormon der Epithelkörperchen, Gl. parathyroidea) sorgt u. a. dafür, dass bei sinkendem Blutcalciumspiegel Calcium aus dem Knochen mobilisiert wird. Unter der Stimulation des Parathormons nimmt die Aktivität und die Anzahl der Osteoklasten zu und es kommt zu einem verstärkten Abbau von Knochensubstanz. Weitere Wirkungen des Parathormons sind die Reduktion der Calciumausscheidung in der Niere und die verstärkte Calciumresorption im Dünndarm.

Merke: *Parat* stehende *O*steoklasten *k*lauen *K*nochen!

Merke: *Parathormon stellt Calcium parat/bereit.*

F96 F86

→ **Frage 2.80:** Lösung D

Die gezeigte Zelle ist ein **Osteoklast**. Die Abbildung wurde bereits einmal vor vielen Jahren (Frühjahr 1986) gezeigt.

Man erkennt gut die Mehrkernigkeit und die Ausbildung einer Resorptionslakune.

F96 H86

→ **Frage 2.81:** Lösung D

Zu erkennen sind in konzentrischen Kreisen angeordnete fortsatzreiche Zellen. Es handelt sich um einen Ausschnitt aus einem Osteon. Man kann sich gut die konzentrischen Speziallamellen entlang der Zelle vorstellen, rechts oben im Bild liegt der Havers-Kanal. Der blau angefärbte Osteozyt ist ringsum von Knochensubstanz umgeben, in die er sich selbst eingemauert hat. Durch seine in Canaliculi (kleinste Kanälchen) reichenden Fortsätze steht er mit benachbarten Zellen in Verbindung (gap junctions).

2.6 Muskelgewebe

F02 ■ ■

→ **Frage 2.82:** Lösung D

Man erkennt elektronenmikroskopisch einen Schnitt durch quergestreifte Skelettmuskulatur. Deutlich sind abwechselnd A- und I-Streifen zu erkennen sowie die gut kontrastierenden Z-Linien (dunkle Linien in den hellen I-Streifen).

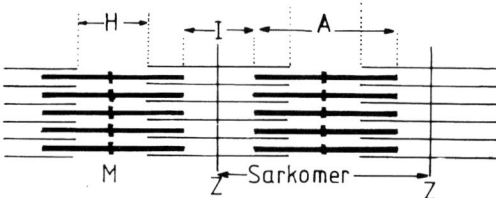

Abb. 2.9 Sarkomer (dicke Filamente – Myosin, dünne Filamente – Aktin)

Zu (A): Der mit 1 bezeichnete Abschnitt gehört zum **A-Streifen**; dieser besteht aus dicken Myosin-Filamenten, die sich – je nach Kontraktionszustand – mehr oder weniger mit den dünnen Aktin-Filamenten überlappen. Der A-Streifen enthält also Aktin und Myosin.

Zu (B) und (D): Im **I-Streifen** liegen nur die dünnen Aktin-Filamente. Bei der Kontraktion wird der A-Streifen *nicht* schmaler, da sich die dünnen Aktin-Filamente des I-Streifens (mit 2 bezeichnet) nur weiter in die dunkler erscheinenden A-Streifen hineinschieben. Bei der Kontraktion werden also die I-Streifen schmaler.

Zu (C): Im Z-Streifen, der als dunkle Querlinie innerhalb des I-Streifens mit 3 bezeichnet ist, werden die Aktin-Filamente benachbarter Sarkomere durch ein quer verlaufendes Gitter feinster Filamente End-zu-End verknüpft. Das erwähnte α-Aktinin ist ein aktinbindendes Protein, welches auch in Desmosomen vorkommt. Im Z-Streifen sind auch Desmin- und Vimentin-Filamente zu finden. Periphere Filamente sind durch Vinculin auch mit der Plasmamembran verbunden.

Zu **(E)**: Mit 4 sind auf dieser Aufnahme die **Triaden** bezeichnet, zu denen es schon einmal eine Prüfungsfrage gab. Die Abbildung selbst ist bereits im Bildfundus alter Examina enthalten, nur waren damals die Triaden nicht extra bezeichnet.

Triaden nennt man Komplexe, die sich zwischen T-Tubuli und L-System (sarkoplasmatischem Retikulum) ausbilden. Jeweils 2 Erweiterungen des sarkoplasmatischen Retikulums, die an der Grenze zwischen A- und I-Streifen liegen (Endzisternen), lagern sich eng mit einem T-Tubulus zusammen. Im Querschnitt ist dies auf einer elektronenmikroskopischen Aufnahme als eine „Dreierformation – Triade" mit dem T-Tubulus in der Mitte zu erkennen – und zwar an der Grenze zwischen A- und I-Streifen. Rechts und links des als kleines Lumen zu sehenden T-Tubulus findet man – stärker dunkel gefärbt – die Endzisternen des sarkoplasmatischen Retikulums.

- **T-System:** Es handelt sich um *quer* zur Muskelfaser orientierte röhrenförmige Einstülpungen des Plasmalemms zwischen A- und I-Streifen *(transversale Tubuli)*. Diese Tubuli leiten die Depolarisation der Zellmembran mit hoher Geschwindigkeit ins Faserinnere,
- **L-System** (sarkoplasmatisches Retikulum): *longitudinales System* (in Filamentrichtung), an den Enden jeweils terminale Zisternen. Funktion: Speicherung von Ca^{2+}-Ionen.

Das sarkoplasmatische Retikulum ist eine *spezielle Form des glatten endoplasmatischen Retikulums* (longitudinales System).

H02 ■
→ **Frage 2.83:** Lösung A

Das mit U bezeichnete Areal entspricht dem A-Streifen, der Aktin *und* Myosinfilamente enthält, die je nach Kontraktionszustand ineinandergreifen. In der Mitte des A-Streifens bleibt der mit X in der Abbildung bezeichnete H-Streifen sozusagen aktinfrei, hier sind nur die dicken Myosinfilamente miteinander verbunden.

V entspricht dem I-Streifen, der aus Aktinfilamenten besteht. In der Mitte des I-Streifens findet sich der Z-Streifen, der in der Abbildung mit Y bezeichnet ist und immer im elektronenmikroskopischen Bild dunkel erscheint. Er markiert die Sarkomergrenze (von Z-Streifen zu Z-Streifen). Im Z-Streifen sind die Aktinfilamente gitterartig mit α-Aktinin verbunden (E).
Siehe Abb. 2.9.

II.12   Muskelgewebe

Die **Skelettmuskelfaser** kann als Zytoplasmaschlauch bis zu 10 cm lang sein. Zellgrenzen sind nicht erkennbar. Man zählt ca. 30–50 Zellkerne/mm, die randständig liegen. Ein Muskel wird von parallel liegenden Muskelfasern gebildet. Die Plasmamembran der Muskelfaser wird *Sarkolemm,* das Zytoplasma wird *Sarkoplasma* genannt. Im Sarkoplasma liegen Mito-

chondrien, das muskelspezifische Hohlraumsystem des sarkoplasmatischen Retikulums und Myofibrillen. An beiden Enden ist die Muskelfaser mit Kollagenfibrillen fixiert (Muskel-Sehnen-Übergang). Die Kontraktion der Sarkomere wird über Strukturen des *Zytoskeletts* auf die gesamte Muskelfaser und letztendlich auch auf die extrazelluläre Matrix übertragen, sonst ist eine Bewegung/Verkürzung nicht möglich. So sind für das Zytoskelett, die Myofibrillenarchitektur und die Stabilität des Sarkolemms auch noch andere wichtige Proteine verantwortlich: **Desmin** bindet die Myofibrillen ans Sarkolemm und verankert Aktinfilamente am Z-Streifen und die Z-Scheiben untereinander und mit der Zellwand, periphere Myofibrillen werden über sog. Costamere (Verdichtungszonen, enthalten Vinculin, Dystrophin, Spectrin) am Sarkolemm verankert. Das *Membranskelett* aus **Dystrophin** und **assoziierten Proteinen** verbindet das Aktin-Zytoskelett mit dem Sarkolemm und der extrazellulären Matrix und ist für die Stabilität des Sarkolemms wichtig. Neben den Sarkomeren sind also noch viele andere Bestandteile für die Architektur, Stabilität und Kontraktionsfähigkeit der Muskelfaser verantwortlich.

Die Skelettmuskelfaser ist durch ihre typische, bereits lichtmikroskopisch sichtbare Querstreifung im histologischen Bild charakterisiert, die durch die regelmäßige Anordnung der kontraktilen Elemente, der Myofilamente Aktin und Myosin in Form von *Sarkomeren,* hervorgerufen wird. Die elektrische Erregung wird über das T-Tubulussystem (sarkoplasmatisches Retikulum) schnell in die Tiefe der Zelle geleitet.

Glatte Muskelzellen besitzen genau wie die Skelettmuskelfasern Myofilamente (Aktin- und Myosin), die allerdings keine lichtmikroskopische Querstreifung zeigen. Glatte Muskelzellen sind spindelförmig, 30–200 μm lang. Der Zellkern ist oval und liegt zentral. Die Kontraktion dieser Muskulatur ist zwar langsamer, es tritt jedoch keine Ermüdung auf. Es existiert ebenfalls ein unterschiedlich ausgeprägtes gER, welches als Ca^{2+}-Speicher dient, jedoch kein so ausgeprägtes Tubulussystem wie in der Skelettmuskulatur. Das Zytoskelett wird durch ein Netzwerk aus Desminfilamenten (Intermediärfilamente, in den Blutgefäßen auch aus Vimentin) durchzogen, Aktin- und Myosinfilamente verlaufen schräg, die Aktinfilamente sind innerhalb der Zelle an den Verdichtungszonen befestigt, mit Anheftungsplaques an der Innenseite der Plasmamembran. So wird auch hier die Kontraktion über Intermediärfilamente auf die gesamte Muskelzelle übertragen. Glatte Muskelzellen sind funktionell über Gap junctions verbunden.
Vorkommen der glatten Muskelzellen:
Darm, Gallenblase, Blutgefäße, Ureter, Blase, Prostata, Luftwege (unterhalb des Larynx), Geschlechtsorgane, M. dilatator und sphincter pupillae und M. ciliaris.

Die glatte Muskulatur wird nur vegetativ innerviert.

Das **Herzmuskelgewebe** wird der quergestreiften Muskulatur zugerechnet, obwohl sich der Herzmuskel vom Skelettmuskel in mehreren Punkten unterscheidet: Die Muskelzellen zeigen deutliche *Haftstellen,* Disci intercalares, welche man wegen ihres Aussehens auch als *Glanzstreifen* bezeichnet.

Der Erregungsausbreitung dienen Nexus, „gap junctions", die man in ähnlicher Form auch bei den glatten Muskelzellen findet. Aufgrund der elektrischen Koppelung bilden die Herzmuskelzellen ein funktionelles Synzytium.

Im Herzmuskelgewebe findet man wie beim Skelettmuskel ein transversales und longitudinales Tubulussystem. Die Herzmuskulatur besitzt einen netzförmigen Aufbau, ihre Fasern haben einen geringeren Querschnitt als Skelettmuskelfasern, die oval oder viereckig geformten Kerne liegen zentral (die Kerne der Skelettmuskelfasern liegen dagegen randständig). Wie bei der quergestreiften Muskulatur sind auch im Herzmuskelgewebe die kontraktilen Filamente in A- und I-Streifen angeordnet (Abb. 2.9). Wichtig für den Herzmuskel ist das Vorhandensein von Mitochondrien (Energieversorgung).

Längsschnitt   **Querschnitt**

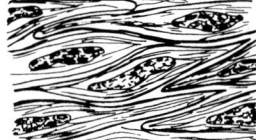 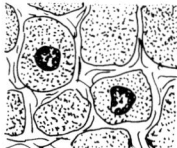

glatte Muskulatur

 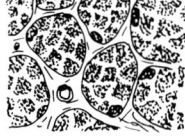

quergestreifte Skelettmuskulatur

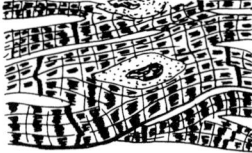 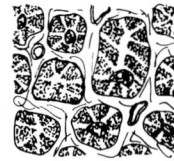

Herzmuskelgewebe

Abb. 2.**10** Arten des Muskelgewebes

Klinischer Bezug

Für viele der o.g. Proteine wie Dystrophin oder Desmin sind Defekte, Fehlen oder Funktionsverluste bekannt. Dies führt zum langsamen Untergang von Skelettmuskelfasern (progrediente Fibrosierung), den *Muskeldystrophien,*

bei denen man verschiedene Typen unterscheiden kann. Der häufigste Typ ist die Duchenne-Muskeldystrophie, die x-chromosomal-rezessiv vererbt wird und mit einer Häufigkeit von 1:3000 bei lebendgeborenen Knaben auftritt. Es handelt sich um eine Dystrophindefizienz durch Mutation des Dystrophingens.

Beim Untergang von Muskelfasern werden **Enzyme** frei, die diagnostische Bedeutung haben. Insbesondere ist die *Kreatinkinase* zu erwähnen (abgekürzt im klinischen Sprachgebrauch „CK"), die bei Schädigungen der Herz- und Skelettmuskulatur erhöht ist (Sturz, Traumen, intramuskuläre Injektion, erhöhte körperliche Aktivität, Myokardinfarkt [mit Erhöhung des myokardspezifischen Isoenzyms CK-MB]), Muskelerkrankungen, Rhabdomyolyse (akute Schädigung der Muskulatur, toxisch-medikamentös bedingt). Beim Myokardinfarkt, also dem Untergang von Herzmuskulatur, wird neben der CK auch sehr früh *Troponin* freigesetzt (befindet sich als Komplex aus 3 Untereinheiten in regelmäßigen Abständen auf dem Aktinfilament), so dass man bei Angina-pectoris-Beschwerden (akutes Koronarsyndrom) auch Troponin T oder Troponin I zur Primärdiagnostik einsetzt, um eine Myokardnekrose frühzeitig zu erfassen.

Klinischer Bezug

Gehen bei einem Herzinfarkt Myokardzellen zugrunde, so bildet sich an deren Stelle eine bindegewebige Narbe. An dieser Stelle kann sich das Myokard nicht mehr kontrahieren und zeigt im bewegten Bild (Echokardiographie) atypische Bewegungsmuster. Bei Herzmuskelzellen ist auf der anderen Seite eine Hypertrophie möglich (z. B. bei über längere Zeit andauernder arterieller Hypertonie hypertrophiert das Myokard des linken Ventrikels).

F05

→ **Frage 2.84:** Lösung C

Die Kerne der Muskelfasern können sich nicht mehr teilen. Die Regeneration erfolgt über die **Satellitenzellen**, die als rundliche bis spindelförmige Zellen zwischen Basallamina und Oberfläche der quer gestreiften Muskelfaser liegen. Diese ruhenden Myoblasten sind zur Zellteilung und Differenzierung zu neuen Muskelfasern fähig.

Klinischer Bezug

Die Skelettmuskulatur ist ein gutes Beispiel für die Anpassung an unterschiedliche Anforderungen: eine denervierte Skelettmuskelfaser atrophiert, auch bei einer längeren Immobilisierung (Bettlägerigkeit) tritt recht schnell eine Muskelatrophie der Skelettmuskulatur auf, die

Faserdicke nimmt ab. Bei körperlicher Aktivität nimmt die Muskelmasse jedoch auch wieder zu, die Fasern werden dicker, es werden Myofibrillen aufgebaut.

F94 H86
→ **Frage 2.85:** Lösung D

Die Abbildung zeigt einen Querschnitt durch **Skelettmuskulatur**. Das entscheidende differentialdiagnostische Kriterium für die Diagnose Skelettmuskulatur: die *randständig* unter dem deutlich erkennbaren Sarkolemm gelegenen **Zellkerne**.
Weitere Kriterien:
  – Querschnitt durch *dicke Fasern* (Muskelfasern als mehrkernige, lange, zylindrische Zellen), Durchmesser 20–100 µm
  – Myofibrillenfelderung: Die Myofibrillen sind innerhalb des Querschnitts durch eine Muskelfaser zu Bündeln zusammengefasst (Cohnheim-Felderung).
Im Gegensatz dazu:
  – *Myokard* (B): mitteldicke, netzförmig verbundene Fasern, im Querschnitt unterschiedlich dicke Fasern, Kerne mittelständig, lockere Bündelung
  – *Gewebe aus der Magenwand* (A), z. B. glatte Muskulatur: dünne Einzelzellen, spindelförmig, mittelständige Kerne im Querschnitt, nicht in jeder Zelle zu erkennen
  – *Quergeschnittene Sehne:* Es werden viel häufiger Kerne angeschnitten, praktisch zwischen jeder kleinen Faser. Vergleiche hierzu auch Abbildung Nr. 17 des Bildanhangs, hier ist eine Sehne im Querschnitt dargestellt.

F05
→ **Frage 2.86:** Lösung C

Titin gehört zu den dünnen zusätzlichen Filamenten des Muskelgewebes. Es spannt sich parallel zu den Myofilamenten Aktin und Myosin zwischen Z-Linie und M-Zone aus. Es wirkt einer Überdehnung des Sarkomers entgegen und hält die Myosinfilamente in der korrekten Position, damit sie wieder zwischen die Aktinfilamente zurückgleiten können.
Es hat innerhalb der A-Bande einen Anteil, die Myosinfilamente sind an der M-Zone befestigt. Das zweite Ende des Titins ist an der Z-Linie gebunden, dieser Anteil des Titins innerhalb der I-Bande hat elastische Eigenschaften (ähnlich wie die Funktion einer Feder). Siehe auch entsprechende Schemazeichnungen in den Histologielehrbüchern.

H05 ■
→ **Frage 2.87:** Lösung D

Die Kontraktion der Sarkomere wird über Strukturen des Zytoskeletts auf die gesamte Muskelfaser und letztendlich auch auf die extrazelluläre Matrix übertragen, sonst ist eine Bewegung/Verkürzung nicht möglich. So sind für das Zytoskelett, die Myofibrillenarchitektur und die Stabilität des Sarkolemms auch noch andere wichtige Proteine verantwortlich: *Desmin* bindet die Myofibrillen ans Sarkolemm und verankert Aktinfilamente am Z-Streifen sowie die Z-Scheiben untereinander und mit der Zellwand, periphere Myofibrillen werden über sog. *Costamere* (Verdichtungszonen, enthalten Vinculin, Dystrophin, Spectrin) am Sarkolemm verankert. Das Membranskelett aus **Dystrophin** und assoziierten Proteinen verbindet das Aktin-Zytoskelett mit dem **Sarkolemm** und der extrazellulären Matrix und ist für die Stabilität des Sarkolemms wichtig.

H05 ■
→ **Frage 2.88:** Lösung C

Die Speicherung der Ca^{2+}-Ionen des Muskels findet im **sarkoplasmatischen Retikulum** – dem gER des Muskels – statt. Die elektrische Erregung wird über das T-Tubulussystem von der Zelloberfläche schnell ins Faserinnere geleitet. Zwischen dem T-Tubulus und den Endzisternen des sarkoplasmatischen Retikulums liegen Proteinbrücken, die die Depolarisation des T-Tubulussystems an das sarkoplasmatische Retikulum weitergeben und damit die Öffnung der Ca^{2+}-Ionenkanäle des sarkoplasmatischen Retikulums initiieren, sodass schnell Ca^{2+}-Ionen in die Zelle strömen. Dabei wird also die elektrische Membranerregung in ein Ca^{2+}-Signal, also in einen Anstieg der intrazellulären Ca^{2+}-Konzentration, umgewandelt (elektromechanische Koppelung). Dies löst die Kontraktion aus. Nach der Kontraktion werden die Ca^{2+}-Ionen aktiv wieder ins sarkoplasmatische Retikulum zurückgepumpt.

F01 H96 ■
→ **Frage 2.89:** Lösung B

Bitte beachten: Auch die Herzmuskulatur ist im Prinzip trotz ihrer Besonderheiten quergestreifte Muskulatur, das heißt, die Ultrastruktur der Myofibrillen entspricht der der Skelettmuskulatur! Somit gelten für die Überlappung der Aktin- und Myosin-Filamente die gleichen Grundsätze wie bei der quergestreiften Skelettmuskulatur. Die Überlappung beider Filamente geschieht innerhalb des **A-Streifens**. Siehe dazu auch Abb. 2.9.

F99 ■
→ **Frage 2.90:** Lösung E

Von den Fasern des spezifischen Erregungsleitungssystems breitet sich die elektrische Erregung über **Nexus** (gap junctions) auf die Arbeitsmuskulatur und innerhalb des Herzmuskels aus. Im Gegensatz zur Skelettmuskulatur ist das Herz ein funktionelles Synzytium. Die Transmitter Noradrenalin (Sympathikus) und Acetylcholin (Parasym-pathikus) beeinflussen die Autorhythmie des Erre-gungsleitungssystems.

H94

→ **Frage 2.91:** Lösung C

Charakteristisch für die Herzmuskulatur sind fol-gende Punkte:
- Querstreifung, bei genauem Hinsehen verein-zelt gerade noch zu erkennen
- Verzweigungen der Herzmuskelzellen und Ver-bindungen im Sinne einer Vernetzung
- Kapillaren, als erweiterte Zwischenräume zwi-schen den Herzmuskelzellen
- Glanzstreifen, senkrecht zur Muskelfaser, im Bild dunkel gefärbt und deutlich erkennbar
- große runde Zellkerne, die wie eine Kappe von einem fibrillenfreien Hof umgeben sind.

Leider ist die Abbildung etwas verwaschen, so dass Details nicht optimal zu sehen sind.

F05

→ **Frage 2.92:** Lösung B

In der Abbildung zu erkennen sind unregelmäßig verteilte und unterschiedlich dichte Anfärbungen, die den Glanzstreifen, **Disci intercalares**, der Herz-muskulatur entsprechen. Die Disci intercalares sind spezialisierte Zellkontakte der Herzmusku-latur und bestehen aus Macula adhaerens, Fascia adhaerens und Nexus. **Nexus** sind für die elektri-sche Koppelung der Herzmuskelzellen verantwort-lich. Das charakteristische Protein für die Nexus in der Arbeitsmuskulatur des Herzens ist das Conne-xin 43, das hier mit einem Antikörper speziell dar-gestellt werden kann. **Connexine** sind die Proteine, die die charakteristischen Verbindungskanäle zwi-schen den Zellen bilden. Sie werden nach ihrem Molekulargewicht klassifiziert.

Zu **(A):** Occludin ist ein Verschlussprotein, Be-standteil der Verschlussleisten bei Tight junctions.

Zu **(C)** und **(D):** Bei einem Antikörper gegen das in allen Muskelfasern vorkommende Aktin und Myo-sin wäre das Gewebe überall angefärbt.

F99

→ **Frage 2.93:** Lösung D

Cadherine gehören zu den Haftproteinen in Des-mosomen. Somit kommen sie auch automatisch in Maculae und Zonulae adhaerentes vor.

Integrine sind Adhäsionsrezeptoren der Plasma-membran und werden mit der Haftung von Ober-flächenepithel an extrazellulärer Matrix in Ver-bindung gebracht.

H00

→ **Frage 2.94:** Lösung C

Um sich kontrahieren zu können, enthalten alle Muskelzellen Myosinfilamente. Troponin ist alle 7

Aktinmoleküle dem Tropomyosin aufgelagert, es kommt nur in quergestreifter Muskulatur vor, ebenso wie T-Tubuli (Skelettmuskel und Herzmus-kel). Intrafusale Fasern kommen in den Muskel-spindeln vor, Satellitenzellen liegen der Oberflä-che von quergestreiften Muskelfasern der Ske-lettmuskulatur an und können proliferieren und zu neuen Muskelfasern verschmelzen. Es sind ru-hende Myoblasten, die innerhalb der Basalmemb-ran liegen.

H03

→ **Frage 2.95:** Lösung B

Anheftungsplaques sind Bestandteile des kontrak-tilen Apparates der glatten Muskelzelle. Es handelt sich um Verdichtungszonen (dense bodies), die auf der Innenseite der Plasmamembran liegen. Man spricht hier von attachment plaques. Auch im Zyto-plasma gibt es Verdichtungszonen, cytoplasmatic dense bodies, an denen Anteile des Zytoskeletts und Aktinfilamente verankert sind. Die Anhef-tungsplaques dienen der Verankerung der *Aktin-filamente* an der Innenseite der Plasmamembran und der Anheftung von Desmin als Bestandteil des Zytoskeletts. Myosinfilamente sind nicht an der Zellmembran oder an dense bodies verankert. Ak-tin- und Myosinfilamente verlaufen in schrägen Bündeln durch die glatte Muskelzelle.

2.7   Allgemeine Anatomie des Bewegungsapparates

II.13   Periost, Endost

Das **Periost** (Knochenhaut) überzieht die *äußere* Oberfläche der Knochen, nicht aber die Ge-lenkflächen. Die Knochenhaut besteht aus zwei Anteilen, dem außen liegenden **Stratum fibro-sum** (faserreiches Bindegewebe) und der inne-ren zellreichen Schicht, **Stratum osteogenicum** (man nennt diese Schicht analog zum Dicken-wachstum bei Bäumen auch **Kambiumschicht**, da von hier aus das Dickenwachstum des Kno-chens erfolgt).

Das Stratum fibrosum ist reich an Fasern. Bün-del dieser Fasern strahlen als Sharpey-Fasern in die Kortikalis ein, auch zusammen mit Sehnen-fasern. Die Knochenhaut ist mit dem Knochen also durch ein Fasersystem (Sharpey-Fasern) eng verknüpft, so dass auch inserierende Seh-nen gute Verbindungen zum Knochen haben. Der Verlauf der Kollagenfaserbündel innerhalb des Periosts kann auch die Zugkraft einer Sehne innerhalb des Periosts auf eine größere Fläche verteilen.

Das Stratum osteogenicum liegt dem Knochen-gewebe direkt an und ist von vielen kleinen Blutgefäßen reichlich durchsetzt, die mit der Gefäßversorgung des Knochens selbst zahlreiche Verbindungen eingehen. In dieser Schicht liegen auch viele Nervenfasern. Daher ist das Periost sehr schmerzempfindlich. Eine Funktion für Wachstum und Regeneration des Knochens übernimmt das Stratum osteogenicum, denn in dieser Schicht liegen u. a. teilungsfähige mesenchymale Stammzellen, ruhende Osteoblasten und Osteoklasten, die aktiviert werden und mit dem Knochenumbau beginnen können. Diese „Vorläuferzellen" des Stratum osteogenicum kommen als platte Zellen, sog. „lining cells", zur Darstellung.

Endost kleidet die *inneren* Oberflächen des Knochens (z. B. Trabekel und Havers-Kanäle) aus. Es besteht ebenfalls aus der o. g. Schicht der Vorläuferzellen, aber weniger Bindegewebe.

Klinischer Bezug

Bei der sekundären Knochenheilung gehen Knochen- bzw. Frakturheilung von Periost und Endost aus. Zunächst räumen Makrophagen Reste zerstörter Knochenmatrix und Blutzellen weg. Die Vorläuferzellen in Periost und Endost zeigen eine starke Proliferation, mesenchymale Stammzellen aus dem Stratum osteogenicum wandern mit den Kapillaren ein. Um die Bruchstelle zwischen den Frakturenden bildet sich zunächst eine Narbe aus Bindegewebe und Knorpel, danach Umbau in Geflechtknochen, der als Kallus im Röntgenbild auch sichtbar ist. Bei der Frakturheilung tritt also gleichzeitig enchondrale und desmale Ossifikation auf. Der Kallus wird dann im Verlauf in Lamellenknochen, entsprechend der Belastung, umgebaut. Innerhalb von Wochen entsteht also wieder die ursprüngliche Form und Lamellenarchitektur. Durch möglichst genaue Adaptation der Frakturenden und Stabilisierung entweder im Gipsverband oder operativ mittels Schrauben und Platten oder Verriegelungsnägel (operative Osteosynthese) beschleunigt sich die Frakturheilung (primäre Frakturheilung, kleiner Frakturspalt), die Fraktur ist sehr viel früher belastungsstabil.

II.14 Gelenke

Knochen können diskontinuierlich im Sinne echter Gelenke (Diarthrosen) und kontinuierlich durch Bindegewebe oder Knorpel miteinander verbunden sein (Synarthrosen).

Bei **Synarthrosen** unterscheidet man:
- **Syndesmosen:** Verbindung durch kollagenes Bindegewebe (z. B. Membrana interossea zwischen Tibia und Fibula), eine Sonderform ist die Naht (Sutura) am Schädel.
- **Synchondrosen:** durch hyalinen Knorpel (jugendliche Schädelbasis) oder Faserknorpel (Symphysis pubica)
- **Synostosen:** nach Verknöcherung der Schädelnähte

Echte gelenkige Verbindungen heißen **Diarthrosen**, sie besitzen einen Gelenkspalt zwischen zwei artikulierenden Flächen.

Gelenke bestehen aus:
- **Gelenkflächen:** überzogen von hyalinem Knorpel (ohne Perichondrium keine Regeneration möglich), teils auch von Faserknorpel; stark durch Druck belastete Gelenkflächen weisen einen dicken Knorpelüberzug auf.
- **Gelenkkapsel:** schlauchähnliche Umhüllung des Gelenkes, bestehend aus Membrana fibrosa und Membrana synovialis. In der Membrana synovialis lokalisierte Fibrozyten bilden die „Gelenkschmiere" – Synovia – eine mukopolysaccharidhaltige Flüssigkeit, die als Gleitmittel und zur Ernährung des gefäßlosen Knorpels dient.
- **Gelenkspalt, Gelenkbänder:** Gelenkbänder bestehen aus parallelen Zügen von Kollagenfasern und sichern die Gelenkführung. Bei der Gelenkbewegung haben **Knochenführung** (z. B. oberes Sprunggelenk) und **Bänderführung** (z. B. Kniegelenk) Einfluss auf die Gelenkbeweglichkeit. In manchen Gelenken ohne ausreichende Bänder- oder Knochenführung hat die **Muskelführung** eine große Bedeutung.

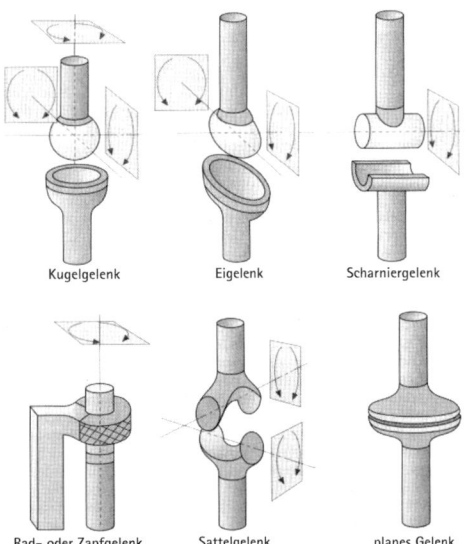

Kugelgelenk   Eigelenk   Scharniergelenk

Rad- oder Zapfgelenk   Sattelgelenk   planes Gelenk

Abb. 2.**11** Gelenkformen
Aus: Faller A, Schünke M. Der Körper des Menschen, 12. Auflage 1995, Georg Thieme Verlag, Stuttgart, New York.

Als Zusatzstrukturen der Gelenke haben **Disci articulares, Menisci** und **Pfannenlippen** eine besondere Funktion: Disci articulares dienen der besseren Druckverteilung und gleichen inkongruente Gelenkflächen aus, eine Sonderform sind die Menisci des Kniegelenks.

Pfannenlippen dienen z. B. im Schulter- und Hüftgelenk zur Vergrößerung der Gelenkflächen.

Die Gelenkbeweglichkeit wird nach der Anzahl der Bewegungsachsen eingeteilt:
- **Dreiachsige** Gelenke können 3 Bewegungen ausführen (Adduktion – Abduktion; Flexion – Extension; Innenrotation – Außenrotation).
  Es handelt sich um Kugelgelenke.
- **Zweiachsige** Gelenke sind Eigelenke (proximales Handgelenk) und Sattelgelenk (Daumengrundgelenk).
- **Einachsige** Gelenke sind z. B. Radgelenke. ■

F03 ■

→ **Frage 2.96:** Lösung C

Diarthrosen sind echte **Gelenke** mit einem Gelenkspalt. Bestandteile einer Diarthrose sind:
- Gelenkspalt bzw. -höhle, Cavum articularis
- Gelenkknorpel auf der Facies articularis
- Gelenkkapsel, Capsula articularis, diese besteht wiederum aus Stratum fibrosum und Stratum synoviale (= Membrana synovialis (C))
- Bänder (Ligamenta articularia).

Menisci dagegen zählen, wie auch **Disci** und **Pfannenlippen**, zu den Hilfseinrichtungen von Gelenken und sind nicht obligat. Menisci kommen nur im Kniegelenk vor, ansonsten haben Gelenkzwischenscheiben eine polsternde Funktion und helfen bei der Druckverteilung, indem sie die Kongruenz der Gelenkflächen verbessern (Kniegelenk, Kiefergelenk). Pfannenlippen vergrößern die Artikulationsfläche (Hüft- und Schultergelenk).

Bursa synovialis und Vagina synovialis sind ebenfalls nicht obligate Bestandteile einer Diarthrose, sondern Ausstülpungen der Gelenkhöhle, damit gelenknahe Muskeln und Sehnen besser gleiten können.

H02 ■

→ **Frage 2.97:** Lösung B

Amphiarthrosen heißen Gelenke, die durch eine sehr straffe Bänderführung stark in ihrer Bewegungsmöglichkeit eingeschränkt sind. Beispiel ist das Iliosakralgelenk oder die kleinen Fußgelenke. Alle anderen genannten Gelenke haben eine gute Gelenkbeweglichkeit und zum Teil mehrere Freiheitsgrade. Siehe Lerntext II.14.

F96

→ **Frage 2.98:** Lösung D

Lediglich das in der Frage genannte **Kniegelenk** besitzt 2 Freiheitsgrade (Beugung – Streckung, Rotation). Es ist allerdings zu beachten, dass die Femurkondylen eine Roll-Gleit-Bewegung ausführen, somit lassen sich keine festen Bewegungsachsen festlegen. Alle Bewegungen im Kniegelenk

finden außerdem unter Verschiebung der Menisci statt. Die Rotationsbewegung kann nur in Beugestellung ausgeführt werden. Die Klassifizierung des Kniegelenks durch 2 Freiheitsgrade ist nur *ein* Aspekt der recht komplexen Gelenkmechanik dieses Gelenks.

Die **Articulatio humeri** (Schultergelenk) ist ein Kugelgelenk mit prinzipiell 3 Freiheitsgraden. Tatsächlich ist es *das* Gelenk des menschlichen Körpers mit der größten Beweglichkeit. Es lassen sich am Schultergelenk bei hängendem Arm drei Hauptbewegungsachsen feststellen:
- Abduktion – Adduktion
- Anteversion – Retroversion
- Rotation.

Da die Gelenkfläche der Skapula im Vergleich zum Humeruskopf sehr klein und die Gelenkkapsel sehr weit ist, benötigt das Gelenk eine ausgeprägte Muskelführung, was durch die Rotatorenmanschette erreicht wird. Die Sicherung des Schultergelenks durch Bänderführung spielt nur eine untergeordnete Rolle (im Gegensatz zum Hüftgelenk).

Die **Articulatio humeroulnaris** ist ein Teil des 3-teiligen Ellenbogengelenks, wobei die Trochlea humeri mit der Incisura trochlearis ulnae artikuliert. Durch die enge Verbindung der beiden Knochen besteht ein Scharniergelenk, das mit einem Freiheitsgrad nur Beugung und Streckung zulässt.

Die **Articulatio radioulnaris distalis** verbindet die Incisura ulnaris des Radius mit der Circumferentia articularis des Caput ulnae. Es handelt sich um ein einachsiges Gelenk mit längs verlaufender Gelenkachse (Radgelenk, Art. trochoidea). Auch in diesem Gelenk sind nur Drehbewegungen zwischen Radius und Ulna möglich, es hat nur einen Freiheitsgrad. In den beiden Radioulnargelenken artikulieren Elle und Speiche jeweils durch Drehbewegungen miteinander, die dabei ausgeführten Bewegungen sind Pronation und Supination des Unterarms.

Die **Articulatio talocruralis** (oberes Sprunggelenk) ist ein Scharniergelenk mit nur einem Freiheitsgrad (Dorsalextension und Plantarflexion des Fußes). Es artikulieren die Malleolengabel mit der Trochlea tali.

Die Einteilung der Gelenke nach Freiheitsgraden berücksichtigt nur die Drehbewegungen, zusätzliche Translationsbewegungen (Verschiebungen der Gelenkflächen gegeneinander innerhalb des Gelenks) werden vernachlässigt.

H98

→ **Frage 2.99:** Lösung B

Schleimbeutel entstehen an Stellen, an denen Sehnen, durch ihren Verlauf bedingt, starken mechanischen Kräften ausgesetzt sind. Sie besitzen, wie auch die Sehnenscheiden, eine Lamina fibrosa und eine Lamina synovialis, die mukopolysaccharidhaltige Synovialflüssigkeit sezerniert, und wirken so als Druckverteiler, da ihre Wände dadurch gegeneinander verschieblich sind. Zum Teil kommunizieren Schleimbeutel mit dem Gelenkspalt und sind dann bei Gelenkerkrankungen mitbeteiligt.

H05 ■
→ **Frage 2.100:** Lösung E

Die Membrana synovialis enthält Mechanorezeptoren und freie Nervenendigungen, sie vermittelt Schmerzempfindungen.
Die **Membrana synovialis** ist der innere Bestandteil der Gelenkkapsel, außen findet sich die Membrana fibrosa aus straffem Bindegewebe. Sie besteht aus lockerem Bindegewebe (Auffaltung zu Plicae oder Villi synoviales) mit Fettzellen, die innere Oberfläche bilden spezielle Fibroblasten (Zelltyp B) und *Makrophagen* (Zelltyp A).
Die Fibroblasten sezernieren den größten Anteil an Hyaluronsäure (Hyaluronan), Bestandteile der extrazellulären Matrix und die Makrophagen sind zur Antigenpräsentation befähigt, phagozytieren Zelltrümmer und Bakterien.
Zu **(D)**: Meißner-Tastkörperchen sind Berührungsrezeptoren im Bindegewebe des Stratum papillare der Epidermis, am häufigsten vorkommend an Finger- und Zehenspitzen.

F97
→ **Frage 2.101:** Lösung B

Die Eintrittsstelle für Nerven- und Gefäße eines Muskels wird manchmal auch als Muskelhilum bezeichnet und liegt im mittleren Teil des Muskelbauchs. Der Begriff „Hilum" wird hier analog zu den inneren Organen (z. B. Lunge, Milz) gebraucht, wo das Hilum ebenfalls die Ein- und Austrittsstelle von Nerven und Gefäßen bezeichnet. Die Gefäße des Muskels verzweigen sich dann im Perimysium weiter. Immerhin wählten bei dieser Frage noch 20 % die Möglichkeit (E) und 15 % die Möglichkeit (C). Für beide genannten Abschnitte existieren jedoch keine speziellen Bezeichnungen.
Im Zusammenhang mit der allgemeinen Anatomie der Muskeln sollte man sich noch folgende Begriffe einprägen:
- Aponeurose – flächenhafte Endsehnen von Muskeln
- Zwischensehnen, Intersectiones tendineae – z. B. beim M. rectus abdominis und M. omohyoideus
- Muskelfaszie – umgibt den gesamten Muskel
- Fiederung – Verlaufsrichtung der Muskelfasern
- Motorische Einheit – Vorderhornzelle, zugehörige Nervenfaser und die von ihr innervierten Muskelfasern

F02
→ **Frage 2.102:** Lösung D

Es handelt sich bei der abgebildeten Struktur um eine **Muskelspindel**. Am rechten unteren Bildrand sind noch Anteile von Skelettmuskulatur zu erkennen. Die Muskelspindel liegt im Perimysium internum und besteht aus einer bindegewebigen Kapsel, in deren Zentrum mehrere dünne *intrafusale Muskelfasern* liegen. Muskelspindeln sind Dehnungsrezeptoren der Muskulatur.

F01 ■
→ **Frage 2.103:** Lösung E

Muskelspindeln enthalten charakteristischerweise intrafusale Fasern, die man in Kernsack- und Kernkletterfasern unterteilen kann. Die Enden der intrafusalen Fasern werden von Aγ-Fasern efferent innerviert.
Zu **(E)**: Axodendritische Synapsen sind Synapsen, die an einer anderen Nervenzelle ansetzen und den Reiz an diese weitergeben. Dies kommt innerhalb einer Muskelspindel nicht vor.

F02 ■
→ **Frage 2.104:** Lösung C

Die **motorische Endplatte**, oder auch **myoneurale Synapse** genannt, besteht aus 3 Anteilen:
- **Präsynaptische Endigung:** Der axonale Anteil der myoneuralen Synapse ist verdickt und breiter („Endplatte"), in Vesikeln befindet sich Acetylcholin (ACh) als Transmitter. Die Myelinscheide reicht nicht bis an die Endplatte heran (A).
- **Synaptischer Spalt:** Diffusionsstrecke für Transmitter, Enzyme, Pharmaka, ca. 30–50 nm weit. Der Transmitter Acetycholin wird aus den präsynaptischen Bläschen freigesetzt und benötigt *keinerlei Transporter* im synaptischen Spalt (C). Acetylcholin diffundiert frei durch den synaptischen Spalt.
- **Postsynaptische (subsynaptische) Membran:** Membran der Skelettmuskelfaser, Fältelung zur Oberflächenvergrößerung, enthält ACh-Rezeptoren (E).
Der synaptische Spalt ist kein „Leerraum", er enthält Glykoproteine als amorphe Matrix (B).

F99 ■
→ **Frage 2.105:** Lösung D

Als *realen Hebelarm* eines Muskels definiert man den senkrechten Abstand zwischen Ansatz des Muskels und der Drehachse des Gelenks. Als Beispiel stelle man sich dies am M. biceps brachii und dem Ellenbogengelenk vor. Dieser Hebelarm bleibt konstant.
Da jedoch die Muskelwirkung eines Muskels nicht nur von der Hubkraft, sondern auch von der Gelenkstellung bestimmt wird, kann man mit dieser rein mechanisch-physikalischen Definition nicht viel anfangen.
Der *virtuelle und wirksame Hebelarm* eines Muskels ist der jeweilige senkrechte Abstand zwischen

Muskelsehne und Drehachse des Gelenks. Damit wird klar, dass dieser virtuelle Hebelarm von der Gelenkstellung abhängig ist (er ist z. B. extrem klein in Streckstellung). Damit ist Aussage (C) falsch, denn dies würde nur für den realen Hebelarm zutreffen.

Der virtuelle Hebelarm *kann* länger sein als der reale Hebelarm, das hängt von der Gelenkstellung ab. Mit Hilfe des virtuellen Hebelarms kann man das für die jeweilige Gelenkstellung wirkende *Drehmoment* berechnen.

2.8   Nervengewebe

II.15   Nervengewebe

Nervengewebe besteht aus **Nervenzellen** und **Gliazellen**. Die **Glia** dient dem Sauerstofftransport, der Abwehr und der Isolierung der Nervenfasern, sie bildet die Markscheiden und übernimmt mechanische Aufgaben. Gliazellen bleiben teilungsfähig und führen zur Narbenbildung nach Nervenverletzungen. Ohne Gliazellen sind Nervenzellen nicht funktionsfähig. Es gibt zahlenmäßig weitaus mehr Gliazellen als Nervenzellen im Nervensystem

Ependymzellen, eine Form der Glia, kleiden die Hohlräume von Gehirn und Rückenmark aus.

Eine **Nervenzelle** bildet als funktionelle und morphologische Einheit ein **Neuron**. Es besteht aus dem Zellleib (Perikaryon), den Dendriten, die die ankommenden Erregungen (Afferenzen) aufnehmen, und dem Neuriten oder Axon, der die Erregungen zur nächsten Synapse fortleitet (Efferenz).

Über **Synapsen** wird das Aktionspotenzial an andere Nervenzellen oder Effektoren weitergeleitet. Man unterscheidet elektrische Synapsen (Typ „Gap junction") und chemische Synapsen, die sehr viel häufiger sind. Die elektrische Leitung ist hier unterbrochen. Eine chemische Synapse besteht aus

- präsynaptischer Membran,
- synaptischen Vesikeln, die den Transmitter enthalten,
- synaptischem Spalt, in der Transmitter ausgeschüttet wird, und
- postsynaptischer Membran, die Rezeptormoleküle für den Transmitter enthält, der nach Bindung dann eine Membranreaktion hervorruft. Man unterscheidet so *erregende und hemmende* Synapsen.

Ein **Neuron** entwickelt sich aus einem Neuroblasten und muss als trophische Einheit angesehen werden. Die Zellkerne der Neurone liegen als große Gebilde im Perikaryon zentral und fallen durch einen großen Nukleolus auf. Bei vegetativen Nervenzellen können auch mehrkernige Exemplare auftreten.

Je nach Größe und Form ihrer Fortsätze teilt man Nervenzellen nach *morphologischen Gesichtspunkten in*

- bipolare Nervenzellen,
- multipolare Nervenzellen und
- pseudounipolare Nervenzellen ein.

Pseudounipolare Nervenzellen sind sensible Nervenzellen, deren Dendrit und Neurit nahe des Perikaryons zu einem Fortsatz verschmolzen sind. Sie kommen im Spinalganglion und in sensiblen Kopfganglien vor.

Bipolare Nervenzellen (ein Dendrit – ein Axon) findet man in der Retina und im Ganglion vestibulocochleare (Ausnahme!).

Nervenfasern bestehen aus dem Axon und einer speziellen Hülle, der **Axonscheide** oder **Myelinscheide/Markscheide**. Die Myelinisierung ist von großer Bedeutung für die schnelle Erregunsleitung (z. B. saltatorische Erregungsleitung über die Internodien). Im peripheren Nervensystem bilden die *Schwann-Zellen* die Axonscheide (ab dem 4. Schwangerschaftsmonat), im ZNS wird dies von *Oligodendrozyten* übernommen. Unterschieden wird zwischen **markhaltigen** und **marklosen Fasern**. Bei markhaltigen Nervenfasern wird das Axon konzentrisch von der Zellmembran der Schwann-Zelle mehrfach umhüllt, so dass Lamellen entstehen. Im Verlauf der Axonscheide sind Unterbrechungen zu erkennen – **Ranvier-Schnürringe**. Den Bereich zwischen zwei Schnürringen nennt man Internodium. Hier ist das Axon (der Neurit) markscheidenfrei und gibt Äste ab.

Im Bereich der Schnürringe erhält das Axon relativ guten Kontakt zum Extrazellulärraum, was Stoff- und Ionenaustauschvorgänge erleichtert. An den Schnürringen ist auch die Markscheide unterbrochen, die einzelnen Lamellen verlaufen nach innen zum Axon zu, wobei die äußeren die inneren Lamellen überdecken.

Dazwischen treten feine Ausläufer der Schwann-Zellen an das Axon heran.

Die **Basallamina** umgibt im peripheren Nervensystem die markhaltige Nervenfaser auf der ganzen Länge und zieht auch über die Ranvier-Schnürringe hinweg. Im zentralen Nervensystem hat das Axon keine Basallamina.

Als **Schmidt-Lantermann-Einkerbungen** bezeichnet man konisch verlaufende Furchungen in der Markscheide der Schwann-Zelle, die sich von außen in die Zelle einkerben, den Neuriten aber nicht erreichen. Zu erkennen sind sie nur nach einer Osmiumfärbung des Nerven. Die Markscheide erscheint dann schwarz, die Schmidt-Lantermann-Einkerbungen setzen sich dagegen hell ab.

Bei **marklosen Nervenfasern** liegen die Axone in einfachen Einstülpungen der Schwann-Zellen. Hier sind keine Ranvier-Schnürringe sichtbar – die Schwann-Zellen stoßen dicht aneinander und bilden eine zusammenhängende Scheide.

Nerven bestehen aus Bündeln von Nervenfasern, die durch bindegewebige Strukturen zusammengehalten werden.

Nervenfasern werden zu Bündeln zusammengefasst, zwischen den Fasern liegt **Endoneurium** (retikuläres Bindegewebe), umhüllt wird ein Bündel von **Perineurium**. Das Perineurium ist eine Diffusionsbarriere (Perineuralscheide) und besteht aus mehreren Lagen flacher Zellen, die durch viele Tight junctions verbunden sind. Innerhalb des Perineuriums liegt der Endoneuralraum, der so vom sonstigen Extrazellulärraum abgetrennt ist. Erst größere Nerven besitzen noch eine bindegewebige Umhüllung, das **Epineurium**, das dann dem Perineurium außen aufliegt.

Klinischer Bezug

Nach der **Verletzung** eines Neuriten regeneriert das **proximal** gelegene Segment, das mit dem Perikaryon in Verbindung bleibt. Das **distale** Segment degeneriert und fällt den Gewebsmakrophagen zum Opfer *(Waller-Degeneration)*. Es wird durch Neubildung ersetzt.

Proximal der Axonunterbrechung zeigt sich eine lokale Schwellung mit Organellenanreicherung. Das Perikaryon zeigt die Symptome der primären Reizung (Chromatolyse, Zellschwellung, verstärkte Proteinsynthese, Verlegung des Zellkernes in die Peripherie).

In unmittelbarer Nähe der Verletzung kommt es primär zu retrograder Degeneration, bevor die Regeneration einsetzt. Distal der Verletzung degenerieren Axon und Axonscheide, erhalten bleiben (sofern sie nicht durch äußere Gewalt ebenfalls durchtrennt wurden) bindegewebige Leitstrukturen. Sie dienen als Leitschiene für proliferierende und neu einsprossende Schwann-Zellen. Schwann-Zellen lagern sich zu Bändern zusammen, daran entlang können Axonsprossen aus dem proximalen Stumpf wachsen, bis sie wieder peripher Anschluss finden.

Klinischer Bezug

Die an **Synapsen** beteiligten Strukturen und Stoffe bieten reichlich Angriffspunkte für Medikamente, aber auch Toxine. Besondere Bedeutung hat dabei natürlich die neuromuskuläre Synapse – motorische Endplatte. Zur Muskelrelaxierung bei Narkose und künstlicher Beatmung verwendet man peripher wirksame Muskelrelaxanzien, z. B. Succinylcholin (kurz wirksam, ACh-ähnlicher Agonist, kurz depolarisierend) oder länger wirksame Curarederivate (nicht depolarisierend, kompetitive Antagonisten des ACh-Rezeptors, z. B. Pancuroniumbromid oder Vecuronium). Das Bakterientoxin „Botulinumtoxin" wird immer mehr als Wirkstoff erkannt. Es hemmt die Transmitterfreisetzung an der motorischen Endplatte und kann in der Schmerztherapie bei Dystonien und Spasmen eingesetzt werden (lokale Injektion), aber auch aus kosmetischer „Indikation" (Faltenunterspritzung).

Klinischer Bezug

Die *Myasthenia gravis* ist eine Autoimmunkrankheit, bei der Autoantikörper gegen ACh-Rezeptoren zirkulieren und die Signalübertragung an der motorischen Endplatte stören. Dies führt zu belastungsabhängiger Ermüdung der quergestreiften Muskulatur, besonders der Gesichts- und Augenmuskulatur, aber auch der pharyngealen Muskulatur.

Bei der *Multiplen Sklerose* (Enzephalomyelitis disseminata) wird die Wichtigkeit der Myelinschicht deutlich: es kommt zu umschriebenen Herden, Myelinscheiden werden zerstört und die betroffenen Axone gehen zugrunde (fokale Demyelinisierung). Pathogenetisch diskutiert man Autoantikörper, die zur Zerstörung des Myelins führen. Die Ätiologie ist aber noch nicht definitiv geklärt.

F03 H98

→ **Frage 2.106:** Lösung D

Pseudounipolare Nervenzellen sind sensible Nervenzellen, deren Dendrit und Neurit nahe des Perikaryons zu einem Fortsatz verschmolzen sind. Sie kommen im Spinalganglion und in sensiblen Kopfganglien vor.

Zu (A): Das Vorderhorn des Rückenmarks ist motorisch. Somit kommen als Vorderhornzellen α- und γ-Motoneurone sowie Renshaw-Zellen (Binnenzellen für die inhibitorische Rückkopplung eines α-Motoneurons) vor.

Zu (B): Das Seitenhorn des Rückenmarks enthält die Perikarya des vegetativen Nervensystems. In der Substantia intermediolateralis (Th1–L2) liegen sympathische Nervenzellen, in der Substantia intermediomedialis (S2–S4) parasympathische Wurzelzellen.

Zu (C): Das Hinterhorn des Rückenmarks ist sensibel und enthält die Zellen, die das 2. Neuron der sensiblen Bahnen darstellen (alle sensiblen Bahnen haben ihr 1. Neuron im Spinalganglion, das 2. Neuron im Rückenmark oder in der Medulla oblongata, die Bahnen kreuzen **nach** dem 2. Neuron, das 3. Neuron liegt im Thalamus).

Zu (E): Im Gyrus praecentralis liegt das primäre somatomotorische Zentrum, dort befindet sich der Ursprung der Pyramidenbahn (Tractus corticospinalis, zuständig für Willkürmotorik). Im Bereich des Gyrus praecentralis ist die Lamina pyramidalis interna, die aus den Betz-Riesenpyramidenzellen besteht, besonders stark ausgeprägt.

Merke: Im ZNS liegen die sensiblen Zentren (Gyrus postcentralis, Hinterhorn, Wernicke-Sprachzentrum) dorsal, die motorischen Zentren (Gyrus praecentralis, Vorderhorn, Broca-Sprachzentrum) ventral.

H01

→ **Frage 2.107:** Lösung E

Hier wird nach den **Perikaryen**, also den Zellkörpern, gefragt: multipolare Nervenzellen haben neben einem Axon viele Dendriten. Daneben unterscheidet man noch unipolare Nervenzellen (modifizierte Nervenzellen der Netzhaut), pseudounipolare Nervenzellen (häufig gefragt: Spinalganglion), bipolare Nervenzellen (1 Axon – 1 Dendrit; z. B. Ganglion spirale des Hörorgans, Antwort (B)). Die meisten Nervenzellen sind jedoch multipolar.

Alle **sensiblen Fasern** haben ihr erstes Neuron und damit auch das Perikaryon im **Spinalganglion, motorische Fasern** haben ihr Interneuron und somit ihr Perikaryon in den **Vorderhörnern** des Rückenmarks.

Der größte Teil des Sympathikus wird im Grenzstrang auf das 2. Neuron der sympathischen visceroefferenten Strecke umgeschaltet, er hat also dort auch Perikaryen, wobei multipolare Nervenzellen am häufigsten vorkommen. In markhaltigen Nervenfasern liegen ebenso wenig Perikarya von Nervenzellen wie in Muskelspindeln. Auch in unmittelbarer Nähe von Sinnesrezeptoren der Haut befinden sich keine Perikarya der afferenten sensiblen Fasern, diese liegen erst wieder im Spinalganglion.

F01 ■

→ **Frage 2.108:** Lösung B

Dieser Sachverhalt wird vom IMPP normalerweise gerne im 2. Staatsexamen geprüft.

Ein Nerv ist generell in der Lage, sich zu regenerieren, allerdings nur sehr langsam und nur, wenn eine Art „Leitstruktur" vorhanden ist. Als Leitstruktur können z.B. die **Schwann-Zellen** dienen.

Nach der Durchtrennung eines Axons unterscheidet man Degenerations- und Regenerationsvorgänge, die proximal und distal der Schädigung ablaufen.

- **Distal** kommt es zu:
  - Waller-Degeneration mit Axonzerfall, wobei die Schwann-Zellen erhalten bleiben und zusammen mit Makrophagen z. B. Zelltrümmer und Myelinscheiden „abräumen".
  - Degeneration des distalen Anteils des Axons einschließlich der Markscheiden, Abbau der Trümmer durch Makrophagen (s. o.).
  - Wichtig für eine spätere Regeneration ist das Verbleiben von Schwann-Zellen und der Basalmembran der Myelinscheide als Leitschiene/Leitstruktur.
- **Proximal** lassen sich folgende Vorgänge beobachten:
  - Absterben des proximalen Axonstumpfs, Demarkierung bis zum nächsten proximalen Ranvier-Schnürring, Bildung eines proximalen Wachstumskolbens.
  - Aussprossen feiner Nervenendigungen aus dem Wachstumskolben (nicht aus Dendriten des Neurons!) unter dem Einfluss von lokalen Wachstumsfaktoren, z. B. nerve growth factor u. ä. Das bedeutet, die

Regeneration geht direkt vom proximalen Ende des Axons aus, nicht vom Ursprungskegel.
  - Verlagerung des Zellkerns im Perikaryon des Neurons in die Peripherie.
  - Desintegration der Nissl-Substanz, Volumenzunahme des Perikaryons.

Im weiteren Verlauf kommt es zur Rückbildung und Normalisierung am Perikaryon, Proliferation der Schwann-Zellen an der Schädigungsstelle, Bildung von Zellsäulen und zusammenhängenden Basalmembranen als Basis für ein gerichtetes Wachstum der Axonsprossen und Überbrückung der Schädigung. Damit wird dann auch wieder eine intakte Innervation des Zielgebiets/-organs ermöglicht.

II.16   Neuroglia

Neuroglia bildet das (vorwiegend ektodermale) Stützskelett des ZNS. Man unterscheidet verschiedene Zellarten:

- Ependymzellen
- Oligodendrozyten
- Astrozyten
- Mikroglia (Hortega-Zellen)

Auf eine Nervenzelle kommen etwa zehn Gliazellen. Die Glia bildet Markscheiden im ZNS, ist für das Elektrolytgleichgewicht verantwortlich und phagozytiert. **Ependymzellen** kleiden die Hohlräume des Gehirns aus.

Oligodendrozyten:
Als

- Myelinisierungszellen bilden sie die Myelinscheiden im zentralen Nervensystem, übernehmen hier also die Aufgaben der Schwann-Zellen des peripheren Nervensystems.
- Satellitenzellen treten sie bei Reizung auf. Sie umschließen die Nervenzellen und teilen sich.

Oligodendrozyten haben einen dichten Kern. Die Zellen fallen auch durch ihre Fortsätze auf, die auch mehrere Axone gleichzeitig unterscheiden können.

Astrozyten sind fortsatzreiche Zellen mit großem hellen Zellkern. Man unterscheidet protoplasmatische Astrozyten mit wenigen Fortsätzen, die häufiger in der grauen Substanz zu finden sind, und fibrilläre Astrozyten mit vielen langen Fortsätzen, die eher in der weißen Substanz liegen. Astrozyten bilden ein Netzwerk zwischen den Nervenzellen (Stützfunktion), an der äußeren Oberfläche des Gehirns verdichtet sich das Stützgerüst zur Membrana limitans gliae superficialis und bildet den Abschluss des Hirngewebes gegen die Hirnhäute. Astrozyten bilden weiterhin Glianarben nach der Zerstörung von Hirngewebe. Sie entsenden auch zahlreiche Fortsätze zu Hirnkapillaren und haben damit eine wichtige Funktion bei der Ausbildung der **Blut-Hirn-Schranke** und bei der Erhaltung des inneren Milieus (Ionengleichgewicht, pH-Wert) im ZNS.

Gliazellen des ZNS

Einteilung	Gliazellen	Charakteristik/Funktion	Klinischer Bezug
Makroglia	Oligo-dendro-zyten	rund oder polygonal, weniger Fortsätze als Astrozyten	Myelinproduktion im ZNS, Bildung von Myelinscheiden. Tumoren im ZNS sind meist Tumoren des Gliagewebes (Gliome), z. B. das Glioblastom.
Entstehung aus Neural-rohr (Ek-toderm)	Astrozyten	häufigster Gliazelltyp, fibrillärer und protoplasmatischer Typ, Netzwerk durch Verbindung der Fortsätze (gap junction), Bildung einer Grenzschicht gegen ZNS-Oberfläche und Gefäße bestehend aus Gefäßfüßchen (Blut-Hirn-Schranke zusammen mit Gefäßendothel und Basallamina)	Stützfunktion, Narbenbildung nach ZNS-Läsionen (Glianarbe), Blut-Hirn-Schranke, Nachweis durch GFAP (gliafibrilläres Protein), Erhalten der Ionenhomöostase, Metabolismus von Neurotransmittern
	Ependym-zellen	Auskleidung der Hirnventrikel (am Boden des III. Ventrikels: Tanyzyten)	
Mikroglia	Synonym: Hortega-Zellen	Entstehung aus Vorläuferzellen im Knochenmark (wie Blutmonozyten), ruhende ↔ aktive Form	Phagozytose, Antigenpräsentation, Zytokinproduktion

Weitere spezielle Gliazellen des ZNS sind noch die Tanyzyten am Boden des III. Ventrikels, die astrozytenähnlichen Müller-Zellen der Retina und die Pituizyten, die im Hypophysenhinterlappen zu finden sind.
Glia des peripheren Nervensystems sind die Schwann-Zellen, die sich aus der Neuralleiste entwickeln, sowie Mantelzellen (Satellitenzellen), die den peripheren Ganglienzellen anliegen. Gliazellen bleiben zeitlebens teilungsfähig. ■

F98 ■
→ **Frage 2.109:** Lösung D

Bei der **Glia** des Zentralnervensystems kommen vor: Astrozyten, Oligodendrozyten, Mikroglia, in den Hirnventrikeln und im Plexus choroideus kommen auch Ependymzellen mit einer Unterform, den Tanyzyten (am Boden des III. Ventrikels), vor. In der Neurohypophyse finden sich Pituizyten.
Zu **(D):** **Pinealozyten** sind die Zellen, die den größten Anteil der Epiphyse bilden. Sie werden zu den parakrinen Zellen gezählt und besitzen viele lange Fortsätze.
Zu **(A):** Lemnozyten isolieren neuronale Zellen bei sensorischen Rezeptororganen, z. B. Meissner-Körperchen. Der Terminus wird hier analog zu den Schwann-Zellen verwendet. Einige Standardwerke verzichten auf den Ausdruck „Lemnozyten" und schreiben statt dessen gleich Schwann-Zellen.
Zu **(C):** Mantelzellen (oder Satellitenzellen) umhüllen in den Ganglien die großen Ganglienzellen, z. B. im Spinalganglion. Mantelzellen und Schwann-Zellen zählen zur peripheren Glia.

Merke: *Schwann-Zellen entstammen der Neuralleiste und bilden die Mark-(Axon-)scheiden des peripheren Nervensystems.*

H05 H97 ■
→ **Frage 2.110:** Lösung E

Die großen, durch Silberimprägnation nach Golgi dargestellten Zellen sind stark verzweigt und reichen mit einigen ihrer Fortsätze an die in der Mitte dargestellte Kapillare heran („Gefäßfüße").
Neben der Silberimprägnation sind Astrozyten auch immunhistochemisch durch GFAP – glial fibrillary acidic protein – darstellbar.

Merke: *Die enge Verbindung zu Gefäßen ist ein Charakteristikum von Astrozyten.*

F99 ■
→ **Frage 2.111:** Lösung C

Zu den Astrozyten wurden bereits mehrfach Fragen gestellt.
Das Neuralrohr bildet die große und weiße Substanz von Gehirn und Rückenmark. Über das Neuralepithel (Neuroektoderm) des **Neuralrohrs** entstehen sowohl Neuroblasten (Nervenzellen) als auch Glioblasten (Astrozyten und Oligodendrozyten) und Ependymzellen.
Astrozyten sind fortsatzreiche Zellen mit großem, hellen Zellkern. Man unterscheidet protoplasmatische Astrozyten mit wenigen Fortsätzen, die häufiger in der grauen Substanz zu finden sind, und

fibrilläre Astrozyten. Astrozyten bilden ein Netzwerk zwischen den Nervenzellen, an der äußeren Oberfläche des Gehirns verdichtet sich dieses Stützgerüst zur Membrana limitans gliae superficialis und bildet den Abschluss des Hirngewebes gegen die Hirnhäute. Astrozyten haben eine wichtige Funktion bei der Ausbildung der **Blut-Hirn-Schranke**, sie umgeben mit ihren Ausläufern die Hirnkapillaren. Sie induzieren dort die Barriereeigenschaften des Kapillarendothels (→ Blut-Hirn-Schranke).

Zu (A): Das genannte Protein ist für Astrozyten charakteristisch und bildet in diesen Zellen die Gliafilamente. Der Nachweis dieses Proteins dient in der klinischen Neurologie als Differenzierungsmarker bei der Artdiagnose von Gliomen (Tumoren des Gliagewebes).

Zu (D): Astrozyten spielen insgesamt eine wichtige Rolle, nicht nur bei der Blut-Hirn-Schranke, sondern auch bei der Regulation der Homöostase des Extrazellulärraums im ZNS. Hierzu gehört auch, dass sie Transmitter aufnehmen und transportieren können, aber auch Aminosäuren, die für die Transmitterbildung gebraucht werden oder Transmitterwirkung haben, aufnehmen und/oder umbauen können (z. B. GABA). Insofern mag diese Aussage etwas spitzfindig sein, sie ist aber korrekt. Es wird ebenfalls eine Rolle der Astrozyten als antigenpräsentierende Zelle, also sogar eine gewisse Immunkompetenz dieser Zellart, diskutiert.

H01
→ **Frage 2.112:** Lösung C

Zu (C): **Astrozyten** liegen in den Zwischenräumen zwischen Nervenzellen, Blutgefäßen und anderen Gliaelementen. Sie bilden hierbei ein dichtes Netzwerk und spielen auch bei der interneuralen Kontaktaufnahme eine Rolle. Bei **krankhaften Vorgängen** im Bereich des **ZNS** bilden sie **Gliaanarben**, die z. T. histologisch wie ein Rasen imponieren.

Zu (A): **Hortega-Gliazellen** werden auch Mikrogliazellen genannt. Sie entstehen im Laufe der Hirnentwicklung im Zuge der Vaskularisation aus Vorläuferzellen von Monozyten. Diese dienen im ZNS als Phagozyten.

Zu (B): **Renshaw-Zellen** sind eine besondere Art von **Interneuronen**.

Zu (D): **Oligodendrozyten** kommen im **ZNS** vor, sie sind das Äquivalent der Schwann-Zellen des PNS. Sie proliferieren bei Schädigungen des ZNS deutlich weniger als Astrozyten.

Zu (E): Die **Dura mater** besteht aus Kollagenfasern; eine vermehrte Proliferation der Hirnhäute führt zu einem Meningeom.

F02
→ **Frage 2.113:** Lösung C

Die Narbenbildung im Gehirn nach Schädigungen erfolgt durch Gliazellen, und zwar sind daran

Astrozyten, z. B. fibrilläre Astrozyten (Faserastrozyten), beteiligt. Diese zeichnen sich durch besonders viele Fibrillen in ihren Zellfortsätzen aus, weswegen man ihnen mechanische Aufgaben zuschreibt. Diese Fibrillen in den Astrozyten lassen sich durch ein histochemisch darstellbares saures Protein (GFAP = glial fibrillary acidic protein) nachweisen. So lässt sich durch diese spezielle Färbemethode die Narbenbildung in der Großhirnrinde bestätigen.

H00
→ **Frage 2.114:** Lösung C

Neben den großen Spinalganglienzellen findet man noch Glia in Form von Mantelzellen, welche die Zellkörper der Spinalganglienzellen umhüllt, sowie Schwann-Zellen, die die Axone umhüllen.

Ependymzellen kleiden die Ventrikel des Gehirns und den Zentralkanal des Rückenmarks aus. Es handelt sich um eine einschichtig kubische Zellschicht, die direkt an den Liquor grenzt. Ependymzellen sind z. T. zilientragend und durch auffallend viele Desmosomen verbunden. Sie sitzen im Gegensatz zu anderen Epithelien nicht einer Basalmembran auf, sondern haben unterschiedlich lange Fortsätze, die zwischen die darunterliegenden Zellen reichen.

Merke: *Oligodendrozyten* *bilden die Markscheiden im Zentralnervensystem, entsprechen also funktionell den Schwann-Zellen des peripheren Nervensystems.*

H04 ■
→ **Frage 2.115:** Lösung E

Kompaktes und nicht kompaktes Myelin:
Bei der Myelinisierung des peripheren Nervs wird das Axon zunächst wie bei der marklosen Nervenfaser in einer Rinne umhüllt, dadurch kommt es an der Stelle der Einsenkung zu einer Membranduplikatur, dem Mesaxon. Im weiteren Verlauf schiebt sich der eine Rand der Einsenkung unter den anderen und wickelt sich um das Axon weiter herum. Das Zytoplasma zieht sich aus den Wicklungen zurück, sodass die Plasmamembranen der Schwann-Zelle in den Internodien immer dichter aufeinander zu liegen kommen und durch spezifische Proteine miteinander verklebt werden. Diesen Vorgang nennt man **Kompaktierung** des Myelins. Im kompakten Myelin der Internodien kann man dann elektronenmikroskopisch die bekannte Lamellenstruktur im Querschnitt erkennen. Es liegt ein periodisches Muster aus dunklen Linien vor (major dense lines oder Hauptlinien), die aus den ursprünglich zytoplasmatischen – also innen gelegenen – Lamellen der Plasmamembran der Schwann-Zelle entstanden sind. Dazwischen fin-

den sich heller darstellbare Zwischenlinien. Die Dicke der Myelinscheide ergibt sich aus der Anzahl der Wicklungen um das Axon.

Neben dem kompakten Myelin unterscheidet man noch das nicht kompakte Myelin, wo man noch das Zytoplasma der Schwann-Zelle findet: also im Bereich der Myelininzisuren (Schmidt-Lantermann-Einkerbungen) sowie in der paranodalen Zone beidseits der Ranvier-Schnürringe.

Das morphologische Zeichen der Myelininzisuren ist die Aufspaltung der Hauptlinien durch dazwischen liegendes Zytoplasma der Schwann-Zelle. Dadurch erscheinen die Myelininzisuren als schräg gestellte Aufhellungszone im Myelin. Zwischen den Membranen der Wicklungen bestehen aber Gap junctions (Nexus), die den Stoffaustausch zwischen äußerem und innerem Zytoplasmaschlauch ermöglichen und die Diffusionsstrecke verkürzen. Auch die Zwischenlinien sind durch Adhärenskontakte verbunden (Adhäsionsmolekül ist das E-Cadherin).

Merke: Das Initialsegment eines Axons ist markscheidenfrei.

Merke: Im peripheren Nervensystem besteht **jede** Nervenfaser aus Axon und Axonscheide!

F01 H98 ■
→ **Frage 2.116:** Lösung E

Das **Mesaxon** entsteht bei der Markscheidenbildung dadurch, dass sich die Schwann-Zellen zunächst als eine Art Rinne um die Axone lagern. Dabei lagern sich die Längsfalten der Schwann-Zellen, die die Rinne begrenzen, aneinander an und bilden eine Plasmalemmduplikatur, die sich bei markscheidenhaltigen Nervenfasern mehrmals um das Axon schlingt. Diese Plasmalemmduplikatur heißt Mesaxon; sie kommt bei markscheidenhaltigen und bei marklosen peripheren Nervenfasern vor. Siehe Abb. 2.12.

F03 H99 F95
→ **Frage 2.117:** Lösung C

Zu **(B):** **Ranvier-Schnürringe** bzw. **Internodien** sind ein entscheidendes Kriterium zur Unterscheidung von markhaltigen und marklosen Nervenfasern. Beide Faserarten sind von Schwann-Zellen (im peripheren Nervensystem) umgeben, marklose Nervenfasern sind jedoch nur einfach (einzeln oder zu mehreren) in eine Schwann-Zelle gehüllt, während die markhaltigen vom Mesaxon unter Bildung von Myelinlamellen mehrfach umhüllt werden.

Markhaltige Fasern leiten aufgrund der Internodien saltatorisch, marklose kontinuierlich, aber langsamer.

Die marklosen Nervenfasern gehören (nach der Klassifikation von Erlanger und Gasser) zur Gruppe C und leiten Afferenzen, z. B. Schmerz, Temperatur, aus somatischen und viszeralen Bereichen.

Zu **(C):** Auch marklose Nervenfasern besitzen Mesaxone! Ein Mesaxon entsteht durch die Anlagerung der beiden Oberflächen der Hüllzelle und ist sozusagen eine Plasmamembranduplikatur.

Das **Mesaxon** bei der marklosen Nervenfaser ist nur sehr kurz, während es bei der markhaltigen Faser das Axon mehrfach umhüllt ("umwickelt").

Zu **(D)** und **(A):** **Marklose** Nervenfasern bilden postganglionäre vegetative Fasern sowie Hautafferenzen für Schmerz. Sie sind sehr dünn und haben nur einen Durchmesser von 0,1–2,4 μm. Der Faserdurchmesser von markhaltigen Aα-Fasern (Neuriten von motorischen Vorderhornzellen, zusammen mit Aγ-Fasern) mit langen Internodien beträgt dagegen 10–20 μm!

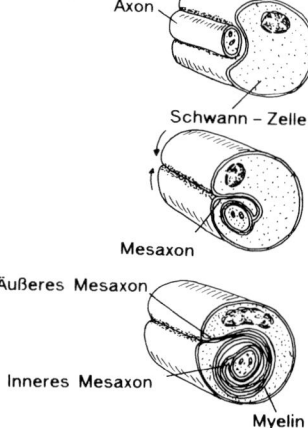

Abb. 2.12 Bildung eines Mesaxons bei markhaltigen Nervenfasern

Merke: Nur markhaltige Nervenfasern besitzen Schnürringe.

H96
→ **Frage 2.118:** Lösung E

Zur Abgabe des Transmitters in den synaptischen Spalt verschmelzen die synaptischen Bläschen, die den Transmitter enthalten, mit der präsynaptischen Membran der Synapse und geben so den Transmitter in den synaptischen Spalt frei (**Exozytose**). Das wertvolle Membranmaterial der Vesikel wird damit in die präsynaptische Membran integriert. Zum Recycling dieses Materials lagert sich das Protein **Clathrin** innerhalb des Endkolbens an die präsynaptische Membran und trägt dazu bei, dass sich wieder Vesikel ins Zellinnere abschnüren und in die Zelle zurückwandern. Der Clathrinmantel dieser „coated vesicles" (Stachelsaumbläschen) löst sich dann sofort, um bei weiteren Vorgängen der Mikropinozytose Verwendung zu finden. Daher sind in elektronenmikroskopischen Aufnahmen selten coated vesicles zu finden. Das Protein Clathrin vermittelt allgemein die Abschnürung von Vesikeln aus der Zellmembran, nicht nur bei Synapsen. Man nennt diesen Vorgang **Endozytose oder Mikropinozytose** (Bläschendurchmesser 50–150 nm) im Gegensatz zur Makropinozytose bzw. Phagozytose, wobei der Bläschendurchmesser bei der Makropinozytose bis 1 μm, bei der Phagozytose sogar darüber liegen kann. Der Clathrinmantel fehlt bei Makropinozytose und Phagozytose.

Zu (E): Die **Acetylcholinesterase** ist essentiell, um ein einmal in den synaptischen Spalt freigesetztes ACh sehr schnell durch Spaltung in Cholin und Acetat zu inaktivieren. Die Acetylcholinesterase ist in der Nähe des ACh-Rezeptors an der Membran lokalisiert und gelangt nicht durch Endozytose in die Zelle.

F02
→ **Frage 2.119:** Lösung E

Einmal freigesetzte Transmitter, die ihre Rezeptoren an der subsynaptischen Membran erreicht und damit ihre Aufgabe der Signalweitergabe erfüllt haben, werden, wie in der Frage beschrieben, ins Axon wieder aufgenommen, mehr oder weniger schnell extrazellulär enzymatisch abgebaut oder durch Gliazellen phagozytiert. Die unter (E) genannte Möglichkeit ist nicht sinnvoll.

F02 ■■
→ **Frage 2.120:** Lösung B

Eine wichtige cholinerge Zellgruppe ist der Nucl. basalis Meynert (A), von dem alle cholinergen Afferenzen der Großhirnrinde und des Hippocampus ausgehen, während die Raphekerne die Perikarya serotoninerger Neurone enthalten (B).

Klinischer Bezug
Schädigung des Nucleus basalis Meynert (Verlust von Nervenzellen und Synapsen bei Demenzerkrankung) resultiert in einer Funktionsstörung des cholinergen Transmittersystems. Eine derzeitige Therapieoption besteht in der Gabe von Cholinesterasehemmern zur Verbesserung der cholinergen Stoffwechsellage in den entsprechenden ZNS-Regionen.

H90 ■■
→ **Frage 2.121:** Lösung C

Die auffallend großen Zellen (Durchmesser zwischen 20 und 120 μm) gehören zu einem Spinalganglion. Sie enthalten einen großen Zellkern mit kräftig anfärbbarem Nukleolus. Die Spinalganglienzellen werden von kleinen dunklen Mantelzellen umgeben.

Zwischen den Zellen liegt lockeres Bindegewebe (Endoneurium), in der Bildmitte verläuft ein Bündel markhaltiger Nervenfasern.

Schwierig ist wiederum Aussage (3), die in den Bereich der Neurophysiologie gehört:

Sensible Ganglien (Spinalganglien sowie Hirnnervenganglien) enthalten nur die Perikarya von Ganglienzellen, die keine synaptischen Kontakte haben, also weder erregende noch hemmende Synapsen!

Vegetative Ganglien dagegen enthalten Synapsen.

> **_Merke:_** Im Spinalganglion findet keine Umschaltung statt!

2.9 Allgemeine Anatomie des Nervensystems

F00
→ **Frage 2.122:** Lösung C

Siehe Kommentar zu Frage 2.123.

F00
→ **Frage 2.123:** Lösung D

Zu (A): Hierbei handelt es sich um eine Nervenzelle mit einer kurzen (= Golgi-Typ-II-Axon) **marklosen** Nervenfaser, die eine Axonkollaterale zu besitzen scheint. Es sind zahlreiche Dendriten am Perikaryon zu sehen, somit handelt es sich um eine **multipolare** Nervenzelle. Solche Zellen kommen z. B. als postganglionäre Fasern der **vegetativen** Nerven vor.

Zu (B): Auch hier ist eine **multipolare** Nervenzelle dargestellt, allerdings mit langer (= Golgi-Typ-I-Axon) **markhaltiger** Nervenfaser. Hierbei handelt es sich um einen **motorischen** Nerv bzw. um eine motorische Endplatte, deren Zellkörper im **Vorderhorn** des Rückenmarks liegt.

Zu (C): Diese Abbildung zeigt eine **pseudounipolare** Nervenzelle, sie können markhaltig oder marklos sein. Sie sind typisch für **sensible** Nerven. Der Zellkörper des ersten Neurons einer sensiblen Bahn liegt **immer** im **Spinalganglion**.

Zu (D): Hier ist eine **bipolare** Nervenzelle dargestellt. Bipolare Nervenzellen kommen beispielsweise in den **Ganglia vestibulare et cochleare** vor.

Zu (E): Dargestellt ist eine **unipolare** Nervenzelle (keine Dendriten). Sie kommt als **Riechzelle** in der Nase vor. Die daneben gezeichnete Zelle könnte demnach einer Stützzelle entsprechen.

F98
→ **Frage 2.124:** Lösung D

Zu (D): Präganglionäre sympathische Fasern enthalten nur die thorakalen und oberen lumbalen

Spinalnerven (C8–L3). Die präganglionären sympathischen Fasern laufen eine kurze Strecke im Spinalnerv mit und zweigen dann zum Grenzstrangganglion ab (R. communicans albus).

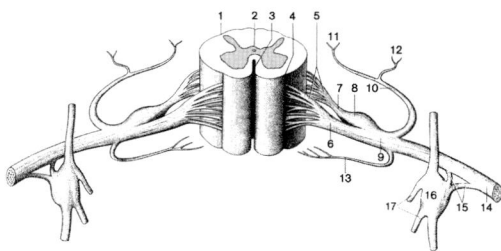

Abb. 2.**13** Spinalnervsegment
1 Sulcus posterolateralis
2 Sulcus medianus post.
3 Fissura mediana ant.
4 Sulcus anterolateralis
5 Wurzelfäden
6 Radix anterior
7 Radix posterior
8 Spinalganglion
9 N. spinalis, Spinalnerv
10 R. posterior des Spinalnervs, Aufzweigung in R. medialis (11) und R. lateralis (12)
13 R. meningeus
14 R. anterior des Spinalnervs
15 Ramus communicans albus und griseus
16 Grenzstrangganglion
17 Nn. splanchnici

Aus: Frick H, Leonhardt H, Starck D, Allgemeine Anatomie, Spezielle Anatomie I, 4. Auflage 1992, Georg Thieme Verlag, Stuttgart, New York.

Der Mensch hat:
12 Hirnnerven- und
31 Rückenmarknervenpaare, davon
  – 8 Zervikalnervenpaare
  – 12 Thorakalnervenpaare
  – 5 Lumbalnervenpaare
  – 5 Sakralnervenpaare
  – 1 Kokzygealnervenpaar

H99
→ **Frage 2.125:** Lösung C

Ein **Spinalnerv** besteht aus folgenden Bestandteilen: einer Radix anterior, die motorische Fasern führt, einer Radix posterior, die sensible Fasern beinhaltet, einem R. meningeus, der sensibel die Rückenmarkhäute innerviert, Rr. communicantes albus et griseus, die mit den sympathischen Grenzstrangganglien in Verbindung treten, einem R. ventralis, der als stärkster Ast des Spinalnervs motorisch die ventrale Rumpfwandmuskulatur und die Extremitätenmuskeln sowie sensibel die ventrale und laterale Bauchwand versorgt und einem **R. dorsalis**, der sensibel den Rücken und motorisch die **autochthonen Rückenmuskeln** (und somit auch

den **M. splenicus cervicis**) innerviert (s. Abb. 2.13).
Zu **(A)**: Der M. trapezius wird vom XI. Hirnnerv, dem N. accessorius, innerviert.
Zu **(B)**: Der M. latissimus dorsi wird vom N. thoracodorsalis versorgt.
Zu **(D)**: Der M. rhomboideus wird vom N. dorsalis scapulae innerviert.
Zu **(E)**: Der M. quadratus lumborum wird vom N. subcostalis versorgt.

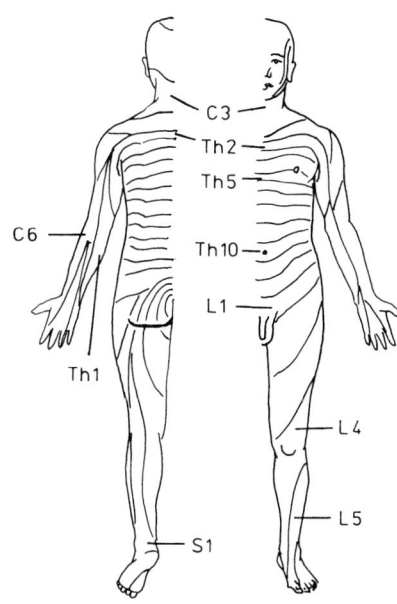

Abb. 2.**14** Segmentale Innervation der Haut

F99
→ **Frage 2.126:** Lösung C

Zu **(A)**: Das sind die großen α-Motoneurone.
Zu **(B)** und **(E)**: Hierbei handelt es sich um Anteile des vegetativen Nervensystems, nämlich präganglionäre sympathische Fasern, die – wie in (E) angegeben – im R. communicans albus zu einem Grenzstrangganglion ziehen.
Zu **(C)**: Die Neurone des Nucl. proprius des Hinterhorns erhalten **Afferenzen** über die Hinterwurzel, z. B. aus Hautrezeptoren.
Zu **(D)**: Hiermit sind die präganglionären parasympathischen Fasern gemeint, die aus dem Sakralmark kommen und ohne Umschaltung bis zum Rektum ziehen, erst dort erfolgt die Umschaltung auf postganglionär in der Wand des Erfolgsorgans (lange, präganglionäre Strecke beim Parasympathikus im Gegensatz zum Sympathikus!).

H99 ■
→ **Frage 2.127:** Lösung D

Die hinteren Wurzeln eines Rückenmarksnerven sind sensibel. Sie erhalten ihre Afferenzen aus der Muskulatur und den Baucheingeweiden.

Alle sensiblen Bahnen haben ihr 1. Neuron im Spinalganglion, deshalb enthalten die hinteren Wurzeln Fasern, deren Zellkörper im Spinalganglion liegen. Das 2. Neuron sensibler Bahnen liegt entweder im Rückenmark oder in der Medulla oblongata. Es gibt also auch Fasern, die ohne Umschaltung bis zur Medulla oblongata aufsteigen. Das 3. Neuron der sensiblen Bahnen befindet sich im Thalamus.

H00 ■

→ Frage 2.128: Lösung C

Aus den Vorderhornwurzeln des Rückenmarks treten die somatomotorischen Fasern des Spinalnerven aus. Die sensiblen Fasern des Spinalnerven ziehen, vom Spinalganglion kommend, zum Hinterhorn des Rückenmarks. Aus dem **Seitenhorn**, genauer gesagt aus dem **Ncl. intermediolateralis**, ziehen Fasern durch die Vorderwurzel zum Spinalnerven und von dort aus weiter in Richtung **Grenzstrang**.

Der Spinalnerv teilt sich nach seiner Bildung aus sensiblen, motorischen und vegetativen Anteilen in verschiedene Äste auf. Der **Ramus meningeus** zieht zu den Rückenmarkshäuten. Neben dem **Ramus ventralis** und dem **Ramus dorsalis** entsteht auch der **Ramus communicans**, der eine Verbindung zum Grenzstrangganglion darstellt und sich meistens in einen **Ramus communicans albus** (markhaltig, enthält präganglionäre Fasern, die im Grenzstrang umgeschaltet werden) und einen **Ramus communicans griseus** (marklos, enthält Fasern aus dem Grenzstrangganglion, die zurück zum Spinalnerven führen) unterteilen lässt. Der **Neurotransmitter** in den sympathischen und parasympathischen **Ganglien** ist **Acetylcholin**. Erst in den postganglionären Fasern des sympathischen Nervensystems sind Adrenalin und Noradrenalin die typischen Transmitter.

H00

→ Frage 2.129: Lösung D

Im peripheren Nervensystem werden Nerven von drei Bindegewebsscheiden gebildet. Das **Epineurium** umfasst den Nerv als Ganzes, von hier aus ziehen Gefäße zwischen die Nervenfaserbündel. Das **Perineurium** bildet eine Perineuralscheide, die einzelnen Zellen sind durch Tight junctions miteinander verbunden, es bildet so eine Diffusionsbarriere. Das **Endoneurium** umgibt die Nervenfasern und deren Schwann-Zellen.

H02

→ Frage 2.130: Lösung E

Zu **(E)**: Im **Plexus hypogastricus inferior** (Plexus pelvicus) mit zahlreichen Ganglien (Ganglia pelvica) werden tatsächlich sowohl parasympathische Fasern aus dem Sakralmark wie auch sympathische Fasern umgeschaltet, sodass in den Ganglia die Perikarya postganglionärer Neurone beider Qualitä-

ten liegen. Der Plexus umgreift Blase, Mastdarm und innere Geschlechtsorgane.

Zu **(A)**: Das Ganglion impar ist sozusagen das unterste unpaare Grenzstrangganglion und enthält damit nur die Perikarya sympathischer postganglionärer Neurone.

Zu **(B)**: Im Ganglion stellatum finden sich die Perikarya sympathischer postganglionärer Neurone für Plexus vertebralis, Herz, Lunge und Ösophagus.

Zu **(C)**: Das Ganglion submandibulare enthält die Perikarya parasympathischer postganglionärer Neurone für die Glandula submandibularis und sublingualis.

Zu **(D)**: Das enterische Nervensystem und damit auch der Plexus myentericus ist autonom und wird durch Sympathikus und Parasympathikus lediglich beeinflusst und moduliert, d. h. in den Ganglien des Plexus myentericus liegen keine Perikarya postganglionärer Neurone des Sympathikus und Parasympathikus.

H90

→ Frage 2.131: Lösung B

An freien Nervenendigungen beginnt die afferente Leitung. Es sind die Enden der Dendriten des ersten afferenten Neurons.

Sie kommen außer in der Haut auch an inneren Körperoberflächen vor und vermitteln mechanische, thermische und Schmerzempfindungen (Nozizeption).

Zu **(D)**: Freie Nervenendigungen können sowohl völlig frei im Gewebe enden, als auch von speziellen Endkörperchen (Merkel-Zellen, Meissner-Tastkörperchen und Vater-Pacini-Körperchen) umgeben sein. Diese Endkörperchen besitzen dann eine Bindegewebskapsel.

Man unterscheidet **primäre** und **sekundäre Sinneszellen**.

- Bei **primären Sinneszellen** (Riechschleimhaut, Sehzellen der Netzhaut) besitzt die Rezeptorzelle einen eigenen Neuriten, der die Reize gleich weiterleitet – man bezeichnet ihn als afferenten Neuriten. Die Sinneszelle ist damit das *erste Neuron der afferenten Leitung,* also: Sinneszelle (Rezeptor) + afferenter Neurit = primäre Sinneszelle.
  Diese entspricht dem 1. Neuron.
- Die **sekundäre Sinneszelle** (Geschmacks-, Gleichgewichts- und Hörorgan, Vater-Pacini-Körperchen) besitzt keinen afferenten Neuriten. Dort ist eine spezielle Nervenzelle für die Weiterleitung zuständig. Die sekundäre Sinneszelle ist dem 1. Neuron (= Nervenzelle + Neurit) vorgeschaltet.

H05

→ Frage 2.132: Lösung B

Die interstitiellen Zellen von **Cajal** sind spezialisierte verzweigte Zellen innerhalb der Tunica muscularis des Magen-Darm-Trakts, die Kontakte zu glatten Muskelzellen (Nexus) haben und zwischen Nervenendigungen des enterischen Nervensystems und glatten Muskelzellen vermitteln sollen. Es wird ihnen auch eine Schrittmacherfunktion bei der Darmmotorik zugeschrieben. Diese Zellen können durch Imprägnation mit Metallen und aufgrund eines speziellen Tyrosinkinase-Membranrezeptors selektiv dargestellt werden.

H05
→ **Frage 2.133:** Lösung C

Bei Dehnung der Blasenwand unter zunehmender Blasenfüllung werden die Dehnungsrezeptoren erregt und führen zum Miktionsreflex, d. h. Erregung der parasympathischen Neurone zum M. detrusor vesicae (Kontraktion der Blasenmuskulatur) und zum M. sphincter urethrae externus (Erschlaffung, damit Beginn der Blasenentleerung). Damit ist der Parasympathikus als efferenter Schenkel dieses Reflexes zu sehen. Die Fasern entstammen den Segmenten S2–S4 und gelangen in den Plexus vesicalis, der auch sympathische Fasern führt. Die Miktion ist ein Rückenmarkreflex, der allerdings vom Miktionszentrum beeinflusst wird.

Allgemeine Anatomie des Kreislaufsystems

2.10

II.17   Fetalkreislauf

Der Fetus erhält Nährstoffe und arterialisiertes Blut über die Plazenta von der Mutter. Da sich mütterliches und fetales Blut nicht vermischen können (Plazentaschranke, siehe Lerntext I.10), wird das fetale Blut über die Zottenoberfläche durch Diffusion oxygeniert, d. h. Sauerstoff diffundiert durch die Plazentaschranke und gelangt in die fetalen Kapillaren. Diese sammeln sich zu *einer* *V. umbilicalis,* welche arterialisiertes Blut über den Nabelstrang zum Fetus führt.

Im Kreislauf des Fetus sind verschiedene *Kurzschlussverbindungen (Shunts)* eingeschaltet, da die noch nicht belüfteten Lungen und die Leber (die Entgiftung geschieht über die Plazenta) umgangen werden müssen.

Der Weg des arterialisierten Blutes ist folgender:

Die V. umbilicalis (2) verläuft zur Leberpforte (später Lig. teres hepatis), dort fließt ein kleiner Teil durch die Leber, während der größte Teil über den **1. Shunt, den Ductus venosus (Arantii)** (3), an der Leber vorbei in die V. cava inferior (4) geleitet wird. Dort findet die erste Vermischung mit venösem Blut (5) statt.

Da nun im Herz der kleine (also Lungen-) Kreislauf umgangen werden soll, fließt das (nun nicht mehr voll arterialisierte) Blut aus der V.

cava inf. über den **2. Shunt, das Foramen ovale** (6), gleich in den linken Vorhof, von dort normal weiter über die linke Kammer in die Aorta (7).

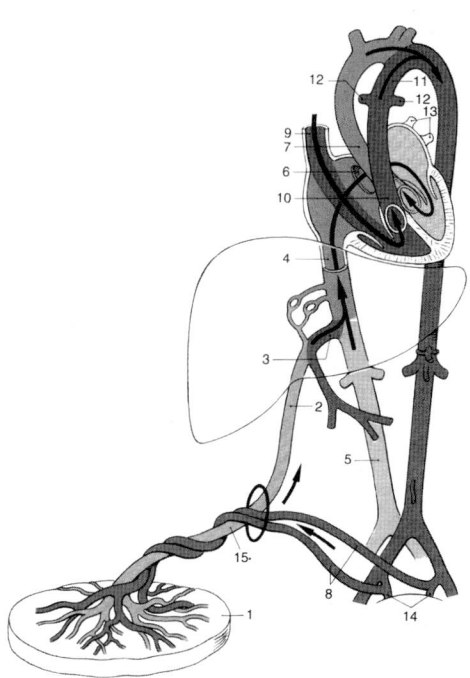

Abb. 2.**15** Fetalkreislauf
Aus: Kahle W, Leonhardt H, Platzer W. Taschenatlas der Anatomie, 6. überarbeitete Auflage 1991, Georg Thieme Verlag, Stuttgart, New York.

Legende zu Abb. 2.15 und Abb. 2.16
1 Plazenta
2 V. umbilicalis
3 **Ductus venosus (Arantii) → Lig. venosum**
4 V. cava inferior
5 Sauerstoffärmeres Blut aus den unteren Extremitäten in der V. cava inf.
6 **Foramen ovale**
7 Aorta
8 Aa. umbilicales
9 V. cava superior
10 Truncus pulmonalis
11 **Ductus arteriosus (Botalli) → Lig. arteriosum**
12 Aa. pulmonales
13 Vv. pulmonales
14 Aa. vesicales sup.

Die Verbindung zwischen rechtem und linkem Herzen besteht also auf Vorhofebene, nicht zwischen den Ventrikeln.

Im linken Vorhof befindet sich dann Blut, das weniger oxygeniert ist als das fast arterielle Blut aus der V. umbilicalis. Gleichzeitig wird rein venöses Blut aus dem Kopf und den oberen Extremitäten über die V. cava superior in das rechte Herz und dann am Mischblut (das durch das Foramen ovale fließt) vorbei in die rechte Kammer und in den

Truncus pulmonalis (10) geleitet. Hier wird der **3. Kurzschluss** wirksam: Der **Ductus arteriosus (Botalli)** (11) verbindet Truncus pulmonalis und Aorta und leitet Blut sofort in die Aorta, anstatt über die noch nicht belüftete Lunge. Nur ein kleiner Teil des Blutes fließt durch den Lungenkreislauf.

Da der Ductus arteriosus nach den arteriellen Abgängen für Kopf und obere Extremitäten mündet und rein venöses Blut zugeführt wird, erhalten die unteren Extremitäten sauerstoffärmeres Blut als die Arterien für die obere Körperhälfte.

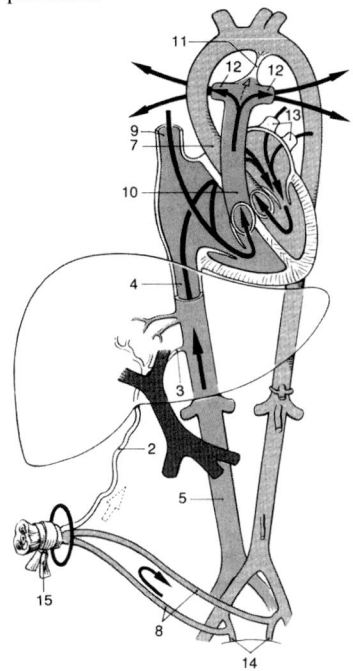

Abb. 2.16 Postnatale Umstellung des Blutkreislaufs Aus: Kahle W, Leonhardt H, Platzer W. Taschenatlas der Anatomie, 6. überarbeitete Auflage 1991, Georg Thieme Verlag, Stuttgart, New York.

Das venöse Blut fließt dann über **zwei** Aa. umbilicales (8) wieder in die Plazenta.

Die **Umstellung des Fetalkreislaufs** bei der Geburt vollzieht sich schrittweise:
– Beendigung der plazentaren Zirkulation und
– Einsetzen der Lungenatmung, dadurch
– Abfall des Blutdrucks in der Vena cava inferior und im rechten Vorhof,
– Absinken des pulmonalen Widerstandes durch die Belüftung der Lunge,
– Durchblutung der Lunge, dadurch
– Druckanstieg im linken Vorhof, der Druck im linken Vorhof ist jetzt höher als im rechten Vorhof, dadurch
– funktioneller Verschluss des Foramen ovale,
– funktioneller Verschluss des Ductus arteriosus und des Ductus venosus (10–15 Stunden nach der Geburt).

Der Verschluss der einzelnen Shunts erfolgt zunächst nur funktionell, durch Gewebsveränderungen und Zellproliferation ergibt sich dann der endgültige anatomische Verschluss. ∎

H04 ∎
→ **Frage 2.134:** Lösung C

Zu (A): Der Ductus arteriosus (Botalli) verschließt sich nach der Geburt (Lig. arteriosum).

Zu (B): Der Ductus venosus (Arantii) verschließt sich ebenfalls zum Lig. venosum.

Zu (C): Der **Sinus coronarius** ist im Gegensatz zu den anderen genannten Strukturen keine Kurzschlussverbindung des Fetalkreislaufs bzw. kein fetales Gefäß, sondern nimmt den größten Teil des venösen Blutes aus den Herzvenen auf und mündet in den rechten Vorhof.

Zu (D): Beide **Aa. umbilicales** verschließen sich zunächst funktionell, dann erst später durch Fibrosierung. Aus den distalen Anteilen entsteht jeweils das Lig. umbilicale mediale (Innenrelief der Bauchwand), die proximalen Anteile bleiben durchgängig als Aa. vesicales superiores.

Zu (E): Aus dem intraabdominellen Verlauf der V. umbilicalis entsteht nach Verschluss das Lig. teres hepatis (Unterrand des Lig. falciforme hepatis).

F02 ∎
→ **Frage 2.135:** Lösung C

Der **Ductus venosus** leitet das arterialisierte Blut aus (einer) V. umbilicalis an der Leber vorbei zur V. cava inferior (ein kleiner Teil fließt auch durch die Leber). Danach findet die erste Vermischung mit venösem Blut aus der unteren Körperhälfte statt. Am fetalen Herz wird das Blut aus der unteren Hohlvene über eine „Klappe" (Valva venae cavae inferioris) zum **Foramen ovale** direkt in den linken Vorhof unter Umgehung des Lungenkreislaufs geleitet (Rechts-Links-Shunt).

Der **Ductus arteriosus Botalli** leitet Blut, das aus der V. cava superior in den rechten Vorhof strömt und dann am Blutstrom durch das Foramen ovale vorbei in den Truncus pulmonalis gelangt, von der Lungenschlagader in die Aorta. Die zwei **Aa. umbilicales** verlaufen, von den Aa. iliacae communes aus kommend, durch den Nabelring zur Plazenta.

Zu (B): Der **Ductus venosus** enthält sauerstoffreicheres Blut als die fetale Aorta, die zudem noch sauerstoffarmes Blut aus der oberen Körperhälfte über den Ductus arteriosus Botalli erhält.

Zu (D) und (E): Nach der Umstellung des Fetalkreislaufs zum postnatalen Kreislauf kommt es zunächst zum funktionellen Verschluss des Ductus venosus, der sich später auch anatomisch verschließt. Nach der Obliteration wird aus dem Ductus venosus das **Lig. venosum**, das auf der Facies visceralis der Leber zu erkennen ist. Das Lig. teres hepatis entsteht aus dem intraabdominellen Verlauf der V. umbilicalis.

Merke: Im rechten Vorhof kreuzen sich zwei
Blutströme!
Auch im Fetalkreislauf fließt Blut durch
die Pulmonalarterie in die Lungen!

H99 ■
→ **Frage 2.136:** Lösung A

Siehe Lerntext II.17.

Merke: Das Blut distal des Ductus arteriosus
Botalli ist durch die Zumischung
venösen Blutes sauerstoffärmer.

H00 ■ ■
→ **Frage 2.137:** Lösung A

Die Sauerstoffsättigung des Blutes ist nicht nur am
Anfang des fetalen Blutkreislaufs (also in der V. cava
inferior) am höchsten, sondern auch allgemein im
postnatalen Blutkreislauf in der oberen Körperhälfte
höher als in der unteren. Bei der Umstellung auf
den **postnatalen Kreislauf** fällt der Sauerstoffgehalt
also in der V. cava inferior am stärksten ab.

H03 ■
→ **Frage 2.138:** Lösung E

Siehe zunächst Lerntext II.17.
Das Lig. venosum entsteht aus dem Ductus venosus (Arantii), das Lig. arteriosum ist der Rest des
Ductus arteriosus Botalli und das Lig. teres hepatis
ist der Rest der V. umbilicalis. Die Plica umbilicalis
medialis enthält auf jeder Seite das Lig. umbilicale
mediale, den Rest der beiden Aa. umbilicales.
Zu **(E)**: Die Plica umbilicalis mediana bzw. das Lig.
umbilicale medianum ist der bindegewebige Rest
des Urachus und verbindet Nabel und den Scheitel
der Harnblase.

F03 ■
→ **Frage 2.139:** Lösung B

Die mit „Y" bezeichnete Struktur an der Facies
visceralis der Leber ist das Lig. teres hepatis, der
Rest der V. umbilicalis des Fetalkreislaufs. Im Fetalkreislauf führt die V. umbilicalis aus der Nabelschnur arterialisiertes Blut zum Fetus. Siehe hierzu
auch Abb. 2.15 und Lerntext II.17.

| II.18 | Blutgefäße, Kapillaren |

Bei den **Arterien** vom elastischen Typ, zu denen
man die großen herznahen Gefäße zählt (Aorta,
A. carotis communis usw.), überwiegen beim
Aufbau der Tunica media bei weitem die elastischen Lamellen. Sie sind wesentlich für die
Windkesselfunktion dieser Gefäße zuständig. Bei
den weiter vom Herzen entfernten Gefäßen
nimmt der Anteil an glatten Muskelzellen in
der Tunica media zu.

Die Tunica intima, die innerste Schicht im Wandaufbau arterieller Gefäße, besteht aus der En-
dothelschicht und der Membrana elastica interna, die die Grenze zur Tunica media bildet.
Kapillaren haben eine durchschnittliche Länge
von 0,5–1 mm. Der Wandbau der Kapillaren ist
recht einfach. Die Wand besteht nur aus 3
Komponenten:
- Basalmembran
- Endothel
- Perizyten

Druckbedingt besitzen die **Venen** eine dünnere
Wand als die Arterien. Die Taschenklappen der
Venen bestehen aus Duplikaturen der Tunica
intima. Die Klappen dienen der Blutstromaus-
richtung zum Herzen hin.

Klinischer Bezug
Bei Tonusverlust der Venenwand und anschlie-
ßender Dilatation werden die Klappen insuffizient. Dies führt zur **Varizenbildung** („Krampf-
adern").

Weitere Elemente der Venenwand sind glatte
Muskelzellen, Kollagen- und Retikulinfasern.
Die Muskelzellbündel in der Tunica externa
sorgen für einen schichtenförmigen Aufbau der
Venenwand.
Grundsätzlich gilt für Arterien und Venen fol-
gender Wandaufbau: *Intima, Media, Adventitia.*
Arterie: – kräftige, gut abgrenzbare Media
 – charakteristische Elastica interna (Hals-
 krause)
Vene: – unscharfe Abgrenzung der Schichten
 – *Elastica interna fehlt!*
 – Media locker, fehlende Abgrenzung
 zwischen Media und Adventitia
Generell können drei verschiedene **Kapillarty-
pen** unterschieden werden:
- **nicht fenestrierte kontinuierliche Kapillaren:**
 Sie zeichnen sich durch ein durchgängiges
 Endothel ohne Fensterung sowie eine
 kontinuierliche Basalmembran aus und
 kommen typischerweise in der Lunge, im
 Zentralnervensystem, in der Retina und im
 Muskelgewebe vor.
- **fenestrierte kontinuierliche Kapillaren:** Sie besitzen ein gefenstertes Endothel, aber eine
 kontinuierliche Basalmembran und kommen typischerweise im Magen-Darm-Trakt,
 in endokrinen Drüsen und im Plexus choroideus sowie in der Niere (Poren bei den
 Endothelien der Nierenglomeruli, Membranen bei peritubulären Kapillaren) vor. Man
 unterscheidet Diaphragmen (Membranen)
 oder Poren als Durchbruchstellen.
- **fenestrierte diskontinuierliche sinusoide Kapillaren:** Sie zeichnen sich durch ein gefenstertes Endothel (Endothelporen) sowie eine
 diskontinuierliche Basalmembran aus. Sie sind
 typischerweise in der Leber, der Milz und
 im Blut bildenden Knochenmark lokalisiert. ■

F03 H00 ■ ■
→ **Frage 2.140:** Lösung A

Siehe Lerntext II.18.

H01 ■
→ **Frage 2.141:** Lösung C

Der Begriff **fenestrierte Kapillare** meint Kapillaren mit gefenstertem Endothel, aber lückenloser Basalmembran (im Gegensatz zu diskontinuierlichen Kapillaren, wo auch die Basalmembran mit Lücken durchsetzt ist, z. B. in Leber, Milz). **Fenestrierte Kapillaren** sind typisch für die Niere, die Darmschleimhaut, endokrine Drüsen und den **Plexus choroideus**. Die **Blut-Hirn-Schranke** besteht normalerweise aus nicht gefensterten Kapillaren, Ausnahmen gibt es nur an wenigen Stellen, sog. neurohämale Gebiete, z. B. die **Area postrema**, die am Boden der Rautengrube lokalisiert ist, oder der Plexus choroideus.

H03 ■
→ **Frage 2.142:** Lösung D

Siehe Lerntext II.18.
Zu **(A)–(C)** und **(E)**: In diesen Geweben kommen (nicht-fenestrierte) kontinuierliche Kapillaren vor.

F00
→ **Frage 2.143:** Lösung A

Zu **(A)**: **Sympathische**, postganglionäre Fasern ziehen häufig gemeinsam mit den Arterien zu ihrem Erfolgsorgan und innervieren „unterwegs" die Arterien. Der Sympathikus führt an den Arterien zu einer Vasokonstriktion, indem er die glatten Muskelzellen der Tunica media innerviert. Wie auf der Abbildung zu sehen, ziehen seine Fasern dafür gleichmäßig und netzartig verzweigt durch die Arterienwand.
Zu **(B)**: **Dendriten** verlaufen **radiär** auf ein Perikaryon einer Nervenzelle zu. Die auf der Abbildung sichtbaren Fasern scheinen jedoch auf keine Struktur zuzulaufen.
Zu **(C)**: **Korbzellen** kommen im Stratum moleculare des Kleinhirns vor. Sie geben **inhibitorische** Fasern zur Purkinje-Zelle ab und sind nicht um eine Arterie gruppiert.
Zu **(D)**: **Kollagen Typ III** kommt zwar in Gefäßwänden vor, das subendotheliale Bindegewebe ist aber ausschließlich in Richtung des Gefäßverlaufs angeordnet. Außerdem bildet das Kollagen Typ III kein solch grobmaschiges Netz, wie in der Abbildung zu sehen, es würde sich eher als nahezu durchgängige Schicht darstellen.
Zu **(E)**: **Elastin** ist das Skleroprotein der **elastischen Fasern**. Es ähnelt in der Aminosäurenzusammensetzung dem Kollagen (viel Glycin und Prolin). Es wäre ebenfalls als nahezu durchgängige Schicht zu sehen, allerdings enthält eine kleine Arterie wenig elastische Fasern.

F94
→ **Frage 2.144:** Lösung B

Im Bereich des Pylorus bzw. der Pars pylorica existieren keine Schwellkörper. Der Verschluss wird durch den kräftigen Ringmuskel des Pylorus bewirkt.
Zu **(A)**: Die Schwellkörper (Plexus cavernosum concharum) liegen in der Wand der Nasenmuscheln und am knorpeligen Nasenseptum, und zwar in der Lamina propria der Nasenschleimhaut. Sie enthalten arteriovenöse Anastomosen, die am Nasenseptum (Locus Kiesselbachii) zu starkem Nasenbluten führen können.

H01
→ **Frage 2.145:** Lösung A

Pfortadersystem im weiteren Sinne meint ein System, in dem das Blut zwei aufeinander folgende Kapillarsysteme passiert, wobei das zweite Kapillarnetz auch als **Rete mirabile** (= Malpighi-Netz) bezeichnet wird.
Beim **Hypophysenvorderlappen** gibt es ein Pfortadersystem, wobei arterielles Blut für die Hypophyse zuerst im Hypophysenstiel kapillarisiert, dann in 1–2 Venen fließt (Portalvenen), die sich wiederum zu einem zweiten Kapillarsystem verzweigen. Dabei gelangen die im Infundibulum der Hypophyse aufgenommenen Steuerhormone des Hypothalamus in die Adenohypophyse und entfalten dort ihre Wirkung.
Allgemein kann man sich merken: Portalsysteme entstehen aus Venen, die aus einem Kapillarbett entspringen und wieder in ein Kapillarbett einmünden, wobei der Blutfluss nicht von der Pumpleistung des Herzens abhängig ist.
Bei der **Niere** handelt es sich um ein Hintereinanderschalten von **2 arteriellen Kapillarsystemen**. Das erste Kapillarsystem ist das glomeruläre Kapillarknäuel mit afferenter und efferenter Arteriole, das zweite Kapillarsystem schließt an die efferente Arteriole an und zeigt je nach Lokalisation in der Niere funktionelle und strukturelle Besonderheiten (überwiegend sind es peritubuläre Kapillaren in den Zwischenräumen der kortikalen Tubuli; efferente Arteriolen juxtamedullärer Glomeruli zweigen sich aber in lange Vasa recta auf, die eine Rolle beim Ionen- und Flüssigkeitsaustausch spielen).
In der **Leber** wird das venöse Blut aus dem Kapillargebiet der unpaaren Bauchorgane über die Pfortader einem zweiten Kapillarsystem zugeführt, bevor es über die Lebervenen in die V. cava inferior fließt.

H98
→ **Frage 2.146:** Lösung C

Diese Frage des IMPP ist sehr spitzfindig und verlangt sehr detailliertes Wissen, um sie eindeutig lösen zu können.

Zu (C): Glucocorticoide werden v. a. in der Zona fasciculata der Nebennierenrinde gebildet.

Zu (A): Endothelzellen synthetisieren NO zur Vasodilatation.

Zu (B): Bei einer Verletzung des Endothels werden Peptide, z. B. Endothelin, freigesetzt, die zu einer Vasokonstriktion und damit zu einer verminderten Durchblutung des verletzten Gefäßes führen.

Zu (D): Der von-Willebrand-Faktor wird im Endothel gebildet und subendothelial gespeichert. Er bildet gemeinsam mit dem Gerinnungsfaktor VIII einen Komplex, der die Plättchen aktiviert.

Zu (E): Leukozytenadhäsionsmoleküle sind Moleküle, die die Adhäsion und auch die Diapedese von Leukozyten am Endothel erleichtern sollen. Solche Moleküle sind beispielsweise P- und E-Selektine, Integrine und die sog. Homing-Rezeptoren, die an postkapillären Venolen vorkommen.

F99
→ **Frage 2.147:** Lösung A

Diese Frage erfordert doch Einiges an Spezialwissen (oder den Blick aufs „Kleingedruckte" in Spezialliteratur). Bei den **Weibel-Palade-Körperchen** handelt es sich um Sekretgranula in Endothelzellen von Kapillaren. Diese Granula enthalten den von Willebrand-Faktor und Endothelin (vasoaktives Peptid für die Verengung der Kapillaren). Die beiden letztgenannten Substanzen sind wesentlich für die Blutgerinnung, insbesondere vermittelt der von Willebrand-Faktor die Thrombozytenadhäsion an der Gefäßwand (siehe Kapitel „Hämostase" in der Physiologie).

F02 ■
→ **Frage 2.148:** Lösung C

Lymphkapillaren enthalten keine oder nur eine lückenhafte Basallamina. Es sind Rohre aus nicht fenestriertem, stark abgeflachtem Endothel, die blind im Gewebe beginnen. Durch Spalten zwischen den Endothelzellen können Gewebeflüssigkeit (B) und Zellen (z. B. Blutkörperchen) aus dem Interstitium aufgenommen werden (D). Alle übrigen Aussagen sind richtig.

II.19	Lymphe und Lymphgefäße

Lymphkapillaren unterscheiden sich von den Blutkapillaren durch ein größeres Lumen. Sie beginnen blind im interstitiellen Bindegewebe. Eine Basallamina ist nicht oder nur rudimentär ausgebildet. Die sehr dünnen Endothelzellen überlappen sich, sind aber nicht durch Tight junctions verbunden. Dazwischen liegen Lücken, durch die Flüssigkeit, Zellen und Proteine in die Lymphgefäße einströmen können.

Die Lymphkapillaren sind mittels Mikrofibrillen im umgebenden Bindegewebe verankert. Größere Lymphgefäße ähneln in ihrem Wandbau

kleinen Venen. Der Lymphstrom ist durch Klappen in den Gefäßen gerichtet, und die Lymphflüssigkeit wird durch eine Art Muskelpumpe der umgebenden Muskulatur bewegt.

Neben den *regionären Lymphknoten* gibt es solche, denen Lymphe aus den regionären Lymphknoten zugeleitet wird. Sie werden als *Sammellymphknoten* bezeichnet.

Der Weg der Lymphe durch den Lymphknoten beginnt als Zufluss über die Vasa afferentia. Von dort gelangt sie in den Rand- oder Marginalsinus, der sich direkt unter der Kapsel befindet. Die Verbindung zum Marksinus verläuft über die radiär angeordneten Intermediärsinus. Die Lymphflüssigkeit wird in ihrem Verlauf mit Lymphozyten angereichert und verlässt den Knoten über die Vasa efferentia (Abb. 2.17). Letztlich mündet die Lymphflüssigkeit in den venösen Kreislauf (Venenwinkel) ein.

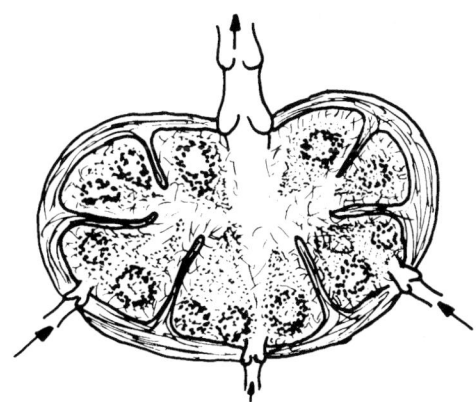

Abb. 2.17 Lymphknoten

Lymphe ist eine farblose, gerinnungsfähige Flüssigkeit, enthält Gewebsflüssigkeit, transportiert Lymphozyten, die auf diesem Weg vom Lymphknoten ins Blut gelangen, sowie Eiweiß, Fette aus dem Darm (Chylus), Hormone und Zerfallsprodukte.

Lymphknoten liegen eingeschaltet in die Lymphbahn und besitzen ein Grundgerüst aus retikulärem Bindegewebe.

Regionäre Lymphknoten:	Sie erhalten Lymphe aus bestimmten Organen oder Regionen (z. B. Nll. inguinales superficiales).
Sammellymphknoten:	Sie erhalten Lymphe aus den regionären Lymphknoten; Sammellymphknoten sind regionären Lymphknoten nachgeschaltet (z. B. Nll. Inguinales profundi, Nll. iliaci communes, Nll. lumbales).

Klinischer Bezug

Der Weg der Lymphe ist wichtig für die Ausbreitung von Tumoren und bei Entzündungen, daher sollten Lymphknoten bei der körperlichen Untersuchung immer getastet werden.

Bei einem Ödem liegt eine pathologische Flüssigkeitsansammlung (in der Regel) im Interstitium vor. Als Ursachen kommt neben der Lymphabflussstörung auch ein erhöhter Kapillardruck mit gesteigerter Auswärtsfiltration von Flüssigkeit ins Interstitium in Frage, auch bei vermindertem kolloidosmotischem Druck (Eiweißverminderung) kommt es zu gesteigertem Abstrom von Flüssigkeit ins Gewebe. Bei allergischen Reaktionen und Entzündungen ist die Kapillarpermeabilität unter dem Einfluss von Zytokinen und/oder Histamin gesteigert und es kommt ebenfalls zum Ödem. Reicht dann die Transportkapazität der Lymphkapillaren nicht aus, findet sich ein persistierendes Ödem. ∎

2.11   Blut und Knochenmark

II.20   Blutzellbildung

Während der Ontogenese findet die Blutzellbildung in verschiedenen Teilen des Embryos und Fetus statt. Man unterscheidet folgende Abschnitte, die sich zeitlich überlappen:

- **Megaloblastische Periode:** Sie findet im Mesenchym des Dottersacks statt. Man findet ab der 3. Embryonalwoche Blutinseln, deren Zellen sich zu Gefäßendothelien und Erythrozytenvorstufen entwickeln. Dies dauert bis zum Ende des 3. Monats.
- **Hepatolienale Periode:** Beginn der Blutzellbildung im Mesenchym von Leber und in geringerem Umfang auch in der Milz (Beginn in der 6. Embryonalwoche), bis Ende des 5. Monats.
- **Medulläre Periode:** Ab dem 5. Fetalmonat beginnt die Blutzellbildung im Knochenmark zunächst aller Knochen.

Beim Erwachsenen nach abgeschlossenem Körperwachstum ist rotes, hämatopoetisches, also blutbildendes Knochenmark nur noch in einigen Knochen zu finden: Beckenkamm, Sternum, Wirbelkörper, Rippen, Schädelknochen und in den proximalen Epiphysen langer Knochen (Femur und Humerus). Ansonsten wandelt sich rotes Knochenmark in den Diaphysen der langen Knochen in gelbes Knochenmark um.

Klinischer Bezug

Die Umwandlung ist reversibel, wenn wieder mehr rotes Knochenmark – z. B. bei chronischem Blutverlust – gebraucht wird. ´

Zur Abklärung hämatologischer Erkrankungen oder zum Ausschluss der Knochenmarkinfiltration bei Neoplasien oder (seltener) Infektionen und Speicherkrankheiten kann entweder ein *Knochenmarkaspirat* (Aspiration schmerzhaft!) aus Sternum oder Beckenkamm (Spina iliaca post. sup.) oder eine *Knochenmarkstanze (Knochenmarkbiopsie)* aus dem Beckenkamm gewonnen werden. Das Knochenmarkaspirat wird wie ein Blutausstrich gefärbt und kann noch am gleichen Tag betrachtet werden. Weiterführende Untersuchungen (Zytogenetik, Molekulargenetik, mikrobiologische Untersuchungen) können mit diesem Material ebenfalls durchgeführt werden. Die Knochenmarkstanze erlaubt zusätzlich eine histologische Untersuchung. ∎

F98

→ **Frage 2.149:** Lösung D

Im **Knochenmark** des Erwachsenen werden ausgehend von pluripotenten Stammzellen über verschiedene Vorstufen (Progenitorzellen, CFU – colony forming units) Erythrozyten, Granulozyten, Thrombozyten, Monozyten sowie Lymphozytenvorläuferzellen gebildet. Auch die Ausreifung der B-Lymphozyten findet im Knochenmark statt. Bei den T-Lymphozyten dagegen findet die Reifung nicht im Knochenmark, sondern im Thymus statt. Dann besiedeln die T-Lymphozyten andere periphere lymphatische Gewebe, wo sie sich weiter differenzieren.

H05

→ **Frage 2.150:** Lösung D

Beim Erwachsenen, nach abgeschlossenem Körperwachstum, ist rotes, Blut bildendes Knochenmark nur noch in kurzen und platten Knochen und in den Epiphysen langer Knochen zu finden. Ansonsten wandelt sich rotes Knochenmark in den Diaphysen der langen Knochen in gelbes Knochenmark um.

Corpus sterni und Beckenkamm sind die Orte der Knochenmarkpunktion, v. a. beim Erwachsenen. Siehe Lerntext II.20.

H01

→ **Frage 2.151:** Lösung E

Zu (C), (D) und (E): Im **Knochenmark** entstehen zunächst pluripotente Stammzellen, **Hämozytoblasten**, welche sich zu den Vorstufen (Progenitorzellen, CFU) der Erythropoese, Thrombopoese, Granulopoese, Monozytopoese und Lymphopoese **weiterentwickeln.**

Zu (A): Myelinbildende Gliazellen entstammen im Bereich des ZNS aus dem Neuralrohr (Entwicklung über Neuralepithelzellen und Glioblasten) und im Bereich des PNS aus der Neuralleiste (Schwann-Zellen).

Zu (B): **Myofibroblasten** sind Vorläufer von Muskelzellen.

F99

→ **Frage 2.152: Lösung E**

Die Makrophagen in der roten Milzpulpa phagozytieren überalterte Erythrozyten (Lebensdauer ca. 120 Tage). Das Hämoglobin wird zunächst zu Häm und Globin zerlegt, letzteres wird wieder dem Aminosäurenstoffwechsel zugeführt. Das Eisen des Häms wird u. a. in der Milz in der Speicherform Hämosiderin oder Ferritin gespeichert, bis es gebraucht wird. Das Porphyrin des Häms wird zu Bilirubin verstoffwechselt und glukuronidiert über die Galle ausgeschieden. Falls zur Neubildung von Erythrozyten Eisen gebraucht wird, gelangt es mit Hilfe des Transportproteins Transferrin wieder ins Knochenmark.

Klinischer Bezug
Die Laborbestimmungen der Werte für Ferritin und Transferrin erlauben eine weiterführende Diagnostik bei Anämien. Eine pathologische Eisenüberladung des Organismus wird als Hämosiderose bzw. Hämochromatose bezeichnet. Diese kann hereditär oder z. B. durch zahlreiche Bluttransfusionen bedingt sein.

F03 H02 ■

→ **Frage 2.153: Lösung E**

Eine ganz ähnliche Frage wurde gerade in der vorangegangenen Prüfung gestellt.
Erythrozyten haben weder einen Zellkern noch Organellen (E), sie können sich somit nicht teilen, die Fähigkeit zur Proteinsynthese bzw. ein Stoffwechsel fehlt. Nach ca. 120 Tagen Lebensdauer werden sie vor allem in der Milz von Makrophagen phagozytiert. Erythrozyten haben eine bikonkave Scheibenform, sind extrem verformbar, besitzen aber doch ein auf der zytoplasmatischen Seite der Zellmembran lokalisiertes „Skelett", das aus Membranproteinen gebildet wird und die mechanischen Eigenschaften der roten Blutkörperchen bedingt.

F04

→ **Frage 2.154: Lösung D**

Erythrozyten sind bikonkave Scheiben mit einem Durchmesser von 7,5 µm.

II.21   Leukozyten und Differenzialblutbild

Monozyten sind phagozytierende weiße Blutzellen mit einem Durchmesser von 15–20 µm. Sie besitzen einen großen Zellkern, der randständig liegt und nierenförmig ausgeprägt ist. Der Lymphozytendurchmesser im Blut beträgt 7 µm, sie gehören also zu den kleinen Leukozyten. Sie tragen einen runden Kern, der nahezu die gesamte Zelle ausfüllt. Die **Lymphozyten** gehören dem körpereigenen Immunsystem an. Die Blutlymphozyten lassen sich noch einteilen in Lymphozyten aus dem

Knochenmark, T- und B-Lymphozyten, und Immunozyten. Alle Formen haben nahezu das gleiche Aussehen.
Die **eosinophilen Granulozyten** besitzen einen Durchmesser von 8–15 µm. Die von einer Membran umgebenen Granula haben eine ovale Form. Eosinophile Granulozyten können **Histamin** binden und inaktivieren.
Weitere Formen der Granulozyten sind die basophilen und die neutrophilen Granulozyten. **Basophile Granulozyten** bilden 0,5–1 % der Leukozyten, neutrophile Granulozyten 55–65 %.
Neutrophile Granulozyten beteiligen sich an der unspezifischen Entzündungsreaktion. Die Granula (zum großen Teil Lysosomen) der Neutrophilen enthalten neben saurer Phosphatase und Proteasen auch Lysozym, dessen Funktion in der Andauung der Zellwand von Bakterien besteht. Ein weiteres Produkt der Neutrophilen ist das Lactoferrin, das Eisen bindet, welches die Bakterien zum Wachstum brauchen. Diese Komponenten tragen dazu bei, dass Neutrophile Bakterien erfolgreich bekämpfen und schließlich phagozytieren können. Sie gelangen durch chemotaktische Reize an den Ort der Entzündung (Migration) und verlassen die Blutbahn. Dies wird durch chemotaktische Faktoren gesteuert, indem die Leukozyten-Adhärenz am Endothel der Kapillaren verstärkt und ein Verlassen der Blutbahn erleichtert wird. Die Neutrophilen teilen sich nicht bei Antigenkontakt, sondern gehen im Sinne der unspezifischen Abwehr z. B. fremde Mikroorganismen direkt an und phagozytieren sie. Ihre Lebensdauer ist recht kurz, die Halbwertszeit im Blut beträgt ca. 7,5 h.

Klinischer Bezug
Es kann zusätzlich noch zwischen segmentkernigen reiferen Formen und stabkernigen unreiferen Formen unterschieden werden, wobei generell der Anstieg der Neutrophilen ein Hinweis auf eine bakterielle Entzündung ist, eine zusätzlich erhöhte Zahl von **Stabkernigen** spricht für eine akute Entzündungsreaktion (man spricht dabei von einer sog. „Linksverschiebung" des Differenzialblutbilds). Auch bei Abheilung der Entzündung ist die Zahl der Neutrophilen noch einige Zeit erhöht (Phagozytose).

Basophile sind wahrscheinlich die Vorläufer der Gewebsmastzellen, mit denen sie strukturell und funktionell einige Ähnlichkeit besitzen. Charakteristisch sind die basophilen Granula, die **Histamin**, Heparin, Chondroitinsulfat und Leukotrien 3 enthalten. Sowohl Basophile als auch Mastzellen besitzen einen Rezeptor für das Fc-Fragment von IgE. Dadurch wird bei Allergenexposition der Inhalt der Granula entleert und Histamin und andere vasoaktive Mediatoren freigesetzt. Sie stellen 0,5–1 % der weißen Blutkörperchen, sind aber im Gegensatz zu den Mastzellen nicht in normalem Gewebe zu finden.

Differenzialblutbild (Erwachsene)

Erythrozyten	$4,3\text{–}5,9 \cdot 10^{12}$/l Männer
	$3,9\text{–}5,3 \cdot 10^{12}$/l Frauen
Thrombozyten	$150\text{–}400 \cdot 10^{9}$/l
Leukozyten	4000–9000 pro mm^3
	bzw. $4\text{–}9 \cdot 10^{9}$/l
	Neutrophile/Stabk. 3–5 %
	Neutrophile/Segmentk. 55–65 %
	Basophile 0,5–1 %
	Monozyten 6–7 %
	Lymphozyten 20–40 %
	Eosinophile 2–4 %

H01 ■■

→ **Frage 2.155:** Lösung C

Siehe Lerntext II.21

F03 ■

→ **Frage 2.156:** Lösung B

Eosinophile Granulozyten wandern aufgrund *chemotaktischer* Reize (Bakterienprodukte, Komplementfaktoren, Histamin) aus dem Blut ins Gewebe. Im Blutkreislauf verbleiben sie nur wenige Stunden. Die Aussagen (C)–(E) entstammen der Prüfung H02.

Zu (B): IgE wird von Plasmazellen gebildet und hat eine hohe Affinität zu den entsprechenden Fc-Rezeptoren von Mastzellen (Histaminfreisetzung) und basophilen Granulozyten.

Zu (D): Eosinophile Granulozyten haben einen zweigelappten Kern und stark eosinophile Granula. In diesen Granula ist das „major basic protein" (MBP) enthalten, das elektronenmikroskopisch als Internum in den Granula sichtbar ist. Dieses Protein ist gegen Parasiten wirksam, sodass ein erhöhter Eosinophilenanteil im Differenzialblutbild (normalerweise 2–4 %) an einen Parasitenbefall denken lassen sollte.

Zu (C): Eosinophile Granulozyten phagozytieren Antigen-Antikörper-Komplexe und produzieren Stoffe, die Entzündungsreaktionen dämpfen (so z. B. die Histaminwirkung antagonisieren), sodass sie auch gehäuft bei allergischen Reaktionen auftreten.

Zu (E): In der Lamina propria mucosae des Magen-Darm-Traktes liegen zwischen den Drüsen im Schleimhautbindegewebe Zellen des Abwehrsystems, so auch Makrophagen, Plasmazellen und eosinophile Granulozyten.

H01

→ **Frage 2.157:** Lösung D

Zu (D): **Lymphozyten** haben von allen genannten Zellen die längste Lebensdauer, nämlich von 10 Tagen bis zu **4 Jahren**! Sie rezirkulieren somit am stärksten.

Zu (A): Die Verweildauer von **Monozyten** im Blut beträgt 16–23 Stunden, die Gesamtlebensdauer ist aber wesentlich länger (Monate).

Zu (B): **Retikulozyten** sind unreife Erythrozyten und machen etwa 1 % der roten Blutzellen aus mit einer Ausreifungszeit in Blut und Knochenmark von 1–2 Tagen, dabei werden sie zu reifen Erythrozyten. Diese haben eine Lebenserwartung von 100–120 Tagen.

Zu (C): **Neutrophile** Granulozyten haben eine Verweildauer im Blut von nur 6–7 Stunden bei einer Gesamtlebensdauer von wenigen Tagen.

Zu (E): **Eosinophile** Granulozyten haben eine Lebensdauer von etwa 10 Tagen, aber nur eine Verweildauer im Blut von 4–12 Stunden (basophile Granulozyten haben eine Verweildauer im Blut von 5–6 Stunden).

F99

→ **Frage 2.158:** Lösung B

Neutrophile Granulozyten gehören zum unspezifischen Teil des Abwehrsystems. Auf chemotaktische Reize hin bewegen sie sich ins Gewebe und bauen dort durch Phagozytose Material (Mikroorganismen, Zelltrümmer) ab. Die Bindung der Fremdpartikel wird durch **Opsonierung** (Antikörper, Komplementfaktoren) erleichtert, der Fremdkörper wird an den Neutrophilen gebunden (mit Hilfe von Rezeptoren für Fc-Fragmente von Antikörpern, Rezeptoren für Komplementfaktoren und Rezeptoren für Polysaccharide von Bakterienwänden). Nach Ausbildung von Pseudopodien wird das Fremdmaterial eingeschlossen **(Internalisierung)** und ein Endozytosevesikel ausgebildet – ein Phagosom ist entstanden. Nach Verschmelzung des Phagosoms mit zelleigenen Granula wird das Fremdmaterial im sog. Phagolysosom abgebaut.

Zu (B): Die **ab-Fragmente der Antikörper** (Fab) binden an das **Antigen**, nicht an Granulozyten oder Makrophagen. Dafür ist der entgegengesetzte Teil des Y-förmigen Antikörpers, das Fc-Fragment, zuständig. Es bindet an entsprechende Rezeptoren von z. B. Neutrophilen und Granulozyten.

F03 ■

→ **Frage 2.159:** Lösung C

Zu (C): MHC-Klasse-II-Proteine werden von antigenpräsentierenden Zellen (also Makrophagen, Langerhans-Zellen der Haut, dendritische Zellen der lymphatischen Organe, B-Lymphozyten) auf der Zelloberfläche exprimiert, nicht jedoch von neutrophilen Granulozyten.

Die Charakteristika eines **neutrophilen Granulozyten** (55–65 % der Leukozyten) sind:

- beim jugendlichen neutrophilen Granulozyten („stabkernig") ein stabförmiger Zellkern (stabförmige neutrophile Granulozyten machen 3–5 % der Leukozyten aus)
- beim reifen neutrophilen Granulozyten ein segmentierter Kern (2–5 Segmente)
- Nachweis des „drumsticks" beim weiblichen Individuum (Kernanhängsel)
- Granula mit lysosomalen Enzymen (E)

– spezifische Granula (enthalten alkalische Phosphatase)
– Funktion bei der unspezifischen Abwehr (*unspezifisch* phagozytierende Zellen)
– Lebensdauer von 30 Stunden.

Die Fähigkeit zur Antigenpräsentation (Phagozytose und Metabolisierung von antigenem Material) *fehlt*.

Neutrophile Granulozyten besitzen die Fähigkeit zur Anheftung an die Kapillarwand und zur Diapedese (Endothelpassage der Kapillaren) sowie weiterhin die Fähigkeit, sich z. B. in entzündetem Gewebe amöboid zu bewegen und auf chemotaktische Faktoren zu reagieren. Verantwortlich für diese Fähigkeiten sind Zelladhäsionsmoleküle (D), die die Anheftung an die Kapillarwand vermitteln.

Neutrophile Granulozyten tragen als unspezifisch phagozytierende Zellen Komplementrezeptoren (B), z. B. für C3b, und können so das zu phagozytierende Material erkennen und verarbeiten (Opsonisierung, Anlagerung von Substanzen, die die Phagozytose erleichtern). Die Phagozytose wird auch durch an Fremdmaterial bereits angelagerte Antikörper erleichtert, daher haben Neutrophile auch Rezeptoren für das Fc-Fragment (A) von Antikörpern.

F01 F98 ■
→ **Frage 2.160:** Lösung D

Siehe Lerntext II.21.
Die hier entscheidende Aussage ist die Histaminsekretion. Alle anderen Aussagen beziehen sich auf andere Zellen, z. B. die Aussagen (A) und (B) auf B-Lymphozyten, die sich nach Antigenkontakt zu Plasmazellen differenzieren und dann Antikörper bilden. In den Keimzentren der Lymphfollikel überwiegen aktivierte B-Zellen, sog. Follikelzentrumzellen.

H00
→ **Frage 2.161:** Lösung D

Eine Freisetzung von **Histamin** spielt vor allem bei allergischen Reaktionen eine Rolle. **Mastzellen** besitzen an ihrer Oberfläche **IgE-Rezeptoren**, diese binden von Plasmazellen gebildetes IgE. Der hierbei entstehende Antigen-Antikörper-Komplex führt zur Freisetzung von biologisch aktiven Substanzen, vor allem **Histamin** und **Heparin**.

H02 ■
→ **Frage 2.162:** Lösung A

Die **Mastzelle** ist ca. 6–12 μm groß und durch ihre dicht gepackten Granula charakterisiert. Die basophilen Granula zeigen eine metachromatische Farbreaktion, d. h. sie färben sich anders als erwartet, z. B. mit einem blauen, basischen Farbstoff intensiv rot (Toluidinblau). Diese Reaktion geht auf das in den Granula enthaltene Heparin zurück. Wei-

terhin enthalten die Granula Histamin, Enzyme und andere Stoffe. Die Zellen können auch Leukotriene produzieren.

Mastzellen haben auf ihrer Oberfläche hochsensible Rezeptoren für das Fc-Fragment von IgE (IgE-Antikörper – von Plasmazellen entsprechend dem Antigen gebildet), das bei der Vermittlung von allergischen Zweitreaktionen (erneuter Kontakt mit dem Allergen) eine große Rolle spielt. Durch die rasche Freisetzung von Histamin und anderen vasoaktiven Mediatoren tritt eine allergische Reaktion vom Soforttyp auf (Anaphylaxie bis hin zum Schock).

Die Lebensdauer der Mastzellen beträgt allerdings nicht nur wenige Tage, sondern Wochen bis Monate.

H00
→ **Frage 2.163:** Lösung C

Dies war eine wirklich schwere Frage!! **Neutrophile Granulozyten** dienen der unspezifischen Immunabwehr. Sie phagozytieren Fremdkörper und Bakterien und zerstören diese mittels Lysozym und D-Aminosäureoxidase. Außerdem besitzen sie eine NADPH-Oxidase, die in der Lage ist, toxische Sauerstoffradikale zu bilden. Der Begriff „respiratory burst" kommt in der gängigen, zur Physikumsvorbereitung genutzten Literatur nicht vor!

II.22	Thrombozyten

Die **Blutplättchen** besitzen einen Durchmesser von ca. 2 μm. Pro Mikroliter Blut existieren im gesunden Organismus 150 000–400 000 Thrombozyten bzw. (in neuer SI-Einheit) $150–400 \cdot 10^9$/l. Thrombozyten zirkulieren kurz (ca. 5–10 Tage) im Blut und werden dann in der Milz phagozytiert.

Die Thrombozyten sind runde, *kernlose* Gebilde, die von Plasmalemm umgeben sind. Im lichtmikroskopischen Bild erscheint eine hellere Randzone, das **Hyalomer**, und ein dunklerer Bereich, das **Granulomer**, das Mitochondrien und Ribosomen enthält. Thrombozyten entstehen aus den **Megakaryozyten** und haben nur eine Lebensdauer von wenigen Tagen.

Thrombozyten kommt eine wesentliche Funktion bei der Blutgerinnung zu, da sie beim Zerfall Thrombokinase freisetzen können (gerinnungsaktivierendes Enzym). Auch ist in den Thrombozyten **Serotonin** gespeichert, das bei einer Blutung abgegeben wird und gefäßkontrahierende Wirkung hat.

Wichtig ist die Aktivierung von Thrombozyten während der Gerinnung; sie entleeren dann ihre Granula, verformen sich und bilden Glykoproteinrezeptoren aus. Über solche Rezeptoren werden sie mit dem von Willebrand-Faktor an die Gefäßwand angeheftet. Weiterhin ist ein Glykoproteinrezeptor IIb/IIIa von Bedeutung, der Fibrinogen bindet und so die Thrombozyten irreversibel miteinander verknüpft. Antagonisten zu diesem Rezeptorkomplex (z. B. Abciximab) werden in der Zwischenzeit therapeutisch eingesetzt.

Klinischer Bezug
Eine Thrombozytopenie besteht bei Thrombozytenzahlen unter 150000/µl. Bei kritischen Werten von <10000–20000/µl besteht eine Blutungsneigung. Es kommt zu punktförmigen Blutungen (Petechien, Purpura) in Haut und Schleimhäuten, auch gehäuftes Nasenbluten ist möglich. Je nach Begleiterkrankung (Fieber, Sepsis, Splenomegalie) sind auch höhere Thrombozytenwerte mit einer Blutungsneigung verbunden.
Thrombozytenkonzentrate lassen sich vom Lebendspender durch Thrombozytenapherese gewinnen (Thrombozyten werden selektiv aus dem Blut entfernt). Sie sollen ABO-kompatibel und möglichst auch – insbesondere bei Rhnegativen Frauen im oder vor dem gebärfähigen Alter – Rhesus-kompatibel transfundiert werden.

H90

→ **Frage 2.164:** Lösung E

Siehe Lerntext II.25 mit Abb. 2.19.
Zu **(C):** Siehe Abbildung Nr. 41 des Bildanhangs: auffallende Granula.

H94

→ **Frage 2.165:** Lösung C

Die dargestellte Zelle ist ein **Monozyt**. Diese Zellen sind zwar äußerst vielseitig, aber Antikörper bilden sie nicht!
Monozyten machen 4–7 % der weißen Blutkörperchen im Blutausstrich aus. Es sind die größten Leukozyten. Der Kern liegt exzentrisch und ist in der Regel U- oder nierenförmig. Das Kernchromatin ist nicht sehr dicht. Das Zytoplasma ist gering azidophil, enthält wenig raues ER, dafür viele kleine Mitochondrien und feine azurophile Granula. An der Zelloberfläche sind Mikrovilli und pinozytotische Bläschen zu erkennen.
Siehe auch Lerntext II.23.

H89

→ **Frage 2.166:** Lösung C

Antigenpräsentierende Zellen spielen eine wichtige Rolle im Immunsystem. Es handelt sich dabei um Makrophagen sowie Langerhans-Zellen (dendritische Zellen) der Haut. Ebenso können dendritische Zellen des Blutes, der Lymphknoten und der Milz sowie B-Lymphozyten Antigene präsentieren. Diese Zelltypen sind in der Lage, ein Antigen durch initiale Phagozytose zu verarbeiten.
Die entscheidende antigene Struktur wird dann auf der Oberfläche der Antigen präsentierenden

Zelle lokalisiert und so dem Immunsystem „präsentiert". Gleichzeitig muss sich die antigenpräsentierende Zelle durch eine spezielle Oberflächenstruktur als körpereigen identifizieren.
Zu den Charakteristika des abgebildeten **neutrophilen Granulozyten** siehe Kommentar zu Frage 2.159.

Klinischer Bezug
Treten „Stabkernige" vermehrt im Differentialblutbild auf, so spricht man von „Linksverschiebung", Hinweis für ein akutes Infektgeschehen.

II.23 Monozyten

Monozyten machen 4–7 % der weißen Blutkörperchen im Blutausstrich aus. Es sind die größten Leukozyten (Durchmesser 12–20 µm). Der Kern liegt exzentrisch und ist in der Regel U- oder nierenförmig. Das Kernchromatin ist nicht sehr dicht. Das Zytoplasma ist schwach azidophil, enthält wenig rauhes ER, dafür viele kleine Mitochondrien und feine azurophile Granula. An der Zelloberfläche sind Mikrovilli und pinozytotische Bläschen zu erkennen.
Monozyten entstammen dem Knochenmark, halten sich kurz im Blut auf (Halbwertszeit 20 Stunden), um dann durch die Kapillarwände ins Gewebe zu wandern. Dort differenzieren sie sich zu Makrophagen, die unterschiedlich benannt werden: Histiozyten, v. Kupffer-Sternzellen (Kupffer-Zellen), Alveolarmakrophagen, Peritonealmakrophagen. Monozyten bilden so die Vorläufer von Makrophagen, und man fasst Monozytenvorläufer im Knochenmark, Blutmonozyten und von Monozyten abstammende Makrophagen als **mononukleäres Phagozytensystem** zusammen.
An ihrer Oberfläche besitzen Monozyten Rezeptoren für das Fc-Fragment von Immunglobulinen. Dies erleichtert die Bindung – und damit die Phagozytose – von Fremdmaterial.

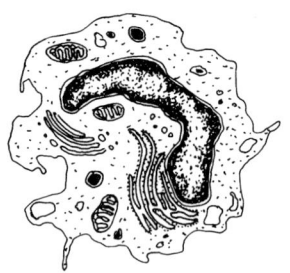

Abb. 2.**18** Monozyt

F97

→ **Frage 2.167:** Lösung D

Bis auf einige Teilaussagen wurde bereits im Physikum F92 eine ähnliche Frage gestellt. Die Abbildung zeigt einen **Thrombozyten**. Er besteht aus einem hellen Hyalomer und einem dichteren zentralen Granulomer.

Ein Thrombozyt ist kernlos und entsteht durch Zellabschnürung (also *nicht durch mitotische Teilung*) aus Megakaryozyten des Knochenmarks. Damit sollte sich am einfachsten Aussage (4) und damit die Lösungsmöglichkeiten (A) und (E) eliminieren lassen.

Aussage (1) entstammt bereits der alten Prüfungsfrage: Thrombozyten haben eine wichtige Funktion bei der Blutgerinnung, indem sie nach Aktivierung (z. B. durch Oberflächenkontakt) ihre Inhaltsstoffe aus den Granula freisetzen: Wichtig ist die Freisetzung von **Thrombokinase**, welches in Kombination mit anderen Gerinnungsfaktoren das in der Leber gebildete Prothrombin zu Thrombin aktivieren kann. Weiterhin geben Blutplättchen **Serotonin** ab, welches bei Gefäßverletzungen eine Kontraktion der glatten Gefäßmuskulatur auslösen und dadurch eine Blutung verlangsamen kann. Weiteres siehe Lehrbücher oder Fachband GK 1 Physiologie.

Klinischer Bezug

Die Lebensdauer eines Thrombozyten beträgt ca. 8 Tage, in einem mm^3 Blut sind ca. 150.000-440.000 Thrombozyten enthalten. Ein Mangel an Thrombozyten bedeutet eine erhöhte Blutungsneigung bis hin zu lebensbedrohlichen Zuständen. Typisch sind auch Petechien, punktförmige Blutungen in die Haut. Medikamentös wird durch sog. Thrombozytenaggregationshemmer (z. B. Acetylsalicylsäure, Aspirin®) in die Funktion der Thrombozyten eingegriffen.

2.12 Allgemeine Anatomie des Immunsystems

II.24 Immunantwort, Immunregulation

Ein kurzer Exkurs zum Thema Immunantwort und Immunregulation (stark vereinfacht zur Erklärung der vorkommenden Fachausdrücke). Bei den Lymphozyten werden B- und T-Lymphozyten unterschieden. *B-Lymphozyten* werden z. B. im Knochenmark immunologisch geprägt, d. h. für ihre Aufgabe ausgerüstet. Sie wandern dann in die B-Zellregion lymphatischer Organe ein, u. a. in die hellen Zentren der lymphatischen Sekundärfollikel. Dort können sie sich bei Antigenkontakt in Immunoblasten der B-Reihe und dann in **Plasmazellen** umwandeln. Plasmazellen bilden Antikörper (humorale Immunität).

T-Lymphozyten werden im Thymus speziell „ausgerüstet", d. h. geprägt, und halten sich dann in T-zellabhängigen Regionen lymphatischer Gewebe auf (zelluläre Immunität).

Bei den T-Zellen unterschiedet man verschiedene Subpopulationen, die je eine spezifische Oberflächendifferenzierung aufweisen und mit immunologischen Verfahren differenzierbar sind. T-Zellen entwickeln sich nach antigenem Kontakt zu T-Effektorzellen und T-Gedächtniszellen weiter. Die Gedächtniszellen sind langlebig und lösen bei erneutem Kontakt mit ihrem Antigen wieder eine Immunreaktion aus.

Bei den T-Effektorzellen unterscheidet man:

- **T-Helferzellen, regulatorische T-Lymphozyten** (CD4-Lymphozyten (CD = cluster of differentiation)
  zeigen bestimmte Oberflächenkennzeichnungen/-rezeptoren,
  koordinieren über Ausschüttung von Zytokinen die Immunantwort, sie induzieren z. B. die Aktivierung und Differenzierung anderer Immunzellen.
  Man unterscheidet noch T_H1-Helferzellen (Wirkung auf Makrophagen, eher inflammatorisch) und T_H2-Helferzellen (Wirkung auf die Umwandlung von B-Lymphozyten zu Plasmazellen (Anregung der Antikörperproduktion, dabei wichtige Botenstoffe sind Interleukine, z. B. IL-4)). Beide Zelltypen sezernieren unterschiedliche Zytokine und setzen verschiedene Reaktionen bzw. Immunantworten in Gang.
  T-Helferzellen erkennen Antigene, die ihnen zusammen mit dem MHC-Klasse-II-Komplex präsentiert werden (s. u.).
- **T-Suppressorzellen** (CD8-Lymphozyten)
  Sie unterdrücken bzw. inhibieren eine einmal begonnene Immunantwort. Existenz in den Lehrbüchern nicht einheitlich beschrieben, auch humoral vermittelte Inhibition durch Zytokine wird beschrieben.
- **Zytotoxische T-Zellen** (CD8-Lymphozyten) (s. u.)
- **NK-Zellen**
  Natürliche Killer-Zellen gehören zu den Null-Zellen, besitzen weder B- noch T-charakteristische Oberflächenmarker, agieren ohne Antigenpräsentation und können Tumorzellen und virusinfizierte Zellen zerstören. Sie gehören zur angeborenen Immunabwehr und sind auch funktionsfähig, bevor B-und T-Lymphozyten aktiviert werden können.

AIDS

Das HIV-Virus bindet an Membranrezeptoren auf CD4-Zellen und infiziert und zerstört selektiv CD4-Lymphozyten, also regulatorische T-Lymphozyten, so dass hierdurch die Immunabwehr stark geschwächt wird und die Patienten an opportunistischen Infektionen und Tumoren leiden.

Antigen-Präsentation

Histokompatibilitätsantigene spielen eine wichtige Rolle bei der Antigenpräsentation, bei der Erkennung körpereigener und körperfremder

Substanzen/Moleküle. Man nennt sie auch MHC-Moleküle (major histocompatibility complex) und unterscheidet zwischen MHC-Klasse-I-Molekülen und MHC-Klasse-II-Molekülen:
MHC-Klasse-I-Moleküle finden sich auf den Oberflächen aller kernhaltigen Zellen eines Individuums. Sie binden Proteine, die die Zelle selbst synthetisiert hat („Selbstproteine"), aber auch Tumorproteine oder Virusproteine.
MHC-Klasse-II-Moleküle werden (zusätzlich zu den MHC-Klasse-I-Molekülen) auf der Oberfläche von speziellen **Antigen präsentierenden Zellen** (z. B. Langerhans-Zellen der Haut, Makrophagen, dendritische Zellen lymphatischer Organe, B-Lymphozyten) exprimiert. MHC-Klasse-II-Moleküle binden körperfremde Proteine.

Klinischer Bezug

Das Muster der Histokompatibilitätsantigene ist genetisch festgelegt und für ein Individuum sowie für genetisch identische Individuen wie eineiige Zwillinge identisch. Vor einer Organtransplantation werden MHC-Muster (z. B. von Leukozyten) von Spender und Empfänger für die Kompatibilität (antigene Übereinstimmung) untersucht.

Zytotoxische T-Lymphozyten (CD8) tolerieren also körpereigene Zellen, die den „eigenen" MHC-Klasse-I-Komplex tragen, reagieren aber auf Zellen, die MHC-Klasse-I-Moleküle *zusammen mit* z. B. körperfremden Virusproteinen tragen. Diese Zellen werden dann zerstört.
Regulatorische T-Helfer-Lymphozyten (CD4, T_H1-Helferzellen und T_H2-Helferzellen) reagieren auf die Kombination von Antigen *zusammen mit* dem körpereigenen MHC-Klasse-II-Komplex („die Zelle präsentiert ein Fremdantigen und gibt sich gleichzeitig als körpereigen zu erkennen").

F00
→ **Frage 2.168:** Lösung C

Hier wird nach der Plasmamembran eines aktivierten Makrophagen gefragt, also nach den Bestandteilen der Zellmembran eines in eine Immunantwort involvierten Makrophagen.
Zu (C): **Immunglobuline** (= Antikörper) werden von **Plasmazellen** produziert, sie zirkulieren im Blut und werden auf der Zellmembran von Gedächtnis(memory)-Zellen präsentiert.
Zu (A): Zu den **Zytokinen** gehören beispielsweise die Interleukine, die Interferone und auch ein sog. Makrophagen-aktivierender-Faktor **(MAF)**, für den der Makrophage einen Rezeptor an seiner Zellmembran besitzt.
Zu (B): **MHC**-Proteine der Klasse **I** kommen an allen kernhaltigen Zellen vor, **MHC**-Proteine der Klasse **II** nur an Antigen präsentierenden Zellen.
Zu (D): Das Fc-Fragment kann nicht nur das Komplementsystem aktivieren, sondern auch biologi-

sche Effekte auslösen, wenn es an **Fc-Rezeptoren** auf der Oberfläche von Makrophagen oder Lymphozyten gebunden wird.
Zu (E) Makrophagen sezernieren nicht nur die Komplementfaktoren C3a, C4a und C5a, sondern besitzen auch Rezeptoren für Komplementfaktoren.

H05
→ **Frage 2.169:** Lösung B

Diese Frage ist sehr speziell.
Das angeborene/unspezifische Immunsystem ermöglicht bei mikrobieller/bakterieller Infektion die Erkennung eines Erregers (unspezifisch) und die schnelle Einleitung einer Immunantwort. Die **Membranrezeptoren der "Toll-like"-Familie** (TLR) spielen hier eine zentrale Rolle. Sie befinden sich auf Monozyten/Makrophagen, die als klassische Vertreter angeborener Immunzellen proinflammatorische Zytokine wie IL-6 und TNFα produzieren und sezernieren. TLR erkennen strukturell konservierte mikrobielle Erregerbestandteile bzw. bestimmte Molekülmuster der Erreger, z. B. erkennen TLR4 Lipopolysaccharide gramnegativer Keime als bakterielles „Gefahrensignal", TLR2 wird durch bakterielle Lipoproteine, heat-shock-Proteine (HSP) und pilzspezifische Zuckerstrukturen (Zymosan/Mannane) aktiviert.

H03 H02 ■
→ **Frage 2.170:** Lösung E

Einige der Aussagen kamen schon in ähnlicher Formulierung in Altfragen vor. **Makrophagen** differenzieren sich aus Monozyten (monozytäres Phagozytensystem). Sie bilden Zytokine, z. B. Komplementfaktoren, tragen aber auch Rezeptoren für Komplementfaktoren auf ihrer Oberfläche. Ebenso exprimieren sie MHC-Moleküle der Klasse II („major histocompatibility complex") auf ihrer Zelloberfläche, ein wichtiger Faktor bei der Antigenpräsentation und Aktivierung von T-Lymphozyten.
Zu (B): Zu den **Zytokinen** gehören beispielsweise die Interleukine, die Interferone und auch ein sog. Makrophagen-aktivierender-Faktor **(MAF)**, für den der Makrophage einen Rezeptor an seiner Zellmembran besitzt.
Zu (C): Das Fc-Fragment kann nicht nur das Komplementsystem aktivieren, sondern auch biologische Effekte auslösen, wenn es an **Fc-Rezeptoren** auf der Oberfläche von Makrophagen oder Lymphozyten gebunden wird.
Zu (D): Makrophagen sezernieren nicht nur die Komplementfaktoren C3a, C4a und C5a, sondern besitzen auch Rezeptoren für Komplementfaktoren.
Zu (E): **Perforine** sind Stoffe, die die Zellmembran durchlässig machen. Sie werden von zytotoxischen T-Lymphozyten produziert.

II.25 Makrophagen, Plasmazellen

Makrophagen differenzieren sich aus Monozyten. Die im Blut zirkulierenden Monozyten wandern in verschiedene Gewebe aus und differenzieren sich dort zu entsprechenden Phagozyten, welche in ihrer Form und Struktur organabhängig sind. Man unterscheidet daher Makrophagen der Milz, der Lymphknoten, Alveolarmakrophagen, Makrophagen der serösen Häute, Kupffer-Sternzellen der Leber, Mikroglia des Gehirns u. a. Alle diese verschiedenen Makrophagen, Monozyten als ihre Vorläufer und Vorstufen der Blutmonozyten fasst man als **mononukleäres Phagozytensystem** zusammen.

Makrophagen zählen zu den akzessorischen Zellen des Immunsystems (unspezifischer zellulärer Teil des Immunsystems) und sind in den Ablauf der immunogenen Information an das Immunsystem eingebunden. Ihre Lebensdauer beträgt Tage bis Monate. Sie phagozytieren antigenes Material, das in den Körper gelangt und können es in hoher Dichte auf ihrer Zelloberfläche den T-Lymphozyten präsentieren und damit eine Immunantwort stimulieren. Die Phagozytose wird durch vorherige „Opsonisierung" des Materials erleichtert (Umhüllung durch Proteine des Komplementsystems oder durch Antikörper).

Die Makrophagen müssen sich bei der Antigenpräsentation als körpereigen präsentieren, d. h. sie koppeln das antigene Material an Membranproteine – MCH-Klasse-II-Proteine auf ihrer Zelloberfläche –, was nach Erkennung durch T-Helferzellen (T_4-Zellen) dann eine spezifische Immunreaktion in Gang setzt. Makrophagen besitzen aber auch – wie alle kernhaltigen Zellen des Organismus – MCH-Klasse-I-Antigene auf ihrer Zellmembran.

Ebenso besitzen Makrophagen Rezeptoren für das Fc-Fragment von Antikörpern oder für Komplementfaktoren, außerdem sezernieren sie u. a. Komplementfaktoren und Zytokine, die die Entzündungsreaktion und anschließende Reparaturvorgänge steuern.

Histiozyten, eine alte Bezeichnung für Gewebsmakrophagen, sind Abkömmlinge der Monozyten und zählen zum mononukleären Phagozytensystem. Die mit einem kleinen Kern ausgestatteten Histiozyten besitzen eine Größe von ca. 17 µm. Das Lysosomen und Phagosomen enthaltende Zytoplasma ist basophil und stark mit Mitochondrien durchsetzt. Die Histiozyten besitzen eine Funktion im Bereich des unspezifischen Abwehrsystems, indem sie einerseits phagozytieren, andererseits der Lage sind, antigene Informationen zu präsentieren (zusammen mit Klasse-II-Proteinen des Major Histocompatibility Complex (MHC)).

Histiozyten können lysosomale Enzyme bilden. Die lysosomalen Enzyme können phagozytiertes Material abbauen und sind somit Stoffe der intrazellulären Verdauung. Gewebsmakrophagen fallen elektronenmikroskopisch durch einen hohen Gehalt an Lysosomen und Phagosomen auf.

Plasmazellen entstehen aus B-Lymphozyten im Rahmen der Immunantwort. Sie fallen im mikroskopischen Bild durch ihren typischen **„Radspeichenkern"** auf (Abb. 2.19).

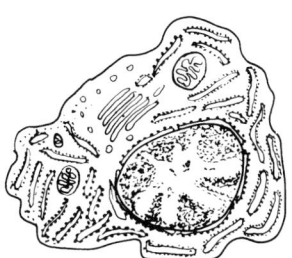

Abb. 2.**19** Plasmazelle

Im stark basophilen Zelleib liegen zahlreiche Mitochondrien in Kernnähe. Ein ausgeprägtes Ergastoplasma erfüllt nahezu den gesamten Raum der Zelle außerhalb des Kerns. Die Größe der Plasmazelle beträgt ca. 12 µm. Sie lebt nur wenige Tage.

Die Plasmazellen gehören zum spezifischen Abwehrsystem des Körpers. Sie bilden spezifische Antikörper. Durch die freigesetzten Immunglobuline können in den Körper eingedrungene Antigene bekämpft werden.

Das Heterochromatin ist so angeordnet, dass das für die Plasmazelle typische Bild des Radspeichenkerns entsteht.

F87
→ **Frage 2.171:** Lösung E

Die hier gezeigte Mastzelle ist ca. 12 µm groß und ist durch ihre dicht gepackten Granula charakterisiert. Die Granula zeigen eine metachromatische Farbreaktion, d. h. sie färben sich anders als erwartet: z. B. mit einem blauen, basischen Farbstoff intensiv rot (Toluidinblau). Diese Reaktion geht auf das in den Granula enthaltene Heparin zurück. Weiterhin enthalten die Granula Histamin, Enzyme und andere Stoffe. Die Zellen können auch Leukotriene produzieren. Siehe auch Kommentar zu Frage 2.172.

Differentialdiagnose zu Granulozyten: Bei den eosinophilen Granulozyten sind die Granula nicht so dicht; außerdem zeigen Granulozyten oft einen segmentierten Kern.

F93
→ **Frage 2.172:** Lösung B

Die mit Pfeilen markierten Zellen sind **Gewebsmastzellen**. Sie fallen vor allem durch ihre Granula auf, die bei einer HE-Färbung diffus violett erschei-

nen, sich aber mit metachromatischen Farbstoffen anfärben lassen. Dann sind die Granula deutlicher zu erkennen. Der unsegmentierte Zellkern ist durch die dichten Granula meistens verdeckt. Die Granula der Mastzellen enthalten neben **Heparin** auch Histamin und Leukotriene. Mastzellen haben auf ihrer Oberfläche hochsensible Rezeptoren für das Fc-Fragment von IgE, das bei der Vermittlung von allergischen (Sofort-)Reaktionen eine große Rolle spielt. In Abbildung Nr. 41 des Bildanhangs ist die elektronenmikroskopische Aufnahme einer Mastzelle zu sehen.
Zu (A): Saure Phosphatase ist in Lysosomen vieler Zellen enthalten.
Zu (C): Antigen-Antikörper-Komplexe entstehen erst außerhalb von Zellen: Die von den Plasmazellen sezernierten Antikörper binden sich an Antigene, die z. B. von den antigenpräsentierenden Zellen markiert wurden.
Zu (D): Lysozym wird in Paneth-Körnerzellen gebildet, die im unteren Drittel der Lieberkühn-Krypten zu finden sind.
Zu (E): Peroxidasen entstammen den Peroxisomen, die in den Tubuluszellen des Hauptstücks der Niere zahlreich sind.

F01 ■

→ **Frage 2.173:** Lösung E

Zu (E): Die Tonsilla pharyngealis liegt im **Pharynxdach** mit enger topografischer Beziehung zu den Choanen. Das respiratorische **Flimmerepithel** der Nasenhöhle setzt sich bis zu der Tonsilla pharyngealis fort, sodass diese nicht von Plattenepithel, sondern von mehrreihigem, kinozilienbesetztem, becherzellenhaltigem Epithel besetzt sind.
Siehe auch Abbildung Nr. 94 und Kommentar zu Frage 2.240.

H96 F86 ■

→ **Frage 2.174:** Lösung C

Die Diagnose Thymus bzw. Thymusrestkörper kann man aufgrund folgender Charakteristika stellen: sehr viele Fettzellen, im Thymusrestgewebe immer noch Hasall-Körperchen (intensiv angefärbte rote runde Gebilde).

F03 ■ ■

→ **Frage 2.175:** Lösung B

Die vorliegende Abbildung wurde gerade auch in der letzten Prüfung H02 gezeigt, es handelt sich um einen Anschnitt aus dem Thymus. Die Abbildung des **juvenilen Thymus** zeigt den Teil eines Thymusläppchens (rechts unten Bindegewebe und Blutgefäße) mit dunkler gefärbter Rinde und etwas hellerem Mark. Ein hellrot gefärbtes **Hassall-Körperchen** ist gut zu erkennen (B).
Zu (A): **Hochendothelvenulen** (HEV) lassen sich gut auf Anschnitten des Parakortex eines Lymphkno-

tens erkennen (siehe Abbildung Nr. 46 des Bildanhangs).
Zu (C): Zentralarterien finden sich in Sekundärfollikeln der Milz und sind meist in solchen Schnitten als hellrote/hellviolette Gebilde in dunkel gefärbten Sekundärfollikeln zu erkennen. Auch in einer schon älteren Prüfungsfrage waren sie zu sehen.

F01 H95 F85 ■

→ **Frage 2.176:** Lösung D

Es handelt sich um einen jugendlichen oder kindlichen **Thymus**. Die anderen in der Frage erwähnten Lösungsmöglichkeiten wurden ebenfalls schon mit Abbildungen abgefragt: Für das Kleinhirn fehlen die charakteristischen großen Purkinje-Zellen in der Ganglienzellschicht, der Lymphknoten zeigt runde Sekundärfollikel mit hellem Reaktionszentrum, die Tonsille sollte eine zentrale Lichtung oder Krypte erkennen lassen, bei der dreischichtigen Nebennierenrinde sind die Zellen in Strängen angeordnet, die äußerste Schicht ist hell, die mittlere dunkler. (Tonsille: siehe Abbildung Nr. 82, Nebenniere: siehe Abbildung Nr. 83 bis Abbildung Nr. 85, Kleinhirn: siehe Abbildung Nr. 177, Lymphknoten: siehe Abbildung Nr. 47 und Abbildung Nr. 48 des Bildanhangs).

F99 ■

→ **Frage 2.177:** Lösung B

Im **Parakortex (parakortikale Zone)** des Lymphknotens dominieren T-Lymphozyten. Ebenfalls ein Charakteristikum für den Parakortex sind postkapilläre Venolen, die wegen ihres kubischen Epithels mit speziellen Zellrezeptoren auch als „high endothelian venules, HEV's" bezeichnet werden. Die Rezeptoren werden von zirkulierenden Lymphozyten erkannt und erleichtern den Übertritt von Lymphozyten aus dem Blut in den Lymphknoten (Auswanderung von Lymphozyten).

F99 ■

→ **Frage 2.178:** Lösung C

Am häufigsten finden sich antikörperbildende Plasmazellen in den **Marksträngen**. Schwierig abzugrenzen ist in dieser Frage die Aussage (E): In den Lymphfollikeln, die B-Zell-dominiert sind, findet die Vermehrung und Selektionierung von B-Zellen statt sowie deren Umwandlung zu Zentroblasten.

II.26	**Funktionelle Histologie des Lymphknotens**

Der Feinbau eines Lymphknotens, der eng mit der Funktion korreliert, ist auf den ersten Blick recht kompliziert. Ein Lymphknoten besteht erst einmal grob aus Kapsel, parenchymatösen Anteilen, Lymphsinus und Blutgefäßkomparti-

ment. Alle diese Bestandteile lassen sich noch weiter differenzieren und haben teilweise eine spezielle Funktion.
Man unterscheidet:

- **Kapsel:** bindegewebige Hülle, von dort aus strahlen **Trabekel** ins Innere und bilden ein grobes Gerüst. Zwischen den Trabekeln befindet sich ein dreidimensionales Maschenwerk aus Retikulinfasern und Retikulumzellen (daher auch lymphoretikuläres Organ).
- **Rinde, Parakortex (Synonym: parakortikale Zone) und Mark:**
  Rinde: Lymphfollikel mit dunklerem Rand und hellem Zentrum (Keimzentrum), im Keimzentrum Vermehrung und Reifung von B-Lymphozyten. Es kommen aber in geringer Zahl auch T-Helferzellen in den Lymphfollikeln vor.
  Parakortex: im Parakortex dominieren T-Lymphozyten. Ebenfalls ein Charakteristikum für den Parakortex sind **postkapilläre Venolen**, die wegen ihres kubischen Epithels mit speziellen Zellrezeptoren auch als „high endothelian venules, HEV" bezeichnet werden. Die Rezeptoren werden von zirkulierenden Lymphozyten erkannt und erleichtern den Übertritt von Lymphozyten aus dem Blut in den Lymphknoten.
  Mark: keine speziellen Strukturen, Marksinus, Markstränge. Im Parakortex und Marksinus reifen die **Plasmazellen**. Plasmazellen sind die am häufigsten in den Marksträngen anzutreffenden Zellen. Dort werden dann auch Antikörper gebildet, die über die efferente Lymphe in den Kreislauf gelangen.
- **Lymphsinus:** Man unterscheidet Marginalsinus, Intermediärsinus und Marksinus.
- **Gefäßkompartiment:** Netzwerk aus kleinen Blutgefäßen inklusive spezieller postkapillärer Venolen. Aufzweigung von einem oder mehreren arteriellen Gefäßen in ein Kapillarnetz, austretende Vene.

T- und B-Region:
Mit den üblichen morphologisch-färberischen Methoden lassen sich B- und T-Zellregionen **nicht** voneinander abgrenzen, dazu benötigt man zytochemische, elektrophoretische und v. a. immunologische Verfahren. Allerdings tragen die Retikulumzellen in den B- und T-Regionen spezifische Merkmale.

Retikulumzellen der B-Region: dendritische Retikulumzellen, deutliche Kernmembran, zentraler Nukleolus.

Retikulumzellen der T-Region: kurze kräftige Zellfortsätze mit Verzahnungen (interdigitierende Retikulumzellen), Chromatinschicht unter der Kernmembran.

Im Lymphknoten fungieren phagozytierende Zellen als unspezifischer Blutfilter, Lymphozyten können mit neuen Antigenen und antigen-präsentierenden Zellen in Kontakt kommen und interagieren. Es vermehren sich B- und T-Lymphozyten, es findet eine Reifung von B-Lymphozyten zu Plasmazellen und B-Gedächtniszellen und eine Aktivierung von T-Lymphozyten statt. ■

H02 ■
→ **Frage 2.179:** Lösung C

Der **Marginalsinus** liegt direkt unter der Kapsel des Lymphknotens. Er ist in histologischen Präparaten als heller Spaltraum unter der bindegewebigen Kapsel gut zu erkennen. Der Marginalsinus liegt damit der Rinde benachbart, nicht dem Mark.
Alle übrigen Aussagen sind korrekt. Siehe auch Lerntext II.26.

F99 ■
→ **Frage 2.180:** Lösung C

Im Keimzentrum eines Lymphfollikels wandeln sich **B-Zellen** nach Antigenkontakt unter der Mitwirkung von T-Helferzellen in Zentroblasten um, welche anschließend zu Zentrozyten reifen können. Die Formulierung in (C) ist also falsch.
Das Keimzentrum eines (sekundären) Lymphfollikels gehört zur **B-Zellregion** des Lymphknotens. Dort findet Vermehrung und Selektionierung von antigenspezifischen B-Lymphozyten und die Bildung von B-Gedächtniszellen statt. Neben B-Zellen und Zentroblasten kommen im Sekundärfollikel noch Makrophagen, follikulär dendritische Zellen, T-Helferzellen und Zentrozyten vor. Siehe auch Lerntext II.26.

F05 ■
→ **Frage 2.181:** Lösung E

Es handelt sich um einen Ausschnitt aus dem Parakortex eines Lymphknotens mit den charakteristischen HEV's, den **Hochendothelvenolen**, „high endothelian venules". Hier können Lymphozyten aus der Blutbahn in die Lymphe rezirkulieren und aufgrund spezieller Adhäsionsmoleküle an der Gefäßwand leichter in das umgebende Gewebe gelangen (Diapedese).

H04
→ **Frage 2.182:** Lösung B

Zu (A): In der hellen Region des Keimzentrums im Sekundärfollikel werden die Zentrozyten selektiert, die den am besten zum präsentierten Antigen passenden Antikörper haben. Es findet auch die Umwandlung zu Plasmazellvorstufen und B-Gedächtniszellen statt. Die Antigenpräsentation erfolgt bei (A) typischerweise durch *follikuläre* dendritische Zellen. *Interdigitierende* dendritische Zellen sind hochwirksame, professionelle antigenpräsentierende Zellen, die sich aber in den T-Zonen lymphatischer Organe finden, wo sie T-Helferzellen aktivieren.

Zu (B): Dies ist ein Intermediärsinus im Lymphknoten. Hier finden sich viele Lymphozyten und Makrophagen, die Fremdstoffe aus der Lymphe filtern können.

Zu (C): Hier in den HEVs, den Hochendothelvenolen, treten die Lymphozyten aus dem Blutstrom aus, aber verlassen durch die HEVs natürlich nicht den Lymphknoten. Sie verbleiben eine Zeit lang im lymphatischen Gewebe und kehren dann wieder ins Blut zurück.

Zu (D): In der dunkleren Region des Keimzentrums proliferieren antigenstimulierte B-Zellen zu Zentroblasten, die dann weiter in der helleren Region selektiert werden (s. o.). Helle und dunkle Region zählen zur B-Zone im Lymphknoten. Antigenproduzierende Plasmazellen finden sich eher als Vorstufe, weniger als reife Plasmazelle bei (A) im hellen Zentrum.

Zu (E): Dies ist ein Vas afferens, das Lymphe zuführt und in den Randsinus (Marginalsinus) mündet. Das efferente Lymphgefäß verlässt den Lymphknoten am Hilum!

F03
→ **Frage 2.183:** Lösung C

Die **T-Zellregion** im Lymphknoten ist die **parakortikale Zone**, die viele interdigitierende dendritische Zellen enthält (A), die auf der Oberfläche MHC-II-Moleküle tragen und zur Antigenpräsentation befähigt sind (B). In der parakortikalen Zone entwickeln sich auch zytotoxische T-Lymphozyten aus T-Lymphoblasten, die dann in die Blutbahn gelangen. Die Rezirkulation der Lymphozyten (Emigration aus dem Blutstrom in den Parakortex) findet in den HEVs (high endothelian venules) statt. *Ammenzellen* kommen im Thymus vor (C).

F99 ■
→ **Frage 2.184:** Lösung C

Man erkennt in großer Vergrößerung einen Ausschnitt aus einem Marginalsinus eines Lymphknotens. Unten am Bildrand ist die deutlich blau angefärbte, derbe Kapsel des Lymphknotens angeschnitten. Die mit Pfeilen bezeichneten Zellen sind groß und haben größere und hellere Zellkerne als die Umgebung. Es handelt sich um Makrophagen, z. B. um Marginalzonenmakrophagen.

F04 ■
→ **Frage 2.185:** Lösung C

T-Helferzellen sind CD4-positiv, während z. B. zytotoxische T-Zellen CD8-positiv sind. T-Helferzellen sezernieren nach Aktivierung Interleukin-4, wodurch die B-Zell-Proliferation stimuliert wird, und Interleukin-10, das z. B. die Zytokin-Synthese von Makrophagen hemmt.

Antigen präsentierende Zellen sind solche, die antigene Proteinfragmente an MCH-Proteine der Klasse II binden und sie dann den Helferzellen präsentieren können. Hierzu zählen interdigitierende dendritische Zellen, Langerhans-Zellen der Haut, Makrophagen, aber auch B-Lymphozyten.

Zu (E): Die Milz enthält keine Hochendothelvenolen, diese finden sich in den T-Zonen anderer sekundärer lymphatischer Organe, z. B. im Lymphknoten, und erleichtern den Übertritt von Lymphozyten aus dem Blutstrom ins lymphatische Gewebe (Rezirkulation). In der Milz findet sich weiße Pulpa (Marginalzone, Lymphfollikel und periarterielle Lymphscheide) und rote Pulpa (Milzsinus, Pulpastränge).

F04 ■
→ **Frage 2.186:** Lösung B

Siehe Kommentar zu Frage 2.185.

F02 ■
→ **Frage 2.187:** Lösung B

Im Blutausstrich sind Lymphozyten runde Zellen mit großem *runden*, wenig strukturiertem Kern, außen herum findet sich ein eher schmaler, basophiler Zytoplasmasaum. Es lassen sich im Blutausstrich zunächst nur Lymphozyten unterschiedlicher Größe differenzieren.
B- und T-Lymphozyten lassen sich lichtmikroskopisch nicht unterscheiden. Hierzu sind spezielle immunzytologische und immunhistologische Methoden notwendig.

F00
→ **Frage 2.188:** Lösung A

Schwere Frage!!
In **lymphatischen** Organen kommen u. a. Retikulum- und dendritische Zellen vor. Die **dendritischen** Zellen lassen sich unterteilen in **interdigitierende dendritische Zellen (IDC)**, die fast ausschließlich in **T-Lymphozyten-Regionen** vorkommen, und in **follikuläre dendritische Zellen (FDC)**, die vor allem in den **Follikeln** der lymphatischen Organe vorkommen.
Zu (E): **Zentroblasten** sind unreife **B**-Lymphozyten.

F00
→ **Frage 2.189:** Lösung D

Zu (C) und (D): Die **Milz** ist ein in den Blutstrom eingeschaltetes lymphatisches Organ. Lymphozyten gelangen mit dem Blutstrom in die Milz hinein und auch wieder aus der Milz heraus.
Zu (A), (B) und (E): In **postkapillären Venolen** (= epitheloide Venolen) rezirkulieren die **Lymphozyten** (d. h. hier treten die Lymphozyten aus dem Blut wieder in das Organ ein, das sie später dann mit dem Lymphstrom wieder verlassen). Sie sind typisch für Lymphknoten, Tonsillen und das lymphatische Gewebe des Darmes.

H03 ■
→ **Frage 2.190:** Lösung E

T-Helferzellen gehören zu den CD4-Zellen. Man unterscheidet T_H1-Helferzellen, die Makrophagen und Neutrophile aktivieren und insbesondere bei der Abwehr bakterieller Infektionen zum Tragen kommen, und T_H2-Helferzellen mit einer Wirkung auf B-Lymphozyten und deren Aktivierung zur Sekretion von z. B. IgE-Antikörpern, die bei der allergischen Reaktion eine Rolle spielen.
Falsch ist Aussage (E): T-Helferzellen erkennen Antigene, die ihnen zusammen mit dem MHC-Klasse-II-Protein präsentiert werden. Dadurch werden sie aktiviert.

F04 ■
→ **Frage 2.191:** Lösung C

Peyer-Plaques sind Ansammlungen von Lymphfollikeln (Noduli lymphoidei aggregati) in der Lamina propria mucosae bis in die Submukosa reichend. Speziell die Peyer-Plaques liegen gegenüber dem Mesenterialansatz. Daneben gibt es auch einzeln gelegene Lymphfollikel im Darm. Das Epithel über den Lymphfollikeln nennt man Domepithel. Dort finden sich M-Zellen, die Antigene per **Transzytose** durch die Epithelbarriere schleusen können. Unter dem Epithel liegen Makrophagen und dendritische Zellen, die die Antigenpräsentation übernehmen.

H01
→ **Frage 2.192:** Lösung E

Zu (E): **M-Zellen** sind **interdigitierende Retikulumzellen**; sie gehören somit zu den Zellen des Immunsystems. Sie liegen lumenwärts im Darm und sind in der Lage, Antigene aus dem Darmlumen aufzunehmen, sie durch das Epithel zu schleusen (Transzytose) und sie Lymphozyten und Makrophagen zu präsentieren. Aufgrund ihrer Funktion ist es sinnvoll, dass sie in der Nähe von lymphatischen Organen, z. B. Peyer-Plaques, angesiedelt sind.
Zu (A): Im Domareal der Peyer-Plaques kommen auch **Enterozyten** vor, sie sind aber nicht typisch für **diese** Region, sondern für den Verdauungstrakt an sich.
Zu (B): **Becherzellen** sezernieren Schleim, sie nehmen vom Duodenum bis zum Colon massiv zu.
Zu (C): **Paneth-Zellen** sezernieren Lysozym, sie sind typisch für den Dünndarm.
Zu (D): **D-Zellen** kommen in den Inseln des Pankreas vor, sie bilden Somatostatin.

F04
→ **Frage 2.193:** Lösung B

Immunglobulin A wird von Plasmazellen gebildet, die in der Schleimhaut des Verdauungstraktes (z. B. Speicheldrüsen), des Urogenitaltrakts und der Lunge liegen. IgA findet man auch in der Tränenflüssigkeit, daneben in Speichel, im Nasensekret, in der Bronchialschleimhaut sowie im Prostatasekret, der Muttermilch und in der Vaginalflüssigkeit. Das IgA ist in der Muttermilch enthalten und wird nicht aktiv durch die Plazenta transportiert.

H04
→ **Frage 2.194:** Lösung E

Eine ähnliche Frage zu IgA-Antikörpern wurde in der vergangenen Prüfung gestellt.
Immunglobulin A wird von Plasmazellen gebildet, die in der Schleimhaut des Verdauungstraktes (z. B. Speicheldrüsen), des Urogenitaltrakts und der Lunge liegen. IgA findet man auch in der Tränenflüssigkeit, daneben in Speichel, im Nasensekret, in der Bronchialschleimhaut sowie im Prostatasekret, in der Muttermilch und Vaginalflüssigkeit. Das IgA ist in der Muttermilch enthalten und wird nicht aktiv durch die Plazenta transportiert.
IgA-Antikörper werden im MALT gebildet und über Transzytose ins Lumen befördert. Dort bildet IgA einen Schutz auf der apikalen Zelloberfläche von Schleimhautepithelien und exokrinen Drüsen.

2.13 Fragen mit Abbildung im Bildanhang

F85
→ **Frage 2.195:** Lösung D

Man erkennt einen Ausschnitt aus der Kolonschleimhaut.
Die Schleimhaut der Abbildung besteht nur aus sehr regelmäßig angeordneten *Krypten,* in deren Epithel massenhaft **Becherzellen** gelegen sind. Es sind weder Zotten des Dünndarms noch die langen, verzweigten, tubulösen Drüsen des Magens zu erkennen. Das restliche Epithel (einschichtig hochprismatisch) trägt einen Bürstensaum (Mikrovilli).
Zu (D): Die frühe Proliferationsphase bezieht sich auf die Uterusschleimhaut.

F97 H92 H87 ■
→ **Frage 2.196:** Lösung B

Die Abbildung ist eine Wiederholung. Im Bild erkennt man einen Querschnitt durch den Ösophagus mit der für den gesamten Rumpfdarm geltenden Schichtung (Mukosa mit Muscularis mucosae, Submukosa mit Glandulae oesophageae, Muskularis mit Ring- und Längsmuskelschicht). Das Epithel ist mehrschichtig unverhornt. Die Glandulae oesophageae sind **muköse** Drüsen (vgl. (B)).
Der Ösophagus enthält im oberen Drittel quergestreifte, aber vegetativ innervierte Muskulatur.

H98 ■
→ **Frage 2.197:** Lösung E

Auf der bereits im letzten Physikum F98 gezeigten Abbildung ist das Duodenum zu erkennen. Charakteristikum sind die dichten, vorwiegend exokrinen, mukösen Brunner-Drüsen (hier am rechten Abbildungsdrittel) in der Submukosa.

H98 ■
→ **Frage 2.198:** Lösung E

Die Abbildung wurde bereits in mehreren Physika verwendet. Das gezeigte Epithel mit Zylinderepithelzellen, dazwischenliegenden Becherzellen sowie dem erkennbaren dunkler angefärbten Bürstensaum (Mikrovilli) an der Zelloberfläche passt zu den Anschnitten von Dünndarmzotten. In dem eingerahmten Bezirk kommt es dem IMPP vor allem auf das dichte Schlussleistennetz (Zonula adhaerens, Zonula occludens, Desmosom) zwischen den Epithelzellen und dem Bürstensaum an. Zusätzlich geht es um Carriersysteme für den Transport von Molekülen durch die Epithelien (Na$^+$-K$^+$-ATPase und Na$^+$-Glucose-Cotransporter).
Enterozyten des Dünndarms sind ein typisches Beispiel für transportierende bzw. resorbierende Epithelien:
An der lateralen Zellmembran findet man die Na$^+$-K$^+$-ATPase, durch deren Aktivität große Mengen von Elektrolyten resorbiert werden können. Durch den osmotischen Gradient unter der Zonula occludens (das dichte Schlussleistennetz verhindert die Rückdiffusion transportierter Ionen) kommt es zu einem starken parazellulären Rückstrom von Wasser. Monosaccharide können durch Enterozyten mit Hilfe von natriumabhängigen Glukose-Cotransportern durch die Mikrovilli-Membran aufgenommen werden. Die Mikrovilli sind mit Glykokalix überzogen, die verschiedene Bürstensaumenzyme enthalten.
Kinetosomen sind mit Zentriolen verwandt und liegen unter der Zelloberfläche bei kinozilientragenden Zellen.

H04
→ **Frage 2.199:** Lösung *** Diese Frage wurde aus der Wertung genommen.

Die hier abgebildete Schleimhaut passt mit tiefen Foveolae, sich erst in der Tiefe verzweigenden, stark gewundenen Drüsenschläuchen am ehesten zur Pars pylorica (Antrum) des Magens. In den Pylorusdrüsen findet man Gastrin produzierende G-Zellen, viele Schleim produzierende Zellen, aber auch vereinzelt Parietalzellen, die Salzsäure und Intrinsic factor produzieren. Somit wurden wohl Lösungsmöglichkeiten (D) und (E) auch als korrekt zugelassen. Damit ist die Frage nicht mehr eindeutig lösbar.

F97 H85 ■
→ **Frage 2.200:** Lösung D

Die Frage wurde vor vielen Jahren erstmals gestellt, auch mit dem gleichen Bild.
Es handelt sich um Querschnitte von **Kolonkrypten** (zentrales Lumen, Stroma zwischen den Krypten). An den Krypten erkennt man einschichtiges Zylinderepithel, dazwischen die dunkelrot angefärbten, schlanken, schleimbildenden Becherzellen.
Differentialdiagnose:

- *Sammelrohre:* Beim Schnitt durch das Nierenmark kommen zunächst verschieden große Querschnitte zur Darstellung. Die Sammelrohre haben davon den größten Durchmesser. Das Epithel ist einschichtig kubisch. Vergleiche dazu auch Abbildung Nr. 158 des Bildanhangs.
- *Nebenhoden:* vgl. hierzu Abbildung Nr. 70 des Bildanhangs: hochprismatisch zweireihiges Epithel, deutliche Zilien, weites Lumen.
- *Endstücke der Prostata:* verschieden hohes faltenbildendes Epithel, vgl. Abbildung Nr. 71 und Abbildung Nr. 72 des Bildanhangs.
- *Fundusdrüsen des Magens:* unregelmäßigere Querschnitte, große breitbasige Belegzellen (azidophil) sitzen den Drüsenschläuchen von außen auf, kaum Bindegewebe der Lamina propria mucosae zwischen den Drüsenquerschnitten.

(D: 73 %; E: 14 %)

H04 ■ ■
→ **Frage 2.201:** Lösung C

Auch diese Abbildung ist eine Wiederholung. Es handelt sich um Dünndarmzotten, erkennbar am Freiraum *zwischen* den runden Strukturen. Charakteristisch sind die etwas heller gefärbten **Becherzellen** zwischen den **Enterozyten**. Der Bürstensaum der Enterozyten lässt sich auf diesem Bild nur erahnen. In der Mitte der Zotten ist Zottenstroma zu sehen, also das Bindegewebe der Lamina propria mit Blut- und Lymphkapillaren.
Diese **Zotten** – Villi intestinales – sind Aufwerfungen der Mukosa, bestehen somit aus dem **Oberflächenepithel** des Darms und der **Lamina propria mucosae**. Sie sind 0,5 – 1,5 mm hoch und vergrößern die Resorptionsfläche des Darms auf das 5-fache. Das Innere dieser Zotten besteht aus retikulärem Bindegewebe, enthält Kapillaren und Lymphgefäße, glatte Muskelzellen sowie freie Zellen (Lymphozyten, Plasmazellen, Granulozyten).
Dickdarmkrypten wären in der Abbildung Nr. 54 im Bildanhang zu erkennen.

H00 F95 ■ ■
→ **Frage 2.202:** Lösung B

Siehe Lerntext VIII.4.
Eine Abbildung zum Wandbau des **Ösophagus** war in den bisherigen Prüfungen nur in schwarz/weiß

zu sehen. Trotzdem sollte die für den Wandaufbau des Magen-Darm-Trakts typische Schichtengliederung gleich erkannt werden. Die Differentialdiagnose zu Magen und Gallenblase lässt sich schon bei Betrachtung des Epithels – hier mehrschichtig unverhornt, ziemlich dick, basal intensiv anfärbbar – treffen.

Zu **(C)**: Der Aufbau des **Magens** gleicht weitgehend dem des Ösophagus, charakteristisch für den Magen ist jedoch eine **dreischichtige** Tunica muscularis sowie ein **einschichtig hochprismatisches Epithel**, häufig sieht man auch die Foveolae gastricae.

Zu **(D)**: Die **Gallenblase** besitzt ein **einschichtig hochprismatisches Epithel**, das einen schmalen **Bürstensaum** und ein Schlussleistennetz aufweist. Die Wand der Gallenblase besteht aus drei Schichten: Tunica mucosa, Tunica muscularis und Tunica serosa. Typisch für die Gallenblase sind auch (aus den Falten und Taschen im histologischen Schnitt entstehende) **Schleimhautbrücken**, die beiderseits von Epithelbrücken bekleidet sind.

Zu **(E)**: Der **Ureter** weist eine **dreischichtige** Tunica muscularis auf. Das **Epithel** ist ein **Übergangsepithel** (Urothel), es ist von Deckzellen (**Crustazellen**) bedeckt.

F93

→ **Frage 2.203:** Lösung B

Der hier gezeigte Schnitt durch die Gallenblasenwand lässt sich differenzialdiagnostisch schwer von der Tuba uterina oder auch der Prostatadrüse abgrenzen. Das Epithel ist hier einschichtig hochprismatisch, trägt Mikrovilli, d. h. es resorbiert auch (Salz und Wasserrückresorption). Die lockere Lamina propria ist zellreich und reich an Kapillaren. Es gibt keine Muscularis mucosa, charakteristisch sind unregelmäßige Falten. Die Zellen sezernieren Schleimvorstufen. (Tuba uterina → Abbildung Nr. 76 des Bildanhangs, Prostata → Abbildung Nr. 71 und Abbildung Nr. 72 des Bildanhangs).

F00

→ **Frage 2.204:** Lösung D

Etwa ab dem Ende des zweiten Entwicklungsmonats übernimmt die **Leber** die Hämatopoese. Dies führt dazu, dass zu diesem Zeitpunkt die Leber etwa 10 % des Körpergewichts ausmacht. Zwischen den Hepatozyten und den Gefäßwänden sitzen große Nester proliferierender Zellen, die Erythroblasten produzieren. Später ist auch die **Milz** an der Blutbildung beteiligt, das **rote Knochenmark** übernimmt die Hämatopoese allmählich ab dem 5. Entwicklungsmonat.

F00 F96 ■

→ **Frage 2.205:** Lösung B

Es handelt sich um einen elektronenmikroskopischen Schnitt durch **Leberparenchym**. Die untere Hälfte des Bildes wird von einer Leberzelle einge-

nommen, die charakteristische Merkmale viele Mitochondrien, gruppiert vorkommendes rER, diffus verteiltes gER, Glykogenpartikel und einen großen runden Zellkern zeigt. Oben im Bild ist ein **Lebersinusoid** dargestellt, schräg nach rechts unten erkennt man ein unregelmäßiges Gebilde – eine Gallenkapillare. Somit lassen sich die Lösungsmöglichkeiten Lymphe, Galle und Liquor recht schnell ausschließen. Die Schwierigkeit liegt jetzt darin zu entscheiden, was der **Disse-Raum** eigentlich enthält: Im Lebersinusoid fließt Mischblut aus der A. hepatica und der V. portae, Blut, welches natürlich Blutplasma *und* zelluläre Bestandteile enthält. Die Wand der Lebersinusoide wird von Endothelzellen und Kupffer-Sternzellen gebildet. Durch die Poren zwischen den Endothelzellen gelangen nur die *nichtzellulären* Blutbestandteile in den Disse-Raum.

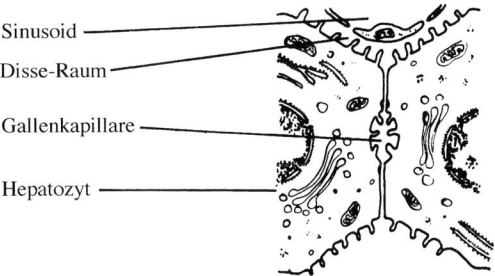

Sinusoid ———

Disse-Raum ———

Gallenkapillare ———

Hepatozyt ———

Abb. 2.**20** Leberzellen mit Gallenkapillare

H96 F87

→ **Frage 2.206:** Lösung D

Die Abbildung stellt das Pankreas mit den Charakteristika seröser Drüsenazini (Kerne rund, mittelständig, Zellgrenzen schlecht zu erkennen) dar.
Damit müsste man den mit dem Pfeil gekennzeichneten Anteil als endokrines Pankreas identifizieren können.
Langerhans-Inseln sind Zellnester im endokrinen Pankreasgewebe, Durchmesser 100–225 μm. Sie sind von wenig retikulärem Bindegewebe umgeben, ein Ausführungsgang existiert nicht.
Charakteristisch ist die gegenüber dem umgebenden Gewebe geringere Anfärbbarkeit, die Inseln sind also etwas heller.
Im Inselapparat werden verschiedene Zellarten differenziert, die unterschiedliche Substanzen bilden.
Besonders wichtig sind die B-Zellen (β-Zellen), sie bilden das Insulin.
Weiterhin wird gebildet:
  – Glukagon (A-Zelle, α-Zelle)
  – Somatostatin (D-Zelle, δ-Zelle)
  – Pankreatisches Polypeptid (PP-Zellen)
Siehe auch Lerntext VIII.9.
Zu **(A)**: Muköses Endstück einer seromukösen Drüse: Zellen hell, wabig, Schleim basophil, platte, basal liegende Zellkerne.
Zu **(B)**: Siehe Abbildung Nr. 65 des Bildanhangs.

Zu (C): Vegetatives Ganglion: wesentlich größere Zellen mit deutlichen Kernen und gut zu erkennendem Nukleolus, in Gruppen zusammenliegend.
Zu (E): Das Endometrium (bei Einnistung des Keims) zeigt als Charakteristikum stark geschlängelte Drüsenschläuche, ähnlich Abbildung Nr. 81 des Bildanhangs. Im Blastulastadium eines Keimes ist schon die Differenzierung zwischen Trophoblast und Embryoblast zu erkennen.

H00 F93 H84 ■
→ **Frage 2.207:** Lösung B

Es handelt sich hier um einen **Bronchus**, denn links unten sowie rechts oben sind Anschnitte von Knorpelspangen aus elastischem Knorpel zu sehen. Die Knorpel des Bronchialbaumes sind durch Kollagenfasern in der Längsrichtung verbunden. Dadurch entsteht die sog. *Tunica fibrocartilaginea.* Die Schleimhaut (respiratorisches Epithel, Flimmer- und Becherzellen) legt sich bei Entspannung der Bronchien in Längsfalten. Zwischen Schleimhaut und Tunica fibrocartilaginea liegen Züge glatter Muskelzellen und Glandulae bronchiales.
Bronchioli enthalten keinen Knorpel, sondern nur scherengitterartig angeordnete glatte Muskulatur und elastische Fasernetze.
Die Bronchioli terminales gabeln sich in zwei Bronchioli respiratorii (flimmerloses kubisches Epithel).

F04 ■
→ **Frage 2.208:** Lösung E

Die Abbildung wurde schon einmal gezeigt, zumindest teilweise und auf dem Kopf stehend. Bei der mit X bezeichneten Struktur handelt es sich nicht um ein Gefäß (B), sondern um einen Teil des Bronchialsystems, einen **Bronchiolus**. Alleine schon durch das umgebende Gewebe (Lungengewebe, zahlreiche Alveolen angeschnitten) ist die bezeichnete Struktur als Bronchiolus gut zu erkennen. Von der Arterie lässt sich der **Bronchiolus** durch die faltig aufgeworfene Schleimhaut mit einschichtigem, aber deutlich *zylindrischem* Flimmerepithel unterscheiden. Weiterhin auffallend ist die gut entwickelte glatte Muskulatur und das Fehlen von Drüsen und Knorpel in der Wand des Bronchiolus. Auf dem Bild sind links unten und rechts oben noch kleine Arterien zu sehen.
Das Flimmerepithel trägt *Kinozilien*, Stereozilien kommen im Ductus epididymidis und im Sinnesepithel des Innenohrs vor (A).
Der Tonus der glatten Wandmuskulatur wird vom **Parasympathikus** erhöht, der Sympathikus verursacht eine Bronchodilatation.

> **Klinischer Bezug**
> Beta-Sympathomimetika als Dosieraerosol werden zur Bronchodilatation z. B. bei Asthma bronchiale eingesetzt, sowohl als längerwirksame Dauermedikation wie auch im Akutfall.

F95 F88
→ **Frage 2.209:** Lösung C

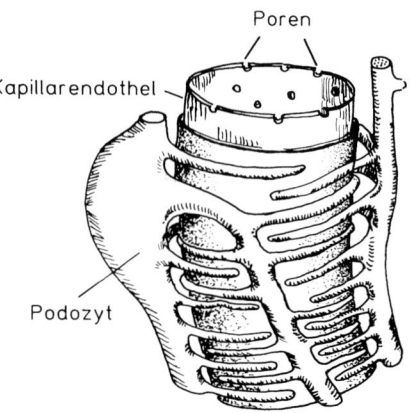

Abb. 2.**21** Podozyt und Kapillare

Stellt man sich anhand der Abb. 2.21 einen Schnitt durch Kapillarendothel, Basalmembran und Podozyt vor, so erhält man die vorliegende Abbildung des Bildanhangs. Links im Bild ist der Podozyt angeschnitten (Zellorganellen sind erkennbar). Die kleineren Gebilde sind Querschnitte von Podozytenfortsätzen, die durch die Schlitzmembran verbunden sind.
Rechts davon, etwas heller, die Basalmembran der Glomeruluskapillare, ganz rechts das Kapillarendothel, das mit Poren durchsetzt ist.
Mesangiumzellen liegen zwischen benachbarten Kapillaren und haben Stützfunktion. Auf der Abbildung fehlen sie.

H92
→ **Frage 2.210:** Lösung C

Die bereits bekannte Abbildung zeigt einen Querschnitt durch ein Hauptstück der Niere, erkennbar am typischen Bürstensaum. Die markierten Bläschen sind **apikale Vakuolen**, die Peptide aufnehmen können. Die Bürstensaumoberfläche enthält mehrere Enzyme für den Peptidabbau (Peptidasen).
Für die Rückresorption von Glukose oder Wasser sowie für die Entgiftung gibt es kein *morphologisches* Korrelat am Tubulusepithel.
Die Epithelzellen eines Nierenhauptstücks sind folgendermaßen charakterisiert:

● apikaler Bürstensaum (ins Lumen hineinragend),
● Zellen kubisch bis hochprismatisch,
● undeutliche Zellgrenzen (lichtmikroskopisch),
● PAS-positive Basalmembran gut entwickelt,
● Resorptionsvakuolen, Lysosomen,
● zahlreiche basolaterale Fortsätze, Fortsätze benachbarter Zellen greifen ineinander → basales Labyrinth,
● Kapillaren liegen außerhalb der Basalmembran.

→ **Frage 2.211:** Lösung D

Zuerst zur Falschaussage (D): Renin wird in den granulierten epitheloiden Zellen des juxtaglomerulären Apparates gebildet. Sie liegen in der Wand des Vas afferens.

Die markierte Zellgruppe ist eine **Macula densa**, eine Platte aus Epithelzellen im Verlauf des gestreckten Teils des Mittelstücks, dort wo dieses an den Pol des Glomerulus herantritt. Die Zellen der Macula densa liegen – nur durch die Basalmembran getrennt – v. a. den extraglomerulären Mesangiumzellen oder Epitheloidzellen des Vas afferens an.

Die Macula densa ist ein Sensor für die NaCl-Konzentration im Tubuluslumen. Eine erhöhte NaCl-Konzentration setzt mehr Renin frei. Dies führt über die Umwandlung zu Angiotensin II wiederum zu einer Beeinflussung der glomerulären Filtrationsrate (E).

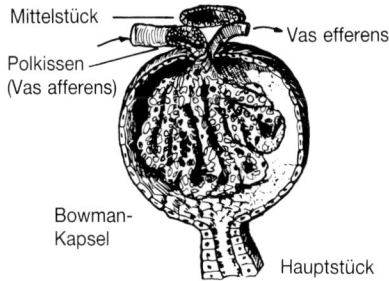

Abb. 2.**22** Nierenkörperchen

→ **Frage 2.212:** Lösung C

Der **Ductus deferens** (Samenleiter) ist ein muskelstarkes Rohr mit deutlicher Dreischichtung der Muskulatur. In der Mitte erkennt man (hellbraun gefärbt) das typische hochprismatische Epithel, das den längsverlaufenden Schleimhautfalten aufliegt.

Die Tunica muscularis ist dreigeteilt:
- innere Längsmuskelschicht
- mittlere Ringmuskelschicht
- äußere Längsmuskelschicht

In der Adventitia finden sich (s. oberer Bildrand) neben elastischen Netzen auch muskelstarke Venen (Plexus pampiniformis).

→ **Frage 2.213:** Lösung D

Eine ähnliche Abbildung war schon einmal Gegenstand einer Prüfungsfrage. Markiert sind die Leydig-Zwischenzellen des Hodens, die in Gruppen zwischen den Hodenkanälchen liegen. Sie produzieren Testosteron. Zur Wiederholung: Lerntext VIII.18.

Die Hodenkanälchen sollten klar identifizierbar sein, damit scheiden einige Lösungsmöglichkeiten von vornherein aus.

→ **Frage 2.214:** Lösung B

In der Abbildung ist ein Anschnitt eines Samenkanälchens, **Tubulus seminiferus**, dargestellt. Dort findet die Spermatogenese und Spermiogenese statt. Eine ähnliche Abbildung wurde gerade in der vorangegangenen Prüfung gezeigt.

Man erkennt außen die Lamina limitans mit innenliegender Basalmembran. Dann folgt nach innen lumenwärts das **Keimepithel**, das aus den Sertoli-Zellen und den Zellen der Spermatogenese und Spermiogenese besteht. Der Basalmembran aufsitzend sind die **Sertoli-Zellen**, die die Samenkanälchen auskleiden. Diese Zellen haben eine stützende Funktion („Stützzellen"), gleichzeitig ernähren sie die noch nicht fertigen Keimzellen, phagozytieren und bilden z. B. ABP (Androgen-bindendes Protein) und sind zuständig für die Blut-Hoden-Schranke. Charakteristisch ist ihr dreieckiger Zellkern, der auch in der Abbildung zu erkennen ist.

Die übrigen in der Abbildung gezeigten Zellen sind Zwischenstufen der Spermatogenese bis hin zu den kleinen dunkleren Spermatiden, die in Richtung des Lumens zu erkennen sind. Siehe auch Lerntext VIII.17.

Die markierten Zellen sind am ehesten **Spermatozyten** 1. Ordnung (B).

Zu (E): Leydig-Zwischenzellen liegen nicht im Tubulus seminiferus, sondern in Gruppen im Bindegewebe zwischen den Samenkanälchen. Sie produzieren Testosteron.

Zu (A): Spermatogonien liegen ganz außen im basalen Kompartiment der Samenkanälchen.

→ **Frage 2.215:** Lösung D

Man erkennt das bekannte zweireihig hochprismatische Epithel des Ductus epididymidis mit Stereozilien.

Zur Wiederholung: **Charakteristika des Ductus epididymidis:**
- zweireihig, hochprismatisches Epithel,
- außen schmale Schicht glatter Muskelzellen, **Stereozilien.**

Zu (C): Diese Aussage bereitete große Schwierigkeiten. Im Ductus epididymidis wird resorbiert und sezerniert und damit die Samenflüssigkeit verändert. Sezerniert werden z. B. Carnitin oder Glykoproteine.

→ **Frage 2.216:** Lösung B

Diese Aufnahme entstammt einer sehr alten Prüfungsfrage (F86), ein Ausschnitt aus der vorliegenden Abbildung kam bereits in älteren Prüfungsfragen vor.

In der Abbildung sieht man einen Schnitt durch den **Nebenhoden**. Charakteristisch ist hier der Ductus epididymidis (B). Der Nebenhodengang zeigt als Begrenzung des Lumens ein hochprismatisches, zweireihiges, deutlich sichtbar zilientragendes Epithel. Um das Epithel herum lagert sich eine schmale Schicht glatter Muskelzellen (Transportfunktion). Es handelt sich jedoch nicht um Flimmerepithel mit Kinozilien, sondern um unbewegliche **Stereozilien**.

Zu (A), (D) und (E): Im Lumen sind die Stererozilien deutlich zu erkennen. Dies spricht gegen Darmkrypten, Foveolae gastricae und Sammelrohre im Nierenmark.

H04 ■■■
→ **Frage 2.217:** Lösung B

Die Abbildung wurde schon vor Jahren in der Prüfung gezeigt und ist auch im Abbildungspool des Fachbandes enthalten. Man erkennt einen Querschnitt durch die Prostata. Es sind mehrere tubuloalveoläre Einzeldrüsen in kollagenes Bindegewebe (blau gefärbt) eingebettet, charakteristisch sind auch die vielen glatten Muskelzellen (rot gefärbt), die das Stroma durchziehen. Insgesamt spricht man von einem *fibromuskulären* Stroma.

F03 ■
→ **Frage 2.218:** Lösung E

Die Abbildung wurde schon in vergangenen Prüfungen gezeigt, es handelt sich um einen Anschnitt aus der **Prostata**.

Charakteristikum der Prostata sind die vielen Züge glatter Muskulatur, die die Drüse durchziehen, sowie in den Drüsenschläuchen Epithelfalten. In der Abbildung sind auch tubulo-alveoläre Drüsen mit ein- bis zweireihigem hochprismatischem Epithel zu sehen, die saure Phosphatase und Spermin produzieren. Am oberen Bildrand ist noch ein Prostatastein zu erkennen.

H88
→ **Frage 2.219:** Lösung E

Es handelt sich um die Plazenta, die während der Schwangerschaft die unter (A) bis (D) genannten Hormone bildet. **Prolaktin** wird von azidophilen Zellen (mammatrope Zellen) des Hypophysenvorderlappens gebildet.

F95 H92
→ **Frage 2.220:** Lösung C

In der Abbildung ist das Corpus luteum zu sehen, die vorherrschende Zellart sind die in (A) erwähnten Granulosaluteinzellen.

Die Granulosaluteinzellen leiten sich vom Follikelepithel ab. Sie werden bei der Umwandlung grö-ßer und zeigen die Struktur steroidbildender Zellen. Das Zytoplasma enthält viele Fetttropfen und Lipochrom, das für die gelbliche Farbe verantwortlich ist. Das Corpus luteum bildet Progesteron und Östrogene, wobei die Granulosaluteinzellen für das Progesteron verantwortlich sind.

Zu (C): Aus Zellen der Theca interna und z. T. Theca externa entstehen Thekaluteinzellen, die außen um die Granulosaluteinzellen oder in der Nähe bindegewebiger Septen zu lokalisieren sind.

H96 ■
→ **Frage 2.221:** Lösung D

Vergleiche auch Abbildung Nr. 81 des Bildanhangs, wo ebenfalls Endometrium, nur in einer späteren Zyklusphase, zu sehen ist. Das hier gezeigte Endometrium befindet sich in der Proliferationsphase, wobei sich das hellere Stratum functionale vom darunterliegenden dunkleren Stratum basale abhebt. Während der Proliferationsphase verdickt sich die Schleimhaut von 1 mm auf 5 mm. Unter dem Stratum basale liegt dann das Myometrium aus glatter Muskulatur.

Zu (A) und (B): Auf Abbildung Nr. 50 und Abbildung Nr. 56 des Bildanhangs ist der Ösophagus im Querschnitt zu sehen.

Zu (C): Vergleiche Abbildung Nr. 57 des Bildanhangs. Charakteristisch ist die starke Fältelung und das einreihige hochprismatische Epithel.

Zu (E): Harnblase: Übergangsepithel, je nach Füllungszustand gefaltete Oberfläche, nicht so glatt wie in der Abbildung, unregelmäßige Muskulatur in verschiedenen Schichten, nicht so dicht wie das Myometrium.

H02 ■
→ **Frage 2.222:** Lösung D

Die Abbildung wurde bereits im Frühjahrsphysikum verwendet. Es handelt sich um einen Schnitt durch die Schleimhaut der **Tuba uterina** mit einschichtig prismatischem Epithel, deutlich sichtbaren Kinozilien (Flimmerzellen) und Drüsenzellen. Darunter liegt gleich die Lamina propria.

Hier ist die Differentialdiagnose zwischen Tuba uterina, Duodenum und Gallenblase nicht einfach: Deutlich sieht man aber die Flimmerepithelzellen, dazwischen sezernierende Zellen des Eileiters.

Beim **Duodenum** dagegen wäre das Epithel eher regelmäßiger, seltener durchsetzt mit dunkleren Becherzellen. Als dichtere oder dunklere Schicht könnte man beim Duodenum noch einen Bürstensaum an der Epitheloberfläche erkennen. Siehe hierzu auch Abbildung Nr. 52 des Bildanhangs.

Zu (E): Die **Gallenblase** besitzt ein einschichtig hochprismatisches Epithel, das einen schmalen Bürstensaum und ein Schlussleistennetz aufweist. Die Wand der Gallenblase besteht aus drei Schichten: Tunica mucosa, Tunica muscularis und Tunica serosa. Typisch für die Gallenblase sind auch (aus den Falten und Taschen im histologischen Schnitt entstehende) Schleimhautbrücken, die beiderseits von Epithel bekleidet sind.

F02 ■ ■
→ **Frage 2.223:** Lösung D

Die vorliegende Abbildung wurde gerade erst in der vergangenen Prüfung gezeigt. Es handelt sich um einen histologischen Schnitt der **Vagina**. Man erkennt am oberen Bildrand die Tunica mucosa mit dem mehrschichtig unverhornten Plattenepithel, das nach unten hin dunkler gefärbt ist, darunter die Lamina propria der Tunica mucosa (elastische Fasern, Venenplexus). Dann folgt die Tunica muscularis (Bündel glatter Muskelfasern, Bindegewebsfasern).
Charakteristisch für das Vaginalepithel ist der **Glykogengehalt** der Epithelzellen bei der Frau im gebärfähigen Alter. Am Ovulationstermin ist der Glykogengehalt am höchsten. Das Glykogen wird frei, wenn oberflächliche Zellen nach der Ovulation, in der Sekretionsphase des Zyklus, ins Lumen abschilfern. Das Glykogen wird dann im Vaginallumen durch Laktobazillen (Milchsäurebakterien) zu Milchsäure abgebaut (saures Scheidenmilieu, Infektionsschutz).

H99 H94 F86 ■
→ **Frage 2.224:** Lösung C

Bei der weiblichen Brustdrüse setzen sich 12–20 tubuloalveoläre Einzeldrüsen mit je einem Ausführungsgang (Ductus lactiferus – Milchgang) zur Gesamtdrüse zusammen. Die ruhende Mamma besitzt nur schwach ausgebildete Drüsen. Sie liegen als Inseln, von lockerem Bindegewebe umgeben, zwischen kollagenen Faserbündeln (hier im Bild schräg von rechts oben nach links unten ziehend).

H02 ■
→ **Frage 2.225:** Lösung A

Die Abbildung ist eine Wiederholung aus dem Frühjahrsphysikum 2002 und zeigt einen histologischen Schnitt durch die **laktierende Mamma**. Daher ist (A) korrekt. Man erkennt unterschiedlich geformte Endstücke, dicht beieinander liegend, dazwischen Bindegewebsfasern. Das Epithel der Drüsenendstücke ist dem Sekretionszustand entsprechend unterschiedlich hoch. Vereinzelt sind auch Sekretvakuolen (apikal gelegen) in den Epithelzellen zu erkennen, in den Drüsenendstücken ist auch Sekret zu erkennen.
Zu (E): Für die Produktion von saurer Phosphatase und Spermin ist die Prostata zuständig. Charakteristika der **Prostata** sind die vielen Züge glatter Muskulatur, die die Drüse durchziehen, sowie in den Drüsenschläuchen Epithelfalten.
Zu (B) und (D): Bei einem Schnitt durch die Schilddrüse imponieren die Follikel, die mit Kolloid gefüllt sind. Das Epithel der Follikel ist isoprisma-

tisch, bei der aktiven Schilddrüse ist das Epithel höher, die Kolloidmenge nimmt ab. Apikale Fetttropfen/Sekretvakuolen wie bei der laktierenden Mamma in den Epithelzellen fehlen in der Schilddrüse.
Zu (C): Zwischen den Schilddrüsenfollikeln kommen parafolliukläre Zellen in Gruppen vor (C-Zellen), die das Kalzitonin produzieren und speichern.

H99 H95 ■
→ **Frage 2.226:** Lösung C

Markiert ist der intervillöse Raum der Plazenta, der von mütterlichem Blut durchströmt wird. Neben der unteren linken Markierung ist eine Stammzotte mit größeren Blutgefäßen zu erkennen. Auch am rechten Bildrand erkennt man angeschnittene fetale Blutgefäße.
Zu (A): Der Subarachnoidalraum liegt zwischen Arachnoidea und Pia mater, ist mit Liquor gefüllt und wird von einem Trabekelwerk aus Bindegewebsfasern durchzogen. Die Fasern sind mit Meningealzellen bedeckt. Man würde im histologischen Schnitt nicht so häufig wie auf der vorliegenden Abbildung Trabekel antreffen.
Zu (D): Tubenlabyrinth wäre von der Zottenform her zunächst denkbar, das Epithel ist dort aber einschichtig iso- bis hochprismatisch und enthält Flimmerzellen mit Kinozilien (s. Abbildung Nr. 76 des Bildanhangs).
Zu (E): Synovialzotten sind mit mehreren Zellagen unterschiedlich geformter Zellen bedeckt. Der Unterschied zur hier vorliegenden Abbildung ist das unter dem Epithel gelegene lockere Bindegewebe, das Fettzellen, Kollagenfasern, Fibroblasten und Makrophagen enthält.

F01 ■
→ **Frage 2.227:** Lösung B

Die Abbildung entstammt einer sehr ähnlichen Frage aus dem Frühjahrsphysikum 1997. Das Bild zeigt die Funktionalis der Uterusschleimhaut in der zweiten Zyklushälfte (Sekretionsphase), erkennbar an der Schlängelung der Drüsenschläuche. Diese Veränderung wird bewirkt durch das Progesteron des Gelbkörpers, welches die Uterusschleimhaut auf eine bevorstehende Implantation des Keimes vorbereiten soll.

H05 ■
→ **Frage 2.228:** Lösung A

Die Abbildung war schon einmal Gegenstand einer Prüfungsfrage, damals ging es um das Reaktionszentrum in Sekundärfollikeln in der **Tonsilla palatina**. Hier jedoch findet in der mit X bezeichneten Region (Tonsillarkrypte) die Antigenaufnahme, Durchschleusung durch die Epithelbarriere und Antigenpräsentation statt. Das über die dicht unter dem

Epithel liegenden Sekundärfollikel ziehende Epithel bezeichnet man als follikelassoziiertes Epithel (FAE), es enthält auch M-Zellen – wie in den Peyer-Plaques des Ileums –, die besonders gut Antigene durch das Epithel schleusen.

Charakteristika der Tonsilla palatina auf der vorliegenden Abbildung sind: tiefe Krypte, mehrschichtig unverhorntes Plattenepithel, rechts am Bildrand quergestreifte Muskulatur.

In den Reaktionszentren findet man immunreaktive Zellen – aktivierte B-Lymphozyten, die sich zu Plasmazellen umwandeln können, Makrophagen (d. h. antigenpräsentierende Zellen), T-Helferzellen, die die Umwandlung von B-Lymphozyten zu Immunoblasten bzw. Plasmazellen regulieren sowie Eosinophile und Mastzellen.

H85

→ **Frage 2.229:** Lösung B

Das in der Abbildung dargestellte Organ ist die **Nebenniere.** Man erkennt deutlich die (von oben nach unten) faserreiche Kapsel, dann die Nebennierenrinde (mesodermale Herkunft, Glukokortikoide, Mineralokortikoide) und unten das Nebennierenmark (ektodermaler Herkunft, Katecholamine).

Die **Nebenniere** besteht aus Rinde und Mark. Drei Rindenregionen werden unterschieden. Von außen nach innen sind dies die

– Zona glomerulosa,
– Zona fasciculata,
– Zona reticularis.

In der *Rinde* werden Glukokortikoide und Mineralokortikoide produziert.

Das *Mark* stellt die Transmitterhormone Adrenalin und Noradrenalin her.

Aufbau der Rindenzonen:

– *Zona glomerulosa:* Sie ist nur sehr schmal und besitzt kleine dunkle Zellen, die sich färberisch azidophil verhalten. An Hormonen werden in dieser Zone Mineralokortikoide gebildet (Aldosteron).
– *Zona fasciculata:* Hier finden sich große, meist runde Zellen in einem breiten Bereich. Typisch ist der säulenartige Zellaufbau. Die Zona fasciculata bildet Glukokortikoide (Kortisol, Kortikosteron) und Geschlechtshormone (z. B. Dehydroepiandrosteron). Die Zellen enthalten viele Fetttröpfchen.
– *Zona reticularis:* Der hier netzartige Zellverband enthält wieder kleinere Zellen, die sich färberisch wie in der Zona glomerulosa azidophil verhalten. Sie bilden androgene Geschlechtshormone und Glukokortikoide in geringen Mengen.

H01 ■

→ **Frage 2.230:** Lösung D

Die Abbildung zeigt einen Schnitt der **Nebennierenrinde.** Markiert ist die **Zona glomerulosa;** hier werden **Mineralokortikoide** produziert.

Merke: Die Schichten der Nebennierenrinde von außen nach innen sind:
- *Zona glomerulosa: Mineralokortikoide*
- *Zona fasciculata: Glucokortikoide*
- *Zona reticularis: Geschlechtshormone*

Merke: „*GFR Mineralwasser mit Zucker macht sexy*"

H00 H96 H93 F87 ■ ■

→ **Frage 2.231:** Lösung C

Die Abbildung zeigt einen Ausschnitt aus der **Zona fasciculata** der Nebennierenrinde.

Die Zona fasciculata nimmt beim erwachsenen, geschlechtsreifen Menschen ca. 50 % des Gesamtvolumens der Nebenniere ein. Die Zellen sind in Zellsträngen angeordnet, die Stränge verlaufen parallel. Die Zellen selbst haben ein leicht basophiles Zytoplasma, das viele Fetttröpfchen enthält. Nach Behandlung durch Alkoholentwässerung wird das Fett herausgelöst und das Zytoplasma erscheint wabig. Als Kennzeichen steroidbildender Zellen wären im elektronenmikroskopischen Bild vorwiegend glattes endoplasmatisches Retikulum und tubuläre Mitochondrien zu erkennen. Es ist auch ein gewisser Anteil an rER vorhanden, der für die Basophilie verantwortlich ist. An Hormonen werden Glukokortikoide wie Kortison und Kortisol und Dehydroepiandrosteron (DHEA) gebildet.

Differentialdiagnose:

Zu (A): **Depot-Fettgewebe:** Bei braunem, multivakuolärem Fettgewebe findet man im Vergleich zu vorliegender Abbildung unregelmäßig angeordnete Zellen, große leere Vakuolen.

Zu (B): **Glandula parotidea:** Rein seröse Speicheldrüse, keine Anordnung der Zellen in parallelen Strängen, seröse Endstücke (runde, zentral liegende Kerne, apikale Sekretgranula, basal deutlicher anfärbbar), dazwischen Schalt- und Streifenstücke (Ausführungsgangsystem) als Zeichen einer *exokrinen Drüse,* Fettzellen zwischen den Azini.

Zu (D): **Glandula parathyroidea:** Parenchymzellverbände mit epithelartigem Charakter, *eine Anordnung in parallelen Strängen,* große unterschiedlich anfärbbare Zellkerne der Hauptzellen, Zytoplasma der Hauptzellen nicht färbbar, dazwischen einzelne, polygonale große Zellen mit azidophilem Zytoplasma. Mit zunehmendem Alter Auftreten von Fettzellen.

Zu (E): **Stratum granulosum der Kleinhirnrinde:** Körnerschicht, kleine zytoplasmaarme rundkernige Neurone, teilweise dichter liegend, dazwischen Parenchyminseln.

F91

→ **Frage 2.232:** Lösung C

Charakteristisch ist die Anordnung der Astrozyten um die Kapillaren (dunkle Streifen in der Abbildung), wobei die Zellfortsätze bis an die Kapillaren reichen („Gefäßfüße"). Vergleiche auch Abbildung Nr. 34 des Bildanhangs.

H03

→ **Frage 2.233:** Lösung A

Die in diesem Schnitt durch das Vorderhorn bezeichneten Zellen sind große **Motoneurone**. Diese Motoneurone, α- und γ-Motoneurone, sowie die Neurone der motorischen Hirnnervenkerne enthalten Acetylcholin als Transmitter. Ebenso zu diesem cholinergen System gehören die präganglionären Neurone des vegetativen Nervensystems (sympathisch und parasympathisch), die postganglionären Neurone des parasympathischen Systems, 4 Kerngruppen des basalen Vorderhirns (hierzu gehört auch der schon mehrfach gefragte Nucleus basalis Meynert), aber auch verschiedene Neurone in den Basalganglien. **Acetylcholin** ist somit als wichtiger Transmitter an vielen verschiedenen Funktionen beteiligt wie Motorik, Gedächtnis und Lernen und vegetative Funktionen (A). Die Wirkung von Acetylcholin ist jedoch von der jeweiligen Zielzelle und deren Rezeptoren abhängig. Acetylcholin kann somit erregend, aber auch inhibierend auf die Zielzelle wirken.

Zu **(B):** GABA (γ-Aminobuttersäure) ist ein wichtiger **inhibitorischer** Transmitter im ZNS. GABA wird von vielen verschiedenen Nervenzellen in Gehirn und Rückenmark gebildet, z. B. Interneuronen und langen Projektionsneuronen.

Zu **(C):** **Glutamat** ist ein wichtiger **exzitatorischer** Transmitter, der bei Neuronen im Neocortex, Kleinhirn und Hippocampus vorkommt. Besonders zu erwähnen sind die Pyramidenzellen und die Körnerzellen der Kleinhirnrinde.

Zu **(D):** **Glycin** gehört wie GABA und Glutamat zu den Aminosäuren. Es ist ebenfalls ein inhibitorisch wirksamer Neurotransmitter, der bei Interneuronen des Rückenmarks zu finden ist.

Zu **(E):** **Substanz P** wird mit der Weiterleitung von Schmerzimpulsen in Verbindung gebracht und hat Bedeutung für die Entstehung chronischer Schmerzen. Substanz P ist in vielen afferenten Neuronen des nozizeptiven Systems enthalten. Es wirkt lang anhaltend exzitatorisch.

H03 ■

→ **Frage 2.234:** Lösung C

Das **Keimzentrum** eines (sekundären) Lymphfollikels gehört zur **B-Zellregion** des Lymphknotens. Dort findet Vermehrung und Selektionierung von antigenspezifischen B-Lymphozyten (→ Zentroblasten → Zentrozyten) statt. Die Zentrozyten mit weniger passendem oder weniger affinem Rezeptor zum Antigen gehen durch Apoptose unter und werden von Makrophagen phagozytiert (C). Deswegen ist das helle Keimzentrum der lymphatischen Sekundärfollikel typisch für Apoptosevorgänge, wie bereits in einer alten Physikumsfrage erwähnt. Die überlebenden Zellen entwickeln sich zu Plasmazellvorstufen und B-Gedächtniszellen weiter.

Neben B-Zellen, Zentroblasten und Zentrozyten kommen im Sekundärfollikel noch Makrophagen, follikulär dendritische Zellen (Bindung des Antigens an der Zelloberfläche – Erleichterung der Selektion des wirksamsten B-Zellklons) und einige T-Helferzellen vor. Siehe auch Lerntext II.26.

Zu **(A):** Lymphozyten verlassen die Blutbahn im Lymphknoten in den charakteristischen High Endothelian Venules (HEV's) (T-Zone) des Parakortex. Zunächst findet die Adhäsion des Lymphozyten am Endothel statt, danach die Diapedese. Im Falle einer Entzündung wandern Lymphozyten lokal gezielt aus dem Blutstrom durch die postkapillären Venolen aus, ebenfalls nach den o. g. Mechanismen.

Zu **(B):** Der Wiedereintritt in die Blutbahn erfolgt aus dem Interstitium über Lymphkapillaren, Lymphgefäße und dann wieder in die Blutbahn.

F04

→ **Frage 2.235:** Lösung E

Bei den wellenförmigen Strukturen handelt es sich um elastische Fasern, die in der Media der Venen ebenfalls vorkommen. Bei den Venen ist die Media sehr unterschiedlich ausgebildet, auch die Muskelwand kann verschieden dick sein. Neben elastischen Fasern kommen natürlich auch kollagene Fasern vor. Vergleiche auch Abbildung Nr. 36 des Bildanhangs. Dort sind in einer Fluoreszenzfärbung ähnliche Strukturen bei einem gleichen Gefäß zu sehen, es handelt sich aber um sympathische Fasern.

F04 ■

→ **Frage 2.236:** Lösung D

Bereits in einer zurückliegenden Prüfung wurde eine Abbildung zu einer **Muskelspindel** gezeigt, insofern ist das Thema nicht neu. Am Bildrand erkennt man jeweils Muskelfasern im Querschnitt mit deutlich randständigem Kern. Am rechten unteren Bildrand sind noch Anteile von Skelettmuskulatur zu erkennen. Die Muskelspindel liegt im Perimysium internum und besteht aus einer bindegewebigen Kapsel, in deren Zentrum mehrere dünne intrafusale Muskelfasern liegen. Muskelspindeln sind Dehnungsrezeptoren der Muskulatur. Vater-Pacini-Körperchen sind nicht von Muskelfasern umgeben, sie liegen im Unterhautbindegewebe und lassen im Querschnitt zwiebelschalenartig angeordnete Lamellen erkennen.

F04 ■

→ **Frage 2.237:** Lösung B

Man erkennt auf dem Schnitt durch die Substantia compacta eines Röhrenknochens die typischen

Elemente: Osteone – Havers-Systeme, Havers-Kanäle, Spezial- und Schaltlamellen. Die Osteozyten liegen zwischen den Lamellen. Siehe auch Lerntext II.10. Knorpelige Anteile, die bei einer chondralen Ossifikation zu erwarten wären, fehlen auf dem Bild. Dentin ist in Abbildung Nr. 133 des Bildanhangs zu sehen.

F04

→ **Frage 2.238:** Lösung A

Diese Abbildung zeigt die **Kornea**. Links liegt das Hornhautendothel, rechts befindet sich das Hornhautepithel, mit X bezeichnet. Es handelt sich um mehrschichtiges unverhorntes Plattenepithel, das Mikrovilli trägt. Das Epithel darf nicht austrocknen, Schutz gewährt der Lidschlag und die Tränenflüssigkeit. Die Fasern der Nerven reichen bis ins Epithel hinein, somit reagiert dieses Epithel sehr empfindlich auf Berührung und Schmerz, auch der Lidschlussreflex wird so vermittelt. Die sensible Versorgung erfolgt über die Nn. ciliares longi aus dem N. nasociliaris, also aus N. V_1, dem **N. ophthalmicus.**
Die Hornhaut ist gefäßlos, in der Mitte ist noch das Stroma zu identifizieren, unter der Basalmembran des Epithels liegt die Membrana limitans anterior, **Bowman-Membran.**

H04

→ **Frage 2.239:** Lösung B

Hier ist, wie in der letzten Prüfung schon gezeigt, die **Hornhaut** im Querschnitt zu sehen, in der mit Y markierten Schicht, dem Hornhautstroma, sind viele Kollagenfasern zu finden. Rechts am Bildrand ist das Hornhautepithel (vorne) zu sehen, links das Hornhautendothel. Im Stroma sind die Fasern/Fibrillen des Kollagens zu Lamellen angeordnet, innerhalb einer Lamelle verlaufen alle Fibrillen parallel. Zwischen den Fibrillen liegt Grundsubstanz, die Wasser bindet.

H05

→ **Frage 2.240:** Lösung B

Man erkennt eindeutig ein lymphatisches Organ, nachvollziehbar an den Sekundärfollikeln. Entscheidend ist für die Differenzialdiagnose jetzt die Art des Oberflächenepithels oder der Oberflächenstruktur. Nur bei der **Tonsilla palatina** finden wir mehrschichtig unverhorntes Plattenepithel. Die Tonsilla pharyngea trägt ein respiratorisches Flimmerepithel. Der Lymphknoten hat kein Oberflächenepithel, sondern eine Kapsel – ebenso die Milz. Bei den Peyer-Plaques des Dünndarms wären noch Darmzotten und -krypten im Bild zu erkennen.

F06 ■

→ **Frage 2.241:** Lösung E

Charakteristikum der **Prostata** sind die vielen Züge glatter Muskulatur im Stroma, die die Drüse durchziehen. Man sieht dies auch an alten Prüfungsabbildungen, z. B. siehe Abbildung Nr. 71 und Abbildung Nr. 72 im Bildanhang. Man spricht von einem *fibromuskulären Stroma*. Etwa 30–50 tubuloalveoläre Einzeldrüsen bilden die Prostata, die von einer Kapsel aus Bindegewebe und Muskulatur umgeben wird.
Bei der laktierenden Mamma sprossen die Milchgänge aus, das Drüsenparenchym nimmt zu, im Vordergrund stehen histologisch die Drüsenendstücke, die Läppchen werden durch Bindegewebssepten getrennt, siehe Abbildung Nr. 79 im Bildanhang.
Auch für die 3 serösen Speicheldrüsen unter (A) bis (C) sind Muskelzellen im Stroma nicht charakteristisch, Drüsenendstücke und Schaltstücke sind von Myoepithelzellen (→ Sekretfluss) begleitet.

F06 ■

→ **Frage 2.242:** Lösung D

Die Abbildung wurde bereits vor 20 Jahren im Physikum gezeigt, sie zeigt **hyalinen Knorpel** mit typischem Aufbau (Chondrone – in Gruppen liegende Chondrozyten, basophile, aber ungleichmäßig gefärbte Extrazellulärmatrix aufgrund unterschiedlich dicht gelagerter Kollagenfibrillen, Maskierung der Kollagenfibrillen). Hyaliner Knorpel kommt vor als Gelenkknorpel, als Rippenknorpel, in den Atemwegen, in der Trachea und als knorpelig angelegte Skelettteile. Direkt in den Wachstumszonen der Epiphysenfuge liegt er nicht, dort sind die Chondrozyten dann zu Säulen angeordnet. Zwischenwirbelscheiben bestehen aus Faserknorpel, die Epiglottis besteht aus elastischem Knorpel.

F06 H02 ■

→ **Frage 2.243:** Lösung A

Die Abbildung ist eine Wiederholung aus dem Herbstphysikum 2002 und zeigt einen histologischen Schnitt durch die **laktierende Mamma**. Von daher ist die Art der Sekretion mit Kasein, Kohlenhydrate und Lipiden zutreffend. Man erkennt unterschiedlich geformte Endstücke, dicht beieinander liegend, dazwischen Bindegewebsfasern. Das Epithel der Drüsenendstücke ist dem Sekretionszustand entsprechend unterschiedlich hoch. Vereinzelt sind auch Sekretvakuolen (apikal gelegen) in den Epithelzellen zu erkennen und in den Drüsenendstücken auch Sekret.

Zu (E): Für die Produktion von saurer Phosphatase und Spermin ist die Prostata zuständig. Charakteristika der **Prostata** sind die vielen Züge glatter Muskulatur, die die Drüse durchziehen, sowie in den Drüsenschläuchen Epithelfalten.

Zu (B) und (D): Bei einem Schnitt durch die Schilddrüse imponieren die Follikel, die mit Kolloid gefüllt sind. Das Epithel der Follikel ist isoprismatisch, bei der aktiven Schilddrüse ist das Epithel höher, die Kolloidmenge nimmt ab. Apikale Fetttropfen/Sekretvakuolen wie bei der laktierenden Mamma in den Epithelzellen fehlen in der Schilddrüse.

Zu (C): Zwischen den Schilddrüsenfollikeln kommen parafollikuläre Zellen in Gruppen vor (C-Zellen), die das Kalzitonin produzieren und speichern.

F06 ■
→ **Frage 2.244:** Lösung E

Die ersten roten Blutzellen finden sich ab der 3. Embryonalwoche in der Wand des Dottersacks, damit beginnt die **megaloblastische Periode** der Blutbildung. In der 6. Entwicklungswoche setzt die **hepatolienale Periode** mit Blutbildung in Leber und Milz ein, ab dem 5. Fetalmonat dann die Blutbildung im Knochenmark aller Knochen (**medulläre Periode**). Siehe hierzu Lerntext II.20.

F06 ■
→ **Frage 2.245:** Lösung C

Beim Erwachsenen wandelt sich das Knochenmark der Diaphysen der Röhrenknochen in gelbes, nicht mehr Blut bildendes **Knochenmark** um, daher ist Lösungsmöglichkeit (E) nicht korrekt. Rotes, Blut bildendes Knochenmark findet man beim Erwachsenen nur noch in Rippen, Sternum, Beckenkamm, Wirbelkörper, Schädelknochen, Caput femoris und Caput humeri.

F06
→ **Frage 2.246:** Lösung E

Plasmazellen gehören zur spezifischen Abwehr, sie entstehen aus B-Lymphozyten (nach Antigenpräsentation → klonale Selektion in den B-Zellregionen → Keimzentren von Lymphknoten zu Zentroblasten, danach zu Zentrozyten, diese entwickeln sich dann weiter zu Plasmazellen → Bildung spezifischer Antikörper und Gedächtniszellen → Sekundärreaktion auf das gleiche Antigen).

Plasmazellen sind kaum noch in den Keimzentren zu finden, weil sie vorher auswandern. Sie finden sich häufig in den Marksträngen der Lymphknoten, in der roten Milzpulpa, in Schleimhäuten und im Knochenmark, *in der Regel jedoch nicht im Blut.*

F06 F92 ■
→ **Frage 2.247:** Lösung B

Neutrophile Granulozyten sind die häufigsten Leukozyten mit einem Normalwert von 50–60 % im Differenzialblutbild, davon 5 % Stabkernige. Eosinophile treten zu 2–4 % im Differenzialblutbild auf. Basophile sind noch seltener (0,5–1 %), Monozyten treten zu 6–7 % auf. Lymphozyten findet man in der Regel zu 20–40 %. Retikulozyten werden in Prozent mit 0,5–2 % angegeben, oft aber auch in Promille gemessen!

F06 F92 ■
→ **Frage 2.248:** Lösung A

Siehe Kommentar zu Frage 2.247.

F06 ■
→ **Frage 2.249:** Lösung E

Lediglich die **Mikroglia** (Hortega-Zellen) hat **phagozytotische Funktion**. Sie entstammt Vorläuferzellen im Knochenmark (Bestandteile des mononukleären Phagozytensystems), sie kommen als ruhende und aktivierte Form vor und sind die kleinsten Neurogliazellen. Schwann-Zellen und Oligodendrozyten bilden Myelin, die Oligodendrozyten im ZNS, die Schwann-Zellen im peripheren Nervensystem. Mantelzellen umhüllen Ganglienzellen. Astrozyten haben Stützfunktion, bilden Glianarben nach Läsionen und sind wichtig für die Blut-Hirn-Schranke. Siehe auch Lerntext II.16 mit Tabelle.

F06 ■
→ **Frage 2.250:** Lösung C

Man erkennt die schon in ähnlichen Abbildungen gezeigten **Hochendothelvenolen** des Parakortex eines Lymphknotens (A). Dies ist das histologische Pendant für die Rezirkulation der Lymphozyten, die Lymphozyten wandern durch das Epithel aus dem Blut in das lymphatische Gewebe wieder zurück ((D), **Diapedese**). Erleichtert wird die Durchwanderung des Epithels durch spezielle Adhäsionsmoleküle für Lymphozyten wie **Selektine** (B).

Die mit Pfeilen markierten großen Zellen mit hellen Kernen sind die **Endothelzellen**, dazwischen sind viele Lymphozyten zu sehen.

Zu (E): Um die HEV's sind viele **interdigitierende dendritische Zellen** (IDZ) zu finden, die den rezirkulierten Lymphozyten dann Antigene präsentieren können.

F06 H01 ■
→ **Frage 2.251:** Lösung C

Der Begriff **fenestrierte Kapillare** meint Kapillaren mit gefenstertem Endothel, aber lückenloser Basalmembran (im Gegensatz zu diskontinuierlichen Kapillaren, wo auch die Basalmembran mit Lücken durchsetzt ist, z. B. in Leber, Milz). **Fenestrierte Kapillaren** sind typisch für die Niere, die Darmschleimhaut, endokrine Drüsen und den **Plexus choroideus**. Die **Blut-Hirn-Schranke** besteht normalerweise aus nicht gefensterten Kapillaren, Ausnahmen gibt es nur an wenigen Stellen, sog. neurohämale Gebiete, z. B. die **Area postrema**, die am Boden der Rautengrube lokalisiert ist, oder der Plexus choroideus.

F06
→ **Frage 2.252:** Lösung B

Die Membrana synovialis enthält Mechanorezeptoren und freie Nervenendigungen; sie vermittelt Schmerzempfindungen.
Die **Membrana synovialis** ist der innere Bestandteil der Gelenkkapsel, außen findet sich die Membrana fibrosa aus straffem Bindegewebe. Die Membrana synovialis besteht aus lockerem Bindegewebe (Auffaltung zu Plicae oder Villi synoviales) mit Fettzellen, die innere Oberfläche bilden spezielle Fibroblasten (Zelltyp B) und Makrophagen (Zelltyp A).
Die Fibroblasten (B-Zellen) sezernieren den größten Anteil an Hyaluronsäure (Hyaluronan) und Bestandteile der extrazellulären Matrix. Makrophagen sind zur Antigenpräsentation befähigt, phagozytieren Zelltrümmer und Bakterien. **Lubricin** wird ebenfalls durch den Synovialzelltyp B sezerniert.

F06
→ **Frage 2.253:** Lösung E

Siehe Kommentar zu Frage 2.252.

F06 ■
→ **Frage 2.254:** Lösung C

Skelettmuskelfasern unterscheiden sich u. a. nach Stoffwechsel und Kontraktionsgeschwindigkeit. Es gibt zwei **Fasertypen**. Muskeln bestehen jedoch nicht nur aus einem Fasertyp, sondern es überwiegt – je nach Funktion – der eine oder der andere Typ. Man unterscheidet:
- **Typ I:** langsam kontrahierende Fasern, die oxidativ arbeiten (Ausdauer), und
- **Typ II:** schnell kontrahierende Fasern, die glykolytisch arbeiten (schnell und kraftvoll).

F06 ■
→ **Frage 2.255:** Lösung B

Die Skelettmuskulatur regeneriert auf folgende Art und Weise: Bei erhaltener Basalmembran können nach einem Reiz durch die Schädigung der Muskelfaser sog. **Satellitenzellen** proliferieren, fusionieren und neue Muskelfasern bilden. Die Satellitenzellen liegen als spindelförmige Zellen unter der Basalmembran, sind lichtmikroskopisch aber nicht gut zu erkennen.

F06 ■
→ **Frage 2.256:** Lösung D

Leptin ist als eines von mehreren Hormonen aus der Familie der Adipokine ein wichtiger Stoff, der von den Fettzellen (Adipozyten) sezerniert wird. Die Fettzellen sezernieren auch noch Adiponektin, Interleukin 6, Tumornekrosefaktor α und andere Stoffe, die Insulinresistenz und Energiestoffwechsel beeinflussen und bei Adipositas, Diabetes mellitus und metabolischem Syndrom zur Zeit intensiv erforscht werden. Leptin ist sozusagen ein Regulator der Nahrungsaufnahme, es wird von den Fettzellen bei zunehmender Speicherung von Fett sezerniert („Signalisierung des Speicherzustandes") und vermindert über den Angriffspunkt im Hypothalamus den Appetit und unterdrückt die Gewichtszunahme. Gleichzeitig hat Leptin auch periphere Angriffspunkte an der Fettzelle selbst (autokrine Funktion) und an den β-Zellen des Pankreas, die das Insulin produzieren.
Zu **(E):** Neuropeptid Y ist der Transmitter im Hypothalamus, der die Leptinwirkung vermittelt.

F06 ■
→ **Frage 2.257:** Lösung E

Kollagenfasern lassen sich durch die gängige Hämatoxilin-Eosin (HE)-Färbung rot darstellen, es gibt aber spezielle **Bindegewebsfärbungen** (**van Gieson**, Goldner, Azan), die besser geeignet sind und kollagene Fasern leichter abgrenzen – in der Azanfärbung erscheinen kollagene Fasern blau.
Sudanschwarz ist ein typischer Farbstoff für die Darstellung von Fett in Adipozyten, **Alcianblau** ist ein stark positiv geladener Farbstoff und färbt besonders anionische Substanzen, z. B. saure Glykoproteine im Schleim von Becherzellen (hoher Gehalt an Carboxyl- und Sulfatgruppen).

F06 ■
→ **Frage 2.258:** Lösung C

Die **holokrinen Drüsen** gehen bei der Sekretion zugrunde, die Zellen werden mit dem Sekret ausgeschleust. Sie unterscheiden sich von anderen exokrinen Drüsen durch ein mehrschichtiges Epithel. Wichtigste Vertreter der holokrinen Drüsen sind die *Talgdrüsen*. Sie kommen an den Haaren, den Lippen, dem Augenlid, der Wangenschleimhaut und an der Nase vor.
Die Brustdrüse sezerniert **apokrin**, und zwar den Fettanteil der Milch, die Fetttröpfchen werden mit einem schmalen Zytoplasmasaum sezerniert.
Die meisten exokrinen Drüsen, also auch die Speicheldrüsen, und endokrine Drüsen sezernieren **merokrin** (ekkrin), d. h. über Exozytose des Sekrets.

3 Obere Extremität

3.1 Grundkenntnisse der Entwicklung

Zu diesem Kapitel wurden bisher noch keine Prüfungsfragen gestellt.

3.2 Knochen

H02
→ **Frage 3.1:** Lösung B

Der mit (B) bezeichnete Skelettteil ist das **Os scaphoideum**. Das genannte Os capitatum liegt radialwärts daneben, distal vom Os capitatum folgt dann das Os metacarpale III. Alle übrigen Bezeichnungen sind korrekt. Vergleiche auch Prometheus, Lernatlas der Anatomie, Allgemeine Anatomie und Bewegungssystem, Georg Thieme Verlag 2005, S. 223.

H00
→ **Frage 3.2:** Lösung C

Die mit C bezeichnete Struktur der a.p. Röntgenaufnahme der linken Schulter ist das **Tuberculum majus**. Das Tuberculum minus ist kleiner, liegt ventral des Tuberculum majus und ist nicht in der a.p. Aufnahme, sondern nur bei Außenrotation des Oberarmes oder einer Aufnahme in einer anderen Ebene auf dem Röntgenbild zu sehen.

F04 ■
→ **Frage 3.3:** Lösung E

Die Abbildung wurde schon einmal gezeigt, die Bezeichnungen sind jetzt aber verändert. Falsch benannt ist (E). Die unter (E) bezeichnete Stelle, Tuberculum supraglenoidale, ist tatsächlich der Ursprung einer Sehne, aber der Sehne des M. *biceps* brachii, Caput longum. Die Sehne verläuft übrigens im Sulcus intertubercularis zwischen Tuberculum majus und minus. Diese Einsenkung liegt etwas rechts vom Buchstaben (D).
Siehe hierzu auch die Schemazeichnung in Prometheus, Lernatlas der Anatomie, Allgemeine Anatomie und Bewegungssystem, Georg Thieme Verlag 2005, S. 226.

F03
→ **Frage 3.4:** Lösung A

Die Bewegungen im Handgelenk (Articulatio radiocarpalis, Articulatio metacarpalis) sind recht komplex und werden – vereinfachend – auf Bewegungsachsen reduziert. Allerdings finden hierbei auch Verschiebungen der Handwurzelknochen statt. Bei der Radialabduktion kippt das **Os scaphoideum** nach palmar um, damit sich das Os trapezoideum und Os trapezium dem Radius annähern können.

3.3 Gelenke

H96
→ **Frage 3.5:** Lösung D

Zu (D): Bei der Abduktion des Humerus aus Normalstellung beträgt der Umfang der Bewegung zunächst nur 90°, dann stößt der Humerus am Schultergelenkdach (Akromion, Proc. coracoideus und Lig. coracoacromiale) an. Das Akromion wird also nicht als Widerlager genutzt, sondern steht einer weiteren Abduktion, d. h. Elevation des Arms, im Weg.
Damit der volle Bewegungsumfang für eine Elevation des Arms erreicht wird, muss vorher die Skapula gedreht werden, so dass die Gelenkfläche der Skapula mehr nach oben zeigt.
Zu (E): Hier gab es Schwierigkeiten mit der Abgrenzung dieser Lösungsmöglichkeit, die immerhin noch von 25 % der Prüflinge als nicht zutreffend gewertet wurde. Eine andere Formulierung dieser Aussage wäre: Das Schultergelenk besitzt kaum Knochen- oder Bänderführung, sondern eine recht starke (aktive) Muskelführung (Rotatorenmanschette). Als passive Stabilisierung würde man die Führung durch Knochen oder Bänder bezeichnen, wie z. B. die Knochenführung im Ellenbogengelenk oder die Bänderführung im Hüft- und Kniegelenk.

> **Klinischer Bezug**
> Da das Schultergelenk eine relativ kleine Gelenkpfanne, wenig Bänderführung und eine schlaffe Kapsel hat, ist es anfällig für Verrenkungen (Luxationen). Eine **Schulterluxation** tritt meist nach unten vorne oder unten hinten auf. Neben Schmerzen ist auch die Schulterkontur aufgehoben, so dass durch Tasten die Diagnose gestellt werden kann.

F00 ■
→ **Frage 3.6:** Lösung D

Zu (A), (B), (C) und (E): Alle genannten Muskeln haben ihren **Ursprung** (wie fast alle **Extensoren**) am **Epicondylus lateralis** (= radialis) **humeri**. Bei einer Epicondylopathia humeri lateralis (= Tennisellenbogen, manche Patienten bevorzugen die Bezeichnung „Golferellenbogen") werden die dort entspringenden Muskeln chronisch überbeansprucht (meist seit über 30 Jahren).

Zu (D): Es wurde nach dem Muskel**ursprung** gefragt, hier steht aber der **Ansatz** (gemeine Falle). Außerdem liegt der Ursprung des **M. brachialis** distal der Tuberositas deltoidea am Humerus.

Merke: – *Die meisten **Extensoren** des Unterarmes entspringen am Epicondylus **radialis**, sie werden alle vom **N. radialis** innerviert!*
*– Die meisten **Flexoren** des Unterarmes entspringen am Epicondylus **ulnaris**, sie werden meistens vom **N. ulnaris** innerviert!*

Siehe Prometheus, Lernatlas der Anatomie, Allgemeine Anatomie und Bewegungssystem, Georg Thieme Verlag 2005, S. 277, 279.

F00 ■
→ **Frage 3.7:** Lösung E

Zu (A) und (C): Um eine rechtsläufige Schraube mit der rechten Hand irgendwo hineinzudrehen, ist eine kräftige **Supination** notwendig, die **Pronation** dient nur dem Zurückstellen des Unterarmes (was unabhängig von der Stellung des Ellenbogengelenkes immer leicht geht). Bei gebeugtem Ellenbogen ist die Kraft der Supinatoren größer als die der Pronatoren, bei gestrecktem Arm überwiegen die Pronatoren. Der **M. pronator teres** proniert und beugt im Ellenbogengelenk, wobei mit zunehmender Beugung seine Pronationskraft zunimmt. Auf die Kraft des **M. pronator quadratus** hat die Stellung des Ellenbogens keinen Einfluss.
Zu (B): Je nach Ausgangsstellung kann der **M. brachioradialis** sowohl als Supinator als auch als Pronator wirken, allerdings nur sehr schwach (hauptsächlich dient er als Beuger im Ellenbogengelenk).
Zu (D): Der **M. supinator** kann, im Gegensatz zum M. biceps brachii, in jeder Gelenkstellung supinieren.
Zu (E): Der **M. biceps brachii** dient im Ellenbogengelenk als Beuger und **stärkster Supinator**, wobei er seine volle Kraft nur bei gebeugtem Ellenbogengelenk entfalten kann.

Merke: *Supination – „Suppe löffeln", Handhaltung wie beim Suppe löffeln,*

Pronation – Handhaltung wie beim „Protschneiden" mit einem Messer.

H97
→ **Frage 3.8:** Lösung B

Das proximale Handgelenk, Articulatio radiocarpalis, wird proximal vom Radius und dem Discus articularis (nicht von der Ulna direkt!) und von der proximalen Reihe der Handwurzelknochen

gebildet (Os scaphoideum, Os lunatum, Os triquetrum). Siehe Prometheus, Lernatlas der Anatomie, Allgemeine Anatomie und Bewegungssystem, Georg Thieme Verlag 2005, S. 225.

Merke: *Zu den Handwurzelknochen: „Es fährt ein **Kahn** im **Monden**schein **dreieckig** um das **Erbsenbein**. **Vieleck** groß, **Vieleck** klein, der **Kopf**, der muss am **Haken** sein."*

Proximale Reihe der Handwurzelknochen:
● *Os scaphoideum (Kahnbein), früher Os naviculare*
● *Os lunatum (Mondbein)*
● *Os triquetrum (Dreiecksbein)*
● *Os pisiforme (Erbsenbein)*

Distale Reihe der Handwurzelknochen:
● *Os trapezium (großes Vieleckbein)*
● *Os trapezoideum (kleines Vieleckbein)*
● *Os capitatum (Kopfbein)*
● *Os hamatum (Hakenbein)*

H05
→ **Frage 3.9:** Lösung E

Zu (A): Das distale Handgelenk, Articulatio mediocarpalis, ist zwischen der proximalen und distalen Reihe der Handwurzelknochen lokalisiert. Der Gelenkspalt verläuft wellenförmig bzw. s-förmig, das Gelenk ist ein verzahntes Scharniergelenk. Zu den Bewegungsmöglichkeiten s. u.
Zu (B): Das **proximale Handgelenk**, Articulatio radiocarpalis, wird proximal vom Radius und Discus articularis (nicht von der Ulna direkt!) und von der proximalen Reihe der Handwurzelknochen gebildet (Os scaphoideum, Os lunatum, Os triquetrum). Es ist ein Ellipsoidgelenk mit 2 Freiheitsgraden, in diesem Gelenk finden, wie auch im distalen Handgelenk, Palmarflexion und Dorsalextension statt. Die Dorsalextension findet aber überwiegend im distalen Handgelenk statt, die Palmarflexion im proximalen Handgelenk, also genau umgekehrt wie in der Frage angegeben (Dorsalextension – distal, Palmarflexion – proximal).
Zu (C): Das ist falsch, die Articulationes carpometacarpales, also zwischen der distalen Handwurzelknochenreihe und den proximalen Phalangen, sind **Amphiarthrosen** (Ausnahme Daumensattelgelenk).
Zu (D): Das Os lunatum artikuliert mit dem Discus articularis der Ulna, man sieht dies am besten an schematischen Schnitten durch die Handgelenke.
Zu (E): Diese umständlich formulierte Aussage beschreibt den Verlauf der Gelenkfläche nach distal auf der radialen Seite. Diese Krümmung wird vom kontaktierenden Os scaphoideum übernommen.

F03 ■

→ **Frage 3.10:** Lösung A

Dieser Sachverhalt wurde schon einmal in einer alten Frage geprüft. Die Spannung der **Kollateralbänder** in den Fingergrundgelenken nimmt bei stärkerer Beugung zu, sodass Abduktionsbewegungen bei starker Beugung der Finger kaum möglich sind.

Die **Fingergrundgelenke** (Articulationes metacarpophalangeales) sind Kugelgelenke. Die Abduktion (Spreizung) wird bei zunehmender Beugung in diesen Gelenken immer mehr eingeschränkt (Ursache: Spannung der Kollateralbänder), eine Rotationsbewegung ist nur passiv möglich. Die Flexion ist bis 90°, die Extension bis 20° möglich. Die Streckung in den Fingergrundgelenken erfolgt durch den M. extensor digitorum. Die Mm. interossei bewirken eine Beugung der Grundgelenke sowie eine Streckung der Fingermittel- und -endgelenke.

F01

→ **Frage 3.11:** Lösung B

Zu **(B)**: Mit „B" sind die **Articulationes carpometacarpales** bezeichnet; dies sind **Amphiarthrosen** (= straffe Gelenke) mit minimaler Beweglichkeit, **keine** Scharniergelenke. **Scharniergelenke** an der Hand sind das Daumengrundgelenk sowie die proximalen und distalen Interphalangealgelenke.

Zu **(A)**: Die Articulationes metacarpophalangeales II bis V sind eingeschränkte **Kugelgelenke** mit starken Ligg. collateralia, die eine Spreizbewegung deutlich einschränken.

Zu **(C)** und **(D)**: Hier sind die **Mm. interossei** dorsales markiert, die zweiköpfig an den gegenüberliegenden Mittelhandknochen I bis V entspringen und an der Dorsalaponeurose von DII bis IV ansetzen. Sie beugen in den Grund- und strecken in den Mittel- und Endgelenken des II. bis IV. Fingers. Sie werden vom **N. ulnaris** innerviert.

Zu **(E)**: An **Handwurzelknochen** sind zu sehen (jeweils von links nach rechts):

- proximale Reihe: Os triquetrum, Os lunatum, Os scaphoideum,
- distale Reihe: Os hamatum, Os capitatum, Os trapezoideum.

3.4   Muskeln

H00

→ **Frage 3.12:** Lösung D

Der **M. supraspinatus** entspringt an der Fossa supraspinata der Scapula und setzt am Tuberculum majus des Humerus an. Bedingt durch seine Lage kann er den Arm also nur **abduzieren** und leicht außenrotieren.

H05 ■

→ **Frage 3.13:** Lösung C

Von den genannten Muskeln ist nur der **M. teres major** ein Innenrotator im Schultergelenk. Ansonsten wären noch M. subscapularis, M. pectoralis major, Pars clavicularis des M. deltoideus und M. latissimus dorsi als Innenrotatoren im Schultergelenk zu erwähnen.

Zu den anderen genannten Muskeln: Der M. teres minor wirkt adduzierend und außenrotierend, der M. supraspinatus abduzierend, die Pars spinalis des M. deltoideus außenrotierend und adduzierend. Der M. pectoralis minor zieht das Schulterblatt nach vorne.

F03 ■

→ **Frage 3.14:** Lösung E

Die unter (A), (C) und (E) markierten Strukturen wurden bereits mit der gleichen Abbildung in alten Prüfungen erfragt.

Zu **(A)**: Der mit „A" bezeichnete Muskel ist der M. subscapularis.

- Ursprung: Fossa subscapularis
- Ansatz: Tuberculum minus humeri, prox. Anteil der Crista tuberculi minoris
- Innervation: N. subscapularis C5–C8
- Funktion: **Innenrotation**

Zu **(B)**: Die lange Bizepssehne verläuft durch den Sulcus intertubercularis am Humerus. Siehe auch Prometheus, Lernatlas der Anatomie, Allgemeine Anatomie und Bewegungssystem, Georg Thieme Verlag 2005, S. 231, 234, 271, 289.

Zu **(C)**: Der **M. serratus anterior** hat seinen Ursprung an der 1. – 9. Rippe. Er setzt an der Scapula an und wird vom **N. thoracicus longus** innerviert. Er kann mit seinen verschiedenen Anteilen die Scapula nach kranial, lateral-kranial oder ventral ziehen. Bei gleichzeitiger Kontraktion aller Anteile wird die Scapula am Rumpf fixiert. Bei einer Lähmung kann der Arm nach vorne oben nicht mehr über die Horizontale gehoben werden, zusätzlich kommt es zur **Scapula alata**.

Zu **(D)**: Der markierte Muskel ist der **M. pectoralis major**. Er entspringt mit seiner Pars clavicularis von der medialen vorderen Fläche der Klavikula, mit seiner Pars sternocostalis von Manubrium und Corpus sterni und den Knorpeln der 2.–6. Rippe sowie mit seiner Pars abdominalis vom kranialen Teil des vorderen Blattes der Rektusscheide. Ansatz ist mit sich überkreuzenden Fasern die Crista tuberculi majoris. Innerviert wird er von Nn. pectorales med. und lat., seine Funktion ist die Adduktion, Anteversion und Innenrotation des Armes. Außerdem dient er als Atemhilfsmuskel bei aufgestütztem Arm.

Zu **(E)**: Hier ist der **M. infraspinatus** markiert, jedoch nicht der M. supraspinatus.

- Ursprung: Fossa infraspinata
- Ansatz: Tuberculum majus humeri, Gelenkkapsel
- Innervation: N. suprascapularis C4–C6
- Funktion: Kapselspannung, **Außenrotation**

Kommentare

Merke: *Die Elevation des Armes kann nur nach*
vorheriger Drehung der Skapula
durchgeführt werden.

H01
→ **Frage 3.15:** Lösung D

Der markierte Muskel ist der **M. deltoideus.** Er hat
seinen Ursprung an der **Klavicula,** dem Akromion
und der Spina scapulae. Er setzt an der Tuberositas
deltoidea des Humerus an und kann somit im
Schultergelenk als Innen- und Außen**rotator,** als **Ad-**
duktor und als **stärkster Abduktor** wirken, auch bei
der Ante- und Retroversion ist er beteiligt. Innerviert wird er vom **N. axillaris.**
Zu (D): Der **N. accessorius** (XI) innerviert den M.
sternocleidomastoideus und den M. trapezius.

F04 ■
→ **Frage 3.16:** Lösung E

Der **N. thoracicus longus** innerviert den **M. serratus**
anterior.
Zu (A): Der M. latissimus dorsi wird vom N. thoracodorsalis innerviert.
Zu (B): Der M. transversus thoracis verläuft an der
Innenseite des Thorax, entspringt vom Proc. xy-
phoideus und vom Corpus sterni und verläuft zum
Unterrand des Rippenknorpels 2–6. Die Innervation erfolgt durch die Interkostalnerven 2–6.
Zu (C) und (D): Mm. pectorales major et minor werden durch die Nn. pectorales (jeweils N. pectoralis
medialis und N. pectoralis lateralis) aus der Pars
supraclavicularis des Plexus brachialis innerviert.

III.1	Rotatorenmanschette

Die **Rotatorenmanschette** des Schultergelenks
umfasst folgende Muskeln:
- M. teres minor   dorsal
- M. infraspinatus   dorsal
- M. supraspinatus   kranial
- M. subscapularis   ventral
Die Rotatorenmanschette dient der Kapselverstär-
kung und der Muskelführung des Schultergelenks.

Klinischer Bezug
Kalkablagerungen an den Sehnen der Rotatorenmanschette sind eine häufige Ursache für
Schulterschmerzen. Als konservative Behand-
lungsmethoden kommen Physiotherapie, Ein-
nahme von Schmerzmitteln und Kortisoninjek-
tionen in Frage. Erfolgversprechend scheint auch
der Einsatz der extrakorporalen Stoßwellenthe-
rapie als nichtinvasives Verfahren zu sein.   ■

H05 ■
→ **Frage 3.17:** Lösung A

Siehe Lerntext III.1 und Prometheus, Lernatlas der
Anatomie, Allgemeine Anatomie und Bewegungssystem, Georg Thieme Verlag 2005, S. 232.

H04 H01 ■
→ **Frage 3.18:** Lösung B

Der stärkste Supinator des Ellenbogengelenks bei
bereits rechtwinklig gebeugtem Ellenbogengelenk
ist der **M. biceps brachii.** Der M. supinator hat bei
allen Stellungen des Ellenbogengelenks ein gutes
Drehmoment. Der M. supinator wird v. a. bei Su-
pinationsbewegungen gegen Widerstand (Schrau-
benzieher) vom M. biceps brachii unterstützt. Der
Supinationsmöglichkeit des M. biceps brachii liegt
die Tatsache zugrunde, dass die Ansatzsehne des
M. biceps bei Pronation passiv um den Radius ge-
wickelt wird, sodass der Muskel eine aktive Supination bewirken kann. Eine ähnliche Frage wurde
bereits im Termin F00 gestellt. Man betrachte sich
nochmals ergänzend den Verlauf des M. biceps
brachii im Anatomieatlas, z. B. Prometheus, Lernatlas der Anatomie, Allgemeine Anatomie und Bewegungssystem, Georg Thieme Verlag 2005, S. 270f.
Zu (A): Der **M. brachialis** ist der wichtigste **Beuger**
des Ellenbogengelenks.
Zu (C): Der **M. supinator** kann im Gegensatz zum M.
biceps brachii auch bei gestrecktem Arm supinieren, er ist also der wichtigste Supinator.
Zu (D): Der **M. brachioradialis** kann im Ellenbogengelenk beugen (längster Hebelarm) und sowohl
schwach supinieren als auch pronieren.
Zu (E): Der **M. flexor carpi radialis** wirkt bei gestrecktem Ellenbogengelenk als Pronator, im Handgelenk macht er eine Radialabduktion und eine Palmarflexion.

H01
→ **Frage 3.19:** Lösung A

Der **M. flexor digitorum superficialis** hat seinen Ursprung am Proc. coronoideus der Ulna und an der
Margo anterior des Radius. Er setzt an den Mittel-
phalangen des 2.–5. Fingers an, kann also an den
Fingerendgelenken nicht beugen. Innerviert wird
er vom **N. medianus** und verläuft mit den Sehnen
des M. flexor digitorum superficialis in einer gemeinsamen Sehnenscheide durch den Canalis carpi. Er beugt in den Hand-, Mittel- und Grundgelenken; er kann sich jedoch nicht so stark kontrahieren, sodass in allen Gelenken nicht gleichzeitig
maximal gebeugt werden kann (= aktive Muskelinsuffizienz).

F02 ■
→ **Frage 3.20:** Lösung A

Der **M. flexor digitorum profundus** gehört zur tiefen
Schicht der ventralen Unterarmmuskeln und entspringt von der Vorderfläche/Palmarfläche der Ulna
und der Membrana interossea. Der in (A) genannte
Ursprung am Epicondylus medialis trifft für die
Muskeln der *oberflächlichen* Schicht der ventralen
Unterarmmuskeln zu (M. pronator teres, M. flexor
carpi ulnaris, M. flexor digitorum *superficialis*, M.
flexor carpi radialis, M. palmaris longus).

Der Ansatz des M. flexor digitorum profundus liegt mit 4 Sehnen an den Endphalangen des 2.–5. Fingers. Von den radialen Seiten dieser Sehen entspringen die Mm. lumbricales. Die Aussagen (C) und (E) sind korrekt, die Sehen verlaufen durch den Canalis carpi in einer gemeinsamen Sehnenscheide mit dem M. flexor digitorum *superficialis*. Dies war auch eine Altaussage aus dem Frühjahrsphysikum 2001. Siehe hierzu auch Platzer W., Taschenatlas der Anatomie, Band 1, S. 182, 7. Auflage 1999, Thieme, Stuttgart.

Die Innervation des genannten Muskels erfolgt durch den N. ulnaris und den N. medianus.

Zu (B): Hier wird die aktive Insuffizienz mehrgelenkiger Muskeln beschrieben: Bei starker Palmarflexion des Handgelenks ist eine zusätzliche Fingerbeugung nur schlecht möglich, somit ist ein Faustschluss nicht sehr kraftvoll.

H96
→ **Frage 3.21:** Lösung B

Bei dieser Frage muss man aufpassen, dass man nicht bei der Bezeichnung der verschiedenen Fingergelenke Flüchtigkeitsfehler macht:

Die Funktion der **Mm. interossei manus** wurde schon mehrfach gefragt und dürfte (bei den deutschen Bezeichnungen) eigentlich keine Schwierigkeiten mehr bereiten:

- **Beugung** in den Fingergrundgelenken – also in den **Articulationes metacarpophalangeales** (Aussage (A))
- **Streckung** in den Mittel- und Endgelenken der entsprechenden Finger, also in den **Articulationes interphalangeales proximales et distales**. Damit ist Aussage (B) falsch.
- Adduktion der Finger durch die Mm. Interossei palmares, aber Abduzieren durch die Mm. interossei dorsales.

Alle Mm. interossei werden vom R. profundus des N. ulnaris innerviert.

H00 ■ ■
→ **Frage 3.22:** Lösung B

Zu (B): Der **N. radialis** entspringt aus dem **Fasciculus posterior** des Plexus brachialis. Er verläuft gemeinsam mit der A. radialis zwischen dem Caput laterale und mediale des M. triceps brachii im **Sulcus n. radialis** dorsal am Humerus, er innerviert die Extensoren des Oberarmes. Der N. radialis zieht zwischen M. brachialis und M. brachioradialis in die Ellenbeuge. Dort teilt er sich in seine Äste R. superficialis (sensibel) und R. profundus auf. Der **R. profundus** durchbohrt den **M. supinator** (und innerviert ihn auch) und schlingt sich spiralig um den Radius zur Dorsalseite, wo er die Extensoren motorisch innerviert.

Zu (A), (C), (D) und (E): Der **N. medianus** verläuft zusammen mit der A. brachialis im Sulcus bicipitalis medialis, er zieht unter der Aponeurose des M. biceps brachii in die Ellenbeuge, durchbohrt dann den **M. pronator teres** und verläuft zwischen den oberflächlichen und tiefen **Flexoren** (die er auch innerviert) durch den Karpaltunnel in die Hohlhand. Im Bereich des Unterarmes gibt es zwei Nn. Interossei antebrachii. Der **N. interosseus antebrachii anterior** ist ein Ast des **N. medianus** und innerviert den **M. pronator quadratus**, den **M. flexor pollicis longus** und den radialen Teil des M. flexor digitorum profundus. Der N. interosseus posterior ist ein Ast des N. radialis und innerviert sensibel die Haut des Handgelenks.

F01 ■ ■
→ **Frage 3.23:** Lösung D

Der **N. radialis** innerviert die **Extensoren** des Oberarms (M. triceps brachii, M. anconeus) sowie die Extensoren des Unterarms und den M. abductor pollicis longus (M. abductor pollicis brevis: N. medianus).

Der M. flexor carpi radialis wird vom N. medianus innerviert.

3.5   Nerven

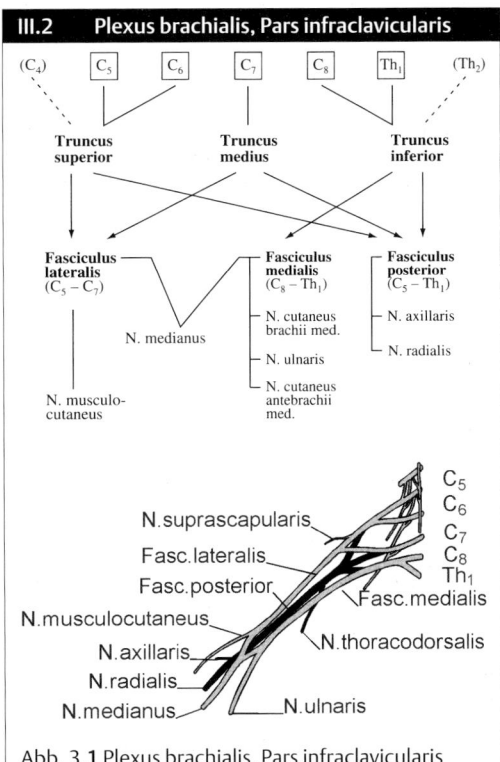

Abb. 3.1 Plexus brachialis, Pars infraclavicularis

Merke:

Marylin	*N. musculocutaneus*	} *Fasciculus lateralis*
Monroe	*N. medianus*	
und	*N. ulnaris*	} *Fasciculus medialis*
King	*N. cutaneus brachii med.*	
Kong	*N. cutaneus antebrachii med.*	
retten die	*N. radialis*	} *Fasciculus posterior*
Anatomie	*N. axillaris*	

Klinischer Bezug

Bei den Armplexusparesen unterscheidet man:
- Obere Armplexusparese (Typ Erb, Wurzeln C5–C6), bei der die Armabduktion, Außenrotation und Ellenbogenbeugung betroffen sind sowie Sensibilitätsstörungen an Schulter, Oberarmaußenseite und am radialen Unterarm auftreten können.
- Unter Armplexusparese (Typ Déjerine-Klumpke, Wurzel C8-Th1) mit Paresen der kleinen Handmuskeln, der langen Finger- und Handbeuger und ulnaren Sensibilitätsstörungen

Armplexusschädigungen können akut durch Trauma (auch geburtstraumatisch) oder auch z. B. nach unsachgemäßer Lagerung bei Narkose (Armabduktion >90°) auftreten.

Klinischer Bezug

Der Plexus brachialis kann mit einem Lokalanästhetikum umspritzt werden, um eine Leitungsanästhesie im Innervationsgebiet zu erzeugen. Eine Methode, den Plexus aufzusuchen, besteht im axillären Zugang: Man sucht den Plexus mit Hilfe der A. axillaris (Pulspalpation) auf und injiziert das Lokalanästhetikum.

III.3   Plexus brachialis, Pars supraclavicularis

Topographischen Gesichtspunkten folgend, liegt dieser Teil des Plexus brachialis zwischen Wirbelsäule und Unterfläche der Klavikula.
Er besteht aus folgenden Nerven (Regelfall, Variationen sind möglich).
N. subclavius: versorgt den M. subclavius, manchmal Nebenphrenicus
N. subscapularis: für den M. subscapularis, manchmal auch M. teres major
N. suprascapularis: durch die Incisura scapulae zum M. supra- und infraspinatus
N. dorsalis scapulae: durchbohrt den M. scalenus medius, versorgt die Mm. rhomboidei und den M. levator scapulae
N. thoracicus longus: M. serratus anterior
N. thoracodorsalis: M. teres major und M. latissimus dorsi
N. pectoralis major et minor: Mm. pectorales major et minor

F03 ■
→ **Frage 3.24: Lösung B**

Die **Scapula alata** tritt u. a. bei einer Lähmung des M. serratus anterior (betroffener Nerv: N. thoracicus longus) auf.
Der **M. serratus anterior** entspringt seitlich von der 1.–9. Rippe und setzt am Margo medialis und v. a. am Angulus inferior des Schulterblattes an. Er kann das Schulterblatt feststellen und hält das Schulterblatt am Körper fest (Ausfall → Scapula alata). Der starke untere Anteil ist für die Drehung des Angulus inferior der Scapula nach lateral vorne zuständig, diese Bewegung unterstützt noch der M. trapezius mit seiner Pars descendens und ascendens.
Aufgrund seiner Feststellfunktion der Scapula kann der Muskel auch bei aufgestützten Armen als Hilfsatemmuskel wirken.

F02 ■
→ **Frage 3.25: Lösung B**

Sensibel versorgt der N. medianus an der Hand palmar größere Teile der Hohlhand, die Haut über der Handwurzel und dem Daumenballen sowie die Finger palmar, aber auch die Endglieder des 1. und 2. Fingers dorsal sowie die Hälfte des 3. Fingers (Endglied) dorsal, so wie auf der Abbildung mit (B) bezeichnet.
Zu (A): Dies ist das Versorgungsgebiet des N. ulnaris (R. dorsalis).
Zu (C): Kennzeichnung des Versorgungsgebietes des N. radialis.
Zu (D): N. cutaneus antebrachii posterior aus dem N. radialis, Haut der Unterarmstreckseite.
Zu (E): N. cutaneus antebrachii lat. aus dem N. musculocutaneus.

F05 ■
→ **Frage 3.26: Lösung E**

Zu (A): Der N. radialis entspringt aus dem Fasciculus posterior, während aus dem Fasciculus lateralis der N. musculocutaneus und der N. medianus entstammen.
Zu (B): Der N. axillaris verläuft zusammen mit der A. circumflexa humeri posterior und entsprechenden Venen durch die laterale Achsellücke, während durch die mediale Achsellücke die A. circumflexa scapulae mit der entsprechenden Vene verläuft.

III.4   Sensible Versorgung der oberen Extremität

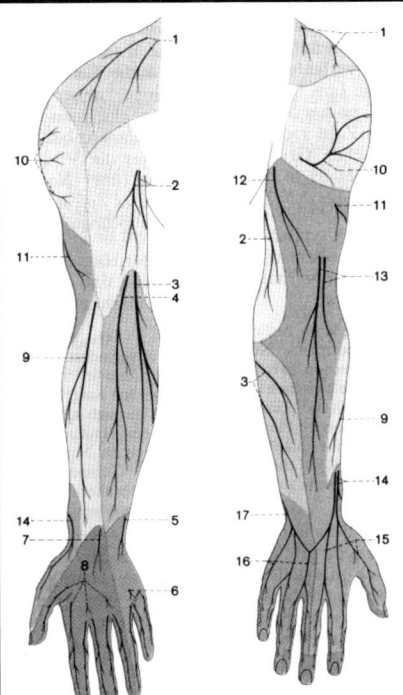

1   Äste der Nn. supraclaviculares
Äste des Fasciculus medialis
2   N. cutaneus brachii medialis
3   N. cutaneus antebrachii medialis, R. posterior
4   N. cutaneus antebrachii medialis, R. anterior
•   *Sensible Versorgung aus dem N. ulnaris*
5   R. palmaris n. ulnaris
6   Äste aus dem R. superficialis n. ulnaris
16, 17 Versorgung des Handrückens aus dem N. ulnaris
Sensible Versorgung aus dem Fasciculus medialis und lateralis
•   *N. medianus, sensible Versorgung der Handfläche usw.*
7   R. palmaris n. mediani
8   N. medianus, Nn. digitales communes
Äste des Fasciculus lateralis
9   N. cutaneus antebrachii lat. (aus dem N. musculocutaneus)
Äste des Fasciculus posterior
10 N. cutaneus brachii lat. sup. (aus dem N. axillaris)
•   *Sensible Versorgung durch den N. radialis*
11 N. cutaneus brachii lat. inf.
12 N. cutaneus brachii post.
13 N. cutaneus antebrachii post.
14 R. superficialis n. radialis
15 Äste für den Handrücken aus dem R. superficialis n. radialis

Abb. 3.2 Ventralseite   Abb. 3.3 Dorsalseite
Aus: Frick H, Leonhardt H, Starck D. Allgemeine Anatomie, Spezielle Anatomie I, 4. Auflage 1992, Georg Thieme Verlag, Stuttgart, New York.

Zu **(C)**: Der Fasciculus medialis bezieht seine Fasern hauptsächlich aus den Segmenten C8 und Th1. Die oberen Segmente C5 und C6 des Plexus brachialis speisen den Fasciculus lateralis, zusammen mit C7.
Zu **(D)**: Der N. musculocutaneus innerviert mit seinem sensiblen Ast (N. cutaneus antebrachii lateralis) die Haut der Lateralseite des Unterarms.
Zu **(E)**: Die Lösung ist korrekt, C7 bildet den Truncus medius des Plexus brachialis. Siehe auch Lerntext III.2 oder Prometheus, Lernatlas der Anatomie, Allgemeine Anatomie und Bewegungssystem, Georg Thieme Verlag 2005, S. 314.

Prometheus, Lernatlas der Anatomie, Allgemeine Anatomie und Bewegungssystem, Georg Thieme Verlag 2005, S. 321.

Klinischer Bezug
Der N. axillaris, der hinter und unterhalb der Schultergelenkskapsel um das Collum chirurgicum verläuft, ist bei Schulterluxationen und Frakturen gefährdet. Bei entsprechendem Verdacht sollte die Sensibilität über dem innervierten Hautareal überprüft werden, gleichzeitig ist bei der motorischen Lähmung auch die Abduktion im Schultergelenk eingeschränkt.

F02 ■
→ **Frage 3.27:** Lösung A

Der **N. axillaris** entstammt dem Fasciculus posterior und führt Fasern aus C5 und C6. Der Nerv zieht dann durch die viereckige laterale Achsellücke zusammen mit der A. circumflexa humeri posterior und 2 gleichnamigen Venen. Die motorischen Fasern versorgen den M. deltoideus und den M. teres minor. Ein sensibler Endast (N. cutaneus brachii lateralis superior) tritt am hinteren Rand des M. deltoideus unter die Haut und versorgt ein Hautgebiet über den lateralen Oberarm. Siehe auch

F96 ■
→ **Frage 3.28:** Lösung C

Der **Ramus profundus des N. radialis** ist besonders gefährdet, während er den M. supinator durchbohrt. Bei Frakturen und Luxationen der proximalen Speiche kann er dort geschädigt werden. Bei dieser Frage gab es erwartungsgemäß Schwierigkeiten: Bisher wurde immer nach dem Stamm des N. radialis gefragt – also aufpassen. Es wählten daher nur 39 % die korrekte Lösung, während sich 32 % für (A) entschieden.

F96 ■

→ **Frage 3.29:** Lösung E

Der **N. medianus** dagegen läuft am oberflächlichsten in Höhe des Handgelenks (zwischen den Sehnen des M. flexor carpi radialis und M. palmaris longus) im Karpaltunnel. Dort kommt es ja auch gehäuft zur Druckschädigung ("Karpaltunnelsyndrom") mit Hypästhesien und geschwächter Daumen-Kleinfinger-Probe. Dies wurde auch von 83 % der Kandidaten als korrekt erkannt.
Zu (A): Hier wäre der gesamte N. radialis bei Frakturen gefährdet.
Zu (D): An dieser Stelle verläuft der N. ulnaris recht oberflächlich.

H01 H98 ■ ■

→ **Frage 3.30:** Lösung A

Zu (A): Die **Mm. interossei**, die in den Grundgelenken der Finger beugen und in den Mittel- und Endgelenken strecken, werden vom **N. ulnaris** innerviert. Bei Lähmung entsteht eine **Krallenhand** mit Atrophie der metakarpalen Zwischenräume sowie des Hypothenars.
Zu (B)–(E): Der **N. medianus** innerviert den M. pronator teres, den M. flexor carpi radialis, den M. flexor digitorum superficialis (und den radialen Teil der tiefen Beuger), den M. palmaris longus und alle Muskeln des Daumenballens (= **Thenar**). Seine Schädigung kann (je nach Lokalisation) zur **Schwurhand**, zur Thenaratrophie und zu **Sensibilitätsstörungen** der Finger I–III führen, die Annäherung von Daumen und Kleinfinger ist wie bei der Ulnarislähmung (wenn auch durch andere Ursachen) eingeschränkt.

H03 ■

→ **Frage 3.31:** Lösung D

Gezeigt ist hier das Bild einer Krallenhand, die durch die Schädigung des N. ulnaris, v. a. des Ramus profundus, zustande kommt.
Siehe zunächst Lerntexte III.5 und III.7.
Krallenhand (R. profundus n. ulnaris): Mm. Interossei dorsales et palmares und Mm. lumbricales III und IV fallen aus, Flexoren überwiegen an Mittel- und Endgelenken, Extensoren überwiegen an den Grundgelenken, fehlende Adduktion des Daumens, negative Daumen-Kleinfinger-Probe, Atrophie des Daumen- und Kleinfingerballens. Bei Ausfall des gesamten N. ulnaris: zusätzlich abgeschwächte Ulnarabduktion der Hand, unvollständiger Faustschluss, Beugeschwäche des 4. und 5. Fingers.

F05 ■ ■

→ **Frage 3.32:** Lösung *** Diese Frage wurde aus der Wertung genommen.

Gemeint war wohl Lösung (A). Es handelt sich um das Bild der Krallenhand bei Nervus-ulnaris-Läsion (R. profundus) beim Versuch des Faustschlus-

ses. Durch den Ausfall der Mm. interossei kommt es zu einer Überstreckung der Finger im Grundgelenk und zu einer Beugung in den Mittel- und Endgelenken. Die Finger können nicht mehr adduziert und abduziert werden. Die Krallenstellung zeigt sich nicht ganz so auffällig an Zeige- und Mittelfinger, da hier die medianusinnervierten Mm. lumbricales I und II noch etwas kompensieren können. Außerdem ist die Adduktion des Daumens betroffen.
Für weitere Informationen siehe Lerntexte III.5 und III.7 oder bei Prometheus, Lernatlas der Anatomie, Allgemeine Anatomie und Bewegungssystem, Georg Thieme Verlag 2005, S. 324.
Der zweite Satz der Einleitung ist widersprüchlich formuliert: Bei der typischen Nervenlähmung der Krallenhand (N. ulnaris) überwiegen nicht die Funktionen der dadurch *nicht* betroffenen ulnarisinnervierten Muskeln, sondern die Funktion der Fingerstrecker bzw. Extensoren in den Grundgelenken, die durch *andere* Nerven innerviert werden.
Die unter (B) bis (D) genannten Muskeln werden durch den N. medianus innerviert, der unter (E) genannte M. abductor pollicis longus vom N. radialis.

F01 ■ ■

→ **Frage 3.33:** Lösung B

C5 C6	Truncus superior		Fasciculus lateralis	N. musculocutaneus N. medianus
C7	Truncus medius		Fasciculus medialis	N. medianus N. ulnaris Nn. cutanei
C8 Th1	Truncus inferior		Fasciculus posterior	N. radialis N. axillaris

Der **Plexus brachialis** wird sehr häufig gefragt und zwar von Anfang bis Ende. Wie in der Tabelle zu sehen ist, ziehen Fasern von **C5 und C6** überwiegend in den **oberen Truncus**, der mittlere Truncus wird überwiegend aus **C7** versorgt, der untere aus **C8 und Th1**. Der **obere Truncus** gibt sowohl Fasern zum **Fasciculus lateralis** als auch zum **Fasciculus posterior** ab, genauso wie der **Truncus medius**. Nur der **untere Truncus** gibt Fasern zum **Fasciculus medialis** und zum **Fasciculus posterior** ab. Alle Nerven lassen sich einem bestimmten Faszikel als Ursprung zuordnen (und somit auch bestimmten Trunci und Zervikalsegmenten), die einzige Ausnahme bildet der **N. medianus**, der sowohl aus dem lateralen als auch aus dem medialen Faszikel entsteht (= **Medianusgabel**).
Zu (B): Der N. ulnaris verläuft im Sulcus n. ulnaris, zieht am Epicondylus medialis entlang und gelangt zwischen den Köpfen des M. flexor carpi ulnaris auf die Beugeseite des Unterarms. An diesem Muskel zieht er gemeinsam mit der A. ulnaris bis zum Handgelenk; dort gelangt er mit der A. ulnaris gemeinsam über das Retinaculum flexorum in die Hohlhand, wo sich die A. ulnaris vom weiteren Verlauf des N. ulnaris löst und den Arcus palmaris superficialis bildet. (Die A. radialis bildet den Arcus palmaris profundus.)
Siehe auch Lerntext III.5.

III.5 Nervus ulnaris

N. ulnaris:

Verlauf:
- Fasciculus medialis, Plexus brachialis (C8–Th1)
- Sulcus bicipitalis med., medial der A. brachialis
- hinter dem Epicondylus med., Sulcus n. ulnaris („Musikantenknochen", *Verletzungsgefahr!*)
- Übertritt auf die Beugeseite zwischen beiden Köpfen des M. flexor carpi ulnaris
- zwischen M. flexor carpi ulnaris und M. flexor digitorum profundus
  - → motorischer Ast zum M. flexor carpi ulnaris und M. flexor digitorum profundus IV + V.
  - → R. dorsalis: unter dem M. flexor carpi ulnaris 2 ½ ulnare Finger dorsal
  - → R. palmaris: Haut des Kleinfingerballens
- außerhalb des Canalis carpi in die Hohlhand (zus. mit A. und V. ulnaris)
  - → R. superficialis: 1 ½ ulnare Finger palmar, M. palmaris brevis
  - → R. profundus: motorische Äste für
    - Hypothenarmuskulatur
    - Mm. interossei palmares et dorsales
    - Mm. lumbricales III + IV
    - M. adductor pollicis
    - Caput prof. des M. flexor pollicis brevis

Ausfall:

Krallenhand

Mm. interossei und Mm. lumbricales III + IV fallen aus, dadurch fehlt die Streckung in den Endgelenken und die Beugung in den Grundgelenken.

Zur Wiederholung:

Aufteilung der Innervation der Unterarm- und Handmuskulatur

N. medianus	N. ulnaris
Oberflächliche Schicht	
M. pronator teres	
M. flexor digitorum superficialis	
M. flexor carpi radialis	
M. palmaris longus	
	M. flexor carpi ulnaris
Tiefe Schicht	
M. pronator quadratus	
M. flexor digitorum profundus radialer Anteil	ulnarer Anteil
M. flexor pollicis longus	

N. medianus	N. ulnaris
Hand	
M. abductor pollicis brevis	
M. opponens pollicis	
M. flexor pollicis brevis Caput superficiale	Caput profundum
	M. palmaris brevis
	M. adductor pollicis
	M. abductor digiti minimi
	M. flexor digiti minimi brevis
	M. opponens digiti minimi
	Mm. interossei palmares et dorsales
Mm. lumbricales I, II	Mm. lumbricales III, IV

H96 F93 ■

→ **Frage 3.34:** Lösung D

Eine Wiederholung aus dem Physikum F93.

Bei der beschriebenen Fraktur ist der **N. radialis** im Sulcus n. radialis gefährdet. Hier in der Frage wird nur nach der motorischen Innervation und den daraus folgenden Ausfällen gefragt. Als Übersicht siehe auch Prometheus, Lernatlas der Anatomie, Allgemeine Anatomie und Bewegungssystem, Georg Thieme Verlag 2005, S. 323.

Am Oberarm entsendet der N. radialis Äste zum M. triceps brachii und zum M. anconeus. In Höhe des lateralen Epicondylus gibt der Nerv Äste zum M. brachioradialis und zum M. extensor carpi radialis longus ab, der R. superficialis ist rein sensibel, der R. profundus versorgt die Streckergruppe am Unterarm (M. extensor carpi radialis brevis, M. extensor digitorum, M. extensor digiti minimi, M. extensor carpi ulnaris, M. supinator, **M. abductor pollicis longus**, M. extensor pollicis longus et brevis, M. extensor indicis).

Nun zu den anderen genannten Muskeln:
- M. brachialis: N. musculocutaneus
- M. biceps brachii: N. musculocutaneus
- M. flexor carpi radialis: N. medianus
- M. abductor pollicis brevis: N. medianus

F03 ■

→ **Frage 3.35:** Lösung E

Der **R. profundus n. radialis** durchbohrt den M. supinator (B) und führt Äste für die Extensorengruppe des Unterarms. Er ist besonders gefährdet, während er den M. supinator durchbohrt. Bei Frakturen und Luxationen der proximalen Speiche kann er dort geschädigt werden. Siehe Lerntext III.6.

Der **R. profundus des N. ulnaris** verläuft nicht durch den Canalis carpi, er zweigt mit dem R. superficialis vom Ramus palmaris des N. ulnaris ab und verläuft durch die Hypothenarmuskulatur (die er auch innerviert) in die Hohlhand (E). Siehe auch Prometheus, Lernatlas der Anatomie, Allgemeine Anatomie und Bewegungssystem, Georg Thieme Verlag 2005, S. 325.

Der **Ramus profundus n. ulnaris** innerviert die Hypothenarmuskulatur, die Mm. interossei dorsales et palmares, die Mm. lumbricales III + IV, den M. adductor pollicis sowie das Caput prof. des M. flexor pollicis brevis.
Siehe Lerntext III.5.

F03 ■
→ **Frage 3.36:** Lösung B

Siehe Kommentar zu Frage 3.35.

H00 ■ ■
→ **Frage 3.37:** Lösung E

Siehe Lerntext III.6.
Zu (E): Der **M. pronator teres** wird vom **N. medianus** durchbohrt.

Merke: *Der N. radialis durchbohrt den M. supinator, der N. medianus den M. pronator teres, der N. ulnaris den M. flexor carpi ulnaris und der N. musculocutaneus den M. coracobrachialis!*

III.6	Nervus radialis

Verlauf:
Fasciculus posterior (C5–Th1); sensible und motorische Fasern, schraubenförmig dorsal um den Humerusschaft *(Gefährdung bei Oberarmschaftfraktur!)* zusammen mit der A. profunda brachii.
Hautäste:
- N. cutaneus brachii posterior
- N. cutaneus brachii lat. inf.
- N. cutaneus antebrachii post.

Motorische Äste für die Extensoren des Oberarms:
- M. triceps brachii, M. anconeus, M. articularis cubiti.

Motorische Äste für die Brachioradialisgruppe:
- M. brachioradialis und M. extensor carpi radialis longus

Durch das Septum intermusculare brachii lat.
→ zwischen M. brachialis und M. brachioradialis in die Fossa cubiti

Aufteilung in R. superficialis und R. profundus:
- **R. superficialis:** rein sensibel, Haut des Handrückens und der 3 ½ Finger dorsal. Verlauf mit der A. radialis in der Speichenstraße, dann auf die Dorsalseite des Unterarms.

- **R. profundus:** der R. profundus n. radialis durchbohrt den M. supinator und führt Äste für die Extensorengruppe des Unterarms.

Wichtig beim N. radialis: Gefährdung durch Oberarmschaftfraktur, Versorgung der Extensoren des Arms, R. profundus durchbohrt den M. supinator. ■

F00 ■ ■
→ **Frage 3.38:** Lösung D

Der **N. radialis** innerviert alle Extensoren des Ober- und Unterarmes sowie den M. brachioradialis und den M. abductor pollicis longus.
Die Beugung in den Fingergrundgelenken wird vor allem durch die Mm. interossei verursacht, die vom **N. ulnaris** innerviert werden.

F01 ■
→ **Frage 3.39:** Lösung A

Zu (A): Die Schädigung des Ramus profundus nervi ulnaris führt zur Krallenhand.
Zu (B): Eine Schädigung des Ramus profundus nervi radialis führt zu Paresen der vom Ramus profundus versorgten Muskeln (Mm. extensores pollicis longus et brevis, M. extensor digitorum, M. extensor indicis, M. abductor pollicis longus, M. extensor carpi ulnaris). Es tritt keine Fallhand auf, auch Sensibilitätsstörungen der Hand fehlen.
Zu (C): Der Ramus superficialis nervi radialis ist ein rein sensibler Ast.
Zu (D): Der Ramus superficialis nervi ulnaris innerviert motorisch nur den M. palmaris brevis, der lediglich die Palmaraponeurose spannt.
Zu (E): Ein Ausfall des N. medianus führt zur Schwurhand.

F04
→ **Frage 3.40:** Lösung D

Deutlich atrophiert ist hier auf der Dorsalseite der Hand der M. interosseus dorsalis I, der vom Ramus profundus des **N. ulnaris** innerviert wird. Auch die Mm. interossei palmares werden vom N. ulnaris versorgt.
Der N. medianus versorgt an der Hand bzw. am Thenar den M. abductor pollicis brevis, das Caput superficiale des M. flexor pollicis brevis und den M. opponens pollicis. Diese Muskeln des Handballens verlaufen jedoch auf der Palmarseite. Siehe auch Prometheus, Lernatlas der Anatomie, Allgemeine Anatomie und Bewegungssystem, Georg Thieme Verlag 2005, S. 327.

H05 ■
→ **Frage 3.41:** Lösung B

Eine ähnliche Frage wurde bereits im Physikum F97 gestellt. Die **Thenarmuskulatur** besteht aus:

- M. adductor pollicis (N. ulnaris, R. profundus),
- M. abductor pollicis brevis (N. medianus),
- M. flexor pollicis brevis (M. medianus für das Caput superficiale und N. ulnaris, R. profundus für das Caput profundum) und
- N. opponens pollicis (N. medianus).

Man sieht also, dass größere Teile der Thenarmuskulatur vom Medianus versorgt werden, sodass bei einer Schädigung des N. medianus (v. a. beim Karpaltunnelsyndrom) die Thenarmuskulatur atrophisch werden kann. Die Thenarmuskulatur ist wichtig für die Oppositionsgriffe des Daumens, auch die Abduktion des Daumens ist bei Medianusläsionen eingeschränkt. Siehe auch Prometheus, Lernatlas der Anatomie, Allgemeine Anatomie und Bewegungssystem, Georg Thieme Verlag 2005, S. 280, 326.

III.7	Charakteristische Lähmungsbilder am Arm
Betroffener Nerv	Symptome (motorische Ausfälle)
N. ulnaris	**Krallenhand** (R. profundus) Mm. interossei dorsales et palmares und Mm. lumbricales III und IV fallen aus, Flexoren überwiegen an Mittel- und Endgelenken, Extensoren überwiegen an den Grundgelenken, fehlende Adduktion des Daumens, negative Daumen-Kleinfinger-Probe, Atrophie des Daumen- und Kleinfingerballens. Bei Ausfall des gesamten N. ulnaris: zusätzlich abgeschwächte Ulnarabduktion der Hand, unvollständiger Faustschluss, Beugeschwäche des 4. und 5. Fingers.
N. medianus	**Schwurhand** Beugefähigkeit des Daumens im Grund- und Endgelenk fehlt, Zeige- und Mittelfinger können im Mittel- und Endgelenk nicht mehr gebeugt werden, Daumen überstreckt und in Adduktionsstellung, Thenaratrophie, gestörte Daumen-Kleinfinger-Probe (M. opponens pollicis fällt aus).
N. radialis	**Fallhand** Ausfall der Streckergruppe des Unterarms, Flexoren überwiegen im Handgelenk, Dorsalextension ist aktiv nicht mehr möglich.

Merke: „Ich **schwöre** Dir beim heiligen **Medianus**, dass ich Dir die Augen mit der **Ulna** auskralle, wenn Du mir vom **Rad fällst!**"

H04 ■

→ **Frage 3.42:** Lösung C

Dargestellt ist die charakteristische **Schwurhand**, die bei einer proximalen Schädigung des N. medianus auftritt. Der Patient kann die ersten drei Finger nicht mehr aktiv beugen (Bild der Schwurhand beim Versuch des Faustschlusses), einer der betroffenen Muskeln ist der M. flexor digitorum profundus, dessen radiale Hälfte vom N. medianus versorgt wird, während für die ulnare Hälfte der N. ulnaris zuständig ist. Ebenfalls betroffen ist ein weiterer langer Fingerbeuger, der M. flexor digitorum superficialis, aber auch der M. pronator teres und der M. pronator quadratus, sodass die Pronation auch eingeschränkt wird.

Der Daumen kann noch adduziert werden, da der M. adductor pollicis durch den N. ulnaris versorgt wird. Die Opposition und Abduktion (M. abductor pollicis _brevis_, s. u.) des Daumens ist aber geschädigt. Zusätzlich zu den motorischen Ausfällen sind charakteristische sensible Störungen zu verzeichnen. Der M. flexor carpi ulnaris (B) wird vom N. ulnaris innerviert, ebenso die Mm. interossei palmares (R. profundus n. ulnaris). Der M. abductor pollicis _longus_ (E) wird durch den R. profundus des N. radialis innerviert.

Zur Topografie und zu den Versorgungsgebieten siehe auch z. B. Prometheus, Lernatlas der Anatomie, Allgemeine Anatomie und Bewegungssystem, Georg Thieme Verlag 2005, S. 326f.

III.8	Nervus medianus

Der **N. medianus** entstammt dem Fasciculus medialis und lateralis des Plexus brachialis (Medianusgabel). Er verläuft dann am Oberarm im Sulcus bicipitalis medialis in die Tiefe. In der Ellenbeuge verläuft er unter der Faszie des M. biceps brachii. Er durchbohrt dann den M. pronator teres. Weiter zieht er zwischen M. flexor digitorum superficialis und profundus zur Hand. Folgende **Muskeln** werden vom N. medianus versorgt:

Unterarm:
M. pronator teres
Mm. flexores digitorum profundi I–III
M. flexor digitorum superficialis
M. flexor carpi radialis
M. palmaris longus
M. pronator quadratus
M. flexor pollicis longus
Hand:
M. abductor pollicis brevis
M. opponens pollicis
M. flexor pollicis brevis, Caput superficiale
Mm. lumbricales I + II

Klinischer Bezug
Das **Karpaltunnelsyndrom** kommt durch eine Einengung des Endastes des N. medianus unter dem Lig. carpi zustande und ist gekennzeichnet

durch nächtliche, schmerzhafte Parästhesien („Missempfindungen") am Mittelfinger, später auch an den Beugeseiten des 1. bis 3. Fingers. Im weiteren Verlauf treten Hypästhesien im sensiblen Versorgungsgebiet des Endastes des N. medianus auf und Paresen und Atrophie des M. abductor pollicis brevis und M. opponens pollicis.

F99

→ **Frage 3.43:** Lösung A

Zu **(B)**: Die ulnare Kante der Hand wird aus C8 versorgt (Äste des medialen Faszikels, R. dorsalis n. ulnaris).

Zu **(C)**: Der Handrücken wird je zur Hälfte aus dem N. radialis (R. superficialis, radiale Seite) und dem N. ulnaris (R. dorsalis, ulnare Seite) versorgt.

Zu **(D)**: Bei den Fingerendgliedern kommt an der Dorsalseite noch der *N. medianus* ins Spiel.

Unter **Autonomgebiet** eines Nervs versteht man übrigens das Areal, das *nur* von diesem einen Nerv versorgt wird. Ansonsten bestehen ja Überlappungen zwischen den Versorgungsgebieten. Das Autonomgebiet des N. medianus sind die Endglieder des Zeige- und Mittelfingers. Das Autonomgebiet des N. ulnaris ist der kleine Finger. Beim N. radialis ist kein Autonomgebiet beschrieben.

Zu **(E)**: Die Hohlhandfläche wird von N. medianus (größerer Anteil) und N. ulnaris (ulnare Seite) versorgt. An der radialen Seite des Daumens (Daumenballen) ist noch der R. superficialis des N. radialis beteiligt.

3.6   Arterien

F02 ■ ■

→ **Frage 3.44:** Lösung B

Vor dem M. scalenus anterior verläuft die V. subclavia.

Die Topographie der *rechten* A. subclavia sollte auf jeden Fall anhand eines Anatomieatlanten (s. Prometheus, Lernatlas der Anatomie, Hals und Innere Organe, Georg Thieme Verlag 2005, S. 97) nachvollzogen werden:

Rechts entspringt die A. subclavia aus dem Truncus brachiocephalicus, links direkt aus dem Aortenbogen; sie liegt dabei *hinter* der V. subclavia. Beim Durchtritt durch die Skalenuslücke zwischen M. scalenus anterior und M. scalenus medius wird die A. subclavia von den Ästen des *Plexus brachialis* begleitet (dagegen zieht vor dem M. scalenus anterior und unter dem M. sternocleidomastoideus die V. subclavia).

F96

→ **Frage 3.45:** Lösung C

Die unter (A), (B), (D) und (E) genannten Punkte sind die typischen Tast- bzw. Auskultationspunkte für die periphere Gefäßdiagnostik, am häufigsten wird natürlich die A. radialis am distalen Unterarm neben der Sehne des M. brachioradialis getastet. Merkwürdigerweise wählten noch 11 % Lösungsmöglichkeit (D) und 17 % entschieden sich für (E). Tatsächlich kann man gegenüber des normalen Radialispulses auch die A. ulnaris am Handgelenk tasten.

Die unter (C) genannte Stelle ist kein Tastpunkt für die A. ulnaris, distal des Ellenbogens tritt die A. ulnaris erst wieder im distalen Drittel des Unterarms soweit an die Oberfläche, dass ein sicheres Tasten möglich wird.

H01 H98 F94 F86 ■ ■

→ **Frage 3.46:** Lösung C

Die **A. profunda brachii** entspringt im oberen Drittel des Oberarms aus der A. brachialis und verläuft zusammen mit dem N. radialis (und Begleitvenen) im Sulcus n. radialis spiralartig um den Humerus. Leitstruktur ist der M. triceps brachii (Verlauf zwischen Caput mediale et laterale). Genau wie beim N. radialis besteht auch bei der Arterie Verletzungsgefahr bei Humerusfrakturen.

Zu **(A)**: Der N. medianus verläuft am Oberarm mit der A. brachialis im Sulcus bicipitalis medialis.

Zu **(B)**: Der N. ulnaris verläuft im Bereich des Handgelenks mit der A. ulnaris.

Zu **(D)**: Der N. musculocutaneus verläuft nicht gemeinsam mit einem Gefäß.

Zu **(E)**: Der N. interosseus antebrachii anterior ist ein Ast des N. medianus, der mit der gleichnamigen Arterie zum M. pronator quadratus zieht.

H03 ■

→ **Frage 3.47:** Lösung C

Die **A. radialis** geht aus der A. interossea communis hervor, welche wiederum ein Ast der **A. brachialis** ist. Sie verläuft in der Ellenbeuge radialseitig über die Sehne des M. biceps brachii hinweg und verläuft am Unterarm zwischen dem M. pronator teres und dem M. brachioradialis, sie zieht dann weiter zwischen dem M. flexor carpi radialis und dem M. brachioradialis zum Handgelenk, wo auch der Puls zu tasten ist. Um das Os trapezoideum zieht sie nach lateral durch die Tabatière, die von den Mm. extensor pollicis longus und brevis gebildet wird (dort ist ebenfalls ihr Puls schwach zu tasten); *zwischen den beiden Köpfen des M. interosseus dorsalis I zieht sie dann in die Hohlhand* und bildet dort den **Arcus palmaris profundus**, der zwischen den Handwurzelknochen und den Flexorensehnen verläuft (sie verläuft palmar also über keinen Muskel).

III.9   Gefäß-Nerven-Straßen am Arm

Inhalt	Leitstruktur/Bemerkungen
Sulcus bicipitalis medialis: N. medianus A. brachialis, Begleitvenen V. basilica N. cut. antebrachii med. Lymphbahnen	M. coracobrachialis M. biceps brachii
Sulcus n. radialis: N. radialis A. profunda brachii	spiraliger Verlauf *Verletzungsgefahr* bei Humerusfraktur! M. triceps brachii
Sulcus n. ulnaris: N. ulnaris A. collateralis ulnaris sup.	Sulcus bicipitalis medialis *Verletzungsgefahr* am Epicondylus med.
Speichenstraße: R. superficialis n. radialis A. radialis, Begleitvenen	M. brachioradialis
Ellenstraße: N. ulnaris A. ulnaris, Begleitvenen	M. flexor carpi ulnaris
Unterarmmittelstraße: N. medianus A. mediana	zwischen oberflächlichen und tiefen Flexoren *Verletzungsgefahr:* N. medianus liegt relativ oberflächlich
N. interosseus ant. A. interossea ant.	ventral der Membrana interossea
Dorsale Unterarmstraße: R. profundus n. radialis Vasa interossea posterior	zwischen oberflächlichen und tiefen Extensoren
M. coracobrachialis	wird vom N. musculocutaneus durchbohrt, Leitmuskel für Gefäß-Nerven-Straße am Oberarm
Sulcus n. ulnaris	N. ulnaris – „Musikantenknochen"
M. brachioradialis	darunter R. superficialis n. radialis
M. supinator	wird vom R. profundus n. radialis durchbohrt
M. pronator teres	zwischen beiden Köpfen verläuft der N. medianus

H03 ■

→ **Frage 3.48:** Lösung E

Die **A. ulnaris** geht aus der **A. brachialis** hervor, von der Ellenbeuge zieht sie *unter dem **M. pronator teres** zur ulnaren Unterarmseite*, dort zieht sie gemeinsam mit dem N. ulnaris entlang des **M. flexor carpi ulnaris** (= Leitmuskel) zum Handgelenk. **Radial** des **Os pisiforme** zieht sie dann über das Retinaculum flexorum und bildet in der Hohlhand (zwischen Palmaraponeurose und Sehnen der langen Fingerbeuger) den **Arcus palmaris superficialis**.

F01

→ **Frage 3.49:** Lösung C

Siehe Kommentar zu Frage 3.48.

Merke: A. ulnaris – *Arcus palmaris superficialis;*
A. radialis – *Arcus palmaris profundus!*

Zu (C): Die **A. princeps pollicis** entstammt der **A. radialis**. Sie zieht zur Beugeseite des Daumens und teilt sich dort in die beiden Aa. digitales palmares auf.

F00 ■ ■

→ **Frage 3.50:** Lösung D

Siehe Kommentar zu Frage 3.48.

III.10 Aa. axillaris und brachialis

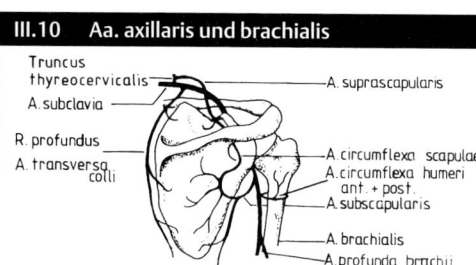

Truncus thyreocervicalis
A. subclavia
R. profundus
A. transversa colli
A. suprascapularis
A. circumflexa scapulae
A. circumflexa humeri ant. + post.
A. subscapularis
A. brachialis
A. profunda brachii

Abb. 3.4 Arterien der Schulterregion
Siehe auch Prometheus, Lernatlas der Anatomie, Allgemeine Anatomie und Bewegungssystem, Georg Thieme Verlag 2005, S. 36.

Abgänge aus der A. axillaris	Verlauf/Versorgungsgebiet
A. thoracica superior	kranialer Teil des M. serratus anterior, Muskulatur der vorderen Thoraxwand
A. thoracoacromialis	Verzweigung im Trigonum clavipectorale, Mm. pectorales, M. deltoideus, M. subclavius, Rete acromiale (Anastomose mit A. suprascapularis)
A. thoracica lateralis	M. serratus anterior
A. subscapularis, Aufteilung in	
• A. circumflexa scapulae	*mediale Achsellücke*, Anastomose mit der A. suprascapularis (Truncus thyrocervicalis)
• A. thoracodorsalis	M. latissimus dorsi, M. serratus anterior, M. teres major
A. circumflexa humeri anterior	vorne um das Collum chirurgicum, Schultergelenk, M. deltoideus
A. circumflexa humeri posterior	M. deltoideus, *laterale Achsellücke*, Anastomose mit der A. circumflexa humeri anterior

Abgänge aus der A. brachialis	Verlauf/Versorgungsgebiet
A. profunda brachii	Streckerseite des Oberarms, verläuft mit dem N. radialis, Humerus, M. deltoideus, über Endast A. collateralis lat.
A. collateralis ulnaris superior	verläuft mit dem N. ulnaris, Rückfläche des Ellenbogens
A. collateralis ulnaris inferior	distal vom Ellenbogengelenk, Rete articulare cubiti

3.7 Venen

F01 ■
→ **Frage 3.51:** Lösung D

Zu **(A)**: Das **Trigonum clavipectorale** wird begrenzt von der Klavikula, vom M. pectoralis major und M. deltoideus. Oberflächlich liegt die Mohrenheim-Grube, Fossa infraclavicularis. Ganz in der Tiefe verläuft dann auch die V. subclavia. Siehe Prometheus, Lernatlas der Anatomie, Allgemeine Anatomie und Bewegungssystem, Georg Thieme Verlag 2005, S. 334.

Zu **(D)**: Die **Vena subclavia** verläuft *vor* dem M. scalenus anterior, während die A. subclavia – wie in der Lösungsmöglichkeit formuliert – *zwischen* M. scalenus anterior und M. scalenus medius verläuft, also durch die Skalenuslücke, kaudal des Plexus brachialis. Siehe Prometheus, Lernatlas der Anatomie, Allgemeine Anatomie und Bewegungssystem, Georg Thieme Verlag 2005, S. 333. Diese Aussage wurde bereits in alten Examina geprüft.

Zu **(C)**: Die V. subclavia ist die Fortsetzung der V. axillaris nach proximal. Sie verläuft unter der Klavikula, auf der ersten Rippe, vor dem M. scalenus anterior. In diesem Bereich besteht eine Fixierung über die Fascia clavipectoralis an das Periost der Klavicula, die verhindert, dass das große Gefäß kollabiert und somit den ungehinderten Blutrückstrom zum Herz sichert.

Zu **(B)**: Die V. cephalica mündet in die V. axillaris, die wiederum das venöse Blut der V. subclavia zuführt. Hinter dem Sternoklavikulargelenk vereinigt sich die V. subclavia mit der V. jugularis interna zur V. brachiocephalica (linker und rechter Venenwinkel). Diese Topographie sollte man sich unbedingt in einem Atlas anschauen.

Klinischer Bezug
Für eine Punktion der Vena subclavia wählt man einen Punktionsort am medialen Drittel und unterhalb der Klavikula. Man punktiert am liegenden Patienten sehr flach, sozusagen unter der Klavikula entlang, damit weder die Arterie noch die Pleura verletzt wird. Bei Patienten mit einem Emphysemthorax würde man die V. jugularis interna lateral am Hals für eine Punktion zentraler Venen vorziehen.

H02 ■ ■
→ **Frage 3.52:** Lösung D

Siehe Kommentar zu Frage 3.51.

3.8   Lymphknoten und Lymphgefäße

H90 F88
→ **Frage 3.53:** Lösung E

Am Arm unterscheidet man oberflächliche (epifasziale) Lymphgefäße von tiefen (subfaszialen) Lymphgefäßen. Die tiefen Lymphgefäße laufen mit Arterien und tiefen Venen. Es gibt ein mediales Bündel, das um die V. basilica zu den axillären Lymphknoten verläuft, und ein dorsolaterales Bündel, das mit der V. cephalica zu den axillären und supraklavikulären Lymphknoten verläuft.

Wichtige **regionäre/regionale Lymphknoten** für die obere Extremität sind die axillären Lymphknoten. Eine Entzündung z. B. an der Hand führt zu einer schmerzhaften Schwellung der axillären Lymphknoten.

Die Lymphknoten der Achselhöhle bilden einen Plexus lymphaticus axillaris, der aus bis zu 50 Lymphknoten, in verschiedenen Gruppen angeordnet, besteht.

Die axillären Lymphknoten drainieren nicht nur die Lymphe der oberen Extremität, sondern auch die der Brustwand und des Schultergürtels. Entsprechend der Bedeutung für die Metastasierung beim Brustkrebs (Mammakarzinom) werden die Lymphknoten der Achselhöhle in 3 „Stockwerke" – **Levels** – eingeteilt. Anatomische Bezugsstruktur ist der **M. pectoralis minor**.

Siehe Prometheus, Lernatlas der Anatomie, Allgemeine Anatomie und Bewegungssystem, Georg Thieme Verlag 2005, S. 313.

Die Lymphe fließt also nicht direkt in den Ductus thoracicus bzw. lymphaticus dexter, sondern erst über regionale Lymphknoten (s. u.) in den **Truncus subclavius**, der links in den Ductus thoracicus, rechts in den Ductus lymphaticus dexter abfließt.

Die verschiedenen Levels umfassen:

- **Level I – laterale axilläre Gruppe:** befindet sich lateral des M. pectoralis minor: Nll. axillares subscapulares, Nll. axillares pectorales um die A. thoracica lat. – medial davon die Nll. paramammarii, Nll. axillares laterales – epifaszial in der Axilla um die A. axillaris.
- **Level II – mediale axilläre Gruppe:** umfasst Lymphknoten auf der Höhe des M. pectoralis minor: Nll. axillares centrales und Nll. axillares interpectorales.
- **Level III – infraklavikuläre Gruppe:** umfasst Lymphknoten medial des M. pectoralis minor, und zwar die Nll. axillares apicales entlang der V. axillaris.

Klinischer Bezug

In der Mammachirurgie wird die Entfernung der Lymphknoten entsprechend des Levels angegeben.

Beim Mammakarzinom kann es nach Ablatio mammae (Abnahme der Brust) mit Entfernung der Axillarlymphknoten zu einem Lymphödem des betroffenen Armes kommen (auch bestrahlungsbedingte Veränderungen spielen eine Rolle). Injektionen und Blutdruckmessungen sollten am nicht betroffenen Arm der Gegenseite stattfinden, eine Lymphdrainage bringt Besserung. Eine Kontraindikation für die Lymphdrainage besteht allerdings, wenn die Lymphabflussstörung tumorbedingt ist.

3.9   Angewandte und topographische Anatomie

III.11   Tastbare Knochenpunkte der oberen Extremität

Das Oberflächenrelief ist zunächst abhängig von der individuell unterschiedlichen Ausprägung der Muskulatur und dem Ausmaß von Fetteinlagerungen.

Am **Schultergürtel** lässt sich ventral tasten: **Klavikula**, übergehend an der Schulterhöhe in das **Akromion**. Es bildet auch die laterale Fortsetzung der Spina scapulae, die dorsal zusammen mit dem medialen Rand der Skapula gut tastbar ist. Das Akromion überdeckt den Humerus und ist als Schulterhöhe tastbar.

Klinischer Bezug

Veränderung der Schulterwölbung bei luxiertem [= ausgerenktem] Schultergelenk.

Nach ventral tastet man am Humerus das **Tuberculum minus humeri**, es dient dem M. subscapularis als Ansatz. Zwischen Tuberculum minus ventral und dem nach lateral und distal gerichteten **Tuberculum majus humeri** verläuft im Sulcus intertubercularis die Sehne des Caput longum m. bicipitis brachii.

Der **Processus coracoideus** gehört zur Skapula. Er zieht vom Margo lateralis oberhalb der Gelenkpfanne zunächst nach ventral, dann nach lateral. Er ist unterhalb des lateralen Drittels der Klavikula am ehesten von der Mohrenheim-Grube zu tasten (Trigonum deltoideopectorale). Weiter nach distal sind die beiden **Epikondylen** des Ellenbogengelenks zu tasten, dorsal des medialen Epikondylus liegt der N. ulnaris, der an dieser Stelle empfindlich auf Reizung reagiert. Dorsal am Ellenbogen tastet man das **Olecranon** und als dessen Fortsetzung nach distal die **Ulna**. Weiterhin sind der **Processus styloideus radii**, das **Os capitatum** distal des Handgelenkes sowie das **Os pisiforme** dorsal an der ulnaren Kante zu tasten. Ventral sind Teile des **Os trapezoideum**, des **Os hamatum** und des **Os pisiforme** sowie sämtliche **Fingerknochen** tastbar.

H02 H96 ■
→ **Frage 3.54:** Lösung B

An der Schulter sind Klavikula, Akromion, Processus coracoideus sowie nach dorsal die Spina scapulae tastbar. Am Humerus kann man das Tuberculum majus et minus ertasten.

Das Tuberculum supraglenoidale am oberen Ende der Gelenkpfanne des Schultergelenks (dort entspringt übrigens die Sehne des langen Bizepskopfs) wird durch das Caput humeri, Bänder und Muskeln so bedeckt, dass es an der Körperoberfläche nicht zu tasten ist.

H05 F03
→ **Frage 3.55:** Lösung C

Siehe Kommentar zu Frage 3.56.

H03 ■
→ **Frage 3.56:** Lösung C

Die **Achselhöhle** ist größtenteils von Muskeln begrenzt und besitzt die Form einer Pyramide, deren Spitze hinter der Klavikula gelegen ist.
Begrenzungen:
- ventrale Wand: Mm. pectorales,
- dorsale Wand: M. latissimus dorsi lateral, M. subscapularis und M. teres major medial,
- laterale Wand: Humerus, M. coracobrachialis, kurzer Bizepskopf,
- mediale Wand: M. serratus anterior.

In der Tiefe der Achselhöhle kann man beim Lebenden mit abduziertem Arm dann den Puls der A. axillaris tasten, um die der Plexus brachialis verläuft.

Zu (B): Die **mediale** dreieckige **Achsellücke**, gebildet durch M. teres minor und major und das Caput longum des M. triceps brachii, beinhaltet die **A. circumflexa scapulae** (sowie die entsprechende Vene). Die A. circumflexa scapulae entstammt der A. axillaris, einem Abgang der A. subclavia. Die Aussage ist korrekt, medial des langen Trizepskopfes liegt die mediale Achsellücke, dort verläuft die A. circumflexa scapulae.

Zu (C): Die **laterale** viereckige **Achsellücke** wird gebildet durch den M. teres minor (kranial), M. teres major (kaudal), Caput longum des M. triceps brachii und den Humerus. Durch sie verlaufen der N. axillaris und die A. circumflexa humeri posterior und entsprechende Venen gemeinsam zur Versorgung des M. deltoideus. Der N. axillaris verlässt die Achselhöhle durch die Hinterwand, allerdings *oberhalb* des M. teres major. Siehe auch entsprechende Abbildung im Prometheus, Lernatlas der Anatomie, Allgemeine Anatomie und Bewegungssystem, Georg Thieme Verlag 2005, S. 342 ff.

F05 ■
→ **Frage 3.57:** Lösung C

Die mit (C) markierte Struktur ist der M. biceps brachii, der M. brachialis trägt nicht mit zum Oberflächenrelief bei, er liegt eine Schicht tiefer. Siehe auch Prometheus, Lernatlas der Anatomie, Allgemeine Anatomie und Bewegungssystem, Georg Thieme Verlag 2005, S. 328 und 334.

H05
→ **Frage 3.58:** Lösung D

Der Bauch des **M. coracobrachialis** wird bei erhobenem Arm unter dem M. biceps brachii, Caput breve, von vorne sichtbar. Man sollte sich die Verlaufsrichtungen der Muskeln am besten im Anatomieatlas verdeutlichen, der M. triceps brachii, Caput mediale, ist beispielsweise zu kurz und verläuft auf der Dorsalseite. Siehe z. B. Prometheus, Lernatlas der Anatomie, Allgemeine Anatomie und Bewegungssystem, Georg Thieme Verlag 2005, S.289, 334.

H94 ■ ■
→ **Frage 3.59:** Lösung B

Zur Topographie der Ellenbeuge siehe auch Prometheus, Lernatlas der Anatomie, Allgemeine Anatomie und Bewegungssystem, Georg Thieme Verlag 2005, S. 344.

Die Ellenbeuge, **Fossa cubitalis**, wird proximal vom M. biceps brachii, medial vom M. pronator teres und lateral vom M. brachioradialis begrenzt. Den Boden bildet der M. brachialis, bedeckt wird die Ellenbeuge von der Fascia brachii und antebrachii, die von der Bizepsaponeurose verstärkt wird.

Zu (A): Der **N. ulnaris** erreicht die Fossa cubitalis *dorsal* des Septum intermusculare mediale. Das Septum intermusculare verläuft beidseits lateral und medial des Humerus und trennt am Oberarm die Flexoren von den Extensoren. Man unterscheidet ein mediales und laterales Septum intermusculare. Der N. ulnaris durchbohrt in der Mitte des Oberarms das Septum intermusculare mediale und gelangt dorsal davon in die Ellenbeuge, wo er um den Epicondylus medialis („Musikantenknochen") verläuft. Der M. supinator wird vom R. profundus n. radialis durchbohrt!

Zu (C): Der **N. medianus** verlässt die Ellenbeuge zusammen mit der A. ulnaris unter dem M. pronator teres und verläuft dann zwischen beiden Köpfen des M. pronator teres in die Tiefe und erreicht am Unterarm die mittlere Gefäß-Nervenstraße.

Zu (D): Die **Chorda obliqua** ist ein Band zwischen Tuberositas ulnae und Radius. Es hat eine zur Membrana interossea entgegengesetzte Verlaufsrichtung und hemmt eine übermäßige Supination. Durch die erwähnte Lücke zieht die A. interossea posterior (aus der A. ulnaris). Sie verläuft dann zwar mit dem R. profundus n. radialis; dieser durchbohrt aber schon weiter proximal den M. supinator.

Zu (E): Siehe Kommentar zu Frage 3.61, zu (E).

F04 ■
→ **Frage 3.60:** Lösung E

Zur Topografie der Ellenbeuge siehe auch Prometheus, Lernatlas der Anatomie, Allgemeine Anatomie und Bewegungssystem, Georg Thieme Verlag 2005, S. 310, 344.

Die Ellenbeuge, Fossa cubitalis, wird proximal vom M. biceps brachii, medial vom M. pronator teres und lateral vom M. brachioradialis begrenzt. Den Boden bildet der M. brachialis, bedeckt wird die Ellenbeuge von der Fascia brachii und antebrachii, die von der Bizepsaponeurose (Lacertus fibrosus) verstärkt wird.

Der N. ulnaris erreicht die Fossa cubitalis dorsal des Septum intermusculare mediale. Das Septum intermusculare verläuft beidseits lateral und medial des Humerus und trennt am Oberarm die Flexoren von den Extensoren. Man unterscheidet ein mediales und laterales Septum intermusculare. Der **N. ulnaris** durchbohrt in der Mitte des Oberarms das Septum intermusculare mediale und gelangt dorsal davon in die Ellenbeuge, wo er um den Epicondylus medialis („Musikantenknochen") verläuft. Bei einer Punktion der Ellenbeuge wäre er nicht gefährdet.

Der **N. medianus** verlässt die Ellenbeuge zusammen mit der A. ulnaris unter dem M. pronator teres und verläuft dann zwischen beiden Köpfen des M. pronator teres in die Tiefe und erreicht am Unterarm die mittlere Gefäß/Nerven-Straße.

F98 ■
→ **Frage 3.61:** Lösung E

Zu (E): Die **V. mediana cubiti**, die am häufigsten zur venösen Blutentnahme herangezogen wird, liegt *epifaszial*, also auf der Fascia brachii und antebrachii. Die Variabilität dieser Vene(n) ist groß (siehe auch Anatomieatlas). Die genannte Vene verbindet die V. cephalica (Verlauf lateral in der Ellenbeuge, Beginn an der dorsalen Seite des Daumens, Verlauf im Sulcus bicipitalis lateralis und Sulcus deltoideopectoralis, dann subfaszial Mündung in die V. axillaris) mit der V. basilica (medial in der Ellenbeuge, Verlauf im Sulcus bicipitalis medialis, dann weiter epifaszial, durchbricht dann die Fascia brachii nach dem ersten Drittel des Oberarms und mündet in die mediale V. brachialis).

Zu (A): Stichwort „Musikantenknochen". Siehe auch Lerntext III.5.
Zu (B): Siehe Kommentar zu Frage 3.59, zu (C).

III.12   Canalis carpi

Die Handwurzel bildet mit 2 Reihen Handwurzelknochen einen zur Handfläche hin konkaven Körper (Sulcus carpi), der vom Retinaculum flexorum überspannt wird. Der dadurch entstandene osteofibröse Kanal wird **Canalis carpi** genannt. Das Retinaculum flexorum verbindet Os scaphoideum und Os trapezium einerseits

(Eminentia carpalis radialis) und Os hamatum (bzw. Hamulus ossis hamati) und Os pisiforme andererseits (Eminentia carpalis ulnaris) und schließt so die Knochenrinne zum Canalis carpi (siehe Prometheus, Lernatlas der Anatomie, Allgemeine Anatomie und Bewegungssystem, Georg Thieme Verlag 2005, S. 248–249). Es verbindet also jeweils die äußeren Handwurzelknochen beider Reihen miteinander.

Durch den Canalis carpi ziehen:
- Sehne des M. flexor pollicis longus mit eigener Sehnenscheide
- Sehnen der Mm. flexores digitorum superficiales et profundi mit gemeinsamer Sehnenscheide
- Sehne des M. flexor carpi radialis mit eigener Sehnenscheide, abgetrennt vom Canalis carpi (eigener osteofibröser Kanal)
- N. medianus

Auf dem Retinaculum flexorum liegen:
- A. und N. ulnaris mit Begleitvenen, eigene Bindegewebslage
- Sehne des M. palmaris longus
- R. palmaris des N. medianus und des N. ulnaris

Die Sehne des M. flexor carpi ulnaris zieht nur bis zum Os pisiforme und setzt dort an. ■

H97 ■ ■
→ **Frage 3.62:** Lösung D

Als einzige genannte Struktur verläuft der N. medianus durch den Karpaltunnel („Karpaltunnelsyndrom" bei Einengung). Die A. ulnaris verläuft mit dem N. ulnaris auf dem Retinaculum flexorum, die Sehne des M. flexor carpi ulnaris setzt direkt proximal des Retinaculum flexorum am Os pisiforme an. Die A. radialis verläuft an der radialen Seite der Handwurzel recht oberflächlich (Puls!) und biegt dann nach dorsal in die Tabatière ab, verläuft also auch nicht durch den Karpalkanal. Siehe Lerntext III.12.

H05 ■
→ **Frage 3.63:** Lösung B

Als einzige genannte Struktur verläuft der **N. medianus** durch den **Karpaltunnel** („Karpaltunnelsyndrom" bei Einengung). Die A. ulnaris verläuft mit dem N. ulnaris auf dem Retinaculum flexorum. Die A. radialis verläuft an der radialen Seite der Handwurzel recht oberflächlich (Puls!) und biegt dann nach dorsal in die Tabatière ab, verläuft also auch nicht durch den Karpalkanal. Siehe Lerntext III.12.

Der Arcus palmaris profundus wird von der A. radialis und dem Ramus profundus a. ulnaris gebildet, beide abgehende Gefäße ziehen nicht durch den Karpaltunnel. Auch der R. profundus n. ulnaris verlässt den Nerv erst distal der Guyon-Loge, einer eigenen Bindegewebsloge neben dem Karpaltunnel. Siehe Prometheus, Lernatlas der Anatomie, Allgemeine Anatomie und Bewegungssystem, Georg Thieme Verlag 2005, S. 354 ff.

H05 ■

→ **Frage 3.64:** Lösung D

Die Begrenzung der **Tabatière** radialwärts wird von den Sehnen des M. extensor pollicis brevis und M. abductor pollicis longus gebildet, zum Handrücken hin begrenzt die Sehne des M. extensor pollicis longus die Tabatière. Dort lässt sich der Puls der A. radialis tasten.
Die **A. radialis** verläuft am Unterarm zwischen den Endsehnen von M. flexor carpi radialis und M. brachioradialis zur Innenseite des Handgelenks und liegt dann so oberflächlich, dass der Puls getastet werden kann. Sie liegt aber hier auch außerhalb des Retinaculum flexorum, denn sie biegt vorher nach dorsal in die Tabatière ab, verläuft unter der Sehne des M. extensor pollicis longus und gelangt dann wieder in die Hohlhand (Arcus palmaris profundus). Siehe auch Abbildung Nr. 111 im Bildanhang sowie Prometheus, Lernatlas der Anatomie, Allgemeine Anatomie und Bewegungssystem, Georg Thieme Verlag 2005, S. 349.

H04

→ **Frage 3.65:** Lösung E

Bei einer tiefen Schnittverletzung zwischen Daumenballen und Mittelhand können die unter (A)–(D) genannten Strukturen betroffen sein, am ehesten die beiden genannten Muskeln, die auf jeden Fall getroffen werden. Das Retinaculum flexorum jedoch liegt weiter proximal und spannt sich zwischen Eminentia carpalis radialis und ulnaris aus, hierdurch entsteht aus dem Sulcus carpi der Canalis carpi.
Siehe auch entsprechende Abb. in Anatomieatlanten, z. B. Prometheus, Lernatlas der Anatomie, Allgemeine Anatomie und Bewegungssystem, Georg Thieme Verlag 2005, S. 298, 352.

F01

→ **Frage 3.66:** Lösung A

Die mit „A" bezeichnete Struktur ist der **M. interosseus dorsalis I**; die anderen Strukturen sind korrekt benannt.
Vergleiche auch Abbildung Nr. 103 des Bildanhangs und Kommentar zu Frage 3.40.

F99

→ **Frage 3.67:** Lösung D

Die mit (D) markierte Vorwölbung bezeichnet die **V. mediana cubiti**, die epifaszial, also relativ oberflächlich, verläuft (allerdings individuell sehr unterschiedlich) und in die V. basilica mündet. Aus dieser Vene wird in der Regel venöses Blut entnommen.

Die Arterie verläuft parallel, liegt aber weiter in der Tiefe; bitte dies nochmals anhand eines Anatomieatlanten nachvollziehen.

F05 ■

→ **Frage 3.68:** Lösung A

In der Mitte ist besonders gut bei Faustschluss und leichter Flexion die Sehne des **M. palmaris longus** zu sehen, radial davon die Sehne des **M. flexor carpi radialis** (diese ist auch die Leitstruktur zur Orientierung beim Tasten des Radialispulses – der Puls liegt radial der Sehne). Siehe auch Prometheus, Lernatlas der Anatomie, Allgemeine Anatomie und Bewegungssystem, Georg Thieme Verlag 2005, S. 356.

H98

→ **Frage 3.69:** Lösung A

Der am Daumenballen mit * markierte Muskel ist das Caput superficiale des M. flexor pollicis brevis, welches vom Retinaculum flexorum entspringt (hier auf der Abbildung gut zu sehen) und an der Grundphalanx des Daumens ansetzt. Der tiefe Kopf entspringt von 3 Handwurzelknochen (Os trapezium, Os trapezoideum und Os capitatum) und setzt ebenfalls am lateralen Sesambein des Daumengrundgliedes an. Das Caput superficiale wird vom N. medianus innerviert, das Caput profundum vom R. profundus n. ulnaris. Rechts außen des markierten Muskels liegt übrigens der M. abductor pollicis brevis (B).
Der mit + markierte Muskel heißt M. adductor pollicis und besitzt ein Caput obliquum und ein Caput transversum; innerviert wird er vom R. profundus n. ulnaris. Beide markierte Muskeln sind an der Oppositionsbewegung des Daumens beteiligt.
Zu (E): Der M. lumbricalis I ist auf der Abbildung direkt links neben der Markierung + zu sehen. Die Mm. lumbricales entspringen von den radialen Seiten der Sehnen des M. flexor digitorum profundus, die recht gut auf der Abbildung zu erkennen sind.

H98

→ **Frage 3.70:** Lösung D

Siehe Kommentar zu Frage 3.69.

H99

→ **Frage 3.71:** Lösung B

Zu (A): Sehne des M. extensor digitorum
Zu (B): Tastbarer Wulst durch den M. interosseus dorsalis I, der M. adductor pollicis liegt erst darunter. Darüber kann, individuell unterschiedlich, eine Hautvene verlaufen.
Zu (C): Sehne des M. extensor pollicis longus
Zu (D): Sehnen des M. abductor pollicis longus und M. extensor pollicis brevis

Zu **(E)**: Tabatière, tastbarer Puls der A. radialis. Siehe auch Prometheus, Lernatlas der Anatomie, Allgemeine Anatomie und Bewegungssystem, Georg Thieme Verlag 2005, S. 349.

H00

→ **Frage 3.72**: Lösung C

Im ersten Moment erscheint der Querschnitt durch den Unterarm doch etwas unübersichtlich. Freundlicherweise gibt das IMPP jedoch an, dass dies eine Ansicht des rechten Unterarmes von distal aus betrachtet ist. Dies bedeutet, dass das Bild wie ein CT-Bild o. ä. zu handhaben ist. Die rechte Seite des Patienten ist in der Abbildung links, oben und unten sind am Patienten und auf dem Bild identisch (unten = dorsal, oben = ventral). Die **linke** Seite der Abbildung zeigt folglich die **Radialseite** des Unterarmes (A = Radius), die **Ulna** liegt **rechts**. Daraus ergibt sich, dass die mit (C) bezeichnete Struktur nicht der N. radialis, sondern der **N. ulnaris** ist, alle anderen Zuordnungen sind richtig.
Siehe auch in einer schematischen Ansicht von proximal Prometheus, Lernatlas der Anatomie, Allgemeine Anatomie und Bewegungssystem, Georg Thieme Verlag 2005, S. 296.

F01 ■

→ **Frage 3.73**: Lösung A

Dorsal ist das **Retinaculum extensorum**, ventral das **Retinaculum flexorum** gelegen; unterhalb dieser Bänder ziehen die Sehnenenden der langen Unterarmmuskeln zur Hand. Um eine Reibung der Sehnen an den Haltebändern zu vermeiden, sind sie in diesem Bereich von Sehnenscheiden umgeben. Durch den **Karpaltunnel** verläuft die Sehne des M. flexor pollicis longus mit eigener Sehnenscheide. Die 4 Sehnen des M. flexor digitorum superficialis und die 4 Sehnen des M. flexor digitorum profundus sind jeweils von einer gemeinsamen Sehnenscheide umhüllt. Die Sehne des M. flexor carpi radialis verläuft unter dem Retinaculum flexorum in einer eigenen, vom Os trapezoideum gebildeten Rinne und somit nicht durch den Canalis carpi. Auch die Sehne des M. flexor carpi ulnaris zieht nicht durch den Karpaltunnel, sondern setzt am Os pisiforme an. Eine Sehnenscheide ist hier **nicht** ausgebildet.

3.10 Kommentare aus Examen Frühjahr 2006

F06

→ **Frage 3.74**: Lösung A

Korrekt bezeichnet ist nur der M. trapezius. Mit (B) ist der M. supraspinatus dargestellt, dessen Sehne am Tuberculum majus ansetzt. Mit (C) ist

der M. deltoideus bezeichnet, der über die Schulter zieht und das Schulterrelief mit ausmacht, (D) ist der Übergang zum Caput humeri am Collum anatomicum und (E) ist ein Teilschnitt des Tuberculum majus. Eine erklärende Schemazeichnung findet sich bei Prometheus, Lernatlas der Anatomie, Allgemeine Anatomie und Bewegungssystem, Georg Thieme Verlag 2005, S. 234 f.
Medial und kaudal des Humeruskopfes sind noch in dieser Ebene der M. teres major und der M. latissimus dorsi dargestellt.

Klinischer Bezug

Die hier gezeigte Aufnahme dient zur Darstellung der **Supraspinatussehne** und deren Ansatz, um Verkalkungen der Sehne oder Veränderungen der Bursae nachzuweisen.

F06 ■

→ **Frage 3.75**: Lösung D

Zur **Rotatorenmanschette** des Schultergelenks (siehe Prometheus, Lernatlas der Anatomie, Allgemeine Anatomie und Bewegungssystem, Georg Thieme Verlag 2005, S. 232) gehören:
- **kranial**: M. supraspinatus,
- **dorsal**: M. infraspinatus und M. teres minor,
- **ventral**: M. subscapularis.

Diese Muskeln strahlen mit ihrem Ansatz in die Gelenkkapsel ein, bevor sie am Tuberculum majus und minus ansetzen. Sie festigen die weite und dünne Gelenkkapsel und unterstützen damit die Muskelführung des Schultergelenks, das keine straffe Bänderführung aufweist. Trotz der Rotatorenmanschette gibt es immer noch Schwachstellen der Gelenkkapsel.

F06

→ **Frage 3.76**: Lösung C

Es fehlt hier deutlich sichtbar ein Teil des Schulterreliefs, insbesondere lateral, der Humeruskopf ist sichtbar. Es fehlt der Muskelbauch des M. deltoideus. Es handelt sich um eine Atrophie des M. deltoideus, der vom N. axillaris aus dem Fasciculus posterior innerviert wird.

F06

→ **Frage 3.77**: Lösung A

Die Sehne des **M. supraspinatus** verläuft kranial der Gelenkkapsel des Schultergelenks, in die sie auch einstrahlt. Über der Sehne liegen die Bursa subdeltoidea und die Bursa subacromialis. Die Sehne zieht unter dem Lig. coracoacromiale durch, sodass bei **Abduktion** von 60–120° die Sehne zwischen dem korakoakromialen Band und dem Tuberculum majus eingeklemmt werden kann. Siehe hierzu auch Prometheus, Lernatlas der Anatomie, Allgemeine Anatomie und Bewegungssystem, Georg Thieme Verlag 2005, S. 233 f.

Klinischer Bezug

Man bezeichnet dies als *„Impingement-Syndrom".* Wenn die Sehne auch noch Verkalkungen aufweist und verdickt ist oder die Bursae entzündlich verändert sind, führt dies ebenfalls zu Beschwerden.

F06 ■

→ **Frage 3.78:** Lösung C

Der **N. radialis** ist aufgrund seines schraubenförmigen Verlaufs um den Humerus (Sulcus n. radialis) bei Frakturen gefährdet. Zusätzlich zur Fraktur kann dadurch noch eine Radialisschädigung (→ Fallhand) auftreten.

F06 ■ ■

→ **Frage 3.79:** Lösung D

Das Bild der **Krallenhand** zeigt sich bei **Nervus ulnaris-Läsion (R. profundus)** beim Versuch des Faustschlusses. Die Mm. interossei dorsales et palmares und Mm. lumbricales III und IV fallen aus. Durch den Ausfall der Mm. interossei kommt es zu einer Überstreckung der Finger im Grundgelenk und zu einer Beugung in den Mittel- und Endgelenken. Die Finger können nicht mehr adduziert und abduziert werden. Die Krallenstellung zeigt sich nicht ganz so auffällig an Zeige- und Mittelfinger, da

hier die medianusinnervierten Mm. lumbricales I und II noch etwas kompensieren können. Außerdem ist die Adduktion des Daumens betroffen. Siehe auch Lerntexte III.5 und III.7 oder Prometheus, Lernatlas der Anatomie, Allgemeine Anatomie und Bewegungssystem, Georg Thieme Verlag 2005, S. 324.

F06 ■

→ **Frage 3.80:** Lösung E

Zu (E): Das Os capitatum liegt am Boden des Carpaltunnels und wird durch das Retinaculum flexorum überspannt.
Die Handwurzel bildet mit 2 Reihen Handwurzelknochen einen zur Handfläche hin konkaven Körper (Sulcus carpi), der vom Retinaculum flexorum überspannt wird. Der dadurch entstandene osteofibröse Kanal wird **Canalis carpi** genannt. Das **Retinaculum flexorum** verbindet Os scaphoideum und Os trapezium (Tuberculum ossis trapezii) einerseits (Eminentia carpalis radialis) und Os hamatum (bzw. Hamulus ossis hamati) und Os pisiforme andererseits (Eminentia carpalis ulnaris) und schließt so die Knochenrinne zum Canalis carpi (siehe Prometheus, Lernatlas der Anatomie, Allgemeine Anatomie und Bewegungssystem, Georg Thieme Verlag 2005, S. 248 f.). Es verbindet also jeweils die äußeren Handwurzelknochen beider Reihen miteinander.

4   Untere Extremität

4.1   Grundkenntnisse der Entwicklung

Zu diesem Kapitel wurden bisher keine Prüfungsfragen gestellt.

4.2   Knochen

H05

→ **Frage 4.1:** Lösung C

Der angeborene Klumpfuß ist die häufigste und wichtigste angeborene Skelettdeformität mit einer Prävalenz von 0,1–0,2 % bei Neugeborenen, in 50 % sogar doppelseitig. Es ist eine komplexe Fehlbildung im Talokalkanealgelenk, im Kalkaneokuboidgelenk und im Talonavikulargelenk. Es kommen dazu noch Kontrakturen der Gelenkkapseln und Sehnenverkürzungen vor. Man nennt den Klumpfuß auch **Pes equinovarus**, d. h. eine Kombination aus Pes equinus (Spitzfuß, Plantarflexion) und Pes varus (der Fuß steht in Varusstellung, also

in Supinationsstellung im unteren Sprunggelenk). Der Fußaußenrand zeigt nach unten, der Innenrand nach oben. Es müssen immer begleitende andere Fehlbildungen, z. B. eine Hüftdysplasie, ausgeschlossen werden. Die Therapie ist zunächst konservativ mit frühzeitig beginnender manueller Korrektur und redressierenden Gipsverbänden, Schienenbehandlung und Physiotherapie. Weiter bestehende Fehlstellungen können auch operativ behandelt werden.

F02

→ **Frage 4.2:** Lösung D

Siehe hierzu auch Prometheus, Lernatlas der Anatomie, Allgemeine Anatomie und Bewegungssystem, Georg Thieme Verlag 2005, S. 390/391. Mit (D) ist die Basis der Patella bezeichnet, die Spitze der Patella ist unterhalb des Buchstabens (A) zu erkennen. Alle anderen Bezeichnungen sind korrekt. Mit Hilfe der Abbildung im Atlas können auf dem vorliegenden Bild noch andere Strukturen identifiziert werden (z. B. Femurkondylen, Tuberculum intercondylare laterale und mediale).

F04
→ **Frage 4.3:** Lösung E

Richtig benannt sind Tibia, Talus, Calcaneus und Os naviculare. Zwischen Calcaneus und Talus kann man das Lig. talocalcaneum interosseum erkennen. Falsch ist die Struktur unter (E), hier kommt der M. flexor digitorum brevis oder der M. quadratus plantae infrage. Der M. adductor hallucis ist kürzer und überspannt nur den Mittelfuß und hat keine Verbindung zum Calcaneus. Siehe auch Prometheus, Lernatlas der Anatomie, Allgemeine Anatomie und Bewegungssystem, Georg Thieme Verlag 2005, S. 414.

4.3 Gelenke

F05
→ **Frage 4.4:** Lösung A

Die Haltung, die die Bänder des Hüftgelenks am besten entspannt, ist bei (A) wiedergegeben. Bei Extension winden sich die Bänder noch stärker um den Femurhals, ebenso bei Innenrotation. Zur Erklärung siehe den Verlauf des Bandapparates, z. B. bei Prometheus, Lernatlas der Anatomie, Allgemeine Anatomie und Bewegungssystem, Georg Thieme Verlag 2005, S. 380.
Zur Wiederholung: dorsal verlaufende Bänder des Hüftgelenks:

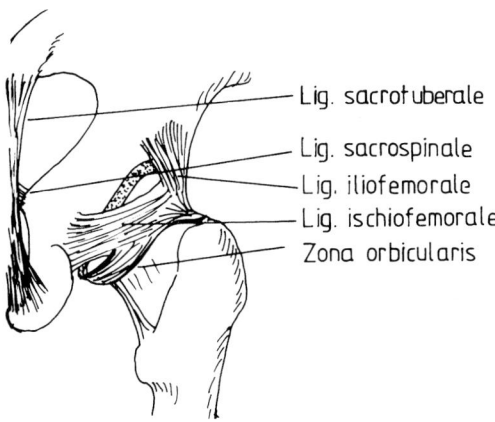

- Lig. sacrotuberale
- Lig. sacrospinale
- Lig. iliofemorale
- Lig. ischiofemorale
- Zona orbicularis

Abb. 4.1 Bänder des Hüftgelenks (dorsal)

IV.1 Kniegelenk – Menisci und Kreuzbänder

Die **Menisci** des Kniegelenks sind Faserknorpelscheiben (der mediale Meniskus ist eher C-förmig, der laterale rund), die zwischen den Gelenkflächen von Femur und Tibia liegen (Abb. 4.2). Der laterale Meniskus ist über das **Lig. meniscofemorale posterius** am **Lig. cruciatum posterius** befestigt, der mediale Meniskus ist mit dem **Lig. collaterale tibiale** verwachsen und deshalb bei Verletzungen viel eher gefährdet als der laterale Meniskus.

Die Menisci dienen der besseren Kongruenz der Gelenkflächen, einer besseren Druckübertragung, und sie vergrößern durch ihre Verschieblichkeit, hier v. a. des Meniscus lateralis, die Gelenkfläche bei extremer Beugung des Knies (Abb. 4.2).

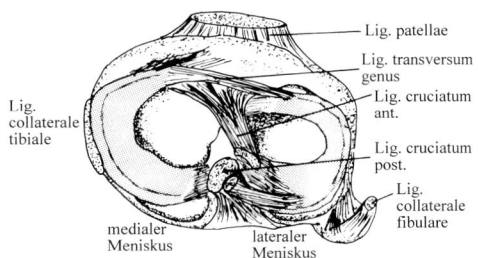

- Lig. patellae
- Lig. transversum genus
- Lig. cruciatum ant.
- Lig. cruciatum post.
- Lig. collaterale fibulare
- Lig. collaterale tibiale
- medialer Meniskus
- lateraler Meniskus

Abb. 4.2 Blick von kranial auf das rechte Kniegelenk

Lig. cruciatum anterius: Es zieht von der Area intercondylaris anterior tibiae – **vorne medial unten** – zum Condylus lateralis des Femur – **hinten lateral oben.**
Das **Lig. cruciatum posterius** zieht von der Area intercondylaris posterior – **hinten lateral unten** – zum Condylus medialis des Femur – **vorne medial oben.**
(Man mache sich die Verlaufsrichtung der Kreuzbänder an Abb. 4.2 klar.)
Diese Verlaufsrichtung der Kreuzbänder bewirkt, dass sich bei einer Innenrotation des Knies umeinanderwickeln und somit eine größere **Innenrotation** als 5–10 Grad nicht zulassen. Bei der **Außenrotation** werden sie voneinander abgewickelt, so dass die Außenrotation bis zu 40 Grad möglich ist.
Bei Beugung und Streckung des Kniegelenks wirken die Kreuzbänder hemmend. ■

Merke: Der mediale Meniskus ist mit dem Lig. collaterale tibiale verwachsen!

Klinischer Bezug
Durch die enge Verbindung des medialen Meniskus mit dem medialen Kollateralband ist der mediale Meniskus anfälliger für Verletzungen als der laterale, der durch seine größere Beweglichkeit eher ausweichen kann.

H99
→ **Frage 4.5:** Lösung A

Man erkennt in diesem Schrägschnitt gleichzeitig Ursprung und Ansatz des Lig. cruciatum anterius, welches von vorne medial unten nach hinten oben lateral verläuft. Da man am rechten Bildrand angedeutet die Sehnenansätze des M. semitendinosus, M. gracilis und M. sartorius erkennen kann, die auf der Medialseite des Kniegelenks verlaufen, lässt sich die Verlaufsrichtung leichter definieren (der auf dem Bild linke Kondylus ist dann lateral).

F02 ∎
→ Frage 4.6: Lösung C

Das Lig. collaterale tibiale des Kniegelenks (also das mediale Seitenband) ist eine Verbindung des Condylus medialis femoris mit dem Condylus medialis tibiae. Das Band ist mit der Gelenkkapsel (A) *und* dem medialen Meniskus (B) verwachsen. Die Richtung des Bandes ist schräg nach vorne unten, das Band ist in Streckstellung und bei Außenrotation des Knies gespannt, außerdem verhindert es die Abduktion im Kniegelenk und stabilisiert das Kniegelenk in der Frontalebene. Das Band ist im Querschnitt eher breit, im Gegensatz zum lateralen Seitenband, das einen runden Querschnitt aufweist.

Zu (C): Das mediale Seitenband des Kniegelenks wird jedoch nicht von der Ursprungssehne des M. popliteus gekreuzt. Der M. popliteus verläuft *lateral*, er entspringt vom Epicondylus lateralis femoris, von der Kniegelenkskapsel und vom Hinterhorn des lateralen Meniskus, er setzt an der Hinterfläche der Tibia an, der Verlauf ist von lateral oben nach medial unten in der Kniekehle. Der Muskel beugt im Kniegelenk und wirkt bei der Innenrotation mit, die Innervation erfolgt durch den N. tibialis. Die Ursprungssehne des Muskels *unterkreuzt* das *Lig. collaterale fibulare*. Siehe Prometheus, Lernatlas der Anatomie, Allgemeine Anatomie und Bewegungssystem, Georg Thieme Verlag 2005, S. 392.

H00 ∎ ∎
→ Frage 4.7: Lösung E

Die beiden Menisci des Kniegelenks bestehen aus kollagenen Fasern. Der Meniscus lateralis hat eine fast kreisförmige Struktur. Er ist nur punktuell mit der Gelenkkapsel verwachsen, befestigt ist er ansonsten nur am Lig. transversum sowie am Lig. meniscofemorale posterius, das mit dem hinteren Kreuzband in Verbindung steht, er ist somit relativ gut verschieblich.
Der Meniscus medialis hat ein C-förmiges Aussehen, er ist nicht nur am Lig. transversum genu, sondern auch am Lig. collaterale mediale fixiert. Er ist kaum verschieblich und somit stärker verletzungsgefährdet.

H97 ∎
→ Frage 4.8: Lösung B

Das Lig. cruciatum posterius verläuft von der Area intercondylaris posterior – hinten lateral unten – zum Condylus medialis des Femur – vorne medial oben. Aufgrund der Verlaufsrichtung hemmt die-

ses Band bei feststehender Tibia das Abgleiten der Femurkondylen nach vorne bzw. bei feststehendem Femur ein Abgleiten der Tibia nach hinten. Eine isolierte Schädigung dieses Bandes ermöglicht also eine erhöhte Verschieblichkeit der Tibia nach hinten bei feststehendem Femur.
Die Kreuzbänder stabilisieren das Kniegelenk v. a. bei Beugung. Sie sind aber auch bei anderen Bewegungen des Kniegelenks immer – auch teilweise – in Spannung.
Eine Ruptur eines Kreuzbandes beeinflusst nicht die seitliche Stabilität des Kniegelenks und auch nicht die Stabilität bei Streckstellung. Beide Funktionen werden durch die Seitenbänder erfüllt.

Klinischer Bezug
Dies bezeichnet man in der Chirurgie und Orthopädie auch als „hinteres Schubladenphänomen", denn diese zusätzliche Beweglichkeit der Tibia gegenüber dem Femur nach hinten wird diagnostisch ausgewertet. Man überprüft dieses Zeichen bei gebeugtem Kniegelenk und aufgestelltem Fuß, indem man die Tibia umfasst und den Bewegungsspielraum nach vorne und hinten ermittelt. Analog zur „hinteren Schublade" gibt es auch ein „vorderes Schubladenphänomen", das positiv wird, wenn die Tibia vermehrt nach vorne bewegt werden kann. Dies kann dann ein Hinweis auf eine Ruptur des vorderen Kreuzbandes sein.

F05 ∎
→ Frage 4.9: Lösung C

Die dargestellte pathologische Beweglichkeit des Unterschenkels ist als *vorderes Schubladenphänomen* bekannt und spricht für eine Läsion des vorderen Kreuzbandes.
Das Lig. cruciatum anterius verläuft von der Area intercondylaris anterior nach oben lateral zur medialen Fläche des Condylus lateralis des Femur. Dieser Verlauf gewährleistet zusammen mit dem hinteren Kreuzband die innere Stabilität des Kniegelenks. Insbesondere hemmt das vordere Kreuzband ein Abgleiten der Tibia nach vorne (bei feststehendem Femur). Demnach ist die beschriebene Bewegungsmöglichkeit pathologisch und wird zur Diagnostik genutzt (wichtige Funktionsprüfung in der Orthopädie zur Funktionalität des Kniegelenks).
Siehe Prometheus, Lernatlas der Anatomie, Allgemeine Anatomie und Bewegungssystem, Georg Thieme Verlag 2005, S. 398.

F00
→ Frage 4.10: Lösung A

Zu (A): Das Lig. collaterale fibulare zieht vom Epicondylus lateralis des Femurs zum Caput der Fibula. Es verstärkt die Gelenkkapsel, ist jedoch nicht mit dieser verwachsen (das Lig. collaterale tibiale ist mit der Membrana fibrosa der Gelenkkapsel und mit dem Meniscus medialis verwachsen).

F03
→ **Frage 4.11:** Lösung E

Im oberen Sprunggelenk (Art. talocruralis) bilden Tibia und Fibula die Malleolengabel, die mit der Trochlea tali artikuliert. Das obere Sprunggelenk ist ein Scharniergelenk.
Die Verschmälerung der Trochlea tali nach hinten bedingt, dass bei angehobener Fußspitze (Dorsalextension) der Bewegungsumfang des oberen Sprunggelenkes nach lateral und medial geringer ist als bei gesenkter Fußspitze (Plantarflexion). Steht der Fuß in Plantarflexion, kann der Fuß im oberen Sprunggelenk nach lateral und medial gut hin- und herbewegt werden.

H05
→ **Frage 4.12:** Lösung A

Im **Chiasma plantare** kreuzen die Sehne des M. flexor hallucis longus und die Sehne des M. flexor digitorum longus. Siehe Prometheus, Lernatlas der Anatomie, Allgemeine Anatomie und Bewegungssystem, Georg Thieme Verlag 2005, S. 453.
Im *Chiasma crurale* kreuzt die Sehne des M. flexor digitorum longus die Sehne des M. tibialis posterior. Dies ist nicht zu verwechseln mit der Verspannung des Fuß*quer*gewölbes (siehe Prometheus, Lernatlas der Anatomie, Allgemeine Anatomie und Bewegungssystem, Georg Thieme Verlag 2005, S. 413) durch die beiden Muskeln M. tibialis posterior und M. peronaeus longus. Der M. tibialis posterior hat auch eine verspannende Wirkung auf das Fuß*längs*gewölbe.

4.4   Muskeln

F01 ■
→ **Frage 4.13:** Lösung E

Der **M. tensor fasciae latae** zieht von der Spina iliaca anterior superior über den Tractus iliotibialis an den Condylus lateralis der Tibia. Er kann im Hüftgelenk abduzieren, innenrotieren und flektieren. Im Kniegelenk ist er ein schwacher Außenrotator.

H05 ■
→ **Frage 4.14:** Lösung E

Die *führende* Rolle spielt dieser Muskel bei der Flexion des Beines im Hüftgelenk.
Der **M. psoas major** entspringt vom 12. BWK sowie vom 1.–4. LWK und setzt am Trochanter **minor** an. Er zieht gemeinsam mit dem M. iliopsoas (Ursprung Fossa iliaca) unter dem Leistenband in die Lacuna musculorum. Beide haben einen gemein-

samen Sehnenansatz am Trochanter minor. Der M. psoas major ist der stärkste **Beuger** im Hüftgelenk. Er wirkt als **Außenrotator**. Er kann den Rumpf bei beidseitiger Kontraktion aus der Rückenlage aufrichten. Innerviert wird er wie alle Oberschenkel-Beuger durch den **N. femoralis** und durch Äste aus dem Plexus lumbalis. Siehe Prometheus, Lernatlas der Anatomie, Allgemeine Anatomie und Bewegungssystem, Georg Thieme Verlag 2005, S. 422 f.

H01
→ **Frage 4.15:** Lösung E

Zu (A): Der **M. rectus femoris** wird nur vom **N. femoralis** innerviert, er **beugt** im Hüft- und streckt im Kniegelenk.
Zu (B): Der **M. adductor longus** wird nur vom **N. obturatorius** innerviert, er kann im Hüftgelenk **beugen**, **adduzieren** und **außenrotieren**.
Zu (C): Der **M. sartorius** wird nur vom **N. femoralis** innerviert. Er dient am Hüftgelenk als **Beuger, Abduktor** und **Außenrotator**. Im Kniegelenk kann er bei gebeugtem Knie innenrotieren.
Zu (D): Der **M. gracilis** wird nur vom **N. obturatorius** innerviert. Er kann im Hüftgelenk **adduzieren** und **beugen**, im Kniegelenk kann er beugen und innenrotieren.
Zu (E): Das **Trigonum femorale** wird begrenzt durch das Lig. inguinale, den **M. adductor longus**, den **M. sartorius**, den M. iliopsoas und den **M. pectineus**.

H02 ■
→ **Frage 4.16:** Lösung C

Eine ähnliche Frage wurde im Frühjahrsphysikum 2001 gestellt. Siehe Kommentar zu Frage 4.14.

F02 ■
→ **Frage 4.17:** Lösung C

Die Begrenzung des Trigonum femorale erfolgt durch das Leistenband kranial, durch die Ränder des **M. sartorius** lateral und des M. gracilis medial. Siehe auch Prometheus, Lernatlas der Anatomie, Allgemeine Anatomie und Bewegungssystem, Georg Thieme Verlag 2005, S. 488.
Der M. sartorius entspringt von der Spina iliaca anterior superior und verläuft schräg über den Oberschenkel zum Pes anserinus superficialis. Er setzt dann mit anderen Muskeln medial der Tuberositas tibiae an. Als zweigelenkiger Muskel beugt er im Hüftgelenk und Kniegelenk, er wirkt bei gebeugtem Knie als Innenrotator des Unterschenkels. Er kann auch als Außenrotator im Hüftgelenk wirken. Die Innervation erfolgt, wie korrekt beschrieben, durch den N. femoralis.

H02
→ **Frage 4.18:** Lösung A

Gemeint ist der **M. biceps femoris**, der nahezu als einziger Muskel im Kniegelenk außenrotiert. Die

Mm. semimembranosus, gracilis und sartorius sind Innenrotatoren im Kniegelenk, der M. gastrocnemius beugt nur im Kniegelenk. Das **Caput longum** des M. biceps femoris ist zweigelenkig und hat damit auch Wirkung auf das Hüftgelenk (Außenrotation, Streckung, Adduktion). Lediglich der M. tensor fasciae latae ist in geringem Umfang an der Außenrotation im Kniegelenk beteiligt. Die Außenrotation kann nur bei gebeugtem Knie erfolgen.

F02

→ **Frage 4.19:** Lösung E

Der **M. biceps femoris** ist nahezu der *einzige und wichtigste Außenrotator* im Kniegelenk!
Das Caput longum entspringt am Tuber ischiadicum (gemeinsamer Ursprung mit dem M. semitendinosus), Ansatz mit dem Caput breve am Caput fibulae, Innervation des Caput longum durch den N. tibialis bzw. Tibialis-Anteil des N. ischiadicus. Das Caput breve wird vom N. fibularis communis bzw. Peronaeus-Anteil des N. ischiadicus innerviert. Das Caput longum ist zweigelenkig, das Caput breve nur eingelenkig.

F03

→ **Frage 4.20:** Lösung D

Mit der ersten Bedingung – **Begrenzung der Fossa poplitea** – kann man schon einige Möglichkeiten ausschließen. Oben/proximal wird die Fossa poplitea durch den M. biceps femoris, M. semimembranosus, M. semitendinosus und unten/distal durch den M. gastrocnemius mit seinen 2 Köpfen begrenzt. Der M. sartorius und der M. gracilis sind nicht an der Begrenzung der Kniekehle beteiligt.
Die **Innervation durch den Tibialisanteil** des N. ischiadicus trifft für den M. biceps femoris nur teilweise zu, lediglich das Caput longum wird vom N. tibialis innerviert, das Caput breve jedoch vom N. fibularis communis.
Strecker im Hüftgelenk sind unter den hier genannten Muskeln das Caput longum m. bicipitis femoris und der M. semimembranosus. Der M. gracilis adduziert im Hüftgelenk, der M. sartorius kann bei Beugung, Außenrotation und Abduktion mitwirken.
Die **Innenrotation im Kniegelenk** bewirken von den genannten Muskeln der M. semimembranosus, M. gracilis, M. sartorius und das Caput laterale des M. gastrocnemius.
Alle genannten Bedingungen erfüllt nur der M. semimembranosus (D).
Siehe auch Prometheus, Lernatlas der Anatomie, Allgemeine Anatomie und Bewegungssystem, Georg Thieme Verlag 2005, S. 501.

H04 H01 ∎

→ **Frage 4.21:** Lösung D

Die Mm. obturatorii externus et internus setzen beide in der Fossa trochanterica an, also zwischen Trochanter major et minor. Der M. piriformis setzt am Trochanter major an, der M. quadratus femoris an der Crista intertrochanterica. Der **M. iliopsoas** jedoch setzt am Trochanter minor an (Außenrotationswirkung am Hüftgelenk bei nach vorne parallel stehenden Füßen).

F01 ∎

→ **Frage 4.22:** Lösung B

Der **M. adductor magnus** gehört zur **tiefen Adduktorenschicht**, er entspringt vom Tuber ischiadicum am Ramus ossis ischii, er setzt am Labrum mediale der Linea aspera des Femurs an, der zweite Teil setzt sehnig am Epicondylus medialis an. Zwischen den beiden Ansatzsehnen des M. adductor magnus liegt der Hiatus tendineus, der das Ende des **Adduktorenkanals** bildet. Innerviert wird er vom N. obturatorius und dem N. tibialis, gelegentlich auch direkt vom N. ischiadicus. Er ist der stärkste **Adduktor** im Hüftgelenk, gleichzeitig macht er auch eine **Extension** im Hüftgelenk, der proximale Muskelanteil kann als **Außenrotator** des Oberschenkels wirken, der sehnige Anteil bei auswärts gedrehtem Oberschenkel als **Innenrotator**.

F01 ∎

→ **Frage 4.23:** Lösung B

Vom **N. fibularis** werden folgende Muskeln innerviert:
  - Caput breve des M. biceps femoris: Beugung/ Außenrotation des Knies,
  - Mm. peroneus longus et brevis: Pronation, Abduktion, Plantarflexion des Fußes,
  - Mm. extensor digitorum longus et brevis: Dorsalextension des oberen Sprunggelenks und Zehenstreckung DII-V,
  - Mm. extensor hallucis longus et brevis: Dorsalextension des oberen Sprunggelenks und der Großzehe,
  - M. tibialis anterior: Dorsalextension des Fußes, Supination des medialen Fußrands.

F00 ∎

→ **Frage 4.24:** Lösung B

Der **M. peroneus longus** entspringt vom Caput fibulae und setzt am Os metatarsale I bzw. am Os cuneiforme mediale an und wird innerviert vom N. fibularis **superficialis**, mit dem er auch zusammen verläuft, siehe Lerntext IV.8. Er hat folgende Aufgaben: **Pronation**, **Abduktion** und **Plantarflektion** des Fußes, er zieht außerdem am Standbein den Unterschenkel nach dorsal, um zu verhindern, dass der Körper nach vorne kippt. Außerdem verspannt er gemeinsam mit dem M. tibialis posterior das Quergewölbe des Fußes.
Der **M. peroneus longus** zieht hinter dem Malleolus lateralis vorbei und unter der plantaren Fußseite durch, um medial vom Os cuneiforme mediale und dem Metatarsale I zu inserieren. Der **M. tibialis pos-**

terior schickt seine Sehne hinter dem medialen Malleolus vorbei und setzt am Os naviculare und an den Ossa cuneiformia intermedium und laterale an. Beide Muskeln bilden zusammen eine wichtige *steigbügelartige Verklammerung* des Quergewölbes (Abb. 4.3).

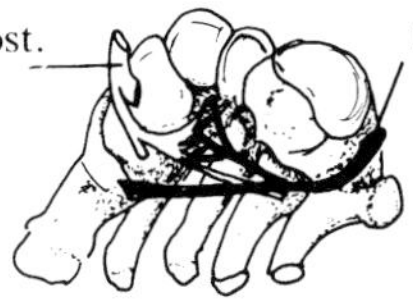

Abb. 4.3 Fußquergewölbe

H02 H99 ■
→ Frage 4.25: Lösung A

Zu (A): Siehe Kommentar zu Frage 4.24.
Der einzige Fußmuskel, der noch eine Pronation des Fußes bewirken kann, ist der M. peroneus brevis, da er aber kürzer ist, kann er nicht so kräftig pronieren.
Zu (B): Der **M. triceps surae** besteht aus dem M. gastrocnemius und dem M. soleus, er dient der Plantarflexion und ist ein **kräftiger Supinator** des unteren Sprunggelenks.
Zu (C): Der **M. tibialis posterior** ist ebenfalls ein sehr **kräftiger Supinator** im unteren Sprunggelenk, gleichzeitig ist er der schwächste Plantarflexor im oberen Sprunggelenk.
Zu (D): Der **M. tibialis anterior** ist ein schwacher Supinator, er dient hauptsächlich der Dorsalextension.
Zu (E): Der **M. extensor hallucis longus** dient der Dorsalextension im oberen Sprunggelenk und streckt die Großzehe.

Merke: Die Mm. peronei dienen der Pronation.

H04
→ Frage 4.26: Lösung A

Der stärkste **Supinator** des Fußes (also für das untere Sprunggelenk) ist der **M. triceps surae**, dann folgt der M. tibialis posterior, danach der M. flexor hallucis longus und der M. flexor digitorum longus.

4.5 Nerven

H05 ■
→ Frage 4.27: Lösung B

Der Sachverhalt wurde bereits mehrfach in einer alten Frage geprüft, zusammen mit einer Schemazeichnung: Es handelt sich um das positive Trendelenburg-Zeichen. Die Mm. glutei medius und minimus gehören zur Abduktorengruppe des Hüft-

gelenks. Beim Gehen verhindern sie das Absinken des Beckens zur Spielbeinseite hin. Dies ist genau die Bewegung, d. h. pathologische Stellung, die beschrieben ist. Das Becken sinkt zur Spielbeinseite ab. Geschädigt ist dabei der **N. gluteus superior**. Siehe auch Prometheus, Lernatlas der Anatomie, Allgemeine Anatomie und Bewegungssystem, Georg Thieme Verlag 2005, S. 476.

F05 ■
→ Frage 4.28: Lösung B

Die Mm. glutei medius und minimus werden vom **N. gluteus superior** versorgt, wie auch der M. tensor fasciae latae. Dieser Nerv zieht zusammen mit der A. und V. glutea superior durch das **Foramen suprapiriforme** (das Foramen ischiadicum majus wird durch den M. piriformis in ein Foramen supra- und infrapiriforme geteilt).
Läsionen des N. gluteus superior können nach fehlplatzierten intramuskulären Injektionen auftreten. Die betroffenen Muskeln verhindern beim Gehen das Abkippen des Beckens auf die Seite des Spielbeins, sodass bei Insuffizienz dieser Muskeln das „Trendelenburg"-Zeichen auftritt (Watschelgang, Abkippen des Beckens zur Spielbeinseite), welches auch schon im Physikum gefragt wurde. Siehe Prometheus, Lernatlas der Anatomie, Allgemeine Anatomie und Bewegungssystem, Georg Thieme Verlag 2005, S. 447, 476, 494.
Bitte wiederholen Sie diese Durchtrittsöffnungen wichtiger Strukturen im Anatomieatlas, bei der Technik der intramuskulären Injektion sind diese Strukturen unbedingt zu schonen.
Zu (C): Durch das Foramen infrapiriforme ziehen A. und V. glutea inferior, N. gluteus inferior (innerviert den M. gluteus maximus), N. ischiadicus mit Begleitarterie, A. und V. pudenda interna, N. pudendus, N. cutaneus femoris posterior und Rr. musculares aus dem Plexus sacralis.
Zu (E): Kaudal des Lig. sacrotuberale verläuft der N. pudendus mit den Vasa pudenda im Alcock-Kanal, einer Duplikatur der Faszie des M. obturatorius internus.

IV.2 Plexus lumbalis

Der **Plexus lumbalis** entsteht aus den Rr. ventrales der Spinalnerven Th12–L4 und hat über den Truncus lumbosacralis (aus L4, L5) Verbindung zum Plexus sacralis. Aus dem Plexus lumbalis entspringen:
- Rr. musculares für den M. quadratus lumborum und M. psoas major et minor
- N. iliohypogastricus (motorisch und sensibel)
- N. ilioinguinalis
- N. genitofemoralis (R. genitalis zieht durch den Leistenkanal zu Skrotum und Labia majora; R. femoralis durch die Lacuna vasorum zum Trigonum femorale)

- N. cutaneus femoris lateralis (durch die Lacuna musculorum, innerviert die Haut am seitlichen Oberschenkel)
- N. femoralis
- N. obturatorius (innerviert die Adduktoren, Innenfläche des Oberschenkels)

Merke: „*In Indien gibt's kein frisches Obst*".

H97
→ **Frage 4.29:** Lösung D

Zu **(D)**: Der **N. femoralis** teilt sich bereits in Höhe des Durchtritts durch die Lacuna musculorum oder kurz unterhalb des Leistenbandes (wobei der Nerv lateral der Femoralarterie verläuft) fächerförmig auf und gibt Haut- und Muskeläste ab. Der längste Ast des N. femoralis ist der rein sensible N. saphenus, der lateral der A. femoralis den Adduktorenkanal erreicht. Eine Unterkreuzung der A. femoralis gibt es nicht. Lediglich einige Femoralisäste überkreuzen die A. circumflexa femoris lateralis. Vergessen Sie auch hier bitte nicht den Blick in den Atlas, um sich die Topographie der Regio femoralis anterior einzuprägen.

F05
→ **Frage 4.30:** Lösung A

Der **N. ilioinguinalis** geht aus dem Plexus lumbalis hervor. Siehe Lerntext IV.2. Die anderen Nerven des Plexus lumbalis sind: N. iliohypogastricus, N. genitofemoralis, N. cutaneus femoris lateralis, N. femoralis, N. obturatorius – Merkvers: „In Indien gibt's kein frisches Obst".

F00 ■
→ **Frage 4.31:** Lösung E

Der **N. ischiadicus** ist der längste und der dickste periphere Nerv. Er stammt aus den Segmenten L4 – S3 und zieht als ein Ast des Plexus sacralis durch das Foramen infrapiriforme (Teil des Foramen ischiadicum majus). Er verläuft am Gesäß dorsal des M. obturator int., der Mm. gemelli und des M. quadratus femoris, wobei er bei gestrecktem Hüftgelenk vom **M. gluteus maximus** bedeckt wird (bei starker Flexion liegt der N. ischiadicus distal des Muskels). In seinem weiteren Verlauf zieht er zwischen dem Trochanter major und dem Tuber ischiadicum zur Rückseite des Oberschenkels und verläuft dort ventral des M. biceps femoris (v.a. Caput longum) in Richtung der Kniekehle. In individuell unterschiedlicher Höhe (jedoch immer proximal der Kniekehle) teilt sich der N. ischiadicus in den N. tibialis und den N. fibularis communis.
Zu **(E)**: Die Haut an der Rückseite des Oberschenkels wird sensibel vom **N. cutaneus femoris posterior** versorgt.

H01 ■ ■
→ **Frage 4.32:** Lösung A

Der N. obturatorius entstammt zusammen mit dem N. femoralis dem Plexus lumbalis, und zwar den Segmenten L2–L4. Er innerviert die Adduktoren. Die Haut des äußeren Genitale wird von Ästen des N. pudendus, des N. genitofemoralis und des N. ilioinguinalis versorgt.

Merke: Aus dem *Plexus sacralis* entspringen:

N. gluteus sup.	*Gut*
N. gluteus inf.	*geht's*
N. cutaneus femoris post.	*kaum*
N. ischiadicus	*mit Ischias*
N. pudendus	*in Polen*

Aus dem *Plexus lumbalis* entspringen:

N. iliohypogastricus	*In*
N. ilioinguinalis	*Indien*
N. genitofemoralis	*gibt's*
N. cutaneus femoris lat.	*kein*
N. femoralis	*frisches*
N. obturatorius	*Obst*

F00 ■
→ **Frage 4.33:** Lösung A

Die markierten Hautareale werden am ehesten sensibel innerviert durch:
Zu **(A)**: **N. obturatorius**
Zu **(B)**: **R. genitalis** des N. genitofemoralis (Skrotum und gegenüber des Skrotums liegende Haut des Oberschenkels) und **N. ilioinguinalis** (Peniswurzel oder oberer Teil des Skrotums).
Zu **(C)**: **R. femoralis** des N. genitofemoralis
Zu **(D)**: **Rr. cutanei ant.** des **N. femoralis**
Die (noch) nicht beschrifteten Flächen des Unterschenkels werden folgendermaßen innerviert: Ferse: Äste des N. tibialis; medialer Teil des Unterschenkels: N. saphenus; Zehen: N. fibularis superficialis (Zwischenraum zwischen 1. und 2. Zehe: N. fibularis profundus); laterale Seite des Unterschenkels: N. cutaneus surae lateralis.
Siehe auch Lerntext IV.3.

H00 ■
→ **Frage 4.34:** Lösung C

Zu **(C)**: Dieser Bereich wird vom **N. fibularis profundus** sensibel innerviert.
Zu **(A)**: Sensible Innervation durch den **N. saphenus**.
Zu **(B)**: Dieser Bereich wird vom **N. peroneus superficialis** sensibel innerviert.
Zu **(D)**: Innervation aus dem **N. cutaneus surae lateralis** aus dem N. peroneus (fibularis) communis. Siehe Abb. 4.5.
Der nicht näher bezeichnete Bereich am Malleolus lat. wird vom N. suralis innerviert.

IV.3 Sensible Versorgung der unteren Extremität

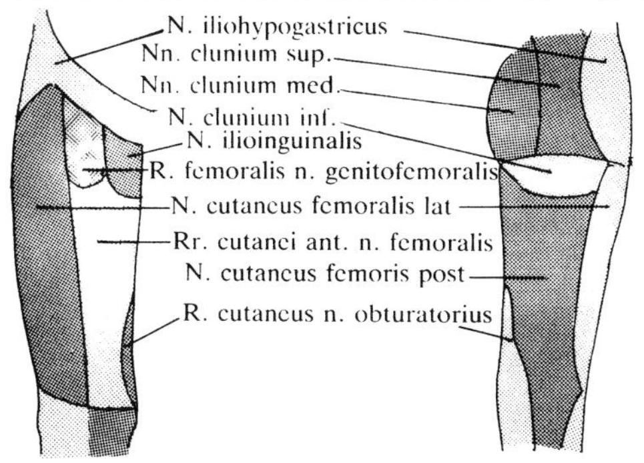

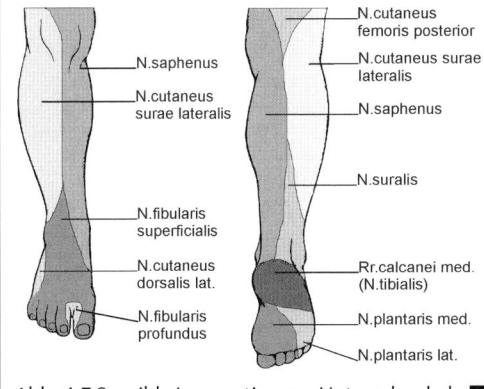

N. iliohypogastricus
Nn. clunium sup.
Nn. clunium med.
N. clunium inf.
N. ilioinguinalis
R. femoralis n. genitofemoralis
N. cutaneus femoralis lat
Rr. cutanei ant. n. femoralis
N. cutaneus femoris post
R. cutaneus n. obturatorius

Abb. 4.4 Sensible Innervation von Gesäß und Oberschenkel

N.cutaneus femoris posterior
N.cutaneus surae lateralis
N.saphenus
N.suralis
N.saphenus
N.cutaneus surae lateralis
N.fibularis superficialis
N.cutaneus dorsalis lat.
N.fibularis profundus
Rr.calcanei med. (N.tibialis)
N.plantaris med.
N.plantaris lat.

Abb. 4.5 Sensible Innervation am Unterschenkel

Merke: *Segmentale Versorgung des Beines (wichtig für die Diagnostik z. B. von Wurzelläsionen, Bandscheibenvorfällen in der Neurologie):*

S5 Gesäßfalte
S4 Gesäßbacke
S3 Innenseite Oberschenkel
S2 Rückseite Oberschenkel, Kniekehle, Rückseite Unterschenkel
S1 Rückseite Unterschenkel, Ferse, Fußsohle lateral
L5 große Zehen
L4 lat. Oberschenkel, Knie, Unterschenkel medial
L3 Vorderseite Oberschenkel
L2/L1 Leistenregion

F03 ■
→ **Frage 4.35:** Lösung B

Beim **M. biceps femoris** wird das **Caput breve** vom Fibularisanteil des N. ischiadicus innerviert, beugt aber trotzdem das Kniegelenk.

Zu (A), (C), (D) und (E): Der M. semimembranosus und der M. semitendinosus werden beide vom Tibialisanteil des N. ischiadicus innerviert, so wie auch das Caput longum des M. biceps femoris. Diese Muskeln bzw. Muskelanteile kommen hier als Lösung also nicht in Frage.
Der M. gastrocnemius kann zwar auch das Kniegelenk beugen, wird aber auch vom Tibialisanteil des N. ischiadicus innerviert.

H01
→ **Frage 4.36:** Lösung A

Zu (A): Bei einem Ausfall des **N. tibialis** sind alle **Fuß-** und **Zehenbeuger** sowie die **Supination** des Fußes gestört. Es resultiert ein **Krallen-** oder **Hackenfuß**.
Zu (B) und (D): Der **Fersenstand** ist bei einem Ausfall des **N. fibularis profundus** nicht mehr möglich. Wie bei einem Ausfall des N. fibularis communis kommt es hier zu einem **Stepper-** oder **Hahnentrittgang**.
Zu (C): Bei einer Schädigung des **N. fibularis superficialis** ist eine **Pronation** des Fußes nicht mehr möglich, es resultiert eine Art „Klumpfuß".
Zu (E): Die Außenrotation des Unterschenkels kann durch Außenrotation des Kniegelenkes erfolgen, hierbei wirken jedoch unterschiedlich innervierte Muskeln mit.

H98
→ **Frage 4.37:** Lösung C

Wird der N. fibularis communis am Fibulaköpfchen geschädigt, fallen sowohl die Muskeln der Extensorenloge aus, die vom N. fibularis profundus versorgt werden, als auch die Mm. peronei, die vom N. fibularis superficialis innerviert werden. Damit sind Extensoren, die für die Dorsalflexion (Dorsalextension) zuständig sind, und Pronatoren (wichtigster Pronator: M. peroneus longus, dann M. peroneus brevis) geschädigt.
Es resultiert ein sogenannter **Stepper-** oder **Hahnentrittgang**, d. h. der Patient hebt den Fuß besonders hoch, da durch den Ausfall der Pronatoren und der Extensoren die Fußspitze sonst über den Boden schleifen würde.
Zu (A): Ein **Krallen-** oder **Hackenfuß** entsteht bei Lähmung des **N. tibialis**, da dann alle Flexoren und die Supinatoren ausfallen (= eine **Pronationsstellung** mit Plantarflexion der Mittel- und Endglieder der Zehen wird eingenommen (B)). Da ebenfalls die Innervation der Mm. interossei dorsales und plantares ausfällt, können die **Zehen nicht mehr gespreizt** werden (E).
Zu (D): Bei einer Lähmung des **N. ischiadicus** fällt die Innervation für die ischiocruralen Muskeln und die Unterschenkelmuskeln aus (abgesehen von den Adduktoren und den Extensoren im Kniegelenk). Der Patient kann also weder im Kniegelenk beugen oder rotieren, noch den Unterschenkel und den Fuß bewegen.

Merke: **Supination:** *Heben des medialen Fußrandes.* **Pronation:** *Heben des lateralen Fußrandes.*

F04

→ **Frage 4.38:** Lösung C

Es liegen hier keine Wurzel- oder Dermatombezogenen Ausfälle vor, sondern Ausfälle, die auf eine Schädigung eines peripheren Nervs hinweisen. Außerdem werden Teile der Fußsohle über das Dermatom L5 versorgt und wären bei Lösungsmöglichkeit (A) oder (B) nicht betroffen. Bei einer Schädigung durch eine Unterschenkelfraktur kommt natürlich am ehesten auch eine lokale Schädigung dort verlaufender Nerven infrage. Der N. tibialis versorgt am Unterschenkel die Flexorengruppe (z. B. M. triceps surae) und die Zehenbeuger. Bei einer Schädigung fällt der Zehenstand aus, ebenso die Sensibilität der Fußsohle (N. plantaris medialis, N. plantaris lateralis). Am Fuß überwiegt die Dorsalextension.

IV.4 Funktionsdefizite bei Nervenschädigungen an der unteren Extremität

Bei einem vollständigen Ausfall des **N. fibularis communis** ist die Dorsalextension nicht mehr möglich. Die Fußspitze kann nicht mehr gehoben, die Zehen nicht mehr gestreckt werden (Steppergang). Der Fuß steht in Supinationsstellung, und es entwickelt sich ein Spitzfuß in Varusstellung *(Pes equinovarus)*. Die Haut des Fußrückens (ohne lat. Fußrand) und die laterale Haut des Unterschenkels verlieren ihre Sensibilität.
Bei Ausfall des **N. fibularis superficialis** sind die Mm. peronei longus et brevis gelähmt, und es treten Sensibilitätsstörungen auf.
Bei Lähmung des N. fibularis superficialis ist ein Heben des lateralen Fußrandes (Pronation) sehr eingeschränkt, außerdem ist die Plantarflexion des vorderen Fußabschnittes negativ beeinträchtigt.
Ist der **N. tibialis** gelähmt, fallen die Wadenmuskeln und die Zehenbeuger aus. Der Zehenstand ist nicht mehr möglich, und es entsteht ein Krallen- und Hackenfuß. Die Sensibilität fehlt auf der medialen Seite des Unterschenkels und an der Fußsohle.

Klinischer Bezug

Verletzungen des **N. fibularis communis** können besonders leicht am Collum fibulae erfolgen. Hier liegt der Nerv dicht unter der Haut und verläuft eng benachbart dorsal des Fibulaköpfchens *(Prüfung der entspr. Bewegungen und der Sensibilität bei Fibulakopffraktur!).*
Eine Schädigung kann sowohl durch Druck und Stoß gegen das proximale Fibulaende als auch durch Frakturen des Fibulakopfes erfolgen.

Überschießende Kallusbildung bei Frakturheilung kann die Funktion des N. fibularis communis ebenfalls beeinträchtigen. ■

H03 F95 ■

→ **Frage 4.39:** Lösung C

Der **N. fibularis (peroneus) profundus** führt sensible und motorische Fasern und innerviert die Extensoren des Unterschenkels und die Muskeln des Fußrückens (M. extensor hallucis brevis und M. extensor digitorum brevis).
Vorsicht: Der **N. fibularis (peroneus) superficialis** innerviert die Peroneusmuskulatur in der Peroneusloge – siehe (D)!
Sensibel innervieren die Fasern des N. fibularis profundus den Zwischenraum zwischen 1. und 2. Zehe. Das ist ein nicht ganz unwichtiges Detail, denn man kann u. a. so unterscheiden, ob der N. fibularis profundus oder der N. fibularis superficialis (übrige Zehenzwischenräume) bei einer Schädigung betroffen ist.
Zu (A) und (B): Die Haut des Fußrückens wird von den Nn. cutanei dorsales medialis und intermedius aus dem N. fibularis superficialis innerviert. Seine Äste ziehen auch entlang des medialen Fußrandes nach distal. Weiter hinten am Knöchel verlaufen noch Äste des N. saphenus (aus dem N. femoralis). Am lateralen Fußrand verlaufen übrigens Äste des N. suralis (aus dem N. tibialis). Hier bietet sich ein kurzer Blick in den Anatomieatlas an: Prometheus, Lernatlas der Anatomie, Allgemeine Anatomie und Bewegungssystem, Georg Thieme Verlag 2005, S. 479.
Zu (E): Das Caput laterale des M. gastrocnemius wird (wie auch das Caput mediale) vom N. tibialis motorisch innerviert – also nicht verwirren lassen!
(Lediglich beim M. biceps femoris ist die Innervation der beiden Köpfe geteilt: Caput longum vom N. tibialis bzw. vom Tibialis-Anteil des N. ischiadicus, Caput breve vom N. fibularis communis bzw. vom Fibularis-Anteil des N. ischiadicus.)

F99 ■

→ **Frage 4.40:** Lösung A

Der N. fibularis profundus innerviert sensibel die Haut des Zehenzwischenraums zwischen 1. und 2. Zehe, damit auch den lateralen Rand der großen Zehe. Siehe dazu Lerntext IV.3 mit Abb. 4.5. Ansonsten versorgt der Nerv nur motorisch die Extensoren des Unterschenkels und die Muskeln des Fußrückens.

F01 H97

→ **Frage 4.41:** Lösung B

Der M. cremaster besteht aus Fasern quergestreifter Muskulatur, die sich vom kaudalen Rand des M. obliquus internus abdominis und vom M. transversus abdominis abspalten. Die Fasern bilden eine Muskelschicht um den Samenstrang, und einzelne Fasern umgreifen den Hoden. Der Muskel wird vom R. genitalis n. genitofemoralis innerviert. Der **Kremasterreflex** ist ein **Fremdreflex**: Beim Bestreichen der Haut an der Innenseite des Oberschenkels kontrahiert sich der Muskel. Die Afferenz verläuft zum Segment L1–L2, die Efferenz über den versorgenden Nerv (s. o.).

F01 H97
→ **Frage 4.42:** Lösung D

Beim **Achillessehnenreflex** handelt es sich um einen **Eigenreflex**: Die Afferenz beim Schlag mit dem Reflexhammer auf die Achillessehne verläuft zur Segmenthöhe S1–S2, die Efferenz über den N. tibialis zum M. triceps surae, der sich kontrahiert.

H99
→ **Frage 4.43:** Lösung D

Zu **(D)**: Die Patientin hat sowohl im Dermatom von L4 Sensibilitätsstörungen als auch motorische Ausfälle am typischen Kennmuskel von L4, dem M. quadriceps femoris. Dies lässt den Schluss zu, dass sowohl **motorische** als auch **sensible Bahnen** geschädigt worden sind. Als einzige Lösung kommt somit (D) in Frage. Wenn lumbale Wurzeln bilateral geschädigt werden, stellt sich zusätzlich häufig eine Blasen- und Mastdarm-Störung ein.
Zu **(A)**: Bei Ausfall des **N. fibularis superficialis** würden nur Mm. peronei ausfallen. Zusätzlich wäre die Sensibilität am Fußrücken und dorsal an der 2.–5. Zehe gestört.
Zu **(B)**: Läsionen, die isoliert die **Hinterstränge** des Rückenmarks betreffen, führen nur zu einer Störung der sensiblen Empfindungen, es entwickelt sich eine sensible Ataxie.
Zu **(C)**: Der **N. femoralis** innerviert motorisch nur den M. iliacus, den M. psoas major, den M. sartorius und den M. quadriceps femoris, sensibel versorgt er die Haut an der Ventralseite der Oberschenkel bis zum Knie.
Zu **(E)**: Der **Vorderseitenstrang** enthält den Tractus spinothalamicus lateralis (Schmerz- und Temperaturempfindung) und anterior (protopathischer Druck und Berührung), den Tractus spinocerebellaris anterior bzw. posterior (Tiefensensibilität) und die Pyramidenbahn. Bei einem Ausfall des Vorderseitenstranges wären die Beeinträchtigungen der Patientin komplexer und ließen sich nicht einem einzigen Dermatom zuordnen.

4.6   Arterien

F97 ■■
→ **Frage 4.44:** Lösung D

Diese Frage wurde bereits in ähnlicher Formulierung als Kombinationsfrage (zuletzt F94) gestellt. Auch hier wieder ist lediglich der Tastpunkt am

Caput fibulae nicht richtig, alle anderen Stellen sind korrekt beschrieben. Tasten des Pulses, evtl. Auskultation der Gefäße an den 4 genannten Punkten gehört zur Standarduntersuchung jedes Patienten. Die **A. fibularis** (peronea) verläuft nach dem Abgang aus der A. tibialis posterior medial an der Fibula hinter der Membrana interossea in der tiefen Flexorenloge nach kaudal. Um das Fibulaköpfchen verläuft nur eine ganz dünne Arterie (R. circumflexus fibularis aus der A. tibialis post.), deren Puls nicht getastet werden kann.

Klinischer Bezug
Wichtig ist die Lokalisation der A. femoralis unterhalb des Leistenbandes: Medial davon liegt die V. femoralis, die nach Abgrenzung von der Arterie dann sicher punktiert werden kann.

Klinischer Bezug
Die *chronische/periphere arterielle Verschlusskrankheit* (pAVK) umfasst Stenosen und Verschlüsse der Arterien im Becken und/oder Bein. Risikofaktoren sind neben Alter und Geschlecht (m > w) Nikotinabusus, Diabetes mellitus, arterielle Hypertonie, Hyperlipoproteinämie. Bei Stenosen über 50 % führt der Sauerstoffmangel distal zu Zeichen der Ischämie, die von belastungsabhängigem Schmerz („Schaufensterkrankheit", die Patienten müssen nach einer bestimmten Gehstrecke stehen bleiben) über Ruheschmerzen bis hin zur distalen Nekrose/Gangrän reichen. Zur Diagnostik der pAVK ist die Erhebung eines Pulsstatus und die Auskultation über Aorta, Becken oder Leiste von großer Bedeutung, um bereits klinisch den Verdacht auf pAVK zu äußern. Weiterführende Untersuchungen sind dann die doppler- bzw. duplexsonographische Gefäßuntersuchung oder Angiographie.
Der *akute Extremitätenarterienverschluss* ist ein Notfall! Ein wichtiges extremitätenversorgendes arterielles Gefäß wird durch einen Embolus oder Thrombus verlegt. Je nach Lage und Kollaterisation kommt es zu Ischämiesymptomen bis hin zur unmittelbaren Bedrohung der betroffenen Extremitätenabschnitte. Schnelles Handeln ist wichtig bei den Symptomen *Pulslosigkeit, Schmerzen (akut seltener Ruheschmerz) und Blässe* (Merkhilfe: „3 P's" pain, pulselessness, paleness oder auch „6 P's" mit zusätzlich paresthesia – Missempfindung, paralysis – Lähmung und prostration – Schock). Eine angiologische/gefäßchirurgische Intervention mittels Katheter ist indiziert. Es sollte keine Zeit durch umfangreiche Diagnostik verschwendet werden.

F02 ■
→ **Frage 4.45:** Lösung B

Eine ähnliche Frage zur **A. femoralis** wurde zuletzt 1994 gestellt. Die A. femoralis erreicht durch die

Lacuna vasorum den Oberschenkel. In der Lacuna vasorum verläuft sie zusammen mit der V. femoralis (die Arterie verläuft lateral, die Vene medial), dem R. femoralis des N. femoralis und Lymphgefäßen. Alle übrigen Aussagen sind korrekt. Siehe auch Prometheus, Lernatlas der Anatomie, Allgemeine Anatomie und Bewegungssystem, Georg Thieme Verlag 2005, S. 488 ff. Siehe Abb. 4.7.

F96
→ **Frage 4.46:** Lösung A

Für die effektive Kompression einer Arterie ist entscheidend, dass sie an der Kompressionsstelle gut erreichbar bzw. tastbar ist, also eher oberflächlich liegt und auf kurzem Weg gegen einen festen Widerstand – am besten gegen Knochen – gepresst werden kann. Tief im Muskelgewebe liegende Arterien können nicht ohne weiteres komprimiert werden.

Bei der unter (A) genannten Stelle in der Lacuna vasorum sind diese Bedingungen für die **A. femoralis** gut erfüllt, bei den übrigen Lösungsmöglichkeiten handelt es sich z.T. um schlecht zugängliche Stellen, fehlenden festen Widerstand oder um kleine Gefäße, die man u.U. schlecht tasten kann (A. fibularis). Bei schweren blutenden Verletzungen wäre auch die alleinige Kompression der eher dünnen **A. fibularis**, die ja nur einen geringen Teil des Unterschenkels versorgt, nicht effektiv genug.

Die **A. poplitea** kann man in der Kniekehle auch einigermaßen komprimieren, sie wird dabei aber nicht gegen die Linea aspera (diese verläuft weiter kranial am Femur) gepresst, sondern allenfalls gegen die Facies poplitea des Femur.

Am effektivsten ist bei schweren blutenden Verletzungen des Beines zur Unterbrechung der Blutzufuhr der unteren Extremität immer noch die manuelle Kompression der A. femoralis, aus der die anderen Gefäße letztendlich auch entstehen.

H03 ■
→ **Frage 4.47:** Lösung A

Zwischen der **A. epigastrica inferior** (aus der A. iliaca externa), die auf der Hinterseite des M. rectus abdominis innerhalb der Rectusscheide nach kranial zieht und einen Ramus pubicus abgibt, und der **A. obturatoria** (aus der A. iliaca interna) besteht über deren Ramus pubicus eine Anastomose. Diese kann bei starker Ausbildung, oder wenn die A. obturatoria einen abnormen Ursprung hat, bei der Operation in der Leistengegend starke Blutungen verursachen (Corona mortis). Siehe Prometheus, Lernatlas der Anatomie, Allgemeine Anatomie und Bewegungssystem, Georg Thieme Verlag 2005, S. 184.

4.7   Venen

F02 ■
→ **Frage 4.48:** Lösung E

Stichworte zur V. saphena magna:
- Beginn am medialen Rand („magna – medial") des Fußrückens (A), Entwicklung aus Venengeflecht (Rete venosum dorsale, Arcus venosus dorsalis pedis), Verlauf epifaszial,
- Verlauf *vor* dem medialen Knöchel nach kranial, dann auf der medialen Seite des Unterschenkels,
- Anastomosen zu tiefen Beinvenen (Vv. perforantes) und zur V. saphena parva (C),
- Verlauf mit dem N. saphenus hinter dem Epicondylus medialis femoris zur Vorderseite des Oberschenkels,
- Hiatus saphenus, subfasziale Verlaufsstrecke, „Venenstern",
- Mündung in die V. femoralis in der Fossa ileopectinea.

Zu (E): Durch den Adduktorenkanal verläuft die V. femoralis.

H03 F01 ■
→ **Frage 4.49:** Lösung A

Zu (A): Der **N. suralis** verläuft **lateral** der Achillessehne, er zieht um den Malleolus lateralis zum lateralen Fußrand, wie auch die V. saphena parva.

Zu (B): Der **N. saphenus** verläuft lateral der A. femoralis durch den Adduktorenkanal, durchbohrt mit der A. genu descendens die Membrana vastoadductoria und zieht mit der V. saphena magna an der **medialen** Seite des Unterschenkels zum Malleolus medialis.

Zu (C): Der Stamm des **N. obturatorius** verläuft mit der A. obturatoria. Der Ramus cutaneus des N. obturatorius hat kein Leitgefäß.

Zu (D): Der **N. cutaneus femoris lateralis** hat kein Leitgefäß.

Zu (E): Der **N. peroneus** (= fibularis) **superficialis** verläuft in seinem distalen Teil parallel zur A. dorsalis pedis.

H02 ■
→ **Frage 4.50:** Lösung E

Zu (E): Die **V. saphena parva** mündet in die V. poplitea. Den Beginn der Vene am lateralen Fußrand kann man sich am besten mit der Eselsbrücke „V. saphena magna – medial" merken, die V. saphena parva beginnt dann auf der Gegenseite am lateralen Fußrand. Beide oberflächlich verlaufenden Hautvenen stehen über Rr. communicantes in Verbindung mit den tiefen Beinvenen.

H04 F01 ■

→ **Frage 4.51:** Lösung E

Zu **(A)**: **Alle** Beinvenen haben Venenklappen, um einen Bluttransport gegen die Schwerkraft zu ermöglichen.

Zu **(B)**: Der Blutfluss im Bereich der Venen erfolgt (wie auch bei den Lymphgefäßen) **von oberflächlichen zu tiefen** Gefäßen.

Zu **(C)**: Natürlich sind die Einzugsgebiete der Vv. Saphena magna (medialer Fuß) et parva (lateraler Fuß) unterschiedlich, aber topografisch nicht **streng** unabhängig.

Zu **(D)**: Als Beispiel für den gemeinsamen Verlauf seien hier die in der Kniekehle verlaufenden Gefäße A./V. poplitea (**Merke:** NIVEA – Nerv-Vene-Arterie – von innen nach außen) oder A. und V. femoralis genannt. A. femoralis und A. poplitea werden nur von einer Vene begleitet, die Unterschenkelarterien werden von je 2 Venen begleitet.

Zu **(E)**: Wichtig für die Funktion der Venenklappen ist natürlich der dazu passende Gefäßdurchmesser. Bei Stauung bzw. Erweiterung der Vene kann die Klappe nicht mehr dicht schließen, der Blutstrom kann dann auch in die verkehrte Richtung zugelassen werden.

Klinischer Bezug

Bei entsprechender Prädisposition kann es durch eine abgelaufene Thrombose der tiefen Venen durch längeres Stehen oder bei Schwangeren zur Erweiterung der oberflächlichen Hautvenen und der Perforansvenen kommen, so dass die Venenklappen nicht mehr dicht schließen und eine Umkehrung des Blutflusses von den tiefen zu den oberflächlichen Venen zustande kommt, was die Stauung in den oberflächlichen Venen noch fördert (Varizen – Krampfaderbildung). Die tiefen Beinvenen profitieren eher von der Muskelpumpe.

Die Bedeutung der Thrombose tiefer Bein- und Beckenvenen (insbesondere ab V. poplitea nach proximal) liegt in der Komplikation einer *Lungenembolie*: Gerinnsel aus den tiefen Beinvenen gelangen über die V. cava inferior schließlich in die Lungenstrombahn und verlegen dort das Gefäß. Die Symptomatik ist abhängig von der Größe des verlegten Areals.

4.8 Lymphknoten und Lymphgefäße

Bisher nur 1 Frage vor 1989.

4.9 Angewandte und topographische Anatomie

IV.5 Tastbare Knochenpunkte der unteren Extremität

Am Becken und Bein bestimmen die Ausprägung der Muskulatur und die Einlagerung von subkutanem Fettgewebe das Oberflächenrelief.
Tastbar sind bei schlanken Individuen dorsal und ventral der **Beckenkamm** und das **Tuber ischiadicum**. Am Femur ist lateral der **Trochanter major** tastbar, distal beide Epikondylen, ventral die **Patella**. Zusätzlich lässt sich ohne weiteres distal des Kniegelenkes die mediale und laterale **Tibiakondyle** sowie die **Tuberositas tibiae** abgrenzen.
Das **Fibulaköpfchen** spielt bei der Lokalisation des N. peroneus communis eine wichtige Rolle.
Die Facies medialis tibiae lässt sich als „Schienbein" nach distal verfolgen, dort können dann der mediale und laterale **Knöchel** gut getastet werden. Zuletzt kommen noch das **Fersenbein** sowie Mittelfuß- und Zehenknochen dazu. ■

IV.6 Foramen supra- und infrapiriforme

Das Foramen ischiadicum majus wird vom M. piriformis unterteilt in ein Foramen supra- und infrapiriforme.
Durch das **Foramen suprapiriforme** ziehen:
- A. und V. glutea superior
- N. gluteus superior,

durch das **Foramen infrapiriforme**:
- A. und V. glutea inferior
- N. gluteus inferior
- N. ischiadicus, A. commitans n. ischiadici
- A. und V. pudenda interna
- N. pudendus
- N. cutaneus femoris posterior
- Rr. musculares aus dem Plexus sacralis.

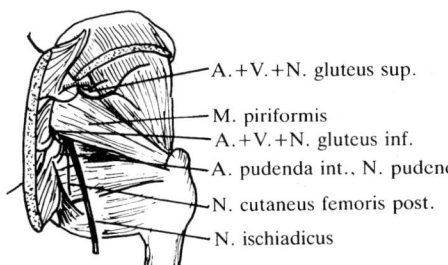

- A.+V.+N. gluteus sup.
- M. piriformis
- A.+V.+N. gluteus inf.
- A. pudenda int., N. pudendus
- N. cutaneus femoris post.
- N. ischiadicus

Abb. 4.6 Foramen supra- und infrapiriforme ■

H99 ■

→ **Frage 4.52:** Lösung C

Der **N. obturatorius** zieht mit den gleichnamigen Arterien und Venen durch das **Foramen obturatorium**.

Durch die **Lacuna musculorum** ziehen der N. femoralis, der N. cutaneus femoris lateralis und der M. iliopsoas.

Durch die **Lacuna vasorum** ziehen der R. femoralis (des N. genitofemoralis), die A. und V. femoralis, Lymphgefäße und die Rosenmüller-Lymphknoten.

Merke: In der Lacuna vasorum liegen von innen nach außen: Vene, Arterie, Nerv = iVAN!

Lacuna vasorum (medial): gebildet vom Os pubis, Lig. inguinale; von medial nach lateral verlaufen
- Lymphbahnen (Rosenmüller-Lymphknoten)
- V. femoralis (Vene läuft medial)
- A. femoralis (Arterie läuft lateral)
- R. femoralis des N. genitofemoralis

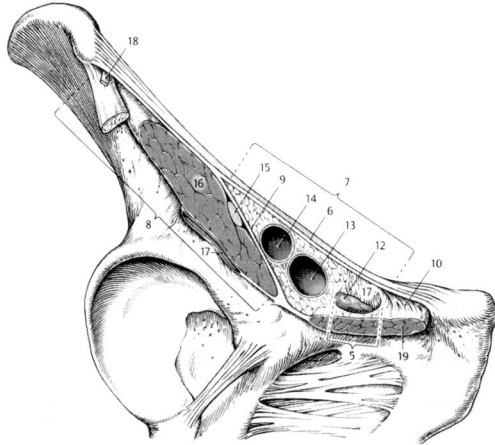

Abb. 4.7 Lacuna vasorum und Lacuna musculorum aus Platzer W., Taschenatlas der Anatomie, Band 1, 7. Auflage 1999/2001, S. 101 B

5 Canalis femoralis
6 Lig. inguinale
7 Lacuna vasorum
8 Lacuna musculorum
9 Arcus iliopectineus
10 Lig. lacunare
12 Rosenmüller-Lymphknoten
13 V. femoralis
14 A. femoralis
15 N. femoralis
16 M. iliopsoas
17 (Bursa iliopectinea)
18 N. cutaneus femoris lateralis
19 M. pectineus

Lateral der Arterie (zwischen A. femoralis und Arcus iliopectineus) fehlt auf der Abbildung der R. femoralis des N. genitofemoralis.

H01 ■
→ **Frage 4.53:** Lösung E

Der **Adduktorenkanal** verläuft von der Vorderseite des Oberschenkels ((B), Regio femoris anterior) auf die Dorsalseite zur Kniekehle, wo er sich in den Hiatus adductorius öffnet (C). Begrenzt wird der Adduktorenkanal durch den M. vastus medialis, M. adductor magnus, M. adductor longus und die Membrana vastoadductoria (bzw. Septum intermusculare vastoadductorium, (A)). Über den ca. 6–7 cm langen Adduktorenkanal gelangen die A. und V. femoralis in die Kniekehle, eine kurze Strecke werden sie vom N. saphenus begleitet, der allerdings kranial des Hiatus adductorius den Kanal bereits durch die Membrana vastoadductoria verlässt (D).

Zu (**E**): Keinesfalls verläuft aber die V. saphena magna im Adduktorenkanal. Diese oberflächliche Vene verläuft außerhalb der Fascia lata, nicht in einem muskulären Kanal. Sie beginnt medial (*magna – medial*) vor dem Innenknöchel, verläuft an der Innenseite des Unter- und Oberschenkels nach oben und mündet im Hiatus saphenus in die V. femoralis. Distal des Knies wird sie vom N. saphenus begleitet.

H00
→ **Frage 4.54:** Lösung B

Die Abbildung zeigt das **Foramen ischiadicum majus**, das durch den M. piriformis in das Foramen supra- und infrapiriforme unterteilt wird. Am kaudalen Bereich der Glutealregion ist teilweise das **Foramen ischiadicum minus** (zwischen Lig. sacrospinale und Lig. sacrotuberale gelegen) zu sehen. Durch das Foramen ischiadicum majus treten alle Äste des Plexus sacralis aus. Durch das **Foramen suprapiriforme** zieht der **N. gluteus superior** mit der gleichnamigen Arterie, die übrigen Äste ziehen durch das **Foramen infrapiriforme** (**N. gluteus inferior** mit gleichnamiger Arterie, **N. cutaneus femoris posterior, N. ischiadicus, N. pudendus**). Der N. pudendus tritt durch das Foramen infrapiriforme nach dorsal aus, zieht über das Lig. sacrospinale in das Foramen ischiadicum minus und verläuft dann im Alcock- Kanal weiter nach ventral.

Zu (**B**): Der **N. obturatorius** ist der kaudale Ast des Plexus lumbalis, er verlässt das Becken durch das **Foramen obturatorium**. Hier mit (B) bezeichnet ist der N. pudendus.

F99
→ **Frage 4.55:** Lösung E

Bei Injektionen in die Regio glutea sind insbesondere Strukturen gefährdet, die zwischen den Glutealmuskeln liegen, wie die unter (A) bis (D) genannten Gefäße und Nerven. Insbesondere eine Schädigung des N. ischiadicus ist unbedingt zu vermeiden, indem im oberen äußeren Quadraten in den M. gluteus medius injiziert wird. Siehe Prometheus, Lernatlas der Anatomie, Allgemeine Ana-

tomie und Bewegungssystem, Georg Thieme Verlag 2005, S. 495.
Die A. pudenda interna verläuft noch weiter medial, bis sie dann durch das Foramen ischiadicum minus wieder ins kleine Becken zieht (→ Alcock-Kanal).

F05
→ **Frage 4.56:** Lösung C

Die Hernia obturatoria lokalisiert sich ins Foramen obturatum und schädigt dort den N. obturatorius, der mit seinem Hautast ein kleines Gebiet am medialen Oberschenkel proximal des Knies versorgt, motorisch versorgt er die Adduktoren. Die Hernia obturatoria ist selten. Siehe Abbildung Nr. 116 des Bildanhangs und die dazugehörige Frage 4.33.

IV.7 Fossa poplitea

Die Kniekehle – **Fossa poplitea** – ist ein rhombenförmiges Areal der Regio genus posterior.
Die Begrenzungen im einzelnen:
- **oben:**
  - – lateral – M. biceps femoris,
  - – medial – M. semimembranosus, M. semitendinosus
- **unten:**
  - – lateral: Caput laterale des M. gastrocnemius
  - – medial: Caput mediale des M. gastrocnemius

Bedeckt wird die Fossa poplitea dorsal durch die Fascia poplitea. In der Kniekehle verlaufen die wichtigen Leitungsbahnen zum Unterschenkel:
- A. und V. poplitea gehen aus der A. und V. femoralis hervor (Canalis adductorius)
- N. fibularis communis
- N. tibialis
- V. saphena parva (Einmündung in die V. poplitea)

Klinischer Bezug
Der Puls der A. poplitea kann medial in der Kniekehle bei leicht gebeugtem Knie getastet und auskultiert werden. An dieser Stelle werden die Poplitealgefäße auch per Dopplersonographie untersucht.

H03
→ **Frage 4.57:** Lösung A

Aussage (A) ist für die A. profunda femoris falsch, sie wäre für die A. femoralis richtig. Die A. profunda femoris ist der stärkste Ast der A. femoralis und entspringt bereits einige Zentimeter kaudal des Leistenbandes. Sie versorgt die Oberschenkelmuskulatur und gelangt nicht bis in die Kniekehle.

Die übrigen Aussagen sind korrekt, sind aber besser optisch nachvollziehbar in einem Anatomieatlas, z. B. Prometheus, Lernatlas der Anatomie, Allgemeine Anatomie und Bewegungssystem, Georg Thieme Verlag 2005, S. 501.

F05 F97 ■
→ **Frage 4.58:** Lösung E

Der M. gracilis verläuft weiter lateral und setzt zwar mittels des Pes anserinus am Condylus medialis der Tibia an (zusammen mit dem M. semitendinosus und M. sartorius), spielt aber für die Begrenzung der Kniekehle keine Rolle.
Diesen Sachverhalt sollte man sich anhand eines Anatomieatlanten nochmals einprägen, z. B. Prometheus, Lernatlas der Anatomie, Allgemeine Anatomie und Bewegungssystem, Georg Thieme Verlag 2005, S. 501.

H03 ■
→ **Frage 4.59:** Lösung B

Schwierigkeiten beim Anheben der Großzehe links sprechen für eine Schädigung bzw. Schwellung des M. extensor hallucis longus, der zusammen mit den anderen Streckern, M. tibialis anterior und M. extensor digitorum longus, in der Streckerloge (Extensorenloge) des Unterschenkels verläuft. Wichtige Arterie in der Extensorenloge ist die A. tibialis anterior.
Betrachtet man sich einen Querschnitt durch den Unterschenkel (z. B. Prometheus, Lernatlas der Anatomie, Allgemeine Anatomie und Bewegungssystem, Georg Thieme Verlag 2005, S. 462), so wird deutlich, dass die A. tibialis anterior direkt hinter dem M. tibialis anterior und M. extensor hallucis longus verläuft. Dorsal der Arterie liegt dann gleich die Membrana interossea, sodass bei einer Schwellung wenig Platz in dieser Loge bleibt. Siehe auch Lerntext IV.8.

F05 ■
→ **Frage 4.60:** Lösung C

Eine ähnliche Frage zu den motorischen Ausfällen beim Kompartmentsyndrom im Bereich des vorderen Unterschenkels wurde bereits gestellt (H03). Betroffen ist in der Extensorenloge des Unterschenkels der **N. fibularis profundus** (der dort zusammen mit der A. tibialis anterior und Vv. tibiales anteriores verläuft. Siehe Lerntext IV.8.
Der **N. fibularis profundus** führt sensible und motorische Fasern und innerviert die Extensoren des Unterschenkels und die Muskeln des Fußrückens (M. extensor hallucis brevis und M. extensor digitorum brevis).
Vorsicht: Der N. fibularis superficialis innerviert die Peroneusmuskulatur in der Peroneusloge!
Sensibel innervieren die Fasern des N. fibularis profundus den Zwischenraum zwischen 1. und 2.

IV.8 Gefäß-Nerven-Straßen an Hüfte/Becken/Bein

Nerven/Gefäße	Leitstruktur/Bemerkungen
Lacuna vasorum A. femoralis V. femoralis Lymphknoten R. femoralis n. genitofemoralis	unter dem Lig. inguinale
Lacuna musculorum N. femoralis N. cutaneus femoris lateralis	M. iliopsoas
Canalis obturatorius A. obturatoria Vv. obturatoriae Lymphgefäße N. obturatorius	Verletzungsgefahr bei Beckenbrüchen Verlauf: kleines Becken → mediale Hüfte
Foramen suprapiriforme A. glutea superior V. glutea superior N. gluteus superior	M. piriformis
Foramen infrapiriforme N. ischiadicus A. + V. glutea inferior N. gluteus inferior A. + V. pudenda interna N. pudendus N. cutaneus femoris posterior	unterhalb des M. piriformis Gefährdung des N. ischiadicus bei unsachgemäßen i. m.- Injektionen
Alcock-Kanal Vasa pudenda interna N. pudendus	Duplikatur der Fascia obturatoria
Adduktorenkanal N. saphenus A. + V. femoralis	begrenzt von M. adductor longus, M. vastus medialis und M. adductor magnus, vom Femur und der Membrana vastoadductoria
Kniekehle N. tibialis A. poplitea V. poplitea	
N. fibularis communis	*Gefährdung am Fibulaköpfchen* (Druck/Fraktur)
Extensorenloge A. tibialis anterior Vv. tibiales anteriores N. fibularis profundus	vor der Membrana interossea
Peroneusloge N. fibularis superficialis	zwischen M. peroneus longus et brevis
tiefe Flexorenloge A. + V. tibialis posterior N. tibialis	zwischen oberflächlichen und tiefen Flexoren, dann hinter dem Malleolus medialis *(Puls!)*
A. + V. peronea (fibularis)	zwischen. M. tibialis posterior und M. flexor hallucis longus
A. dorsalis pedis Begleitvenen N. fibularis profundus	lateral von der Sehne des M. extensor hallucis longus *(Puls!)*

Zehe. Das ist ein nicht ganz unwichtiges Detail, denn man kann u. a. so unterscheiden, ob der N. fibularis profundus oder der N. fibularis superficialis (übrige Zehenzwischenräume) bei einer Schädigung betroffen ist.

F04

→ **Frage 4.61:** Lösung D

Am oberflächlichsten liegt zunächst die Aponeurosis plantae, dann folgt der M. flexor digitorum brevis, daneben liegen dann lateral Äste des N. plantaris lateralis und der A. plantaris lateralis. Der M. quadratus plantae liegt etwas tiefer, sodass er möglicherweise nicht getroffen wird. Siehe Schemazeichnung zu den Kompartimenten am Fuß in Prometheus, Lernatlas der Anatomie, Allgemeine Anatomie und Bewegungssystem, Georg Thieme Verlag 2005, S. 463.

F04
→ **Frage 4.62:** Lösung B

Markierung X bezeichnet den **N. fibularis profundus,** begleitet von der A. tibialis anterior, der den M. tibialis anterior innerviert, Verlauf in der Extensorenloge vor der Membrana interossea. Siehe Sobotta, Atlas der Anatomie des Menschen, Band II, 21. Auflage 1999, Urban & Fischer, S. 367/384.
Markierung Y stellt den **N. tibialis** dar, der am distalen Unterschenkeldrittel der A. tibialis posterior und deren Begleitvenen benachbart in der tiefen Flexorenloge liegt. Siehe Prometheus, Lernatlas der Anatomie, Allgemeine Anatomie und Bewegungssystem, Georg Thieme Verlag 2005, S. 507.
Zu **(A):** Dies trifft für den N. fibularis superficialis zu.
Zu **(C):** Die Aussage trifft auf den N. suralis zu (aus dem N. tibialis, verläuft oberflächlich, wird von der V. saphena parva begleitet).
Zu **(E):** Dies wären der N. cutaneus dorsalis medialis und der N. cutaneus dorsalis intermedius aus dem N. fibularis superficialis.

F04
→ **Frage 4.63:** Lösung D

Siehe Kommentar zu Frage 4.62.

H04 ■
→ **Frage 4.64:** Lösung A

Die Abbildung zeigt schematisch die Darstellung der Extensorenloge des Unterschenkels, in der die A. tibialis anterior zusammen mit dem N. fibularis profundus verläuft. Hinzu kommen noch 2 Begleitvenen, die hier nicht dargestellt sind. Für die anderen Gefäß-Nerven-Straßen am Bein siehe auch Lerntext IV.8.

H04 ■
→ **Frage 4.65:** Lösung E

Das sensible Innervationsgebiet des **N. fibularis profundus** wurde schon mehrfach gefragt: Es handelt sich lediglich um die Haut zwischen erster und zweiter Zehe.
Das bei (E) bezeichnete Hautareal wird vom N. cutaneus surae lateralis aus dem N. fibularis communis innerviert. Siehe auch Abb. 4.5 oder z. B. Prometheus, Lernatlas der Anatomie, Allgemeine Anatomie und Bewegungssystem, Georg Thieme Verlag 2005, S. 478f.

H05
→ **Frage 4.66:** Lösung * * * Diese Frage wurde aus der Wertung genommen.

Bei (C) handelt es sich eher um den **M. abductor hallucis.** Siehe hierzu topografische Abbildungen wie Prometheus, Lernatlas der Anatomie, Allgemeine Anatomie und Bewegungssystem, Georg Thieme Verlag 2005, S. 458, 463. Der M. flexor hallucis brevis verläuft unter dem M. abductor hallucis bzw. medial davon, ist kürzer und trägt nicht so ausgeprägt zur Reliefbildung am Plantargewölbe bei.
Zu **(A):** Mit (A) sind hier problematischerweise 2 Strukturen bezeichnet, von denen die obere am wahrscheinlichsten der V. saphena magna entspricht, die vor dem Innenknöchel verläuft. Bei der unteren Struktur handelt es sich nicht um eine Vene, sondern um eine Sehne, zu überprüfen auch am eigenen Fuß bei Anspannung des Fußgewölbes oder in Supination. Am ehesten handelt es sich um die Sehne des M. tibialis posterior.

H05 ■
→ **Frage 4.67:** Lösung B

Deutlich zu erkennen ist der M. gastrocnemius, oberhalb der Bezeichnungslinie, in diesem Fall das Caput mediale. Mit X bezeichnet ist der darunterliegende M. soleus, gemeinsam heißt der Muskel dann M. triceps surae.

4.10   Kommentare aus Examen Frühjahr 2006

F06
→ **Frage 4.68:** Lösung D

Der **Tractus iliotibialis** funktioniert nach dem Prinzip der **Zuggurtung:** Durch einen Muskelzug kann die Biegebeanspruchung eines Knochens teilweise vermindert werden. Realisiert ist dies an den Extremitäten, hier am Beispiel des Tractus iliotibialis. Dabei geht es um eine laterale Verstärkung der Fascia lata, es strahlen Fasern der Mm. gluteus maximus und tensor fasciae latae ein. Der Tractus iliotibialis endet am Condylus lateralis tibiae, damit sichert er auch noch das Kniegelenk lateral. Siehe Prometheus, Lernatlas der Anatomie, Allgemeine Anatomie und Bewegungssystem, Georg Thieme Verlag 2005, S. 425, 446.

F06 H03 ■
→ **Frage 4.69:** Lösung A

Zwischen der **A. epigastrica inferior** (aus der A. iliaca externa), die auf der Hinterseite des M. rectus abdominis innerhalb der Rektusscheide nach kranial zieht und einen Ramus pubicus abgibt, und der **A. obturatoria** (aus der A. iliaca interna) besteht über deren Ramus pubicus eine Anastomose. Diese kann bei starker Ausbildung, oder wenn die A. obturatoria einen abnormen Ursprung hat, bei der Operation in der Leistengegend starke Blutungen verursachen (Corona mortis). Siehe Prometheus, Lernatlas der Anatomie, Allgemeine Anatomie und Bewegungssystem, Georg Thieme Verlag 2005, S. 184.

F06
→ **Frage 4.70:** Lösung D

Die **intragluteale Injektion** sollte nicht hinten in den M. gluteus maximus erfolgen, sondern ventrogluteal, seitlich vorne in den M. gluteus medius hinter der Spina iliaca anterior superior. Siehe hierzu auch Prometheus, Lernatlas der Anatomie, Allgemeine Anatomie und Bewegungssystem, Georg Thieme Verlag 2005, S.494 f. Nur so ist gewährleistet, dass die Injektionsstelle weit genug von den gefährdeten Nerven N. gluteus superior und N. ischiadicus entfernt ist.
Der M. gluteus maximus schützt (selbst wenn er kräftig ausgebildet ist) nicht vor der Gefährdung beider Nerven, da die Austrittspunkte direkt unter diesem Muskel liegen.

F06 ■
→ **Frage 4.71:** Lösung C

Zu **(A):** Der N. saphenus (Ast des N. femoralis) innerviert die mediale Seite von Kniegelenk, Unterschenkel und den Innenknöchel sensibel, er begleitet die V. saphena magna. Die Ferse wird aus dem N. tibialis von Rr. calcanei mediales innerviert.
Zu **(B):** Der N. cutaneus femoris posterior enthält Fasern aus dem Plexus sacralis, und zwar aus S1–S3, er versorgt die Rückseite des Oberschenkels. Äste dieses Nervs versorgen auch Gesäßhaut (Nn. clunium inferiores) und Dammregion (Rr. perineales).
Zu **(C):** Diese Aussage ist korrekt. Der N. cutaneus dorsalis lateralis ist ein Hautast des N. suralis. Der N. suralis bildet sich aus Fasern des N. cutaneus surae medialis (N. tibialis) zusammen mit einem Ramus communicans aus dem N. fibularis communis.
Zu **(D):** Die Haut des lateralen Oberschenkels innerviert der N. cutaneus femoris lateralis, der nicht dem N. femoralis entstammt, sondern aus dem Plexus lumbalis.
Zu **(E):** Der N. fibularis profundus versorgt die Haut zwischen erster und zweiter Zehe, nicht den lateralen Fußrand (N. cutaneus dorsalis lat.).
Siehe auch Lerntext IV.3.

F06 ■
→ **Frage 4.72:** Lösung C

Es handelt sich um die V. saphena magna, die auf der Medialseite des Unterschenkels verläuft und vom N. saphenus begleitet wird.
Stichworte zur V. saphena magna:
- Beginn am medialen Rand („magna – medial") des Fußrückens, Entwicklung aus Venengeflecht (Rete venosum dorsale, Arcus venosus dorsalis pedis), Verlauf epifaszial,
- Verlauf *vor* dem medialen Knöchel nach kranial, dann auf der medialen Seite des Unterschenkels,
- Anastomosen zu tiefen Beinvenen (Vv. perforantes) und zur V. saphena parva,
- Verlauf mit dem N. saphenus hinter dem Epicondylus medialis femoris zur Vorderseite des Oberschenkels,
- Hiatus saphenus, subfasziale Verlaufsstrecke, „Venenstern",
- Mündung in die V. femoralis in der Fossa ileopectinea.

F06
→ **Frage 4.73:** Lösung B

Zu **(A):** Der **Patellarsehnenreflex** ist ein Eigenreflex und verläuft über den N. femoralis, er fehlt bei einer Schädigung des N. femoralis.
Zu **(B):** Sensibilitätsstörungen bei **Femoralisschädigung** treten an der Medialseite des Unterschenkels (N. saphenus) sowie vorne am Oberschenkel auf (Rr. cutanei anteriores).
Zu **(C):** Radikuläre Ausfälle betreffen die Segmente L1–L4, Nervenfasern aus dem Segment L5 ziehen mit dem Plexus sacralis zum N. ischiadicus und auch zum N. gluteus superior.
Zu **(D):** Die Hüftbeugung ist gestört, da Muskeläste zum M. psoas major und zum M. iliacus ziehen. Außerdem wird der M. quadriceps femoris von diesem Nerv versorgt, von dem der Anteil des M. rectus femoris auch im Hüftgelenk beugen kann (Verlauf über das Hüftgelenk, Ursprung an der Spina iliaca ant. inf.). Siehe Prometheus, Lernatlas der Anatomie, Allgemeine Anatomie und Bewegungssystem, Georg Thieme Verlag 2005, S. 428, 475. Weiterhin ist der M. sartorius betroffen, der ebenfalls über das Hüftgelenk verläuft und an der Hüftgelenksbeugung beteiligt ist.
Zu **(E):** Das Knie kann weiter gegen Widerstand gebeugt werden, da z. B. die Oberschenkelflexorengruppe vom N. tibialis innerviert wird, der aus dem Plexus sacralis kommt.

F06 H03 ■
→ **Frage 4.74:** Lösung B

Schwierigkeiten beim Anheben der Großzehe links sprechen für eine Schädigung bzw. Schwellung des M. extensor hallucis longus, der zusammen mit den anderen Streckern, M. tibialis anterior und M. extensor digitorum longus, in der Streckerloge (Extensorenloge) des Unterschenkels verläuft. Eine wichtige Arterie in der Extensorenloge ist die A. tibialis anterior. Betrachtet man sich einen Querschnitt durch den Unterschenkel (z. B. Prometheus, Lernatlas der Anatomie, Allgemeine Anatomie und Bewegungssystem, Georg Thieme Verlag 2005, S. 462), so wird deutlich, dass die A. tibialis anterior direkt hinter dem M. tibialis anterior und M. extensor hallucis longus verläuft. Dorsal der Arterie liegt dann gleich die Membrana interossea, sodass bei einer Schwellung wenig Platz in dieser Loge bleibt.
Siehe auch Lerntext IV.8.

5   Kopf und Hals

5.1   Entwicklung und Wachstum

F94

→ **Frage 5.1:** Lösung B

Siehe Lerntext V.1.

V.1   Schädelentwicklung

Am Schädel unterscheidet man aus entwicklungsgeschichtlicher Sicht 2 Anteile – das Viszerokranium und das Neurokranium.

- **Viszerokranium** ist der Anteil, der die Eingänge zu Verdauungs- und Atemtrakt enthält, also der Gesichtsschädel.
- **Neurokranium**, der Hirnschädel, umschließt Gehirn und Labyrinthsystem.

Die Grenze zwischen beiden Anteilen liegt in einer gedachten Linie von der Nasenwurzel, dem oberen Rand der Augenhöhle bis hin zu den äußeren Gehörgängen.

Zum Neurokranium zählen: Os occipitale, Os sphenoidale, Os frontale, Os temporale (außer den Proc. styloidei und Pars tympanica), Os parietale.

Der Gesichtsschädel besteht aus: Os ethmoidale, Os nasale, Conchae nasales inf., Os lacrimale, Vomer, Os incisivum, Os zygomaticum, Os palatinum, Pars tympanica, Proc. styloidei, Mandibula, Os hyoideum.

Beachte: Diese Einteilung sagt noch nichts über die Entstehung der Schädelknochen auf bindegewebiger oder knorpeliger Grundlage aus!

Eine weitere Klassifizierung nimmt Bezug auf die Entstehung auf bindegewebiger oder knorpeliger Grundlage:

Chondrokranium ist der knorpelig angelegte Teil des Schädels, nämlich Os occipitale bis auf den oberen Teil der Squama occipitalis, Os sphenoidale außer der Lamina medialis des Processus pterygoideus und der seitlichen Teile der Alae majores, Pars petrosa des Os temporale, Os ethmoidale und der unteren Nasenmuschel.

Bindegewebig angelegt **(Desmokranium)** wird das Schädeldach (Os frontale, Os parietale, oberer Teil der Squama occipitalis, Pars squamosa des Os temporale, Os lacrimale, Os nasale, Vomer, Os tympanicum und die Lamina medialis des Proc. pterygoideus).

Es gibt keine Markierung am Erwachsenenschädel zwischen Chondrokranium und Desmokranium. Gemischter Herkunft sind Os occipitale, Os temporale und Os sphenoidale.

H95 F93 ■ ■

→ **Frage 5.2:** Lösung A

Das Confluens sinuum liegt basal im Bereich der Hinterhauptsschuppe und ist beim Erwachsenen in der hinteren Schädelgrube durch eine Protuberantia occipitalis interna zu lokalisieren. Von außen entspricht dieser Punkt etwa der Protuberantia occipitalis externa. Auch beim Säugling hat die hintere Fontanelle keine topographische Beziehung zum Confluens sinuum. Man vergleiche hierzu Sagittalschnitte des knöchernen Schädels, wie z. B. in Prometheus, Lernatlas der Anatomie, Kopf und Neuroanatomie, Georg Thieme Verlag 2006, S. 6, 7, 9, 256–257.

V.2   Fontanellen und Schädelnähte

Die Knochen des Schädeldaches entstehen durch desmale Ossifikation. Dort, wo 2 Schädelteile zusammentreffen, entstehen bindegewebige Schädelnähte, dort, wo mehrere Schädelteile Kontakt haben, entstehen Fontanellen, die als Lücken mit Bindegewebe bedeckt sind und auch beim Kleinkind noch einige Zeit offenbleiben und gut tastbar sind. Die Verknöcherung der Schädelnähte beginnt erst im 20.–30. Lebensjahr mit der Sutura sagittalis, die Sutura coronalis folgt zwischen dem 30.–40. Lebensjahr.

Klinischer Bezug

- Aufgrund der bindegewebigen Verbindungen können sich die Schädelknochen (insbesondere die Scheitelbeine) während der Geburt dem Geburtskanal anpassen.
- Durch Tasten der Fontanellen kann der Verlauf der Pfeilnaht unter der Geburt und damit die Lage und Richtung des kindlichen Kopfes festgestellt werden (z. B. vordere Hinterhauptslage mit dem Gesicht nach dorsal/unten wäre normal, große Fontanelle wäre bei liegender Patientin unten, kleine Fontanelle wäre oben zu tasten).
- Eine gespannte und vorgewölbte Fontanelle ist neben einem Makrozephalus Hinweis auf einen wachsenden Hydrozephalus (Ausdehnung der liquorführenden Räume).

		Lokalisation	Zeitpunkt des Verschlusses
Große Fontanelle, viereckig	Fonticulus anterior	zwischen den Ossa parietalia und den Ossa frontalia, viereckig – rautenförmig	zwischen 10. und 14. Lebensmonat
Kleine Fontanelle, dreieckig	Fonticulus posterior	zwischen Os occipitale und den beiden Ossa parietalia	im 3. Lebensmonat
Seitenfontanelle	Fonticulus sphenoidalis	zwischen Os temporale, Os sphenoidale, Os parietale und Os frontale	2. bis 3. Lebensmonat
	Fonticulus mastoideus	zwischen Os occipitale, Os parietale und Os temporale	gegen Ende des 1. Lebensjahres
Lambdanaht	Sutura lambdoidea	hinten zwischen Os occipitale und den Ossa parietalia	Verknöcherung zwischen dem 40. und 50. Lebensjahr
Pfeilnaht	Sutura sagittalis	zwischen großer und kleiner Fontanelle, sagittaler Verlauf	erst nach der Pubertät, große individuelle Schwankungen
Kranznaht	Sutura coronalis	zwischen Os parietale und Os frontale, seitlich von der großen Fontanelle abgehend	beim Erwachsenen, 30.–40. Lebensjahr

V.3   Pharyngealbögen

Als ein „Relikt" der stammesgeschichtlichen Entwicklung des Menschen verläuft die Entwicklung im Bereich des Kopfdarmes über Pharyngealbögen (Branchialbögen, Kiemenbögen). Jedem Pharyngealbogen (als embryologisch gesehene Einheit) ist eine Arterie, ein Nerv, ein Knorpel- und Muskelanteil zugeordnet.

Entsprechend den Schlundtaschen gibt es auf jeder Seite des Pharynx je 4 Pharyngealbögen, die der Versteifung dienen. Der 5. und 6. Pharyngealbogen sind von Anfang an nur rudimentär ausgebildet.

Die Pharyngealbögen werden außen von Ektoderm überzogen, innen von Entoderm. Sie besitzen einen mesodermalen Kern und bestehen typischerweise aus Pharyngealbogenarterie, Knorpelspange, Muskelelement und Pharyngealbogennerv (alte Bezeichnungen: Kiemenbogenarterie bzw. -nerv).

Siehe dazu auch Abb. 5.1.

Die Knorpelspangen entwickeln sich wie folgt:
1. Korpelspange: bildet u. a. Hammer und Amboss und induziert die Bildung der Mandibula,
2. Korpelspange: beteiligt sich auch an der Entwicklung des Mittelohres (Stapes, Processus styloideus) und bildet die Cornua minora des Zungenbeinkörpers,
3. Knorpelspange: entwickelt sich jeweils zum Cornu majus und zum unteren Teil des Zungenbeinkörpers,
4. Knorpelspange: ergibt die Kehlkopfknorpel (außer Epiglottis).

Als **Synonym** werden gebraucht die Begriffe
– **Pharyngealbogen/Schlundbogen**
– **Kiemenbogen**
– **Branchialbogen**

Alle Derivate der Pharyngealbögen sind dem Lerntext V.4 zu entnehmen.

F03
→ **Frage 5.3:** Lösung C

Aus dem ersten **Kiemenbogen** gehen sowohl ein Oberkieferfortsatz (Os zygomaticum, Pars squamosa des Os temporale und Maxilla) wie auch ein Unterkieferfortsatz (jeweils paarig) hervor. Aus dem Unterkieferfortsatz (Mandibularbogen) entsteht die Mandibula, der zugehörige Nerv ist der N. mandibularis, als Muskelelemente ist u. a. die Kaumuskulatur und als Skelettelemente die Mandibula und Teile der Gehörknöchelchen zu nennen. Siehe auch Lerntext V.4.

Das **Gesicht** entsteht aus dem Stirnfortsatz, den paarigen Oberkieferfortsätzen und den paarigen Unterkieferfortsätzen. Aus dem Stirnfortsatz kommt das Material für den medialen und lateralen Nasenfortsatz. Das **Philtrum** entsteht dann aus der Verschmelzung der beiden mittleren Nasenfortsätze (Zwischenkiefersegment, letztendlich aus dem Material des Stirnfortsatzes). Dieses Segment umfasst das Philtrum der Oberlippe, einen Oberkieferanteil mit insgesamt 4 Schneidezähnen sowie den dreieckigen primären Gaumen. Dieses **Zwischenkiefersegment** verschmilzt dann mit den beiden Gaumenplatten, die sich aus dem Oberkieferwulst entwickeln. An der Stelle der Verschmelzung befindet sich das Foramen incisivum. Ist die Verschmelzung dieser Elemente unvollständig, so kommt es zur Bildung von Lippen- bzw. Gaumenspalten.

Siehe auch Abb. 5.12 und Lerntext V.12.

F89
→ **Frage 5.4:** Lösung E

Der Kopf- bzw. Schlunddarm ist das kraniale Ende des primitiven Magen-Darm-Kanals des Embryos. Die Epithelauskleidung des Kopfdarms entstammt dem Entoderm. Anfänglich ist diese entodermale Mundbucht (innen) noch durch die Membrana buccopharyngea von der ektodermalen Mundbucht (außen) getrennt. Die Membrana buccopharyngea reißt jedoch etwa am 24. Tag ein, so dass eine freie Verbindung zwischen entodermalem Kopfdarm und Amnionhöhle besteht. Als laterale Ausbuchtungen dieses Kopfdarmes entstehen die paarigen **Schlundtaschen**. Zwischen zwei Schlundtaschen entsteht ein Kiemenbogen (Pharyngealbogen). Derivat des Kopfdarms sind also zunächst die Schlundtaschen und die sich daraus entwickelnden Strukturen:

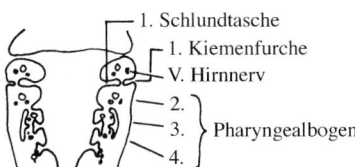

Abb. 5.1 Schlundtaschen und Pharyngealbögen

Die 4 paarigen Schlundtaschen entwickeln sich folgendermaßen weiter:
1. Schlundtasche: wächst als Recessus pharyngotympanicus der 1. Kiemenfurche (Meatus acusticus externus) entgegen, ergibt die **Anlage der Paukenhöhle**.
2. Schlundtasche: bildet die **Tonsilla palatina**.
3. Schlundtasche: bildet 2 Knospen, die sich dann vom Pharynx trennen und nach kaudal wandern. Die ventrale Knospe bildet die **Thymusanlage** (der Thymus entsteht aus entodermalen Epithel – er ist ein lymphoepitheliales Organ); die Gll. **Parathyroideae inferiores** werden von der dorsalen Knospe gebildet, die sich der Schilddrüsenanlage von hinten anlagert (die Schilddrüsenanlage wächst aus dem Foramen caecum der Zunge aus).
4. Schlundtasche: bildet 2 Knospen, die ebenfalls selbständig werden und nach kaudal wandern. Aus den dorsalen Knospen entwickeln sich die oberen Nebenschilddrüsenanlagen **(Gll. parathyroideae superiores)**.
Als *unpaare* Anlage aus dem entodermalen Kopfdarm entsteht die **Schilddrüse**, sie wandert vom Foramen caecum aus in einer Mediansagittalebene nach kaudal.
Zu (C): Die **Adenohypophyse** bereitete als Lösungsmöglichkeit noch die meisten Schwierigkeiten, 17 % markierten (C) als richtige Lösung: Die Adenohypophyse entsteht aus dem *vor*, d. h. *kranial* der Membrana buccopharyngea gelegenen Teil des Kopfdarms, nämlich aus der **ektodermalen Mundbucht**.
Eine Ausstülpung dieses Ektoderms wächst als Saccus hypophysialis (Rathke-Tasche) wie ein Divertikel dem Boden des Zwischenhirns entgegen. Dort lagert sich die Adenohypophyse der Neurohypophyse an. So ist erklärt, warum die Hypophyse aus zwei völlig verschiedenen Geweben besteht.

Zu (E): Das Corpus pineale (Epiphyse, Gl. pinealis) entwickelt sich aus einer Ausstülpung im hinteren Zwischenhirndach.
Siehe auch Prometheus, Lernatlas der Anatomie, Hals und Innere Organe, Georg Thieme Verlag 2005, S. 20/21.

F93
→ **Frage 5.5:** Lösung B

Die Tonsillarbucht lässt sich embryologisch der 2. Schlundtasche zuordnen.

H05
→ **Frage 5.6:** Lösung C

Branchiogene Halsfisteln sind Folge einer nicht verschlossenen *zweiten* Schlundfurche (Kiemenfurche), die äußere Mündung liegt *vor* dem M. sternocleidomastoideus, die Fistelgänge können innen bis an den unteren Tonsillenpol der Tonsilla palatina münden. Es kommen auch Zysten vor. Man diagnostiziert mit Ultraschall, Therapie ist die Exstirpation der Zyste bzw. des Fistelgangs. Man unterscheidet äußere branchiogene Fisteln (Öffnung nur außen vor dem M. sternocleidomastoideus), seltenere innere Fisteln und durchgehende Fisteln.
Präotische Fisteln entstehen durch Absprengung ektodermaler Falten während der Entwicklung des äußeren Ohres.

F96 ■■
→ **Frage 5.7:** Lösung B

Siehe Lerntexte V.3 und V.4.

F96 ■■
→ **Frage 5.8:** Lösung C

Siehe Lerntexte V.3 und V.4.

F04 H92 ■
→ **Frage 5.9:** Lösung B

Im Normalfall nähern sich die beiden medialen Nasenwülste und verschmelzen miteinander sowie mit dem Oberkieferwulst: Das Philtrum der Oberlippe ist entstanden. Die vorliegende Abbildung zeigt das Stadium der beginnenden Verschmelzung mit noch bestehender Lippenfurche (genau zwischen den Wülsten 2 und 3). Bleibt diese Furche bestehen bzw. kommt es zur vollständigen Spaltbildung, so spricht man von einer einseitigen Lippenspalte. Die Missbildung kann natürlich auch doppelseitig auftreten.

V.4   Derivate der Pharyngealbögen

Pharyngealbogen	Nerv	Muskel	Skelettelemente, die aus den Knorpelspangen entstehen
1. Mandibularbogen → Oberkieferfortsatz → Unterkieferfortsatz	N. mandibularis (N. V₃)	Kaumuskeln M. tensor tympani M. tensor veli palatini M. mylohyoideus M. digastricus, venter ant.	Mandibula Hammer Amboß (Meckel-Knorpel)
2. Hyoidbogen	N. facialis (N. VII)	mimische Muskulatur (zusätzl. M. buccinator, Platysma) M. stapedius M. stylohyoideus M. digastricus, venter post.	(Reichert-Knorpel), daraus entstehen: Stapes Proc. styloideus Cornu minus des Zungenbeins
3. Pharyngealbogen	N. glossopharyngeus (N. IX)	Pharynxmuskulatur M. stylopharyngeus	Cornu majus und Corpus des Zungenbeins
4.–6. Pharyngealbogen	viszeromotorischer Teil des N. vagus (N. X), N. accessorius (N. XI)	Larynx- und Pharynxmuskeln M. sternocleidomastoideus M. trapezius	Schild-, Ring-, Aryknorpel

Parallel zur Entwicklung der Pharyngealbögen verläuft die Entwicklung der Schlundtaschen (s. Kommentar zu Frage 5.4) und der Kiemenbogenarterien (s. Lerntext VII.3). Aus dem Mandibularbogen (1. Pharyngealbogen) entsteht noch der Oberkieferfortsatz (Maxilla, Os zygomaticum, Schläfenbeinschuppe, Os palatinum).

H04 ■
→ **Frage 5.10:** Lösung C

Als unpaare Anlage aus dem entodermalen Kopfdarm entsteht die Schilddrüse, **Gl. thyroidea.** Die Schilddrüsenknospe wandert vom Foramen caecum aus in der Mediansagittalebene nach kaudal.
Die **Schilddrüse** entsteht etwa am 24. Tag aus einer Epithelverdickung am Boden des entodermalen Schlunddarmes. Diese Epithelverdickung bewegt sich zunächst als Divertikel weiter kaudal, bleibt aber mit dem Schlunddarm durch einen Gang – Ductus thyreoglossus – in Verbindung. Der Ausgangspunkt dieses Ganges ist später noch als Foramen caecum an der Zunge zu erkennen.

5.2   Cranium

H00
→ **Frage 5.11:** Lösung E

Im Os frontale befindet sich der Sinus frontalis (A) als pneumatisierter Raum.
Das Os sphenoidale enthält den Sinus sphenoidalis (C). Die Maxilla enthält den Sinus maxillaris (B), und das Os temporale (D) im Processus mastoide-us die Cellulae mastoideae. Somit ist von den hier aufgeführten Schädelknochen lediglich das Os nasale nicht pneumatisiert.

H03
→ **Frage 5.12:** Lösung D

Mit (D) ist bereits ein Teil des Os occipitale bezeichnet. Das Os sphenoidale liegt mit seinem Corpus etwa zwischen der Markierung (A) und (C) – bitte auch bei dieser neuen Abbildung anhand eines Anatomieatlas noch andere Strukturen wiederholen, z. B. Prometheus, Lernatlas der Anatomie, Kopf und Neuroanatomie, Georg Thieme Verlag 2006, S. 11, 24, 29.

H04 ■
→ **Frage 5.13:** Lösung C

Die Markierung bei (C) bezeichnet das **Foramen spinosum** (Durchtritt des R. meningeus des N. V₃, der A. und V. meningea media). Das Foramen rotundum wäre auf der Abbildung noch über der mit (B) markierten Öffnung zu suchen. Siehe auch Abb. 5.2.

F05 F02 ■
→ **Frage 5.14:** Lösung D

Mit (D) ist der Porus acusticus internus bezeichnet. Vergleiche zur Identifikation anderer Strukturen Sobotta, Atlas der Anatomie des Menschen, 21. Auflage, Band 1, S. 38 oder Prometheus, Lernatlas der Anatomie, Kopf und Neuroanatomie, Georg Thieme Verlag 2006, S. 20.

H02
→ **Frage 5.15:** Lösung A

Der mit (A) bezeichnete Skelettteil ist nicht die Spina nasalis posterior, sondern die Crista galli. Die Spina nasalis posterior liegt ganz hinten am Gaumen im Os palatinum und zwar in der Medianlinie. Sie ist auf einer Ansicht des Oberkiefers von unten gut als „Ende" des harten Gaumens nach dorsal zu sehen. Siehe Prometheus, Lernatlas der Anatomie, Kopf und Neuroanatomie, Georg Thieme Verlag 2006, S. 11, 13, 29.

F04 ■
→ **Frage 5.16:** Lösung D

Die **Orbita** hat die Form einer Pyramide, mit der nach vorne offenen Basis und der Spitze nach hinten medial gerichtet. An der Orbita sind mehrere Knochen beteiligt: Os zygomaticum (laterale Wand, Boden), Os maxillare (Boden), Os frontale (Dach), Os lacrimale (mediale Wand), Os sphenoidale (Spitze der Pyramide), Os palatinum (Spitze der Pyramide) und Os ethmoidale (mediale Wand). Bitte auch im Anatomieatlas nachvollziehen, z.B. Prometheus, Lernatlas der Anatomie, Kopf und Neuroanatomie, Georg Thieme Verlag 2006, S. 14, 15.
Von Bedeutung sind die zahlreichen Verbindungen der Orbita zu anderen Kopf- und Gesichtsregionen bzw. zur vorderen und mittleren Schädelgrube. Siehe auch Lerntext X.1.
Der **Vomer** ist am Nasenseptum beteiligt.

F03
→ **Frage 5.17:** Lösung E

Die Unfähigkeit, die Lidspalte zu schließen, spricht für eine Schädigung des M. orbicularis oculi, der durch den N. facialis (mimische Muskulatur) in-

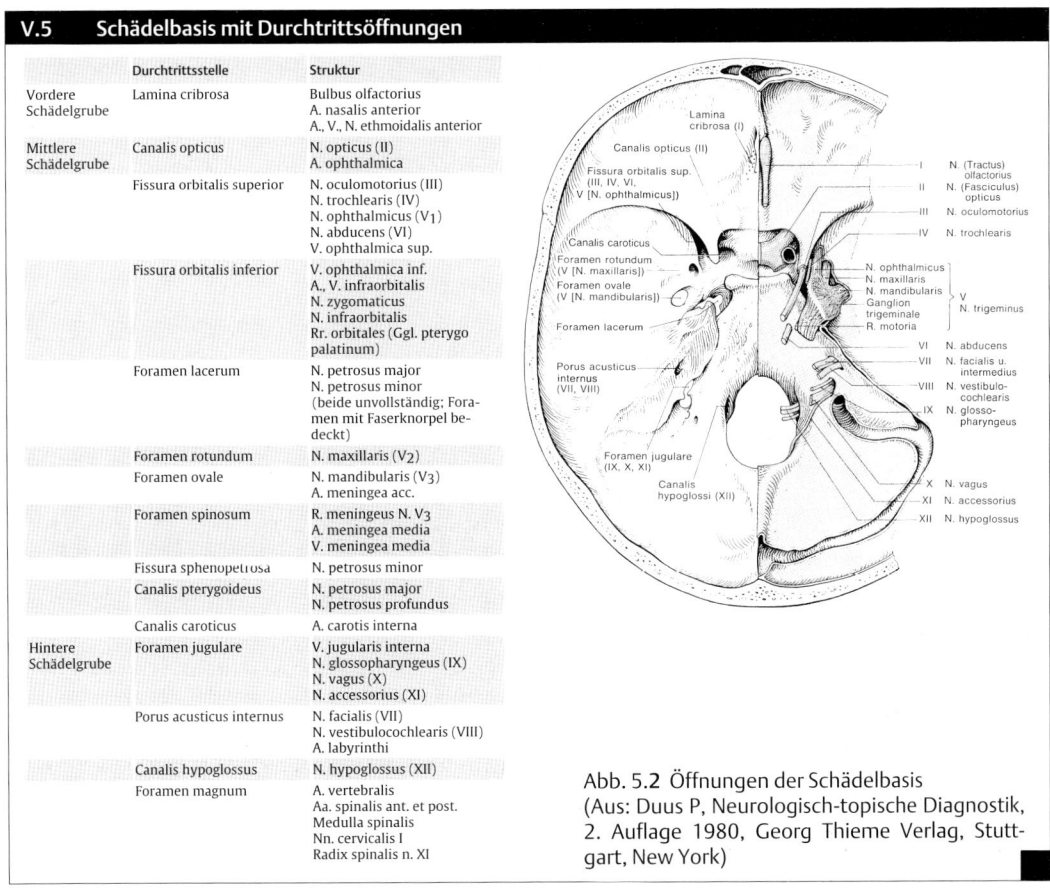

V.5	Schädelbasis mit Durchtrittsöffnungen	
	Durchtrittsstelle	Struktur
Vordere Schädelgrube	Lamina cribrosa	Bulbus olfactorius A. nasalis anterior A., V., N. ethmoidalis anterior
Mittlere Schädelgrube	Canalis opticus	N. opticus (II) A. ophthalmica
	Fissura orbitalis superior	N. oculomotorius (III) N. trochlearis (IV) N. ophthalmicus (V₁) N. abducens (VI) V. ophthalmica sup.
	Fissura orbitalis inferior	V. ophthalmica inf. A., V. infraorbitalis N. zygomaticus N. infraorbitalis Rr. orbitales (Ggl. pterygo palatinum)
	Foramen lacerum	N. petrosus major N. petrosus minor (beide unvollständig; Foramen mit Faserknorpel bedeckt)
	Foramen rotundum	N. maxillaris (V₂)
	Foramen ovale	N. mandibularis (V₃) A. meningea acc.
	Foramen spinosum	R. meningeus N. V₃ A. meningea media V. meningea media
	Fissura sphenopetrosa	N. petrosus minor
	Canalis pterygoideus	N. petrosus major N. petrosus profundus
	Canalis caroticus	A. carotis interna
Hintere Schädelgrube	Foramen jugulare	V. jugularis interna N. glossopharyngeus (IX) N. vagus (X) N. accessorius (XI)
	Porus acusticus internus	N. facialis (VII) N. vestibulocochlearis (VIII) A. labyrinthi
	Canalis hypoglossus	N. hypoglossus (XII)
	Foramen magnum	A. vertebralis Aa. spinalis ant. et post. Medulla spinalis Nn. cervicalis I Radix spinalis n. XI

Abb. 5.2 Öffnungen der Schädelbasis
(Aus: Duus P, Neurologisch-topische Diagnostik, 2. Auflage 1980, Georg Thieme Verlag, Stuttgart, New York)

nerviert wird. Dieser Nerv verläuft durch den Meatus acusticus internus an der Schädelbasis. Der Tumor ist also am ehesten an dieser Stelle lokalisiert.

Zu (A): Durch die Fissura orbitalis superior treten N. oculomotorius (M. levator palpebrae, Lidhebung), N. trochlearis, N. ophthalmicus (N. V₁) und N. abducens.

Zu (B): N. zygomaticus und N. infraorbitalis treten durch die Fissura orbitalis inferior, außerdem noch Blutgefäße.

Zu (C): Das Foramen rotundum enthält den N. maxillaris.

Zu (D): Im Foramen ovale verläuft der N. mandibularis („Mandeln sind oval").

F03 ■
→ **Frage 5.18:** Lösung A

Markiert mit (A) ist nicht die Fissura orbitalis superior, sondern der Canalis opticus. Alle anderen Aussagen sind korrekt. Siehe Abb. 5.2 und Lerntext V.5 oder Prometheus, Lernatlas der Anatomie, Kopf und Neuroanatomie, Georg Thieme Verlag 2006, S. 13, 90/91.

H03 ■ ■
→ **Frage 5.19:** Lösung D

Durch das Foramen lacerum tritt der N. petrosus major und der N. petrosus minor. Der N. maxillaris jedoch ist seine Durchtrittsstelle im Foramen rotundum, (D) ist falsch. Siehe Lerntext V.5.

F04 ■
→ **Frage 5.20:** Lösung C

Die Austrittsstelle der A. ophthalmica aus der Schädelhöhle ist der Canalis opticus, der im Os sphenoidale liegt und zwar in der Ala minor. Zwischen Ala major und Ala minor des Os sphenoidale liegt die Fissura orbitalis superior. Der N. ophthalmicus, der N. abducens sowie die V. ophthalmica superior ziehen durch die Fissura orbitalis superior. Siehe Prometheus, Lernatlas der Anatomie, Kopf und Neuroanatomie, Georg Thieme Verlag 2006, S. 61, 90, 91.

F04 ■
→ **Frage 5.21:** Lösung D

Zu (D): Die A. meningea media zieht durch das Foramen spinosum.

Zu (A): Hier zieht der N. mandibularis hindurch.

Zu (B): Dies ist die äußere Öffnung des Canalis facialis, es treten N. facialis und A. stylomastoidea hindurch.

Zu (C): Durchtrittsstelle für N. petrosus major et minor.

Zu (E): Öffnung für den N. maxillaris.

H98 ■
→ **Frage 5.22:** Lösung B

Siehe Lerntext V.5.

Neben dem N. glossopharyngeus treten noch der N. vagus, die V. jugularis interna und der N. accessorius durch das Foramen jugulare.

Durch das Foramen ovale verläuft der N. mandibularis zusammen mit arteriellen und venösen Gefäßen.

Zu den anderen genannten Durchtrittsöffnungen in Kürze:

Foramen lacerum – N. petrosus major und N. petrosus minor,

Foramen spinosum – A. meningea media, R. meningeus des N. mandibularis sowie V. meningea media

Foramen rotundum – N. maxillaris.

H98 ■
→ **Frage 5.23:** Lösung D

Siehe Kommentar zu Frage 5.22.

5.3 **Kopf- und Halsmuskeln, Faszien**

F05
→ **Frage 5.24:** Lösung E

Das Caput laterale des **M. pterygoideus lateralis** wirkt als einziger Kaumuskel als Kieferöffner und schiebt den Unterkiefer nach vorne.

Ebenfalls bei der Protrusion des Unterkiefers wirkt der vordere Anteil des **M. masseter** mit. Die Schiebebewegungen des Unterkiefers finden nur in der oberen – diskotemporalen – Kammer des Kiefergelenks statt.

H05 ■
→ **Frage 5.25:** Lösung C

Im Kiefergelenk finden Schließ- und Öffnungsbewegungen statt (Scharnier-Gleit-Bewegung) sowie Schiebebewegung (nur oberes diskotemporales Gelenk, Gleiten des Discus articularis). Das Vorschieben geschieht durch den M. masseter, vorderer Anteil, und M. pterygoideus lat., Pars inferior. Das **Zurückschieben** erfolgt durch den **M. temporalis**.

F95
→ **Frage 5.26:** Lösung E

Die Frage wird erst durch den Vorspann kompliziert, man solle nur die *allein* zutreffende Aussage zuordnen. Sinnvoll ist daher auch der Lösungsversuch, die für beide Muskeln zutreffenden Aussagen zunächst auszusortieren.

Für beide Muskeln trifft zu:

– Funktion – beide sind Schließer des Kiefergelenks (der einzige Öffner neben dem M. mylohyoideus und dem M. digastricus ist der M. pterygoideus lat.) (A)
– Versorgung durch den N. mandibularis (beide Muskeln gehören zur Kaumuskulatur, die komplett durch den motorischen Trigeminusast innerviert wird) (B)
– arterielle Versorgung durch die A. maxillaris (C).

Somit bleiben nur die beiden letzten Aussagen übrig, die sich dann ohne weiteres den beiden Muskeln zuordnen lassen.

F95
→ **Frage 5.27:** Lösung D

Siehe Kommentar zu Frage 5.26.

H99 ■
→ **Frage 5.28:** Lösung B

Der **M. pterygoideus medialis** setzt an der Innenseite der Mandibula (an der Tuberositas pterygoidea) an, er entspringt von der Fossa pterygoidea des Os sphenoidale und dient als Kieferschließer (er wirkt also agonistisch zum M. masseter). Da ausnahmslos alle Kaumuskeln von einem Ast des **N. mandibularis** (dem einzigen motorischen Trigeminusast) innerviert werden, trifft dies auch auf den M. pterygoideus medialis zu.

F00 ■ ■
→ **Frage 5.29:** Lösung A

Diese Abbildung taucht mit wechselnder Beschriftung seit Jahren immer wieder im Physikum auf!
Zu (A): Hier ist der **M. pterygoideus medialis** mar-

kiert, der, wie alle übrigen Kaumuskeln auch, vom **N. mandibularis**, dem einzigen motorischen Trigeminusast, innerviert wird.
Zu (B): Der hier bezeichnete Muskel ist der **M. longus colli**, der von den **Rr. ventrales C2 – C6** der Zervikalnerven innerviert wird.
Zu (C): Hierbei handelt es sich um den **M. sternocleidomastoideus**, der vom **N. accessorius** innerviert wird.
Zu (D): Hier ist ein Teil des **M. transversus linguae** markiert, der, wie alle Zungenmuskeln, vom **N. hypoglossus** innerviert wird.
Zu (E): Dies ist ein **mimischer** Muskel (M. buccinator). Alle mimischen Muskeln werden vom **N. facialis** innerviert.

H99
→ **Frage 5.30:** Lösung D

Der M. buccinator gehört zur mimischen Muskulatur, nicht zur Kaumuskulatur!
Er ist der Trompeter- oder „Saugmuskel", strahlt in den M. orbicularis oris ein. Der Muskel wird vom Ausführungsgang der Glandula parotidea durchbohrt. Als Bestandteil der mimischen Muskulatur wird der M. buccinator vom N. facialis innerviert.
Zu (D): Der **N. infraorbitalis** ist der Hauptast des N. maxillaris. Er verlässt den Schädel durch die Fissura orbitalis inferior. Er zieht durch den Canalis infraorbitalis am Boden der Orbita entlang und gelangt durch das Foramen infraorbitale zum Gesicht. Er innerviert sensibel das untere Augenlid, die seitliche Nase und die Oberlippe, außerdem gibt er bereits im Kanal den N. alveolaris superior ab, der die oberen Zähne sensibel innerviert.

Muskel	Ursprung	Ansatz	Funktion
M. digastricus	Venter posterior Incisura mastoidea medial vom Processus mastoideus	Venter anterior Fossa digastrica des Os mandibulare	*öffnet den Mund* hebt das Zungenbein
M. genioglossus	Spina mentalis des Unterkiefers	Fasern ziehen zur Zunge	zieht die Zunge nach vorne unten
M. pterygoideus lateralis	*Caput laterale (Pars inferior):* Lamina lateralis des Processus pterygoideus *Caput mediale (Pars superior):* Crista infratemporalis des Os sphenoidale	Processus condylaris des Os mandibulare Discus articularis	öffnet und schiebt den Unterkiefer nach vorne zieht den Discus articularis nach vorne Einleiten der Kieferöffnung
M. pterygoideus medialis	Fossa pterygoidea	mediale Furche des Unterkieferbogens	Schließen des Mundes

Muskeln mit Einfluss auf den Kauakt

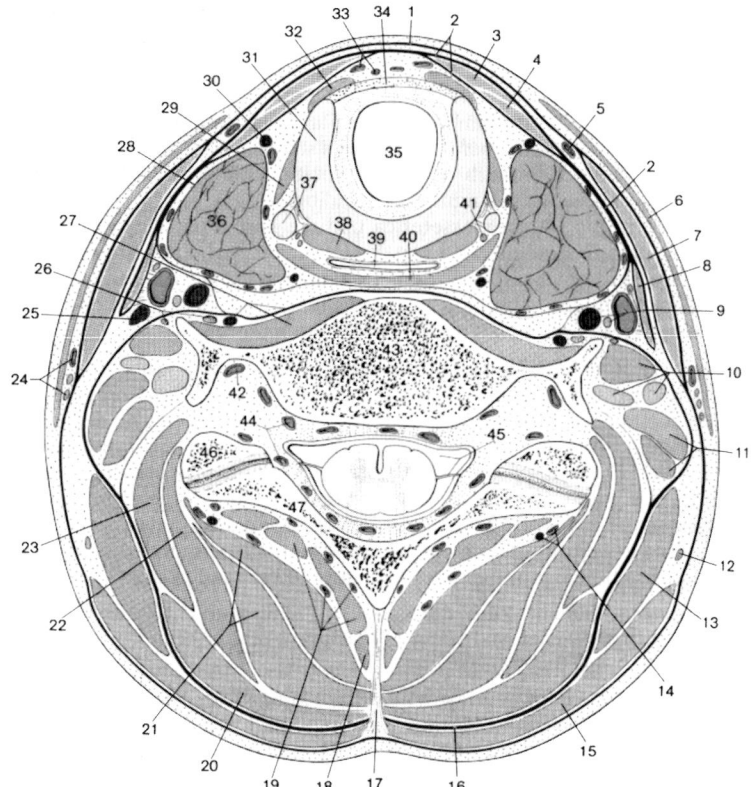

1 **Lamina superficialis fasciae cervicalis**
2 **Lamina praetrachealis fasciae cervicalis**
3 M. sternohyoideus
4 M. sternothyroideus
5 V. jugularis ant.
6 **Platysma**
7 M. sternocleidomastoideus
8 M. omohyoideus
9 Gefäß-Nervenstrang Kopf – Hals mit A. carotis communis, V. jugularis interna, N. vagus, Ansa cervicalis
10 M. scalenus anterior und Wurzel des Plexus brachialis
11 Mm. scalenus medius und post.
12 N. accessorius
13 M. levator scapulae
14 A. + V. cervicalis profunda
15 M. trapezius
16 Fascia nuchae
17 Lig. nuchae
18 M. spinalis
19 M. multifidus und Plexus venosus vertebralis ext. post.
20 M. splenius
21 M. semispinalis
22 M. longissimus
23 M. iliocostalis cervicis
24 V. jugularis externa und Nn. supraclaviculares
25 Lymphknoten
26 N. phrenicus und Truncus sympathicus

27 Lamina praevertebralis fasciae cervicalis, M. longus colli, A. vertebralis
28 Kapsel der Schilddrüse
29 M. cricoarytenoideus lat.
30 Ast der A. thyroidea sup.
31 Cartilago cricoidea
32 M. cricothyroideus
33 Äste der V. thyroidea sup.
34 Lig. cricothyroideum medianum
35 Cavitas infraglottica
36 Linker Schilddrüsenlappen
37 Cartilago thyroidea, Cornu inf.
38 M. cricoarytenoideus post.
39 Pars laryngea pharyngis
40 M. constrictor pharyngis inf.
41 N. laryngeus inferior
42 V. vertebralis
43 7. HWK
44 Plexus venosus vertebralis int.
45 Subarachnoidalraum
46 1. BWK
47 Bogen des 7. HWK

Abb. 5.**3** **Halsquerschnitt** durch den Körper des 7. Halswirbels und die Articulatio cricothyroidea, Ansicht der Schnittfläche von kranial
(Aus: Frick H, Leonhardt H, Starck D, Allgemeine Anatomie, Spezielle Anatomie, 4. Auflage 1992, Georg Thieme Verlag, Stuttgart, New York)

F04 ■

→ **Frage 5.31:** Lösung A

Der **M. stylohyoideus** hebt beim Schlucken das Zungenbein und verläuft vom Proc. styloideus zum Cornu minoris ossis hyoidei, der Muskelbauch umfasst die Sehne des M. digastricus. Die Innervation erfolgt durch den N. facialis.
Der **M. mylohyoideus** hebt ebenfalls das Zungenbein beim Schlucken und trägt zur Kieferöffnung bei, er bildet das Diaphragma oris und wird vom N. mandibularis innerviert.
Siehe Prometheus, Lernatlas der Anatomie, Hals und Innere Organe, Georg Thieme Verlag 2005, S. 7, 32.

F04 ■

→ **Frage 5.32:** Lösung C

Siehe Kommentar zu Frage 5.31.

F05 ■

→ **Frage 5.33:** Lösung A

Der M. sternocleidomastoideus wird von der Lamina superficialis der Fascia cervicalis umhüllt .
Die **Lamina superficialis** liegt unter dem Platysma, erstreckt sich von der Unterkante der Mandibula bis zur Klavikula und geht dort in die Fascia masseterica bzw. pectoralis über. Sie umhüllt den M. sternocleidomastoideus, bedeckt als Fascia nuchae den M. trapezius und bildet eine bindegewebige Tasche für die Gll. submandibularis und parotidea.
Die **Lamina praetrachealis** umschließt die infrahyale Muskulatur, Pharynx und Larynx und endet beidseits als Faszienschlauch um den M. omohyoideus. Hier besteht eine Verbindung zur Bindegewebsscheide und den großen Halsgefäßen, sodass eine Kontraktion der Mm. omohyoidei indirekt zur Erweiterung des Lumens der V. jugularis führt.
Die **Lamina praevertebralis** verläuft hinter dem Gefäß-Nerven-Strang und hinter dem Pharynx und bedeckt die Mm. scaleni und die autochthone Halsmuskulatur.

F97 ■

→ **Frage 5.34:** Lösung D

Zu **(D):** Die großen Halsgefäße und der N. vagus liegen **ventral** (und somit außerhalb) des tiefen Blatts der Halsfaszie. Weiter nach ventral verläuft dann das mittlere Blatt der Halsfaszie, welches seitlich als Faszienschlauch um den M. omohyoideus endet, dabei auch Verbindung zur Bindegewebsscheide um die großen Halsgefäße hat, so dass eine Kontraktion des M. omohyoideus zur Erweiterung des Lumens der V. jugularis führt.
Siehe auch Kommentar zu Frage 5.33 und Abb. 5.3.

F04 ■

→ **Frage 5.35:** Lösung A

Bei einer Verkürzung des rechten M. sternocleidomastoideus kommt es zu einer Kopfneigung zur betroffenen Seite und einer Kopfdrehung zur Gegenseite, was durch den Verlauf des Muskels deutlich wird. Man spricht von einem muskulären Schiefhals (Tortikollis). Als Ursache bei der schon bei Geburt bestehenden Schädigung werden Geburtstrauma (Hämatom des Muskels) oder eine intrauterine Zwangslage diskutiert. Als Symptom kann die Tortikollis auch noch andere Ursachen haben. Therapiert wird durch Krankengymnastik und Lagerung.

H96 ■

→ **Frage 5.36:** Lösung B

Die vorliegende Abbildung kommt in den letzten Jahren regelmäßig im Physikum vor. Die diesmal gefragten Muskeln sind der **M. masseter** lateral der Mandibula und der **M. pterygoideus medialis** medial der Mandibula. Beide Muskeln kann man sich auch anhand der Muskelschlinge merken, die sie um die Mandibula bilden. Genau diese ist hier in der Abbildung dargestellt. Damit ist Aussage (B) nicht zutreffend, denn damit wäre der M. temporalis gemeint. Der M. pterygoideus medialis entspringt aber in der Fossa pterygoidea. Der Ursprung des M. masseter ist korrekt angegeben, ebenso die Funktion der beiden Muskeln (der einzige Kieferöffner ist der M. pterygoideus lateralis, Pars superior). Die Innervation durch die Radix motoria des N. trigeminus ist für alle Kaumuskeln zutreffend.

5.4 **Kopf- und Halseingeweide**

H01

→ **Frage 5.37:** Lösung D

Die laterale Wand der knöchernen **Nasenhöhle** wird gebildet von:

- Labyrinthus des Os ethmoidale (Bereich der Siebbeinzellen),
- Maxilla (Proc. frontalis),
- Os lacrimale,
- Os palatinum (Lamina perpendicularis).

Als eigener Knochen ist noch die Concha nasalis inferior zu erwähnen. Nicht beteiligt ist jedoch das Os zygomaticum (es ist an der Bildung der lateralen Wand und des Bodens der *Orbita* beteiligt).
Siehe auch Prometheus, Lernatlas der Anatomie, Kopf und Neuroanatomie, Georg Thieme Verlag 2006, S. 18, 19.

H04 H95 H91 ■

→ **Frage 5.38:** Lösung E

Die **Regio olfactoria**, die Riechzone, befindet sich beidseits im mittleren Teil der *oberen* Nasenmuschel und gegenüber auf dem Septum nasi (knöcherner Teil); die Cartilago septi nasi (B) liegt der unteren Nasenmuschel gegenüber.

Die Riechschleimhaut lässt sich makroskopisch durch eingelagertes gelblich-braunes Pigment von der übrigen Nasenschleimhaut begrenzen. Das Epithel ist hoch und mehrreihig und aus Stütz- und Sinneszellen aufgebaut.
Problematisch war noch Lösungsmöglichkeit (D). *Unter* der Bulla ethmoidalis liegt der Hiatus semilunaris; dort mündet der Sinus maxillaris.

F05
→ **Frage 5.39:** Lösung A

Die **Regio olfactoria** umfasst mehrere getrennte Felder eines spezialisierten Epithels und liegt in der Mitte der oberen Nasenmuschel und an den gegenüberliegenden Abschnitten des Nasenseptums. Die Riechschleimhaut besteht aus einem hohen mehrreihigen Riechepithel und einer Lamina propria. Auf dem Epithel liegt ein Schleim, den die Glandulae olfactoriae produzieren. Das Riechepithel enthält **Sinneszellen** (Riechkolben, Zilien, eigenes Axon), **Stützzellen** und runde **Basalzellen**.
Die Regeneration (regelmäßige Regeneration und nach Schädigungen) erfolgt für Riech- und Stützzellen aus den Basalzellen.

V.6	Nasennebenhöhlen und ihre Verbindungen zur Nasenhöhle

Nasennebenhöhlen (Sinus paranasales) sind paarig angelegt, können aber individuell unterschiedlich ausgedehnt sein. Sie vergrößern das Volumen der Nasenhöhle und sind funktionell eng mit der Nasenhöhle verknüpft. Nasennebenhöhlen sind mit respiratorischem Epithel ausgekleidet, der Flimmerstrom ist zum Ostium hin gerichtet. Die Nasennebenhöhlen (NNH) stehen über Ausführungsgänge mit der Nasenhöhle in Verbindung. Für die Klinik wichtig sind ihre topographischen Beziehungen, sie haben alle topographische Beziehung zur Orbita bzw. zum N. opticus; bis auf die Kieferhöhle haben sie alle topographische Beziehungen entweder zur vorderen oder zur mittleren Schädelgrube, der Sinus sphenoidalis sogar zur hinteren Schädelgrube.

Mündung	Nasennebenhöhle
Recessus spheno-ethmoidalis	Keilbeinhöhle (Sinus sphenoidalis)
Meatus nasi superior (oberer Nasengang)	hintere Siebbeinzellen
Meatus nasi medius (mittlerer Nasengang)	Sinus frontalis (im Hiatus semilunaris) Sinus maxillaris vordere und mittlere Siebbeinzellen
Meatus nasi inferior (unterer Nasengang)	Ductus nasolacrimalis

Der **Hiatus semilunaris** ist eine halbmondförmige Öffnung der lateralen Nasenwand. Er wird begrenzt durch den Processus uncinatus und die Bulla ethmoidalis des Os ethmoidale. Durch den Hiatus semilunaris hat der Sinus maxillaris Zugang zum Nasenraum (Abb. 5.4).
Der **Ductus nasolacrimalis** (Tränennasengang) führt die Tränenflüssigkeit vom Saccus lacrimalis (Tränensack) – in der Fossa sacci lacrimalis gelegen – zur Nasenhöhle. Er hat also mit den NNH eigentlich nichts zu tun. Er mündet in die *untere* Nasenmuschel ein (Meatus nasi inferior). Meist ist die Mündung von der Plica lacrimalis verdeckt.

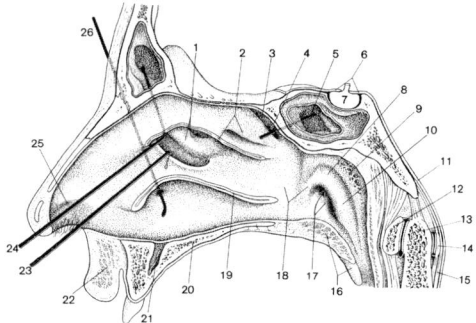

1 Pfeil zu den mittleren Siebbeinzellen, Bulla ethmoidalis
2 Obere Nasenmuschel, Schnittkante der mittleren Nasenmuschel
3 Recessus sphenoethmoidalis
4 Mündung des Sinus sphenoidalis
5 Sinus sphenoidalis
6 Diaphragma sellae
7 Hypophyse
8 Torus tubarius
9 Tonsilla pharyngea
10 Plica salpingopharyngea
11 Dura
12 Vorderer Atlasbogen
13 Dens axis
14 Lig. transversum atlantis
15 Membrana tectoria
16 Weicher Gaumen und Uvula
17 Ostium pharyngeum tubae auditivae
18 Meatus nasopharyngeus
19 Schnittkante der unteren Nasenmuschel
20 Harter Gaumen
21 Canalis incisivus mit Nerv
22 M. orbicularis oris
23 Sonde im Hiatus semilunaris, Mündung des Sinus maxillaris
24 Sonde im Sinus frontalis
25 (Limen nasi)
26 Sonde im Ductus nasolacrimalis

Abb. **5.4** Laterale Wand der Nasenhöhle und Nasenrachenraum
(Aus: Frick H, Leonhardt H, Starck D, Allgemeine Anatomie, Spezielle Anatomie, 4. Auflage 1992, Georg Thieme Verlag Stuttgart)

Es besteht eine enge topographische Beziehung zwischen Sinus maxillaris und den Zahnwurzeln des Oberkiefers, so dass Entzündungen und Vereiterungen von Zahnwurzeln in die Kieferhöhlen einbrechen können.

Beim Schnupfen kann es durch Schwellung der Nasenschleimhaut zur Verlegung der Mündungsostien der Nasennebenhöhlen (NNH) kommen. Hierdurch kann der Sekretabfluss aus den NNH behindert sein, was zu Sinusitis mit zusätzlichen Beschwerden (z. B. Kopfschmerzen, dumpfe Gesichtsschmerzen, Entzündungszeichen) führen kann. Durch abschwellende Nasentropfen oder z. B. durch Inhalationstherapie kann man einer zusätzlichen Infektion der Nasennebenhöhlen vorbeugen oder sie therapieren.

F02 ■

→ **Frage 5.40:** Lösung D

Die **Nasenschleimhaut** gliedert sich in 3 Anteile:
- *Pars cutanea* (Nasenvorhof, Vestibulum nasi),
- *Pars respiratoria* (größter Teil der Nasenhöhle, respiratorisches Epithel, mittlere und untere Nasenmuschel, Teile der Nasenscheidewand),
- *Regio olfactoria* (Oberrand der oberen Nasenmuschel und gegenüberliegend im Septum nasi).

Somit finden sich die **Nn. olfactorii** nicht nur im Nasenseptum, sondern auch an der oberen Nasenmuschel und damit genau genommen in der seitlichen Wand der Nasenhöhle, lateral davon befinden sich schon Siebbeinzellen.
Der **N. nasopalatinus** dagegen zieht, kommend vom Ganglion pterygopalatinum, unter der Schleimhaut des *Nasenseptums* in den Canalis incisivus (Versorgung der vorderen Schneidezähne und vorderen Gaumens). Diese Lösungsmöglichkeit ist sicher falsch, während Lösungsmöglichkeit (A) in der Abgrenzung schwierig war.
Gute Abbildungen zur seitlichen Wand der Nasenhöhle finden sich bei: Fritsch H., Kühnel W., Taschenatlas der Anatomie, 7. Auflage 2001, Band 2, S. 99, Thieme, Stuttgart und Prometheus, Lernatlas der Anatomie, Kopf und Neuroanatomie, Georg Thieme Verlag 2006, S. 18, 19.

F01 ■■

→ **Frage 5.41:** Lösung C

Der Sinus frontalis mündet in den Meatus nasi medius im Hiatus semilunaris. Der Meatus nasi superior ist die Mündung der hinteren Siebbeinzellen.

H99 ■■

→ **Frage 5.42:** Lösung B

Zu **(B):** Der Meatus nasi **medius** ist klinisch sehr wichtig. Er liegt unter der Concha nasalis media

und hat sowohl eine Verbindung zum Sinus frontalis als auch zum Sinus maxillaris und zu den vorderen Siebbeinzellen.
Zu **(A):** Der Meatus nasi **superior** liegt unter der oberen Nasenmuschel, in ihn münden die Cellulae ethmoidales posteriores.
Zu **(C):** Im Meatus nasi **inferior** mündet der Ductus nasolacrimalis, der den Tränensack mit der Nasenhöhle verbindet (deshalb läuft beim Weinen die Nase).
Zu **(D):** Der Recessus sphenoethmoidalis liegt kranial des Hinterrandes des Meatus nasi superior, dort besteht eine Verbindung zum Sinus sphenoidalis (= Keilbeinhöhle). Er wird durch die Lamina cribrosa des Os ethmoidale von der mittleren Schädelgrube getrennt.
Zu **(E):** Der Meatus nasopharyngeus verbindet den Epipharynx mit der Nasenhöhle, er grenzt an die Hinterränder der drei Conchae nasales und endet an den Choanen (eine Magensonde wird meist durch den Meatus nasopharyngeus geschoben).
Siehe auch Prometheus, Lernatlas der Anatomie, Kopf und Neuroanatomie, Georg Thieme Verlag 2006, S. 20/21.

H01

→ **Frage 5.43:** Lösung A

Die **Siebbeinzellen** (Labyrinthus ethmoidalis, Cellulae ethmoidales) bilden einen Teil der lateralen Wand der Nasenhöhle. Die obere und mittlere Nasenmuschel sind Teil dieses Knochens, während die untere Nasenmuschel von einem separaten Knochen, der Concha nasalis inferior, gebildet wird. Somit grenzen die Siebbeinzellen nicht an den Meatus nasi inferior.
Siehe auch entsprechende Abbildungen im Anatomieatlas, z. B. Prometheus, Lernatlas der Anatomie, Kopf und Neuroanatomie, Georg Thieme Verlag 2006, S. 21.

H95 F92 ■

→ **Frage 5.44:** Lösung E

Die Mündung des Ausführungsgangs der Glandula parotidea gegenüber des 2. oberen Molaren wurde schon mehrfach in alten Examina gefragt. Von den Teilnehmern entschieden sich auch 43 % für die korrekte Lösung, denn die Mündung liegt im *Vestibulum oris* und nicht in der Cavitas oris propria.
Das Vestibulum oris ist lediglich der Raum zwischen Wangen und Lippen sowie den Zahnbögen. Hinter den Zahnbögen liegt die eigentliche Mundhöhle, Cavitas oris propria.
Schwierigkeiten bereitete allerdings die Lösungsmöglichkeit (B): Die Glandulae palatinae münden am Gaumen direkt in die eigentliche Mundhöhle.

H05 ■

→ **Frage 5.45:** Lösung C

Die Mündung des Ductus parotideus ins Vestibulum oris wurde in alten Fragen schon mehrfach geprüft, sie liegt beidseits lateral des 2. Molaren.

Zu (A) und (B): Der Ductus sublingualis major mündet zusammen mit dem Ductus submandibularis *auf* der Caruncula sublingualis.
Zu (E): Glandulae palatinae haben keinen Ausführungsgang, sie münden direkt auf der Schleimhaut.

F03 ■
→ **Frage 5.46:** Lösung E

Der 1. Molar des bleibenden Gebisses bricht als erster Zahn des Zahnwechsels durch (etwa im 6.–7. Lebensjahr)!
Er wird daher auch als Zusatzzahn bezeichnet.

F04 F98 H95 H92 H88 ■ ■ ■
→ **Frage 5.47:** Lösung E

Diese Frage bitte genau lesen! Es handelt sich um das **bleibende Gebiss**, nicht um das Milchgebiss.
Zu (A): Diese Antwort trifft beim Milchgebiss zu, dort bricht im 6.–8. Lebensmonat der mediale Schneidezahn des Unterkiefers als erstes durch.
Zu (E): Der Durchbruch der bleibenden Zähne beginnt *nicht* mit dem Ersatz der Milchzähne, sondern mit dem Durchbruch eines „Zusatzzahnes", also eines *zusätzlichen* Zahnes, der die Bezeichnung 6 trägt. Dieser Molar schließt sich also hinten an die 5 Milchzähne jedes Kieferquadranten an. Dieser Vorgang findet etwa im 6. Lebensjahr („Sechsjahresmolar") statt, wobei große individuelle Unterschiede auftreten können. Erst *danach* werden die mittleren Schneidezähne des Milchgebisses durch bleibende Zähne ersetzt.

H04
→ **Frage 5.48:** Lösung E

Hier heißt es aufpassen: Es geht um den Unterkiefer. Hier sind die ersten beiden Molaren zweiwurzelig. Im Oberkiefer dagegen haben die ersten beiden Molaren 3 Wurzeln. Schneidezähne, Eckzähne und Prämolaren des Unterkiefers haben nur eine Wurzel. Im Oberkiefer haben die Wurzeln der Prämolaren eine Furche.

H05
→ **Frage 5.49:** Lösung B

Der erste Schneidezahn des Milchgebisses (damit beginnt der Zahndurchbruch beim Säugling) bricht meistens zwischen dem 6. und 8. Lebensmonat durch. Dies ist ein Richtwert, manche Kinder zahnen auch etwas früher, manche erst recht spät. Die angegebene Lösung ist hier die wahrscheinlichste.

H03
→ **Frage 5.50:** Lösung B

Dentin ist härter (besser mineralisiert) als Knochen, noch härter ist der Zahnschmelz. Dentin um-

schließt als „Kern" des Zahns die Pulpahöhle. Im Bereich der Krone wird es vom Zahnschmelz, im Bereich der Zahnwurzel vom Wurzelzement bedeckt.
Dentin wird von den Odontoblasten gebildet, die sich an der Dentin-Schmelz-Grenze palisadenähnlich angeordnet befinden. Sie schicken lange Fortsätze ins Dentin (Tomes-Fasern), diese liegen in den Dentinkanälchen. In den Dentinkanälchen befinden sich keine Kapillaren, nur der Odontoblastenfortsatz.
Die Fähigkeit, Dentin zu bilden, behalten die Odontoblasten ein Leben lang, (B) ist richtig.
Zu (D): Sharpey-Fasern findet man ausgehend vom Stratum fibrosum des Periosts einstrahlend in die Kortikalis des Knochens.

H02
→ **Frage 5.51:** Lösung C

Der Zahnhalteapparat besteht aus Alveolarknochen, Zement und Periodontium. Das Periodontium liegt zwischen dem Zahnzement und dem Alveolarknochen, es ist der bindegewebige Halteapparat (Kollagenfasern – Sharpey-Fasern –, Gefäße usw.). Die Gingiva schließlich umschließt den Zahnhals.

V.7	Milchgebiss, Ersatzzähne

Der Mensch hat 20 Milchzähne, die bis zum Ende des 2. Lebensjahres durchgebrochen sein sollten.
Das Milchgebiss besitzt
  – je 2 Schneidezähne (Dentes incisivi),
  – je 1 Eckzahn (Dens caninus),
  – je 2 Mahlzähne (Dentes molares).
Als erster Milchzahn (Dentes decidui) erscheint der 1. untere Schneidezahn (Incisivus).
Die 32 bleibenden Zähne (Dentes permanentes) unterteilt man in solche, die nicht im Milchgebiss vorhanden waren und solche, die Zähne des Milchgebisses ersetzen (Ersatzzähne).
Der erste bleibende Zahn, der 1. untere Molar, zählt nicht zu den Ersatzzähnen, weil die Molaren des Milchgebisses durch die Prämolaren der bleibenden Zähne ersetzt werden.
Das bleibende Gebiss besteht aus je 2 Schneidezähnen, 1 Eckzahn, 2 Backenzähnen und 3 Mahlzähnen.
Der Durchbruch der bleibenden Zähne beginnt im 6. Lebensjahr und dauert bis zum 40. Lebensjahr an (Weisheitszähne).
Vorsicht: Die „Milchmolaren" des Milchgebisses entsprechen den Prämolaren des bleibenden Gebisses – daher ist der Ausdruck „Milchmolar" irreführend.
Die Anlage der bleibenden Zähne beginnt auch schon in der Fetalperiode. ■

F94

→ **Frage 5.52:** Lösung D

Bei der mit (2) bezeichneten Struktur handelt es sich um die **Ersatzzahnleiste**, die als Epitheleinbuchtung der Mundhöhle (Ektoderm) entsteht.

Die Ersatzzahnleiste (Bildung der bleibenden Zähne) am unteren Rand der Zahnleiste bildet sich zusammen mit dem Schmelzorgan der Zahnleiste für die Milchzähne aus, während die Zahnleiste als noch bestehende Verbindung zum Mundbuchtepithel langsam resorbiert wird. Beim Erwachsenen können noch Reste der Zahnleiste als Zellinseln gefunden werden.

Der unter (D) gefragte Umschlagrand vom inneren zum äußeren Schmelzepithel befindet sich an den unteren spitzen Rändern der Schmelzglocke und ist auf der Abbildung relativ dunkelrot angefärbt.

Die mit (1) bezeichnete Zellschicht entspricht dem inneren Schmelzepithel und besteht aus Adamantoblasten.

V.8	Zahnentwicklung

Ab dem 2. Embryonalmonat werden die Milchzähne angelegt, von der 14. Embryonalwoche bis zum 5. Lebensjahr die bleibenden Zähne. Die Entwicklung der bleibenden Zähne und der Milchzähne verläuft gleich:

Zunächst erfolgt die Ausbildung einer bogenförmigen **Zahnleiste**, die sich als Epithelplatte von der Mundbucht in das darunter gelegene Mesenchym senkt. Weiter entstehen an dieser Leiste knopfartige Verdichtungen, die **Zahnknospen**. Es sind dies die Anlagen der **Schmelzorgane**, sie entstammen dem *Ektoderm*. Die Zahnknospen zeigen zunehmende Kappen- oder Glockenform und trennen sich im 4. Embryonalmonat von der Zahnleiste. Die Zahnleiste wird bis auf Reste und den unteren Rand (Ersatzzahnleiste) resorbiert. Das Schmelzorgan prägt die Zahngestalt, außerdem bildet es den Zahnschmelz.

Zuerst findet jedoch eine histologische Differenzierung statt, wobei man 3 Schichten unterscheidet:

- inneres Schmelzepithel (einschichtig hochprismatisch),
- Schmelzpulpa (verzweigte, retikulär angeordnete Epithelzellen),
- äußeres Schmelzepithel (einschichtig kubisch).

Diese 3 Schichten umschließen kappenartig die Zahnpapille.

Danach erfolgt ein entscheidender Schritt: Schmelz wird gebildet, nachdem sich Zellen des inneren Schmelzepithels zu **Adamantoblasten** differenzieren.

Dies wiederum induziert an der Grenze zur Zahnpapille die Umwandlung von randständigen Mesenchymzellen zu **Odontoblasten** (Dentinbildner).

Zurück zu den Adamantoblasten:

Sie zeigen die Charakteristika sezernierender Zellen (ekkrine Sekretion). Das Produkt ist die Schmelzmatrix. Auf die genaue Zusammensetzung soll hier nicht eingegangen werden, sie ist eher für Zahnmediziner interessant.

Durch Einlagerung von Calcium und Phosphat bilden sich Apatitkristalle an der Schmelz-Dentin-Grenze. Durch Ausbildung von Zellfortsätzen (Tomes-Fortsätze, nicht zu verwechseln mit den Tomes-Fasern der Odontoblasten) nehmen die Adamantoblasten Einfluss auf die Kristallbildung des Zahnschmelzes, es entstehen die typischen Schmelzprismen, die zur Härte des Zahnschmelzes beitragen. Danach wandeln sich die Adamantoblasten zu Saumepithelzellen um. Die Odontoblasten sondern von innen in Richtung zur Schmelzmatrix Grundsubstanz und Tropokollagen ab, das sich zunächst zu Manteldentin formt. Es hat die Form einer inneren, dem Zahnschmelz anliegenden Kapsel. Die weitere Absonderung erfolgt von außen nach innen, so dass die Odontoblasten immer weiter nach innen zurückgedrängt werden. Auch im Dentin müssen erst Mineralisationsprozesse stattfinden, damit die endgültige Härte des Materials erreicht wird.

Die eben beschriebene Schichtengliederung kann man anhand der Abbildung Nr. 133 des Bildanhangs nachvollziehen.

H95 ■

→ **Frage 5.53:** Lösung D

Dieses Bild zeigt nicht wie in bisherigen Prüfungsfragen einen Querschnitt durch einen Zahn während der Entwicklung, sondern durch einen „fertigen" Zahn im Wurzelbereich. Zentral erkennt man die Pulpahöhle mit der Zahnpulpa (A), lockeres Bindegewebe mit Nervenfasern und kleinen Blutgefäßen. Danach folgt nach außen ein breites rot gefärbtes Band mit konzentrisch angeordneten Ringen: das Dentin – die konzentrischen Ringe dokumentieren den Schichtenbau des Dentins und die zeitlich unterschiedliche Verkalkung. An der Grenze zwischen Zahnpulpa und Dentin liegt die etwas zellreichere Odontoblastenschicht (C), deren Fortsätze (Odontoblastenfortsätze, Tomes-Fasern) nach außen ins Dentin hineinreichen (Dentinkanälchen). Außen um das Dentin liegt – durch eine dünne helle Schicht abgetrennt – das Zement, anschließend folgt das Periodontium (B), die Wurzelhaut, die den Zahn federnd im Alveolarknochen verankert.

Adamantoblasten (bzw. Ameloblasten (D)) sind nicht zu sehen, da es sich hier um einen bereits fertig entwickelten Zahn handelt. Das Schmelzorgan, das während der Zahnentwicklung die spätere Krone überragt (im hier gezeigten Wurzelbereich wäre ohnehin kein Schmelzorgan abgebildet), bildet sich nach Abschluss der Schmelzbildung zurück.

Die **Wurzelhaut (Periodontium)** bildet zusammen mit der Alveolenwand den Zahnhalteapparat. Sie besteht aus Kollagenfasern (Sharpey-Fasern), die zum größten Teil von der Alveolenwand abwärts zur Wurzelspitze verlaufen, d. h. sie werden beim Kauen vorwiegend zugbelastet. Nur ein geringer Teil verläuft oben von der Alveolenwand aufwärts zum Zahnhals, diese Fasern werden beim Kauen druckbelastet. Die Strukturen des Zahnhalteapparats entstehen aus dem Zahnsäckchen.

Die Wurzelhaut ist nicht im Schmelz verankert (Zahnschmelz überzieht nur die Zahnkrone), wie in einer Frage aus H93 gefragt.

H05 ■

→ **Frage 5.54:** Lösung E

Der **N. nasopalatinus** zieht vom Ganglion pterygopalatinum kommend unter der Schleimhaut des Nasenseptums in den Canalis incisivus und versorgt die vorderen Schneidezähne und den vorderen Gaumen sensibel. Siehe hierzu Abb. 5.5.

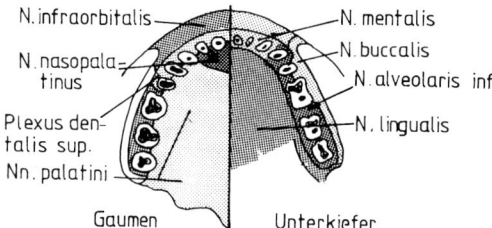

Abb. 5.5 Innervation von Zähnen, Gaumen und Mundboden

V.9   Zungenpapillen

Zungenpapillen sind nur auf den vorderen $^2/_3$ der Zungenoberfläche bis hin zum Sulcus terminalis ausgebildet (Abb. 5.6).

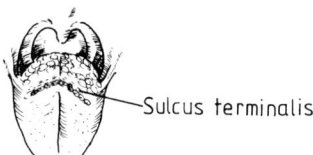

Abb. 5.6 Sulcus terminalis

Man unterscheidet 4 Formen:
1. **Papillae vallatae** (Abb. 5.7): Sie liegen im hinteren Teil der Zunge nahe dem Sulcus termina-

lis und sind jeweils von einem ringförmigen Wall umgeben. Geschmacksknospen (ca. 20) lagern sich außen an die Papillenform an. Nur bei Jugendlichen finden sich Geschmacksknospen auch auf der Papille selbst.

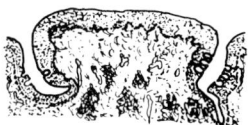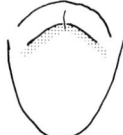

Abb. 5.7 Papillae vallatae

2. **Papillae fungiformes** (Abb. 5.8): Ihr Ausbreitungsgebiet sind Zungenrand und Zungenspitze. Ihre Farbe ist rot. Vereinzelt sind sie mit Geschmacksknospen besetzt.

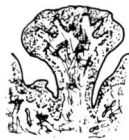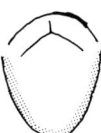

Abb. 5.8 Papillae fungiformes

3. **Papillae foliatae**: Dies sind quer verlaufende Schleimhautfalten hinten seitlich am Zungenrand (Abb. 5.9). Sie tragen eine große Zahl von Geschmacksknospen.

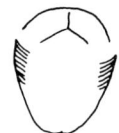

Abb. 5.9 Papillae foliatae

4. **Papillae filiformes** (Abb. 5.10). Sie sehen dornförmig aus, haben ein z. T. verhorntes Epithel und dienen dem Festhalten der Nahrung (rein mechanische Aufgabe).

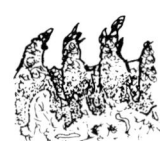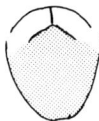

Abb. 5.10 Papillae filiformes

Nerv	Innervationsgebiet am Unterkiefer
N. alveolaris inferior	alle Zähne des Unterkiefers; Zahnfleisch der bukkalen Fläche im Bereich des 2. und 3. Molaren
N. buccalis	Zahnfleisch auf der bukkalen Fläche im Bereich des 1. Molaren
N. lingualis	Zahnfleisch auf der oralen Seite, Mundboden

Sensible Innervation des Unterkiefers

H97 ■

→ **Frage 5.55:** Lösung C

Der Aufbau der **Mundschleimhaut** zeigt zwar regionale Unterschiede, die Schleimhaut ist aber grundsätzlich mehrschichtig. Meist ist das Epithel unverhornt, jedoch kommt am harten Gaumen und am oralen Gingivaepithel auch ein Stratum corneum vor.

Auffallend ist die sehr schnelle Regeneration des Epithels: Gingivaepithel wird z. B. in nur 8–10 Tagen ersetzt, das Epithel der Haut erst in 30 Tagen. Überall im Epithel der Mundschleimhaut kommen Langerhans-Zellen, Melanozyten, Meissner-Körperchen und Merkel-Nervenendigungen (Druckrezeptoren), aber auch freie Nervenendigungen vor. Die Drüsen in der Mundschleimhaut liegen nicht endoepithelial, sondern in der Submukosa. Es handelt sich um muköse und seromuköse kleine Speicheldrüsen.

Sowohl am harten Gaumen wie auch an der Gingiva ist das Epithel unverschieblich mit der Unterlage verbunden, weil die Lamina propria des Epithels direkt mit dem Periost der angrenzenden Knochen in Verbindung steht. Ansonsten ist das Epithel der Mundschleimhaut mit der Unterlage eher locker verbunden.

F03

→ **Frage 5.56:** Lösung E

Der **M. styloglossus** entspringt vom Proc. styloideus und setzt am Zungenrand an. Er zieht bei einseitiger Kontraktion die Zunge nach hinten oben und zur gleichen Seite. Innervation: N. hypoglossus.

Zu (A): Der **M. verticalis linguae** gehört zur Binnenmuskulatur der Zunge. Je nach Faserrichtung sind diese Muskeln für die Verformung der Zunge wirksam. Siehe auch Prometheus, Lernatlas der Anatomie, Kopf und Neuroanatomie, Georg Thieme Verlag 2006, S. 104–105.

Zu (B): Der **M. longitudinalis superior** gehört ebenfalls zur Binnenmuskulatur und verläuft am Zungenrücken entlang. Er kann die Zunge verkürzen.

Zu (C): Der **M. genioglossus** zieht die Zunge nach vorne unten.

Zu (D): Der **M. hyoglossus** entspringt am Cornu majus und am Corpus ossis hyoidei und strahlt in die Aponeurosis linguae ein, vor allem am hinteren seitlichen Zungenrand. Er kann die Zunge nach hinten unten ziehen und bei einseitiger Kontraktion zur gleichen Seite senken. Die Innervation erfolgt durch den N. hypoglossus.

F02 ■

→ **Frage 5.57:** Lösung C

Der **M. genioglossus** entspringt paarig von der Spina mentalis und strahlt fächerförmig von der Zungenspitze in den Zungenkörper ein; dort verflechten sich die Fasern mit der Zungenbinnenmuskulatur. Er ist für die Bewegung der Zunge

nach vorne und zum Mundboden hin verantwortlich. Siehe Prometheus, Lernatlas der Anatomie, Kopf und Neuroanatomie, Georg Thieme Verlag 2006, S. 105.

Der M. hyoglossus zieht die Zunge bei festgestelltem Zungenbein nach hinten, der M. styloglossus zieht ebenfalls die Zunge nach hinten und nach oben.

Der M. geniohyoideus zählt zur Mundbodenmuskulatur und zieht das Zungenbein nach vorne.

F05 H02 ■

→ **Frage 5.58:** Lösung A

Zu (A) und (B): Bei einer Hypoglossusschädigung weicht die Zunge zur geschädigten Seite hin ab, sodass hier (A) zutrifft.

Zu (C): Bei einer Schädigung des rechten N. facialis wäre die mimische Muskulatur betroffen, nicht die Zungenmuskulatur.

Zu (D): Der N. glossopharyngeus ist an der motorischen Innervation des Pharynx beteiligt, sodass bei einer Schädigung eine Schluckstörung resultiert.

Zu (E): Der N. lingualis ist ein sensibler Ast des 3. Trigeminusastes (N. mandibularis), der die Zunge, das Zahnfleisch des Unterkiefers sowie den Mundboden versorgt.

Die motorischen Fasern des N. trigeminus für die Kaumuskulatur lagern sich zunächst dem N. mandibularis an.

F04

→ **Frage 5.59:** Lösung C

Bei der Zunge werden Binnenmuskulatur und Außenmuskulatur vom N. hypoglossus innerviert. Bei einer Hypoglossusschädigung weicht die Zunge zur geschädigten Seite hin ab. Die übrigen Aussagen sind richtig.

Siehe auch Lerntext V.10.

H00 ■

→ **Frage 5.60:** Lösung C

Am Zungenrücken stellt der **Sulcus terminalis** die Grenze zwischen Zungenkörper und Zungenwurzel dar (A). Direkt vor dem Sulcus terminalis liegen die Papillae vallatae (B), die sensorisch vom N. glossopharyngeus innerviert werden. Dieser Nerv versorgt ebenfalls sensibel die Region beiderseits des Sulcus terminalis bzw. das hintere Drittel der Zunge (E).

Die Chorda tympani dagegen versorgt sensorisch die vorderen 2/3 der Zunge.

Aus den Papillae vallatae gelangen die Signale über den N. glossopharyngeus (N. IX) zum Ganglion inferius (N. glossopharyngei (gleich kaudal des Foramen jugulare). Im Ganglion inferius liegen die Perikarya der Geschmacksfasern. Die Geschmacksleitung verläuft von dort über den Tractus solitarius weiter zum Nucleus solitarius.

Merke: *Im Zusammenhang mit der Chorda tympani: „Wenn's **senso risch**tig schmeckt"*

V.10   Innervation der Zunge

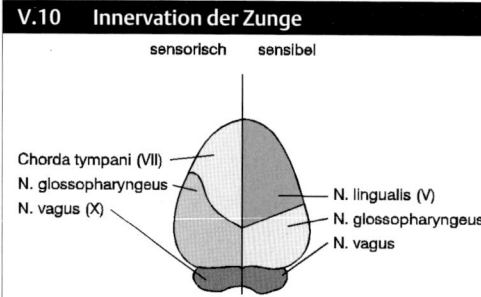

sensorisch   sensibel

Chorda tympani (VII)
N. glossopharyngeus
N. vagus (X)

N. lingualis (V)
N. glossopharyngeus
N. vagus

Abb. 5.11 Innervation der Zunge

Innervation der Zunge:
- motorisch durch den N. hypoglossus (N. XII)
- sensibel (siehe Abb. 5.11):
  - im Bereich des Apex linguae durch den N. lingualis
  - im Bereich des Sulcus terminalis durch den N. glossopharyngeus (N. IX)
  - am Zungengrund durch den N. vagus (N. X)
- sensorisch: Geschmacksfasern verlaufen in der Chorda tympani (N. intermedius) (siehe Lerntext V.19), im N. glossopharyngeus und im N. vagus.

Der **N. glossopharyngeus** nimmt mit seinen Rr. linguales Afferenzen aus der Schleimhaut und den Geschmacksknospen des hinteren Zungendrittels auf und führt sie zum Ggl. inferius n. glossopharyngei.

Der **N. vagus** innerviert mit seinem R. internus des N. laryngeus superior die Schleimhaut von Kehlkopf und Zungenwurzel und die in diesem Bereich liegenden Geschmacksknospen.

Der **N. hypoglossus** ist ein rein motorischer Nerv, der keine Afferenzen leitet. Er versorgt die Zungenbinnenmuskulatur, die infrahyale Muskulatur und die Unterzungenmuskulatur. Die infrahyale Muskulatur innerviert er zusammen mit den Spinalästen C2–C3 als Ansa cervicalis profunda. Ausgenommen sind der M. mylohyoideus und der M. digastricus, venter anterior. Diese erhalten ihre Innervation aus dem N. mylohyoideus, einem Ast des N. mandibularis.

Der **N. lingualis**, ein Ast des N. mandibularis, leitet Afferenzen aus der Schleimhaut von Mundboden, Gaumenbogen und Zunge. Hierbei handelt es sich um sensible Afferenzen, die von der Geschmacksempfindung, der sensorischen Afferenz, abzugrenzen sind.

F02 ■■
→ Frage 5.61: Lösung D

Für die Geschmacksinnervation der Zungenspitze bzw. der vorderen $^2/_3$ der Zunge ist die Chorda tympani aus dem N. intermedius (Anteil des N. facialis, VII) zuständig. Siehe dazu Lerntext V.19 und Abb. 5.11.

H03
→ Frage 5.62: Lösung C

Der **Ductus parotideus** zieht ca. 1 cm unterhalb des Jochbogens von der Gl. parotidea aus über den M. masseter. Am vorderen Rand des Muskels knickt der Ductus parotideus senkrecht nach medial ab, durchbohrt den **M. buccinator** und mündet etwa auf Höhe des 2. oberen Molaren in das Vestibulum oris.
Zu (C): Der Ductus parotideus verläuft alleine, während jedoch der Ductus submandibularis z. T. gemeinsam mit dem Ductus sublingualis major verläuft und auf der Caruncula sublingualis mündet.

F01 ■
→ Frage 5.63: Lösung D

Einige der Aussagen entstammen alten Prüfungsfragen.
Zu (D): Die präganglionären parasympathischen Fasern für die **Parotis** entspringen aus dem Nucleus salivatorius inf., verlaufen mit dem **N. glossopharyngeus**, N. tympanicus, Plexus tympanicus zum Ganglion oticum. Nach der Umschaltung verlaufen die postganglionären Fasern mit dem N. auriculotemporalis und über einen Ramus communicans zum N. facialis (Jacobson-Anastomose). Danach erfolgt die Verzweigung innerhalb der Drüse.
Zu (B): Die A. carotis externa zieht unter dem Venter posterior des M. digastricus und unter dem M. stylohyoideus in die Fossa retromandibularis, wo sie sich in Höhe des Collum mandibulae in die 2 Endäste – A. maxillaris und A. temporalis superficialis – teilt.
Zu den übrigen Aussagen siehe Lerntext V.11.

V.11   Parotis, Glandula parotidea

Histologie: Siehe Abbildung Nr. 9 des Bildanhangs.
Die Parotis (Ohrspeicheldrüse) ist die größte der großen Mundspeicheldrüsen. Sie liegt zwischen dem oberflächlichen und tiefen Blatt der Fascia parotidea zwischen Kiefergelenk, Unterkieferwinkel und Mastoid teilweise in der Fossa retromandibularis. Der größere Teil der Drüse schiebt sich hinter dem Unterkieferast in das parapharyngeale Bindegewebe. Die Drüse besitzt eine derbe Bindegewebskapsel.
Die **Gl. parotidea** ist eine **rein seröse** Speicheldrüse, d. h. ihr Speichel ist sehr dünnflüssig, eiweißreich und enzymhaltig (Amylase). Dies be-

stimmt auch das histologische Bild. Seröse Drüsenzellen sind hoch, die Kerne sind rund und mittelständig (beim Querschnitt durch ein Drüsenendstück). Sie haben ein kleines Lumen. Im interstitiellen Bindegewebe liegen Fettzellen, Plasmazellen und Lymphozyten. Die Plasmazellen bilden das Immunglobulin IgA, das in den Speichel gelangt.

Das *Ausführungs*gangsystem einer rein serösen Drüse hat folgende Teile: seröses Endstück, Schaltstück, Streifenstück, Ausführungsgang. Bei gemischten Drüsen (seromukös – Gl. submandibularis) ist die Zahl der Streifenstücke geringer, bei überwiegend mukösen Drüsen (Gl. sublingualis) fehlen Streifen- und Schaltstücke nahezu ganz.

Der N. facialis hat eine sehr enge topographische Beziehung zur **Gl. parotidea**. Seine Äste für die mimische Muskulatur ziehen vom Plexus parotideus (innerhalb des Drüsengewebes) aus am oberen und vorderen Rand der Gl. parotidea vorbei zur Muskulatur.

Es handelt sich dabei um folgende Nerven: R. temporalis, R. zygomaticus, Rr. buccales, R. marginalis mandibulae, R. colli (zur Ansa cervicalis superficialis für die Innervation des Platysmas).

Die **parasympathische** Innervation der **Gl. parotidea** entstammt dem Nucl. salivatorius inf. und verläuft über den **N. glossopharyngeus**. Die präganglionären parasympathischen Fasern ziehen zunächst als Plexus tympanicus, dann als N. petrosus minor zum **Ganglion oticum**. Nach erfolgter Umschaltung auf postganglionäre Fasern verlaufen sie zunächst mit dem N. auriculotemporalis, ziehen dann zum Plexus parotideus des N. facialis und von dort aus zur Gl. parotidea *(Jacobson-Anastomose)*.

Die sympathischen Fasern erhält die Gl. parotidea aus dem Sympathikusgeflecht der A. meningea media.

Der **Ductus parotideus** zieht ca. 1 cm unterhalb des Jochbogens von der Gl. parotidea aus über den M. masseter. Am vorderen Rand des Muskels knickt der Ductus parotideus senkrecht nach medial ab, durchbohrt den M. buccinator und mündet etwa auf Höhe des 2. oberen Molaren in das **Vestibulum oris**.

Klinischer Bezug

Bei der Operation von Parotistumoren kann aufgrund der Topographie der N. facialis geschädigt werden. Eine periphere Fazialislähmung ist die Folge. ■

H03
→ **Frage 5.64:** Lösung D

Siehe auch Lerntext V.11.
Die **Glandula parotidea** liegt mit dem größten Teil des Drüsenkörpers in der Fossa retromandibularis.

Im kranialen Drüsenteil wird sie von der A. carotis externa erreicht, die sich in ihre Endäste aufzweigt (D). Außerdem wird die Drüse vom N. facialis, der sich dort ebenfalls aufzweigt (Plexus parotideus), und von der V. retromandibularis durchzogen.

H03
→ **Frage 5.65:** Lösung B

Zur **Glandula submandibularis** wurde vor 3 Jahren eine Frage zur Topographie gestellt. Die Glandula submandibularis liegt im Trigonum submandibulare, teils unter dem Diaphragma oris (M. mylohyoideus), teilweise umgreift ein Fortsatz hakenförmig den Hinterrand des M. mylohyoideus, sodass der Ausführungsgang dann *auf* dem M. mylohyoideus, medial der Glandula sublingualis, liegt, also nicht das Diaphragma oris durchbohrt. Von Bedeutung ist die enge topographische Beziehung zur A. und V. facialis. Die A. facialis zieht durch die Glandula submandibularis (B). Siehe zur Topographie z. B. Prometheus, Lernatlas der Anatomie, Kopf und Neuroanatomie, Georg Thieme Verlag 2006, S. 112, 113.

F01
→ **Frage 5.66:** Lösung B

Die **Glandula sublingualis** liegt langgestreckt auf dem M. mylohyoideus und wirft die Plica sublingualis in die Mundhöhle auf. Sie reicht medial bis zum M. genioglossus und lateral bis zur Mandibula. Sie hat mit der Glandula submandibularis eine gemeinsame Mündung auf der Caruncula sublingualis beidseits neben dem Frenulum linguae. Die Topographie lässt sich am besten anhand eines Anatomieatlas wiederholen (siehe Sobotta, Atlas der Anatomie des Menschen, 22. Auflage 2006, Band 1, S. 110 f oder Prometheus, Lernatlas der Anatomie, Kopf und Neuroanatomie, Georg Thieme Verlag 2006, S. 112, 113.).

Die parasympathische Innervation erfolgt aus dem Nucleus salivatorius sup. über den N. intermedius, Chorda tympani und N. lingualis zum Ganglion submandibulare, wo die Fasern umgeschaltet werden.

Zu **(B):** Der N. hypoglossus zieht nicht durch die Drüse, er verläuft zwischen M. mylohyoideus und M. hyoglossus.

H00 ■■
→ **Frage 5.67:** Lösung E

Die Glandula submandibularis wird parasympathisch über den N. intermedius und dann die Chorda tympani versorgt. Über den N. lingualis gelangen die Fasern zum Ganglion submandibulare, wo sie umgeschaltet werden. Die gleiche Innervation gilt auch für die Glandula sublingualis. Siehe hierzu auch Lerntext V.20.
Alle übrigen Aussagen sind korrekt.

Zu merken ist der hakenförmige Verlauf der Speicheldrüse unter- und oberhalb des M. mylohyoideus, die Mündung des Ausführungsganges auf der Caruncula sublingualis sowie die enge topographische Beziehung zu A. und V. facialis.

V.12 Gaumen – Entwicklung, Fehlbildungen

Der **Gaumen** entsteht durch das Zusammenwachsen von 3 Teilen; dem primären Gaumen und den beiden Gaumenplatten (aus den Oberkieferwülsten) (Abb. 5.12).

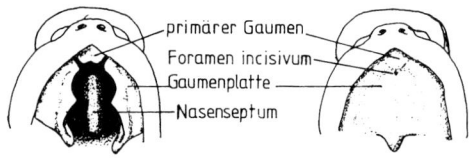

Abb. 5.12 Entstehung des Gaumens

Ist dieser Prozess in der 8. Entwicklungswoche beendet, entsteht dort, wo die 3 Verwachsungsnähte zusammentreffen, das *Foramen incisivum*.

Bei den möglichen Missbildungen unterscheidet die Embryologie zwischen solchen, die vor bzw. hinter dem Foramen incisivum auftreten: Verwachsen die beiden Gaumenplatten nicht miteinander, so spricht man von einer **Gaumenspalte**, einem Defekt, der hinter dem Foramen incisivum liegt.

Verwächst der primäre Gaumen nicht mit einer der Gaumenplatten, so entsteht die laterale **Oberkieferspalte**, ein Defekt vor dem Foramen incisivum. Er beruht auf mangelnder Mesenchymeinwanderung oder einem Gewebsabbau zwischen Oberkieferwülsten und primärem Gaumen und kann auch mit einer Lippenspalte gekoppelt sein.

Alle beschriebenen Defekte können auch gemeinsam auftreten, bei **keiner** Form der Missbildung aber kommt es zur Trennung der mittleren Schneidezähne.

Die laterale Oberkieferspalte trennt den lateralen Schneidezahn und Eckzahn voneinander. ■

H94
→ **Frage 5.68:** Lösung C

Der harte **Gaumen** setzt sich nach dorsal in den weichen, aus Muskeln und einer Sehnenplatte bestehenden Gaumen fort.

Der weiche Gaumen, oft auch als Gaumensegel bezeichnet, ist das hintere Drittel des Gaumens. Grundlage bildet die Aponeurosis palatina. Hier strahlen 4 paarige Muskeln und ein unpaarer Muskel ein:
– M. tensor veli palatini, spannt das Gaumensegel, die Sehne verläuft um den Hamulus ossis pterygoidei
– M. levator veli palatini, hebt das Gaumensegel

– M. palatoglossus
– M. palatopharyngeus
– als unpaarer Muskel der M. uvulae

Zu (C): Der M. constrictor pharyngis superior gehört zur Pharynxmuskulatur, die den Rachen nach seitlich und dorsal abschließt. Sie hat mit dem weichen Gaumen, der sozusagen vorne in den Rachen hineinragt, nichts zu tun (man betrachte sich dazu nochmals einen Mediansagittalschnitt des Kopfes im Anatomieatlas).

H00 ■
→ **Frage 5.69:** Lösung D

Als **Epipharynx** bezeichnet man auch die Pars nasalis pharyngis, die über die Choanen mit der Nasenhöhle in Verbindung steht (A). Der Epipharynx reicht nach kaudal bis zum Unterrand der Uvula. In diesem Teil des Pharynx befindet sich das Ostium tubae auditivae, das *vor* dem Torus tubarius liegt (D). Die unpaare Rachenmandel (Tonsilla pharyngealis) liegt am Dach des Epipharynx (B). Leider gibt es zur Topographie des Pharynx wenig gute Abbildungen im Anatomieatlas. Verwiesen sei noch auf den Lerntext V.13 sowie Original-Prüfungsabbildungen, die einen Sagittalschnitt durch die Kopf-Hals-Region zeigen, sodass man sich einige Strukturen nochmals einprägen kann.

F04 F91 ■
→ **Frage 5.70:** Lösung A

Die Schleimhauttaschen in der Pars laryngea pharyngis sind die Recessus piriformes. Der Recessus pharyngeus liegt unter dem Fornix pharyngis beidseits neben der Tuba auditiva. Siehe Sobotta, Atlas der Anatomie des Menschen, Band I, 22. Auflage 2206, Urban & Fischer, S. 139.

V.13 Pharynx und Schluckakt

Der Pharynx – Rachen – bildet den Zugang sowohl zu den oberen Luftwegen wie auch zu den Speisewegen. Beide Transportwege überkreuzen sich im Pharynx. Damit die Speise von der Mundhöhle nicht in die Luftwege gelangt, wird bei Berührung der Speise mit dem weichen Gaumen reflektorisch der Schluckakt ausgelöst, der kurzzeitig die Atemwege schließt.

Der Pharynx reicht von der Schädelbasis bis zur oberen Ösophagusenge in Höhe des 6. HWK und ist eigentlich nur „nur" ein Muskelschlauch, der seitlich geschlossen ist, aber nach ventral – je nach Etage – bestimmte Öffnungen aufweist:
● **Epipharynx – Pars nasalis pharyngis:** reicht von den Choanen bis zum Unterrand der Uvula, steht über die Choanen mit der Nasenhöhle in Verbindung. In diesem Bereich liegen das Ostium tubae auditivae (mit Tonsilla tubaria) und die Tonsilla pharyngea (kranial am Rachendach). Kaudal des Os-

tium tubae auditivae wölbt sich der Levatorwulst. Der Recessus pharyngeus liegt beidseits dorsal der Tuba auditiva unter dem Fornix pharyngis.

- **Mesopharynx – Pars oralis pharyngis:** reicht vom Unterrand der Uvula bis zur Spitze der Epiglottis und steht in Verbindung zur Mundhöhle über den Isthmus faucium (Inspektion bei der klinischen Untersuchung unmittelbar möglich).
- **Hypopharynx – Pars laryngea pharyngis:** reicht vom Oberrand der Epiglottis bis zum Beginn des Ösophagus (Unterrand Ringknorpel des Kehlkopfs). Verbindung zum Kehlkopf besteht über den Aditus laryngis; lateral vom Kehlkopfeingang befinden sich beidseits die Recessus piriformes mit den Plica nervi laryngei in der Vorderwand des Recessus piriformis, in denen der R. internus des N. laryngeus superior an den Kehlkopf herantritt.

Muskulatur des Pharynx: Sie besteht aus Schlundschnürern und Schlundhebern.

- **Schlundschnürer**

Die drei Schlundschnürer sind quergestreifte, ringförmig verlaufende Muskeln des Pharynx. Der **M. constrictor pharyngis superior** entspringt vom kaudalen Drittel der Lamina medialis des Processus pterygoideus, von der Linea mylohyoidea des Os mandibulare und von der Zungenbinnenmuskulatur sowie von der Raphe pterygomandibularis. Seine Fasern ziehen nach hinten und bilden die Raphe pharyngis. Die obersten Fasern setzen am Tuberculum pharyngeum des Os occipitale an.

Der **M. constrictor pharyngis medius** entspringt im Wesentlichen vom Os hyoideum. Seine Fasern ziehen ebenfalls nach hinten zur Raphe pharyngis.

Der **M. constrictor pharyngis inferior** entspringt vom Ring- und Schildknorpel des Larynx (Pars thyro- et cricopharyngea). Auch seine Fasern bilden nach der Vereinigung auf der Rückseite einen Teil der Raphe pharyngis.

Die Innervation der drei Muskeln erfolgt durch den **Plexus pharyngeus**, einem Nervengeflecht aus Ästen des N. glossopharyngeus, des N. vagus und des Halssympathikus. Die Blutversorgung erfolgt durch die **A. pharyngea ascendens**.

- **Schlundheber**

Der **M. palatopharyngeus** ist der kräftigste Schlundheber. Er entspringt an der Aponeurosis palatina und am Hamulus pterygoideus und setzt an der Raphe pharyngis und am Ringknorpel an.

Der **M. stylopharyngeus** hat seinen Ursprung am Processus styloideus, seinen Ansatz am Schildknorpel und dem seitlichen Rand der Epiglottis. Innervation: N. glossopharyngeus.

Der **M. salpingopharyngeus** ist als Teil des M. palatopharyngeus aufzufassen. Er hat seinen Ursprung am Knorpelrand der Tuba auditiva

und zieht zum hinteren Rand des Schildknorpels. Innerviert wird er aus dem Plexus pharyngeus (Abb. 5.13).

Wandbau des Pharynx:

- *Tunica mucosa* – im Epipharynx mehrreihiges Flimmerepithel mit Becherzellen, ab dann im Meso- und Hypopharynx mehrschichtiges unverhorntes Plattenepithel
- *Tela submucosa*
- *Tunica muscularis* (s. o. Schlundschnürer und Schlundheber)
- *Adventitia*

Eine Lamina muscularis mucosae fehlt in der Rachenwand!

Innervation:
Die Innervation des Pharynx erfolgt durch den Plexus pharyngeus, in den Äste des N. glossopharyngeus, N. vagus, Truncus sympathicus, evtl. auch des N. facialis einstrahlen. Der Plexus enthält motorische, sensible, sekretorische und sympathische Fasern.

Arterielle Versorgung: A. pharyngea ascendens, A. palatina ascendens, A. thyroidea inf.

Schluckakt

Der **Schluckakt** wird willkürlich eingeleitet durch Berührung der Zunge bzw. der Speise mit dem weichen Gaumen. Danach wird reflektorisch der Atemweg unterbrochen:

- Anheben und Spannen des Gaumensegels
- Verschluss der Pars nasalis pharyngis mit Hilfe der oberen Schlundschnürer (Passavant-Ringwulst)
- Kontraktion der Mundbodenmuskulatur
- Anheben von Kehlkopf und Zungenbein
- Senken der Epiglottis und Verschließen des Kehlkopfs
- Schließen der Stimmritze

Die Speise gleitet durch den Recessus piriformis. Das Ganze wird über das Schluckzentrum in der Medulla oblongata gesteuert (klinisch wichtig bei Schlaganfällen (Apoplexie), Stammhirninsulten; die Patienten können nicht reflektorisch schlucken und müssen oft über eine Sonde ernährt werden).

Die Längsspannung des Ösophagus begünstigt das Durchtreten des Speisebreis.

Beim **Schluckakt** wirken mit:

- Anspannen des Gaumensegels (Mm. tensor und levator veli palatini)
- Passavant-Ringwulst, Verschluss des Pharynx in Höhe des Gaumensegels (M. constrictor pharyngis superior)
- Kontraktion des Mundbodens (Mm. mylohyoidei, zusätzlich Mm. digastrici, Mm. thyrohyoidei)
- Transport der Speise (Mm. styloglossus und hyoglossus)

Der M. stylohyoideus zieht das Zungenbein nach hinten oben, er wirkt daher (allerdings nur indirekt) bei der Kontraktion des Mundbodens mit.

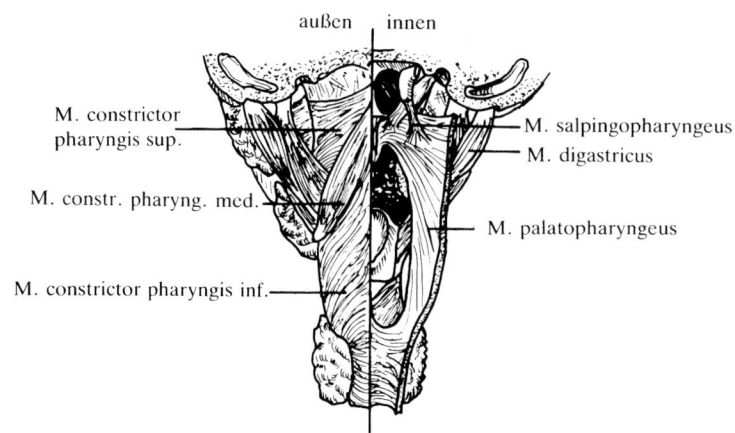

Abb. 5.13 Pharynx von dorsal und in der Medianlinie aufgeklappt

außen innen

M. constrictor pharyngis sup.

M. salpingopharyngeus

M. digastricus

M. constr. pharyng. med.

M. palatopharyngeus

M. constrictor pharyngis inf.

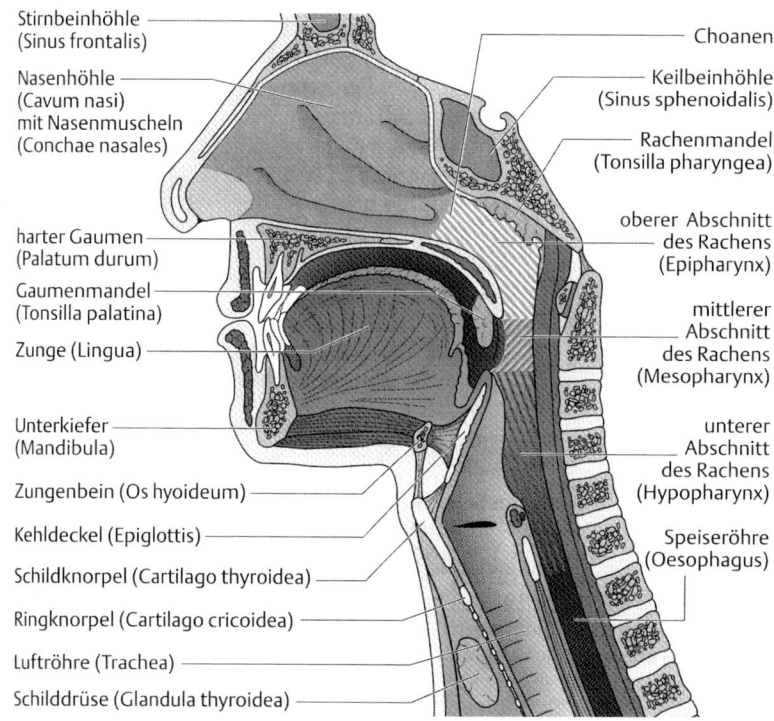

Stirnbeinhöhle (Sinus frontalis)

Nasenhöhle (Cavum nasi) mit Nasenmuscheln (Conchae nasales)

harter Gaumen (Palatum durum)

Gaumenmandel (Tonsilla palatina)

Zunge (Lingua)

Unterkiefer (Mandibula)

Zungenbein (Os hyoideum)

Kehldeckel (Epiglottis)

Schildknorpel (Cartilago thyroidea)

Ringknorpel (Cartilago cricoidea)

Luftröhre (Trachea)

Schilddrüse (Glandula thyroidea)

Choanen

Keilbeinhöhle (Sinus sphenoidalis)

Rachenmandel (Tonsilla pharyngea)

oberer Abschnitt des Rachens (Epipharynx)

mittlerer Abschnitt des Rachens (Mesopharynx)

unterer Abschnitt des Rachens (Hypopharynx)

Speiseröhre (Oesophagus)

Abb. 5.14 Topographie des Pharynx
Aus: Faller A, Schünke M. Der Körper des Menschen, 12. Auflage 1995, Georg Thieme Verlag, Stuttgart, New York.

H95

→ **Frage 5.71:** Lösung D

Der **M. hyoglossus** gehört zu den Außenmuskeln der Zunge – Skelettmuskulatur, die in die Zunge einstrahlt. Er entspringt dem Zungenbein, zieht zum Zungenrand und kann bei festgestelltem Zungenbein die Zunge nach hinten unten bewegen. Dieser Muskel hat mit dem weichen Gaumen nichts zu tun, wohl aber der **M. palatoglossus**, der der Aponeurosis palatini (Bindegewebsplatte des Gaumensegels) entspringt und weichen Gaumen und Zunge verbindet. Zusätzlich ist der M. palatoglossus die muskuläre Grundlage für den vorderen

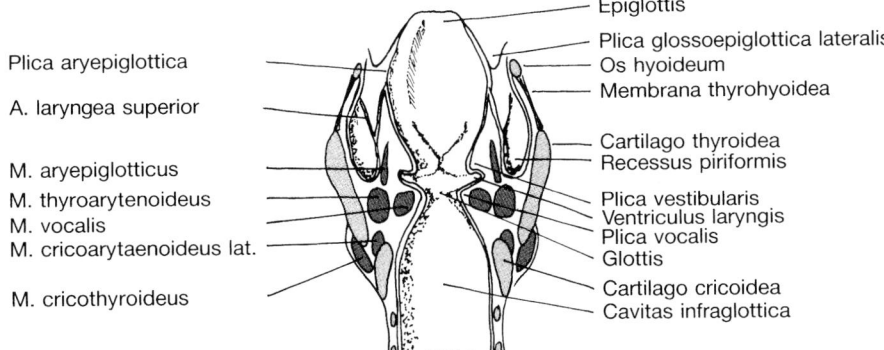

Plica aryepiglottica

A. laryngea superior

M. aryepiglotticus
M. thyroarytenoideus
M. vocalis
M. cricoarytaenoideus lat.

M. cricothyroideus

Epiglottis
Plica glossoepiglottica lateralis
Os hyoideum
Membrana thyrohyoidea

Cartilago thyroidea
Recessus piriformis

Plica vestibularis
Ventriculus laryngis
Plica vocalis
Glottis

Cartilago cricoidea
Cavitas infraglottica

Abb. 5.15 Strukturen des Kehlkopfes

Gaumenbogen. Zusammen mit dem **M. palatopharyngeus** kann er den Isthmus faucium einengen.
Die beiden anderen in der Frage genannten Muskeln spannen und heben die Gaumensegel. Sie haben eine wichtige Funktion beim Schluckakt.

H05 ■
→ **Frage 5.72:** Lösung C

Die sensible Versorgung aus dem N. glossopharyngeus umfasst folgende Gebiete:
- hinteres Zungendrittel (Rr. linguales),
- Schleimhaut der Paukenhöhle (Plexus tympanicus),
- *Gaumenmandelbucht (Rr. tonsillares)*,
- Pharynxschleimhaut (Plexus pharyngealis),
- Glomus caroticum (R. sinus carotici),
- Tuba auditiva proximal (R. tubarius aus dem Plexus tympanicus).
Außerdem führt der N. glossopharyngeus auch noch motorische und sekretorische Fasern sowie Geschmacksfasern.

H02 H00 ■
→ **Frage 5.73:** Lösung E

In der ventralen Wand des Recessus piriformis läuft eine kleine Falte, die durch den Ramus internus des N. laryngeus superior aufgeworfen wird. Siehe hierzu auch Prometheus, Lernatlas der Anatomie, Hals und Innere Organe, Georg Thieme Verlag 2005 S. 26, 41. Gelangen Fremdkörper in diese Tasche, werden durch die Reizung des Nervs heftige Würgereize ausgelöst.

H00 ■
→ **Frage 5.74:** Lösung D

Der hintere Teil der Stimmritze wird beiderseits von den Stellknorpeln begrenzt (Pars intercartilaginea), der vordere Teil von den Plicae vocales (Pars intermembranacea).

V.14   Kehlkopfmuskeln

M. vocalis („Vokalis"): Er zieht von der Cartilago thyroidea (Schildknorpel) zum Proc. vocalis der Cartilago arytenoidea (Stellknorpel). Er bestimmt Form und Spannung des Stimmbandes und dient der Feineinstellung des Stimmbandes, das durch andere Kehlkopfmuskeln grob vorgespannt werden kann.
M. thyroarytenoideus: Er entspringt von der Innenfläche des Schildknorpels und zieht zur lateralen Fläche und zum Proc. muscularis der Stellknorpel. Er kann damit helfen, die Stimmritze zu schließen (Pars intercartilaginea) und das Stimmband zu spannen.
M. cricoarytenoideus lateralis: Er entspringt am Oberrand der Cartilago cricoidea und zeiht zum Proc. muscularis der Stellknorpel. Funktionell ist er damit der „Hauptschließer" der Pars intermembranacea der Stimmritze. Seine Innervation erfolgt auch durch den N. laryngeus inferior. Der Muskel kann aber auch die Pars intercartilaginea erweitern (Phonationsmuskel).
M. cricoarytenoideus posterior („Postikus"): Der Muskel entspringt oben von der Außenseite des Ringknorpels und setzt am Proc. muscularis der Stellknorpel an.
Dieser Muskel ist der einzige Öffner des Hauptteils der Stimmritze!
M. cricothyroideus („Externus"): Seinen Ursprung hat dieser Muskel an der Cartilago cricoidea (Ringknorpel). Seine Fasern ziehen steil nach oben zum Unterrand der Cartilago thyroidea. Er kippt bei festgestelltem Schildknorpel den Ringknorpel und spannt das Stimmband. *Innervation als einziger Kehlkopfmuskel durch den N. laryngeus superior!*
Die Mm. arytenoideus obliquus und arytenoideus transversus verbinden mit transversal und schräg verlaufenden Fasern beide Stellknorpel.
- Öffnung der Stimmritze: gesamte Stimmritze – M. cricoarytenoideus posterior, Pars intercartilaginea – M. cricoarytenoideus lateralis

- Schließen der Stimmritze: Pars intermembranacea – M. cricoarytenoideus lateralis, Pars intercartilaginea – Mm. arytenoidei
- Spannen der Stimmbänder: M. cricothyroideus und M. vocalis

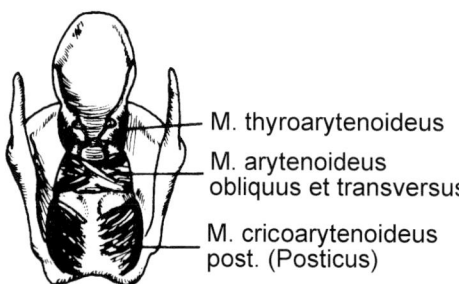

M. thyroarytenoideus

M. arytenoideus obliquus et transversus

M. cricoarytenoideus post. (Posticus)

Abb. 5.16 Kehlkopfmuskeln

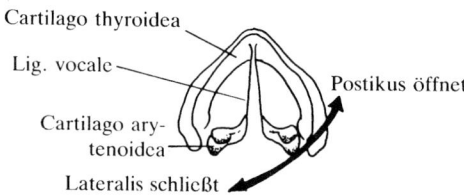

Cartilago thyroidea

Lig. vocale

Postikus öffnet

Cartilago arytenoidea

Lateralis schließt

Abb. 5.17 Funktion der Stellknorpel

Klinischer Bezug

Bei der orotrachealen Intubation wird der Tubus unter Zuhilfenahme eines Laryngoskops (Anheben des Zungengrundes und der Epiglottis) unter Sicht vorsichtig durch die Stimmritze in die Trachea geführt. Verletzungen der Stimmbänder sind unbedingt zu vermeiden.

Bei der indirekten *Laryngoskopie* wird die Zunge mit einem Läppchen nach vorne gezogen und mit einem speziellen Kehlkopfspiegel das Licht per Stirnreflektor auf den Kehlkopf gerichtet. Das so gewonnene Spiegelbild des Kehlkopfs gibt die Seiten richtig wieder, vorne erscheint unten, hinten erscheint oben im Spiegel.

Heiserkeit ist ein wichtiges Symptom, das bei Persistenz über über 3 bis 4 Wochen zur Laryngoskopie Anlass geben sollte. Auch bei Entzündungen des Kehlkopfs, Laryngitis, liegt eine Heiserkeit vor. Besteht das Symptom weiter, kann es sich um eine chronische Laryngitis handeln. Es sollte aber unbedingt ein Kehlkopfkarzinom ausgeschlossen werden.

F04 ■
→ **Frage 5.75:** Lösung D

Der M. cricothyroideus („Externus") wird als einziger Kehlkopfmuskel vom N. laryngeus superior, R. externus innerviert, die anderen (inneren) Kehlkopfmuskeln werden alle vom N. laryngeus inferior aus dem N. laryngeus recurrens innerviert, so auch der M. thyroarytenoideus.

F04 ■
→ **Frage 5.76:** Lösung A

Siehe Kommentar zu Frage 5.75.

H04 ■
→ **Frage 5.77:** Lösung B

Der **N. laryngeus recurrens**, der sich rechts um die A. subclavia, links um den Aortenbogen schlingt, innerviert nicht nur die inneren Kehlkopfmuskeln motorisch und die Schleimhaut unterhalb der Stimmritze sensibel, er führt auch parasympathische Fasern für Trachea und Ösophagus und gibt in Höhe seines Abgangs aus dem N. vagus auch parasympathische Fasern zum Plexus cardiacus ab. Der N. laryngeus recurrens verläuft hinter der Schilddrüse, er liegt den Schilddrüsenlappen von hinten an. Daher ist er bei Operationen, v. a. bei der Entfernung großer Knotenstrumen, gefährdet. Die Ansa cervicalis hat keine topografisch enge Beziehung zur Schilddrüse. Bei Schädigung des N. hypoglossus und des N. glossopharyngeus wären andere Symptome als Heiserkeit zu verzeichnen.

H05 F99 ■
→ **Frage 5.78:** Lösung C

Der **M. cricothyroideus** gehört zum Spannapparat des Kehlkopfs. Er ist für die Spannung des Stimmbandes zuständig. Öffnen und Schließen der Stimmritze geschieht mit Hilfe der Stellknorpel.

H01 ■ ■
→ **Frage 5.79:** Lösung A

Die Pars intercartilaginea der Stimmritze wird durch die **Mm. arytenoidei** (M. arytaenoideus transversus et obliquus) geschlossen. Der M. cricoarytenoideus posterior („Postikus") ist der einzige Öffner der Stimmritze, der M. vocalis bewirkt eine Spannung des Stimmbandes, der M. cricoarytaenoideus lateralis ist für den Verschluss der Pars intermembranacea der Stimmritze verantwortlich, er kann aber auch die Pars intercartilaginea erweitern (Phonationsmuskel). Der M. cricothyroideus kippt bei festgestelltem Schildknorpel den Ringknorpel und spannt das Stimmband.
Siehe auch Lerntext V.14.

F99 H94 F86 ■ ■
→ **Frage 5.80:** Lösung E

Der **M. cricothyroideus** wird als einziger „äußerer" Kehlkopfmuskel vom in der Frage genannten Nerv innerviert. Alle anderen („inneren") Kehlkopfmuskeln werden vom N. laryngeus inferior innerviert. Der M. cricothyroideus gehört zum Spannapparat des Kehlkopfs und kann den Ringknorpel gegen den festgestellten Schildknorpel bewegen. Dadurch wird das Stimmband gespannt.

Zu **(C)**: Der M. constrictor pharyngis superior wird von Ästen aus dem Plexus pharyngeus innerviert, einem Nervengeflecht, das aus Ästen des N. glossopharyngeus, des N. vagus und des Sympathikus besteht.
Zu **(B)** und **(D)**: Beide Muskeln werden vom N. laryngeus inferior innerviert.
Zu **(A)**: Für diesen Bereich ist der *R. internus* des N. laryngeus superior verantwortlich.
Siehe dazu auch die Lerntexte V.14 und V.15.

Merke: Der N. laryngeus inferior versorgt alle (inneren) Kehlkopfmuskeln bis auf den einzigen „äußeren" Kehlkopfmuskel, den M. cricothyroideus.

V.15 Kehlkopfnerven

Ursprung:
N. vagus (X): somatomotorische und somatosensible Fasern
N. laryngeus superior:
Austritt am Ganglion inferius n. vagi, verläuft medial der A. carotis interna
- R. externus: *motorisch:*
  - M. cricothyroideus
  - Äste für M. constrictor pharyngis inferior
- R. internus: *sensibel/sekretorisch:*
  - durchbohrt die Membrana thyrohyoidea *(zusammen mit der A. laryngea sup. aus der A. thyroidea sup.)*
  - versorgt die Kehlkopfschleimhaut sensibel **oberhalb** der Stimmritze

N. laryngeus recurrens:
rechter Recurrens schlingt sich um die A. subclavia dextra; linker Recurrens schlingt sich um den Aortenbogen und das Lig. arteriosum; beide verlaufen in der Rinne zwischen Trachea und Ösophagus nach kranial
Vom N. laryngeus recurrens geht auch ein Teil der parasympathischen Rr. cardiaci zum Plexus cardiacus ab.
Rr. tracheales für die Trachea, Rr. oesophagei für den Ösophagus
N. laryngeus inferior (als Endast):
sensibel/sekretorisch:
Schleimhaut **unterhalb** der Stimmritze
motorisch:
innere Kehlkopfmuskeln (d. h. alle außer M. cricothyroideus, der vom R. externus des N. laryngeus sup. versorgt wird).

V.16 Schilddrüse, Epithelkörperchen

Die **Schilddrüse** ist embryonal aus dem **Entoderm** der Mundhöhle entstanden. Sie befindet sich mit ihren zwei Lappen vor der Trachea links und rechts der Cartilago thyroidea. Die beiden Anteile sind durch eine unterhalb der Cartilago cricoidea gelegenen Brücke, den sog. Isthmus gl. thyroideae, verbunden. Der Isthmus der Schilddrüse liegt in Höhe des 2.–4. Trachealknorpels.
Manchmal ist auch ein Lobus pyramidalis (Rest des Ductus thyreoglossalis, Entstehung der Schilddrüse) vorhanden. Die Schilddrüsenlappen haben eine enge topographische Beziehung zur Cartilago cricoidea und zur Cartilago thyroidea, dorsolateral besteht eine enge topographische Beziehung zur A. carotis communis.
Auf der Dorsalseite der Schilddrüse ist die enge topographische Beziehung zum N. laryngeus von Bedeutung (Gefährdung des Nervs mit daraus resultierender Stimmbandlähmung und Heiserkeit nach Schilddrüsenresektionen). Die Seitenlappen der Schilddrüse werden von den Mm. sternothyroidei bedeckt.
Die Schilddrüse dient der Hormonproduktion der Hormone **Thyroxin** (T4) und **Trijodthyronin** (T3). Diese Hormone werden in den Schilddrüsenfollikeln bis zur Abgabe an das Kapillarnetz gespeichert. Das Parenchym der Schilddrüse ist durch Bindegewebe in einzelne Läppchen unterteilt, die mehrere Follikel enthalten. Die Follikel zeigen zum **selben** Zeitpunkt **unterschiedliche Funktionszustände**. Bei mit Inkret gefüllten Follikeln ist das Epithel abgeplattet (vergleichbar mit dem abgeplatteten Epithel einer gefüllten Harnblase), bei Follikeln im Zustand der Kolloidausschwemmung zeigt sich das Epithel hochprismatisch. Die parafollikulären Zellen, auch C-Zellen genannt, liegen zwischen den Follikeln der Schilddrüse. Sie sind im Mikroskop als hellere Zellen zu erkennen. Sie produzieren das **Kalzitonin**, ein Hormon, das den Calciumspiegel senkt.
Den Hauptanteil der Blutversorgung der Schilddrüse übernehmen die **A. thyroidea superior** (aus der A. carotis externa) und die **A. thyroidea inferior** (aus dem Truncus thyrocervicalis der A. subclavia).
Die Schilddrüse ist durch ihre Capsula fibrosa fest mit dem Kehlkopf verbunden und macht dessen Bewegungen mit, zumal die Verbindung zu den anderen umgebenden Strukturen sehr locker ist.
Bei den **Nebenschilddrüsen** (Epithelkörperchen, Gll. parathyroideae) unterscheidet man 3 Zelltypen:
- **helle Hauptzellen:** runde Kerne, Zelleib „leer" durch herausgelöste Glykogenkörnchen
- **dunkle Hauptzellen:** schwach **azidophile** Granula, viele Mitochondrien
- **oxyphile Zellen:** sehr viele Mitochondrien, cristareich, erscheinen im lichtmikroskopischen Bild azidophil

Das Auftreten dunkler und heller Hauptzellen lässt einen unterschiedlichen Funktionszustand naheliegend erscheinen. Die Epithelkörperchen produzieren das **Parathormon** für die Regulation des Calcium- und Phosphathaushalts.

Klinischer Bezug

Die Schilddrüse lässt sich sonographisch (mit Ultraschall) sehr gut untersuchen. Die Größe kann ausgemessen werden, man kann Knoten und Zysten gut abgrenzen und ggf. unter Ultraschallkontrolle punktieren.

Klinischer Bezug

Die Nebenschilddrüsen liegen auf der Rückseite der Schilddrüse, sind etwa linsengroß und liegen zwischen beiden, die Schilddrüse umgebenden Bindegewebskapseln. Sie sind sehr schlecht aufzufinden, so dass man bei Operationen an der Schilddrüse den hinteren Teil stehen lassen sollte, um die Epithelkörperchen auf jeden Fall zu schonen. ■

H03 ___
→ **Frage 5.81:** Lösung D

Zu (A): Der Isthmus der Schilddrüse liegt unterhalb der Cartilago cricoidea, etwa in Höhe des 2.–4. Trachealknorpels.
Zu (B): Dies ist korrekt. Die *Mm. sternohyoidei und sternothyroidei* bedecken die Vorderfläche der Schilddrüse. Siehe Prometheus, Lernatlas der Anatomie, Hals und Innere Organe, Georg Thieme Verlag 2005, S. 3, 46.
Zu (D): Der **M. sternocleidomastoideus** zieht schräg an der Seite über die infrahyale Muskulatur und die Schilddrüse hinweg, berührt aber **nicht** direkt die Schilddrüse.
Zu (C): Die Aussage ist korrekt, wenn man berücksichtigt, dass die Gefäße und der N. vagus noch von einer Bindegewebshülle umgeben sind. Der Gefäß-Nerven-Strang hat dann Kontakt zur Capsula externa der Schilddrüse.
Zu (E): Der N. laryngeus recurrens verläuft auf der Rückfläche der Schilddrüse innerhalb der Capsula externa (wie die Epithelkörperchen) und ist dort bei Operationen gefährdet.

F03 ___
→ **Frage 5.82:** Lösung E

Die Schilddrüse liegt mit ihren beiden Lappen kaudal des Schildknorpels, der Isthmus der Schilddrüse befindet sich in Höhe des 2.–4. Trachealknorpels. Nach kranial können die Schilddrüsenlappen aber den Schildknorpel erreichen. Der M. sternothyroideus bedeckt die Schilddrüse. Der N. phrenicus dagegen verläuft weiter lateral und dorsal innerhalb der Lamina praevertebralis fasciae cervicalis auf dem M. scalenus anterior. Siehe auch Abb. 5.3 sowie Prometheus, Lernatlas der Anatomie, Hals und Innere Organe, Georg Thieme Verlag 2005, S. 47.

H01 ___
→ **Frage 5.83:** Lösung C

Der **Isthmus** der **Schilddrüse** liegt nicht in Höhe des Schildknorpels, sondern weiter kaudal in Höhe des 2.–4. Trachealknorpels. Die beiden Schilddrüsenlappen können nach kranial den Schildknorpel erreichen!
Siehe auch topografische Abbildungen des Halses, z. B. Prometheus, Lernatlas der Anatomie, Hals und Innere Organe, Georg Thieme Verlag 2005, S. 47.

H04 ■
→ **Frage 5.84:** Lösung C

Dies wurde auch gerade in der letzten Prüfung gefragt.
Die Epithelkörperchen produzieren das lebenswichtige **Parathormon** (in den Hauptzellen), dessen Sekretion über die extrazelluläre Ca-Konzentration geregelt wird:
– Mobilisation von Calcium aus dem Knochen,
– Hemmung der Ausscheidung von Calcium in der Niere, verstärkte Ausscheidung von Phosphat,
– Bildung von 1,25-Dihydroxycholecalciferol wird gefördert, das die Wirkung von Parathormon unterstützt.

Merke: Parathormon stellt Calcium parat/bereit.

H03 ___
→ **Frage 5.85:** Lösung C

Viele helle und dunkle Hauptzellen sowie oxyphile Zellen sind charakteristisch für die Epithelkörperchen/Nebenschilddrüsen, **Glandulae parathyroideae** (C). Die Hauptzellen bilden das **Parathormon**, das die Kalziumkonzentration des Körpers konstant hält („Parathormon stellt Kalzium bereit") und ggf. Kalzium zusätzlich aus dem Knochen mobilisiert, die Rückresorption von Kalzium in der Niere sowie die Resorption im Dünndarm fördert. Oxyphile Zellen enthalten viele Mitochondrien.

5.5   Hirnnerven

H97 ___
→ **Frage 5.86:** Lösung D

Zu (D): Der **N. trochlearis** verläuft durch die Fissura orbitalis superior, lateral und oberhalb des Anulus tendineus communis in die Orbita. Er durchbricht weder den Anulus tendineus noch verläuft er innerhalb davon.
Der N. trochlearis tritt übrigens als einziger Hirnnerv dorsal unmittelbar kaudal der Colliculi inferiores aus! Er durchzieht die Cisterna ambiens,

	sensibel	sensorisch	viszeroefferent (parasympathisch)	motorisch
Nn. olfactorii (I)		X		
N. opticus (II)		X		
N. oculomotorius (III)			X	X
N. trochlearis (IV)				X
N. trigeminus (V)	X			X
N. abducens (VI)				X
N. facialis (N. intermedius) (VII)		X	X	X
N. vestibulocochlearis (VIII)		X		
N. glossopharyngeus (IX)	X	X	X	X
N. vagus (X)	X	X	X	X
N. accessorius (XI)				X
N. hypoglossus (XII)				X

Faserqualitäten der Hirnnerven

verläuft um die Crura cerebri, liegt dann an der seitlichen Wand des Sinus cavernosus zwischen dem N. oculomotorius (medial) und dem N. ophthalmicus (lateral).

V.17 N. trigeminus

Der **N. trigeminus (V)** ist ein gemischter Nerv. Er führt sensible (somatoafferente) Fasern in der Portio major und motorische (speziell viszeroefferente) Fasern in der Portio minor bzw. Radix motoria für die Kaumuskulatur.
● **Ursprung des N. trigeminus**
Radix motoria (Portio minor): Der motorische Kern für die Radix motoria liegt im Bereich der Pons (s. Abb. 9.5). Die dort entspringenden Fasern versorgen die *Kaumuskulatur* (M. masseter, M. temporalis, M. pterygoideus med. und lat.), den M. mylohyoideus, den Venter ant. des M. digastricus und den M. tensor tympani motorisch. Die Radix motoria lagert sich dann übergangsweise dem N. mandibularis an (s. u.).
Radix sensoria (Portio major): Im Ganglion trigeminale (Gasseri) liegen die pseudounipolaren Nervenzellen (Perikaryen) des 1. Neurons des Trigeminussystems. Es erfolgt dort keine Umschaltung. Das 1. Neuron zieht bis zu den sensiblen Kernen des N. trigeminus, welche sich vom Mittelhirn bis zum Zervikalmark erstrecken (Nucl. pontinus n. trigemini, Nucl. tractus mesencephalicus n. trigemini, Nucl. spinalis n. trigemini). Dort erst erfolgt die Umschaltung auf das 2. Neuron. Das Ganglion trigeminale ist somit funktionell einem Spinalganglion vergleichbar. Das Ganglion trigeminale liegt intrakraniell in einer Aussackung der Dura.
Die Afferenzen kommen von der Gesichtshaut (s. Abb. 5.18), von Zunge, Schleimhaut der Nase, der Mundhöhle, den Nasennebenhöhlen, den Zähnen usw.

Die Umschaltung der sensiblen Afferenzen auf das 2. Neuron erfolgt erst in den o. g. Kernen. Die Perikaryen des 1. Neurons liegen aber bereits intrakraniell im Ganglion trigeminale. Die Axone dieser pseudounipolaren Nervenzellen ziehen dann in den Hirnstamm (→ Umschaltung auf 2. Neuron).

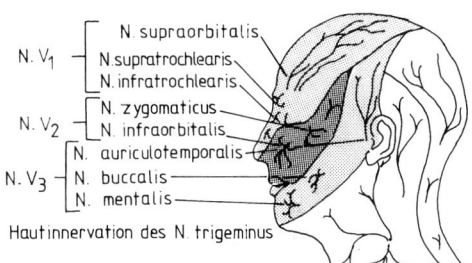

Hautinnervation des N. trigeminus

Abb. 5.**18** N. trigeminus

● **Verlauf des N. trigeminus:**
Radix motoria und Radix sensoria verlaufen gemeinsam und treten vorne am Pendunculus cerebellaris medius aus. Die Aufzweigung erfolgt erst nach dem Ganglion trigeminale in die 3 Hauptäste:
– **N. ophthalmicus (V₁)**
– **N. maxillaris (V₂)**
– **N. mandibularis (V₃)**
● **Trigeminusdruckpunkte:**
Die Trigeminusdruckpunkte (= Austrittsstellen des stärksten Hautnervs) jedes Trigeminusasts liegen auf einer Paramedianebene vertikal angeordnet.
– Foramen mentale (N. mentalis, Endast des N. alveolaris inferior – N. V₃)
– Foramen infraorbitale (N. infraorbitalis, aus N. V₂)

Kommentare

– Foramen supraorbitale (N. supraorbitalis, R. lateralis aus N. V₁)
  (Der R. medialis n. supraorbitalis tritt im Foramen frontale, etwas weiter medial aus dem Schädel aus.)

N. ophthalmicus:
Rein sensibel, verläuft seitlich am Sinus cavernosus, gelangt durch die *Fissura orbitalis superior* in die Orbita, Aufspaltung in seine Äste:

– *N. lacrimalis* (Anlagerung sekretorischer Fasern für die Tränendrüse – Tränenanastomose, Versorgung von Konjunktiva, Tränendrüse, lat. Augenwinkel)
– *N. frontalis* (Stirnnerv, Hautinnervation, Aufteilung in N. supraorbitalis – Druckpunkt am Foramen supraorbitale – und N. supratrochlearis)
– *N. nasociliaris* (Aufteilung in Nn. ciliares longi, N. ethmoidalis ant. + post., N. infratrochlearis, Innervation von medialem Augenwinkel, Kornea, Nasenhöhle – N. ethmoidalis ant., Siebbeinzellen und Keilbeinhöhle)

N. maxillaris
Rein sensibel, zieht durch das Foramen rotundum in die Fossa pterygopalatina, dort Teilung in seine Endäste:

– *N. zygomaticus* (Haut über Jochbogen – N. zygomaticofacialis und über der Schläfe – N. zygomaticotemporalis, Anlagerung parasympathischer Fasern zum N. lacrimalis für die Tränendrüse)
– *N. infraorbitalis* (durch die Fissura orbitalis inferior in die Orbita, Haut der Wange, Unterlid, Oberlippe, Druckpunkt über Foramen infraorbitale, Rr. alveolares sup. für Zähne und Zahnfleisch des Oberkiefers)
– *Nn. ganglionici (Nn. pterygopalatini)* (Äste zum Ganglion pterygopalatinum über N. palatinus major und Nn. palatini minores, sensible Innervation von Gaumen, Gaumenbögen, Tonsillen, über Rr. nasales Teile der Nasenhöhle)

N. mandibularis
Der N. mandibularis, N. V₃, gelangt durch das Foramen ovale („**Mand**eln sind **oval**") und führt sensible Fasern für die Dura mater, Sinus sphenoidalis und Cellulae mastoideae, Wangenhaut und -schleimhaut, Zähne des Unterkiefers und der angrenzenden Gingiva, Haut an Kinn und Unterlippe, Mundbodenschleimhaut und vordere ²/₃ der Zunge. Ihm lagert sich die Radix motoria des N. trigeminus an und innerviert die Kaumuskulatur. Die Aufteilung in seine Endäste

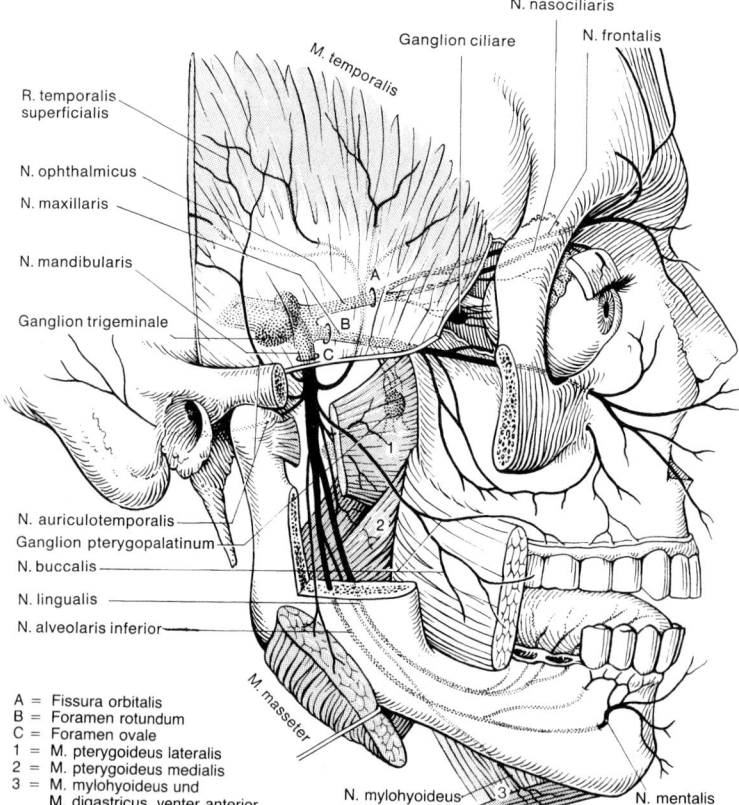

A = Fissura orbitalis
B = Foramen rotundum
C = Foramen ovale
1 = M. pterygoideus lateralis
2 = M. pterygoideus medialis
3 = M. mylohyoideus und M. digastricus, venter anterior

Abb. 5.19 Verlauf und Aufzweigung des N. trigeminus (Aus: Duus P., Neurologisch-topische Diagnostik, 2. Auflage 1980, Georg Thieme Verlag, Stuttgart, New York)

erfolgt nach dem Durchtritt durch das Foramen ovale in der Fossa infratemporalis.

Der N. mandibularis teilt sich in der Fossa infratemporalis in einen vorderen Stamm (= N. masticatorius, vorwiegend motorisch) und einen hinteren Stamm (vorwiegend sensibel)

Aus dem vorderen Stamm gehen hervor:

- N. massetericus
- N. buccalis
- Nn. temporales profundi
- Nn. pterygoidei medialis et lateralis

Aus dem hinteren Stamm gehen hervor:

- N. auriculotemporalis
- N. lingualis
- N. alveolaris inferior: versorgt als stärkster Ast des N. mandibularis

  sensibel:
  - Zähne des Unterkiefers und deren bukkales Zahnfleisch
  - Schleimhaut der Unterlippe
  - Haut von Unterlippe und Kinn
- Der *N. buccalis* innerviert sensibel die Wangenhaut, die Wangenschleimhaut sowie bukkales Zahnfleisch des Unterkiefers (teilweise).
- Der *N. auriculotemporalis* (ebenfalls aus dem N. mandibularis) versorgt sensibel die Haut der Schläfe und des äußeren Ohres.
- Der *N. lingualis* versorgt sensibel Zunge, Zahnfleisch des Unterkiefers und den Mundboden.

Klinischer Bezug

Trigeminusneuralgien sind chronische Schmerzerkrankungen mit plötzlich einschießenden, äußerst heftigen und streng einseitigen Schmerzattacken, die autonomen Symptomen wie Tränenfluss begleitet sein können. Der 2. Trigeminusast ist häufiger als der 3. Ast betroffen, eher seltener der 1. Trigeminusast. Eine medikamentöse Therapie z. B. mit einem Antiepileptikum (Carbamazepin) wird zunächst versucht, danach kommen in schweren Fällen interventionelle Verfahren zum Einsatz. Reine Schmerzmittel (Analgetika) sind nicht wirksam. ∎

H04 ∎

→ **Frage 5.87:** Lösung C

Der Zugang zum Ganglion trigeminale erfolgt lateral des Mundwinkels schräg nach oben und medial. Man versucht unter Bildwandlerkontrolle das Foramen ovale zu erreichen. Das Foramen muss groß genug sein, um mit der schräg eingeführten Nadel das Ganglion zu erreichen. Bei perkutanem Zugang sind Richtungsänderungen schlecht möglich.

H00 ∎

→ **Frage 5.88:** Lösung D

Der N. maxillaris, rein sensibel, zieht durch das Foramen rotundum in die Fossa pterygopalatina und teilt sich dort in seine Endäste. Siehe zum N. trigeminus auch den ausführlichen Lerntext V.17.

H98

→ **Frage 5.89:** Lösung B

Der **N. infraorbitalis** ist ein Ast des N. maxillaris (N. V$_2$) aus dem N. trigeminus. Er versorgt sensibel Schneidezähne, Eckzähne und Prämolaren des Oberkiefers sowie die Haut lateral der Nasenflügel bzw. unterhalb des Auges.

Klinischer Bezug

Der Austritt des N. infraorbitalis im Foramen infraorbitale zählt zu den typischen „Trigeminusdruckpunkten".

F87 F84 ∎

→ **Frage 5.90:** Lösung D

Zu **(A):** Das Ganglion geniculi bildet das **äußere Fazialisknie!**

Zu **(B):** Das **Ganglion geniculi** enthält *nur die Perikarya von Afferenzen*, nämlich die Perikarya der **Geschmacksleitung** aus der Chorda tympani (also vordere $^2/_3$ der Zunge) und aus dem weichen Gaumen über den N. petrosus major.

Die Innervation der Glandula sublingualis erfolgt über präganglionäre Fasern aus dem Nucl. salivatorius sup. Über N. intermedius, Chorda tympani, N. lingualis, Umschaltung im Ganglion submandibulare.

Zu **(C):** Der **N. petrosus minor** hat mit dem N. facialis nichts zu tun. Er führt präganglionäre parasympathische Fasern aus dem Plexus tympanicus („Zufluss" vom N. glossopharyngeus!) zum Ggl. oticum.

Zu **(E):** Die Perikaryen der Geschmacksfasern der Chorda tympani sind *pseudounipolare Nervenzellen*.

F96

→ **Frage 5.91:** Lösung D

Der **N. vagus** verlässt den Schädel durch das Foramen jugulare und verläuft dann mit der V. jugularis interna und der A. carotis communis. Nach seinem Ganglion inferius gibt er Rr. pharyngei zum Plexus pharyngeus ab. Ein weiterer Ast ist der N. laryngeus superior zur Innervation des M. cricothyroideus und der Kehlkopfschleimhaut oberhalb der Stimmritze. In seinem weiteren Verlauf gibt der N. vagus den N. laryngeus recurrens ab. Für weitere Information siehe Lerntext V.15 oder Prometheus, Lernatlas der Anatomie, Hals und Innere Organe, Georg Thieme Verlag 2005, S. 30/31.

F96

→ **Frage 5.92:** Lösung C

Die motorischen Fasern des **N. facialis** versorgen die mimische Muskulatur, darunter auch den M. buccinator („Trompetenmuskel", muskuläre Grundlage der Wange).

Zu **(A):** Die parasympathische Innervation der **Glandula parotidea** entstammt dem Nucl. salivatorius caudalis (inferior). Die präganglionären Fasern zie-

hen mit dem N. glossopharyngeus über den N. tympanicus und Plexus tympanicus und dann als N. petrosus minor zum Ganglion oticum. Nach der Umschaltung verlaufen die Fasern im N. auriculotemporalis und über den Plexus parotideus des N. facialis zur Glandula parotidea (Jacobson-Anastomose).
Zu (B): Plexus pharyngeus mit Anteilen aus N. glossopharyngeus, N. vagus, sympathischen Fasern.
Zu (E): Die infrahyale Muskulatur wird von der Ansa cervicalis innerviert, die Fasern aus C1–C2 führt. Siehe auch Kommentar zu Frage 5.107.

H05 H02 ■
→ **Frage 5.93:** Lösung C

Bei dem dargestellten Symptomenkomplex handelt es sich um eine periphere **Fazialisparese** bei Schädelbasisbruch. Der Ort der Schädigung liegt nach dem Abgang des N. stapedius (Hörempfinden unverändert), vor dem Abgang der Chorda tympani (Geschmacksempfindung der vorderen Zungenhälfte gestört), also im Fazialiskanal vor dem Austritt des Nervs aus dem Foramen stylomastoideum. Die schlaffe einseitige Gesichtslähmung spricht für eine Schädigung der motorischen Fazialisfasern, die die Gesichtsmuskulatur versorgen. Siehe hierzu auch Lerntext V.18. Um sich den Verlauf des N. facialis im Felsenbein nochmals anzuschauen, sind folgende Abbildungen geeignet: Prometheus, Lernatlas der Anatomie, Kopf und Neuroanatomie, Georg Thieme Verlag 2006, S. 78–81; Kahle W., Taschenatlas der Anatomie, Band 3, Nervensystem, 7. Auflage, S. 123, Georg Thieme Verlag, Stuttgart.

V.18   Fazialisparese

1. **Periphere** Fazialislähmung: Die Symptome der peripheren Fazialislähmung sind je nach dem Ort der Schädigung unterschiedlich (Abb. 5.20):

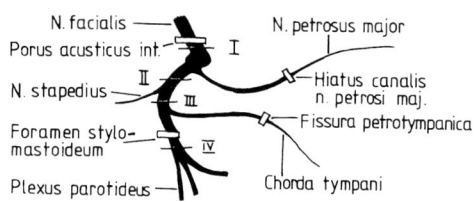

Abb. 5.20 Verzweigung des N. facialis

Ort der Schädigung Symptome	I	II	III	IV
Gestörte Tränensekretion	+	–	–	–
Hyperakusis	+	+	–	–
Geschmacksstörung	+	+	+	–
Schlaffe Lähmung der mimischen Muskulatur	+	+	+	+

2. **Zentrale** Fazialislähmung: Sie unterscheidet sich von der peripheren Schädigung am Ort I dadurch, dass der „Stirnfazialis" erhalten bleibt. Der Grund dafür liegt in einem bilateralen Faseraustausch zwischen den vorderen Fazialiskernen mit der Großhirnrinde, dem **Tractus corticonuclearis**. ■

F01 ■
→ **Frage 5.94:** Lösung C

Der N. glossopharyngeus führt motorische, sekretorische (viszeroefferente) und sensible Fasern sowie Geschmacksfasern aus dem hinteren Zungendrittel (speziell viszeroafferent).
Die sensible Versorgung aus dem N. glossopharyngeus umfasst folgende Gebiete:
- hinteres Zungendrittel (Rr. linguales),
- Schleimhaut der Paukenhöhle (Plexus tympanicus),
- Gaumenmandelbucht (Rr. tonsillares),
- Pharynxschleimhaut (Plexus pharyngealis),
- Glomus caroticum (R. sinus carotici),
- Tuba auditiva proximal (R. tubarius aus dem Plexus tympanicus).

Zu (A): Rr. pharyngei versorgen motorisch den M. constrictor pharyngis superior und teilweise Muskulatur des weichen Gaumens und beteiligen sich mit am Plexus pharyngeus (M. constrictor pharyngeus medius).
Zu (B): N. tympanicus, Anteil am Plexus tympanicus, der die Paukenhöhle sensibel innerviert. Abzweigung eines Astes (R. tubarius) für den proximalen Teil der Tuba auditiva.
Zu (C): Die Schleimhaut des Kehlkopfs wird vom N. laryngeus superior oberhalb der Stimmritze, vom N. laryngeus inferior (aus dem N. laryngeus recurrens) unterhalb der Stimmritze sensibel und sekretorisch innerviert. Beides sind Äste des **N. vagus**.
Zu (D): Siehe Kommentar zu Frage 5.63.
Zu (E): Der R. sinus carotici zieht zum Glomus caroticum und Sinus caroticus zusammen mit sympathischen Fasern und Fasern aus dem N. laryngeus superior.

Klinischer Bezug
Der R. internus des N. laryngealis superior, der als kleine Falte der ventralen Wand des Recessus piriformis unter der Schleimhaut verläuft, kann im Recessus piriformis durch Fremdkörper gereizt werden (Husten- und Würgereflexe). Mit Hilfe des Recessus piriformis wird der Speisebrei beim Schlucken am Kehlkopfeingang vorbei in den Ösophagus geleitet.

H99 ■■
→ **Frage 5.95:** Lösung C

Der Kehlkopf wird sensibel und motorisch vom N. laryngeus superior und inferior des N. vagus versorgt.

Zu **(A)** und **(B)**: Die Afferenzen der Chemorezeptoren aus dem Glomus caroticum werden über den N. glossopharyngeus zum Ncl. solitarius geleitet. Im **Nucl. solitarius** werden auch die Afferenzen der aortalen Pressorezeptoren des N. vagus verschaltet, ebenso wie die Geschmacksafferenzen des VII., IX. und X. Hirnnervs.

Zu **(D)**: Parasympathische Fasern aus dem **Nucl. salivatorius inferior** ziehen als N. petrosus minor (Ast des N. glossopharyngeus) zur Glandula parotis und innervieren diese sekretorisch.

Zu **(E)**: Der **Nucl. ambiguus** ist ein viszeromotorischer Kern des N. glossopharyngeus und des N. vagus.

H00 ■
→ **Frage 5.96:** Lösung B

Der **N. glossopharyngeus** hat verschiedene Ursprungskerne, die die unterschiedlichen Faserqualitäten abdecken. Der **Nucl. ambiguus** ist der motorische Kern für die Pharynxmuskulatur, der **Nucl. salivatorius inferior** stellt den parasympathischen Kern für die Versorgung der Gl. parotidea dar, die **Nuclei tractus solitarii** erhalten Geschmacksfasern vom hinteren Drittel der Zunge und sensible Fasern gelangen zum **Nucl. spinalis n. trigemini**.

Der **Nucleus gracilis** ist eine Umschaltstation für den Fasciculus gracilis, einen Teil des Tractus spinobulbaris. Dieses Kerngebiet liegt am Übergang vom Rückenmark zur Medulla oblongata dorsal-lateral.

F02 ■
→ **Frage 5.97:** Lösung E

Die Reize aus dem **Glomus caroticum** (hier wird speziell nach den Chemorezeptoren gefragt, die den arteriellen pO_2 bzw. pCO_2 des Blutes registrieren) gelangen über den N. glossopharyngeus (R. sinus carotici) ebenfalls zum Nucleus solitarius der Medulla oblongata, wo sie umgeschaltet werden. Der **R. sinus caroticus** des N. glossopharyngeus enthält viszerosensible Fasern, die sowohl in der Wand des Sinus caroticus (an der Karotisgabel) Afferenzen aus Pressorezeptoren (Blutdruck) als auch im Glomus caroticum Afferenzen aus Chemorezeptoren (Anstieg des pCO_2 des Blutes, Abfall des pO_2) leiten.

N. glossopharyngeus, restliche Innervation:

motorisch:	Schlundschnürer (Pharynxmuskulatur)
	M. stylopharyngeus
sensibel:	Pharynxschleimhaut
	Tonsillen
	Tuba auditiva
	Paukenhöhle
	hinteres Zungendrittel
sensorisch:	Geschmacksfasern (Papillae vallatae)
viszero-efferent:	sekretorische Fasern für die Ohrspeicheldrüse

---

F01 ■
→ **Frage 5.98:** Lösung D

Der rechte Vagus zieht im Hiatus oesophageus als Truncus vagalis posterior durch das Zwerchfell, zusammen mit dem Ösophagus und dem Truncus vagalis anterior (aus dem linken Vagus). Siehe auch Lerntext VI.3.

Zu **(E)**: Der N. vagus versorgt viszeroefferent/parasympathisch den Darm bis etwa zu einem Punkt zwischen mittlerem und linkem Drittel des Colon transversum (Cannon-Böhm-Punkt).

H96 ■ ■
→ **Frage 5.99:** Lösung C

Diese Frage konnte zwar von 54 % der Teilnehmer korrekt gelöst werden, die Lösung versteckte sich jedoch etwas hinter den Funktionen der einzelnen Muskeln. Auch wenn man wusste, dass der genannte Nerv nur einen der äußeren Kehlkopfmuskeln innervierte, gingen bei dessen Funktion die Meinungen doch etwas auseinander. Immerhin 18 % entschieden sich für (A) und 12 % für (B).

Der **N. laryngeus superior** innerviert motorisch mit seinem R. externus den M. cricothyroideus (und gibt Äste für den M. constrictor pharyngis inf. ab), und mit seinem R. internus versorgt er sensibel die Kehlkopfschleimhaut oberhalb der Stimmritze. Der M. cricothyroideus wird als einziger Kehlkopfmuskel durch den N. laryngeus sup. innerviert, seine Funktion ist die Spannung des Stimmbandes von außen.

Zu **(A)**: Alle anderen Kehlkopfmuskeln werden vom N. laryngeus recurrens bzw. dessen Endast N. laryngeus inferior versorgt, so auch der hier gemeinte **M. cricoarytenoideus posterior** („Postikus"), einziger Öffner der Stimmritze. Gleiches gilt für den **M. cricoarytenoideus lateralis**, der die Pars intercartilaginea des Stimmbandes öffnet.

Zu **(B)**: Gemeint wäre der M. cricoarytenoideus lateralis, der die Pars intermembranacea schließen kann (zusätzlich zu der oben genannten Funktion), oder die Mm. arytenoidei.

Zu **(D)**: Damit wäre der M. vocalis gemeint, der für die Feineinstellung des Stimmbandes zuständig ist und dessen innere Spannung kontrolliert.

Zu **(E)**: Auch für diese Region wäre sensibel der N. laryngeus inf. zuständig.

> **_Merke:_** *Der N. laryngeus recurrens innerviert motorisch alle inneren Kehlkopfmuskeln (d. h. alle bis auf den M. cricothyroideus – äußerer Kehlkopfmuskel, er wird vom R. externus des N. laryngeus superior innerviert).*

F95 ■ ■
→ **Frage 5.100:** Lösung E

Der **N. laryngeus recurrens**, der sich rechts um die A. subclavia, links um den Aortenbogen schlingt, innerviert nicht nur die inneren Kehlkopfmuskeln motorisch und die Schleimhaut unterhalb der Stimmritze sensibel, er führt auch parasympathische Fasern für Trachea und Ösophagus und gibt in Höhe seines Abgangs aus dem N. vagus auch parasympathische Fasern zum Plexus cardiacus ab. Die Prüfungsfrage wurde durch die Aussagen (3) und (4) natürlich erschwert.

F01
→ **Frage 5.101:** Lösung E

Mit Z markiert ist der N. accessorius, der mit seinen Anteilen aus dem Halsmark (Radices spinales), später dann zusammen mit N. vagus und N. glossopharyngeus, durch das Foramen jugulare zieht. Vorher ziehen die Radices spinales des N. accessorius durch das Foramen magnum nach kranial und verbinden sich mit den Radices craniales.
Der Nerv innerviert neben dem M. sternocleidomastoideus auch Anteile des M. trapezius. Vergleiche auch Prometheus, Lernatlas der Anatomie, Allgemeine Anatomie und Bewegungssystem, Georg Thieme Verlag 2005, S. 174.

H05 ■
→ **Frage 5.102:** Lösung B

Die Angabe von motorischen Symptomen legt eine Läsion des N. accessorius nahe. Dieser Nerv verläuft unter dem M. sternocleidomastoideus (motorische Äste), dann weiter auf dem M. levator scapulae im seitlichen Halsdreieck zum M. trapezius, dort gemeinsame Innervation mit Ästen des Plexus cervicalis. Die Schädigung des Nervs führt zu Defiziten bei der Drehung des Schulterblattes und damit zu Schwierigkeiten bei der Hebung des Armes über die Horizontale (kann erst nach Schulterblattdrehung durchgeführt werden). Auch ein Tieferstehen der gleichseitigen Schulter ist eine Folge der Schädigung des M. trapezius, Pars ascendens.
Der N. axillaris innerviert den M. deltoideus und ein sensibles Areal über dem lateralen Oberarm. Der Nerv kann aber bei einer so geschilderten Operation nicht beeinflusst werden, da der Plexus brachialis weiter kaudal verläuft. Der N. axillaris ist eher bei Schulterluxationen oder Oberarmfrakturen gefährdet.
Zur Topografie siehe Prometheus, Lernatlas der Anatomie, Hals und Innere Organe, Georg Thieme Verlag 2005, S. 49.

F03 ■
→ **Frage 5.103:** Lösung B

Das **Trigonum colli laterale** wird gebildet durch den Hinterrand des M. sternocleidomastoideus, den Vorderrand des M. trapezius und die Klavikula. Eine andere, in den Lehrbüchern verwendete Bezeichnung ist die Regio cervicalis lateralis. In dieser Re-

gion ist von den genannten Nerven am ehesten der **N. accessorius** zugänglich und gefährdet, alle anderen Nerven verlaufen weiter in der Tiefe. Zu beachten ist auch, dass am Hinterrand des M. sternocleidomastoideus die sensiblen Äste des Plexus cervicalis austreten (Punctum nervosum). Sie sind jedoch als Lösungsmöglichkeit nicht aufgeführt.
Zur Topographie siehe auch Prometheus, Lernatlas der Anatomie, Hals und Innere Organe, Georg Thieme Verlag 2005, S. 44, 45, 49.

F02 ■
→ **Frage 5.104:** Lösung E

Es handelt sich hier um *motorische* Ausfälle, die durch eine Schädigung des **N. accessorius** verursacht wurden. Der N. accessorius (XI) ist ein rein motorischer Hirnnerv, der den M. sternocleidomastoideus (Kopfdrehung zur gleichen Seite) und den M. trapezius versorgt (Drehen des Schulterblattes, sodass der Arm über die Horizontale gehoben werden kann – Voraussetzung für eine Elevation des Armes ist eine Drehung der Skapula durch den M. serratus ant. und M. trapezius, zuvor wird der Arm durch andere Muskeln, M. deltoideus u. a., abduziert).
N. occipitalis minor und **Nn. supraclaviculares** sind Äste der Radix sensoria (*sensible* Versorgung) des Plexus cervicalis, die mit am Punctum nervosum austreten.
Der **N. occipitalis major** (C2) ist ein *sensibler* R. medialis aus den dorsalen Ästen der Spinalnerven, der Teile der Kopfhaut versorgt. Die unter (D) genannten Rr. dorsales der Spinalnerven teilen sich in einen R. medialis (sensibel, s. N. occipitalis major) und in motorische Rr. laterales für die Nackenmuskulatur. Zum Verlauf siehe auch Prometheus, Lernatlas der Anatomie, Allgemeine Anatomie und Bewegungssystem, Georg Thieme Verlag 2005, S. 175.

F01 ■
→ **Frage 5.105:** Lösung E

Die Abbildung kam bereits in einer alten Prüfungsfrage vor, auch damals musste der Muskel „E" identifiziert werden. Es handelt sich um den **M. splenius capitis**, der von den Rami dorsales der Spinalnerven C1 – C8 innerviert wird.
Nun zu den anderen Muskeln: „A" bezeichnet den M. buccinator (N. facialis), „B" den M. masseter (Kaumuskulatur, N. mandibularis), „C" zeigt Anteile der Zungenmuskulatur (N. hypoglossus) und „D" den M. constrictor pharyngis sup. (N. glossopharyngeus).
Wichtig bei der Frage ist, den mit „E" bezeichneten Muskel nicht mit dem M. sternocleidomastoideus zu verwechseln, dieser ist direkt hinter (also auf dem Bild unter) der Parotis links ganz gut zu erkennen.

5.6 Halsnerven

H98 ■ ■
→ Frage 5.106: Lösung C

Der N. occipitalis minor gehört zur Radix sensoria des Plexus cervicalis, der sich aus den Rami ventrales der Spinalnerven zusammensetzt. Die Radix sensoria tritt mit 4 Hauptstämmen (N. occipitalis minor, N. auricularis magnus, N. transversus colli und Nn. supraclaviculares) am Punctum nervosum am Hinterrand des M. sternocleidomastoideus aus. Der N. occipitalis minor führt Fasern aus C2–C3 und versorgt die seitliche Hinterhauptsregion sensibel. Alle übrigen Nerven entstammen den Rr. dorsales.

F84
→ Frage 5.107: Lösung E

Die **Ansa cervicalis profunda** innerviert die untere Zungenbeinmuskulatur. Dazu gehören neben dem M. sternohyoideus der M. geniohyoideus, M. thyrohyoideus, M. sternothyroideus und der M. omohyoideus.
Zu den anderen Aussagen:

Muskel	Nerv
M. stylohyoideus	N. facialis
M. styloglossus	N. hypoglossus
M. stylopharyngeus	N. glossopharyngeus
M. cricoarytenoideus lat.	N. laryngeus inf.

Die Ansa cervicalis profunda setzt sich aus Rr. Ventrales des Plexus cervicalis zusammen. Die obere Wurzel enthält Fasern aus C1, die sich vorübergehend dem N. hypoglossus anlagern. Sie bilden eine Nervenschlinge mit Fasern aus C2–C3 (siehe Abb. 5.21).

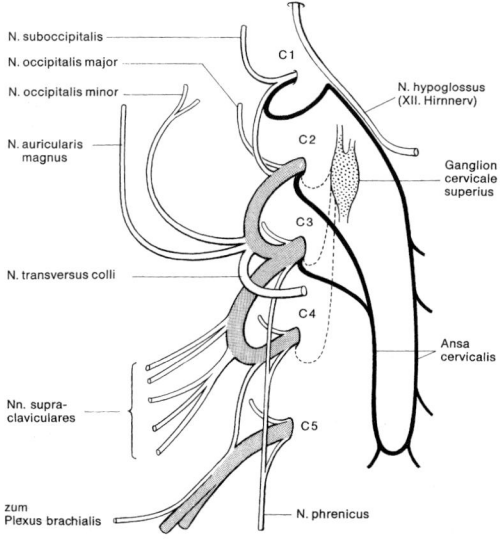

Abb. 5.21 Ansa cervicalis
(Aus: Duus P, Neurologisch-topische Diagnostik, 2. Auflage 1980, Georg Thieme Verlag, Stuttgart, New York)

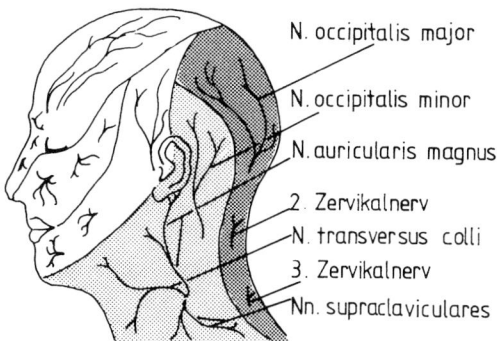

Abb. 5.22 Sensible Innervation von Kopf und Hals

F02 ■
→ Frage 5.108: Lösung E

Die Radix sensoria des Plexus cervicalis tritt mit 4 Hauptstämmen (N. occipitalis minor, N. auricularis magnus, N. transversus colli und Nn. supraclaviculares) am Punctum nervosum am Hinterrand des M. sternocleidomastoideus aus. Die Äste, die am Punctum nervosum austreten, bilden die 4 *sensiblen* Hauptstämme des Plexus cervicalis, die den Kieferwinkel, die Haut hinter dem Ohr und die Haut des seitlichen und vorderen Halsdreiecks innervieren. Siehe Abb. 5.22.
Die Schläfenregion wird von Ästen des N. trigeminus sensibel versorgt (N. maxillaris, N. mandibularis, siehe den ausführlichen Lerntext V.17).

> **Merke:** Hautäste des Plexus cervicalis (am Punctum nervosum (Erb)):
> **Ob mich** N. *occipitalis minor*
> **Aurora** N. *auricularis magnus*
> **trotzdem** N. *transversus colli*
> **su**cht? Nn. *supraclaviculares*

5.7 Vegetative Innervation an Kopf und Hals

F90
→ Frage 5.109: Lösung D

Wichtig zu merken ist, dass die präganglionären sympathischen Fasern für den Kopf aus den *Seitenhörnern* des Rückenmarks, also aus dem oberen Thorakalmark, stammen. Dabei erhält das Ganglion cervicale superius präganglionäre Fasern aus den Segmenten C8–Th3, das Ganglion cervicothoracicum (stellatum) Fasern aus den Segmenten Th2–Th7. Das Ganglion cervicale medium ist deutlich kleiner als die beiden anderen genannten und kann sogar fehlen. Die Perikaryen dieser präganglionären Neurone liegen im Nucleus intermediolateralis des Seitenhorns.

Präganglionäre sympathische Fasern können allgemein nur aus dem Thorakal- bzw. oberen Lumbalmark stammen, nie aus dem Zervikalmark!
Der zervikale Teil des Grenzstrangs reduziert sich auf die drei Ganglien:
Ganglion cervicale superius, medium, Ganglion stellatum (Verschmelzung mit dem ersten Thorakalganglion).
Die dort abgehenden Fasern bilden Geflechte um die A. carotis interna und externa.

F00 ■■

→ Frage 5.110: Lösung E

Das **Ganglion stellatum** entsteht durch die Verschmelzung des Ganglion cervicale inferius mit dem ersten Thorakalganglion, es liegt auf Höhe des ersten Rippenköpfchens. Wie alle sympathischen Zervikalganglien gibt auch dieses Ganglion sympathische und sensible Fasern zum Herzen ab. Zusätzlich ziehen Fasern zum Arm und zur Lunge. Eine **Stellatumblockade** kann beispielsweise nach versehentlicher intraarterieller Injektion verschiedener Substanzen indiziert sein (ultima ratio!). Eine Stellatumblockade schaltet die sympathische Innervation der Arterien des Armes aus, es resultiert eine relative Gefäßerweiterung und damit wieder eine Durchblutungssteigerung.
Die Innervation des Auges wird vor allem bei einem Ausfall des Stellatums (z. B. Zerstörung durch einen Tumor an der Lungenspitze, sog. Pancoast-Tumor) deutlich: Es entwickelt sich bei Ausfall des Ganglions die typische **Horner-Trias**, bestehend aus Ptosis (= herabhängendes Augenlid), Miosis und Enophthalmus (= in die Orbita retrahierter Bulbus).
Das **Ganglion cervicale superius** gibt Fasern zu allen parasympathischen Kopfganglien ab, das **Ganglion cervicale medius** innerviert sympathisch hauptsächlich die Schilddrüse.

H99

→ Frage 5.111: Lösung C

Hier geht das IMPP doch sehr ins Detail.
Das **Ganglion cervicale superius** gibt wie alle sympathischen Zervikalganglien Fasern zum Herzen ab. Zusätzlich ziehen Fasern zur A. carotis interna und externa. Sie bilden dort einen Plexus und ziehen weiter zu den parasympathischen Kopfganglien (Ganglion ciliare, pterygopalatinum, oticum und submandibulare). Ein Teil der Fasern führt Informationen über die Helligkeit und zieht mit der A. carotis interna in den Schädel zur Epiphyse.
Das **Ganglion cervicale medius** gibt Fasern zur A. thyroidea inferior ab, die weiter zur Schilddrüse ziehen.
Das **Ganglion cervicale inferius** ist oft mit dem ersten Thorakalganglion verschmolzen und heißt dann Ganglion stellatum. Es gibt Fasern zur A. subclavia und zur A. vertebralis ab. Bei einer Schädigung des Ganglion stellatum kommt es zur sogenannten Horner-Trias: Ptosis, Miosis und Enophthalmus.

Klinischer Bezug

Eine Reizung des Sympathikus bewirkt eine Mydriasis (Merkhilfe: „schreckgeweitete Augen"), d. h. eine Kontraktion des M. dilatator pupillae. Den gleichen Effekt erreicht man durch Parasympathikolyse (d. h. mit Medikamenten wie Atropin).
Beim Ausfall des Halssympathikus beobachtet man eine **Ptosis** (Oberlid hängt herab, enge Lidspalte), **Miosis** (enge Pupille) und einen **Enophthalmus** (Augapfel liegt tief in der Augenhöhle). Diese Symptome bezeichnet man als **Horner-Trias**.

V.19   Chorda tympani

Die **Chorda tympani** gehört zum sekretorisch-parasympathischen und sensorischen Anteil des N. facialis (VII), dem **N. intermedius**.
Die Chorda tympani enthält Geschmacksfasern (sensorisch, afferent) von den vorderen $2/3$ der Zunge sowie präganglionäre parasympathische Fasern, die ohne Umschaltung am Ganglion geniculi vorbeilaufen, im Ganglion submandibulare umgeschaltet werden und die Gl. submandibularis, Gl. sublingualis und Gll. linguales anteriores sekretorisch versorgen. Die postganglionären parasympathischen (sekretorischen) Fasern und die Geschmacksfasern verlaufen dann weiter mit dem N. lingualis.
Die **Geschmacksfasern** leiten ihre Afferenzen aus den Papillae fungiformes zum Ganglion geniculi; dort liegen die Perikaryen des 1. Neurons, deren zentraler Fortsatz zum Nucl. solitarius gelangt, wo die Umschaltung auf das 2. Neuron stattfindet.
Die Chorda tympani trennt sich innerhalb des Canalis facialis oberhalb des Foramen stylomastoideum vom N. facialis, verläuft unter der Schleimhaut durch die Paukenhöhle, und zwar zwischen Hammergriff und langem Amboss-schenkel.
Im weiteren Verlauf tritt die Chorda tympani durch die Fissura petrotympanica und lagert sich dem N. lingualis an.

Klinischer Bezug

Die Chorda tympani ist bei der Otoskopie in einer Schleimhautfalte der Pars flaccida des Trommelfells zu erkennen. ■

H99 ■■

→ Frage 5.112: Lösung B

Zu (B): Die **Chorda tympani** ist ein Ast des **N. facialis**, sie innerviert sensorisch die vorderen zwei Drittel der Zunge.
Zu (A): Die Parotis wird sekretorisch durch einen Ast des N. glossopharyngeus, den N. petrosus minor, innerviert.

Zu (C): Der Gaumen wird sensibel von den Nn. palatini, Äste des N. maxillaris, innerviert.

Zu (D): Das Trommelfell wird von außen sensibel vom N. vagus und vom N. auriculotemporalis (N. mandibularis) innerviert, von innen übernimmt diese Aufgabe der N. glossopharyngeus.

Zu (E): Der M. tensor tympani wird motorisch durch einen Ast des N. mandibularis versorgt.

H01 ■■
→ **Frage 5.113:** Lösung C

Über den **N. intermedius** werden letztlich die Glandula sublingualis und submandibularis parasympathisch versorgt (Ganglion submandibulare) sowie über das Ganglion pterygopalatinum die Tränendrüse und Glandulae palatinae (und Gll. nasales). Lediglich die in der Frage genannte **Gl. parotis** erhält ihre parasympathischen Fasern über den N. glossopharyngeus.

Siehe auch Lerntext V.20.

H93 ■■
→ **Frage 5.114:** Lösung D

Die parasympathische (sekretorische) Innervation der Glandula parotidea entstammt dem N. glossopharyngeus. Die präganglionären Fasern ziehen zunächst im Plexus tympanicus und dann als N. petrosus minor zum **Ganglion oticum**. Die postganglionären Fasern verlaufen zunächst mit dem N. auriculotemporalis und gelangen mit dem Plexus parotideus des N. facialis zur Ohrspeicheldrüse (Jacobson-Anastomose).

Im Nucleus salivatorius inferior (B) liegen die Kerne der präganglionären Fasern für die Glandula parotidea.

Zu (C): Sekretorische parasympathische (präganglionäre) Fasern aus dem Nucleus salivatorius superior (A) ziehen im N. intermedius und dann als N. petrosus major zum **Ganglion pterygopalatinum**. Nach der Umschaltung gelangen die postganglionären Fasern über Rr. ganglionares zum N. maxillaris und erreichen über den N. zygomaticus und seine Anastomose zum N. lacrimalis die **Tränendrüse** (Tränenanastomose).

Zu (E): Siehe Lerntext V.20.

H97 F93 ■
→ **Frage 5.115:** Lösung C

Siehe Lerntext V.20.

H02 H00 ■■
→ **Frage 5.116:** Lösung A

- Ganglion oticum → Glandula parotidea
- Ganglion pterygopalatinum → Tränendrüse, Gll. palatinae, Gll. nasales
- Ganglion submandibulare → Glandula submandibularis, Glandula sublingualis

Siehe auch Lerntext V.20.

F02 ■
→ **Frage 5.117:** Lösung E

Vom **Ganglion pterygopalatinum** ausgehend werden neben der Tränendrüse, den Glandulae palatinae und den Glandulae nasales auch die Schleimhaut der Nasennebenhöhlen über Rr. nasales posteriores versorgt. Die Glandulae linguales erhalten ihre sekretorische Innervation aus der Chorda tympani via Ganglion submandibulare und Ganglion sublinguale.

Zu (A): Die präganglionären parasympathischen Nervenfasern der Glandula lacrimalis entstammen dem **N. intermedius**, einem Teil des N. facialis.

Sie verlassen den N. facialis am Ganglion geniculi als N. petrosus major durch den Hiatus canalis n. facialis. In der Fossa pterygopalatina werden die präganglionären parasympathischen Fasern im Ganglion pterygopalatinum auf postganglionäre parasympathische Nervenfasern umgeschaltet. Diese lagern sich zunächst dem N. zygomaticus, im weiteren Verlauf dem N. lacrimalis an und erreichen so die Tränendrüse (*„Tränenanastomose"*).

F02 ■
→ **Frage 5.118:** Lösung E

Diese Frage ist als schwer einzustufen. Im menschlichen Nervensystem ist der am häufigsten vertretene Zelltyp der der multipolaren Nervenzelle. **Bipolare Nervenzellen** kommen in Ganglien des Hör- und Gleichgewichtsnervs vor. Es wurde bereits erwähnt, dass pseudounipolare Ganglienzellen für die Spinalganglien und die sensiblen Hirnnervenganglien charakteristisch sind.

Die sensiblen Ganglien der Hirnnerven V, VII, IX und X zeigen einen ähnlichen Aufbau wie ein Spinalganglion, also auch wie pseudounipolare Nervenzellen.

Das Ganglion geniculi enthält die pseudounipolaren Ganglienzellen der Geschmacksfasern. Das Ganglion trigeminale (Gasseri) enthält ebenfalls pseudounipolare Nervenzellen (der sensiblen/afferenten Fasern); beim N. vagus und beim N. glossopharyngeus werden die Perikarya der afferenten Fasern (sensibel) in zwei Ganglien konzentriert (jeweils Ganglion superius und Ganglion inferius), die auch pseudounipolare Nervenzellen enthalten.

Das **Ganglion ciliare** ist dagegen ein parasympathisches Kopfganglion – vegetative Ganglien enthalten **multipolare Nervenzellen**.

H04 ■
→ **Frage 5.119:** Lösung B

Zu diesem Thema wurden bereits in früheren Examina Fragen gestellt.

Im menschlichen Nervensystem ist der am häufigsten vertretene Zelltyp die multipolare Nervenzelle. **Bipolare Nervenzellen** kommen in Ganglien des Hör- und Gleichgewichtsnervs vor. Pseudounipolare Ganglienzellen sind für die Spinalganglien und

Kommentare

V.20   Parasympathische Kopfganglien

Jedes parasympathische Kopfganglion hat drei Wurzeln: parasympathisch, sympathisch und sensibel. Im Ganglion selbst wird jedoch nur die parasympathische Wurzel umgeschaltet, die sympathischen Fasern kommen bereits postganglionär (Umschaltung im Ganglion cervicale sup. des Sympathikus) zum Kopfganglion, auch die sensiblen Fasern durchlaufen das Ganglion ohne Unterbrechung. (Die Nummern in Klammern beziehen sich auf die Abbildung 5.23.)

Ganglion	Lage	Ursprung der Fasern	Innervation von	Bemerkungen
Ganglion pterygopalatinum (23)	Fossa pterygopalatina, kurz unterhalb des N. maxillaris nach seinem Durchtritt durch das Foramen rotundum	• präganglionäre parasympathische Fasern aus dem Nucl. salivatorius superior über den N. intermedius und N. petrosus major (43) → Umschaltung • sympathische Fasern vom Plexus caroticus int. (Umschaltung im Ganglion cervicale superius) → N. petrosus prof. (21), vereinigt sich mit der Radix facialis zum N. canalis pterygoidei (20) • sensible Wurzel: Nn. ganglionares des N. maxillaris (19)	sekretorische Fasern für die Tränendrüse (6) Gll. palatinae Gll. nasales	Tränenanastomose: postganglionäre parasympathische Fasern lagern sich dem N. zygomaticus (18) an, über N. zygomaticofacialis (17) R. communicans (7) zum N. lacrimalis (5) und zur Tränendrüse
Ganglion oticum (32)	liegt dem N. mandibularis kaudal des Foramen ovale an	• präganglionäre parasympathische Fasern aus dem Nucl. salivatorius inf. über den N. glossopharyngeus (36 – Ggl. inf.), Nervus tympanicus (38) und Plexus tympanicus (39) bilden den N. petrosus minor (40) → Umschaltung • sympathische Fasern vom Plexus der A. meningea media (Umschaltung im Ganglion cervicale superius) • sensible Wurzel: aus dem N. mandibularis	sekretorische Fasern für die Parotis (Glandula parotidea) (31)	Jacobson-Anastomose: postganglionäre pa rasympathische Fasern lagern sich dem N. auriculotemporalis (33) an, dann über Rr. communicantes (35) zum N. facialis (34); Verzweigung im Plexus parotideus
Ganglion ciliare (10)	lateral des N. opticus hinten in der Orbita	• präganglionäre parasympathische Fasern aus dem Nucl. oculomotorius acc. (Edinger-Westphal) (2) mit dem N. oculomotorius zum Ganglion (13) • sympathische Fasern vom Plexus caroticus int. (Umschaltung im Ganglion cervicale superius) (12) • sensible Fasern als Radix nasociliaris (11) • nach Umschaltung ziehen Nn. ciliares breves (9) zum Auge	M. sphincter pupillae, M. ciliaris (parasympathisch), M. dilatator pupillae (sympathisch)	
Ganglion submandibulare (28)	Oberrand der Gl. submandibularis	• präganglionäre parasympathische Fasern aus dem Nucl. salivatorius sup. über den N. intermedius (VII) und die Chorda tympani (41) zum N. lingualis (24) → nach Umschaltung Rr. glandulares (27) zu den Drüsen • sympathische Fasern aus dem Plexus der A. facialis • sensible Wurzel aus dem N. lingualis	Gl. submandibularis (26) Gl. sublingualis (25)	

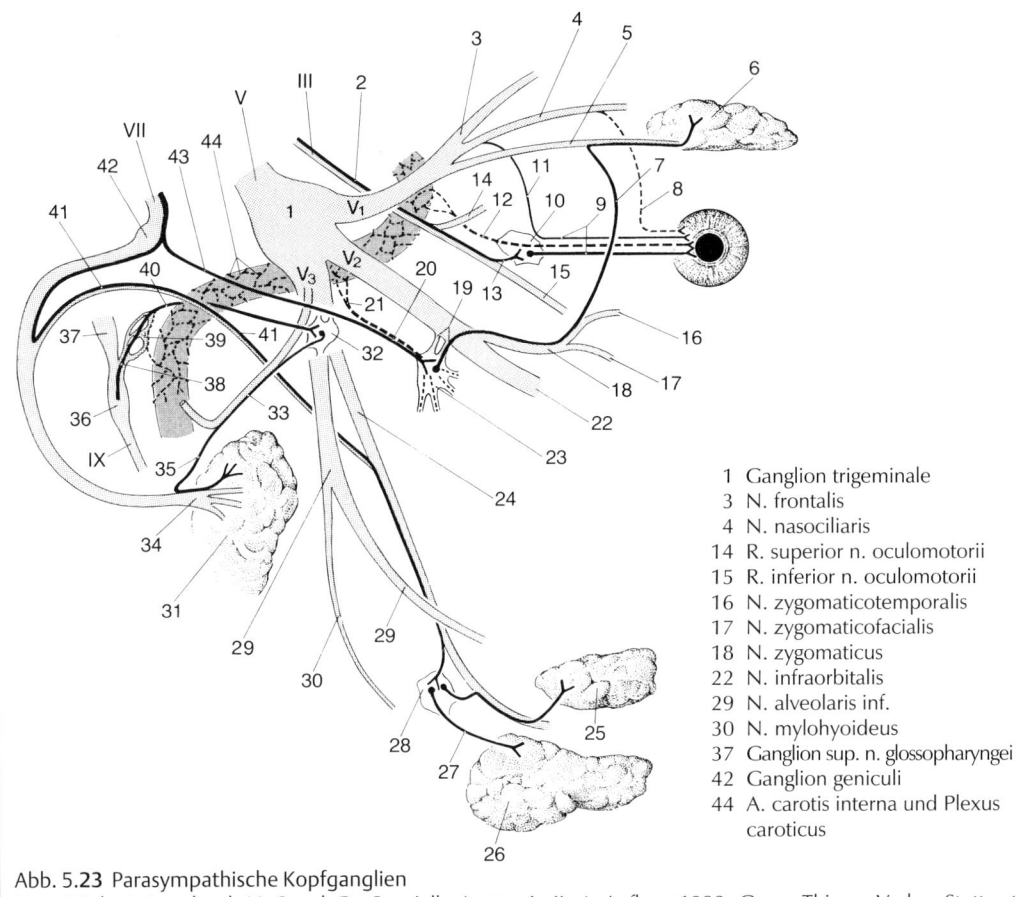

Abb. 5.23 Parasympathische Kopfganglien
(Aus: Frick H, Leonhardt H, Starck P.: Spezielle Anatomie II, 4. Auflage 1992, Georg Thieme Verlag, Stuttgart, New York)

1 Ganglion trigeminale
3 N. frontalis
4 N. nasociliaris
14 R. superior n. oculomotorii
15 R. inferior n. oculomotorii
16 N. zygomaticotemporalis
17 N. zygomaticofacialis
18 N. zygomaticus
22 N. infraorbitalis
29 N. alveolaris inf.
30 N. mylohyoideus
37 Ganglion sup. n. glossopharyngei
42 Ganglion geniculi
44 A. carotis interna und Plexus
   caroticus

die sensiblen Hirnnervenganglien charakteristisch. Die sensiblen Ganglien der Hirnnerven V, VII, IX und X zeigen einen ähnlichen Aufbau wie ein Spinalganglion, enthalten also auch pseudounipolare Nervenzellen.

Das Ganglion geniculi enthält die pseudounipolaren Ganglienzellen der Geschmacksfasern. Das Ganglion trigeminale (Gasseri) enthält ebenfalls pseudounipolare Nervenzellen (der sensiblen/afferenten Fasern); beim N. vagus und beim N. glossopharyngeus werden die Perikarya der afferenten Fasern (sensibel) in zwei Ganglien konzentriert (jeweils Ganglion superius und Ganglion inferius), die auch pseudounipolare Nervenzellen enthalten. Das **Ganglion ciliare** ist dagegen ein parasympathisches Kopfganglion – vegetative Ganglien enthalten **multipolare Nervenzellen.**

H05 ■
→ Frage 5.120: Lösung B

Der **Masseterreflex** (Mund leicht geöffnet, entspannt, Schlag auf den Finger des Untersuchers, der locker

auf dem Kinn des Patienten aufliegt, Reaktion → Kieferschluss) ist ein *Eigenreflex der Kaumuskulatur.* Die Afferenzen gelangen über den N. trigeminus (N. V) zum Ncl. mesencephalicus n. trigemini, der mit den Zellen des N. motorius n. trigemini (→ Efferenz) im synaptischen Kontakt steht.

Andere Reflexe zur **Trigeminusprüfung** sind Kornealreflex und Orbicularis-oculi-Reflex, weiterhin kann man Sensibilität, Motorik (Kaumuskulatur) und Geschmacksempfindung prüfen.

5.8 Arterien und Venen

F00
→ Frage 5.121: Lösung C

Die **A. vertebralis** stammt aus der **A. subclavia.** Sie verläuft über die Pleurakuppel nach dorsal, wo sie ab dem 6. Halswirbel in den **Foramina transversaria** nach kranial zieht. Vor dem Eintritt in den Schädel zieht die Pars atlantica der A. vertebralis nach dor-

V.21   Arteria carotis externa

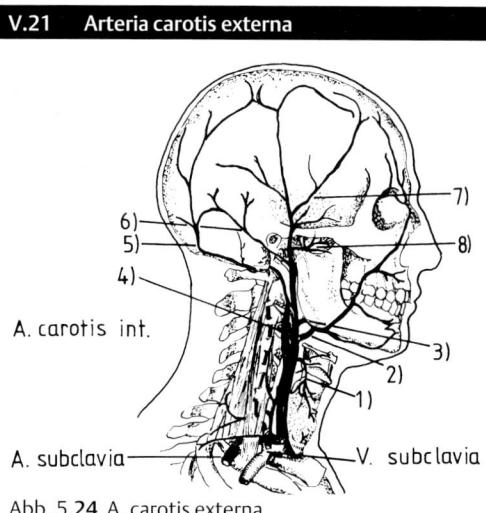

A. carotis int.

A. subclavia

V. subclavia

Abb. 5.24 A. carotis externa

Abgänge	Versorgungsgebiet
1) A. thyroidea superior	Vorderfläche der Schilddrüse, Innere des Kehlkopfes
2) A. lingualis	Zunge
3) A. facialis	Pharynx, Gaumenbögen, Gl. submandibularis, M. mylohyoideus, Lippen, äußere Nase usw.
4) A. pharyngea ascendens	seitliche Schlundwand
5) A. occipitalis	gesamter Bereich des Hinterhaupts
6) A. auricularis posterior	Mittel- und Innenohr, Trommelfell, M. stapedius, Hinterfläche der Ohrmuschel
7) A. temporalis superficialis	Parotis, Ohrmuschel (Vorderfläche), Teil des Gesichts, Regio temporalis
8) A. maxillaris	Bereich des Kiefergelenks, Teil des Ohrs, Zahnwurzeln, Kinn, Dura mater (A. meningea media), Teile des weichen und harten Gaumens, Tuba auditiva, Nasenhöhle

Abgänge der A. carotis externa

sal. Nach ihrem Eintritt in den Schädel durch das Foramen magnum vereinigt sie sich mit der A. vertebralis der Gegenseite zur A. basilaris, die schließlich in den Circulus arteriosus Willisii mündet. Begleitet wird die A. vertebralis auf ihrem Weg nicht nur von einem Venengeflecht, sondern auch vom sympathischen Plexus vertebralis, der seine Fasern aus dem Ganglion cervicale inferius erhält.

F01 ■
→ **Frage 5.122:** Lösung C

Gerade in der letzten Prüfung wurde ebenfalls eine Frage zur A. vertebralis gestellt, Aussage (B) ist eine Wiederholung. Etwas spitzfindiger wird es jetzt in Aussage (C): Die A. vertebralis verläuft mit ihrer Pars atlantis erst *hinter* der Massa lateralis des Atlas in einem Bogen nach dorsal, bevor sie wieder nach kranial abbiegt und durch die Membrana atlantooccipitalis post. und durch die Dura das Foramen magnum erreicht. Sie vereinigt sich dann mit der Arterie der Gegenseite zur A. basila-

ris, die ein wichtiger Zufluss des Circulus arteriosus Willisii ist. Siehe auch Prometheus, Lernatlas der Anatomie, Allgemeine Anatomie und Bewegungssystem, Georg Thieme Verlag 2005, S. 102/ 103.
Zu (E): Das Gleichgewichtsorgan wird über die A. labyrinthi aus der A. inf. ant. cerebelli versorgt, die wiederum aus der A. basilaris entspringt.

H04
→ **Frage 5.123:** Lösung D

Als erstes aus der A. carotis externa entspringt die A. thyroidea superior. Siehe auch Lerntext V.21 mit Abb. 5.24.

F98 H95 ■
→ **Frage 5.124:** Lösung C

Die A. thyroidea inferior entspringt aus dem Truncus thyrocervicalis, der vor dem M. scalenus anterior von der A. subclavia abgeht. Die A. thyroidea inf. versorgt den unteren Schilddrüsenpol, Teile des Pharynx, des Ösophagus und der Trachea. Auch die A. laryngea inf. kommt aus dieser Arterie. Zum Verlauf der gefragten Arterie sei auf den Anatomieatlas, z. B. Prometheus, Lernatlas der Anatomie, Hals und Innere Organe, Georg Thieme Verlag 2005, S. 11, verwiesen.

Merke: Zu den Ästen der A. carotis externa:

Theo **L**ingen **f**abriziert **ph**antastische **O**chsenschwanzsuppe **aus t**oten **Mä**usen („**thyroid**ea superior, **lingualis**, **facialis**, **ph**aryngea ascendens, **occipi**talis, **au**ricularis posterior, **t**emporalis superficialis, **m**axillaris")

F01
→ **Frage 5.125:** Lösung B

Die **A. maxillaris** ist der stärkste Endast der A. carotis externa. Sie zweigt in der Fossa infratemporalis ab und zieht hinter dem Collum mandibulae in die Fossa pterygopalatina. Dabei verläuft sie in der Nähe des M. pterygoideus lateralis. Sie versorgt die tiefe Gesichtsregion und gibt Äste ab für z.B.:
- Dura mater der mittleren Schädelgrube (A. meningea media),
- Kiefergelenk, äußeren Gehörgang, Trommelfell, Paukenhöhle,
- Knochen, Zähne, Zahnfleisch einer Gesichtsseite, Wange,
- Kaumuskulatur,
- Gaumen, Nasenhöhle.

Lösungsmöglichkeit (B) ist falsch, denn die Oberlippe wird durch die A. facialis versorgt.

F02 ■
→ **Frage 5.126:** Lösung E

Eine ähnliche Frage zur **A. maxillaris** wurde bereits gestellt mit Wiederholung einiger Aussagen (F01). Aussage (E) trifft für die A. facialis zu, die am medialen Augenwinkel als Endast (A. angularis) mit einem Ast der A. ophthalmica anastomosiert. Siehe Kommentar zu Frage 5.125.

V.22   Arteria facialis

- Ursprung aus der A. carotis externa in Höhe des Zungenbeins
  Region: Trigonum caroticum
- Verlauf unter dem M. stylohyoideus, dem Venter posterior des M. digastricus und der Gl. submandibularis

Klinischer Bezug
Die A. facialis verläuft *vor dem M. masseter* über die Mandibula (hier kann sehr gut der *Puls* getastet werden!); da die Arterie hier sehr oberflächlich verläuft, kann sie bei Gesichtsverletzungen in Mitleidenschaft gezogen werden.

- geschlängelter Verlauf schräg nach oben am Mundwinkel vorbei zum mittleren Augenwinkel, dort
- Anastomose des Endastes der A. facialis, A. angularis, mit einem Ast der A. ophthalmica

Äste:
- A. palatina ascendens (kann auch direkt aus der A. carotis externa entspringen) zur Tonsilla palatina

Klinischer Bezug
Vorsicht bei Spaltung von Peritonsillarabszessen, die Arterie liegt direkt dahinter!

- Äste zur Gl. submandibularis
- A. submentalis
- Äste zur Ober- und Unterlippe, Anastomosen zur Gegenseite
- A. angularis als Endast ■

H91
→ **Frage 5.127:** Lösung E

Die A. facialis endet etwa am inneren Augenwinkel (A. angularis) und hat dort Verbindung zur A. dorsalis nasi, einem Ast der A. ophthalmica superior.

F96 ■
→ **Frage 5.128:** Lösung D

74 % wählten (D), 10 % entschieden sich für (C).
Zu (D): Die **V. lingualis** stellt keine Verbindung zwischen Sinus durae matris und Venen der Kopfweichteile her. Sie gehört zu den Venen der Kopfweichteile und leitet das Blut (korrespondierend zur A. lingualis) von der Zunge zur V. jugularis interna.
Zu (C): **Vv. emissariae** sammeln das Blut aus der Schädeloberfläche und den Diploevenen und leiten es in die Sinus durae matris. Somit stellen sie eine Verbindung zwischen extra- und intrakraniellen Blutleitern dar. Bei einem Überdruck können sie auch durch Umkehrung des Blutflusses das Blut aus dem Sinus in die Diploevenen und die äußeren Kopfvenen ableiten.
Weitere wichtige Verbindungen zwischen extra- und intrakraniellen Venen sind die unter (A) genannte V. ophthalmica superior (V. angularis) und der Plexus pterygoideus (B), (E).
Zu (B) und (E): Der **Plexus pterygoideus** ist ein Venengeflecht in der Fossa infratemporalis mit Zuflüssen aus verschiedenen Regionen, u. a. aus der V. meningea media (B), der Paukenhöhle, dem Innenohr oder der Gl. parotidea. Das Blut fließt einmal zur V. facialis ab, andererseits bestehen auch Verbindungen zum Sinus cavernosus.
Zu (A): Die V. facialis, die zur V. jugularis interna führt, beginnt am medialen Augenwinkel mit der V. angularis. Dort besteht eine Anastomose zur V. ophthalmica superior (A), die wiederum Blut auch dem Sinus cavernosus zuführt. Diese wichtige Anastomose muss man sich unbedingt merken.

Klinischer Bezug

Bei Entzündungen im Bereich der Haut oberhalb der Lippen kann es über die Verbindung V. facialis – V. ophthalmica superior zur Verschleppung von Keimen in den Sinus cavernosus kommen (Sinus-cavernosus-Thrombose), was dann einen neurologischen Notfall darstellt. Voraussetzung ist allerdings eine Umkehr des Blutstroms in der V. ophthalmica superior. Aus diesem Grunde wird bei derartigen Infektionen (z. B. Furunkel im oberen Wangenbereich oder Augenwinkel) prophylaktisch eine antibiotische Abdeckung empfohlen (siehe Lehrbücher der Dermatologie).

F02 ■
→ **Frage 5.129:** Lösung B

Eine ganz ähnliche Frage wurde schon einmal im Physikum gestellt.

Zu **(D):** Dies ist eine allgemeine korrekte Aussage zum Blutabfluss aus dem Gehirn. Die V. jugularis interna leitet das meiste Blut aus dem Gehirn ab. Zu ergänzen wäre noch, dass die Venen des Gehirns in die Sinus durae matris münden. Ein weiteres Charakteristikum ist, dass die Venen des Gehirns im Gegensatz zu anderen Versorgungsgebieten des Körpers *unabhängig* von den Arterien verlaufen.

Zu **(C):** Über Vv. emissariae stehen die Sinus durae matris mit Venen der Kopfhaut in Verbindung.

Zu **(E):** Die in der Aussage genannte Anastomose kann bei Ausbreitung von Entzündungen (z. B. Fortleitung über die Verbindung V. ophthalmica – Sinus cavernosus) zur Sinus-cavernosus-Thrombose führen.

Zu **(B):** Die V. cerebri magna mündet in den Sinus rectus, von dort fließt das Blut in das Confluens sinuum, weiter in den Sinus transversus, Sinus sigmoideus und die V. jugularis interna.

Der **Sinus cavernosus** liegt paarig links und rechts neben der Sella turcica. Er reicht von der Fissura orbitalis superior bis zur Felsenbeinpyramide. Sinus intercavernosi verbinden beide Seiten zu einem ringförmigen Venengeflecht. Der Sinus cavernosus nimmt das Blut des Sinus sphenoparietalis und der V. ophthalmica auf und steht über die Sinus petrosus superior et inferior mit dem Sinus sigmoideus in Verbindung.

H03 ■
→ **Frage 5.130:** Lösung E

Eine ähnliche Frage wurde vor 2 und vor 3 Jahren gestellt. Der *dorsale* Verlauf der A. vertebralis um die Massa lateralis des Atlas war dort schon das Thema, ebenso wie die topographische Beziehung zu den Unci corporis. Die Unci corporis sind die 2 seitlichen Höcker an den Deckplatten des 3. bis 7. Halswirbels.

Die **A. vertebralis** stammt aus der **A. subclavia**. Sie verläuft über die Pleurakuppel nach dorsal, wo sie ab dem 6. Halswirbel in den **Foramina transversaria** nach kranial zieht. Vor dem Eintritt in den Schädel zieht die Pars atlantica der A. vertebralis nach **dorsal**. Nach ihrem Eintritt in den Schädel durch das Foramen magnum vereinigt sie sich mit der A. vertebralis der Gegenseite zur A. basilaris, die schließlich in den Circulus arteriosus Willisii mündet.
Siehe Prometheus, Lernatlas der Anatomie, Hals und Innere Organe, Georg Thieme Verlag 2005, S. 11.

F03 ■
→ **Frage 5.131:** Lösung C

Die Abbildung war schon einmal Gegenstand einer Prüfungsfrage, damals wurde nach (A) und (B) gefragt, die beides Querschnitte der A. vertebralis sind (dies liegt an der Höhe des Schnittes durch Atlas und Axis, d. h. die Form der abgebildeten Wirbel ist ungewöhnlich).

Die Vertebralarterien verlaufen nämlich nach Austritt aus dem ersten Foramen transversale etwas nach dorsal. Genau diese Strecke ist auf der Abbildung angeschnitten (siehe auch Prometheus, Lernatlas der Anatomie, Hals und Innere Organe, Georg Thieme Verlag 2005, S. 11 oder Prometheus, Lernatlas der Anatomie, Kopf und Neuroanatomie, Georg Thieme Verlag 2006, S. 246).

Die A. carotis interna ist korrekt mit (D) markiert, während das Gefäß unter (C) in der alten Frage bereits als A. carotis externa beschrieben war.

F03 ■
→ **Frage 5.132:** Lösung C

In der gemeinsamen Gefäß-Nervenscheide verläuft neben der A. carotis communis und der V. jugularis interna noch der N. vagus. Diese 3 Leitungsbahnen werden von einer eigenen Faszienhülle umgeben. Die anderen in der Frage genannten Nerven bzw. Gefäße verlaufen zwar kurze Strecken jeweils parallel, jedoch nicht in der genannten Faszienhülle.

F05 ■
→ **Frage 5.133:** Lösung C

Hier wird die **Skalenuslücke** beschrieben, zwischen M. scalenus anterior ventral und M. scalenus medius dorsal sowie noch der 1. Rippe kaudal. Neben dem Plexus brachialis kann dort auch die A. subclavia komprimiert werden.
Siehe Prometheus, Lernatlas der Anatomie, Allgemeine Anatomie und Bewegungssystem, Georg Thieme Verlag 2005, S. 309, 333.

Kommentare

5.9   Lymphknoten und Lymphgefäße

H96

→ **Frage 5.134:** Lösung B

Für die **Nodi lymphatici parotidei superficiales** gilt: Sie erhalten Zufluss aus Wange, Parotis und vorderer Kopfschwarte. Sie liegen direkt unter der Fascia parotidea vor dem Ohr, so dass man sich so das Einzugsgebiet recht gut herleiten kann. Von 75 % der Kandidaten wurde dies als zutreffend erkannt.

H96

→ **Frage 5.135:** Lösung E

Die **Nodi lymphatici submentales** finden sich, wie der Name sagt, unter dem Kinn und erhalten Zuflüsse aus Mundboden, Unterlippe und Kinn. Hier waren nur 55 % erfolgreich, 40 % entschieden sich für (D), was doch recht schwierig abzugrenzen war.

Zu (A): Hinterhaupt- und Nackenregion entsenden ihre Lymphe zu den Nodi lymphatici occipitales.

Zu (C): Für das Gesicht sind die Nodi lymphatici buccales zuständig.

Zu (D): Diese Aussage träfe für die Nodi lymphatici submandibulares zu.

V.23   **Regionäre Lymphknoten an Kopf/Hals**

Die **Nodi lymphatici occipitales** sind 2–4 Lymphknoten, die am Ursprung des M. trapezius am Os occipitale in Höhe der Linea nuchae liegen. Ihnen fließt die Lymphe aus der kranialen Nackenregion und dem Hinterhaupt zu. Sie leiten die Lymphe weiter zu den Nodi lymphatici cervicales profundi.

Aus 2–3 Knoten bestehen die **Nodi lymphatici retroauriculares**, die im Bereich des Processus mastoideus liegen. Sie empfangen die Lymphe aus der Region der Hinterfläche des Ohres und der Haut des Hinterkopfes. Auch von ihnen aus erreicht die Lymphe die Nodi lymphatici cervicales profundi.

Die Lymphknoten des Gesichtes, **Nodi lymphatici parotidei**, haben Zuflüsse von Schläfe, Augenlidern, Vorderseite des Ohres, äußerem Gehörgang, Glandula parotidea und Stirnregion. Sie liegen auf der Glandula parotidea. Die Lymphe erreicht ebenfalls die Nodi lymphatici cervicales profundi über die Nodi lymphatici submandibulares. Den gleichen Lymphknotenbereich erreicht die Lymphe der auf dem M. buccinator gelegenen **Nodi lymphatici buccales**. Sie sammeln Lymphe aus der Mundhöhle, der Fossa pterygopalatina, vom Schlund und Gaumen und vom hinteren Nasenteil.

Die **Nodi lymphatici submandibulares** befinden sich im Bereich des Unterkieferrandes und in der Glandula submandibularis. Sie nehmen teil-

weise Lymphe aus dem Gesichtsbereich auf, im wesentlichen aber aus der Mundhöhle, der Zunge und der vorderen Nasenschleimhaut. Ihr Abflussgebiet sind die **Nodi lymphatici cervicales profundi**.

Ergänzend sei hierzu bemerkt, dass die Nodi lymphatici cervicales profundi als regionäre Lymphknoten noch Lymphe aus dem Schlund, dem Kehlkopf und der Schilddrüse aufnehmen.

5.10   Angewandte und topographische Anatomie

H89

→ **Frage 5.136:** Lösung B

Zuerst allgemein zur **Fossa infratemporalis**:

Die Fossa infratemporalis liegt an der äußeren Schädelbasis, sie wird erst sichtbar, wenn Jochbogen und Muskelfortsatz des Unterkiefers entfernt und die Mm. temporalis und masseter zurückgeschlagen werden.

Weiter medial liegt dann die Fossa pterygopalatina, nach kranial führen das Foramen spinosum und das Foramen ovale in die Schädelhöhle, nach ventral bestehen Verbindungen zur Orbita.

In der **Fossa infratemporalis** verzweigt sich der N. mandibularis in seine Äste, u. a. den N. lingualis.

In der Fossa infratemporalis finden sich beide Mm. pterygoidei, ein Fettpfropf, ein großer Teil der Verlaufsstrecke der A. maxillaris, der Plexus pterygoideus und die Verzweigung des Nervus mandibularis, d. h. auch der N. auriculotemporalis (Schlinge um die A. meningea media).

H89

→ **Frage 5.137:** Lösung C

Die **Fossa retromandibularis** liegt hinter dem Ramus mandibulae in der Tiefe der seitlichen Gesichtsregion. Sie enthält den größten Teil der Parotis, die sich von der Fossa retromandibularis in Richtung Spatium parapharyngeum fortsetzt. Innerhalb dieses Parotisanteils verzweigt sich der motorische Anteil des N. facialis (Plexus parotideus).

H99 ■ ■

→ **Frage 5.138:** Lösung A

Zu (A): Der **N. facialis** verläuft nicht im Spatium lateropharyngeum, er verlässt den Schädel durch das Foramen stylomastoideum und zieht durch die Parotis hindurch weiter zum Gesicht, um die mimische Muskulatur zu versorgen.

Zu (B), (C), (D), (E): Das **Spatium lateropharyngeum** ist ein Bindegewebsraum, der von der Gl. parotis, der Lamina praevertebralis, der Fossa infratemporalis und dem Trigonum caroticum begrenzt wird. Dort verlaufen der N. lingualis, der N. alveolaris inferior, der N. auriculotemporalis, der N. vagus, der N. glossopharyngeus, der N. hypoglossus, der N. accessorius, der Grenzstrang, die A. carotis interna und die V. jugularis interna.

In der Mitte des Spatiums liegt der Processus styloideus, eine Aponeurosis styloidei verläuft vom Processus nach medial zum Pharynx und unterteilt das Spatium lateropharyngeum in einen vorderen und hinteren Abschnitt: Hinten verlaufen die A. carotis interna, die V. jugularis interna, die Hirnnerven IX bis XII, vorne unten liegt ein Teil der Parotis, kranial ziehen der N. lingualis, N. auriculotemporalis, N. alveolaris inf. und die Chorda tympani hindurch, hier findet sich auch das Ganglion oticum.

Abbildungen zu diesem Thema finden sich in Prometheus, Lernatlas der Anatomie, Hals und Innere Organe, Georg Thieme Verlag 2005, S. 40/41.

Aus den Abbildungen wird deutlich, dass der N. facialis weiter lateral als die anderen, in der Frage genannten Strukturen liegt; der N. facialis verzweigt sich im Drüsenkörper der Glandula parotidea.

F00 ■
→ **Frage 5.139:** Lösung D

In der **Fossa retromandibularis** liegt der dorsale Teil der Glandula parotis. Durch die Fossa verlaufen: N. facialis, N. accessorius, N. hypoglossus, N. glossopharyngeus, N. auriculotemporalis (Ast des N. mandibularis), A. maxillaris, A. carotis interna.

Zu (D): Der **N. maxillaris** verläuft in der **Fossa pterygopalatina**.

F02 ■
→ **Frage 5.140:** Lösung D

Die parasympathischen Fasern aus der Chorda tympani lagern sich dem N. lingualis an, Umschaltung im Ganglion submandibulare, Versorgung der Glandula sublingualis und submandibularis. Die erwähnte Anastomose mit dem N. auriculotemporalis gibt es zwar, es betrifft aber die Innervation der Gl. parotidea (Jacobson-Anastomose); nach Umschaltung im Ganglion oticum lagern sich postganglionäre Fasern dem N. auriculotemporalis an, gelangen über Rr. communicantes zum N. facialis und verzweigen sich dann innerhalb der Gl. parotidea. Siehe Lerntext V.20.

Die übrigen Aussagen sollten mit Hilfe eines Atlas nachvollzogen werden, z. B. Prometheus, Lernatlas der Anatomie, Kopf und Neuroanatomie, Georg Thieme Verlag 2006, S. 49, 97, 99.

F05
→ **Frage 5.141:** Lösung A

In der Gliederung des Halses sind Spatien Bindegewebsräume, die die Leitungsbahnen und Organe enthalten und sowohl eine Eigenbeweglichkeit der Organe wie z. B. beim Schluckakt ermöglichen,

aber auch deren Lage bzw. Verlauf bei Bewegungen des Halses fixieren.

Das **Spatium retropharyngeum** liegt zwischen dem tiefen Blatt der Halsfaszie (Lamina praevertebralis dorsal) und der Rückwand des Pharynx (ventral). Nach kaudal reicht das Spatium retropharyngeum hinter dem Ösophagus bis ins hintere Mediastinum. Nach lateral ist es bindegewebig vom Spatium lateropharyngeum abgegrenzt.

F97 ■ ■
→ **Frage 5.142:** Lösung B

Dargestellt ist der Eingang in die Fossa pterygopalatina.

Entsprechend der Frage bestehen Nervenverbindungen zum Gaumen (Nn. palatini), zur Nasenhöhle (Rr. nasales posteriores), zu den Zähnen des Oberkiefers (N. maxillaris, verschiedene Äste) und zur Haut des Gesichts (N. infraorbitalis, Gesichtshaut lateral der Nasenflügel).

F98 ■ ■
→ **Frage 5.143:** Lösung E

Siehe Lerntext V.24 und Kommentar zu Frage 5.142.

H03 ■
→ **Frage 5.144:** Lösung B

Die Fossa pterygopalatina hat **Verbindung:**
- zur **mittleren Schädelgrube** (Foramen rotundum, Durchtritt des N. maxillaris),
- zur **Nasenhöhle** über das Foramen sphenopalatinum (B),
- zur **Orbita** über die Fissura orbitalis inferior (N. infraorbitalis),
- zur **Fossa infratemporalis** über die bereits oben erwähnte Fissura pterygomaxillaris (Übertritt der A. maxillaris in die Fossa pterygopalatina) und
- zum **Gaumen** über den Canalis palatinus major (A. palatina descendens und Nn. palatini).

Siehe auch Lerntext V.24.

H05 ■
→ **Frage 5.145:** Lösung E

Siehe Kommentar zu Frage 5.144 und Lerntext V.24. Zur vorderen Schädelgrube besteht keine Verbindung. Die *Lamina cribrosa* verbindet die *Nasenhöhle* mit der vorderen Schädelgrube (N. und A. ethmoidalis ant., Fila olfactoria N. I).

H99 ■ ■
→ **Frage 5.146:** Lösung D

Zu (D): Der **N. nasociliaris** verlässt den Schädel durch die Fissura orbitalis superior, die keinen Kontakt zur Fossa pterygopalatina hat.

Zu (A), (B), (C) und (E): Im Bereich der **Fossa ptery-gopalatina** liegen folgende Öffnungen der Schädel-basis:

- Foramen rotundum (mit N. maxillaris)
- Canalis pterygoideus (mit N. petrosus major und profundus)
- Fissura orbitalis inferior (mit A., V., N. infraorbi-talis, N. zygomaticus, V. ophthalmica inferior)
- Fissura pterygomaxillaris (mit A. maxillaris)

V.24	Fossa pterygopalatina

Der Pfeil in der Abbildung Nr. 137 des Bildan-hangs weist auf den Eingang in die **Fossa ptery-gopalatina**, nämlich die Fissura pterygomaxilla-ris.

Öffnungen der Fossa pterygopalatina mit den entsprechenden Strukturen:

- *Canalis pterygoideus:* N. petrosus major (N. intermedius, präganglionäre parasym-pathische Fasern) und N. petrosus profun-dus (sympathische Fasern aus dem Plexus caroticus int.)
- *Foramen sphenopalatinum:* Verbindung zur Nasenhöhle, Aa. nasales post., Rr. nasales post. sup. und Rr. nasales post. inf. mit sek-retorischen (postganglionären parasym-pathischen), sensiblen und sympathischen Faseranteilen
- *Fissura orbitalis inferior:* Verbindung zur Augenhöhle, N. infraorbitalis (N. V$_2$, sensi-bel), N. zygomaticus (N. V$_2$, sensibel und postganglionäre parasympathische Fasern für die Tränendrüse), A. und V. infraorbita-lis, V. ophthalmica inf.
- *Canalis palatinus major:* A. palatina desc., Nn. palatini (sensibel, sekretorisch, sympa-thische Faseranteile zur Gaumenschleim-haut)
- *Foramen rotundum:* N. maxillaris
- *Fissura pterygomaxillaris:* Eintritt der A. maxillaris in die Fossa pterygopalatina

Das Foramen ovale ist eine Verbindung von der Fossa infratemporalis in die mittlere Schädel-grube.

Die Fossa pterygopalatina hat **Verbindung**

- zur **mittleren Schädelgrube** (Foramen ro-tundum, Durchtritt des N. maxillaris),
- zur **Nasenhöhle** über das Foramen spheno-palatinum,
- zur **Orbita** über die Fissura orbitalis inferior (N. infraorbitalis),
- zur **Fossa infratemporalis** über die bereits oben erwähnte Fissura pterygomaxillaris (Übertritt der A. maxillaris in die Fossa pterygopalatina) und
- zum **Gaumen** über den Canalis palatinus major (A. palatina descendens und Nn. Pa-latini).

F98 ■
→ **Frage 5.147:** Lösung B

Das Ostium pharyngeum tubae auditivae liegt et-wa auf Höhe der unteren Nasenmuschel in der Pars nasalis pharyngis (Epipharynx).
Markierung (C) weist übrigens auf die Tonsilla palatina.

F98 ■
→ **Frage 5.148:** Lösung D

Das Vestibulum laryngis reicht vom Kehlkopf bis zu den Plicae vestibulares. Dagegen ist der mit (E) markierte Raum die Glottis. Sichtbar ist dabei auch die nach lateral reichende Morgagni-Tasche.

H04 ■
→ **Frage 5.149:** Lösung B

Der Sagittalschnitt wurde schon einmal ohne Be-zeichnungen gezeigt. Die Markierung mit (B) liegt im IV. Ventrikel. Die übrigen Bezeichnungen sind korrekt. Anhand dieser Abbildung kann man auch andere typische Strukturen eines Mediansagittal-schnittes Kopf/ZNS wiederholen.

F00
→ **Frage 5.150:** Lösung B

Zu (B): Die Markierung bezeichnet die **Cellulae ethmoidales**, kranial davon läge der Sinus frontalis. Der **Sinus sphenoidalis** grenzt dorsal an die Cellulae ethmoidales.
Alle anderen Zuordnungen treffen zu.

F02 ■■
→ **Frage 5.151:** Lösung E

Die Abbildung wurde bereits im Physikum H98 gezeigt, damals wurde auch nach nicht abgebilde-ten Strukturen gefragt, aber mit anderen Antwort-möglichkeiten. Damals war die Cisterna cerebel-lomedullaris die erfragte, nicht dargestellte Struk-tur. Bei solchen Abbildungen sollte auf jeden Fall ein Anatomieatlas mit zu Rate gezogen werden.
Man erkennt die **Cellulae ethmoidales (Siebbeinzel-len)** beidseits medial der Orbita und unterhalb der schmalen Anschnitte der Nasenhöhle. Der **Sinus sphenoidalis** ist der einzeln erscheinende dunkle Hohlraum darunter, links daneben der Anschnitt des N. opticus. Die **Cisterna basalis** ist der Liquor-raum zwischen Schädelbasis und Hirnbasis; sie ist als dunkle (Flüssigkeits-) Sichel über den Anschnitten der Hirnsubstanz zu identifizieren; der **Sinus sagit-talis superior** ist ganz am Bildrand in der Mitte zwischen beiden Hemisphären in seiner charakteristischen dreieckigen Form zu sehen.
Auf der Abbildung *nicht* getroffen ist der **III. Ventri-kel**, der weiter kranial des gezeigten Schnittes zu finden wäre (etwa in Höhe des Chiasma opticum). Vergleiche auch zur Orientierung Sobotta, Atlas

der Anatomie des Menschen, 21. Auflage, Band 1, S. 285/294 oder Prometheus, Lernatlas der Anatomie, Kopf und Neuroanatomie, Georg Thieme Verlag 2006, S. 161.

F00 ■

→ **Frage 5.152:** Lösung B

In der **Regio cervicalis lateralis** (= Trigonum cervicale posterius) verlaufen:
- die sensiblen Äste des **Pl. cervicalis,**
- der **N. phrenicus, N. accessorius** und der Plexus brachialis,
- **A./V. thoracica interna** und **A./V. subclavia,**
- Ductus thoracicus und
- Ganglion stellatum.

Zu **(B):** Der **N. occipitalis major** entsteht aus dem Ramus posterior des 2. Halsnervs, er durchbohrt die Nackenmuskulatur und ist überwiegend sensibel. Sensibel (R. medialis) innerviert er die mediale Haut des Hinterkopfes.

H95 ■

→ **Frage 5.153:** Lösung E

Der **N. hypoglossus** verläuft am Hals nicht subkutan, sondern im hinteren Abschnitt des Spatium lateropharyngeum lateral der großen Halsgefäße (A. carotis communis und V. jugularis interna) zusammen mit dem N. accessorius und dem N. vagus. Kaudal des Kieferwinkels verlässt er die anderen Nerven, zweigt nach ventral ab und verläuft oberhalb des Zungenbeins medial der Digastricussehne zwischen M. hyoglossus und M. mylohyoideus zur Binnenmuskulatur der Zunge. Streckenweise lagern sich dem N. hypoglossus Fasern aus den ersten beiden Spinalnerven an (obere Wurzel der Ansa cervicalis). Zum Verlauf des N. hypoglossus siehe auch Sobotta, Atlas der Anatomie des Menschen, Band I, S. 151, 21. Auflage 1999, U & F oder Prometheus, Lernatlas der Anatomie, Hals und Innere Organe, Georg Thieme Verlag 2006, S. 48, 49. Im Vergleich dazu die oberflächlich verlaufenden Strukturen: Sobotta, Atlas der Anatomie des Menschen, Band I, S. 148, 21. Auflage 1999, U & F oder Prometheus, Lernatlas der Anatomie, Hals und Innere Organe, Georg Thieme Verlag 2006, S. 44, 45. N. transversus colli und Nn. supraclaviculares gehören zu den Nerven, die am hinteren Rand des M. sternocleidomastoideus am Punctum nervosum austreten. Die V. jugularis externa verläuft subkutan schräg von vorne oben über den M. sternocleidomastoideus, die V. jugularis anterior am Vorderrand dieses Muskels.

F05 ■

→ **Frage 5.154:** Lösung A

Das **Spatium lateropharyngeum** (parapharyngeum) ist ein Bindegewebsraum, der von der Gl. parotis, der Lamina praevertebralis, der Fossa infratemporalis und dem Trigonum caroticum begrenzt wird.

Dort verlaufen der N. lingualis, der N. alveolaris inferior, der N. auriculotemporalis, der N. vagus, der N. glossopharyngeus, der N. hypoglossus, der N. accessorius, der Grenzstrang, die A. carotis interna und die V. jugularis interna. In der Mitte des Spatiums liegt der Processus styloideus, eine Aponeurosis styloidei verläuft vom Processus nach medial zum Pharynx und unterteilt das Spatium lateropharyngeum in einen vorderen und hinteren Abschnitt: Hinten verlaufen die A. carotis interna, die V. jugularis interna, die Hirnnerven IX bis XII, vorne unten liegt ein Teil der Parotis, kranial ziehen der N. lingualis, N. auriculotemporalis, N. alveolaris inf. und die Chorda tympani hindurch, hier findet sich auch das Ganglion oticum.

Abbildungen zu diesem Thema finden sich in Prometheus, Lernatlas der Anatomie, Hals und Innere Organe, Georg Thieme Verlag 2005, S. 38–41.

Zu **(D):** Es ist genau umgekehrt: Der N. hypoglossus zieht *lateral* von A. carotis interna und V. jugularis interna im Spatium lateropharyngeum nach kaudal und dann in einem Bogen (Arcus n. hypoglossi) in Richtung Os hyoideum, wo er dann seine Zielmuskulatur erreicht.

F01 ■

→ **Frage 5.155:** Lösung C

In alten Physika wurden schon einmal Begrenzungen des Trigonum caroticum erfragt. Zur Topographie siehe Prometheus, Lernatlas der Anatomie, Hals und Innere Organe, Georg Thieme Verlag 2006, S. 48, 49.

Trigonum caroticum:
- **Lage:** vordere Halsregion,
- **Begrenzung:** kranial Venter posterior m. digastrici, dorsolateral M. sternocleidomastoideus, ventromedial Venter superior m. omohyoidei,
- **Inhalt:** Tastpunkt und Auskultationsstelle für die A. carotis; Teilungsstelle der A. carotis communis in A. carotis externa und interna; Abgang von Ästen der A. carotis externa, V. jugularis interna, N. vagus (Abgang des N. laryngeus superior). Durchquerung des N. hypoglossus, damit enthält es auch den oberen Teil der Ansa cervicalis.

Zu **(C):** Der N. phrenicus dagegen verläuft erst weiter lateral und kaudal auf dem M. scalenus anterior (Leitmuskel) zur Thoraxapertur.

H94 F93

→ **Frage 5.156:** Lösung C

Das **Trigonum submandibulare** zählt zu den Regiones colli und hat folgende Begrenzungen: Mandibula kranial, Os hyoideum kaudal, Venter anterior m. digastrici ventral, M. mylohyoideus medial, Venter posterior m. digastrici und M. stylohyoideus dorsal. Im Trigonum submandibulare liegt die Glandula submandibularis. Weiterhin verlaufen die A. und V. facialis, der N. mylohyoideus und der N. hypo-

glossus in dieser Region. In der Tiefe findet sich noch die A. lingualis.
Auch bei dieser Frage ist der Anatomieatlas unerlässlich: Siehe S. 151 in Band 1, Sobotta, Atlas der Anatomie des Menschen, 22. Auflage 2006, U & F.
Zu (C): Der N. accessorius verläuft hinten unter dem M. stylohyoideus nach kaudal und dorsal; er überquert dabei die V. jugularis interna.

F00 H91 H87
→ **Frage 5.157:** Lösung E

Direkt *hinter der Schilddrüse* verlaufen N. laryngeus recurrens und die A. carotis und V. jugularis interna, durch Bindegewebe getrennt. *Dorsal* davon, wiederum durch die Lamina praevertebralis der Halsfaszie getrennt, liegen A. vertebralis und N. phrenicus.
Der Plexus cervicalis ist noch etwas weiter dorsal zu suchen, zwischen M. scalenus anterior und medius, seitlich des Wirbelkörpers. Siehe Abb. 5.3.
Der N. accessorius, der noch von 28 % markiert wurde, liegt viel weiter dorsal und lateral in der Muskulatur und hat zu dem Gefäß-Nerven-Strang des Halses in Höhe der Schilddrüse keine Beziehung mehr.
Siehe auch Prometheus, Lernatlas der Anatomie, Hals und Innere Organe, Georg Thieme Verlag 2005, S. 47, 48.

H02 ■
→ **Frage 5.158:** Lösung A

Dorsal der Schilddrüse verlaufen in einer Nerven-Gefäß-Scheide die A. carotis communis, die V. jugularis und der N. vagus. Der N. laryngeus recurrens tritt von kaudal wieder eng an die Rückfläche der Schilddrüse heran. Die Glandulae parathyroideae liegen ebenfalls der Schilddrüse eng an.
Die V. jugularis externa liegt auf dem oberflächlichen Blatt der Halsfaszie unter dem Platysma und verläuft schräg über den M. sternocleidomastoideus. Sie hat keine enge topographische Beziehung zur Schilddrüse.
Siehe auch Abb. 5.3 oder Prometheus, Lernatlas der Anatomie, Hals und Innere Organe, Georg Thieme Verlag 2005, S. 49, 52.

H05 ■
→ **Frage 5.159:** Lösung E

Schon gefragt und mehrfach kommentiert ist die Gefährdung von N. laryngeus recurrens und den Gll. parathyroideae, da beide auf der Rückseite der Schilddrüse zur Drüse enge topografische Beziehung haben.
Die A. carotis communis liegt zwar dorsolateral der Schilddrüse, ist aber durch eine bindegewebige Scheide geschützt und gut abgrenzbar, der N. phrenicus liegt noch weiter dorsal und lateral der Schilddrüse auf der Skalenusmuskulatur. Siehe Abb. 5.3 sowie

Prometheus, Lernatlas der Anatomie, Hals und Innere Organe, Georg Thieme Verlag 2005, S. 47.

H03 ■
→ **Frage 5.160:** Lösung B

Die („hintere") **Skalenuslücke** befindet sich zwischen M. scalenus anterior (ventral), M. scalenus medius (dorsal) und 1. Rippe (kaudal). Sie enthält die A. subclavia (B) und den Plexus brachialis. Die V. subclavia dagegen verläuft *vor* dem M. scalenus anterior. Siehe auch Prometheus, Lernatlas der Anatomie, Hals und Innere Organe, Georg Thieme Verlag 2005, S. 48.

Klinischer Bezug
Bei einer akzessorischen Rippe (Halsrippe) kann es bei bestimmten Bewegungen zu einer Einengung und Kompression des Plexus brachialis kommen.

H01
→ **Frage 5.161:** Lösung D

Die geringste räumliche Beziehung besteht zum N. accessorius, der weiter dorsal verläuft. Der N. accessorius verläuft eine kurze Strecke zusammen mit dem N. hypoglossus und dem N. vagus, tritt dann in den M. sternocleidomastoideus ein und verläuft dann auf dem M. levator scapulae zum M. trapezius.
Direkt vor dem **M. scalenus anterior** verläuft die V. subclavia bzw. V. jugularis interna, direkt hinter dem Muskel die A. subclavia und der Plexus brachialis („Skalenuslücke"). Direkt ventral – auf dem Muskel – verläuft der N. phrenicus (M. scalenus anterior = Leitmuskel des N. phrenicus).
Siehe Prometheus, Lernatlas der Anatomie, Hals und Innere Organe, Georg Thieme Verlag 2005, S. 147.

5.11 Kommentare aus Examen Frühjahr 2006

F06 ■
→ **Frage 5.162:** Lösung C

Korrekt ist nur Aussage (C). Die Tonsilla palatina entsteht aus der 2. Schlundtasche, der Thymus aus der 3. Schlundtasche. Die 1. Schlundtasche bildet die Anlage der Paukenhöhle, die 4. Schlundtasche bildet die oberen zwei Epithelkörperchen. Aus der 3. Schlundtasche entstehen die unteren zwei Epithelkörperchen. Die C-Zellen der Schilddrüse entstehen aus dem Ultimobranchialkörper, einem paarigen Zellstrang ventral der 4. Schlundtasche. Zu beachten ist, dass es sich hier jeweils um paarige Anlagen handelt. Die Schilddrüse selbst entsteht als unpaare Anlage aus dem entodermalen Kopfdarm zunächst als Epithelverdickung und sprosst nach kaudal aus (Ductus thyreoglossus), dessen Ursprung ist später noch als Foramen caecum der Zunge zu erkennen.

F06
→ **Frage 5.163:** Lösung D

Zu (A): Im **Meatus nasi medius** (Hiatus semilunaris) mündet der Ausführungsgang des Sinus frontalis, des Sinus maxillaris und der vorderen und mittleren Siebbeinzellen. Der Ductus nasolacrimalis hat seine Mündungsstelle im Meatus nasi inferior.
Zu (B): Es gibt keine direkte Verbindung vom mittleren Nasengang zum Sinus sphenoethmoidalis.
Zu (C): Die sensorische Innervation erfolgt durch Rr. nasales posteriores lat. aus dem N. maxillaris. Der N. nasopalatinus versorgt den hinteren Anteil des Nasenseptums.
Zu (D): Die arterielle Versorgung entstammt der **A. sphenopalatina** aus der A. maxillaris.
Zu (E): Der mittlere Nasengang liegt unter der Concha nasalis media.

F06
→ **Frage 5.164:** Lösung C

Die mittlere Nasenmuschel wird aus der **A. sphenopalatina** versorgt.
Bei schwerem Nasenbluten können folgende Arterien unterbunden werden:
- A. maxillaris bzw. **A. sphenopalatina,**
- A. carotis externa sowie
- die beiden Aa. ethmoidales in der Orbita.
Siehe Prometheus, Lernatlas der Anatomie, Kopf und Neuroanatomie, Georg Thieme Verlag 2006, S. 119.

F06 ■
→ **Frage 5.165:** Lösung C

Die Sensibilität der Zungenspitze wird durch den **N. lingualis,** einem Ast des N. mandibularis, weitergeleitet. Die Geschmacksempfindung leitet aus diesem Bereich die Chorda tympani (vordere 2/3 der Zunge). Siehe auch Lerntext V.10.

F06 ■
→ **Frage 5.166:** Lösung E

Trigonum caroticum:
- **Lage:** vordere Halsregion,
- **Begrenzung:** kranial Venter posterior m. digastrici, dorsolateral M. sternocleidomastoideus, ventromedial Venter superior m. omohyoidei,
- **Inhalt:** Tastpunkt und Auskultationsstelle für die A. carotis, Teilungsstelle der A. carotis communis in A. carotis externa und interna, Abgang von Ästen der A. carotis externa, V. jugularis interna, N. vagus (Abgang des N. laryngeus superior), Durchquerung des N. hypoglossus, damit enthält es auch den oberen Teil der Ansa cervicalis.

Zu (E): Der N. phrenicus dagegen verläuft erst weiter lateral und kaudal auf dem M. scalenus anterior (Leitmuskel) zur Thoraxapertur.

F06 ■
→ **Frage 5.167:** Lösung A

Der Canalis pterygoideus ist eine Öffnung der Fossa pterygopalatina und enthält den N. petrosus major (N. intermedius, präganglionäre parasympathische Fasern) und den N. petrosus profundus (sympathische Fasern aus dem Plexus carotideus). Die präganglionären parasympathischen Fasern kommen aus dem Nucleus salivatorius superior, werden im Ganglion pterygopalatinum umgeschaltet und sind für die Innervation von Tränendrüse, Gll. palatinae und Gll. nasales zuständig. Siehe auch Lerntext V.20 und Abb. 5.23.

F06 ■
→ **Frage 5.168:** Lösung B

Das Ganglion geniculi bildet das **äußere Fazialisknie!** Das **Ganglion geniculi** enthält *nur die Perikarya von Afferenzen*, nämlich die Perikarya der **Geschmacksleitung** aus der Chorda tympani (also vordere 2/3 der Zunge) und aus dem weichen Gaumen über den N. petrosus major.
Zu (A): Die Innervation der Glandula sublingualis erfolgt ebenfalls über präganglionäre Fasern aus dem Nucl. salivatorius sup. über N. intermedius, Chorda tympani, N. lingualis, die Umschaltung erfolgt im Ganglion submandibulare.
Zu (D): Die präganglionären Fasern (allgemein visceroefferent) für die Tränendrüse kommen aus dem Nucl. salivatorius superior, die Umschaltung erfolgt dann im Ganglion pterygopalatinum. Siehe auch Kommentar zu Frage 5.167.

F06 ■
→ **Frage 5.169:** Lösung C

Die Glandula submandibularis und die Glandula sublingualis werden über das Ganglion submandibulare innerviert. Dies ist die einzig gültige Kombination.
Das Ganglion oticum innerviert die Glandula parotidea, das Ganglion pterygopalatinum neben der Tränendrüse noch Glandulae nasales und Glandulae palatinae.
Siehe hierzu Lerntext V.20.

F06 ■
→ **Frage 5.170:** Lösung A

Der **M. cricothyroideus** wird als einziger „äußerer" Kehlkopfmuskel vom N. laryngeus superior (Ramus externus) innerviert.
Alle anderen („inneren") Kehlkopfmuskeln werden vom N. laryngeus inferior innerviert. Der M. cricothyroideus gehört zum Spannapparat des Kehlkopfs und kann den Ringknorpel gegen den festgestellten Schildknorpel bewegen. Dadurch wird das Stimmband gespannt.

6   Leibeswand

6.1   Rücken

| VI.1 | Begriffe zur Wirbelsäule |

Lordose: ist eine nach ventral konvexe (oder nach dorsal konkave) Krümmung der WS in der Sagittalebene.
Sie tritt im Hals- und Lendenbereich (Lendenlordose) auf.
Kyphose: ist eine nach ventral konkave (oder nach dorsal konvexe) Krümmung der WS in der Sagittalebene.
Man findet sie im Thorakal- und Sakralbereich.
Skoliosen: sind unphysiologische Krümmungen der WS (Verbiegungen) in seitlicher Richtung. Sie können schwere Deformationen des Brustkorbs mit den daraus folgenden Beeinträchtigungen der mediastinalen Organe (z. B. Lunge) zur Folge haben.
Sakralisation: Verschmelzung des 5. Lendenwirbels mit dem Kreuzbein.
Lumbalisation: Der erste Sakralwirbel verschmilzt nicht zum Os sacrum, sondern bildet einen Übergangswirbel.
Als **Spina bifida** wird in ihrer einfachsten Form eine Spaltung des Rückgrats bezeichnet. Hierbei fehlt die Verschmelzung der dorsalen Anteile der Wirbelbögen. Am häufigsten findet sich diese Missbildung in der Lumbosakralregion und ist dort nur von Haut bedeckt. Umfasst diese Missbildung mehr als ein oder zwei Wirbel, so können sich auch Rückenmarkshäute durch die Öffnung vorwölben. Man spricht dann von einer *Meningozele*.

Klinischer Bezug
Bandscheiben sind degenerativen Veränderungen unterworfen. Beim *Bandscheibenvorfall* (Nucleus-pulposus-Prolaps) tritt der Nucleus pulposus durch den perforierten Anulus fibrosus. Man unterscheidet einen medialen, mediolateralen und lateralen Prolaps. Es können auch Teile des Nucleus pulposus in den Spinalkanal eintreten (Sequester). Wichtig bei der Diagnostik ist, ob es zu einer Einengung des Spinalkanals – auch abhängig davon, ob das hintere Längsband intakt ist – oder zu einer Wurzelkompression oder -reizung gekommen ist. Klinisch untersucht man Sensibilität, Reflexe, Paresen, Parästhesien, Schmerzausstrahlung und schließt eine Blasenentleerungsstörung aus und versucht, die Symptomatik einer bestimmten Spinalnervenwurzel zuzuordnen. Das *Lasègue-Zeichen* prüft den Ischiadicus-Dehnungsschmerz (Wurzel L5/S1) in Rückenlage durch Anheben des gestreckten Beines. Röntgenuntersuchung, Computertomogramm der Wirbelsäule bzw. MRT ergänzen die Diagnostik.

H96
→ **Frage 6.1:** Lösung E

Zu **(A)**: Man unterscheidet
- 7 Halswirbel, Vertebrae cervicales,
- 12 Brustwirbel, Vertebrae thoracicae,
- 5 Lendenwirbel, Vertebrae lumbales.

Insgesamt ergibt dies 24 einzelne Wirbel kranial des Os sacrum, also präsakrale Wirbel. Dann folgen
- 5 Kreuzwirbel, Vertebrae sacrales → Os sacrum und
- 4–5 Steißwirbel, Vertebrae coccygeae → Os coccygis.

Zu **(C)**: Lenden- und Halswirbelsäule zeigen eine Lordose, Brustwirbelsäule sowie Os sacrum und Os coccygis lassen eine Kyphose erkennen. Merken kann man sich am besten die Lendenlordose, alles andere leitet man sich dann ab.
Zu **(E)**: Die physiologischen Krümmungen der Wirbelsäule entwickeln sich erst durch die Dauerbelastung des Sitzens und Stehens, somit sind Kyphosen und Lordosen beim Säugling nur angedeutet sichtbar. Beim 10 Monate alten Kind sind die Krümmungen bereits sichtbar, die statischen Verhältnisse sind aber noch nicht mit der Wirbelsäule des Erwachsenen vergleichbar: Die Schwerelinie liegt immer noch dorsal der Wirbelsäule.

F98
→ **Frage 6.2:** Lösung E

Bei den 7 Halswirbeln unterscheidet man den 1. Halswirbel (Atlas), den 2. Halswirbel (Axis) und den 7. Halswirbel (Vertebra prominens) vom 3. bis 6. Halswirbel, die gemeinsame Kriterien aufweisen. Zu den Charakteristika gehören:
- Foramina transversaria (B), Verlauf der A. vertebralis
- dreieckförmiges Foramen vertebrale (C)
- gespaltene Dornfortsatzspitzen (D)
- Unci corporis, nach oben ragende Höcker an den Deckplatten der Wirbelkörper 3–6 (A).

Die Unci corporis oder Proc. uncinati bilden mit den jeweils benachbarten Wirbeln die Unkovertebralgelenke.
Zu **(E)**: Processus mamillares sind für Lendenwirbel charakteristisch.

H00 F98
→ **Frage 6.3:** Lösung C

Bei der **Articulatio atlantoaxialis mediana** artikuliert der Dens axis in der Fovea dentis des vorderen Atlasbogens. Es handelt sich um ein **Radgelenk**, die Gelenkachse verläuft longitudinal durch den Dens axis. Solche Gelenke sind einachsig und haben einen Freiheitsgrad. Dorsal wird der Dens axis in der Fovea dentis durch das Lig. transversum atlantis gesichert. Wie von einer Manschette umgeben kann sich der Dens axis so drehen. Allerdings kann man dieses Gelenk funktionell nur in einer Einheit mit den Articulationes atlantoaxiales laterales (jeweils zwischen Facies articularis inferior des Atlas und Facies articularis sup. des Axis) sehen. Insgesamt ist in den Atlantoaxialgelenken eine Rotation des Kopfes gegen die Wirbelsäule um ca. 30 Grad nach beiden Seiten möglich.

Zu (C): Bei einem **Radgelenk** (einachsig) dreht sich eine Pfanne um einen festsitzenden Zapfen. Beispiele sind die **Articulatio atlantoaxialis mediana** sowie die Articulatio radioulnaris distalis.

Zu (A): Bei einem **Sattelgelenk** (zweiachsig) weisen Gelenkkopf und Pfanne eine **konkav** gekrümmte Gelenkfläche auf, z. B. **Daumengrundgelenk**.

Zu (B): Ein **Kugelgelenk** (dreiachsig) weist einen kugelförmigen Gelenkkopf und eine konkave Gelenkpfanne auf, wie beispielsweise das **Schultergelenk**.

Zu (D): Ein **Scharniergelenk** (einachsig, =Ginglymus) besteht aus einem zylinderförmigen Gelenkkopf, der von einer konkaven Pfanne teilweise umgeben ist, z. B. **Ellenbogengelenk**, **Kniegelenk**, oberes Sprunggelenk.

Zu (E): Ein **Eigelenk** (zweiachsig) besitzt einen ovalen Gelenkkopf in einer konkaven Pfanne, ein typisches Beispiel ist das **proximale Handgelenk**.

H02

→ **Frage 6.4:** Lösung D

Den ersten **Halswirbel** stellt man sich als eine Art „Oval" vor, von oben gesehen. Er besteht aus vorderem und hinterem Bogen, seitlichen Fortsätzen – Proc. transversi – mit Foramina transversaria, medial davon jeweils die Massa lateralis. Der Proc. spinosus, wie er bei den übrigen Wirbeln in unterschiedlicher Ausprägung vorhanden ist, fehlt beim 1. Halswirbel. Es gibt lediglich ein kleines Tuberculum posterius. Siehe auch entsprechende Abbildungen im Anatomieatlas, z. B. Prometheus, Lernatlas der Anatomie, Allgemeine Anatomie und Bewegungssystem, Georg Thieme Verlag 2005, S. 84/85.

F00

→ **Frage 6.5:** Lösung A

Bandscheiben bestehen aus einem äußeren **Anulus fibrosus**, der von Faserknorpel (v.a. Kollagenfasern) gebildet wird und einem **Nucleus pulposus**, einem wasserreichen Gallertkern. Vor allem der Nucleus pulposus wirkt wie ein Kissen, das den Druck gleichmäßig auf die angrenzenden Grund- und Deckplatten verteilt, an denen die Bandscheibe auch locker befestigt ist. Im Erwachsenenalter enthalten die Bandscheiben keine Blutgefäße mehr, ihre Ernährung erfolgt nun ausschließlich durch Diffusion (was sie leider zu einem sehr störanfälligen System macht).

H00

→ **Frage 6.6:** Lösung C

Zu (C): Die mit (C) bezeichnete Struktur ist das **Lig. flavum**. Das **Lig. intertransversarium** liegt zwischen den **Processus transversi** benachbarter Wirbelkörper. Siehe auch Prometheus, Lernatlas der Anatomie, Allgemeine Anatomie und Bewegungssystem, Georg Thieme Verlag 2005, S. 94/95.

F02

→ **Frage 6.7:** Lösung B

Zunächst muss man sich auf der vorliegenden Abbildung erst einmal orientieren: Rechts oben erkennt man die Oberseite eines Wirbelkörpers (Lendenwirbelkörper). Dadurch lassen sich noch am besten das **Lig. longitudinale anterius** (A), das vor den Wirbelkörpern verläuft und mit den Wirbelkörpern in fester Verbindung steht, sowie das **Lig. longitudinale posterius** (C), das hinter den Wirbelkörpern verläuft, aber mit den Zwischenwirbelscheiben fest verbunden ist, identifizieren.

Die **Fascia thoracolumbalis** (E) mit oberflächlichem und tiefem Blatt lässt sich identifizieren, da auch die Muskulatur abgebildet ist, die sie umschließt.

Die mit (D) bezeichnete Struktur ist die Gelenkkapsel eines Zwischenwirbelgelenks (Articulatio zygapophysialis).

Die **Ligg. intertransversaria** verlaufen zwischen den Querfortsätzen; es sind kurze Bänder. Zwischen den Wirbelbögen spannen sich die **Ligg. flava** aus, diese könnten mit (B) gemeint sein, obwohl eine Faserrichtung nicht gut auf der Abbildung zu erkennen ist. Siehe auch Prometheus, Lernatlas der Anatomie, Allgemeine Anatomie und Bewegungssystem, Georg Thieme Verlag 2005, S. 94/95.

H02 ■

→ **Frage 6.8:** Lösung C

Die gleiche Abbildung wurde schon in der vorherigen Prüfung verwendet. Falsch bezeichnet ist die Struktur bei (C), hierbei handelt es sich nicht um den Pediculus arcus vertebrae, sondern um die Lamina arcus vertebrae. Der Pediculus arcus vertebrae, die Bogenwurzel, geht direkt aus dem Wirbelkörper hervor und liegt damit ventral des Processus transversus. Je eine obere und untere Einsenkung des Pediculus bilden bei benachbarten Wirbeln das Foramen intervertebrale (B).

Bitte auch hier nochmals einen Blick in den Atlas werfen, z. B. Platzer W., Taschenatlas der Anatomie, Band 1, Bewegungsapparat, 7. Auflage, S. 42, Georg Thieme Verlag, Stuttgart bzw. Prometheus, Lernatlas der Anatomie, Allgemeine Anatomie und Bewegungssystem, Georg Thieme Verlag 2005, S. 87 ff.

F01

→ **Frage 6.9:** Lösung E

Zu **(E)**: Die Frontalebene verläuft parallel zur Stirn, die Articulatio sacroiliaca ist somit **senkrecht**, nicht parallel zur Frontalebene.
Zu **(A)**: Das Iliosakralgelenk ist die **größte** Amphiarthrose des menschlichen Körpers.
Zu **(B)**: Die straffen Bänder des Gelenks sind u. a. die Ligg. sacroiliaca dorsalia et interossea.
Zu **(C)**: Der Gelenkspalt der Iliosakralgelenke ist im Röntgenbild deutlich zu sehen.
Zu **(D)**: Auch Amphiarthrosen können eine überknorpelte Gelenkfläche aufweisen.

F05 ■

→ **Frage 6.10:** Lösung C

Die *dorsalen* Äste der Spinalnerven innervieren die *autochthone* Rückenmuskulatur, darunter den **M. splenius cervicis**, dies wurde auch bereits in älteren Fragen geprüft.
Die anderen in der Frage genannten Muskeln werden alle von Rr. ventrales (anteriores) der Spinalnerven versorgt: der M. latissimus dorsi vom N. thoracodorsalis, die Mm. rhomboidei vom N. dorsalis scapulae und der M. quadratus lumborum vom N. subcostalis, Th12.
Beim M. trapezius ist sowohl der 11. Hirnnerv (N. accessorius) beteiligt wie auch Äste des Plexus cervicalis.
Siehe auch Prometheus, Lernatlas der Anatomie, Allgemeine Anatomie und Bewegungssystem, Georg Thieme Verlag 2005, S. 169.

H05

→ **Frage 6.11:** Lösung D

Nur die **Mm. iliocostales** gehören zum M. erector spinae, also zur **autochthonen Rückenmuskulatur**. Den Verlauf sieht man sich am besten am Schema an, ihn auswendig zu lernen, lohnt sich nicht: Siehe Prometheus, Lernatlas der Anatomie, Allgemeine Anatomie und Bewegungssystem, Georg Thieme Verlag 2005, S. 120.

F97

→ **Frage 6.12:** Lösung C

Zu **(A)**: Es ist genau umgekehrt: Die **autochthone Rückenmuskulatur** hat sich primär am Rücken entwickelt – daher auch die Innervation durch Rr. posteriores der Spinalnerven –, während sich die sekundäre Rückenmuskulatur aus der ventralen Rumpfmuskulatur und den Extremitätenknospen auf den Rücken vorgeschoben und über die primäre Rückenmuskulatur geschoben hat. Daher liegt diese sekundäre Muskulatur auch oberflächlich, während die autochthone Muskulatur ganz in der Tiefe zu finden ist.
Zu **(B)**: Diese Aussage ist falsch. Beide Muskeln zählen nicht zur autochthonen Rückenmuskulatur.

Diese besteht nämlich aus einem medialen und lateralen Trakt mit kurzen und langen (mehrere Segmente übergreifenden) Muskeln.
Zu **(C)**: Das ist korrekt. Im Lenden- und Thorakalbereich bildet die **Fascia thoracolumbalis** eine Muskelloge, in der die autochthone Muskulatur nahe der Wirbelsäule befestigt ist. Das tiefe Blatt der Fascia thoracolumbalis entspringt an den Proc. Costales der Lendenwirbel, an der Crista iliaca und an der 12. Rippe, das oberflächliche Blatt ist an den Dornfortsätzen befestigt und dient auch als Ursprungsaponeurose für den M. latissimus dorsi.
Im Halsbereich wird diese Aufgabe durch die **Fascia nuchae** wahrgenommen, die dort autochthone Muskulatur von sekundärer Nackenmuskulatur (M. trapezius, Mm. rhomboidei) trennt.
Zu **(D)**: Ganz im Gegenteil: Die autochthone Rückenmuskulatur ist eine Haltemuskulatur, die eine langanhaltende Dauerkontraktion erfordert, um den Rumpf aufrecht zu erhalten. Das bedeutet, dass diese Muskulatur viele „langsame, rote Fasern" = **Typ-I-Muskelfasern** (schmal, sarkoplasmareich, viel Myoglobin) enthält, weniger schnelle Typ-II-Muskelfasern.
Zu **(E)**: Die autochthone Rückenmuskulatur wird von **Rr. posteriores der Spinalnerven** versorgt. Die Rr. anteriores, die stärksten Äste der Spinalnerven, versorgen motorisch und sensibel die laterale und ventrale Rumpfwand. Im Hals- und Lendenbereich bilden die Rr. anteriores verschiedene Plexus (Plexus cervicalis, Plexus brachialis, Plexus lumbalis, Plexus sacralis).

6.2 Brustwand

VI.2 Zwerchfell (Diaphragma)

Das Diaphragma ist der wichtigste Atemmuskel. Es stellt eine sehnig-muskulöse Scheidewand zwischen Thorax und Abdomen in Form einer Kuppel dar. Muskulös entspringen Fasern vom Sternum, den unteren Rippen und der Wirbelsäule und vereinigen sich zum Centrum tendineum. Sie bilden außerdem zwei Kuppeln. *(In der Ruhelage steht die rechte Zwerchfellkuppel in Höhe des 4. Interkostalraums, die linke steht einen halben Interkostalraum tiefer.)*
Die Stellung des Diaphragmas ist abhängig u. a. von Alter, Geschlecht, Körperlage, aber v. a. von der Atmung: Durch Kontraktion des Diaphragmas bei der Inspiration flacht sich die Kuppel ab und erweitert somit den Thorax nach unten. Die rechte Kuppel steht bei tiefster Inspiration in Höhe der 7. Rippe, bei maximaler Exspiration in Höhe der 4. Rippe.
Das Zwerchfell besitzt Öffnungen für große Leitungsbahnen des Körpers (siehe Lerntext VI.3): Die Aorta tritt vor der Wirbelsäule durch einen eigenen Hiatus aorticus, die V. cava inferior durch das Foramen v. cavae im Centrum tendineum.

Klinischer Bezug

Der Zwerchfellhoch- oder tiefstand ist ein röntgenologischer Befund bei der Thorax- oder Abdomenaufnahme a. p. Normalerweise steht das rechte Zwerchfell 1–2 cm höher als das linke. Zwerchfellbuckel sind lediglich Formanomalien ohne Bedeutung. Die Funktion des Zwerchfells lässt sich unter Durchleuchtung bei Atmung beurteilen. Ein beidseitiger Zwerchfellhochstand kommt bei abdomineller Druckerhöhung vor (Ileus, Aszites Meteorismus oder starke Adipositas). Ein einseitiger Zwerchfellhochstand sollte an eine Phrenikusparese denken lassen. Er kann aber auch bei starker Blähung der Magenblase oder linken Kolonflektur, bei Leber- oder Milzvergrößerung oder bei subphrenischen Abszessen vorkommen. Bei der Phrenikusparese findet man zusätzlich eine paradoxe Zwerchfellbeweglichkeit: bei Inspiration wandet das betroffene Zwerchfell nach oben. Ein beidseitiger Zwerchfelltiefstand findet sich beim ausgeprägten Lungenemphysem. Der einseitige Zwerchfelltiefstand kommt beim Spannungspneumothorax und Pneumothorax, beim Pleuraerguss oder bei raumfordernden thorakalen Prozessen vor. ∎

H94 ∎

→ **Frage 6.13:** Lösung B

Das Zwerchfell wird motorisch aus den Segmenten C3–C5 innerviert.
Zu **(C):** Die Entwicklung des Zwerchfells erfolgt aus 4 Anteilen:
- Septum transversum, Mesodermplatte zwischen Perikard und Peritonealhöhle, wird später zum Centrum tendineum
- dorsales Mesenterium des Ösophagus, wird später zum mittleren Teil des Zwerchfells
- pleuroperitoneale Membranen, Trennung der Pleurahöhle von der Peritonealhöhle
- Körperwandung, Ausdehnung der Pleurahöhlen, Teilung der Körperwand in zwei Schichten, die innere Schicht legt sich lateral der Pleuroperitonealmembran an, später entstehen daraus die peripheren Anteile des Zwerchfells.

Merke: „C3, 4, 5 keeps the diaphragm alive".

F95 ∎

→ **Frage 6.14:** Lösung D

Das Zwerchfell bildet zwar eine Engstelle für den Ösophagus, ein eigentlicher „Sphinkter" existiert aber nicht. Es gibt zwar am **Hiatus oesophageus** Muskelzüge des Zwerchfells, die sich überkreuzen und den Hiatus oesophageus wie eine Schlinge umschließen, sie haben aber nicht die Funktion eines Sphinkters. Der Verschluss des Ösophagus an der unteren Ösophagusenge erfolgt durch schraubenartige Muskelzüge der Tunica muscularis des

Ösophagus selbst und durch Venenpolster. Beide Mechanismen verhindern physiologischerweise einen Reflux von saurem Mageninhalt.
Zu **(B):** Von seiner embryologischen Herkunft zählt das Diaphragma eigentlich zur Halsmuskulatur, denn es entwickelt sich aus den Myotomen des 3. bis 5. Zervikalsegment. Daher stammt auch eine Innervation aus diesen Segmenten (N. phrenicus: „C3, 4, 5 keeps the diaphragm alive").

VI.3	Zwerchfellöffnungen
Öffnungen	**Strukturen**
Hiatus aorticus (L1)	Aorta desc., rechts davon Ductus thoracicus
Foramen v. cavae (Th9)	V. cava inf., R. phrenicoabdominalis des rechten Phrenicus (Äste für Peritoneum)
Hiatus oesophageus	Ösophagus, Truncus vagalis post. et ant., R. phrenicoabdominalis sinister
Trigonum sternocostale (Larrey-Spalte)	A. und V. epigastrica superior (Endast der A. thoracica int.)
Crus mediale (medialer Lumbalspalt)	V. azygos (V. lumbalis asc.), N. splanchnicus maj. et min. (links: V. hemiazygos)
Zwischen Crus mediale und laterale	Sympathikusgrenzstrang

Klinischer Bezug

Bei Hiatushernien verlagern sich Teile des Magens durch den Hiatus oesophageus. Man unterscheidet axiale Gleithernien, wenn sich Kardia und ggf. Teile des Magenfundus durch den Hiatus oesophageus des Zwerchfells ins Mediastinum verlagern, von paraoesophagealen Hernien (Verlagerung von Magenteilen bis hin zum gesamten Magen („upside-down-stomach") nach intrathorakal). Es gibt auch gemischte Hernien. Viele ältere Menschen weisen eine kleine axiale Gleithernie auf. Die Hernie an sich hat noch keinen Krankheitswert, disponiert aber zur Refluxerkrankung. ∎

H91

→ **Frage 6.15:** Lösung D

Wichtig ist zunächst einmal: Das **Centrum tendineum** des Zwerchfells ist kranial mit dem Perikard und kaudal mit der Area nuda der Leber verwachsen. Da die Area nuda vom Lig. coronarium hepatis (Umschlagfalte des viszeralen ins parietale Peritoneum) gebildet wird, folgt automatisch dessen

enge Beziehung zum Centrum tendineum.
Der Lobus quadratus liegt auf der Facies visceralis der Leber neben der Gallenblase.
Das Tuber omentale pancreatis ist ein Teil des Pankreaskörpers und liegt weiter kaudal.
Das Foramen omentale (epiploicum) ist der Zugang zur Bursa omentalis unter dem freien Rand des Lig. hepatoduodenale.

H03 H00 ■ ■
→ **Frage 6.16:** Lösung A

Zu **(A):** Die **V. cava inferior** tritt im **Centrum tendineum** durch das Zwerchfell, sie ist mit ihm verwachsen. Der Herzbeutel ist ebenfalls mit dem Centrum tendineum verwachsen.
Zu **(B):** Der **Truncus vagalis anterior** (= sinister) zieht ebenso wie der Truncus vagalis posterior (= dexter) mit dem Ösophagus durch den **Hiatus oesophageus.**
Zu **(C):** Der **Ductus thoracicus** zieht mit der Aorta descendens durch das Zwerchfell.
Zu **(D)** und **(E):** Die **Vv. azygos und hemiazygos** treten durch den **medialen Lumbalspalt** (Öffnung im Crus mediale), durch Öffnungen zwischen Crus mediale und laterale beidseits zieht der Grenzstrang.

VI.4   Interkostalmuskulatur und -gefäße

Zwischen den Mm. intercostales interni und intimi verlaufen die interkostalen Leitungsbahnen in einer typischen Anordnung. Von oben nach unten:
  – V. intercostalis,
  – A. intercostalis,
  – N. intercostalis („*van* intercostalis").
Am weitesten kranial verläuft also die Vene, am weitesten kaudal der Nerv.
Der in Abb. 6.1 gezeigte Schnitt liegt noch dorsal der mittleren Axillarlinie, denn nur bis dort verlaufen die Nerven und Gefäße direkt unter der Rippe im Sulcus costae, werden also durch die Rippe vor Schäden geschützt. Vor der mittleren Axillarlinie verlassen sie den Schutz der Rippe.

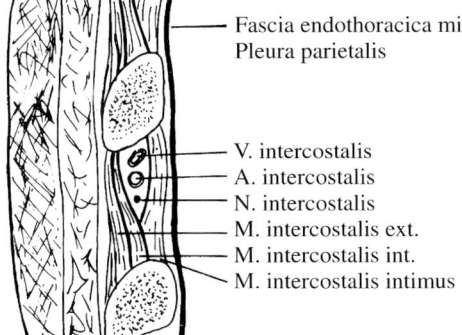

— Fascia endothoracica mit Pleura parietalis
— V. intercostalis
— A. intercostalis
— N. intercostalis
— M. intercostalis ext.
— M. intercostalis int.
— M. intercostalis intimus

Abb. 6.1 Längsschnitt durch die Brustwand dorsal der mittleren Axillarlinie

Klinischer Bezug
Daher werden **Pleurapunktionen** immer dorsal der mittleren Axillarlinie am Oberrand einer Rippe zwischen 7. und 9. Rippe durchgeführt. So werden Verletzungen des Gefäßnervenbündels vermieden.

Zwischen den Rippen verläuft die Eigenmuskulatur des Thorax, repräsentiert durch die Mm. intercostales. Außen sind die Mm. intercostales externi zu sehen. Sie verlaufen von oben lateral nach unten medial („Hosentaschenrichtung") und sind inspiratorisch wirksam. Senkrecht dazu verlaufen als nächste Schicht die Mm. intercostales interni. Sie wirken exspiratorisch. Als Abspaltung dieser Muskeln gelten die Mm. intercostales intimi. ■

H02
→ **Frage 6.17:** Lösung C

Der **Lymphabfluss** aus oberflächlichen Gebieten der dorsalen Rumpfwand erfolgt im Nackenbereich in die occipitalen Lymphknoten und in die Nll. cervicales superficiales. Der Lymphabfluss aus dem oberen Teil der dorsalen Rumpfwand – und hierzu zählt die angegebene Stelle in Höhe des 7. Thorakalwirbels – erfolgt in die axillären Lymphknoten, Lymphe aus dem unteren Teil der dorsalen Rumpfwand fließt in die Leistenlymphknoten. Bei den tiefen Schichten der Rumpfwand erfolgt der Lymphabfluss parallel zu den Blutgefäßen in Nll. parasternales, Nll. lumbales und Nll. iliaci communes. Bei dem beschriebenen Hauttumor wäre also nach vergrößerten Lymphknoten in der Axilla zu suchen.

VI.5   Brustdrüse

Die Brustdrüse besteht aus 15–20 tubuloalveolären Einzeldrüsen, die verzweigt sind und, von subkutanem Fettgewebe umgeben, die Mamma bilden.
Jede der Einzeldrüsen wird von Bindegewebe umhüllt und von den benachbarten Drüsen durch straffes Bindegewebe – Retinacula – getrennt. Im Bindegewebskörper der Mamma ist auch reichlich Fett eingelagert. Die weibliche Mamma unterliegt ebenfalls dem hormonell gesteuerten Zyklus, dabei ist das Parenchym beteiligt. Prämenstruell können sich die Milchgänge geringgradig erweitern und sprossen aus. Die Veränderungen sind reversibel. Erst während der Schwangerschaft entwickelt sich die Mamma zur laktierenden Brustdrüse. Unter Östrogeneinfluss sprossen die Milchgänge aus und bilden Alveolen. In der Wand der Alveolen kommen Myoepithelzellen vor. Die Milchsekretion wird durch ein erhöhtes Prolaktin in Gang gehalten und stimuliert. Saugen an der Brustwarze fördert durch neurohormonale Reflexe die Ausschüt-

tung von Oxytozin (Hypothalamus) und Pro-laktin (Adenohypophyse), was die Milchabgabe fördert und die Sekretion weiter unterhält. Das Interessante ist zudem die Form der Sekretabgabe, nämlich apokrin für das Milchfett (Sekret wird inklusive Zellmembran abgeschnürt) sowie exozytotisch für Proteine und Laktose. Der Aufbau der männlichen Brustdrüse ist im Prinzip gleich dem der weiblichen, die Gl. mammaria bleibt jedoch unterentwickelt.

Jede gesunde Brustdrüse muss sich gegenüber der Pektoralisfaszie leicht verschieben lassen. Die Verschieblichkeit lässt sich dadurch erklären, dass jede der 15–20 Einzeldrüsen nur durch einzelne Bindegewebssträngen mit der Pektoralisfaszie, mit den Nachbardrüsen aber relativ fest durch straffes Bindegewebe verbunden ist. Fehlt die Verschieblichkeit der Mamma, so ist der Verdacht auf eine Erkrankung der Brustdrüse (Karzinom) gegeben.

Arterielle Versorgung:
- medial: Rr. mammarii mediales aus der 2.–4. Interkostalarterie,
- lateral: Rr. mammarii laterales aus der A. thoracica lateralis,
- basal (fasziennah): Rr. mammarii des R. cutaneus lat. der Interkostalarterie.

Die axillären Lymphknoten drainieren nicht nur die Lymphe der oberen Extremität, sondern auch die der Brustwand und des Schultergürtels. Entsprechend der Bedeutung für die Metastasierung beim Brustkrebs (Mammakarzinom) werden die Lymphknoten der Achselhöhle in 3 „Stockwerke" – **Levels** – eingeteilt. Anatomische Bezugsstruktur ist der **M. pectoralis minor.** Siehe Prometheus, Lernatlas der Anatomie, Allg. Anatomie und Bewegungssystem, Georg Thieme Verlag 2005, S. 313.

Die Lymphe fließt also nicht direkt in den Ductus thoracicus bzw. lymphaticus dexter, sondern erst über regionale Lymphknoten (s. u.) in den **Truncus subclavius,** der links in den Ductus thoracicus, rechts in den Ductus lymphaticus dexter abfließt.

Die verschiedenen Levels umfassen:
- **Level I – laterale axilläre Gruppe:** befindet sich lateral des M. pectoralis minor: Nll. axillares subscapulares, Nll. axillares pectorales um die A. thoracica lat. – medial davon die Nll. paramammarii, Nll. axillares laterales – epifaszial in der Axilla um die A. axillaris.
- **Level II – mediale axilläre Gruppe:** umfasst Lymphknoten auf der Höhe des M. pectoralis minor: Nll. axillares centrales und Nll. axillares interpectorales.
- **Level III – infraklavikuläre Gruppe:** umfasst Lymphknoten medial des M. pectoralis minor, und zwar die Nll. axillares apicales entlang der V. axillaris.

Der mediane Abschnitt der Brustdrüse wird über die Nll. parasternales drainiert.

Klinischer Bezug
Die Lymphabflusswege spielen bei der Ausbreitung von Karzinomen (lymphogene Metastasierung) eine große Rolle. Bei einer Patientin müssen daher alle zugänglichen Lymphknotenstationen bei Verdacht auf Mammakarzinom gründlich nachgetastet werden. Über die Nodi lymphatici parasternales kann sogar eine Metastasierung zur Gegenseite erfolgen, daher immer beide Mammae untersuchen!

F99 ∎

→ **Frage 6.18:** Lösung E

Die Sekretabgabe durch Kontraktion der Myoepithelzellen an den Milchgängen wird durch das Hormon **Oxytozin** stimuliert, das durch das Saugen an der Brustwarze im Hypothalamus freigesetzt wird. Oxytozin gehört zusammen mit ADH (= Vasopressin) zu den Effektorhormonen des endokrinen Hypothalamus (gebildet im Nucleus supraopticus und Nucleus paraventricularis).

Zu (A): **Prolaktin** versetzt die ruhende Mamma in den Zustand der laktierenden Mamma (Proliferation und Sekretbildung der Milchdrüse), hält die Milchsekretion in Gang, da es ebenfalls durch den Saugreiz an der Mamille zur Freisetzung von PRH (Prolactin-Releasing-Hormon) kommt, was wiederum die Prolaktinausschüttung stimuliert.

Klinischer Bezug
Bei hohem Prolaktinspiegel kommt es auch zum Aussetzen der Ovulation und zur Laktationsamenorrhoe. Dadurch ist je nach Frequenz des Anlegens des Säuglings bei stillenden Müttern ein (oft nur teilweiser) Konzeptionsschutz gegeben.

Zu (B) und (C): **FSH** stimuliert die Follikelreifung, der Anstieg des LH-Spiegels um die Zyklusmitte bewirkt den Eisprung. Siehe hierzu den Lerntext I.1.

6.3 Bauchwand

VI.6 Muskulatur der Bauchwand

Bei der Bauchmuskulatur unterscheidet man eine
- laterale Gruppe:
  M. obliquus externus abdominis
  M. obliquus internus abdominis
  M. transversus abdominis
- mediale Gruppe:
  M. rectus abdominis
  M. pyramidalis
- hintere Gruppe:
  M. quadratus lumborum
  M. psoas major

Die Bauchmuskulatur entsteht aus mehreren Myotomen und wird auch von mehreren Segmenten innerviert (Rr. ventrales der Thorakalnerven 6–12 und der Lumbalnerven 1 und 2).
Die seitlichen Bauchmuskeln laufen in Aponeurosen aus, die in der Mitte der vorderen Bauchwand die Rektusscheide bilden, bevor sie sich in der Linea alba verflechten.
Die Funktionen der Bauchmuskulatur sind vielfältig:
- Rumpfbeuge (Mm. recti, Mm. obliqui, M. psoas, M. quadratus lumb.)
- Seitwärtsneigung des Rumpfes (schräge Bauchmuskeln zusammen mit M. quadratus lumborum)

Gemeinsam bilden die Bauchmuskeln ein Muskel-Sehnensystem, das mit Quer-, Längs- und Schrägverspannung wichtige Funktionen auch im Zusammenwirken mit der Rückenmuskulatur für Rumpfbewegungen und aufrechte Haltung erfüllt.
Die Spannung der Bauchdecken wird reflektorisch und dem jeweiligen Füllungszustand der Eingeweide angepasst.
Wichtig ist auch die Wechselwirkung zwischen abdominaler und thorakaler Muskulatur bei Bauchatmung und Bauchpresse:
- Bei der **Bauchpresse** kontrahiert sich die Bauchmuskulatur, das Zwerchfell tritt nach tiefer Inspiration tiefer, die Stimmritze wird geschlossen. Dadurch wirken Zwerchfell und Lunge als Widerlager, der erhöhte intraabdominelle Druck überträgt sich auf die Eingeweide (Geburt, Husten, Stuhlentleerung).
- Bei der **Bauchatmung** erschlaffen die Bauchdecken reflektorisch, damit bei tiefer Inspiration die Eingeweide ausweichen können. Brust- und Bauchatmung stehen miteinander in enger funktioneller Beziehung. ■

F04
→ **Frage 6.19:** Lösung C

Nur das **Peritoneum parietale** ist sensibel innerviert, und zwar über Äste der Nn. spinales (Nn. Intercostales), das Peritoneum der Zwerchfellunterseite vom N. phrenicus. Das parietale Peritoneum ist sehr schmerzempfindlich, das viszerale Peritoneum dagegen kaum. Entzündliche Prozesse oder eine Peritonitis sind schnell sehr schmerzhaft. Die in der Frage angesprochene Abwehrspannung kann einen Hinweis auf die Lokalisation pathologischer Prozesse im Bauchraum geben.

F01
→ **Frage 6.20:** Lösung D

Bezeichnet ist die Linea alba: Sie ist 1 cm breit und entsteht aus den drei Aponeurosen der Bauchdeckenmuskeln, die in diesem Bereich mit denen der Gegenseite verflochten sind. Sie verläuft vom Processus xiphoideus bis zur Symphyse.

H05 ■
→ **Frage 6.21:** Lösung B

Der Nabel liegt in Höhe des Dermatoms Th9–Th10, die Mamillen beim Mann auf ca. Th5.
Siehe Abb. 2.14 oder Tabelle S. 414.

H04 ■
→ **Frage 6.22:** Lösung E

Die seitlichen Bauchmuskeln laufen in Aponeurosen aus, die in der Mitte der vorderen Bauchwand die Rektusscheide bilden, bevor sie sich in der Linea alba verflechten.
Das **hintere Blatt der Rektusscheide** besteht oberhalb der Linea arcuata aus der Internusaponeurose und der Transversusaponeurose. Unterhalb der Linea arcuata gibt es für das hintere Blatt keine sehnigen Bestandteile mehr – der M. rectus abdominis wird auf der Rückseite lediglich von der Fascia transversalis und dem Peritoneum bedeckt.
Das **vordere Blatt der Rektusscheide** ist in seinem ganzen Verlauf sehnig ausgebildet: Oberhalb der Linea arcuata strahlen Externus- und vorderes Blatt der Internusaponeurose ein, unterhalb der Linea arcuata kommt auch noch die Transversusaponeurose hinzu.
Zu (D): Die Fasern der Aponeurose des M. obliquus externus abdominis und des M. obliquus internus abdominis verlaufen schräg, die Fasern der Aponeurose des M. transversus abdominis verlaufen horizontal, das ist bereits an der Benennung des Muskels leicht zu merken. Aufgrund dieser schrägen und quer verlaufenden Fasern und Aponeurosen entstehen so funktionelle Muskelschlingen und Verspannungen, die für die Festigkeit der Bauchwand wesentlich sind.
Zu (C): Die Intersectiones tendineae des M. rectus abdominis verlaufen horizontal und sind mit dem vorderen Blatt der Rektusscheide und medial mit der Linea alba verwachsen, weswegen sie auch bei schlanken Menschen am äußeren Bauchwandrelief sichtbar sind.
Zu (E): Eine mediale Wand des Leistenkanals gibt es eigentlich nicht, berücksichtigt man den schrägen Verlauf dieses „Kanals" durch die Bauchwand. Lediglich die Aponeurose des M. obliquus externus abdominis bildet mit ihren kaudalen Fasern in der Verflechtung mit der Fascia transversalis und der Fascia lata des Oberschenkels das Leistenband, also den Boden des Leistenkanals. *Medial* verlaufen Faserzüge des Lig. inguinale als Lig. reflexum und begrenzen den äußeren Leistenring.
Zur Topografie des Leistenkanals bitte immer den Atlas zu Rate ziehen, z. B. Prometheus, Lernatlas der Anatomie, Allgemeine Anatomie und Bewegungssystem, Georg Thieme Verlag 2005, S. 182f.

F96 ■
→ **Frage 6.23:** Lösung B

Die Schwierigkeit der Frage liegt in der Differenzierung zwischen Aussage (B) – M. obliquus inter-

Kommentare

nus abdominis und M. transversus – und Aussage (C) mit dem M. obliquus externus abdominis zusätzlich. Weiterhin gilt, dass man bei der Rektusscheide immer genau darauf achten sollte, ob die Verhältnisse oberhalb oder unterhalb der Linea arcuata gefragt sind.

Zur **Externusaponeurose** sollte man sich merken, dass sie *immer nur ins vordere Blatt der Rektusscheide* einstrahlt. Beim M. obliquus internus abdominis liegen die Verhältnisse anders: Die **Internusaponeurose** teilt sich in zwei Blätter, die oberhalb der Linea arcuata Bestandteile des *vorderen und hinteren* Blatts der Rektusscheide sind.

Zu (A), (C) und (E): Siehe Lerntext VI.7.

H95 ■

→ **Frage 6.24:** Lösung E

Nur oberhalb der Linea arcuata bedeckt die Aponeurose des M. transversus abdominis die Rückseite des M. rectus abdominis. Das heißt, dass das hintere Blatt der Rektusscheide nur bis zur Linea arcuata reicht. Unterhalb der Linea arcuata ist der M. rectus abdominis hinten nur von der Fascia transversalis bedeckt. Siehe Prometheus, Lernatlas der Anatomie, Allgemeine Anatomie und Bewegungssystem, Georg Thieme Verlag 2005, S. 148 ff.

VI.7   Rektusscheide

Das **hintere Blatt der Rektusscheide** besteht oberhalb der Linea arcuata aus der Internusaponeurose und der Transversusaponeurose. Unterhalb der Linea arcuata gibt es für das hintere Blatt keine sehnigen Bestandteile mehr – der M. rectus abdominis wird auf der Rückseite lediglich von der Fascia transversalis und dem Peritoneum bedeckt.

Das **vordere Blatt der Rektusscheide** ist in seinem ganzen Verlauf sehnig ausgebildet: Oberhalb der Linea arcuata strahlen ein: Externus- und vorderes Blatt der Internusaponeurose, unterhalb der Linea arcuata kommt auch noch die Transversusaponeurose hinzu.

Kurz zur Wiederholung:

Rektusscheide: vorderes und hinteres Blatt
- Oberhalb der Linea arcuata:
  - vorne Externus- und vorderes Blatt der Internusaponeurose
  - hinten Transversusaponeurose und hinteres Blatt der Internusaponeurose (unterer Rand bildet die Linea arcuata)
- Unterhalb der Linea arcuata:
  - vorne Externus-, Internus- und Transversusaponeurose
  - hinten nur Fascia transversalis und Peritoneum (keine sehnigen Bestandteile mehr)

In der Rektusscheide befinden sich neben dem M. rectus abdominis die Aa. epigastricae sup. et inf., Endäste des N. intercostalis XI und des N. subcostalis.

Klinischer Bezug

Bei einem Auseinanderweichen der beiden Mm. recti abdominis entsteht eine Verbreiterung der Linea alba, man spricht von einer Rektusdiastase. Sie ist besser zu erkennen, wenn der Patient sich vom Liegen zum Sitzen aufrichtet. ■

H04

→ **Frage 6.25:** Lösung E

Man unterscheidet zunächst Rumpfwandvenen von epifaszialen Venen (V. thoracoepigastrica, V. epigastrica superficialis). Aus dem *oberen* ventralen Rumpf erfolgt der Blutabfluss über die Vv. thoracoepigastricae zur V. axillaris sowie über die Vv. thoracicae internae zur V. brachiocephalica, schließlich zur V. cava superior.

Die *untere* ventrale Rumpfwand hat ihren Blutabfluss über die V. epigastrica sup. (Fortsetzung der V. thoracica interna) et inf. zur V. iliaca externa bzw. über die V. epigastrica superficialis zur V. saphena magna in die V. femoralis.

Zur Topografie siehe z. B. Prometheus, Lernatlas der Anatomie, Allgemeine Anatomie und Bewegungssystem, Georg Thieme Verlag 2005, S. 164f. und S. 178.

Die V. jugularis interna nimmt das venöse Blut aus dem Kopf und aus dem Gehirn (über den Sinus sigmoideus) auf. Mit dem Blutabfluss aus der Rumpfwand hat sie nichts zu tun.

F05 ■

→ **Frage 6.26:** Lösung C

Der **McBurney-Punkt** stellt die Projektion der Appendixbasis auf die vordere Bauchwand dar. Er liegt auf einer gedachten Linie zwischen Nabel und Spina iliaca anterior superior und zwar zwischen lateralem und medialem Drittel. Das bedeutet aber, dass er topografisch gesehen *lateral* der Rektusscheide liegt, damit muss das vordere Blatt der Rektusscheide nicht mit eröffnet werden. Die anderen genannten Strukturen werden bei der Operation durchtrennt. Man betrachte sich dann am besten die Schichten der Bauchwand, die dann noch zu durchtrennen sind: siehe z. B. Prometheus, Lernatlas der Anatomie, Allgemeine Anatomie und Bewegungssystem, Georg Thieme Verlag 2005, S. 151, 182.

H00 ■ ■

→ **Frage 6.27:** Lösung A

Der **Leistenkanal** beginnt am Anulus inguinalis profundus, der von der Fascia transversalis begrenzt wird und in der Fossa inguinalis lateralis liegt. Er beginnt innen also lateral der epigastrischen Gefäße. Der Leistenkanal läuft dann von lateral oben nach medial unten durch alle Bauchwandschichten. Er endet am Anulus inguinalis superficialis,

der nach latero-kranial begrenzt wird durch das Crus mediale bzw. laterale des M. obliquus externus abdominis, kaudal liegt das Lig. inguinale, medial das Lig. reflexum. Er enthält beim Mann den Ductus deferens sowie A./V. ductus deferentis, den M. cremaster mit A./V. cremasterica, die A./V. testicularis sowie die Fascia spermatica interna et externa. Sowohl beim Mann als auch bei der Frau ziehen der N. ilioinguinalis und der R. genitalis des N. genitofemoralis durch den Leistenkanal. Bei der Frau verläuft dort zusätzlich noch das Lig. teres uteri (das zu den Labiae majores zieht) mit der A. ligamenti teretis uteri. Siehe auch Lerntext VI.8.
Zu **(C)**: Siehe Lerntext VI.10.

F01
→ **Frage 6.28:** Lösung C

Zu **(A)**: Das **Lig. inguinale** wird vom verstärkten Rand der Aponeurose des M. obliquus externus sowie Fasern der Fascia transversalis gebildet.
Zu **(B)**: Die **Fascia lata** umhüllt die Oberschenkelmuskulatur; sie ist am Ligamentum inguinale und der Crista iliaca des Os ilium fest verankert und geht am Knie in die Fascia poplitea über.
Zu **(C)**: Siehe Lerntext VI.10.
Zu **(D)**: Das **Lig. lacunare** zieht vom Lig. inguinale durch den medialen Rand der Lacuna vasorum zum Os pubis.
Zu **(E)**: Die **Lacuna vasorum** wird folgendermaßen begrenzt:
- ventral: Lig. inguinale,
- dorsal: Os pubis,
- medial: Lig. lacunare,
- lateral: Arcus iliopectineus.

H01 ■
→ **Frage 6.29:** Lösung D

Der **Anulus inguinalis superficialis** ist die äußere Öffnung des Leistenkanals. Sie projiziert sich lateral vom Tuberculum pubicum, oberhalb des Leistenbandes, auf eine Stelle, die etwa durch (D) markiert ist. Beachte: Aufgrund des Verlaufs des Leistenkanals von lateral oben nach medial unten liegt der äußere Leistenring von außen gesehen *medial* des inneren Leistenrings.
Siehe auch Prometheus, Lernatlas der Anatomie, Allgemeine Anatomie und Bewegungssystem, Georg Thieme Verlag 2005, S. 182/183.

H95 ■
→ **Frage 6.30:** Lösung E

Die äußere Öffnung des Leistenkanals heißt **Anulus inguinalis superficialis.** Er liegt
- oberhalb des Lig. inguinale (dadurch kann der Anulus inguinalis superficialis nichts mit der Lacuna musculorum (E) zu tun haben, denn diese liegt unterhalb des Leistenbandes);

- lateral vom Tuberculum pubicum und der Symphyse und stellt eine schlitzförmige Öffnung zwischen Crus laterale und Crus mediale der Aponeurose des M. obliquus externus abdominis dar.
Zu **(D)**: Diese Aussage ist vielleicht etwas schwer abzugrenzen. Man kann sich die gefragte topographische Beziehung aber herleiten, indem man bedenkt, dass der Leistenkanal schräg von lateral oben nach medial unten zieht und dass die epigastrischen Gefäße bereits direkt medial neben dem inneren Leistenring zu finden sind. Der äußere Leistenring projiziert sich nämlich auf die Fossa inguinalis medialis – und damit medial der epigastrischen Gefäße. Sehen Sie sich diese topographischen Beziehungen nochmals im Anatomieatlas an, z. B. Prometheus, Lernatlas der Anatomie, Allgemeine Anatomie und Bewegungssystem, Georg Thieme Verlag 2005, S. 182, 184 oder in Abb. 6.2.

H05 ■
→ **Frage 6.31:** Lösung B

Die innere Öffnung des Leistenkanals bezeichnet man als **Anulus inguinalis profundus.** Es ist eine Ausstülpung der inneren Bauchwandfaszie (Fascia transversalis des M. transversus abdominis) als Fascia spermatica interna.
Der Anulus inguinalis profundus liegt in der **Fossa inguinalis lateralis,** die Vasa epigastrica inferiora liegen medial davon. Damit liegt er auch lateral der obliterierten A. umbilicalis (Plica umbilicalis medialis) (siehe auch Kommentar zu Frage 1.38).
Im Leistenkanal verläuft auch der **N. ilioinguinalis,** doch er tritt nicht durch den Anulus inguinalis profundus ein. Er verläuft zwischen M. obliquus internus und externus abdominis und erreicht so den Samenstrang.
Der Anulus inguinalis profundus ist Eintrittspforte für **laterale/indirekte Leistenhernien.**

VI.8	Leistenkanal und Leistenband

Der Leistenkanal verläuft in der vorderen Bauchwand schräg von oben lateral nach unten medial. Er durchsetzt schräg die Schichten der Bauchwand, so dass er mit 40 mm wesentlich länger ist, als man aufgrund der Stärke der Bauchwand (6 mm) vermuten möchte.
Die innere Öffnung des Leistenkanals bezeichnet man als **Anulus inguinalis profundus.** Es ist eine Ausstülpung der inneren Bauchwandfaszie (Fascia transversalis des M. transversus abdominis) als Fascia spermatica interna.
Der Anulus inguinalis profundus liegt in der Fossa inguinalis lateralis, die Vasa epigastrica inferiora liegen medial davon (Abb. 6.2).
Die äußere Öffnung des Leistenkanals heißt **Anulus inguinalis superficialis.** Er liegt oberhalb des Lig. inguinale, lateral vom Tuberculum pubicum und stellt eine schlitzförmige Öffnung in der Aponeurose des M. obliquus externus abdominis dar (Crus mediale et laterale). Der Anu-

lus inguinalis superficialis projiziert sich auf die Fossa inguinalis medialis.

Im Leistenkanal laufen beim **Mann:**
  - *Funiculus spermaticus* (im M. cremaster),
  - *N. ilioinguinalis,*
  - *R. genitalis n. genitofemoralis.*

Zum *Funiculus spermaticus* werden zusammengefasst:
  - *Ductus deferens* mit A. und V. ductus deferentis,
  - A. und V. testicularis mit Plexus pampiniformis,
  - Lymphgefäße und vegetative Fasern.

Der Funiculus spermaticus wird eingehüllt in die Fascia spermatica interna, den M. cremaster (mit Fascia cremasterica und Blutgefäßen) und die Fascia spermatica externa.

Bei der **Frau** verlaufen das *Lig. teres uteri* (rundes Mutterband) mit der A. lig. teretis uteri, der N. ilioinguinalis und der R. genitalis des N. genitofemoralis im Leistenkanal.

Bei angeborenen Leistenhernien hat sich der Processus vaginalis peritonei, eine Bauchfellausstülpung, die den Hoden beim Deszensus als Leitschiene begleitet, nachher nicht geschlossen. So können Eingeweide in diese Peritonealausstülpung eindringen.

Das **Leistenband** verläuft von der Spina iliaca anterior superior zum Tuberculum pubicum. Zwischen dem Band und dem knöchernen Becken bleibt der Raum frei, der als Regio subinguinalis bezeichnet wird.

Der **Arcus iliopectineus**, faseriges Bindegewebe, trennt diesen Raum in Lacuna vasorum medial und Lacuna musculorum lateral (Abb. 4.7).

Durch die **Lacuna musculorum** ziehen der
  - *M. iliopsoas,*
  - *N. femoralis,*
  - *N. cutaneus femoris lateralis.*

Durch die **Lacuna vasorum** ziehen:
  - *A. femoralis* (**A**rterie – **l**ateral),
  - *V. femoralis* (**V**ene – **m**edial),
  - *R. femoralis n. genitofemoralis,*
  - *Lymphknoten* (Rosenmüller).

F96 ■
→ **Frage 6.32:** Lösung E

Der laterale Rand der Rektusscheide (gemeint ist wohl die Grenze zur gemeinsamen Sehnenplatte der 3 Bauchmuskeln am lateralen Rand des M. rectus abd.) spielt keine Rolle bei der Begrenzung des Leistenkanals, denn man muss sich vorstellen, der äußere Leistenring liegt bereits *lateral* des M. rectus abdominis, der innere Leistenring liegt damit noch weiter lateral. An der Bildung des äußeren Leistenrings sind die Fibrae intercrurales, beide Schenkel der Externusaponeurose und das Lig. inguinale beteiligt, so dass der Leistenkanal außen zwischen den Schenkeln der Externusaponeurose hindurchtritt. An dieser Stelle kann man nicht mehr von einer Rektusscheide sprechen, zudem setzen sich ja Fascia transversalis, Fascia abdominis superficialis und Fasern des M. obliquus internus abd. auf den Samenstrang als Samenstranghüllen fort.

F93
→ **Frage 6.33:** Lösung A

Der M. cremaster besteht aus Fasern quergestreifter Muskulatur, die sich vom kaudalen Rand des M. obliquus internus abdominis und vom M. transversus abdominis abspalten. Die Fasern bilden eine Muskelschicht um den Samenstrang, und einzelne Fasern umgreifen den Hoden. Der Muskel wird vom R. genitalis n. genitofemoralis innerviert.

F99 F90 ■
→ **Frage 6.34:** Lösung B

Siehe Lerntext VI.9.

F99 F90 ■
→ **Frage 6.35:** Lösung C

Siehe Lerntext VI.9.

VI.9	Schichten des Leistenkanals und entsprechende Bauchwandschichten	
Schichten des Leistenkanals bzw. Funiculus spermaticus		**Schichten der Bauchwand**
Skrotalhaut		Kutis
Tunica dartos		Subkutis
Fascia spermatica externa		Fascia abdominalis superficialis Aponeurose des M. obliquus externus abdominis
M. cremaster		Fasern des M. obliquus internus abdominis und des M. transversus abdominis
Fascia spermatica interna		Fascia transversalis
Periorchium (Lamina parietalis) Cavum serosi Epiorchium (Lamina visceralis)	Tunica vaginalis testis	Peritoneum parietale Peritonealspalt Peritoneum viscerale

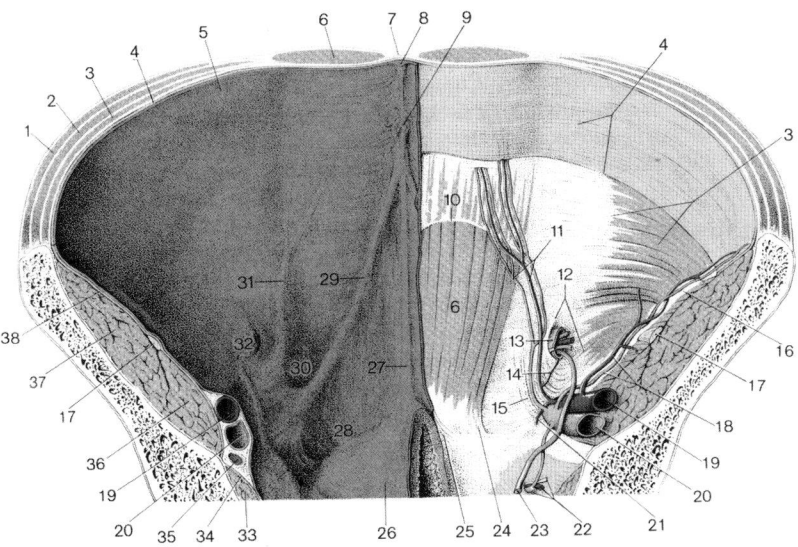

Abb. 6.2 Innenrelief der Bauchwand
(Aus: Frick H, Leonhardt H, Starck D, Allgemeine Anatomie – Spezielle Anatomie I, 4. Auflage, Georg Thieme Verlag, Stuttgart, New York, 1994)

1 M. obliquus externus abdominis
2 M. obliquus internus abdominis
3 M. transversus abdominis
4 Fascia transversalis (rechts kaudal des Nabels entfernt)
5 Peritoneum parietale
6 M. rectus abdominis
7 Linea alba
8 Lig. teres hepatis
9 Nabel
10 Linea arcuata (hinteres Blatt der Rektusscheide)
11 Epigastrische Gefäße (A. und V. epigastrica inferior)
12 Begrenzung des Anulus inguinalis profundus
13 Fascia spermatica interna
14 A. cremasterica
15 Lig. interfoveolare
16 Lig. inguinale
17 N. femoralis
18 A. und V. circumflexa iliaca profunda
19 A. iliaca externa
20 V. iliaca externa
21 Ast der A. epigastrica inf.
22 A. und V. obturatoria, N. obturatorius
23 Ductus deferens
24 Falx inguinalis
25 Adminiculum lineae albae
26 Harnblase
27 Plica umbilicalis mediana
28 Fossa supravesicalis
29 Plica umbilicalis medialis
30 Fossa inguinalis medialis
31 Plica umbilicalis lat.
32 Fossa inguinalis lat.
33 M. obturatorius int.
34 Fascia obturatoria
35 Rosenmüller-Lymphknoten
36 M. psoas major
37 M. iliacus
38 Fascia iliaca

| VI.10 | Begrenzung des Leistenkanals |

Obere Begrenzung:
unterer freier Rand von M. transversus abdominis und M. obliquus internus abdominis
Untere Begrenzung:
Lig. inguinale, Lig. reflexum (kaudale Fasern der Aponeurose des M. obliquus externus abdominis).
Vordere Begrenzung:
Aponeurose des M. obliquus externus abdominis, Fibrae intercrurales
Hintere Begrenzung:
Fascia transversalis, Plica umbilicalis lateralis

F93 ■
→ **Frage 6.36:** Lösung B

Der Kremasterreflex ist ein Fremdreflex: Beim Bestreichen der Haut an der Innenseite des Oberschenkels kontrahiert sich der Muskel. Die Afferenz verläuft über L1–L2, die Efferenz kann nur über den versorgenden Nerv (R. genitalis n. genitofemoralis) erfolgen.

H04 ■ ■
→ **Frage 6.37:** Lösung C

Es handelt sich hierbei um eine Hernie, die *medial* der epigastrischen Gefäße liegt, also eine *mediale,* daher immer erworbene Leistenhernie. Die Austrittspforte liegt kranial des Ligamentum inguinale. Siehe Lerntext VI.11.

H99 ■■
→ **Frage 6.38:** Lösung D

Indirekte Leistenhernien werden auch als laterale Leistenhernien bezeichnet. Dies bedeutet, dass die Eintrittspforte *lateral* der epigastrischen Gefäße liegt. Solche Hernien können angeboren oder erworben sein, im Gegensatz dazu sind direkte, mediale Leistenhernien immer erworben.
Eingeweide dringen in der Fossa inguinalis lateralis, lateral der epigastrischen Gefäße, in einen Bruchsack. Die Bruchpforte ist also der Anulus inguinalis profundus, Austrittsstelle ist der Anulus inguinalis superficialis kranial des Leistenbandes (E). Die indirekte Leistenhernie folgt dem Weg des Leistenkanals.
Bei der *angeborenen Form* hat sich der Processus vaginalis peritonei nicht verschlossen, er fungiert in diesem Falle als Bruchsack. Bei der *erworbenen Form* handelt es sich um eine Bindegewebsschwäche, wobei sich Peritoneum parietale zusammen mit dem Bruchinhalt (Eingeweide) in den Leistenkanal vorwölbt.

VI.11 Leisten- und Schenkelhernien

Man unterscheidet zunächst **angeborene und erworbene Leistenhernien**. Das zweite Kriterium ist die Lage und der Verlauf: **Direkte (mediale) Leistenhernien** sind immer erworben, die Eintrittspforte liegt medial der epigastrischen Gefäße. **Laterale Leistenhernien** können angeboren oder erworben sein. Deren Eintrittspforte liegt lateral der epigastrischen Gefäße am Anulus inguinalis profundus.

- Bei der **lateralen, indirekten Leistenhernie** können *lateral* der epigastrischen Gefäße in der Fossa inguinalis *lateralis* Eingeweide in einen Bruchsack eintreten. Die Bruchpforte ist in diesem Fall der Anulus inguinalis profundus, die Austrittsstelle der Anulus inguinalis superficialis. Der Weg der Hernie folgt also dem Leistenkanal.
Die hindurchtretenden Eingeweide liegen bei der angeborenen lateralen Hernie letztendlich im Skrotum innerhalb des Processus vaginalis peritonei, bei der erworbenen lateralen Hernie in einer Peritonealaussackung.
- Bei der (immer erworbenen) **direkten, medialen** Leistenhernie liegt die innere Bruchpforte *medial* der epigastrischen Gefäße in der Fossa inguinalis *medialis*. Der Bruchsack wird von der Fascia transversalis und Peritoneum umgeben und tritt nicht in den Hodensack ein.
- Bei der **Schenkelhernie** dringen Eingeweide in einem peritonealen Bruchsack durch die **Lacuna vasorum** nach kaudal. In der Lacuna vasorum liegt medial der Gefäße fast nur Fettgewebe, das einer Hernie wenig Widerstand entgegensetzt. Dieser – als Schenkelring bezeichnete – Anulus femoralis innerhalb der Lacuna vasorum wäre dann die Bruchpforte im engeren Sinne. Der Bruchsack erscheint unterhalb des Leistenbandes.

Klinischer Bezug
In vielen Fällen lässt sich der Bruchinhalt wieder reponieren. Symptome einer Einklemmung sind eine dringliche Operationsindikation, um Nekrosen der eingeklemmten Eingeweide zu vermeiden. Während Leistenhernien häufiger bei Männern auftreten, sind Schenkelhernien häufiger bei Frauen zu finden. ■

	Ursache	Eintrittspforte	Austrittspforte	Verlauf	Bruchsack
laterale/ indirekte Leistenhernie	angeboren	Anulus inguinalis prof., **lateral** der epigastrischen Gefäße	Anulus inguinalis superficialis, kranial des Lig. inguinale	schräg durch den Leistenkanal	Processus vaginalis peritonei
	erworben	Anulus inguinalis prof., **lateral** der epigastrischen Gefäße	Anulus inguinalis superficialis, kranial des Lig. inguinale	schräg durch den Leistenkanal	Peritoneum parietale
mediale/ direkte Leistenhernie	erworben	Bauchwand, **medial** der epigastrischen Gefäße	Anulus inguinalis superficialis, **kranial** des Lig. inguinale	gerade durch die Bauchwand	Peritoneum und Fascia transversalis
Schenkelhernie	erworben	Anulus femoralis, medial der V. femoralis	kaudal des Lig. inguinale	Lacuna vasorum	Peritoneum und Fascia lata

H04

→ **Frage 6.39:** Lösung B

Der bei der OP von Leistenhernien gefährdete Nerv ist der **N. ilioinguinalis**, der durch den Anulus inguinalis superficialis tritt und die Haut in der Umgebung des Leistenrings sowie mit peripheren Ästen auch Skrotum bzw. Labia majora versorgt.

6.4   Becken, Beckenwände

H92 ■

→ **Frage 6.40:** Lösung A

Tastbare Knochenpunkte in Höhe des Beckens sind:
- Spina iliaca ant. sup. im Verlaufe der Crista iliaca (Beckenkamm) bis zur Spina iliaca post. sup.
- Tuber ischiadicum
- Trochanter major des Femur
- Tuberculum pubicum.

Nicht tastbar ist die Spina ischiadica, weil sie von der starken Glutealmuskulatur überdeckt wird.

H02

→ **Frage 6.41:** Lösung E

Der mit (E) markierte Beckenteil ist eher das **Tuber ischiadicum**. Der Ramus inferior ossis pubis wäre weiter rechts neben dem (E) zu suchen. Siehe auch Prometheus, Lernatlas der Anatomie, Allgemeine Anatomie und Bewegungssystem, Georg Thieme Verlag 2005, S. 382/383.

H89

→ **Frage 6.42:** Lösung C

Zu (C): Die engste Stelle des Geburtskanals befindet sich an der **Conjugata vera**, d. h. zwischen Promontorium und Symphysenhinterfläche (11 cm). Die Conjugata des Beckenausgangs ist primär kleiner, während der Geburt kann jedoch die Steißbeinspitze im Sacrococcygealgelenk nach dorsal ausweichen, so dass sich dieser Durchmesser von ca. 9 auf 11,5 cm erweitert.
Zu (A): Die **Führungslinie** des Beckens verbindet die Mittelpunkte der geraden Beckendurchmesser und symbolisiert in etwa den Weg des kindlichen Kopfes unter der Geburt (regelrechte Kindslage vorausgesetzt). Die Führungslinie – oder Axis pelvis – liegt senkrecht zur Conjugata vera und biegt nahezu rechtwinklig zum Beckenausgang um. Etwas vereinfacht vorgestellt folgt sie der Krümmung des Steißbeins.

VI.12	Maße und Begriffe zum knöchernen Becken

Form und Größe des **Beckeneingangs** wird durch den geraden, den queren und die beiden schrägen Durchmesser beurteilt (Abb. 6.3):

- gerader Durchmesser *(Conjugata vera):* kürzeste Verbindung zwischen Promontorium und Symphyse, ca. 11 cm lang
- querer Durchmesser *(Diameter transversa):* Verbindungslinie von 2 symmetrisch rechts und links am weitesten ausladenden Punkten der Linea terminalis, ca. 13,5 cm
- schräger Durchmesser *(Diameter obliqua):* Verbindungslinie von den Art. sacroiliacae zu den Eminentiae iliopectineae, ca. 12,5 cm
Distantia intertrochanteria: Abstand beider Trochanter majores, ca. 31–32 cm.

Die Größe des **Beckenausgangs** wird durch den geraden und den queren Durchmesser bestimmt.
- gerader Durchmesser: von der Steißbeinspitze bis zum Unterrand der Symphyse, ca. 9 cm
- querer Durchmesser: verbindet die beiden Tubera ischiadica, ca. 11 cm

Die **Michaelis-Raute** entsteht durch Einziehungen der Haut, da diese an den Eckpunkten mit den darunter liegenden Knochenanteilen bindegewebig verbunden ist. Die obere Spitze liegt über dem 5. Lendenwirbeldorn, die seitlichen Punkte werden durch die hinteren oberen Darmbeinstacheln gebildet (Spinae iliacae post. sup.), die untere Spitze läuft in die Gesäßfalte aus.

Die Breite dieser Raute ermöglicht dem Geburtshelfer annäherungsweise den Rückschluss auf die Breite des Beckens.

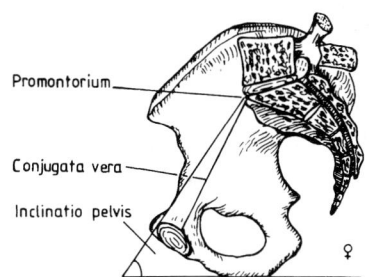

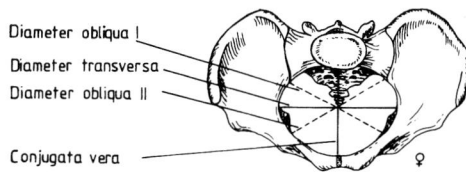

Abb. 6.3 Weibliches Becken

Klinischer Bezug

Die Conjugata vera ist der kleinste Sagittaldurchmesser des Beckens und daher in der Geburtshilfe wichtig. Exakt bestimmt werden kann er nur sonographisch oder man zieht von der klinisch bestimmbaren Conjugata diagonalis 1,5 cm ab.

H01 H98 F95 H90 ■ ■

→ **Frage 6.43:** Lösung E

Zu **(E)**: Die unter (E) gegebene Definition ist korrekt (Normalmaß ca. 11 cm), wobei der Unterschied zwischen Lösungsmöglichkeit (B) und (E) minimal ist.

Siehe auch Prometheus, Lernatlas der Anatomie, Allgemeine Anatomie und Bewegungssystem, Georg Thieme Verlag 2005, S. 115.

Zu **(B)**: Man nennt diesen Abstand auch Conjugata anatomica.

Zu **(C)**: Das ist der Sagittaldurchmesser des Beckenausgangs (ca. 9–10 cm).

VI.13	Geschlechtsunterschiede des knöchernen Beckens	
	Männer	**Frauen**
Beckeneingang	herzförmig	queroval
Foramen obturatum	oval	dreieckig
	Angulus subpubicus	Arcus pubis
	70–75 Grad	90–100 Grad
Becken	höher,	niedriger, breiter
allgemein	schmaler, Promontorium vorspringend	größerer Abstand der Sitzbeinhöcker

F00

→ **Frage 6.44:** Lösung B

Falsch ist die Bezeichnung unter (B). Der Pecten ossis pubis befindet sich am Ramus superior ossis pubis. Er stellt eine scharfe Kante dar, die von der Symphyse nach lateral oben zur Linea arcuata ossis ilii zieht. Der Pecten ossis pubis begrenzt zusammen mit anderen Strukturen den Beckeneingang. Es ist sinnvoll, sich diese Strukturen der Abbildung nochmals im Atlas anzusehen.

F93 ■ ■

→ **Frage 6.45:** Lösung A

Das **Diaphragma pelvis** wird lediglich vom M. levator ani und vom M. coccygeus gebildet, die einen in das kleine Becken hängenden Trichter bilden, der lediglich vorne einen Spalt, den Levatorspalt, aufweist. Bedeckt wird dieser Muskeltrichter kranial von der Fascia diaphragmatica pelvis superior, kaudal von der Fascia diaphragmatica pelvis inferior. Alle übrigen, in der Frage genannten Muskeln und Faszien sind Anteile des Diaphragma urogenitale, das als horizontal gestellte Muskel-Sehnen-Platte dem Diaphragma pelvis von kaudal aufliegt. In der Aufzählung (B) bis (E) fehlt noch die Fascia diaphragmatica urogenitalis inferior.

VI.14	Beckenboden

Das Diaphragma pelvis hat die Form eines Trichters, der ins knöcherne Becken eingehängt ist. Er wird gebildet von den beiden Mm. levatores ani (einschließlich des M. coccygeus), die zwischen ihren Levatorschenkeln das Levatortor freilassen. Durch diese Öffnung treten das Rektum sowie die Geschlechtswege.

Kaudal davon verschließt das Diaphragma urogenitale als horizontale Muskelplatte das Levatortor. Gebildet wird das Diaphragma urogenitale von den Mm. transversus perinei profundus et superficialis, deren Fasern quer vor dem Rektum zwischen den Tubera ischiadica verlaufen.

In der Medianlinie (also an der Trichterspitze) verbinden sich Diaphragma pelvis und Diaphragma urogenitale in einer Gewebsplatte, dem *Centrum tendineum perinei.* Dort strahlen Muskelfasern aus dem Diaphragma pelvis *und* Diaphragma urogenitale ein.

Folgende Muskeln sind beteiligt:
- M. levator ani
- M. transversus perinei profundus
- M. bulbospongiosus
- M. sphincter ani externus

F04

→ **Frage 6.46:** Lösung D

Ins Centrum tendineum perinei strahlen Muskeln aus dem Diaphragma pelvis und dem Diaphragma urogenitale ein, M. levator ani, M. transversus perinei superficialis, M. bulbospongiosus und M. sphincter ani externus. Der M. ischiocavernosus dagegen verläuft lateral der Urogenitalregion, vom Ramus ossis ischii kommend zieht er zum Penis bzw. zur Klitoris. Der Muskel liegt lateral des M. bulbospongiosus. Siehe Prometheus, Lernatlas der Anatomie, Allgemeine Anatomie und Bewegungssystem, Georg Thieme Verlag 2005, S. 156.

H01 ■

→ **Frage 6.47:** Lösung E

Die Innervation des M. levator ani erfolgt durch Äste des Plexus sacralis. Alle anderen Aussagen sind korrekt und kamen meist schon in älteren Examensfragen als Teilaussagen vor.

F98 ■

→ **Frage 6.48:** Lösung C

Eine ähnliche Frage kam im Examen F97 vor.

Bei der Defäkation kommt es nicht zu einer Kontraktion des M. levator ani, sondern zu einer Erschlaffung! Normalerweise ist der **Anus** durch Dauerkontraktion der Muskulatur (v. a. M. sphincter ani internus und externus) verschlossen. Die Dehnung des Rektums führt reflektorisch/unwill-

kürlich zur Erschlaffung der Sphinkteren. An willkürlichen Mechanismen kommen dann die Erschlaffung des M. levator ani sowie die Bauchpresse dazu. Neben der Muskulatur ist für den Verschluss des Anus übrigens noch ein submuköser Venenplexus von Bedeutung.
Siehe Lerntext VI.14.

H03
→ **Frage 6.49:** Lösung A

Das Diaphragma pelvis hat die Form eines Trichters, der ins knöcherne Becken eingehängt ist. Er wird gebildet von den beiden Mm. levatores ani (einschließlich des M. coccygeus), die zwischen ihren Levatorschenkeln das **Levatortor** freilassen. Durch diese Öffnung treten das Rektum (A) sowie die Geschlechtswege bei der Frau, beim Mann nur die Urethra.
Der Bulbus penis (C) sowie die beiden Crura penis liegen dem Diaphragma urogenitale von kaudal an, sie treten nicht hindurch.
Der N. pudendus (D) tritt ebenfalls nicht durch den Beckenboden, der Verlauf lässt sich gut im Anatomieatlas (s. u.) nachvollziehen. Die A. profunda penis (B) ist ein Ast der A. pudenda interna. Der Abgang liegt kaudal des Beckenbodens im Spatium perinei profundum. Siehe auch Prometheus, Lernatlas der Anatomie, Allgemeine Anatomie und Bewegungssystem, Georg Thieme Verlag 2005, S. 200, 202, 483.

F03 ■
→ **Frage 6.50:** Lösung C

Der Beckenboden besteht aus dem trichterförmigen Diaphragma pelvis (M. levator ani und M. coccygeus), kaudal davon verschließt das horizontal gestellte Diaphragma urogenitale (Mm. transversus perinei profundus et superficialis mit dazugehöriger Faszie) das Levatortor.
Neben M. sphincter ani externus und M. sphincter ani internus spielt für die Verschlussfunktion des Anus der **M. levator ani** eine große Rolle. Mit seinem unteren randbildenden Anteil, dem M. puborectalis, bildet er eine Schlinge um den Mastdarm und zieht bei Kontraktion das Analrohr nach vorne, sodass der Analkanal abgeknickt wird.

F03 ■
→ **Frage 6.51:** Lösung B

Siehe Kommentar zu Frage 6.50.
Der Teil der Urethra, der das Diaphragma pelvis durchquert – beim Mann die Pars membranacea urethrae – wird innerhalb des Diaphragma pelvis von einem **M. sphincter urethrae** umgeben, der innen glatte, außen quergestreifte Muskulatur enthält. Er ist für die Harnkontinenz von Bedeutung.

H99
→ **Frage 6.52:** Lösung C

Wesentliche Bestandteile des Diaphragma urogenitale sind die Mm. transversus perinei superficialis et profundus, die von Ästen des **N. pudendus** innerviert werden. Schwierig – damit natürlich auch in der Abgrenzung – ist Aussage (E). Die **Glandulae bulbourethrales** können tatsächlich innerhalb des Muskulatur des Beckenbodens (Diaphragma urogenitale) liegen. Siehe auch Prometheus, Lernatlas der Anatomie, Allgemeine Anatomie und Bewegungssystem, Georg Thieme Verlag 2005, S. 200.

H03 F84 ■ ■
→ **Frage 6.53:** Lösung E

Der **N. pudendus** (zusammen mit den Vasa pudenda interna) zieht zunächst durch das Foramen infrapiriforme (also im Grunde durch das **Foramen ischiadicum majus**, das durch den M. piriformis unterteilt wird) aus dem Becken heraus, zieht dann um das Lig. sacrospinale und durch das **Foramen ischiadicum minus** wieder ins kleine Becken, in die Fossa ischioanalis, ein. Die Nerven und Gefäße werden dort von einer Duplikatur des M. obturatorius *internus* eingescheidet (Canalis pudendalis, Alcock-Kanal).
Das Versorgungsgebiet des N. pudendus ist motorisch der M. sphincter ani externus, M. ischiocavernosus, M. bulbospongiosus, M. transversus perinei profundus, M. transversus perinei superficialis, M. sphincter urethrae. Sensibel innerviert der N. pudendus die äußeren Genitalorgane, die Haut des Perineums und die perianale Haut. Er endet beim Mann als N. dorsalis penis, bei der Frau als N. dorsalis clitoridis.

F92 ■
→ **Frage 6.54:** Lösung A

Die **Fossa ischiorectalis** liegt kaudal des Diaphragma pelvis und kann somit nicht von der viszeralen (also den Eingeweiden zugewandten) Beckenfaszie begrenzt werden. Die Fossa ischiorectalis (bzw. ischioanalis) wird kranial von der Fascia diaphragmatica pelvis inferior begrenzt. Die laterale Begrenzung bildet der untere Schambeinast und die Faszie des M. obturator internus unterhalb des Sehnenbogens für den M. levator ani. Im vorderen Teil wird die Fossa ischioanalis vom Diaphragma urogenitale unterteilt in ein Spatium perinei superficiale et profundum.
Abbildungen (zum Vergleich) im Prometheus, Lernatlas der Anatomie, Allgemeine Anatomie und Bewegungssystem, Georg Thieme Verlag 2005, S. 154, 155.

H04 ■ ■
→ **Frage 6.55:** Lösung C

Eine ähnliche Frage zum N. obturatorius wurde bereits vor 3 Jahren gestellt.

Der **N. obturatorius** entstammt zusammen mit dem N. femoralis dem Plexus lumbalis, und zwar den Segmenten L2–L4. Er innerviert die Adduktoren, darunter auch den M. gracilis. Sein Endast, der R. cutaneus, versorgt ein Gebiet medial und distal am Oberschenkel.

Der Nerv zieht medial am M. psoas lateral des Ureters nach kaudal, unterkreuzt die Vasa iliaca communia und zieht durch den *Canalis obturatorius*. Siehe z. B. Prometheus, Lernatlas der Anatomie, Allgemeine Anatomie und Bewegungssystem, Georg Thieme Verlag 2005, S. 474.

H05

→ **Frage 6.56:** Lösung D

Die Schmerzausstrahlung durch Prozesse am Ovar über den N. obturatorius bis in die Innenseite des Oberschenkels erklärt sich durch den Verlauf des Nervs. Der N. obturatorius verläuft medial am Rand des M. psoas major nach kaudal und unterkreuzt die Vasa iliacae comm. Er verläuft dann ins kleine Becken und über den Canalis obturatorius zu den medialen Oberschenkelmuskeln. Die topografische Beziehung zum Ovar in Höhe des Eingangs zum kleinen Becken ergibt sich z. B. aus folgender Abb.: Prometheus, Lernatlas der Anatomie, Hals und Innere Organe, Georg Thieme Verlag 2005, S. 286, 320.

6.5 Kommentare aus Examen Frühjahr 2006

F06 ■

→ **Frage 6.57:** Lösung E

Die Fascia transversalis kleidet die gesamte innere Wand des Bauchraumes aus sowie die Wand des Beckens (Fascia pelvis parietalis) und die Unterseite des Zwerchfells. Aufgrund des Descensus testis reicht sie in den Canalis inguinalis hinein und setzt sich als Fascia spermatica interna fort. Mit den Bestandteilen der Rektusscheide kranial oder kaudal der Linea arcuata hat sie jedoch nichts zu tun. Sie bedeckt auf jeden Fall die innere Bauchwand, dann folgt nur noch das Peritoneum parietale, mit dem die Bauchwandfaszie fest verbunden ist. Zur Rektusscheide siehe Lerntext VI.7.

F06

→ **Frage 6.58:** Lösung A

Im **Leistenkanal** laufen beim **Mann**:
- *Funiculus spermaticus* (im M. cremaster),
- *N. ilioinguinalis,*
- *R. genitalis n. genitofemoralis.*

Zum **Funiculus spermaticus** werden zusammengefasst:
- Ductus deferens mit A. und V. ductus deferentis,
- A. und V. testicularis mit Plexus pampiniformis,
- Lymphgefäße und vegetative Fasern.

Der Funiculus spermaticus wird eingehüllt in die Fascia spermatica interna, den **M. cremaster** (mit Fascia cremasterica und Blutgefäßen) und die Fascia spermatica externa.

F06 ■

→ **Frage 6.59:** Lösung B

Das Zwerchfell wird durch den N. phrenicus, der aus dem Plexus cervicalis (im Wesentlichen dem Segment C4) entstammt, innerviert. Es gilt der Merkspruch „C3, C4, C5 keep the diaphragma alive".

7 Brusteingeweide

7.1 Entwicklung von Pleurahöhlen, Herz und Lunge

VII.1 Embryonalentwicklung des Herzens

Das Herz entwickelt sich aus dem *Herzschlauch*. Dieser wiederum entsteht als paarige Anlage angiogenetischen Materials beidseits im visceralen Mesoderm. Die entstandenen Blutinseln bilden auf jeder Seite einen Endokardschlauch (Abb. 7.1 a). Bei der Abfaltung des Embryos nach lateral und Verschluss des Darmrohrs vereinigen sich auch die beiden Endokardschläuche (Abb. 7.1 b).

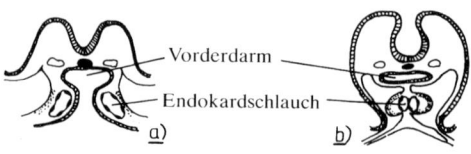

Abb. **7.1** Herzschlauch

Nach deren Verschmelzung liegt nun der unpaare Endokardschlauch, vom Myoepikardmantel umgeben (Anlage für Myokard und Epikard), im oberen Teil der Zölomhöhle, die später zur Perikardhöhle wird. Ein ventrales Mesokard löst sich nach der Verschmelzung des Endokardschlauchs auf (Abb. 7.2 a).

In diesem Entwicklungsstadium (23 Tage) hat der Embryo etwa 7 Somiten. Das „Herz" beginnt jetzt schon zu schlagen. Im 10-Somitenstadium bildet sich dann auch das dorsale Mesokard zurück.

Der Herzschlauch liegt nun frei in der Perikardhöhle, nur oben und unten befestigt. Es besteht also eine durchgehende Verbindung hinter dem Herzschlauch zwischen den beiden Hälften der Perikardhöhle. Im Grunde genommen bleibt diese Verbindung während der gesamten Herzentwicklung erhalten und bildet dann den Sinus transversus pericardii.

Aus dem davorliegenden Herzschlauch entstehen schließlich im oberen Teil Truncus pulmonalis und Aorta.

Durch starkes Längenwachstum des Herzschlauchs erfolgt die Bildung der *Herzschleife* (Abb. 7.2 b).

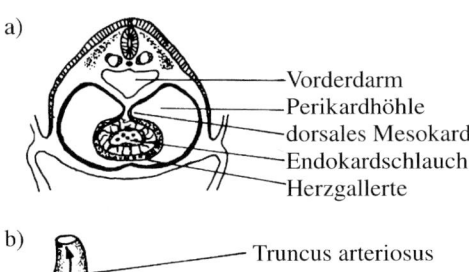

a)
- Vorderdarm
- Perikardhöhle
- dorsales Mesokard
- Endokardschlauch
- Herzgallerte

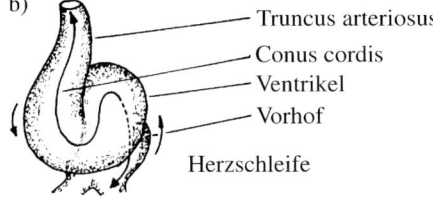

b)
- Truncus arteriosus
- Conus cordis
- Ventrikel
- Vorhof
- Herzschleife

Abb. 7.**2** Bildung der Herzschleife

Im aufsteigenden Teil der Herzschleife unterscheidet man **Bulbus cordis, Conus cordis und Truncus arteriosus.**

Die beiden großen arteriellen Gefäße gehen zusammen aus dem Truncus arteriosus hervor. Beide Blutströme verlaufen hämodynamisch so, dass sie sich im Conus arteriosus überkreuzen. Entsprechend bildet sich ein spiralförmiges Septum (Abb. 7.3 a) und bewirkt die Unterteilung in Truncus pulmonalis und Aorta (Abb. 7.3 b).

Der **Sinus venosus** ist der kaudale Teil des Herzschlauches, bei der Bildung der Herzschleife kommt er an deren dorsalen Wand hinter das Atrium zu liegen (Abb. 7.2). In ihn münden die V. cardialis communis, die V. omphalomesenterica und die V. umbilicalis. Die Einmündung dieser Gefäße erfolgt in zwei Gefäßstämmen

(paarige Anlage) von rechts nach links. Man nennt diese „Gefäßstämme" rechtes und linkes **Sinushorn.**

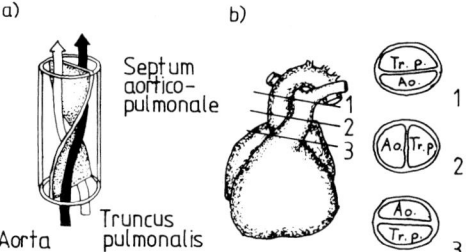

a)
Septum aortico-pulmonale
Aorta
Truncus pulmonalis

b)
Tr. p.
Ao. 1
Ao. Tr. p. 2
Ao.
Tr. p. 3

Abb. 7.**3** Teilung des Truncus arteriosus

Die anfänglich noch breite Verbindung zwischen Sinus venosus und (noch gemeinsamem) Atrium wird durch eine tiefe Schnürfurche, die von links einwächst, eingeengt und nach rechts verlagert. *So wird der Sinus venosus vom linken Vorhof abgetrennt.* Er hat nur noch Verbindung mit dem rechten Vorhof. Das linke Sinushorn verliert nach der Obliteration der dort einmündenden Venen an Bedeutung und als Rest bleibt die V. obliqua atrii sinistra erhalten. Der proximale Abschnitt des linken Sinushorns und der transversale Teil des Sinus venosus wandeln sich in den **Sinus coronarius** um, die gemeinsame Einmündung aller venösen Gefäße des Herzens in den rechten Vorhof.

Das *rechte Sinushorn* wird Teil des rechten Vorhofs. Es bildet den glattwandigen Teil des rechten Vorhofs. ∎

VII.2 Herzvorhöfe, Foramen ovale

Der in der Herzschleife entstandene **Vorhof** unterteilt sich erst noch durch Septenbildung in rechten und linken Vorhof (Abb. 7.4). Das *Ostium primum* sichert die Verbindung beider Vorhöfe.

Bevor die vollständige Trennung beider Seiten erfolgt, reißt das Septum wieder ein, damit das Blut aus der V. cava inferior gleich in den linken Vorhof geleitet wird (das Blut ist aus der Plazenta noch arterialisiert). Es entsteht das *Ostium secundum* im oberen Teil des Septum primum. Dieses wird wiederum durch das *Septum secundum* verschlossen, eine zweite Scheidewand, die sich parallel vor das Septum primum schiebt, und es sichelförmig bedeckt (Abb. 7.5).

Der Teil des Septum primum, der noch zu sehen ist, wird dann zur *Valvula foraminis ovalis,* die vom höheren Druck des rechten Vorhofs nach links gedrückt wird und somit das *Foramen ovale* öffnet. Das Septum secundum wird zum *Limbus fossae ovalis* und zur *Valvula v. cavae inferioris.* Beide leiten das Blut vom rechten in den linken Vorhof.

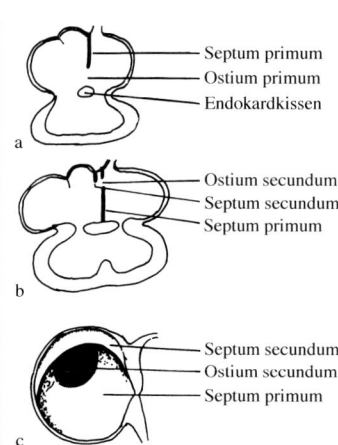

Abb. 7.4 Entstehung des Vorhofseptums

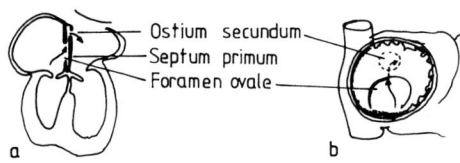

Abb. 7.5 Foramen ovale

Klinischer Bezug

Von einem **Vorhofseptumdefekt (ASD, atrial septal defect)** spricht man, wenn es sich um einen Links-rechts-Shunt auf Vorhofebene handelt, also Blut vom linken Vorhof, dem Druckgradienten folgend, in den rechten Vorhof fließt (postnataler Kreislauf).

Wenn das Foramen ovale beim Erwachsenen noch sondendurchgängig ist, so hat dies keine Bedeutung. Von einem Vorhofseptumdefekt spricht man erst, wenn ein messbarer Links-rechts-Shunt auf Vorhofebene besteht.

Klinischer Bezug

Im Bereich der Pars membranacea des Kammerseptums kann als Fehlbildung ein (hochsitzender) Ventrikelseptumdefekt auftreten. Manchmal ist das muskuläre Kammerseptum mitbetroffen. Je nach Größe des Defekts tritt bei jeder Herzaktion mehr oder weniger Blut aus dem linken in den rechten Ventrikel über (Links-rechts-Shunt). Die Behandlungsindikation richtet sich nach der Größe des Shunts. In einigen Fällen können sich kleinere Defekte im Laufe des Herzwachstums auch verkleinern, so dass sie funktionell an Bedeutung verlieren. ∎

F95 ∎

→ **Frage 7.1:** Lösung C

Durch das **Foramen ovale**, eine Kurzschlussverbindung zwischen rechtem und linkem Herzen im Fetalkreislauf, gelangt vor der Geburt das Blut aus der V. cava inferior (Hauptstrom des venösen Blutes) gleich in den linken Vorhof. Begünstigt wird dieser Blutstrom noch durch die Valvula v. cavae inferioris, die das Blut direkt durch das Foramen ovale in den linken Vorhof leitet (Rechts-links-Shunt auf Vorhofebene).

Das Blut aus der V. cava superior wird (am Hauptstrom im rechten Vorhof vorbei) in die rechte Kammer und von dort aus in den Truncus pulmonalis geleitet.

<table>
<tr><td>VII.3</td><td>Entwicklung der großen Gefäße</td></tr>
</table>

Aus dem erweiterten Anfangsteil des Truncus arteriosus, dem kranialen Teil der Herzschleife, entspringen die zwei **ventralen Aorten** und leiten das Blut über paarige Aortenbögen in die paarigen **dorsalen Aorten**, die später nach der Verschmelzung als Aorta descendens nach kaudal verlaufen. Zunächst entspringt nur ein Aortenbogen, und es entstehen nacheinander in Zusammenhang mit der Entwicklung der Pharyngealbögen weitere 6 Aortenbögen als Kiemenbogenarterien (syn. Pharyngealbogenarterien), so dass jeder Aortenbogen einem Pharyngealbogen zugeordnet werden kann. Bis die 6. Pharyngealbogenarterie entstanden ist, hat sich zwar die erste schon wieder zurückgebildet, trotzdem gibt die folgende Abbildung einen guten Überblick über das Arteriensystem. Es ist also zu beachten, dass nie alle 6 Pharyngealbogenarterien gleichzeitig voll ausgebildet sind.

Bitte beachten: Aortenbogen, Kiemenbogenarterie und Pharyngealbogenarterie sind Synonyme.

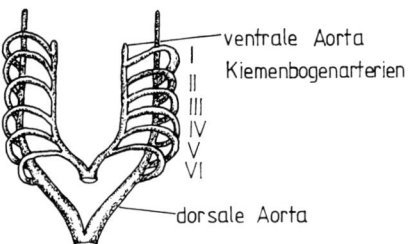

Abb. 7.6 Aortenbögen

Bitte vergleichen Sie die Tabelle mit folgender Abbildung:

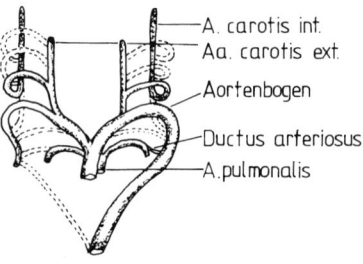

Abb. 7.7 Entwicklung der großen Gefäße

Weiterentwicklung der Pharyngealbogenarterien

Pharyngealbogenarterie (Kiemenbogenarterie)	entwickelt sich zu:
1	Rückbildung
2	Rückbildung
3	beidseits A. carotis communis, A. carotis interna (zusammen mit dem kranialen Anteil der dorsalen Aorten)
4	rechts: Anfangsteil der A. subclavia dextra links: beteiligt am Aortenbogen
5	Rückbildung, oftmals gar nicht angelegt
6 („Pulmonalbogen")	rechts: Anfangsteil der A. pulmonalis dextra links: **Ductus arteriosus** und Truncus pulmonalis
ventrale Aorten	Aorta ascendens, Truncus brachiocephalicus
dorsale Aorten	Aorta descendens (kranialer Anteil: A. carotis int.)

H95

→ **Frage 7.2:** Lösung D

Zu (D): Die rechte Aorta dorsalis obliteriert zum größten Teil, zu einem geringen Anteil ist sie an der Bildung der rechten A. subclavia beteiligt. Der Truncus brachiocephalicus hingegen hat sich aus den ventralen Aorten entwickelt.
Zu (A) und (B): Die **Aa. umbilicales** führen in der Embryonal- und Fetalzeit Mischblut vom Embryo zur Plazenta zurück. Sie entspringen beidseits aus den Aa. iliacae communes. Nach Umstellung auf den postnatalen Kreislauf bleiben die proximalen Anteile durchgängig, sie heißen jetzt Aa. vesicales sup., die distalen Anteile obliterieren und sind als Ligg. umbilicalia medialia rechts und links der Mittellinie am Relief der inneren Bauchwand zu erkennen. Eine ergänzende Abbildung dazu findet sich bei Prometheus, Lernatlas der Anatomie, Hals und Innere Organe, Georg Thieme Verlag 2005, S. 234.

H97 ■■

→ **Frage 7.3:** Lösung B

Siehe Lerntext VII.3.
Der definitive Aortenbogen entwickelt sich aus der 4. Kiemenbogenarterie bzw. dem 4. embryonalen Aortenbogen, der Ductus Botalli entsteht links aus der 6. Kiemenbogenarterie.

H97 ■■

→ **Frage 7.4:** Lösung *** Diese Frage wurde aus der Wertung genommen.

Der Ductus arteriosus Botalli ist kein Gefäßabschnitt des Erwachsenen, wie irrtümlich im Einleitungstext der Frage formuliert, sondern eine der Kurzschlussverbindungen im Fetalkreislauf. Daher wurde der zweite Teil der Frage aus der Wertung genommen.
Siehe Lerntext II.17.
Nach der Umstellung des Fetalkreislaufs, die eine Unterteilung in Hoch- und Niederdruckkreislauf bedeutet, sinkt durch die Entfaltung der Lunge der Gefäßwiderstand im kleinen Kreislauf. Verschließt sich der Ductus arteriosus Botalli postpartal nicht, so bleibt weiterhin eine Kurzschlussverbindung zwischen dem Hochdruckkreislauf in der Aorta und dem Niederdruckkreislauf in der A. pulmonalis bestehen. Da der Blutfluss dem Druckgefälle folgt, fließt also Blut vom linken Herzen (Aorta) zum rechten Herzen (A. pulmonalis). Man spricht von einem Links-rechts-Shunt. Der im Fetalkreislauf bestehende Rechts-links-Shunt ist somit genau umgekehrt.

Klinischer Bezug
Durch die persistierende Kurzschlussverbindung wird der Lungenkreislauf – und damit schließlich der linke Vorhof und der linke Ventrikel – zusätzlich mit dem rezirkulierenden Blutvolumen belastet. Dies führt abhängig vom Shuntvolumen früher oder später zu einer Linksherzinsuffizienz.

F93

→ **Frage 7.5:** Lösung A

Zur **Fallot-Tetralogie** werden vier Fehlbildungen des Herzens zusammengefasst:
– Ventrikelseptumdefekt, subaortal gelegen
– Pulmonalstenose (valvulär – auf Höhe der Pulmonalklappe oder infundibulär – unterhalb der Pulmonalklappe)
– überreitende Aorta, die Aorta liegt direkt über dem Ventrikelseptumdefekt (VSD)
– Hypertrophie des rechten Ventrikels.
Zu (A): Manchmal ist das Foramen ovale auch noch im Erwachsenenalter für eine Sonde durchgängig.

Klinischer Bezug
Bei dieser Konstellation tritt ein Rechts-links-Shunt in Ventrikelebene auf, d. h. venöses Blut fließt über den VSD vom rechten in den linken Ventrikel und dort gleich in die Aorta. Kinder mit diesem Herzfehler sind zyanotisch und können an hypoxämischen Anfällen leiden (plötzliche Verengung des Infundibulums und Verstärkung der Zyanose). Die Kinder gehen dabei in eine Hockstellung, wodurch sich der Widerstand im großen Kreislauf erhöht und der Rechts-links-Shunt abnimmt.

H03

→ **Frage 7.6:** Lösung C

Bei dieser Fehlbildung spricht man von einer **Aortenisthmusstenose**. Vor dem Isthmus aortae liegen der Truncus brachiocephalicus bzw. die A. subclavia sinistra. Die angesprochene Anastomose erfolgt dann über die Aa. subclaviae, die Aa. thoracicae internae, deren Rr. intercostales anteriores, die Aa. intercostales posteriores, (C) trifft nicht zu. Somit wird bei einem ausgeprägten Gradienten der Aortenisthmusstenose die Durchblutung auch distal der Stenose gewährleistet bzw. verbessert. Siehe auch Netter, Farbatlanten der Medizin, Band 1: Herz, Thieme Verlag 1990, Stuttgart.

Klinischer Bezug

Neben einem messbaren Blutdruckgradienten zwischen oberer und unterer Extremität und einem Bluthochdruck können im Röntgenbild infolge dieses Umgehungskreislaufs Rippenusuren (Aa. intercostales) erkennbar sein. Dies stützt dann die Verdachtsdiagnose „Aortenisthmusstenose".

F05

→ **Frage 7.7:** Lösung E

Siehe Lerntext VII.4.
Zu **(A)**: Aus dieser Anlage entsteht die Schilddrüse.
Zu **(B)**: Die ventrale Knospe der 3. Schlundtasche bildet die entodermale Thymusanlage.
Kurze Zusammenfassung zur Entwicklung der Lunge:
Aus dem *entodermalen Anteil* der Lungenanlage entwickelt sich die epitheliale Auskleidung von Lunge und Bronchien einschließlich Alveolarepithel.
Aus dem **mesenchymalen Anteil** entstehen Bindegewebe, Knorpel, glatte Muskulatur und Gefäße.
Zunächst verläuft bis zur 17. Woche die Entwicklung ähnlich wie bei einer Drüse. Durch dichotome Verzweigung entstehen immer feinere Verästelungen des Bronchialbaumes.
Erst ab der **24. Schwangerschaftswoche** bilden sich an den Bronchioli respiratorii Aussackungen, die als Sacculi alveolares bezeichnet werden und als primitive Alveolen fungieren können. Auch die Ausbildung eines pulmonalen Kapillarbettes fällt in diesen Zeitraum. Man bezeichnet die letzte Phase der Entwicklung als Aussackungsphase. Erst in der 25.–28. Woche sind genügend Alveolen vorhanden, so dass ein Frühgeborenes lebensfähig ist. Vorher ist

- die Alveolaroberfläche noch zu gering und
- die Vaskularisation noch nicht ausreichend.
- Surfactant ist noch nicht ausreichend vorhanden.

Klinischer Bezug

Bei Surfactantmangel (z. B. primär bei Frühgeborenen < 32. SSW) kann künstlich hergestellter oder aus Schweine- und Rinderlunge gewonnener Surfactant-Faktor intratracheal über den Beatmungstubus instilliert werden, um die Atmungs- bzw. Beatmungssituation zu verbessern.

Merke: *Bindegewebige Strukturen wie auch Muskulatur und Knorpel sind immer mesenchymalen Ursprungs. Entodermale Genese weist in Richtung epitheliale Auskleidung von Verdauungs- und Respirationstrakt mit dazugehörigen spezifischen Zellen!*

VII.4　Embryonalentwicklung der Lunge

Der epitheliale Anteil von Trachea und Lunge ist entodermalen Ursprungs. Der mesenchymale Anteil (Bindegewebe, Gefäße, Muskulatur, Pleura) entsteht aus dem Mesoderm (s. u.). In der 3. Woche entsteht an der ventralen Wand des Vorderdarms (Entoderm) eine Ausbuchtung – das sog. **Lungendivertikel** –, das sich bald in 2 Knospen für 2 Lungen teilt. Zunächst besteht noch eine offene Verbindung zwischen dem Lungendivertikel in ganzer Länge und dem Vorderdarm (Abb. 7.8 a). Dann entstehen an beiden Seiten Rinnen, die langsam ins Innere wachsen (Abb. 7.8 b). Es resultiert schließlich eine Berührung des Epithels und daraufhin eine Verwachsung der Öffnung. Die Lungenanlage ist jetzt durch das sog. **Septum oesophagotracheale** vom Vorderdarm abgetrennt (Abb. 7.8 c). Es besteht somit eine senkrechte Scheidewand zwischen Darmschlauch und Trachealschlauch, denn inzwischen ist die Lungenknospe in die Länge und damit auch nach kaudal gewachsen, wodurch die Trachea entstanden ist. Gleichzeitig erfolgt eine Aufspaltung der Lungenknospen in 3 Äste rechts und 2 Äste links (die rechte Lunge hat 3 Lappen). Jetzt sind für jede Lunge die Lappenbronchien entstanden (Abb. 7.8 d).
Die weitere Aufteilung erfolgt dichotom (Zweiteilungen). Bis zur Geburt ist die Aufteilung des Bronchialbaums noch keineswegs abgeschlossen, so dass nach der Geburt der Bronchialbaum in das schon gebildete Alveolarsystem vorgeschoben wird, also ursprünglich Alveolargänge zu Bronchien umgewandelt werden. Aus den Bronchien entstehen durch Aussprossung wieder Alveolen.
Während des Wachstums des Bronchialbaums differenziert sich umliegendes Mesoderm zu Knorpel, glattem Muskelgewebe und Blutgefäßen. Vegetatives Nervensystem wandert sekundär ein. Somit ist nur Bronchial- und Alveolarepithel entodermaler Genese.

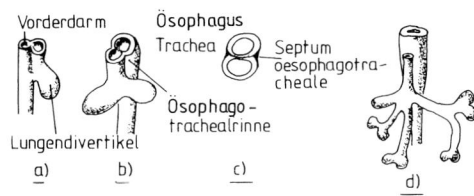

Abb. 7.8 Lungenbläschen und Entstehung des Bronchialbaums

Klinischer Bezug

Eine *Ösophagusatresie* ist ein angeborener Verschluss der Speiseröhre, der meistens in Höhe der Bifurcatio tracheae auftritt. Nach der Abtrennung des Ösophagus von der Trachea findet in der Speiseröhre eine Epithelwucherung statt, die das Lumen stellenweise ausfüllen kann. Werden diese Wucherungen nicht wieder abgebaut, so resultiert ein Speiseröhrenverschluss, der operativ behandelt werden muss.

Eine Ösophagusatresie tritt oft zusammen mit einer **Ösophagotrachealfistel** auf. Hier ist noch eine Verbindung zwischen Trachea und Ösophagus erhalten.

7.2 Atmungsorgane

VII.5 Trachea

Die Trachea ist 10–12 cm lang und teilt sich in eine
- Pars cervicalis (6./7. Halswirbel bis zur oberen Thoraxapertur)
- Pars thoracica (obere Thoraxapertur bis Bifurkation in Höhe des 4. Brustwirbels)

Aufbau:
- hufeisenförmige Knorpelspangen (hyaliner Knorpel) durch Ligg. anularia verbunden, auf der Rückseite durch das Paries membranaceus mit dem M. trachealis bindegewebig verschlossen. Beide Anteile bilden die **Tunica fibromusculocartilaginea.**
- **Tunica mucosa** mit respiratorischem Epithel und einer Lamina propria, die seromuköse Drüsen enthält.
- **Tunica adventitia:** lockeres Bindegewebe.

Gefäße: Rr. tracheales aus der A. thyroidea inferior, Rr. tracheales aus der A. thoracica int.

Nerven: thorakaler Grenzstrang und Rr. tracheales aus dem N. laryngeus recurrens.

H03
→ **Frage 7.8:** Lösung A

In der a.-p.-Aufnahme des Thorax kann bei einer Vergrößerung des Bifurkationswinkels der Hauptbronchien auf eine Vergrößerung des linken Vorhofs geschlossen werden, da ein extrem dilatierter

Vorhof den linken Hauptbronchus nach oben verlagern kann. Auf einer Seitaufnahme ist die Dilatation des linken Vorhofs (nach dorsal) auch gut zu sehen, wenn man einen Ösophagus-Breischluck durchführt. Man erkennt dann die Verlagerung des Ösophagus nach dorsal, siehe auch Prometheus, Lernatlas der Anatomie, Hals und Innere Organe, Georg Thieme Verlag 2005, S. 65.

H05
→ **Frage 7.9:** Lösung B

Siehe Lerntext VII.6. Schematische Abbildungen finden sich bei Prometheus, Lernatlas der Anatomie, Hals und Innere Organe, Georg Thieme Verlag 2005, S. 84 f.

Zu **(A):** Der Oberlappen der rechten Lunge enthält 3 Segmente.

Zu **(B):** Hier sind Segment 4 und 5 der rechten Lunge gemeint. Kranial verläuft die Fissura horizontalis pulmonis dextri, kaudal werden diese 2 Segmente von der Fissura obliqua pulmonis dextri begrenzt.

Zu **(C):** In der linken Lunge gibt es keine Fissura horizontalis, die *Fissura obliqua* trennt Ober- und Unterlappen und verläuft zwischen Segment 5 und 8 (links fehlt das Segment 7).

Zu **(D):** Der Oberlappen der linken Lunge enthält 5 Segmente.

Zu **(E):** Im Unterlappen der *linken* Lunge fehlt Segment 7.

H03
→ **Frage 7.10:** Lösung D

Markiert mit dem Kreuz ist das hinten oben liegende Segment (Segment 6) des Unterlappens der rechten Lunge (D). Man sollte beachten, dass die Grenze zwischen Oberlappen und Unterlappen schräg von hinten-oben nach vorne-unten verläuft (wenn man im Schema die obere Begrenzungslinie des markierten Segments nach links unten verfolgt). Wichtig ist hier ebenfalls der Blick in einen Anatomieatlas, z. B. Prometheus, Lernatlas der Anatomie, Hals und Innere Organe, Georg Thieme Verlag 2005, S. 84f.

VII.6 Lunge

Rechte Lunge:
besteht aus 3 Lappen, Ober- und Unterlappen durch die Fissura obliqua getrennt, Ober- und Mittellappen durch Fissura horizontalis getrennt, Oberlappen – Segmente 1–3, Mittellappen 4–5, Unterlappen 6–10.

Linke Lunge:
besteht aus 2 Lappen, Oberlappen durch die Fissura obliqua vom Unterlappen getrennt, Oberlappen – Segmente 1–5, Unterlappen 6–10, wobei im linken Unterlappen das Segment 7 fehlt.

Segmente sind keilförmige Bezirke der Lunge, die von einem zentralen Bronchus mit begleitender Arterie (Äste der A. pulmonalis) versorgt werden, deswegen auch **bronchoarterielle Seg-**

mente. Die Lungenvenen verlaufen in den bindegewebigen Segmentgrenzen.

Lymphgefäße verlaufen peribronchial, subpleural und interlobulär und leiten die Lymphe weiter zu den Lymphknoten am Hilum.

Die Lungensegmente verlaufen als Keil vom Hilum zur Lungenoberfläche, haben aber mit der dort erkennbaren feinen Felderung nichts zu tun. Die Segmentgrenzen ergeben sich aus der Zugehörigkeit zu einem Segmentbronchus, sie sind auch auf der Lungenoberfläche nicht zu erkennen.

Nur auf der Mantelzone der Lunge zu erkennen und Ursache für die feine Felderung sind die **Lungenläppchen** (Lobuli pulmonales).

Klinischer Bezug

Segmente haben klinische Bedeutung: Es können Segmentpneumonien (Entzündungen) eines oder mehrerer Segmente entstehen, oder auch durch Verlegung (Entzündung, Schleim, Fremdkörper) eines Segmentbronchus eine auf das Segment beschränkte Atelektase. ∎

H05 H02 ∎
→ **Frage 7.11:** Lösung E

Ein aspirierter Fremdkörper gelangt im Bronchialsystem am ehesten in die Bronchien, die die Verlaufsrichtung der Trachea annähernd fortsetzen. Dies trifft für den rechten Unterlappenbronchus am ehesten zu. Insgesamt ist der rechte Hauptbronchus weitlumiger, verläuft steiler und setzt die Verlaufsrichtung der Trachea fort. Vom rechten Hauptbronchus biegen der rechte Ober- und der eher englumige Mittellappenbronchus ab. Man betrachte sich hierzu auch entsprechende Abbildungen im Anatomieatlas, z. B. Prometheus, Lernatlas der Anatomie, Hals und Innere Organe, Georg Thieme Verlag 2005, S. 82.

H96
→ **Frage 7.12:** Lösung A

Eine ähnliche Frage wurde bereits mehrmals, zuletzt im Physikum F92 gestellt.

Die Rr. bronchiales für die linke Lunge (meist 2 Äste) kommen direkt aus der Aorta thoracica, die für die rechte Lunge entspringen aus der 3. oder 4. Interkostalarterie. Der Abfluss erfolgt bei den hilusnahen Vv. bronchiales rechts in die V. azygos, links in die V. hemiazygos. Die Vv. bronchiales aus der Lungenperipherie münden in die Lungenvenen (d. h. deren Blut ist nicht mehr vollständig arterialisiert).

H02
→ **Frage 7.13:** Lösung E

Bei dieser Frage wird nach den **Vasa publica** und den **Vasa privata** der Lunge gefragt. Die Lunge besitzt **Vasa publica** (Niederdrucksystem, Gasaustausch Blut/Luft), die das Blut aus dem rechten Herzen über die Pulmonalarterie und deren Äste (Verzweigung parallel zum Bronchialbaum) bis in die Alveolarkapillaren leiten ((A) und (B)). Das mit Sauerstoff gesättigte Blut fließt dann wieder über interlobulär und intersegmental verlaufende Venen in die Pulmonalvenen, die in den linken Kreislauf münden. Ein Teil des im Lungenkreislauf zirkulierenden Blutes nimmt aber nicht am Gasaustausch teil, z. B. Blut aus nicht belüfteten Alveolen (sog. Shuntblut, siehe Physiologie).

Die **Vasa privata**, Rr. bronchiales, entspringen aus dem Körperkreislauf (Hochdrucksystem), und zwar aus der Aorta thoracica der 3. oder 4. A. intercostalis. Das venöse Blut aus dem Bronchialsystem fließt zum großen Teil über Vv. bronchiales in die V. azygos (D), teilweise aber auch in die Lungenvenen (C).

Zwischen Vasa publica und Vasa privata der Lunge bestehen also anatomische Kurzschlüsse – Vv. Pulmonales erhalten venöses Blut aus Teilen des Bronchialsystems. Ein Teil des venösen Blutes aus den Vasa privata fließt also nicht wieder über den Körperkreislauf zurück, sondern durch Pulmonalvenen in den Lungenkreislauf. Somit ist die unter (C) angegebene Möglichkeit korrekt. Im linken Vorhof befindet sich damit kein vollständig arterialisiertes Blut.

Umgekehrt ist ein Blutfluss von den Alveolarkapillaren in Vasa privata unwahrscheinlich (E).

VII.7   Respiratorisches Epithel

Das **respiratorische Epithel** (mehrreihiges Flimmerepithel, d. h. hochprismatische Zellen mit Kinozilien, dazwischen schleimbildende Becherzellen) verändert sich im Verlauf des Bronchialbaums so, dass es in den Segmentbronchien noch erhalten ist, während weiter in den Bronchien und Bronchioli terminales die Becherzellen seltener werden, bis im Bronchiolus respiratorius das Epithel nur noch einschichtig kubisch ist, keine Kinozilien mehr enthält und Becherzellen fehlen.

Dagegen besitzen Bronchien, Bronchioli bis zu den Bronchioli respiratorii eine Schicht scherengitterartig angeordneter Muskelfasern, was eine Verstellung des Eingangslumens in die Alveolen ermöglicht. ∎

H01 ∎∎
→ **Frage 7.14:** Lösung B

Siehe Lerntext VII.8.

VII.8   Aufbau der Bronchien

Große Bronchien und Segmentbronchien setzen zunächst noch den Aufbau der Trachea fort mit:
- *Schleimhaut,* Tunica mucosa (mehrreihiges Flimmerepithel, Becherzellen).

– *Muskel-/Knorpelschicht,* Tunica fibromusculocartilaginea (hufeisenförmige Knorpelspangen, hinten Paries membranacea), glatte Muskulatur.
– *Adventitia,* lockeres Bindegewebe, Verschiebeschicht gegen die Umgebung.

Allerdings lassen sich schon bald Veränderungen im Feinbau feststellen. So werden die Knorpeleinlagerungen unregelmäßiger, durch Bindegewebe ersetzt, bis sie in den Bronchioli ganz fehlen.

Becherzellen werden seltener, Muskulatur tritt jetzt in netz- und ringförmig verlaufenden Zügen auf, während in der Trachea nur der M. trachealis in der Paries membranaceus vorhanden war. Bis zu den Segmentbronchien sind auch seromuköse Gll. bronchiales (bzw. tracheales in der Trachea) vorhanden. Allerdings liegen diese nicht in der Lamina propria der Schleimhaut, sondern in der Tunica fibrocartilaginea, eingebettet in das Bindegewebe, das die Knorpelstücke verbindet.

Abschnitt	Epithel/ Tunica mucosa	Tunica fibromusculocartilaginea
Hauptbronchus	mehrreihiges, zylinderförmiges Epithel mit Kinozilien, Becherzellen	**Knorpelspangen,** Paries membranaceus, glatte Muskulatur, seromuköse Drüsen
Lappen- u. Segmentbronchien	s. o.	**Knorpelplättchen,** konzentrisch angeordnete glatte Muskulatur, seromuköse Drüsen
Bronchioli	**einschichtig** prismatisches Epithel, Kinozilien	*kein Knorpel, keine Drüsen,* glatte Muskulatur, sternförmiges Lumen im histologischen Schnitt
Bronchioli terminales	s. o., letzte Station des Totraumes, *keine* Becherzellen, Clara-Zellen	s. o., konzentrisch angeordnete glatte Muskulatur
Bronchioli respiratorii	einschichtig kubisches Epithel, keine Kinozilien und Becherzellen, in der Wand befinden sich die Alveolen	gitterartig angeordnete glatte Muskulatur: *kontraktile Bronchioli!*
Alveolen	einschichtiges Plattenepithel, Alveolarepithelzellen	keine Muskulatur

Innervation: Plexus pulmonalis (Sympathikus und Parasympathikus). Der Parasympathikus hat bronchokonstriktorische Wirkung, der Sympathikus bronchodilatierende und vasokonstriktorische Wirkung.

Klinischer Bezug
Anwendung von Sympathikomimetika als Spray oder in Tablettenform bei Asthma bronchiale.

Histologische Unterscheidung des Bronchialbaumes (vergleiche Abbildung Nr. 61 , Abbildung Nr. 62 und Abbildung Nr. 147 des Bildanhangs). ■

F02 ■■
→ **Frage 7.15:** Lösung D

Seromuköse Glandulae bronchiales finden sich nur noch in größeren Bronchien und Segmentbronchien, nicht mehr dagegen in Bronchioli und Bronchioli terminales.
Clara-Zellen sind sekretorische Zellen in der Wand der Bronchioli terminales. Dieser Zelltyp enthält viele Mitochondrien und reichlich glattes endoplasmatisches Retikulum. Clara-Zellen produzieren die Surfactantproteine SP-A und SP-D, die für die Opsonierung von Bakterien wichtig sind.

F98 F96 H93 ■■
→ **Frage 7.16:** Lösung B

Größere Bronchien und Segmentbronchien setzen zunächst noch den Wandbau der Trachea fort (Tunica mucosa – mehrreihiges Flimmerepithel mit Becherzellen, Tunica fibrocartilaginea, Adventitia). In weiteren Verzweigungen des Bronchialbaums werden Knorpeleinlagerungen allerdings seltener, ebenso Becherzellen.
Bronchioli enthalten keine Knorpeleinlagerungen mehr und nur noch spärlich bis keine Becherzellen im Epithel. Subepitheliale Drüsen fehlen ebenfalls. Statt der Knorpeleinlagerungen enthält die Bronchiolenwand viel glatte Muskulatur in netz- und ringförmig verlaufenden Zügen.
Zu **(E):** Siehe Kommentar zu Frage 7.15.

F97 F88 H85 ■■
→ **Frage 7.17:** Lösung C

Bronchioli respiratorii gehen aus den Bronchioli terminales hervor und tragen charakteristische seitliche Aussackungen, die Alveolen. Der Wandbau ähnelt im wesentlichen dem der Bronchioli terminales, wobei Zilien schließlich ganz fehlen, das Epithel nur noch einschichtig isoprismatisch ist, und die Wand aus elastischen Fasern und Zügen glatter Muskulatur besteht. Becherzellen, Glandulae bronchiales und Knorpel fehlen in den kleinsten Verzweigungen des Bronchialbaumes.
Siehe auch Lerntext VII.8.

H01

→ **Frage 7.18:** Lösung C

Die Abbildung zeigt einen Schnitt durch die **Lungenalveolen.** Hier kommen weder Drüsen noch Knorpel oder Muskulatur vor. Die stark angefärbten Strukturen sind also **elastische** und **retikuläre Fasern;** somit tragen sie zur Retraktionskraft der Lunge bei.

H01 ■■

→ **Frage 7.19:** Lösung E

Die **Alveolarwand** bildet einen Teil der **Blut-Luft-Schranke.** Sie besteht aus den **Pneumozyten** (= Alveolarepithelzellen) Typ I (Gasaustausch) und Typ II (Surfactantproduktion), dem **Surfactant** und der **Basalmembran,** welche oft mit der Basalmembran der Kapillaren verschmolzen ist. Außerdem befinden sich in den Alveolen die Alveolarmakrophagen. An die Alveolen grenzen **Gefäßkapillaren,** Lymphkapillaren kommen in diesem Bereich nicht vor, sie würden den Gasaustausch nur behindern.

F04 ■

→ **Frage 7.20:** Lösung D

Siehe Kommentar zu Frage 7.24.

H04

→ **Frage 7.21:** Lösung D

Hier handelt es sich um den elektronenmikroskopischen Ausschnitt aus einer Alveole oder eines Alveolarseptums mit Pneumozyten Typ I, die z. B. die Kapillare rechts bedecken und einen eher flachen Zellleib besitzen. Die in der Mitte liegende markierte Zelle ist ein **Pneumozyt Typ II,** die sog. Nischenzelle, die eine eher kubische Form und die Zeichen sezernierender Zellen zeigt. Diese Zellen produzieren den Surfactant. Charakteristisch, hier aber nur bedingt zu sehen, sind Organellen mit stapel- bzw. lamellenartiger Struktur. Gut zu sehen sind die apikalen Mikrovilli dieser Zelle sowie die Entleerung eines Substrats am apikalen Zellpol.

F05 ■

→ **Frage 7.22:** Lösung D

Die Abbildung ist eine Wiederholung aus dem letzten Physikum. Die mit **2** markierte Zelle ist ein **Pneumozyt Typ II,** diese Zellen produzieren den Surfactant, der aus *Phospholipiden* und Surfactantproteinen besteht (dies wurde in der letzten Prüfung erfragt). Die Pneumozyten Typ I sind für den Gasaustausch zuständig, es ist z. B. rechts eine solche Zelle zu sehen, die nahe einer Kapillare liegt (Blut-Luft-Schranke).
Die mit **1** markierte Zelle ist ein **Alveolarmakrophage,** der dem *monozytären Phagozytensystem* ent-

stammt, in den terminalen zilienfreien Luftwegen vorkommt und sich an Pneumozyten Typ I anheften kann. Er nimmt Keime, Staubpartikel oder Ruß auf.

F05 ■

→ **Frage 7.23:** Lösung C

Siehe Kommentar zu Frage 7.22.

F05 ■

→ **Frage 7.24:** Lösung E

Eine ganz ähnliche Frage wurde im Physikum F04 gestellt.
Pneumozyten Typ II (Alveolarepithelzellen, Typ II) können sich teilen, sie können sich auch zu Pneumozyten Typ I differenzieren und bilden so den „Reservepool" für die Pneumozyten Typ I (D). Dieser Zelltyp ist nämlich teilungs*unfähig.*
Pneumozyten Typ II bilden den **Surfactant,** der aus Phospholipiden und Surfactantproteinen besteht ((A) und (B)). Surfactantproteine (SP) haben mit der Regulation der Rezirkulation des Surfactant und der Stabilität des Surfactantfilms zu tun, die Proteine SP-A und SP-D sind für die **Opsonierung** (Anheftung dieser Proteine an die Oberfläche von eingedrungenen Keimen – Bakterien, Viren, Pilze) zuständig, damit die Keime leichter durch Alveolarmakrophagen beseitigt werden können (C). Fallen diese Proteine aus oder sind funktionell insuffizient, hat dies Folgen für die Infektabwehr. Übrigens können auch Clara-Zellen die Surfactantproteine SP-A und SP-D bilden.
Pneumozyten Typ II sind bereits vor der Geburt funktionsfähig. Die Bildung des Surfactants beginnt *bereits pränatal.* Die Menge Surfactant ist aber erst ab der 35. Schwangerschaftswoche ausreichend (E).

F96 H91 ■

→ **Frage 7.25:** Lösung D

Um einen effektiven Gasaustausch zwischen Alveolen und Kapillaren zu erreichen, muss die Diffusionsstrecke möglichst kurz sein. Dies wird ermöglicht durch die Anlagerung von Alveolarepithel direkt an die Kapillaren, dazwischen liegt die gemeinsame (verschmolzene) Basalmembran von Kapillarwand und Alveolarepithel. Es finden sich keinerlei Fasern zwischen beiden Anteilen.
Die **Blut-Luft-Schranke** besteht aus:
- Surfactant
- Zytoplasma der Alveolarepithelzellen Typ I
- Basalmembran
- Kapillarendothel inkl. Zytoplasma

H04

→ **Frage 7.26:** Lösung E

Alveolarmakrophagen kommen in den Alveolen sowie in den terminalen, zilienfreien Luftwegen vor.

Sie entstammen dem monozytären Phagozytensystem, wandern über den Blutweg in die Interalveolarsepten und durchwandern dann die Kapillarwand. Sie liegen dann den Alveolarzellen Typ I auf, wo sie sich auch anheften können. Diese Zellen nehmen in ihren Phagolysosomen Staubpartikel, Ruß oder Keime auf. Treten bei einer kardialen Stauung (Rückstau des Blutes bei schlechter myokardialer Funktion oder bei einer Mitralstenose) viele Erythrozyten ins Alveolarlumen, so werden sie von den Alveolarmakrophagen phagozytiert, das Eisen des Erythrozyten wird als Hämosiderin im Zytoplasma dieser Zellen gespeichert. Da die Alveolarmakrophagen auch die zilientragenden Atemwege erreichen können, gelangen sie dann auch ins Sputum. Das Hämosiderin kann dann in diesen sog. **Herzfehlerzellen** färberisch nachgewiesen werden.

VII.9 Pleura

Die *Pleura pulmonalis* (**Pleura visceralis**), das viszerale Blatt der Pleura, überkleidet direkt die Lungenoberfläche und dringt auch in die Spalten zwischen den einzelnen Lappen (Interlobärspalten) ein, also ist sie auch in der Fissura obliqua und horizontalis zu finden. Sie ist nicht sensibel innerviert, damit auch nicht schmerzempfindlich.

Am Lungenhilum und am Lig. pulmonale geht sie über in die *Pleura costalis* (**Pleura parietalis**), die die Pleurahöhle auskleidet, meistens also der Thoraxinnenwand anliegt. Blut und Lymphgefäße kommen von der Thoraxwand. So ziehen mit den Interkostalgefäßen auch subpleurale Lymphgefäße zu den Nll. intercostales et parasternales. Die Pleura costalis ist schmerzempfindlich.

Sensible Innervation der Pleura:
Wichtig ist zu merken: Nur die Pleura parietalis ist sensibel versorgt!
– Pleura costalis: Nn. intercostales,
– Pleura diaphragmatica: N. phrenicus,
– Pleura mediastinalis: N. phrenicus.
Die Pleura parietalis kann man noch in Pleura mediastinalis, Pleura diaphragmatica und Pleura costalis unterteilen.
Der Recessus costodiaphragmaticus wird, wie auch alle anderen Komplementärräume der Lunge, vom parietalen Blatt der Pleura ausgekleidet.

Klinischer Bezug

Recessus pleurales können durch physikalische Untersuchungsmethoden, wie z. B. Perkussion, nicht dargestellt werden, weil sie nicht lufthaltig sind. Bei der Perkussion werden die Grenzen der Lunge am Klopfschall erkannt.
Selbst im Ultraschall lassen sich Recessus pleurales nur darstellen, wenn sie flüssigkeitsgefüllt sind (Pleuraerguss).

Die Pleurakuppel ragt durch die obere Thoraxapertur bis zur Höhe des Köpfchens der 1. Rippe. Sie wird an der Außenseite verstärkt durch die Membrana suprapleuralis, eine Fortsetzung der Fascia endothoracica. Das Ganze wird durch Bindegewebszüge an das tiefe Blatt der Halsfaszie und die 1. Rippe fixiert.
Der **Sulcus pulmonalis** ist eine breite Rinne links und rechts der Wirbelsäule und nimmt die hinteren Anteile der Lungenflügel auf.
Als **Lingula pulmonis** bezeichnet man einen Fortsatz des *linken oberen* Lungenlappens unterhalb der Incisura cardiaca. ■

H02
→ **Frage 7.27:** Lösung B

Bei der beschriebenen Verletzung kommt es darauf an, diejenige Struktur zu finden, die – bei Ausatmung – mit der geringsten Wahrscheinlichkeit in den vermutlichen Stichkanal hineinreicht. Dies ist die Lunge mit der ihr direkt anliegenden Pleura visceralis. In der rechten Axillarlinie in Höhe der 8.–9. Rippe verläuft ein gedachter Stichkanal durch den Recessus costodiaphragmaticus (Sinus phrenicocostalis), sodass die Pleura parietalis, innen der Thoraxwand anliegend und als Pars diaphragmatica dem Zwerchfell aufliegend, danach das Zwerchfell, das Peritoneum parietale und zuletzt das Peritoneum viscerale, direkt der Leber aufliegend, wahrscheinlich getroffen wird.
Visuell nachvollziehbar ist dies an Schnittbildern durch den Thorax und Bauchraum, z. B. Sobotta, Atlas der Anatomie des Menschen, 22. Auflage, Band 2, S. 54, 103 oder Prometheus, Lernatlas der Anatomie, Hals und Innere Organe, Georg Thieme Verlag 2005, S. 68.
Entsprechend der beschriebenen Verletzung muss bei einer Erstversorgung dieses Patienten auch an einen Pneumothorax rechts gedacht werden.
Der **Recessus costodiaphragmaticus** ist der größte Komplementärraum der Lunge. Er bestimmt die kaudalen Pleuragrenzen und kommt bei tiefer Inspiration und Abflachung des Zwerchfells zur Geltung, wenn er die Lunge aufnimmt. Ausgekleidet ist er wie alle Komplementärräume mit Pleura parietalis (die Pleura visceralis überzieht die Lunge) und misst in der mittleren Axillarlinie 6–7 cm. Er reicht dorsal viel weiter nach kaudal als ventral. Die weiteste Ausdehnung nach kaudal liegt im Bereich der hinteren Axillarlinie, dort reicht der Recessus costodiaphragmaticus fast bis zur 12. Rippe. Siehe auch Prometheus, Lernatlas der Anatomie, Hals und Innere Organe, Georg Thieme Verlag 2005, S. 92f.

H02 ■
→ **Frage 7.28:** Lösung E

Ergussflüssigkeit bei einem Pleuraerguss lässt sich auf einem Röntgenbild im Stehen im Recessus costodiaphragmaticus gut nachweisen. Auch mit der Sonographie lässt sich beim sitzenden oder stehenden Patienten ein Pleuraerguss gut im Recessus costodiaphragmaticus darstellen.

F97 F90 H86 ■■
→ Frage 7.29: Lösung A

Normalerweise befinden sich beim Gesunden nur ein minimaler Flüssigkeitsfilm zwischen parietalem und viszeralem Blatt der Pleura, gerade soviel, dass die Gleitfähigkeit der Serosa erhalten bleibt. Die Gleitflüssigkeit wird von der Serosa gebildet und von ihr auch wieder resorbiert. Von der Zusammensetzung her ist sie ein Transsudat, d. h. ein Filtrationsprodukt des Blutes.

Klinischer Bezug
Bei Erkrankungen des Herzens, der Lungen und der Pleura kann es zu größeren Ansammlungen von Flüssigkeit im Pleuraspalt kommen – man spricht dann von einem Pleuraerguss. Dieser wird klinisch durch Perkussion oder mittels Ultraschall (Sonographie) diagnostiziert und kann ggf. punktiert werden, um bei größeren Ergüssen eine Entlastung der Atemfunktion herbeizuführen, oder man punktiert zu diagnostischen Zwecken, z. B. Nachweis von malignen Tumorzellen im Erguss oder Nachweis von Tuberkelbakterien.

F93
→ Frage 7.30: Lösung E

Bisher wurde in alten Fragen nur die sensible Innervation der Pleura geprüft! Jetzt wird allgemein nach der Innervation der Pleura gefragt, d. h. dazu zählt auch die **vegetative Innervation!**
Für die sensible Versorgung gilt: Nur die Pleura parietalis ist schmerzempfindlich, sie wird im Bereich der Pleura costalis durch die Nn. intercostales, im Bereich der Pleura mediastinalis und diaphragmatica vom N. phrenicus versorgt.
Ansonsten kommen noch Efferenzen aus Parasympathikus und Sympathikus im Plexus pulmonalis in Frage sowie Afferenzen von Dehnungsrezeptoren. Diese laufen über den N. vagus.

F99 F91 H85 ■
→ Frage 7.31: Lösung B

Der N. phrenicus verläuft am Hals auf dem M. scalenus anterior liegend, ebenso die A. thoracica interna; der Truncus sympathicus zieht als Grenzstrang beidseits lateral der Wirbelsäule im hinteren Mediastinum und der N. vagus mit dem Ösophagus nach kaudal. Alle diese Strukturen haben keine enge Beziehung zum höchsten Punkt der Pleurakuppel.

A. thoracica int. und N. phrenicus verlaufen dann ventral der Lunge nach kaudal. Sie wären in dieser Frage noch etwas schwieriger abzugrenzen als (D) und (E). Gefragt aber wird bei dieser Wiederholungsfrage nach der A. subclavia, die tatsächlich eng anliegend bogenförmig über die Pleurakuppel hinwegzieht. (Prometheus, Lernatlas der Anatomie, Hals und Innere Organe, Georg Thieme Verlag 2005, S. 47, 64.)

Klinischer Bezug
Bei der Punktion der Vena subclavia (für einen zentralvenösen Katheter) kann es vor allem bei Patienten mit Lungenemphysem (Pleurakuppeln stehen höher als beim Lungengesunden) zum Pneumothorax kommen. Bei solchen Patienten sollte vorzugsweise die V. jugularis interna punktiert werden!

H02 H00 F98 F86 ■■
→ Frage 7.32: Lösung C

Zu (C): Die A. subclavia verläuft über den höchsten Punkt der Pleurakuppel, ventral der Arterie liegt die **V. subclavia**. Außerdem grenzen noch der N. phrenicus, A./ V. thoracica interna, der Plexus brachialis und das Ggl. stellatum an die Pleurakuppel. Siehe hierzu entsprechende Abbildungen in Anatomieatlanten, z. B. Prometheus, Lernatlas der Anatomie, Hals und Innere Organe, Georg Thieme Verlag 2005, S. 64.
Die A. carotis communis verläuft zu weit medial, der Ductus thoracicus verläuft direkt vor der Wirbelsäule hinter dem Ösophagus eher nach links, um in den linken Venenwinkel zu münden.

H05 ■
→ Frage 7.33: Lösung C

Der Angulus sterni – Brustbeinwinkel – ist etwas abgeknickt, lässt sich so leicht tasten und ist die Verbindung zwischen Manubrium und Corpus sterni, aber auch Ansatzpunkt der 2. Rippe. So lässt sich leicht die 2. Rippe und der 2. Interkostalraum auffinden.

F05
→ Frage 7.34: Lösung B

Direkt hinter dem Manubrium sterni liegt der Thymus bzw. der Thymusrestkörper. Die Schilddrüse liegt weiter kranial (abgesehen von pathologischen retrosternalen Strumaanteilen), der Truncus brachiocephalicus erst hinter dem Thymus. Siehe hierzu auch Abbildungen von Thoraxquerschnitten oder Aufsichten auf den Thoraxsitus, z. B. Prometheus, Lernatlas der Anatomie, Hals und Innere Organe, Georg Thieme Verlag 2005, S. 61, 62, 132.

7.3   Ösophagus

VII.10   Ösophagus

Der **Ösophagus** ist ein (beim Erwachsenen) 25–30 cm langer muskulöser Schlauch, der vom Ringknorpel des Kehlkopfs (HWK 6/7) bis zur Mündung in den Magen reicht. Die Pars cervicalis ist dabei mit der Ringknorpelplatte verwachsen.
Eine Länge von 40 cm trifft für den Abstand der vorderen Zahnreihe bis zum Magenmund zu (benötigte Länge für eine Magensonde).
Der Ösophagus hat 3 Engen (Abb. 7.9). In Klammern jeweils die Höhenprojektion.

a) Die *erste Ösophagusenge* liegt am Beginn der Speiseröhre dorsal unterhalb des Ringknorpels (6./7. Halswirbel). Dies ist auch die engste Stelle des Ösophagus.

b) Die *mittlere Enge* entsteht dadurch, dass Aorta und linker Hauptbronchus den Ösophagus kreuzen (4. Brustwirbel).

c) Die *untere Enge* entsteht beim Durchtritt des Ösophagus durch das Diaphragma im Hiatus oesophageus (10./11. Brustwirbel).

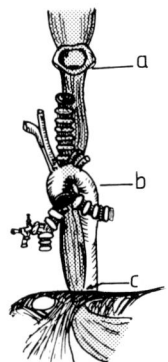

Abb. 7.**9** Ösophagusengen

Im Ösophagus sind zwar Schleimdrüsen, Gll. oesophageae, vorhanden, aber nur in geringer Zahl. Sie liegen in der Tela submucosa. Kardiadrüsen befinden sich nicht im Ösophagus, sondern am Mageneingang (Kardia) und bilden dort eine Alkalibarriere zwischen saurem Mageninhalt und Ösophagus. Sie enthalten schleimbildende Zellen.
Im kranialen Teil des Ösophagus besteht die Längs- und Ringmuskelschicht aus quergestreifter Muskulatur! Dieser Teil des Ösophagusmuskulatur ist viszeroefferent über den Nucl. ambiguus n. vagi innerviert. Die Tunica muscularis des restlichen Verdauungstraktes besteht aus glatter Muskulatur.
Histologie: Siehe Abbildung Nr. 50 und Abbildung Nr. 56 des Bildanhangs.

H98 ■ ■
→ **Frage 7.35**: Lösung E

Der Ösophagus beginnt auf Höhe von Halswirbelkörper 6/7, wo auch der Übergang Larynx – Trachea und die Schilddrüse liegen. Er ist 25–30 cm lang und mündet in Höhe des 10.–11. Brustwirbels in den Magen. In seinem Verlauf hat der Ösophagus enge topographische Beziehungen zur Trachea, dann zum linken Vorhof des Herzens (nur durch den Herzbeutel voneinander getrennt) und im Bauchraum schließlich zum linken Leberlappen. In seinem Verlauf hat der Ösophagus 3 physiologische Engen:

● Die erste Enge liegt auf Höhe von HWK 7 am **Ösophagusmund**; diese Enge ist die **engste** Stelle (was auch sinnvoll ist: besser, man merkt gleich, dass der Bissen zu groß war).

● Die zweite Enge liegt auf Höhe von BWK 4, wo sich die Bifurcatio tracheae und der Arcus aortae befinden.

● Die dritte Enge liegt auf Höhe von BWK 10, wo der Ösophagus mit dem N. vagus durch das Zwerchfell zieht. Der Hiatus oesophageus wird von einer Muskelschlinge des Zwerchfells umgeben (kein Sphinkter!), die diese Enge bedingt.

Innerviert wird der Ösophagus vom N. laryngeus recurrens, dem N. vagus und dem Grenzstrang, die Gefäßversorgung erfolgt aus der A. thyroidea inferior, Rr. oesophageales aus der Aorta und im Bauchraum aus der A. gastrica sinistra.

Merke: **HWK 4**: *Bifurkatio der A. carotis communis;* **BWK 4**: *Bifurkatio der Trachea;* **LWK 4**: *Bifurkatio der Aorta in die Iliakalgefäße.*

H96 ■
→ **Frage 7.36**: Lösung E

Zu **(E)**: Die untere Ösophagusenge entsteht nicht durch einen Ringmuskel (schon gar nicht mit Einstrahlung von Zwerchfellmuskulatur, da der Ösophagus verschieblich beim Durchtritt durch den Hiatus oesophageus gelagert ist), sondern durch steil angeordnete Muskelfasern der Längsfaserschicht und schraubenförmig abstrahlende Fasern der Ringschicht der Muskularis. Diese bilden zusammen mit einem Venenplexus in der Ösophaguswand einen angiomuskulären Verschluss, der den Reflux von saurem Mageninhalt verhindern soll. Der Ösophagus wird allerdings von einer Schlinge der Zwerchfellmuskulatur umgeben, die bei starker Inspiration das Lumen kurzfristig stark einengt. Außerdem sind die im Bauch- und Pleuraraum bestehenden Druckverhältnisse von Bedeutung.
Zu **(A)**: In den oberen $^2/_3$ besteht die Ring- und Längsmuskelschicht des Ösophagus aus quergestreifter Muskulatur, die über viszeroefferente Fa-

sern des Nervus vagus aus dem Nucl. ambiguus innerviert werden (über den N. laryngeus recurrens). Im unteren $^1/_3$ glatte Muskulatur, der Übergang ist aber fließend.
Zu den übrigen Aussagen siehe Lerntext VII.10.

H01 ■■
→ **Frage 7.37:** Lösung B

Dieser Sachverhalt wurde bereits in älteren Prüfungen – auch in Bildfragen – mehrfach abgefragt. Es besteht eine enge topografische Beziehung zwischen linkem Vorhof und Ösophagus, z. B. nutzbar in der transösophagealen Echokardiographie, wobei ein Schallkopf per Endoskop in den Ösophagus eingeführt und in Höhe des linken Vorhofs platziert wird. Auf diese Weise ist der linke Vorhof gut darstellbar.
Siehe auch Prometheus, Lernatlas der Anatomie, Hals und Innere Organe, Georg Thieme Verlag 2005, S. 61, 131.

7.4   Thymus

VII.11   Thymus

Histologie: Siehe Abbildung Nr. 43 bis Abbildung Nr. 45 des Bildanhangs.
Der Thymus liegt vorne im oberen Mediastinum *vor* den großen Leitungsbahnen, vor der V. cava superior und V. brachiocephalica sinistra. Das Organ liegt über dem Herzbeutel im sog. „Thymusdreieck", das von den Umschlagsrändern der Pleura mediastinalis in die Pleura costalis gebildet wird. Diese Umschlagsfalte der Pleura wird auch als Recessus costomediastinalis bezeichnet.
Im Laufe des Lebens verändern sich die topographischen Verhältnisse:
- Beim Neugeborenen ist der Thymus noch relativ groß und wiegt 11–13 g.
- Das Gewicht des Organs nimmt bis zur Pubertät noch auf 30–40 g zu.
- Danach macht der Thymus eine Involution durch (Altersinvolution), wobei ein Thymusrest innerhalb des Thymusfettkörpers verbleibt.
- Die Gestalt des Thymus ist sehr variabel, er besteht jedoch nur aus 2 Lappen.
- Beim Kind reichen die beiden Thymuslappen kranial unter der Lamina praetrachealis der Halsfaszie bis zur Schilddrüse, kaudal bis in den 4. Interkostalraum.
- Eine verbreiterte Verschattung des Mediastinums im Röntgenbild durch den Thymus kann beim Kind vorkommen.

H96 ■
→ **Frage 7.38:** Lösung E

Im jugendlichen Thymus findet man T-Lymphozyten (Thymozyten) und deren Vorläuferstadien, Thymusepithelzellen, vereinzelt Fibroblasten und eine große Anzahl von Makrophagen.
Zu **(E):** **Zentroblasten** finden sich im Keimzentrum von lymphatischen Sekundärfollikeln und stellen ein Folgestadium aktivierter B-Lymphozyten dar. Zentroblasten können sich weiter zu Zentrozyten entwickeln, das Keimzentrum verlassen und sich zu Plasmazellen oder B-Gedächtniszellen differenzieren.

7.5   Herz

F04
→ **Frage 7.39:** Lösung E

Das Herz liegt schräg und „gedreht" im Thorax, wobei die rechte Herzkammer mit ihrer Vorderwand die **Facies sternocostalis** bildet, hinzu kommt noch ein kleiner Teil der linken Herzkammer links vom Sulcus interventricularis. Die **Facies diaphragmatica** wird von der linken Herzkammer und vom linken Herzvorhof gebildet. Der rechte Herzvorhof liegt mit dem Herzohr zur Facies sternocostalis, mit der Einmündung der großen Hohlvenen zur Facies diaphragmatica.
Die Zuordnung des Conus arteriosus (Ursprung der arteriellen Gefäße Aorta und Truncus pulmonalis) liegt nach *vorne* zur *Facies sternocostalis* gerichtet, wobei der Truncus pulmonalis weiter ventral liegt, dahinter dann die Aorta. Siehe Prometheus, Lernatlas der Anatomie, Hals und Innere Organe, Georg Thieme Verlag 2005, S. 97.

VII.12   Das Herz in situ

Beim *Herz in situ* zeigt die rechte Hälfte des Herzens, insbesondere die rechte Kammer, nach vorn, während die linke Kammer nach dorsal zeigt und als Facies diaphragmatica dem Zwerchfell aufliegt.
Von den *Vorhöfen* sind am in situ befindlichen Herzen von ventral die beiden Herzohren zu sehen, sowohl das rechte wie auch das linke.
Das *linke Herzohr* legt sich der Seitenfläche des Truncus pulmonalis an, das rechte Herzohr liegt dem Aortenursprung an. Beide dienen dazu, die Nischen zwischen den beiden großen Arterien, Aorta und Truncus pulmonalis, auszufüllen und damit eine bessere Kontraktion im Herzbeutel durch Abrundung der Herzgestalt zu ermöglichen. Der *Sulcus interventricularis* verläuft von der Herzbasis schräg nach unten zur Herzspitze, aber auf keinen Fall horizontal.
Am weitesten ventral beim Abgang der großen Gefäße liegt der Truncus pulmonalis. Dann erst folgt die Aorta. Am besten lässt sich das an ei-

ner Aufsicht auf die Klappenebene des Herzens (Herzskelett) erkennen (Abb. 7.10).

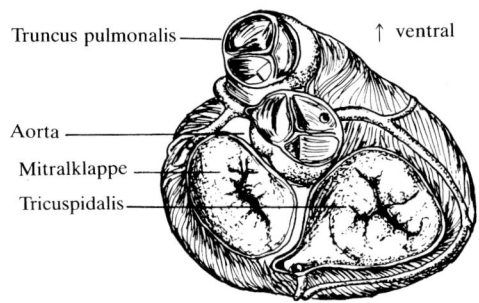

Abb. 7.10 Blick auf die Klappenebene des Herzens

Truncus pulmonalis

↑ ventral

Aorta

Mitralklappe

Tricuspidalis

VII.13 Schichten der Herzwand

Die Wand des Herzens besteht aus 3 Schichten:
- *Epikard* – Herzbeutel (viszerales Blatt)
- *Myokard* – Herzmuskel
- *Endokard*

Das **Endokard** ist die innerste Schicht der Herzwand. Es kleidet alle Hohlräume, also Vorhöfe und Kammern, aus, überzieht Papillarmuskeln und Chordae tendineae und bildet als Duplikaturen sowohl die Klappensegel der Atrioventrikularklappen als auch die Klappentaschen der Semilunarklappen. Es besteht aus Endothel (Plattenepithel), einer Basalmembran und subendokardialem Bindegewebe mit glatten Muskelzellen und elastischen Netzen. *Das Endokard und damit v. a. auch alle Herzklappen sind beim Gesunden gefäßfrei.* Die Blutversorgung erfolgt durch die subendokardialen Gefäße oder wie bei den Herzklappen durch Diffusion aus dem strömenden Blut.

Die mittlere Schicht, das **Myokard**, ist die Arbeitsmuskulatur des Herzens. Sie besteht aus Herzmuskelgewebe, einer speziellen Form des quergestreiften Muskelgewebes. Die Zellen sind soweit differenziert, dass eine Regeneration nach Schäden nicht mehr möglich ist. Daher führt ein Herzinfarkt, eine Mangeldurchblutung des Myokards mit Zellnekrosen, bei „Heilung" stets zu bindegewebigen Narben (Defektheilung).

Im Myokard befinden sich noch besonders ausgebildete Muskelzellen – das **Erregungsleitungssystem des Herzens** *(es handelt sich hierbei keineswegs um Nerven, sondern um spezielles Muskelgewebe)*. Die Zellen sind oft schon makroskopisch sichtbar, da sie weniger Myofibrillen haben als die anderen Herzmuskelzellen.

Fasern des Reizleitungssystems haben:
- weniger Myofibrillen,
- mehr Sarkoplasma,
- mehr Glykogen und
- weniger Mitochondrien

als andere Herzmuskelzellen.

Sie haben außerdem einen geringeren Sauerstoffbedarf.

H04
→ **Frage 7.40:** Lösung A

Die **Crista terminalis** liegt an der Rückwand des rechten Vorhofs und bezeichnet tatsächlich die Grenze zwischen dem glattwandigen Teil des Vorhofs, der aus dem rechten Sinushorn entstanden ist und dem Vorhofanteil, der dem primitiven Atrium entstammt. Dies ist aber Spezialwissen, zwar embryologisch nachvollziehbar, aber klinisch wenig relevant.

Zu **(D):** Die „Trennung" von Einflussbahn und Ausflussbahn im rechten Ventrikel erfolgt durch die Crista supraventricularis. Dies wurde in einer alten Prüfung bereits erfragt.

H04 ■
→ **Frage 7.41:** Lösung A

Das Herzskelett besteht aus straffem Bindegewebe und trennt die Vorhof- von der Kammermuskulatur. Es verhindert somit ein Übergreifen der Erregung von den Vorhöfen auf die Kammern. Im Herzskelett liegen die Segel- und Taschenklappen. Da dort alle Klappen in einer Ebene liegen, hat man diese Ebene als **Ventilebene** bezeichnet. Siehe auch Abb. 7.10.

Einige Aussagen entstammen alten Prüfungsfragen ((B) und (E)). Aussage (A) ist aber auf jeden Fall falsch. Das **Herzskelett** besteht aus straffem Bindegewebe.

H03
→ **Frage 7.42:** Lösung D

Das atriale natriuretische Peptid (ANP) kann in einigen Muskelzellen (Myozyten) der Herzvorhöfe gebildet werden. Es bewirkt eine Natriurese in den Nieren und wird durch Überdehnung der Vorhöfe freigesetzt. Durch die Natriurese und erhöhte Wasserausscheidung kann eine Entlastung des Herzens erfolgen.

F03 ■
→ **Frage 7.43:** Lösung C

Die Segelklappen – **Atrioventrikularklappen** (also Mitral- und Trikuspidalklappe) – sind in der Kammerdiastole offen, in der Kammersystole geschlossen. Die Segel der Klappen sind mit den Chordae tendineae an den Papillarmuskeln befestigt. In der Diastole erschlaffen die Kammern und füllen sich mit Blut, in der Systole erfolgt der Auswurf in die großen Gefäße. Hierbei ist ein dichter Schluss der Segelklappen wichtig, damit das Blut nicht wieder in die Vorhöfe zurückfließt. Die Zügelung der Segel verhindert während der Systole ein Zurückschlagen der Segel in die Vorhöfe. Außerdem legen sich die Ränder der Segelklappen aneinander und tragen so zum dichten Verschluss bei. In der Diastole fällt der Druck in den Ventrikeln (Entspannungsphase), bei Unterschreiten des Vorhofdrucks öffnen sich die AV-Klappen wieder und es strömt Blut aus den Vorhöfen in die Kammern, wodurch die AV-Klappen ohnehin offen gehalten werden, (D) ist also falsch.

Klinischer Bezug

Bei entzündlichen Erkrankungen des Herzens, z. B. Endokarditis, kann es zu Veränderungen der Herzklappen kommen, die die Verschlussfunktion beeinträchtigen. Damit ist die Ventilfunktion dieser Klappe gestört. Dies führt zu Klappeninsuffizienzen mit Rückstrom von Blut. Ebenso können Vernarbungen entstehen, die die Klappenostien einengen (Stenosen). Herzklappeninsuffizienzen und -stenosen können auskultatorisch erfasst werden.

F01 F98 H92 ■ ■
→ **Frage 7.44:** Lösung C

Siehe Kommentar zu Frage 7.45.

F98 H92 ■ ■
→ **Frage 7.45:** Lösung E

Die beiden in der Frage genannten **Atrioventrikularklappen** sind extrem wichtig zur Abdichtung der Ventrikel in der Systole. Sie verhindern bei dichtem Schluss beide den Rückstrom des Blutes in die jeweiligen Vorhöfe. Die Atrioventrikularklappen schließen sich zu Beginn der Kammersystole nach Anspannung des Myokards. Es kommt zu einem steilen Druckanstieg im linken Ventrikel, solange auch die Aortenklappe noch geschlossen ist. Dies führt dazu, dass die Mitralklappe tatsächlich einem Druckgradienten von mehr als 100 mmHg standhalten muss.
Bitte unbedingt an dieser Stelle nochmals einen Blick auf die typischen Druckkurven des Herzzyklus werfen (Physiologie).

VII.14 Koronararterien, Herzvenen

Die arteriellen Vasa privata des Herzens, die beiden **Herzkranzgefäße**, A. coronaria dextra et sinistra, erhalten alleine schon 5–10 % des Herzschlagvolumens. Beide Gefäße entspringen ganz kurz oberhalb der Aortenklappe aus dem rechten bzw. linken Sinus aortae und sind damit wie alle herznahen Gefäße den pulsatorischen Schwankungen des Blutstroms ausgesetzt. Sie sind deshalb Arterien vom muskulären Typ. Die Herzkranzarterien versorgen das Myokard, die Arbeitsmuskulatur des Herzens. An der Versorgung des Perikards haben sie keinen Anteil. Das Perikard wird von kleinen Ästen aus der Aorta und von der A. pericardiacophrenica versorgt. Die Versorgung des Myokards durch die beiden Herzkranzarterien ist individuell sehr unter-

schiedlich. So kann eines der Gefäße einen Teil der Versorgung des anderen Gefäßes mit übernehmen. Damit wird diese Arterie dominant. Man spricht von *Links- bzw. Rechtsdominanz.* Es bestehen zwar Anastomosen zwischen beiden Gefäßen, doch sind sie im Falle einer Mangelversorgung nicht ausreichend, sie sind funktionell nicht wirksam. Die Herzkranzgefäße sind daher *funktionelle Endarterien.*

A. coronaria dextra:
– entspringt im Sinus aortae dexter
– verläuft unter dem rechten Herzohr im Sulcus coronarius dexter nach rechts
– biegt um in den R. interventricularis posterior
– versorgt: rechten Vorhof, rechte Kammer, hinteren Abschnitt des Septum (s. Abb. 7.11), Sinus- und in der Regel AV-Knoten

A. coronaria sinistra:
– entspringt im Sinus aortae sinister
– verläuft zwischen linkem Herzohr und Truncus pulmonalis nach vorn
– teilt sich in den R. circumflexus im Sulcus coronarius und
– den R. interventricularis ant., der im Sulcus interventricularis ant. zur Herzspitze verläuft
– versorgt: linken Vorhof, linke Kammer, vorderen Abschnitt des Septum, Teil der Vorderwand des rechten Ventrikels.

Abweichungen von dieser Idealversorgung sind möglich (Rechts- bzw. Linksversorgungstyp bei Überwiegen der rechten bzw. linken Koronararterie).

Herzvenen:
Die V. cardiaca (cordis) magna sammelt Blut aus der Vorderwand des rechten und linken Ventrikels sowie aus der Seitenwand des linken Ventrikels,
– verläuft im Sulcus interventricularis anterior und
– verläuft zusammen mit dem R. circumflexus der linken Koronararterie, bevor sie
– in den **Sinus coronarius** mündet.

Im Sinus coronarius münden weiter (Regelfall)
– V. cardiaca media (Sulcus interventricularis posterior)
– V. ventriculi sinistri posterior (Hinterwand des linken Ventrikels)
– V. cardiaca parva.

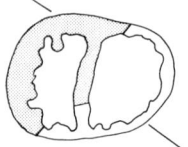

Abb. **7.11** Arterielle Versorgung des Kammermyokards (Querschnitt durch beide Ventrikel)

Bei der Blutversorgung des Myokards ist zu beachten, dass die Ausbreitung der Versorgungsgebiete der Koronargefäße nicht mit der anatomischen Unterteilung durch das Ventrikelseptum korreliert, sondern schräg dazu verläuft. Dies bedeutet, dass die linke Koronararterie vorne über den Sulcus interventricularis anterior hinaus noch einen Teil des rechten Ventrikels versorgt, während die A. coronaria dextra die Versorgung der rechten Seitenfläche und des größten Teils der Rückfläche des Herzens übernimmt. Deutlich wird das auch an einem Querschnitt durch das obere Kammermyokard (Abb. 7.11, Aufsicht von kranial).
Hierbei gibt es jedoch interindividuelle Unterschiede.

Klinischer Bezug

Die Koronarangiographie ist heute bei den invasiven Techniken die Standarduntersuchung zur Diagnostik der koronaren Herzerkrankung oder zur Diagnostik bzw. therapeutischen Intervention bei akutem Koronarsyndrom. Nach einer Darstellung der Koronarien mit Kontrastmittel kann eine Stenose eines oder mehrerer Äste lokalisiert werden. Eine interventionelle Technik besteht in der PTCA (perkutane transluminale coronare Angioplastie), eine kurzstreckige Stenose wird mittels eines Ballonkatheters aufgeweitet. Es kann in gleicher Sitzung auch ein Stent – selbstexpandierende Gefäßprothese – eingelegt werden, um die Durchblutung des betroffenen Areals zu sichern. ■

F96 H90 ■
→ **Frage 7.46:** Lösung E

Siehe die Beschreibung der Koronararterien im Lerntext VII.14.
Der Atrioventrikularknoten wird von einem Ast der A. coronaria dextra versorgt (R. nodi atrioventricularis), der im Bereich der Hinterwand entspringt.

Klinischer Bezug

Aus diesem Grund treten häufig bei Myokardinfarkten der Herzhinterwand Reizleitungsstörungen, z. B. AV-Blockierungen, auf.

H95 ■
→ **Frage 7.47:** Lösung C

Bei dieser zunächst aufgrund der langen Einleitung kompliziert erscheinenden Frage muss man zunächst Aussagen, die für beide Koronararterien zutreffen, aussondern; sie kommen von vornherein nicht als Lösungsmöglichkeit in Frage. Dies betrifft die folgenden Aussagen:
Zu (A): Das Septum interventriculare wird stets von beiden Koronararterien versorgt, wenn auch

in variabler Ausprägung; die rechte Koronararterie versorgt den dorsalen Abschnitt des Septums, die A. coronaria sinistra den ventralen Abschnitt. (Siehe Abb. 7.11.)
Zu (B): Die Papillarmuskeln insgesamt werden von beiden Koronararterien versorgt, beim ausgeglichenen Versorgungstyp eher die beiden hinteren Papillarmuskeln von der rechten Koronararterie, die beiden vorderen von der linken Koronararterie. Auch hier ist die Variabilität groß. Das IMPP hat in der Frage aber nicht eindeutig den Versorgungstyp festgelegt und setzt wohl den ausgeglichenen Versorgungstyp voraus. Insgesamt ist die Aussage für diese Fragestellung uninteressant, weil nie alle Papillarmuskeln von einer Koronararterie versorgt werden.
Zu (E): Der R. interventricularis beider Koronararterien verläuft eine Strecke lang im Sulcus coronarius.
Jetzt zu den korrekten Aussagen:
Eine Besonderheit der A. coronaria dextra besteht in der Versorgung von Teilen des Erregungsleitungssystems: Sie versorgt den Atrioventrikularknoten und den Sinusknoten.
Die Seitenwand des linken Ventrikels wird nur vom R. interventricularis anterior der A. coronaria sinistra versorgt. Dies trifft immer zu; wie weit die Versorgung über die linke Koronararterie reicht, hängt dann vom Versorgungstyp ab. Zur Wiederholung: Lerntext VII.14.

H95 ■
→ **Frage 7.48:** Lösung D

Siehe Kommentar zu Frage 7.47.

H05 ■
→ **Frage 7.49:** Lösung B

Die Seitenwand des linken Ventrikels wird von der A. coronaria sinistra versorgt und zwar über den R. marginalis sinister, der aus dem R. circumflexus entspringt, häufig jedoch auch aus dem R. interventricularis anterior. Die Vorderwand des linken Ventrikels versorgt der R. interventricularis anterior mit Seitenästen, die Hinterwand erhält ihr Blut aus dem R. circumflexus der linken Koronararterie. Siehe Prometheus, Lernatlas der Anatomie, Hals und Innere Organe, Georg Thieme Verlag 2005, S. 126.
Veränderungen in proximalen Abschnitten der Koronararterien, sog. Hauptstammstenosen, haben im Falle eines akuten Verschlusses sehr viel dramatischere Folgen als nur EKG-Veränderungen in zwei Extremitätenableitungen, da das Versorgungsgebiet natürlich viel größer und mehr Herzmuskelgewebe betroffen ist.

H02 F01 ■ ■
→ **Frage 7.50:** Lösung C

Die Aa. coronariae dextra und sinistra entspringen aus dem Sinus aortae oberhalb der Aortenklappe.

Die A. coronaria dextra zieht unter dem rechten Herzohr entlang an die Hinterwand des Herzens und bildet dort den Ramus interventricularis posterior. Sie versorgt den **Sinusknoten** (an der Einmündung der V. cava superior im rechten Vorhof gelegen) und beim Normalversorgungstyp auch den AV-Knoten (im Trigonum fibrosum dexter gelegen) sowie den hinteren Teil des Kammerseptums und die Hinterwand des Herzens.

Die A. coronaria sinistra zieht unter dem linken Herzohr entlang und gabelt sich in einen R. interventricularis anterior und einen Ramus circumflexus. Sie versorgt die Vorder- und Seitenwand des Herzens sowie den vorderen und den mittleren Teil des Kammerseptums.

H01

→ **Frage 7.51:** Lösung E

Es handelt sich hierbei um den so genannten „Mammaria-interna-Bypass"; dies war die alte Bezeichnung für die A. thoracica interna. Das Blut fließt also über die Aorta, A. subclavia und die linke A. thoracica interna, die distal der Engstelle an die entsprechende Koronararterie angeschlossen wird. Die Interkostalgefäße sind recht dünn und die anderen genannten Gefäße liegen topografisch ungünstig, z. B. die A. thoracica lateralis außen am Thorax an der vorderen Axillarlinie, die A. thoracodorsalis lateral-dorsal außen am Thorax in der Nähe der Schultermuskulatur (zur Versorgung des M. latissimus dorsi siehe Prometheus, Lernatlas der Anatomie, Allgemeine Anatomie und Bewegungssystem, Georg Thieme Verlag 2005, S. 236).

VII.15 Plexus cardiacus

Der **Plexus cardiacus** besteht aus 2 Faseranteilen, Sympathikus und Parasympathikus. Der N. phrenicus ist daran nicht beteiligt.

Der Plexus cardiacus moduliert die Tätigkeit des sonst autonomen Reizleitungssystems und passt sie den jeweiligen Erfordernissen des Körpers an.

Es handelt sich um Sympathikusfasern, die positiv chronotrop, inotrop und dromotrop wirken, also die Frequenz und die Kraftentwicklung des Herzmuskels erhöhen sowie die Überleitungszeit verkürzen.

Parasympathische Fasern wirken negativ chronotrop, inotrop und dromotrop. (Siehe hierzu auch Lehrbücher der Physiologie.)

Der Plexus cardiacus liegt zwischen Aorta und Truncus pulmonalis, seine Endäste erreichen v. a. den Sinus- und AV-Knoten, aber auch die Arbeitsmuskulatur.

Die Sympathikusfasern sind bereits postganglionär, denn sie werden schon in den Grenzstrangganglien umgeschaltet, die parasympathischen Anteile werden erst „vor Ort", d. h. in Nervenzellen an der Herzbasis und am Vorhof umgeschaltet.

- Äste des Truncus sympathicus:
  - Nn. cardiaci cervicales superiores: aus dem oberen Halsganglion
  - Nn. cardiaci cervicales inferiores: aus dem unteren Halsganglion oder Ggl. cervicothoracicum
  - Nn. cardiaci thoracici: aus dem 2.–4. Thorakalganglion des Grenzstrangs (Die Perikaryen des 1. efferenten Neurons liegen in den Seitenhörnern des 2.–4. Thorakalsegments.)
- Äste des N. vagus:
  - Rr. cardiaci cervicales superiores: aus dem N. vagus oder dem R. externus des N. laryngeus sup.
  - Rr. cardiaci cervicales inferiores: aus dem N. vagus oder dem N. laryngeus recurrens
  - Rr. cardiaci thoracici: verlassen den N. vagus im oberen Mediastinum.

Die Perikaryen des 1. efferenten Neurons liegen im Nucl. dorsalis n. vagi. Der N. phrenicus führt keine viszeromotorischen Fasern. ■

F99

→ **Frage 7.52:** Lösung D

Bei dieser Frage geht es zum einen um **Efferenzen** zum Herzen, die in (B) als Vagusfasern und in (E) als Sympathikusfasern beschrieben sind und sich dann zum Plexus cardiacus vereinigen, zum anderen um viszerosensible **Afferenzen**, die sowohl vom N. vagus geleitet werden, wie auch zu den sensiblen Ganglien der Segmente im Hals- und Thorakalbereich (Th2–Th7) ziehen. Die zentralen Fortsätze aus den Spinalganglien treten dann in die Spinalsegmente ein.

Das Ganglion cervicale medium ist ein sympathisches Ganglion (Grenzstrang), welches keine parasympathischen Fasern entsendet. Diese Aussage ist also klar falsch.

H05 ■

→ **Frage 7.53:** Lösung B

Der Sinusknoten des Herzens liegt dorsal am rechten Vorhof in der Nähe der Mündung der V. cava superior. Der AV-Knoten liegt am Boden des rechten Vorhofes in der Nähe der Mündung des Sinus coronarius. Sowohl Sinus- wie auch AV-Knoten werden durch entsprechend benannte Äste der A. coronaria *dextra* versorgt.

Das Erregungsleitungssystem des Herzens durchzieht als His-Bündel das ansonsten isolierend wirkende Herzskelett. Die Stelle des Durchtritts liegt im Trigonum fibrosum dextrum. Auf diese Weise wird die Erregung von den Vorhöfen auf die Kammern übergeleitet und gewährleistet eine geordnete Kontraktion der Kammern abwechselnd mit der Kontraktion der Vorhöfe, ohne die die Arbeitsweise des Herzens als Saug-Druck-Pumpe nicht denkbar wäre. Der AV-Knoten verzögert die Erre-

Kommentare

gung, vor Beginn der Kammerkontraktion muss die Vorhofkontraktion erst abgeschlossen sein.

Das Reizleitungssystem besteht aus spezifischem Herzmuskelgewebe und setzt sich aus Schrittmachern (Zentren der Erregungsbildung) und schnell leitendem spezifischen Muskelgewebe für die Erregungsausbreitung zusammen. Diese autonom tätigen speziellen Muskelzellen bestimmen als Schrittmacher (Sinusknoten, AV-Knoten) die Herzfrequenz, die aber über den Plexus cardiacus (Sympathikus und Parasympathikus) den Bedürfnissen des Organismus angepasst werden kann. Das Erregungsleitungssystem geht in keinem Fall *direkt* aus den beiden Komponenten des vegetativen Nervensystems hervor.

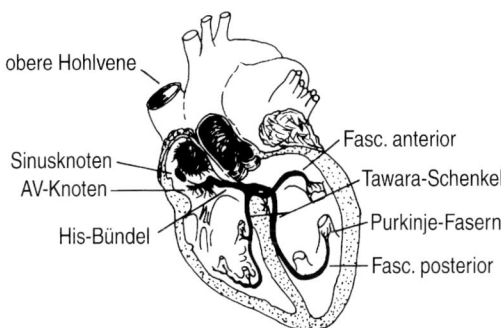

Abb. 7.**12** Reizleitungssystem des Herzens

Merke: *Die Reizbildung im Herzen ist autonom durch spezifische Muskelzellen (myogen).*

H94
→ **Frage 7.54:** Lösung C

Der Verlauf der Erregungsleitung am Herzen beginnt am Sinusknoten.

Der **Sinusknoten** bestimmt als „Schrittmacher" des Herzens die Herzfrequenz (autonome myogene Kontraktion), die über den Plexus cardiacus den Bedürfnissen des Organismus angepasst werden kann. Die Erregungsleitung erfolgt weiter über die Arbeitsmuskulatur der Vorhöfe an den AV-Knoten (potentieller Schrittmacher bei Ausfall des Sinusknotens, allerdings mit geringerer Frequenz). Die Erregung pflanzt sich dann weiter über das His-Bündel, die Kammerschenkel (Tawara-Schenkel) und die Purkinje-Fasern auf alle Fasern der Ventrikelmuskulatur fort.

F05 ■
→ **Frage 7.55:** Lösung B

Typische Merkmale der Herzmuskulatur sind die quergestreiften, verzweigten Muskelzellen mit zentralen Zellkernen, die durch Disci intercalares (= Glanzstreifen) verbunden sind und durch die interzelluläre Verbindung mittels **Nexus** ein funktionelles Synzytium bilden.

Von den Fasern des spezifischen Erregungsleitungssystems breitet sich die elektrische Erregung über **Nexus** (Gap junctions) auf die Arbeitsmuskulatur und innerhalb der Arbeitsmuskulatur aus. Siehe auch Abbildung Nr. 32 des Bildanhangs und Kommentar zu Frage 2.92.
Eine ähnliche Frage wurde zuvor im Physikum F04 gestellt.

H04 ■
→ **Frage 7.56:** Lösung C

Man blickt hier von vorne auf die Hinterwand des Perikards. Das Herz mit den großen Gefäßen ist entfernt.
Aussage (C) ist als einzige korrekt. Bei (A) erreicht die V. cava superior den Herzbeutel, (D) bezeichnet die linke obere Lungenvene, (B) kennzeichnet die Aorta und (E) den Sinus obliquus pericardii. Siehe auch Abb. 7.13 oder Prometheus, Lernatlas der Anatomie, Hals und Innere Organe, Georg Thieme Verlag 2005, S. 67. Man sollte sich unbedingt diese Topografie mittels einer kompletten Abbildung einprägen, insbesondere fehlt dem gezeigten Schema die Dreidimensionalität, die die Vorstellung erleichtert.

H01 ■
→ **Frage 7.57:** Lösung C

Zu **(A)**: Der Sinus transversus pericardii trennt kranial am Abgang der großen Gefäße den arteriellen Pol des Herzens (Aorta und Truncus pulmonalis) vom venösen Pol (Vv. cavae und Vv. pulmonales). Somit verläuft er auch zwischen Aorta ascendens und V. cava superior.
Siehe auch Prometheus, Lernatlas der Anatomie, Hals und Innere Organe, Georg Thieme Verlag 2005, S. 67.
Zu **(B)**: Diese Aussage ist ebenfalls korrekt, denn der Sinus transversus pericardii trennt die linken Lungenvenen und den Truncus pulmonalis.
Zu **(C)**: Diese Aussage ist falsch, denn der Sinus obliquus liegt zwischen rechten und linken Lungenvenen. Die Bifurcatio tracheae befindet sich dagegen topografisch weiter kranial, in Höhe des 4. BWK.
Zu **(D)** und **(E)**: Siehe hierzu Abb. 7.13.

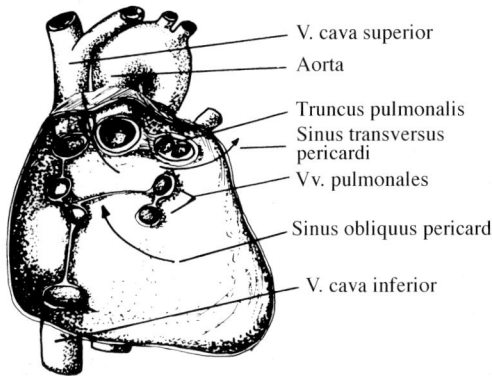

Abb. 7.**13** Perikardumschlagsfalten

H96 ■

→ **Frage 7.58:** Lösung C

Zu **(A):** Das Perikard besteht, wie in der Aussage dargestellt, aus dem Pericardium fibrosum und dem Pericardium serosum, wobei sich der seröse Anteil – wie jede Serosa – in ein viszerales Blatt (→ Epikard) und ein parietales Blatt teilt. Das parietale Blatt liegt dem Pericardium fibrosum fest an. Der Übergang vom viszeralen auf das parietale Blatt findet zum einen auf der Oberfläche der großen Gefäße statt, z. B. am Anfang des Arcus aortae, bei der V. cava und dem Truncus pulmonalis bezieht das Perikard noch ca. 1 cm des Gefäßursprungs mit ein. Weitere Umschlagsfalten bilden der Sinus obliquus und der Sinus transversus pericardii. Der Sinus obliquus liegt dabei zwischen den rechten und linken Lungenvenen und wird nach oben durch die Perikardumschlagfalte begrenzt.

Zu **(C):** Die Aussage (C) ist ganz offensichtlich falsch, was auch 88 % der Kandidaten richtig erkannten. Zwischen der Basis pericardii bestehen Verwachsungen mit dem Centrum tendineum des Zwerchfells am Durchtritt der V. cava inferior und am vorderen Rand des Herzbeutels, so dass das Perikard nicht unabhängig von den Bewegungen des Zwerchfells ist. Bei maximaler Inspiration wird die Herzachse steiler, die Herzsilhouette erscheint schlanker, das Herz tritt mit dem Zwerchfell auch ein Stück tiefer. Der durch das Tiefertreten des Zwerchfells gewonnene Komplementärraum wird natürlich v. a. für die Inspiration genutzt.

Klinischer Bezug

Der linke Vorhof und der Ösophagus haben enge topographische Beziehung zueinander und sind nur durch den Herzbeutel getrennt, was bei der echokardiographischen Untersuchung ausgenutzt wird, indem man den Schallkopf mit Hilfe einer Sonde in den Ösophagus einführt und von dorsal gut das Herz schallen kann (transösophageale Echokardiographie). Bei bestimmten Indikationen liefert diese Methode bessere oder genauere Ergebnisse als die transthorakale Echokardiographie.

F02 ■

→ **Frage 7.59:** Lösung D

Innerhalb des Herzbeutels liegt nur die Anfangsstrecke der V. cava superior, die V. brachiocephalica sinistra liegt keinesfalls mehr innerhalb des Herzbeutels. Siehe Abb. 7.13.

7.6   Arterien, Venen und Lymphgefäße des Thorax

H05 F02 H94 H91 ■ ■

→ **Frage 7.60:** Lösung D

Der Isthmus aortae liegt genau am Übergang in die Pars descendens aortae an der Befestigung des Lig. arteriosum (ehemaliger Ductus arteriosus Botalli). Der Isthmus aortae ist eine leichte Verengung der Aorta, die in der Regel keine pathophysiologische Bedeutung hat. Siehe entsprechende Abbildungen im Anatomieatlas, z. B. Prometheus, Lernatlas der Anatomie, Hals und Innere Organe, Georg Thieme Verlag 2005, S. 114.

Klinischer Bezug

Lediglich bei einer Aortenisthmusstenose (zählt zu den angeborenen Herzfehlern) liegt eine klinisch relevante Einengung der Aorta vor, die zu einem mehr oder weniger hohen Druckgradienten an der Engstelle führt, nachvollziehbar an Blutdruckdifferenzen zwischen oberer und unterer Extremität bzw. mit der Dopplersonographie oder einer Druckmessung mittels Herzkatheter. Bei entsprechender Symptomatik muss operativ korrigiert werden.

F04

→ **Frage 7.61:** Lösung B

Hier kommt der **N. laryngeus recurrens** infrage, der sich links um den Aortenbogen schlingt (rechts um die A. subclavia) und wieder nach kranial zieht. Siehe Prometheus, Lernatlas der Anatomie, Hals und Innere Organe, Georg Thieme Verlag 2005, S. 145. Da der N. laryngeus recurrens dann als N. laryngeus inferior alle inneren Kehlkopfmuskeln außer dem M. cricothyroideus versorgt, resultiert bei einer Schädigung des N. laryngeus recurrens eine Heiserkeit.

H02 ■

→ **Frage 7.62:** Lösung C

Zu **(C):** Im oberen Mediastinum in Richtung zur oberen Thoraxapertur verlaufen die großen venösen Gefäße wie die Vv. brachiocephalicae *ventral* zu den arteriellen Gefäßen, die V. brachiocephalica sinistra verläuft also *vor* dem Truncus brachiocephalicus.

Zu **(A)** und **(B):** Aufgrund der Überkreuzung von Truncus pulmonalis und Aorta ascendens teilt sich die Pulmonalarterie etwa unter dem Aortenbogen in ihre zwei Äste auf, sodass die rechte A. pulmonalis hinter der Aorta ascendens und damit auch hinter der V. cava superior verläuft.

Zu **(E):** Die V. azygos zieht rechts vor der Wirbelsäule in einem großen Bogen über Hauptbronchus und Pulmonalgefäße hinweg und mündet in die V.

cava superior. Siehe Prometheus, Lernatlas der Anatomie, Hals und Innere Organe, Georg Thieme Verlag 2005, S. 62, 63, 79.
Siehe Abb. 7.14.

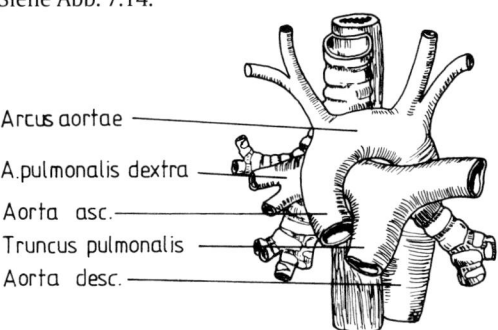

Arcus aortae

A. pulmonalis dextra

Aorta asc.

Truncus pulmonalis

Aorta desc.

Abb. 7.14 Topographie der herznahen Gefäße von ventral

H98 ■
→ **Frage 7.63:** Lösung E

Die Topographie der *rechten* A. subclavia sollte auf jeden Fall anhand eines Anatomieatlanten (s. Prometheus, Lernatlas der Anatomie, Allgemeine Anatomie und Bewegungssystem, Georg Thieme Verlag 2005, S. 315, 333) nachvollzogen werden:
Aussagen (A) bis (D) sind korrekt, rechts entspringt die A. subclavia aus dem Truncus brachiocephalicus, links aus dem Aortenbogen direkt; sie liegt dabei *hinter* der V. subclavia.
Aussage (E) ist falsch: Beim Durchtritt durch die Skalenuslücke zwischen M. scalenus anterior und M. scalenus medius wird die A. subclavia von den Ästen des *Plexus brachialis* begleitet (dagegen zieht vor dem M. scalenus anterior und unter dem M. sternocleidomastoideus die V. subclavia).
Der **N. phrenicus** verläuft *auf* dem M. scalenus anterior (Leitmuskel) und gelangt zwischen A. und V. subclavia ins Mediastinum.

H03 ■
→ **Frage 7.64:** Lösung D

Eine ähnliche Frage wurde gerade in der letzten Prüfung gestellt. Auch in weiter zurückliegenden Prüfungen wurde immer wieder die Topographie der V. cava superior gefragt.
Entsprechende Abb. im Atlas finden sich z. B. bei Prometheus, Lernatlas der Anatomie, Hals und Innere Organe, Georg Thieme Verlag 2005, S. 62, 79.
Die V. cava superior grenzt an die Aorta ascendens (A) und liegt ventral der rechten Pulmonalarterie (B). Die V. cava nimmt die V. azygos (und V. hemiazygos) auf (C), dies wurde ebenfalls schon gefragt. Ventral der V. cava superior liegt der Thymus (E).
Zu (D): Der **Sinus coronarius** mündet in den *rechten Vorhof*. Er sammelt den größten Anteil des venösen Blutes aus dem Herzmuskel.

F04 ■
→ **Frage 7.65:** Lösung C

Zu (A): Die **V. cava superior** entsteht rechts aus dem Zusammenfluss der V. brachiocephalica dextra et sinistra. Auch hier sei erst auf die entsprechenden Seiten im Anatomieatlas (z. B. Prometheus, Lernatlas der Anatomie, Hals und Innere Organe, Georg Thieme Verlag 2005, S. 116, 117.) verwiesen.
Zu (B): Der **Ösophagus** liegt noch dorsal der Trachea! Die V. cava superior liegt dagegen weiter ventral und etwas weiter lateral. Die V. cava superior ist der rechten Lunge benachbart (dies wurde auch schon erfragt).
Zu (C): Die **V. azygos** zieht rechts vor der Wirbelsäule in einem großen Bogen über Hauptbronchus und Pulmonalgefäße hinweg und mündet in die V. cava superior. Diese liegt ventral der rechten A. pulmonalis. Siehe Prometheus, Lernatlas der Anatomie, Hals und Innere Organe, Georg Thieme Verlag 2005, S. 62.
Zu (D): Der **Sinus coronarius** mündet, wie auch die V. cava superior und die V. cava inferior, in den rechten Herzvorhof.
Zu (E): Es existieren keine Venenklappen in den herznahen venösen Gefäßen! Man kann sogar Druckschwankungen des rechten Vorhofs bis in die V. cava superior verfolgen (Messung des zentralen Venendrucks) oder pathologisch erhöhte Venendrücke aus der Stauung der Halsvenen ablesen. Der Blutfluss ist von der Saugwirkung des Herzens abhängig. All diese Phänomene wären bei einer Unterbrechung des Blutflusses durch Venenklappen nicht nachweisbar.

F03 F00 ■
→ **Frage 7.66:** Lösung E

Mit den ersten 4 Aussagen ist die Lage der **V. brachiocephalica sinistra** bereits beschrieben: Sie zieht ventral der arteriellen Gefäße von der oberen Thoraxapertur kommend schräg nach kaudal, kreuzt die A. carotis comm. sinistra und die A. subclavia sinistra und mündet dann in die obere Hohlvene.
Zu (E): Der N. vagus dagegen verläuft dorsal der V. brachiocephalica, etwa auf der A. subclavia sinistra nach kaudal (bitte erinnern: der linke N. laryngeus recurrens schlingt sich um den Aortenbogen). Siehe auch Prometheus, Lernatlas der Anatomie, Hals und Innere Organe, Georg Thieme Verlag 2005, S. 141.

F04 ■
→ **Frage 7.67:** Lösung A

Zu (A): Die V. azygos mündet in die V. cava superior. Die **Vv. azygos und hemiazygos** nehmen Zuflüsse von Thoraxwand, Ösophagus, Hauptbronchien, Perikard und Zwerchfell auf.
Zuflüsse aus den paarigen Eingeweideorganen fließen über die V. cava inferior (A), ebenso wie über die Vv. hepaticae.

Kommentare

Die Vv. azygos und hemiazygos bilden einen möglichen Kollateralkreislauf zwischen oberer und unterer Hohlvene (D).

Mit dem Portalkreislauf der V. portae, die das Blut aus den unpaarigen Eingeweideorganen aufnimmt, bestehen Verbindungen über die Magenvenen, die Ösophagusvenen und schließlich die V. azygos (E).

F05 ■■
→ **Frage 7.68:** Lösung C

Eine ähnliche Frage wurde im Physikum F02 gestellt.
Die V. azygos verläuft rechts der Wirbelsäule *dorsal* des Lungenstiels, biegt dann nach vorne *über* den rechten Hauptbronchus und die Pulmonalgefäße und *mündet in die V. cava superior.* Siehe Prometheus, Lernatlas der Anatomie, Allgemeine Anatomie und Bewegungssystem, Georg Thieme Verlag 2005, S. 165 und Prometheus, Lernatlas der Anatomie, Hals und Innere Organe, Georg Thieme Verlag 2005, S. 117.
Die Vv. azygos und hemiazygos nehmen Zuflüsse von Thoraxwand (Vv. intercostales posteriores), Ösophagus, Hauptbronchien, Perikard und Zwerchfell auf.
Die Vv. azygos und hemiazygos bilden einen möglichen Kollateralkreislauf zwischen oberer und unterer Hohlvene.

F03
→ **Frage 7.69:** Lösung B

Die Abflussgebiete zum Ductus thoracicus bzw. zum Ductus lymphaticus dexter sind scharf begrenzt.
Der **Ductus lymphaticus dexter** vereinigt aus der rechten oberen Körperhälfte (Kopf-Hals-Region) den Truncus bronchomediastinalis, jugularis und subclavius dexter und mündet dann in den rechten Venenwinkel (Angulus venosus dexter).

H98 ■■
→ **Frage 7.70:** Lösung D

Einiges zur Topographie des **Ductus thoracicus** wurde bereits in alten Prüfungsfragen behandelt, z. B. seine Durchtrittsstelle durch das Zwerchfell im Hiatus aorticus (A) zusammen mit der Aorta thoracica oder seine Mündung in den linken Venenwinkel (B) zwischen V. jugularis interna und V. subclavia.
Falsch ist die Aussage (D), weil in den Ductus thoracicus keine Lymphknotenstationen mehr eingeschaltet sind, schon gar nicht kontinuitätsunterbrechend.
Zu (E): Die Abflussgebiete zum Ductus thoracicus bzw. zum Ductus lymphaticus dexter sind scharf begrenzt. Der Ductus lymphaticus dexter vereinigt aus der rechten oberen Körperhälfte den Truncus bronchomediastinalis, jugularis und subclavius dexter und mündet dann in den rechten Venenwinkel (Angulus venosos dexter).

Klinischer Bezug
Die erwähnten Nll. supraclaviculares liegen in der Fossa supraclavicularis und erhalten ihren Zufluss u. a. von Kopf und Hals, aber auch der Axillarregion (tiefe Achsellymphknoten und infraklavikuläre Lymphknoten). Sie können aber über mediastinale und retrosternale Lymphknoten auch mit Lymphgefäßen des Oberbauchs verbunden sein. Dadurch erhalten sie (v. a. auf der linken Körperseite) klinische Bedeutung als „Virchow-Drüse". Eine vergrößerte „Virchow-Drüse" kann ein Hinweis auf einen fortgeschrittenen malignen Tumor des Magens oder der Leber sein. Diese Lymphknotenregion sollte bei der klinischen Untersuchung routinemäßig getastet werden.

F05 ■
→ **Frage 7.71:** Lösung D

Der Ductus thoracicus verläuft nicht durch das mittlere Mediastinum, welches Herz und Herzbeutel enthält, sondern durch das *Mediastinum posterius.*
Der **Ductus thoracicus** beginnt unterhalb des Zwerchfells auf Höhe des Truncus coeliacus an der **Cisterna chyli.** Dort mündet die Lymphe der beiden unteren Extremitäten und der Bauchorgane. Der Ductus thoracicus (= albicans) zieht mit der Aorta durch das Zwerchfell und verläuft *entlang der Wirbelsäule* (ventrolateral) nach kranial. Hierbei nimmt er noch die Lymphe des linken Thorax auf, er mündet in den **linken Venenwinkel** (zwischen V. jugularis und V. subclavia) gemeinsam mit der Lymphe des linken Armes und der linken Kopfhälfte. In der rechten Thoraxhälfte ist zusätzlich ein **Ductus lymphaticus dexter** ausgebildet, der die Lymphe aus der **rechten** Thoraxhälfte sammelt und gemeinsam mit der Lymphe des rechten Armes und der rechten Kopfhälfte in den **rechten Venenwinkel** mündet.

7.7　Nerven

VII.16　Nervus phrenicus
Der **N. phrenicus** entspringt den Zervikalsegmenten C3–C5 und führt die motorischen Fasern für das Zwerchfell sowie sensible Fasern für Herzbeutel, Brust- und Bauchfell. Er verläuft auf dem M. scalenus anterior (Leitmuskel) nach kaudal und zwischen A. und V. subclavia ins Mediastinum. Mit der A. pericardiacophrenica zieht er dann im vorderen Mediastinum zwischen Pleura mediastinalis und Perikard abwärts.
Der **rechte Phrenikus** verläuft lateral der V. brachiocephalica dextra und V. cava superior vor der Lungenwurzel und tritt mit seinen sensiblen Endästen (Rr. phrenicoabdominales) durch das Foramen V. cavae inf. in die Bauchhöhle, der **linke Phrenikus** unterkreuzt die linke V. sub-

clavia, überkreuzt den N. vagus und zieht in Richtung Herzspitze zum Zwerchfell. Er liegt ebenfalls vor der Lungenwurzel.

Links verläuft der N. phrenicus mit seinen Rr. phrenicoabdominales durch den Hiatus oesophageus oder eine Spalte im Zwerchfell nahe der Herzspitze.

Bei Ausfall des N. phrenicus fehlt die Zwerchfellabflachung bei Inspiration auf der entsprechenden Seite.

Klinischer Bezug
Ein Zwerchfellhochstand (Thorax-Röntgenbild) sollte immer an eine Phrenikusparese denken lassen. ■

Merke: „C3, 4, 5 keeps the diaphragm alive".

H98 ■
→ **Frage 7.72:** Lösung C

Der N. phrenicus erhält Fasern von C3, C4 und C5, er verläuft auf dem M. scalenus anterior in die obere Thoraxapertur, zieht dann **vor dem Lungenhilus** vom oberen in das mittlere Mediastinum, verläuft dann zwischen Pleura und Perikard und zieht als R. phrenicoabdominalis sinister durch eine Zwerchfellspalte ventrolateral des Herzbeutels bzw. durch den Hiatus oesophageus und als R. phrenicoabdominalis dexter mit der V. cava durch das Zwerchfell. Er innerviert das Zwerchfell motorisch. Sensibel innerviert der N. phrenicus die Pleura, das Perikard und das Peritoneum.

F05 ■
→ **Frage 7.73:** Lösung D

Der rechte N. phrenicus verläuft rechts der V. brachiocephalica und dann rechts der V. cava superior nach kaudal, dabei liegt er zwischen rechtem Lungenoberlappen und V. cava superior. Er verläuft dann vor dem Lungenhilus weiter auf dem Herzbeutel entlang. Siehe Prometheus, Lernatlas der Anatomie, Hals und Innere Organe, Georg Thieme Verlag 2005, S. 145.

Aussage (C) klingt zunächst nicht schlecht, ist aber ungenau, denn zwischen V. cava superior und Thymus bzw. Thymusrestkörper liegen in dieser Höhe bereits Anteile des Perikards. Außerdem verläuft der N. phrenicus wirklich *lateral* der V. cava superior an der Pleura parietalis der rechten Lunge entlang und damit auch *lateral* des Thymus. Siehe Prometheus, Lernatlas der Anatomie, Hals und Innere Organe, Georg Thieme Verlag 2005, S. 147. Bitte genau die Topografie im Atlas wiederholen.

■
→ **Frage 7.74:** Lösung D

Der linke **N. laryngeus recurrens**, ein Anteil des N. vagus (X. Hirnnerv), zweigt am Eingang zum obe-

ren Mediastinum ab, schlingt sich um den Aortenbogen und verläuft dann hinten am Ösophagus aufwärts zum Kehlkopf, wo er als N. laryngeus inferior die Schleimhaut des Kehlkopfs unterhalb der Stimmritze sensibel, die Kehlkopfmuskeln (außer M. cricothyroideus) motorisch versorgt.

Klinischer Bezug
Bei einseitiger Läsion dieses Nervs (z. B. möglich nach Schilddrüsenoperationen) resultiert eine Heiserkeit, da einseitig die inneren Kehlkopfmuskeln ausfallen.

H04
→ **Frage 7.75:** Lösung D

Wichtig ist zu wissen, dass der N. vagus relativ weit ventral in den Thorax eintritt, er verläuft zwar *dorsal* der V. subclavia dextra, aber immer noch ventral der A. subclavia (siehe Prometheus, Lernatlas der Anatomie, Hals und Innere Organe, Georg Thieme Verlag 2005, S. 147).

Dann zieht er nach dorsal, um lateral des Ösophagus, ventral der V. azygos, dorsal des Lungenhilums und ventral der Interkostalarterien zu verlaufen. Dies ist wieder eine Frage, die zur Wiederholung der Mediastinaltopografie mit Hilfe des Anatomieatlas anregen sollte.

7.8 Angewandte und topographische Anatomie

H04 ■
→ **Frage 7.76:** Lösung C

Nach der Projektion der Bifurkation der Trachea wurde in früheren Prüfungen schon gefragt. Es ist die Höhe des 4.–5. Brustwirbels richtig. Auf die Höhe des 5. Halswirbels projiziert sich die Karotisbifurkation.

H04 ■
→ **Frage 7.77:** Lösung D

Bei der Inspiration wird bei einem solchen Stichverlauf in Höhe des 5. ICR die Lunge getroffen, die Leber würde erst bei einer Verletzung weiter kaudal erreicht. Wichtig zu wissen ist der Verlauf zwischen Lungenunterlappen und Lungenmittellappen rechts, die Fissura obliqua. Man sollte sich merken, dass der 5. ICR in Höhe der Mamille verläuft, in Inspiration aber die Lunge den Recessus costodiaphragmaticus fast ausfüllt. Am wahrscheinlichsten wird dann wohl der Mittellappen getroffen. Man sollte sich unbedingt hier nochmals die Topografie in einem Atlas ansehen, z. B. Prometheus, Lernatlas der Anatomie, Hals und Innere Organe, Georg Thieme Verlag 2005, S. 68, 69, aber die Inspirationslage mit berücksichtigen.

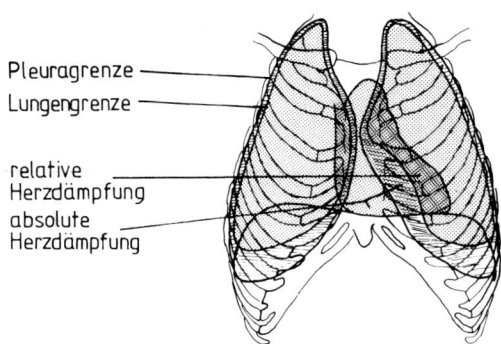

Abb. 7.15 Pleura- und Lungengrenzen

VII.17 Pleura-, Lungen- und Herzgrenzen

Die **Pleuragrenzen** bezeichnen die Umschlagfalten der Pleura diaphragmatica und mediastinalis in die Pleura costalis. Diese Grenzen sind **nicht atemverschieblich**. In dieser Serosahülle bewegt sich die Lunge atemverschieblich. Pleuragrenzen lassen sich durch klinische Untersuchungsmethoden (einschließlich Röntgen und Ultraschall) beim Gesunden nicht darstellen.

Am Beispiel der **rechten Lunge**:
– Pleurakuppel überragt die 1. Rippe ventral um ca. 3 cm, dorsal Höhe des 1. BWK.
– Verlauf schräg nach medial unten zum Brustbeinwinkel
– senkrecht hinter dem Sternum nach kaudal bis zum Brustbeinansatz der 6. Rippe
– Verlauf nach rechts und unten durch folgende Schnittpunkte markiert:
  – Medioklavikularlinie: 7. Rippe
  – vordere Axillarlinie: 8. Rippe
  – mittlere Axillarlinie: 9. Rippe
  – hintere Axillarlinie: 10. Rippe
  – Skapularlinie: 11. Rippe

Dies waren die *Pleuragrenzen,* jetzt zu den **Lungengrenzen**: Da die Lunge den Recessus costodiaphragmaticus nicht vollständig ausfüllt (erst bei tiefer Inspiration), liegen die Lungengrenzen kaudal 1–2 Rippen oberhalb der angegebenen Schnittpunkte. Dorsal, medial und kranial stimmen die Lungengrenzen mit den Pleuragrenzen überein. All diese Angaben gelten nur für den lungengesunden „Durchschnittserwachsenen"!

Auf der linken Seite verläuft die mediale Begrenzung der Pleura schon ab dem Ansatz der 4. Rippe bogenförmig nach links, schneidet aber wie auf der rechten Seite die Medioklavikularlinie in Höhe der 7. Rippe.

Zu den **Herzgrenzen**:
rechts: 3.–6. Rippenknorpel, 2 cm parasternal, gebildet vom rechten Vorhof
links: Sternalansatz 2. Rippe links nach schräg abwärts hin zum 5. ICR, medial der Medioklavikularlinie
Herzspitze: 5. ICR medial der Medioklavikularlinie

F00 F88 ■ ■
→ **Frage 7.78**: Lösung E
Siehe Lerntext VII.18.

F00 F88 ■ ■
→ **Frage 7.79**: Lösung B
Siehe Lerntext VII.18.

H94
→ **Frage 7.80**: Lösung C

Die **absolute Herzdämpfung** umfasst den Bereich des Herzens, wo das Organ (mit dem rechten Ventrikel) der Thoraxwand, genauer gesagt, dem Sternum eng anliegt. Hierzu zählt auch der Bereich, wo das Herz nur von den Recessus costomediastinales von der Thoraxwand getrennt ist.

Dieser Bereich geht zum Abdomen unmittelbar in die absolute Dämpfung der Leber über, denn das Zwerchfell bildet für den Klopfschall keine echte Grenze. Für die Perkussion, die ja Gewebedichten qualitativ unterscheiden kann, lässt sich beim Perkutieren vom Sternum nach kaudal zum epigastrischen Winkel kein Unterschied zwischen Herz und Leber feststellen.

Beidseits lateral der absoluten Herzdämpfung schiebt sich innerhalb der Recessus costomediastinales bei Inspiration Lungengewebe vor das Herz. In diesem Bereich kann die Herzgröße durch kräftige Perkussion durch den Pleura-/Lungenraum hindurch hörbar gemacht werden. Man bezeichnet dies als **relative Herzdämpfung**.

Zu (1) und (2): Die Differenzierung zwischen beiden Aussagen ist entscheidend für die Auswahl der endgültigen Lösung dieser Frage – man muss also aufpassen: Die Recessus costomediastinales begrenzen nicht die absolute Herzdämpfung. Einen Unterschied im Klopfschall erhält man erst, wenn sich lufthaltiges Lungengewebe – je nach Inspiration oder Exspiration mehr oder weniger – in die Recessus und damit seitlich vor das Herz schiebt. Also bildet der *Lungenrand* die Grenze zwischen absoluter und relativer Herzdämpfung.

Klinischer Bezug

Durch **Perkussion** kann man die Größe des Herzens bei der klinischen Untersuchung des Patienten recht einfach feststellen.

Sie wird vorwiegend zur Bestimmung von Lungen- und Herzgrenzen, Atemverschieblichkeit der Lungen und Bestimmung der Lebergröße eingesetzt.

Man perkutiert folgendermaßen: Eine Hand liegt auf dem Thorax bzw. Sternum des Patienten, je nachdem, welches Organ untersucht wird. Der Mittelfinger der anderen Hand klopft auf den Mittelfinger der liegenden Hand. Mit dem Perkussionsschall kann man die Beschaffenheit und Schwingungsfähigkeit des darunterliegenden

VII.18 Projektion der Herzklappen

4 – Aortenklappe
5 – Pulmonalklappe
6 – Trikuspidalklappe
7 – Mitralklappe

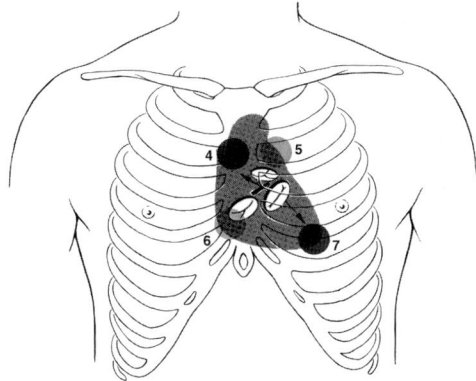

Abb. 7.16 Auskultationsstellen und anatomische Projektion
Aus: Kahle W, Leonhardt H, Platzer W. Taschenatlas der Anatomie, 6. überarbeitete Auflage 1991, Georg Thieme Verlag, Stuttgart, New York.

Herzklappe	Anatomische Projektion	Auskultationsstelle
Aortenklappe	linker Sternalrand, Ansatz des 4. Rippenknorpels	2. ICR parasternal **rechts**
Pulmonalklappe	Sternalansatz 3. Rippe links	2. ICR parasternal **links**
Trikuspidalklappe (rechte AV-Klappe)	Sternum, Höhe des 5. Rippenknorpels rechts	4. ICR parasternal rechts
Mitralklappe (linke AV-Klappe)	4./5. Rippenknorpel links	5. ICR medial der Medioklavikularlinie links

Auskultationsstellen und anatomische Projektion der Herzklappen

Die Auskultationsstellen der Herzklappen, d. h. die Stellen, an denen man die Klappentätigkeit optimal auskultieren kann, sind nicht mit den Projektionsstellen auf die Thoraxwand identisch, da die Geräusche durch den Blutstrom fortgeleitet werden.

Gewebes beurteilen. Der Perkussionsschall der normalen luftgefüllten Lunge klingt anders als der Schall über dem Herzen oder über der Leber. Vor allem bei pathologischen Prozessen (Pleuraerguss, Emphysem, Pneumonie, Kavernen) ist die Perkussion eine schnelle und – bei genügend Erfahrung – auch recht zuverlässige Methode, um solche Prozesse bereits durch die klinische Untersuchung zu erkennen. Pathologische Prozesse, die tiefer als 5 cm im Körper liegen, kann die Perkussion allerdings nicht differenzieren.

F02 H99 ■ ■
→ **Frage 7.81:** Lösung A

Ähnliche Fragen kamen schon mehrfach in alten Prüfungen vor, z. T. auch als Bildfrage.
In der Schemazeichnung Abb. 7.17 ist zu erkennen, dass lediglich der Arcus aortae, nicht aber die

Aorta ascendens randbildend im Thorax-Röntgenbild ist. Die Aorta ascendens verläuft eher nach rechts über die rechte A. pulmonalis, bevor sie im Bogen in die linke Thoraxhälfte zieht. Siehe dazu auch die Abb. 7.14.

H05 ■
→ **Frage 7.82:** Lösung A

Die Frage ist als Bildfrage bereits im Fragenpool vorhanden. Der rechte Herzrand wird vom rechten Vorhof gebildet, nicht vom rechten Ventrikel. Siehe Abb. 7.17 oder Prometheus, Lernatlas der Anatomie, Hals und Innere Organe, Georg Thieme Verlag 2005, S. 96.

F92 F87 ■ ■
→ **Frage 7.83:** Lösung B

Die Abbildung der Herzkonturen als *Röntgenbild* ist, bezogen auf die spätere Anwendung in der Klinik, eigentlich sinnvoller als die in früheren Physika abgebildeten Schemata.

Auf der Abb. 7.17 erkennt man noch einmal alle wichtigen Konturen des *normalen, gesunden Herzens.* Wichtig ist: Normalerweise ist der **rechte Vorhof** randbildend, nicht der rechte Ventrikel. Sobald der rechte Ventrikel randbildend wird, liegen pathologische Verhältnisse vor!

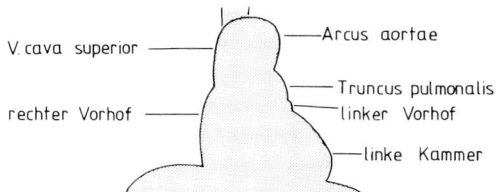

Abb. 7.**17** Röntgensilhouette des gesunden Herzens

Abb. 7.17 zeigt schematisch das **Röntgenbild** des Herzens im sagittalen Strahlengang. Sie entspricht der Projektion der Herzsilhouette auf die vordere Brustwand und zeigt die randbildenden Strukturen.

F03 ■

→ **Frage 7.84:** Lösung E

Die **Nn. phrenici** verlaufen im vorderen Mediastinum. Im hinteren Mediastinum verlaufen u. a. Ösophagus, Aorta thoracica, Ductus thoracicus, Truncus sympathicus, N. vagus, V. azygos und hemiazygos.

Der N. phrenicus dagegen verläuft vor dem Herzen im vorderen Mediastinum. Siehe Lerntext VII.19.

VII.19   Mediastinum

Das Mediastinum ist der Raum zwischen den beiden Pleurahöhlen.

Es enthält das Herz, den Thymus sowie wichtige Nerven und Gefäße, die Trachea und den Ösophagus. Es läßt sich folgende Einteilung treffen (Abb. 7.18):

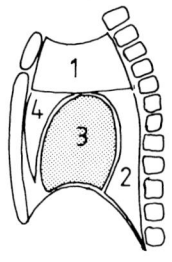

Abb. 7.**18** Gliederung des Me-diastinums

Bezeichnung	Inhalt (Organe, Gefäße, Nerven)
1 Oberes Mediastinum (bis zu einer Frontalebene über dem Herzen)	Thymus (beim Erwachsenen Thymusfettkörper) V. cava superior Arcus aortae (Aorta ascendens) Truncus brachiocephalicus N. vagus N. phrenicus Vasa pericardiacophrenica V. azygos V. hemiazygos Trachea Ösophagus Ductus thoracicus Truncus sympathicus
Unteres Mediastinum – 2 Hinteres Mediastinum	Ösophagus Aorta thoracica Ductus thoracicus V. azygos bzw. hemiazygos Truncus sympathicus N. vagus Nn. splanchnici maj./min.
– 3 Mittleres Mediastinum	Herz Herzbeutel
– 4 Vorderes Mediastinum	pericardiacophrenica N. phrenicus Bindegewebe, Lymphknoten

H91 ■

→ **Frage 7.85:** Lösung E

Der rechte Vorhof liegt – wie das gesamte Herz – im mittleren Mediastinum.
Siehe Tabelle und Abbildung im Lerntext VII.19.

F03

→ **Frage 7.86:** Lösung B

Dies ist wieder eine jener Fragen, die am Besten mit einem Anatomieatlas zu beantworten sind. Gute Abbildungen finden sich bei Prometheus, Lernatlas der Anatomie, Hals und Innere Organe, Georg Thieme Verlag 2005, S. 72, 79, 97.
Der *rechte* Ventrikel grenzt nicht an die Aorta descendens, die links der Wirbelsäule nach kaudal zieht. Der rechte Ventrikel zeigt beim in situ liegenden Herzen nach vorne und grenzt eher an die Aorta ascendens.
Die Herzohren umgreifen die großen Gefäßstämme, so auch das linke Herzohr, das nahe dem Truncus pulmonalis liegt. Zwischen Truncus pulmonalis und linkem Herzohr liegt die linke Koronararterie und die V. cordis magna.

H97 ■

→ **Frage 7.87:** Lösung B

Die unter (A), (C) und (D) genannten Strukturen verlaufen vom Hals zum Thorax oder umgekehrt, durchqueren also die obere Thoraxapertur. Das Ganglion cervicothoracicum (stellatum) liegt in Höhe des Köpfchens der 1. Rippe nahe der Pleurakuppel. Siehe auch Prometheus, Lernatlas der Anatomie, Hals und Innere Organe, Georg Thieme Verlag 2005, S. 141.
Zu (B): Die Nn. accessorii enden bereits kranial der oberen Thoraxapertur im M. trapezius, nachdem sie jeweils das laterale Halsdreieck durchlaufen haben. Siehe Prometheus, Lernatlas der Anatomie, Hals und Innere Organe, Georg Thieme Verlag 2005, S. 48.

H00

→ **Frage 7.88:** Lösung B

Zu (B): Hier ist der linke Vorhof markiert, er ist nur durch den Herzbeutel vom Ösophagus (C) getrennt.
Zu (A): Die rechte Kammer grenzt an das Sternum.
Zu (C), (D) und (E): Der Ösophagus ist mit (C) bezeichnet, die Aorta thoracica mit (D), (E) markiert den Unterlappen der linken Lunge.
Vergleiche auch Sobotta, Atlas der Anatomie des Menschen, Band 2, S. 127, 22. Auflage 2006, U & F.

F01 F97 F92

→ **Frage 7.89:** Lösung B

Die enge Lagebeziehung des *linken Vorhofs* zum Ösophagus wurde schon mehrfach gefragt und ist auch klinisch wichtig.

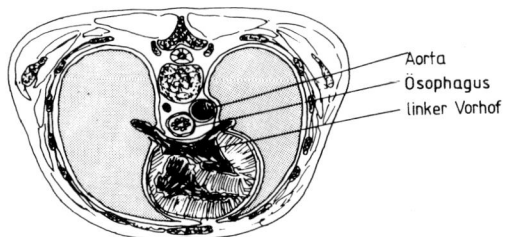

Abb. 7.**19** Enge topographische Beziehung von Ösophagus und linkem Vorhof

H92

→ **Frage 7.90:** Lösung E

Eine gleichlautende Frage zur linken Lunge wurde bereits früher gestellt.
Durch Ausschluss der einzelnen Möglichkeiten ergibt sich die richtige Lösung:
Arcus aortae und Ductus thoracicus verlaufen im linken Mediastinum, der N. splanchnicus ist relativ dünn und die V. thoracica interna verläuft unter der Faszie an der vorderen Brustwand und ist auch für eine Impressio zu dünn. Siehe auch Prometheus, Lernatlas der Anatomie, Hals und Innere Organe, Georg Thieme Verlag 2005, S. 81.

F04 ■

→ **Frage 7.91:** Lösung E

In dieser Abbildung (MRT-Frontalschnitt durch den Thorax) ist mit (E) der Truncus brachiocephalicus bezeichnet, denn man erkennt den Abgang aus der Aorta ascendens. Die übrigen Bezeichnungen sind korrekt. Eine ähnliche Aufnahme findet sich auch bei Sobotta, Atlas der Anatomie des Menschen, Band II, 22. Auflage 2006, Urban & Fischer, S. 120 f.

F02

→ **Frage 7.92:** Lösung B

Dies ist der klassische Verlauf einer Lungenembolie. Thromben („Blutpfropf, Blutgerinnsel") aus den tiefen Bein- oder Beckenvenen gelangen via V. cava inferior in den rechten Vorhof, die rechte Kammer und in die A. pulmonalis, wo sie – je nach Größe – zur Verstopfung („Embolie") von Ästen der A. pulmonalis und daraus folgend zum Lungeninfarkt führen können. Die Äste der A. pulmonalis sind funktionelle Endarterien. Der Thrombus gelangt also aus dem venösen System über das Herz in die Lungenarterie bzw. deren Äste.

H01

→ **Frage 7.93:** Lösung C

Aus dem linken Ventrikel können Thromben mit in den Hochdruckkreislauf – Aorta und abgehende Äste, also z. B. ZNS-, Extremitätenarterien, Nierenarterien – eingeschwemmt werden. Da beim postnatalen Kreislauf Hoch- und Niederdrucksystem (Pulmonalkreislauf) getrennt sind, also keine Verbindung mehr zum Pulmonalkreislauf besteht, kann ein Thrombus *nicht* aus dem linken Ventrikel in die Pulmonalarterie gelangen. Solche Thromben, die Lungenembolien (Gefäßverschlüsse des Pulmonalkreislaufs) verursachen, kommen v. a. aus den tiefen Bein- und Beckenvenen (bei Thrombosen in diesem Stromgebiet).

H92 H87 H85 ■ ■
→ **Frage 7.94:** Lösung B

Der **Hering-Breuer-Reflex** ist eine durch Erregung der Lungendehnungsrezeptoren ausgelöste Hemmung des Inspirationszentrums. Die afferenten Fasern verlaufen über den N. vagus.

VII.20 Atemmechanik

Die Lunge folgt aufgrund des negativen intrapleuralen Drucks und der durch den Flüssigkeitsfilm zwischen den Pleurablättern erzeugten Haftung zwischen Pleura visceralis und parietalis *passiv* der Bewegung des Thorax. Man unterscheidet **Brustatmung** und **Bauchatmung**, die in der Regel kombiniert sind.
Brustatmung:
Inspiration:
– Heben der Rippen
– Erweiterung des Thorax in sagittaler, frontaler und kraniokaudaler Richtung
– Ausdehnung der Lunge in die Komplementärräume (v. a. Recessus costodiaphragmaticus)
– Wirkung der Mm. scaleni, Mm. Intercostales externi
Exspiration:
– durch passive Rückstellkräfte bis zur Gleichgewichtslage
– dann weitere Rippensenkung durch die Mm. intercostales interni und M. transversus thoracis
Bauchatmung:
Inspiration:
– Der Thoraxraum wird durch die Kontraktion des Zwerchfells nach kaudal erweitert.
– Ausdehnung der Lunge in die Komplementärräume
Exspiration:
– Erschlaffen des Zwerchfells
– Wirkung der Bauchpresse, die Baucheingeweide und somit auch das Zwerchfell nach oben drängen ■

F02 ■
→ **Frage 7.95:** Lösung C

Bei der Exspiration, die v. a. passiv erfolgt, spielen die elastischen Rückstellkräfte der Lunge und des

Thorax eine große Rolle, die Rippenbögen senken sich. Die Zwerchfellkuppen treten wieder nach oben, wenn die Kontraktion des Diaphragmas nachlässt. Als Atemhilfsmuskulatur bei der Ausatmung wirkt die Bauchpresse (Mm. obliqui externi et interni, M. transversus abdominis), die den intraabdominalen Druck erhöhen, wodurch die Eingeweide höher treten.

H01
→ **Frage 7.96:** Lösung C

Inspiratorisch wirken die Mm. intercostales externi, das Zwerchfell, die Mm. scaleni, die Mm. serrati posteriores sup. et inf. Die Mm. serrati posteriores inf. können die untere Thoraxapertur erweitern. Die Atemhilfsmuskulatur, wie z. B. die Mm. pectorales, kommt nur zur Anwendung bei festgestelltem Schultergürtel, also durch Aufstützen der Arme.
Bei Abflachung der Zwerchfellkuppen erschlafft auch die Bauchmuskulatur (Bauchatmung). Daher wirkt der M. rectus abdominis (zusammen mit den anderen Bauchmuskeln) durch seine Kontraktion nicht inspiratorisch, sondern innerhalb der Bauchpresse exspiratorisch (z. B. forcierte Exspiration).

H99
→ **Frage 7.97:** Lösung A

Zu (A): Der **Ncl. solitarius** ist ein sensibler Kern des VII., IX. und X. Hirnnervs. Dort werden unter anderem die Fasern der Geschmacksbahn verschaltet. Außerdem liegt dort die primäre zentrale Endigung der aortalen **Pressorezeptoren**. Diese werden vom X. Hirnnerv innerviert. Die Afferenzen zu den Rezeptoren gelangen über den N. laryngeus recurrens zum Aortenbogen. Die Efferenzen gelangen über das Ganglion inferius des N. vagus zum Tractus solitarius und von dort zum Ncl. solitarius. An weiteren Kernen besitzt der N. vagus den viszeromotorischen Ncl. dorsalis n. vagi und, gemeinsam mit dem N. glossopharyngeus, den somatomotorischen Ncl. ambiguus.
Zu (C): Der **Ncl. ambiguus** ist ein somatotop gegliederter motorischer Kern, der Fasern an den N. glossopharyngeus und an den N. laryngeus sup. und inf. des N. vagus abgibt.
Zu (D): Der **Ncl. dorsalis n. vagi** ist ein somatotop gegliederter, viszeromotorischer Kern, der präganglionäre parasympathische Fasern zur Organversorgung abgibt.
Zu (E): In der **Formatio reticularis** liegen zwar das Atem-, Schluck-, Brech- und Kreislaufzentrum, jedoch nicht die primären Endigungen der Pressorezeptoren.

H03
→ **Frage 7.98:** Lösung E

Bei der Inspiration wirken die Mm. scaleni und die Mm. intercostales externi zusammen mit dem

Diaphragma. Den größten Anteil am Inspirationsvolumen in Ruhe hat jedoch das Zwerchfell, es ist der wirkungsvollste Inspirationsmuskel.

H04
→ **Frage 7.99:** Lösung B

Der elastische Lungenzug wirkt im Sinne der Ausatmung! Die anderen Aussagen sind korrekt, wurden teilweise auch schon in alten Prüfungen erfragt.

7.9 Kommentare aus Examen Frühjahr 2006

F06 ■
→ **Frage 7.100:** Lösung E

Der **Ductus arteriosus Botalli** ist ein Relikt des 6. Aortenbogens links. Die Pharyngealbogenarterien (Kiemenbogenarterien) werden auch als Aortenbögen bezeichnet. Den 6. Aortenbogen nennt man auch Pulmonalbogen.
Siehe hierzu auch Lerntext VII.3.

F06
→ **Frage 7.101:** Lösung C

Die **Alveolarepithelzellen** sind durch Tight junctions (= Zonula occludens) miteinander (und mit den anderen Zellen des Alveolarepithels) verbunden, die physiologischerweise ein Eindringen von Flüssigkeit aus dem Interstitium in die Alveolen verhindern und den Alveolarraum gegen das Interstitium abdichten.

F06
→ **Frage 7.102:** Lösung C

Die Eingangsformulierung erscheint etwas vage, gemeint sind wohl afferente Fasern aus der *Lunge*, nicht die sensiblen Fasern aus der Pleura.
Sympathische Fasern aus dem Brustgrenzstrang und parasympathische Fasern aus dem N. vagus bilden den Plexus pulmonalis, der die Muskulatur der Atemwege, Drüsen und Blutgefäße vegetativ innerviert. Hierbei erweitert der Sympathikus die Bronchien, der Parasympathikus führt zu einer Bronchokonstriktion. Daher werden entsprechende Medikamente (Sympathikomimetika) v. a. inhalativ zur Erweiterung der Bronchien eingesetzt. **Afferente Vagusfasern** stammen z. B. von den **Dehnungs- und Chemorezeptoren** der Lunge.
Sensible Fasern kommen aus der Pleura parietalis, die im Gegensatz zur Pleura visceralis sensibel innerviert ist. Für die Pleura costalis verlaufen die Fasern in den Interkostalnerven, für die Pleura diaphragmatica und die Pleura mediastinalis im N. phrenicus. Der N. phrenicus ist also nur für die Pleura, nicht aber für die Lunge zuständig.

F06 ■
→ **Frage 7.103:** Lösung D

Alveolarepithel liegt in der Wand der Alveolen. Man unterscheidet Alveolarepithelzellen (Pneumozyten) Typ I und Typ II. Typ I ist für den Gasaustausch zuständig, während Typ II Surfactant bildet. Alle Wandschichten der Alveole zusammen bilden die Blut-Luft-Schranke. Dazu gehören: eine Schicht aus Surfactant, das Alveolarepithel, die verschmolzenen Basalmembranen von Alveole und Kapillare und das Kapillarendothel.
Pneumozyten Typ II (Alveolarepithelzellen, Typ II) können sich teilen, sie können sich auch zu Pneumozyten Typ I differenzieren und bilden so den „Reservepool" für die Pneumozyten Typ I. Dieser Zelltyp ist nämlich teilungs*unfähig*. Pneumozyten Typ II bilden den **Surfactant**, der aus Phospholipiden und Surfactantproteinen besteht. Die Bildung des Surfactants beginnt bereits pränatal. Die Menge Surfactant ist aber erst ab der 35. Schwangerschaftswoche ausreichend.

F06 ■
→ **Frage 7.104:** Lösung A

Beide Lungenarterien kommen aus dem Truncus pulmonalis, der sich unter dem Aortenbogen verzweigt. Die Stelle der Verzweigung liegt topografisch gesehen links von der Wirbelsäule, sodass die rechte A. pulmonalis erst hinter der Aorta ascendens und der V. cava superior vorbeiziehen muss, um zum rechten Hilum zu gelangen.
Die rechte Lungenarterie liegt also dorsal von Aorta und V. cava superior, ventral vom rechten Hauptbronchus, über den sich auch noch die V. azygos wölbt.
Siehe auch Prometheus, Lernatlas der Anatomie, Hals und Innere Organe, Georg Thieme Verlag 2005, S. 76, 77, 79, 120.

F06 ■
→ **Frage 7.105:** Lösung C

Der Sinusknoten liegt
- *subepikardial*, also außen unter dem Epikard im subepikardialen Bindegewebe,
- in der Hinterwand des *rechten* Vorhofs,
- in der Nähe der Mündung der V. cava *superior*,
- im Sulcus terminalis.

Aufpassen, hier ist schnell subendokardial mit subepikardial verwechselt!
Siehe auch entsprechende Abb. in Prometheus, Lernatlas der Anatomie, Hals und Innere Organe, Georg Thieme Verlag 2005, S. 110.

F06 ■
→ **Frage 7.106:** Lösung D

Die Aa. coronariae dextra und sinistra entspringen aus dem Sinus aortae oberhalb der Aortenklappe. Die A. coronaria dextra zieht unter dem rechten

Herzohr entlang an die Hinterwand des Herzens und bildet dort den Ramus interventricularis posterior. Sie versorgt den **Sinusknoten** (an der Einmündung der V. cava superior im rechten Vorhof gelegen) und beim Normalversorgungstyp auch den AV-Knoten (im Trigonum fibrosum dexter gelegen) sowie den hinteren Teil des Kammerseptums und die Hinterwand des Herzens.

Der Ramus nodi atrioventricularis entspringt auf der Facies diaphragmatica aus dem hinteren Abschnitt der A. coronaria dextra nach dem Abgang des Ramus interventricularis posterior. Siehe auch Prometheus, Lernatlas der Anatomie, Hals und Innere Organe, Georg Thieme Verlag 2005, S. 125 f.

F06
→ **Frage 7.107:** Lösung C

Bei dem beschriebenen Tumor handelt es sich um einen sog. **Pancoast-Tumor**, ein peripher lokalisiertes **Bronchialkarzinom**, das von der Lungenspitze aus schnell benachbarte Strukturen infiltrieren kann. Hierzu gehören das Ganglion stellatum (Horner-Trias), 1. Rippe und 1. BWK, Plexus brachialis mit Schmerzen und Parästhesien, Muskulatur und Weichteile mit entsprechender Schmerzsymptomatik z. B. in der Schulter.

Beim Bronchialkarzinom sind dagegen Rekurrensparese und Phrenikusparese eher Spätsymptome und Zeichen der Inoperabilität. Aber auch diese Strukturen können aufgrund der topografischen Verhältnisse betroffen sein.

Weniger wahrscheinlich ist das Ganglion cervicale superius, das weiter kranial in Höhe des 2. und 3. Halswirbels liegt. Vorher würden die anderen ge-

nannten Strukturen bereits erreicht.

Hierzu sollte man sich nochmals die Topografie aller Strukturen im Anatomieatlas vergegenwärtigen. Es wurden auch schon Fragen zur oberen Thoraxapertur gestellt.

F06 ■
→ **Frage 7.108:** Lösung A

Bei einer Vergrößerung des linken Vorhofs kann es zu einer Aufweitung des Winkels zwischen beiden Hauptbronchien kommen (normalerweise 70°), wenn ein stark dilatierter linker Vorhof den linken Hauptbronchus nach oben verlagert. Außerdem kann im Seitbild eine Verlagerung des Ösophagus (Ösophagusbreischluck, wird heute kaum noch gemacht) nach dorsal zu erkennen sein.

F06 ■
→ **Frage 7.109:** Lösung C

Die optimale Auskultationsstelle für die Pulmonalklappe ist der 2. ICR links parasternal, der 2. ICR rechts parasternal ist der Auskultationspunkt für die Aortenklappe.
Siehe auch Lerntext VII.18.

→ **Frage 7.110:** Lösung E

V. azygos und V. hemiazygos leiten das venöse Blut aus dem thorakalen und distalen Ösophagus ab, der zervikale Teil wird über die Vv. thyroideae inferiores abgeleitet.

8 Bauch- und Beckeneingeweide

8.1 Entwicklung von Darmtrakt, Harn- und Sexualorganen

H00 ■
→ **Frage 8.1:** Lösung E

Eine **Omphalozele** ist eine Hemmungsmissbildung, die nach der Rückbildung des physiologischen Nabelbruchs auftritt. Bei unvollständiger Rückbildung des physiologischen Nabelbruchs kann eine Omphalozele (Nabelschnurbruch) entstehen. Sie kann Strukturen enthalten, die während des **physiologischen** Nabelbruchs aus der Bauchhöhle ausgetreten sind (Dünn- oder Dickdarmanteile, Mesenterium, Äste der A. mesenterica superior). Typischerweise treten diese Strukturen durch eine Lücke in der Bauchwand aus, die Muskulatur ist dehiszent, sie fehlt im Bruchsack.

VIII.1 Embryonalentwicklung der Oberbauchorgane

Die Entstehung der Mesenterien, des Omentum majus und minus sowie die Magen- und Darmdrehung sollen hier einmal zusammenfassend dargestellt werden, da immer wieder Fragen zu diesem Thema vorkommen:

Der primitive Darmkanal bildet zu Beginn der Entwicklung ein fast gerades Rohr in der Mitte der Leibeshöhle des Embryo. Überzogen wird das Darmrohr von Serosa, dem viszeralen Peritoneum.

Befestigt wird das Darmrohr durch eine sagittal gestellte Gewebsplatte an der dorsalen Leibeswand. Sie stellt eine Peritonealduplikatur dar und wird wie alle Serosaduplikaturen mit der Vorsilbe „Meso-" als *Mesenterium dorsale* bezeichnet. Es reicht vom unteren Ösophagusende bis zum Enddarm und geht an der Leibeswand in das parietale Peritoneum über. Es be-

festigt also das Darmrohr in seiner ganzen Ausdehnung an der hinteren Leibeswand des Embryo. Ein entsprechendes *ventrales Mesenterium*
bildet sich nur im unteren Ösophagusabschnitt,
am Magen und oberen Duodenum. Es reicht
nur bis zur Nabelschleife und heißt Mesogastrium ventrale (Abb. 8.1).

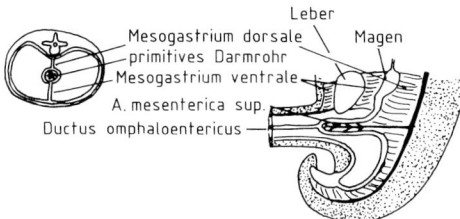

Abb. 8.**1** Mesenterium, Mesogastrium

Die weitere Umbildung der Mesenterien erfolgt
durch die Magendrehung. Der Magen dreht
sich im Uhrzeigersinn um 90° um seine Längsachse. Das hat zur Folge, dass die ursprünglich
rechte Seite des Magens nach hinten, und die
linke Seite nach vorne zeigt (das erklärt auch,
warum der rechte N. vagus die Rückseite, der
linke N. vagus die Vorderseite des Magens versorgt).
Gleichzeitig entsteht die Leberanlage im ventralen Mesogastrium und wächst sehr schnell.
Im dorsalen Mesogastrium werden Milz und
Pankreas sichtbar.
Der weitere Verlauf der Magendrehung und die
dabei entstehende Verlagerung der übrigen Organe soll anhand Abb. 8.2 a, b, c verdeutlicht
werden (von kranial gesehen).

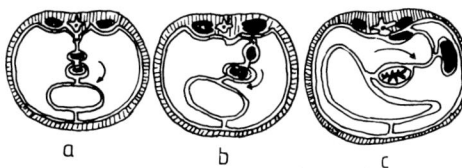

Abb. 8.**2** Magendrehung, Ansicht von kranial

Man erkennt, dass die Leber so in den rechten
Bauchraum gelangt und nur noch durch eine
kleine Peritonealduplikatur an der vorderen
Bauchwand angeheftet ist. Diese Duplikatur bezeichnet man als *Lig. falciforme* (im freien Rand
dieses Bandes gelangt die V. umbilicalis zur Leber – sie obliteriert nach der Geburt zum Lig.
teres hepatis). Die andere noch erkennbare Peritonealduplikatur verbindet Leber und Magen
miteinander. Sie wird schließlich zum *Omentum minus*, das sich zwischen Leber und kleiner Magenkurvatur ausspannt und die Vorderwand der Bursa omentalis bildet.
In seinem freien rechten Rand verlaufen die V.
portae, die A. hepatica propria und der Ductus
choledochus.

Diese beiden – Lig. falciforme und Omentum
minus – sind die Reste des Mesogastrium ventrale. Im Mesogastrium dorsale entsteht zwischen Magen und Milz das *Lig. gastrosplenicum*, zwischen Milz und dorsaler Leibeswand
das *Lig. splenorenale* (nachdem das Pankreas
sich zur dorsalen Leibeswand verlagert hat,
dort hängenbleibt und sein viszerales Peritoneum mit der Wand verwächst).
Im Lig. splenorenale verlaufen A. und V. splenica. Bei der Magendrehung wird das Mesogastrium dorsale nach links gezogen. Dadurch entsteht hinter dem Magen eine Höhle, die Bursa
omentalis. Sie setzt sich als Aussackung nach
kaudal fort und hängt schließlich wie eine
Schürze über dem Colon transversum. Sie wächst
so weit nach unten, dass sie alle Darmschlingen
bedeckt und der untere Teil der Aussackung
verödet: Das Omentum majus ist entstanden.
Die Darmdrehung, die in der Nabelschleife erfolgt (270° gegen den Uhrzeigersinn), sowie die
weitere Entwicklung von Dünndarm und Dickdarm zeigt Abb. 8.3.

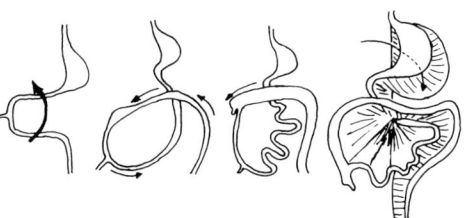

Abb. 8.**3** Darmdrehung

Mesogastrium ventrale	→ Leber, Lig. falciforme hepatis, Omentum minus mit Lig. hepatoduodenale
Mesogastrium dorsale	→ Bursa omentalis, Omentum majus, Lig. gastrocolicum, Milz, Pankreas, Lig. splenorenale, Lig. Gastrosplenicum

F03 ■
→ **Frage 8.2:** Lösung B

Das **Lig. hepatogastricum** bildet zusammen mit
dem Lig. hepatoduodenale das Omentum minus,
zieht also von der kleinen Kurvatur des Magens
zur Eingeweidefläche der Leber, jedoch nicht direkt zur Leberpforte (diese Aussage trifft für das
Lig. hepatoduodenale zu).
Das Lig. hepatogastricum enthält neben den Vagusfasern aus dem Truncus vagalis anterior (Rr.
hepatici) noch den Gefäßbogen der kleinen Kurvatur.
Das Lig. hepatogastricum entsteht, wie die anderen Anteile des Omentum minus, aus dem Mesogastrium ventrale.

H05 ■■

→ **Frage 8.3:** Lösung B

Ein **Meckel-Divertikel** ist der Rest des ehemaligen Ductus omphaloentericus, der genau am Scheitelpunkt der Nabelschleife lag.

Der Ductus omphaloentericus (vitellinus) stellt in der Embryonalzeit eine Verbindung zwischen dem Darmkanal und dem embryonalen Dottersack dar. Er bildet sich in der Regel in der 6. embryonalen Woche zurück. Erfolgt die Rückbildung unvollständig, bleibt ein Meckel-Divertikel bestehen, eine fingerförmige Ausstülpung des Darmrohrs in variabler Länge, die nach Abschluss der Darmdrehung etwa 60–90 cm proximal der Valva ileocaecalis zu liegen kommt. In der Regel treten keinerlei Beschwerden auf. In Einzelfällen kann es aber auch zu Ulzera, Perforation oder einem Darmverschluss kommen. Man findet ein Meckel-Divertikel etwa bei 2–4 % aller Erwachsenen.

H05

→ **Frage 8.4:** Lösung B

Die Leberanlage ist eine entodermale Ausbuchtung des distalen Vorderdarmes. Aus dem Epithel der Leberbucht entsteht ein oberes Leberdivertikel (→ Leber) und ein unteres Leberdivertikel (→ epithelialer Anteil des Ductus cysticus und der Gallenblase).

Das Epithel des oberen Leberdivertikels entwickelt sich zu Zellsträngen und -balken, die nach ventral in das Mesoderm zwischen Herzanlage und Dottersackstiel aussprossen. Damit ist Aussage (B) richtig: Die Leberzellbalken wachsen in dieses Mesoderm – Septum transversum – ein. Aus dem Mesoderm des Septum transversum entstehen die bindegewebigen Anteile der Leber, Kupffer-Sternzellen und die Zellen der Hämatopoese.

Zu **(D):** Die dorsale Pankreasanlage entsteht auf der gegenüberliegenden Seite des Vorderdarmes, lediglich die kleinere ventrale Pankreasknospe liegt neben dem Leberdivertikel. Diese ventrale Pankreasanlage wandert jedoch um das (spätere) Duodenum auf die Gegenseite und verschmilzt mit der dorsalen Pankreasanlage (Proc. uncinatus des Pankreas).

Zu **(E):** Die Blutversorgung erfolgt überwiegend über die V. umbilicalis sinistra, die V. umbilicalis dextra bildet sich zurück. Zwischen V. umbilicalis sinistra und der unteren Hohlvene bildet sich der Kurzschluss des Ductus venosus (Arantii) aus.

VIII.2 Entwicklung der Geschlechtsorgane aus dem indifferenten Stadium

Im indifferenten Stadium der Geschlechtsentwicklung entstehen zunächst beidseits lateral der Urniere je zwei Schläuche:
1. Urnierengang (Ductus nephricus, Wolff-Gang)
2. Müller-Gang (Ductus paramesonephricus)

Beim **weiblichen Embryo** degenerieren die Wolff-Gänge. Aus den kranialen Anteilen der Müller-Gänge, die kaudal zum gemeinsamen Uterovaginalkanal verschmelzen, entwickeln sich die Tubae uterinae.

Ergänzend seien an dieser Stelle noch **Rudimente** (Residualstrukturen) genannt, die als „Überbleibsel" von embryonalen Strukturen keine funktionelle Bedeutung haben.

Bei der *Frau:*
- Epoophoron, Paroophoron: Reste von Urnierenkanälen
- Appendix vesiculosa: Reste des Wolff-Ganges
- Gartner-Gang: Rest des Wolff-Ganges
- Morgagni-Hydatide: Reste des Müller-Ganges (kranialer Anteil)

Als Residualstrukturen beim *Mann* sind zu nennen:
- Appendix epididymidis (Wolff-Gang)
- Appendix testis (Müller-Gang)

Beim **männlichen Embryo** entwickeln sich der Ductus deferens, Ductus epididymidis, Ductus ejaculatorius und Vesicula seminalis aus dem Wolff-Gang.

Aus den Urnierenkanälchen entstehen die Ductuli efferentes.

Der **Ductus deferens** entwickelt sich aus dem **Wolff-Gang** oder **Urnierengang**.

Im indifferenten Stadium der Geschlechtsentwicklung entsteht als 2. Gang der **Müller-Gang** als Einstülpung des Zöloms. Er liegt lateral der Urnierenanlage und verschmilzt kaudal zu einem gemeinsamen Uterovaginalkanal. Beim männlichen Embryo wird die Weiterentwicklung dieses Ganges hormonell gehemmt und aus dem Wolff-Gang entwickelt sich der Ductus deferens. Beim weiblichen Embryo degenerieren beide Wolff-Gänge und die Müller-Gänge entwickeln sich weiter. Aus dem gemeinsamen kaudalen Teil entstehen Uterus und Vagina, aus den beiden oberen Abschnitten die Eileiter.

Entwicklung der äußeren Geschlechtsorgane:

Sowohl bei den inneren als auch bei den äußeren Genitalien lässt sich bis zum Ende der 6. Woche noch keine spezifische Geschlechtsdifferenz feststellen. Man nennt dies die *indifferente Phase.* Das äußere Genitale besteht in diesem Stadium aus Genitalhöcker, Urethral- und Analfalten. Lateral davon bilden sich die Genitalwülste. Aus dem Genitalhöcker entwickelt sich bei der Frau die Klitoris, beim Mann der Phallus, so dass das Corpus cavernosum penis der Klitoris entspricht. Aus den Genitalwülsten entstehen beim Mann das Skrotum, bei der Frau die Labia majora.

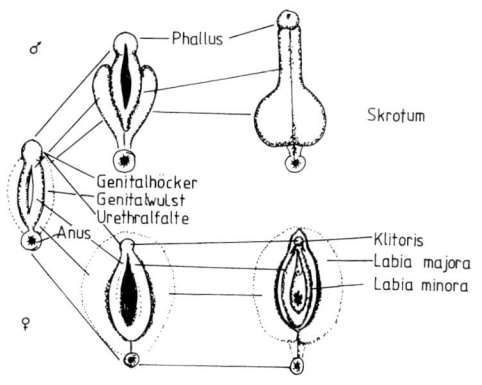

Abb. 8.**4** Entwicklung der äußeren Geschlechtsorgane aus dem indifferenten Stadium

VIII.3 Entwicklung der Niere und Nebenniere

Zur **Embryologie der Niere und harnableitenden Wege**: In der 3. Embryonalwoche findet eine Gliederung des Mesoderms in 3 Anteile statt: paraxiales Mesoderm, Seitenplatten, intermediäres Mesoderm. Aus dem **paraxialen Mesoderm** entwickeln sich die Somiten. Die Seitenplatten begrenzen mit viszeralem und parietalem Blatt die intraembryonale Zölomhöhle (Abb. 8.5). **Aus dem intermediären Mesoderm** entstehen die harnableitenden Organe. Im Zervikalbereich bleibt eine segmentale Gliederung erhalten. Dort entsteht die sog. **Vorniere** (Pronephros).

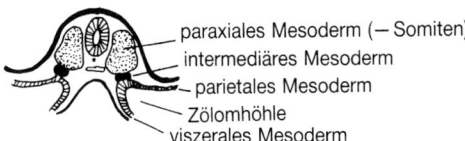

Abb. 8.5 Entstehung des paraxialen und intermediären Mesoderms

Dies ist ein System, das keine funktionelle Bedeutung hat und am Ende der 4. Entwicklungswoche schon wieder verschwindet.
Gleichzeitig baut sich im Thorakal- und Lumbalbereich aus dem restlichen Anteil des intermediären Mesoderms, der als nephrogener Strang bezeichnet wird, die Urniere auf.
Es fehlt hier eine segmentale Gliederung, man kann aber sehen, dass pro Segment mehrere Nierenkanälchen mit Bowman-Kapseln vorhanden sind.
An der lateralen Seite entsteht über die Segmentgrenzen hinweg ein longitudinales Rohr, der Urnierengang oder Wolff-Gang. Er spielt bei der Genitalentwicklung eine Rolle (Abb. 8.6).
Auch die Urniere degeneriert etwa am Ende des 2. Monats. Die eigentliche Niere entsteht aus dem kaudalen Anteil des nephrogenen Strangs aus der Nachniere, dem metanephrogenen Gewebe. Die Bildung des Nierengewebes wird durch das Aussprossen der Ureterknospe aus dem Wolff-Gang ins metanephrogene Gewebe induziert.

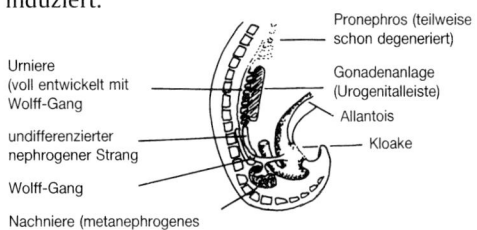

Abb. 8.**6** Nephrogener Strang mit Urniere

Aus der Ureterknospe entstehen die harnableitenden Wege, nämlich
- Ureteren,
- Nierenbecken,
- Nierenkelche,
- Sammelrohre und Verbindungsstücke.

Zunächst entsteht im metanephrogenen Gewebe aus der Ureterknospe die Anlage des Nierenbeckens (Abb. 8.7 a). Dann sprossen hier die Kanälchen in das Blastem aus und verzweigen sich weiter bis zu den Sammelrohren (dichotome Verzweigung: Abb. 8.7 b, c).
Nierenkelche entstehen durch Verschmelzung von späteren „Kanälchengenerationen" mit den ursprünglichen Kanälchen, die sich erweitern (Abb. 8.7 d).

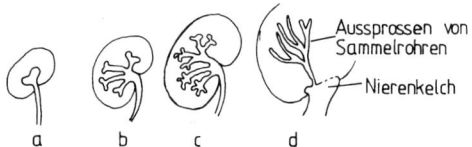

Abb. 8.**7** Entwicklung der ableitenden Harnwege

Um jede Kanälchensprosse entsteht eine Kappe aus metanephrogenem Blastem. Es kommt zu Zellanhäufungen, aus denen sich schließlich die Nephrone entwickeln. Es bildet sich eine Bowman-Kapsel und eine Verbindung zu den Sammelrohren der Ureterknospe. Die Nephrone (und somit sämtliche Anteile wie Bowman-Kapsel, proximaler Tubulus, Henle-Schleife, distaler Tubulus) entstehen also aus metanephrogenem Gewebe.
Bei der **Entwicklung der Nebennieren** sind einige wesentliche Punkte von Bedeutung:
- Das Material des **Nebennierenmarks** entstammt der **Neuralleiste** (Neuroektoderm).
- Das Material der **Nebennierenrinde** entstammt dem **Mesoderm.**
- Die fetale Nebennierenrinde entsteht durch eine Proliferation des Zölomepithels an der dorsalen Bauchwand; Beginn 6. Embryonalwoche.

- Etwa 1 Woche später lagern sich die neuroektodermalen Zellen *medial* der Anlage für die NNR (Nebennierenrinde) an, nachdem sie aus sympathischen Ganglien ausgewandert sind.
- Beginn der Differenzierung von 2 Zonen der NNR (Zona fasciculata und Zona glomerulosa) bereits in der späten Fetalperiode. Diese 2 Zonen sind bereits bei der Geburt differenzierbar, die Zona reticularis ist erst gegen Ende des 3. Lebensjahres erkennbar!
- Die fetale Nebenniere ist relativ gesehen etwa 20-mal so groß wie die eines Erwachsenen. Perinatal findet eine erhebliche Involution der fetalen Rindenanteile statt, die Nebenniere verliert in den ersten Wochen postpartal bereits $^1/_3$ ihres Gewichts. ∎

H00
→ **Frage 8.5:** Lösung C

Bis zur Entwicklung der definitiven Niere werden verschiedene Stadien durchlaufen. In der 3.–4. Entwicklungswoche entsteht die **Vorniere**, sie bildet sich bis zur 5. Woche wieder zurück. Erhalten bleibt nur der Vornierengang, der sich zum Urnierengang (= Wolff-Gang) weiterentwickelt.
In der 4.–5. Woche entsteht die **Urniere**, beim Mann bleibt der hieraus entstehende Wolff-Gang erhalten.
Gegen Ende des 2. Entwicklungsmonats hat sich die **Nachniere** entwickelt, aus ihr entsteht die **Ureterknospe**, die später Ureter, Nierenbecken, Nierenkelche und Sammelrohre bildet sowie das **metanephrogene Blastem**, woraus später die Nephrone entstehen.

F90
→ **Frage 8.6:** Lösung C

Die Ureterknospe ist eine Aussprossung des Urnierengangs, aus dem sich die ableitenden Harnwege entwickeln: Ureter, Nierenbecken, Kelchsystem und Sammelrohre. Die Weiterentwicklung erfolgt durch Aussprossen.
Die Ureterknospe induziert im metanephrogenen Blastem die Bildung des harnbereitenden Nierengewebes.

F89
→ **Frage 8.7:** Lösung C

Man betrachte sich die in Abb. 8.6 dargestellte Kloake. Sie wird in der 4.–6. Embryonalwoche durch ein Septum urorectale geteilt in Sinus urogenitalis (ventral), Rektum und obere zwei Drittel des Analkanals (dorsal).
Die Verwachsungsstelle des Septum urogenitale mit der Kloakenmembran bildet das primitive Perineum (Damm). Dorsal davon liegt die Analmembran (sie reißt Ende der 7. Woche ein, der Verdauungstrakt ist jetzt mit der Amnionhöhle verbun-

den), ventral der Perinealanlage liegt die Membrana urogenitalis.
Beim **Analkanal** entstehen also die oberen zwei Drittel aus der entodermalen Kloake, das untere Drittel aus der ektodermalen Analgrube. Die Grenze dieser beiden Strukturen liegt in Höhe der Columnae anales.
Hierdurch erklärt sich (und das ist das einzig Sinnvolle an dieser Frage) die *geteilte Gefäßversorgung* des Rektums: A. mesenterica inferior bzw. V. mesenterica inferior für die oberen zwei Drittel, A. iliaca interna und A. pudenda interna bzw. V. iliaca interna für den unteren Abschnitt.
Auch die *lymphatischen Abflusswege* sind aufgrund der embryologischen Zusammenhänge getrennt: Die Lymphe der oberen zwei Drittel fließt in die unteren Mesenteriallymphknoten bzw. in die Nll. iliaci interni, während die Lymphe aus der Analregion in die Nll. inguinales superficiales gelangt (Metastasierungsweg bei Anal- bzw. Rektumkarzinomen!).

8.2 Organe des Magen-Darm-Kanals

Histologie:
Magen: Abbildung Nr. 152 und Abbildung Nr. 153 des Bildanhangs
Duodenum: Abbildung Nr. 51 und Abbildung Nr. 152 des Bildanhangs
Jejunum, Ileum: Abbildung Nr. 55 des Bildanhangs
Kolon: Abbildung Nr. 49 und Abbildung Nr. 54 des Bildanhangs

VIII.4 Wandbau des Rumpfdarms

- **Mukosa**
  Epithel: in der Speiseröhre noch mehrschichtig unverhornt, im Magen-Darm-Kanal einschichtiges Zylinderepithel, teils sezernierend, später resorbierend mit Becherzellen – Kolon.
  Lamina propria: retikuläres Bindegewebe, enthält unterschiedlich ausgeprägt Abwehrzellen (Lymphfollikel im Ileum).
  Muscularis mucosae
- **Submukosa**
  lockeres Bindegewebe, Kollagenfasern, Plexus submucosus (Meissner).
- **Muskularis**
  – **Stratum circulare** ⎫ dazwischen Plexus
  – **Stratum longitudinale** ⎭ myentericus (Auerbach)
- **Adventitia**
  Die Schichten der Rumpfdarmwand gelten zwar für den gesamten Magen-Darm-Trakt, doch sind sie in den einzelnen Abschnitten verschieden ausgeprägt, so dass eine Differentialdiagnose aufgrund der spezifischen Merkmale möglich ist.

Nun zu den Besonderheiten der einzelnen Abschnitte:

- **Ösophagus:** mehrschichtig unverhorntes Plattenepithel, Muscularis mucosae stark entwickelt
  Submukosa: Glandulae oesophageae, ausgedehntes Venengeflecht (Ösophagusvarizen bei portaler Hypertension!)
  Muskularis: im oberen Drittel quergestreifte, aber vegetativ innervierte Muskulatur
- **Magen:** einschichtig-hochprismatisches Epithel, Schleimbarriere, Foveolae gastricae
  Fundus, Corpus
  Lamina propria – Glandulae gastricae, tubulöse Drüsen
  – **Hauptzellen** – basophil, Pepsinogen, Drüsengrund
  – **Belegzellen** (Parietalzellen) – sitzen den Tubuli außen auf, azidophil, Produktion von H^+-Ionen, Protonenpumpe, intrinsic factor
  – **Nebenzellen** – leicht basophil, Magenschleim, Drüsenhals
  Kardia
  Kardiadrüsen, nur eine mukoide Zellart
  Pars pylorica
  ebenfalls rein mukoide Drüsen, stark geschlängelt, weit auseinander; einzelne basalgekörnte Zellen (endokrine Funktion, Gastrin)
- Eines der **Charakteristika des Dünndarms** sind Falten und Zotten.
  – Falten (Kerckring-Falten): sind Auffaltungen der Submukosa, enthalten also Mukosa *und* Submukosa, zusätzlich den Plexus submucosus.
  Falten nehmen zum Ende des Dünndarms ab. Sie verschwinden im Dickdarm ganz. Falten können mit Zotten besetzt sein.
  – Zotten sind nur Ausstülpungen innerhalb der Mukosa. Sie enthalten Epithel und die Lamina propria mucosae. Die Submukosa ist daran nicht beteiligt.
  Auch die Zotten nehmen zum Ende des Dünndarms an Höhe ab. Im Dickdarm fehlen sie.

Enterozyten (Saumzellen) sind die resorbierenden Zellen des Dünndarmepithels, die einen Großteil der Epithelzellen von Zotten und Krypten darstellen. Unterbrochen wird die Reihe der Enterozyten nur durch Becherzellen und vereinzelte endokrin tätige Zellen. Zur Vergrößerung der resorbierenden Oberfläche trägt jede Saumzelle an der freien Oberfläche einen „Saum" aus **Mikrovilli** (Bürstensaum), die von **Glykokalix** bedeckt sind. Die Enterozyten sind seitlich durch Zonulae occludentes und Zonula adhaerentes verbunden (Schlussleistennetz). Eine Regeneration der Enterozyten erfolgt nur basal in den *Dünndarmkrypten,* nicht in den Zotten.
Enterozyten des Dünndarms sind ein typisches Beispiel für transportierende bzw. resorbierende Epithelien: An der lateralen Zellmembran

findet man die Na^+-K^+-ATPase, durch deren Aktivität große Mengen von Elektrolyten resorbiert werden können. Durch den osmotischen Gradienten unter der Zonula occludens (das dichte Schlussleistennetz verhindert die Rückdiffusion transportierter Ionen) kommt es zu einem starken parazellulären Rückstrom von Wasser. Monosaccharide können durch Enterozyten mit Hilfe von natriumabhängigen Glukose-Kotransportern durch die Mikrovilli-Membran aufgenommen werden. Die Mikrovilli sind mit Glykokalix überzogen, die verschiedene Bürstensaumenzyme enthalten.

Eine kurze **Charakterisierung der Darmabschnitte** gibt folgende Übersicht:

Duodenum:	hohe dichte Kerckring-Falten, flache Krypten, Brunner-Drüsen in der Submukosa.
Jejunum:	Zotten nehmen an Höhe ab, Krypten werden tiefer, einzelne Lymphfollikel (Solitärfollikel).
Ileum:	Zotten verschwinden, Krypten tief, Folliculi lymphatici aggregati (Peyer-Plaques).
Kolon:	keine Zotten, tiefe dicht gestellte Krypten, Epithel mit Becherzellen
Appendix:	Aufbau wie Kolon, viele Lymphfollikel („Darmtonsille")

Klinischer Bezug

Bei den malignen Tumoren des Verdauungstraktes, die überwiegend aus dem Epithel der Schleimhaut entstehen, richtet sich die Klassifikation – und damit eng zusammenhängend auch die Prognose – nach der Eindringtiefe in die Schichten der Darmwand. Beispielsweise wird beim kolorektalen Karzinom ein Tumor, der Epithel und Lamina propria umfasst (intraepithelial oder intramukös), noch als „Carcinoma in situ" bezeichnet und als Tis (in situ) klassifiziert. Sobald aber die Lamina muscularis mucosae durchbrochen ist und die Submukosa infiltriert wird, spricht man dann vom T1-Tumor innerhalb der international gültigen TNM-Klassifikation, wobei T für die Größe des Primärtumors steht, N für den Lymphknotenbefall und M für Fernmetastasen. Bei T2 infiltriert der Tumor die Tunica muscularis, bei T3 alle Darmwandschichten. Mit der Endosonographie kann bei Ösophagus-, Magen- und Rektumkarzinom die Ausdehnung des Tumors beurteilt werden. ■

H95 H91 ■
→ **Frage 8.8:** Lösung C

Die Erneuerung der Darmepithelien geht von Stammzellen im unteren Drittel der Krypten aus, die *alle* Zellarten regenerieren. Die neugebildeten Zellen wandern aus der Krypte nach oben zur Zottenspitze, wo sie nach 4–5 Tagen abgestoßen werden.

F01 F95

→ **Frage 8.9:** Lösung D

Ein ähnliches Bild zum **Duodenum** kam bisher nur in schwarz/weiß vor. Trotzdem sollten die charakteristischen **Brunner-Drüsen** in der Submukosa, die auch in die Kerckring-Falten hineinreichen, erkannt werden. Die Drüsen können auch bis in die Muskularis reichen.

Die vorliegende Abbildung zeigt den Übergang Magen – Duodenum. Die Mukosa besteht rechts aus vielen aneinandergereihten plumpen Zotten und Lieberkühn-Krypten, die in der Tiefe der Muskularis angeschnitten sind. Im hochprismatischen Epithel erkennt man auch Becherzellen.

Zu (E): Hauptdrüsen des Magens (Glandulae gastricae propriae) liegen im Corpus und Fundus des Magens. Sie gehen von den kurzen Foveolae gastricae aus und sind langgestreckt, wenig verzweigt und dichtgedrängt. Ihr Lumen ist eng – im Gegensatz zur vorliegenden Abbildung.

Im Zusammenhang mit dieser Fragestellung sollte man sich die Begriffe Falte, Zotte und die diversen Formen der Drüsen im Verdauungstrakt nochmals einprägen und mit alten Prüfungsabbildungen vergleichen.

H02 ■

→ **Frage 8.10:** Lösung D

Lysozym wird von den in der Frage genannten Zelltypen in Paneth-Zellen gebildet.

Bei Paneth-Zellen handelt es sich um apikal gekörnte Zellen an der Basis der Glandulae intestinales. Die Granula färben sich azidophil. Es sind seröse exokrine Drüsenzellen, die z. B. Polysaccharid-Protein-Komplexe bilden. Das Sekret wirkt möglicherweise antibakteriell, denn es lässt sich Lysozym nachweisen, ein Enzym, das Bakterienwände abbaut.

H05

→ **Frage 8.11:** Lösung B

Zum System der gastro-entero-pankreatischen Zellen (GEP) fasst man die endokrinen Zellen des Magen-Darm-Trakts und die endokrinen Zellen des Inselorgans im Pankreas zusammen. Die in diesem System gebildeten Hormone wie Sekretin, Gastrin, Cholezystokinin regulieren die Verdauung oder den Kohlenhydratstoffwechsel.

Gastrin wird in den G-Zellen gebildet, die in der Schleimhaut von Duodenum, Pars pylorica (Antrum) des Magens, Jejunum und Pankreas zu finden sind.

Gastrin wird bei der Magenfüllung, also bei der Dehnung der Pars pylorica des Magens, oder bei Vagusaktivierung frei und stimuliert die Belegzellen (Parietalzellen) des Magens zur HCl-Produktion. Weiterhin stimuliert es die Magenmotilität und regt die Hauptzellen zur Pepsinogensekretion an. Die Azinuszellen des Pankreas werden durch

Cholezystokinin und Sekretin stimuliert, durch Somatostatin, Enteroglukagon und pankreatisches Polypeptid gehemmt.

H04

→ **Frage 8.12:** Lösung D

Sekretin wird in S-Zellen (Bezeichnung mit dem Anfangsbuchstaben des sezernierten Hormons) in Duodenum und Dünndarm gebildet, die zu den enteroendokrinen Zellen zählen. Sekretin stimuliert die Bikarbonatsekretion in Pankreas und in Brunner-Drüsen, damit der saure Speisebrei aus dem Magen möglichst schnell neutralisiert wird. Sekretin wird also bei niedrigem pH-Wert ausgeschüttet und gelangt zu den Azinuszellen des exokrinen Pankreas, die für das Hormon spezifische Rezeptoren besitzen.

Zu (E): Die zentroazinären Zellen sind die Initialsegmente der Schaltstücke, die in den Azinus hineinragen und histologisch das Bild der zentroazinären Zellen produzieren. Auch auf diese Zellen wirkt Sekretin.

H00

→ **Frage 8.13:** Lösung B

Zu (A): In die Zotten ragen nur einzelne Muskelzellen der **Lamina muscularis mucosae** hinein, nicht aber die komplette Schicht. Zotten bestehen aus Lamina epithelialis und Lamina propria.

Zu (B): Plicae circulares, Ringfalten, sind Auffaltungen der Tunica mucosa (also inklusive Lamina muscularis mucosae) und der Tela subserosa. Die Formulierung „dringt in die Plicae circulares ein" ist also nicht korrekt. Die Lamina muscularis mucosae umläuft (im Querschnitt gesehen) sozusagen komplett die Ringfalte zusammen mit der Schleimhaut.

Zu (C): Die Lieberkühn-Krypten reichen hinunter bis zur Lamina muscularis mucosae, durchbrechen sie aber nicht.

Zu (D): Die Brunner-Drüsen selbst liegen unter der Lamina muscularis mucosae in der Submucosa. Die Drüsenschläuche der Brunner-Drüsen durchbrechen die Lamina muscularis mucosae! Die Funktion der Lamina muscularis mucosae besteht in der Anpassung des Darmrohres an den Inhalt, nicht im Verhindern des Eindringens von Drüsen aus der Schleimhaut in die Submukosa.

Zu (E): Der Plexus myentericus Auerbach liegt zwischen Ring- und Längsmuskelschicht der Tunica muscularis.

H00

→ **Frage 8.14:** Lösung B

Clara-Zellen finden sich im Epithel der Bronchioli, wo sie als relativ große Zellen mit Vorwölbung nach apikal auffallen. Sie sezernieren ein Sekret, das aus Glykoproteinen, Lipiden und Lipoproteinen besteht. Siehe Kommentar zu Frage 7.15.

Die Darmschleimhaut enthält u.a. Enterozyten (Bürstensaum, Vergrößerung der resorbierenden Oberfläche), Becherzellen, enteroendokrine Zellen, Paneth-Zellen, intraepitheliale Lymphozyten, M-Zellen. **M-Zellen** kommen über/apikal von subepithelialen solitären und aggregierten Lymphozyten (z.B. Peyer-Plaques) vor und vermitteln den Antigenkontakt zwischen Darmlichtung und Immunzellen (Antigen-transportierende Zellen).

H00 ■

→ **Frage 8.15:** Lösung C

Teilweise wurden einige der Aussagen bereits im Frühjahr 1999 gefragt, sodass es sich nicht um komplett neuen Lernstoff handelt.

Die Monosaccharide Glucose und Galaktose werden aktiv im Kotransport mit Natrium an der luminalen Membran des Enterozyten resorbiert. Sie verlassen den Enterozyten dann über erleichterte Diffusion nach basolateral.

Die Resorption von Aminosäuren erfolgt ebenfalls an der luminalen Membran zusammen mit Natrium. Es gibt mehrere verschiedene Na-Kotransportsysteme für Aminosäuren an der luminalen Membran. Di- und Tripeptide werden dagegen in Form eines H^+-Kotransportes aufgenommen.

Ein Natrium-Triglyzerid-Symport an der luminalen Zellmembran existiert *nicht*. Kurz- und mittelkettige Fettsäuren und Glyzerol diffundieren frei in den Enterozyten.

Es erfolgt für langkettige Fettsäuren dann intrazellulär eine Resynthese zu Triacylglyzerolen und Lipiden, die in Chylomikronen verpackt durch Exozytose basolateral den Enterozyten verlassen. Aussage (C) ist also falsch

H05

→ **Frage 8.16:** Lösung D

Diese Eiweißresorption findet über Endozytose zwischen den Mikrovilli statt. Auch können Immunglobuline der Muttermilch (Immunglobulin IgG) über Endozytose mit aufgenommen werden. Normalerweise werden Eiweiße zerlegt und als Di- bzw. Tripeptide in die Enterozyten aufgenommen (natriumabhängiger Kotransport).

F05 ■

→ **Frage 8.17:** Lösung D

Die Parietalzellen (Belegzellen) des Magens färben sich wegen ihres Mitochondrienreichtums mit sauren Farbstoffen an, sie sind azidophil. Eine Möglichkeit, sie zu färben, besteht mit Eosin (eosinophil); diese Färbung ist sehr eindrucksvoll, da sich die Belegzellen dann deutlich von den anderen basophilen Drüsenzellen (Hauptzellen) abheben. Die Belegzellen sind große Zellen im Mittelstück der Glandulae gastricae in Fundus und Corpus. Bei ruhenden Belegzellen kommen tubulovesikuläre

Strukturen vor, die nach Aktivierung mit der Zellmembran verschmelzen und Mikrovilli bilden. Bei *aktiven* Belegzellen ist die Plasmamembran durch Einstülpungen **intrazellulärer Kanalikuli** und durch die Mikrovilli vergrößert. In dieser Membran sitzt die Protonenpumpe (H^+-K^+-ATPase).

Belegzellen sind in der Lage, gegen ein Konzentrationsgefälle mit Hilfe der energieverbrauchenden Ionenpumpe **Wasserstoffionen** ins Drüsenlumen abzugeben. Im Zytoplasma werden große Aktivitäten an Karboanhydrase nachgewiesen (Bildung von HCO_3, um die verbleibenden OH^--Ionen mit CO_2 zu verstoffwechseln). Weiterhin produzieren Belegzellen den **Intrinsic-Faktor**, der für die Vitamin-B_{12}-Aufnahme aus dem Darm wichtig ist.

Die Stimulierung der Belegzellen – also der Säuresekretion – geschieht durch:

- Azetylcholin über das enterische Nervensystem – Freisetzung nach Magendehnung,
- Gastrin (aus den G-Zellen des Antrums)
- Histamin (aus den „enterochromaffin-like-cells", ECL-Zellen, der Drüsen und den Mastzellen der Fundusschleimhaut)

über spezielle Rezeptoren in der Zellmembran. Über diese Rezeptoren setzt auch die pharmakologische Therapie zur Hemmung der Säuresekretion an.

Klinischer Bezug

Die Hemmung der Säuresekretion des Magens (bei Gastritis – Magenschleimhautentzündung – oder bei Refluxösophagitis (Rückfluss von saurem Mageninhalt in die Speiseröhre)) kann durch *Protonenpumpenhemmer* (Hemmung der H^+-K^+-ATPase, bei ausreichender Dosierung vollständige Hemmung der Säuresekretion möglich) oder Blockierung der Histaminrezeptoren der Parietalzelle (*H2-Rezeptorenblocker*) erfolgen. Heute werden standardmäßig vorwiegend Protonenpumpenhemmer eingesetzt. Bei der eher seltenen Form einer Autoimmungastritis – Typ-A-Gastritis – (3–5 % aller chronischen Gastritiden) liegt durch Vorhandensein von Parietalzellantikörpern oder Autoantikörpern gegen Intrinsic-Faktor eine Schleimhautatrophie sowie eine verminderte oder fehlende Säureproduktion vor, und es kann zu Vitamin-B_{12}-Mangel aufgrund des Mangels an Intrinsic-Faktor kommen. Daraus resultiert die Vitamin-B_{12}-Mangel-Anämie (perniziöse Anämie). Vitamin B_{12} muss dann parenteral verabreicht werden.

H02 ■

→ **Frage 8.18:** Lösung B

In den Fundusdrüsen des Magens sind die verschiedenen Zelltypen charakteristisch verteilt:

- *Drüsenhals*: Stammzellen für die Regeneration und Nebenzellen,
- *Mittelstück*: Hauptzellen und Belegzellen,
- *Drüsengrund*: Hauptzellen und dazwischen enterochromaffine Zellen.

Kommentare

F96 ■ ■

→ **Frage 8.19:** Lösung A

Auf der vorliegenden Abbildung sind zwei verschiedene Arten von Zellen zu sehen, mehrere Zellen sind sternförmig auf ein Lumen zu gerichtet. Rechts und links sind **Hauptzellen** zu erkennen, auch die mit einem Stern markierte Zelle ist eine Hauptzelle. Diese Zellen fallen durch stark entwickeltes rauhes endoplasmatisches Retikulum (proteinbildende Zellen) und zahlreiche apikale Sekretgranula (Zymogengranula) auf. Die Granula enthalten **Pepsinogen**. Pepsinogen wird im sauren Milieu des Magens zu Pepsin, welches wiederum als Protease – eiweißspaltendes Ferment – Protein in Polypeptide spaltet.

Die dazwischen liegende Zelle fällt durch ihre basalen kleinen Granula auf, die ihren Inhalt in den Interzellularraum leeren. Von dort gelangt das Sekret dann in die Blutbahn. Es handelt sich hierbei um eine enteroendokrine Zelle, und zwar eine **enterochromaffine Zelle**. In den Fundusdrüsen kommen mehrere Arten von endokrinen Zellen vor, wobei enterochromaffine Zellen häufig in den basalen Drüsenanteilen zwischen Hauptzellen gelegen zu finden sind. Solche Zellen produzieren **Serotonin**.

Zu den anderen in der Frage genannten Substanzen: **HCl** wird in Belegzellen gebildet, die sich zwar in geringer Zahl auch am Drüsenfundus befinden (weitaus häufiger im Mittelteil der Drüsen), die aber durch starke Mikrovillibildung, intrazelluläre Canaliculi und cristareiche Mitochondrien und weniger durch Granula auffallen.

Gastrin (immerhin noch von 17 % als Lösung gewählt) wird in Zellen des Magenantrums und der Pars pylorica gebildet, und zwar von G-Zellen, die zwischen den schleimbildenden Zellen liegen. Gastrinbildende Zellen liegen *nicht* in den Fundusdrüsen.

Somatostatin wird in D-Zellen gebildet, die auch als enteroendokrine Zellen (s. o.) in den Fundusdrüsen vorkommen können. Der sog. „intrinsic factor" wird ebenfalls von den Belegzellen gebildet. Er vermittelt die Resorption von Vitamin B_{12} durch die Enterozyten des Ileums. Manchmal tritt ein Vitamin B_{12}-Mangel bei atrophischer Gastritis (Typ A-Gastritis) auf.

VIII.5   Duodenum

Am **Duodenum** unterscheidet man folgende Abschnitte:
- *Pars superior:* 4–5 cm lang, etwa vor dem 1. LWK (Lendenwirbelkörper), intraperitoneal, frei beweglich; Lig. hepatoduodenale (Verbindung zur Leberpforte); Bulbus duodeni; topographische Beziehung zur Gallenblase.
- *Pars descendens:* 10 cm lang, Verlauf rechts der WS bis 3.–4. LWK; Mündung der Ausführungsgänge von Leber und Pankreas; Papilla duodeni (Vateri): Ductus choledochus, Ductus pancreaticus; retroperitoneal,

vom Mesocolon transversum überkreuzt; topographische Beziehung zur rechten Niere.
- *Pars horizontalis:* quer von rechts nach links; retroperitoneal, wird von der Radix mesenterii überkreuzt.
- *Pars ascendens:* links vom 2. LWK → Flexura duodenojejunalis, retroperitoneal. ■

Merke: Das Duodenum „umkreist" den 2. LWK.

H00 H92 ■ ■

→ **Frage 8.20:** Lösung A

Die Pars descendens duodeni liegt retroperitoneal und enthält kein Meso (B). Die Radix mesenterii überkreuzt die Pars horizontalis duodeni (C). Direkte topographische Beziehung zur Vena portae hat am ehesten die Pars superior duodeni, auf deren Rückseite die V. portae verläuft (D). Der Blutabfluss über die V. mesenterica inf. trifft für Teile des Kolons und des Rektums zu, nicht jedoch für das Duodenum, das seinen venösen Abfluss über Vv. pancreaticoduodenales in die V. mesenterica superior hat (E). Siehe auch Lerntext VIII.5.

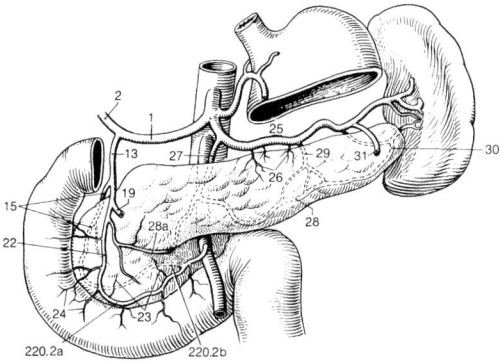

1 A. hepatica communis
2 A. hepatica propria
13 A. gastroduodenalis
15 A. pancreaticoduodenalis sup. post.
19 A. gastroomentalis (gastroepiploica) dextra
22 A. pancreaticoduodenalis sup. ant.
23 Rr. pancreatici
24 Rr. duodenales
25 A. splenica (lienalis)
26 Rr. pancreatici der A. splenica
27 A. pancreatica dorsalis
28 A. pancreatica inferior
29 A. pancreatica magna
30 A. caudae pancreatis
31 A. gastromentalis (gastroepiploica) sinistra
220.2 A. pancreaticoduodenalis inferior (aus der A. mesenterica superior) (anteriorer und posteriorer Ast)

Abb. 8.8 Topographie und Gefäßversorgung des Pankreas (Aus: Feneis H, Anatomisches Bildwörterbuch, 7. Auflage 1993, Georg Thieme Verlag, Stuttgart, New York)

F05 ■
→ **Frage 8.21:** Lösung C

Beim Kolon liegen Zäkum, Colon ascendens und Colon descendens sekundär retroperitoneal, Colon transversum und Colon sigmoideum liegen intraperitoneal (Mesocolon transversum bzw. Mesocolon sigmoideum).
Jejunum und Ileum liegen intraperitoneal (eigenes Mesenterium, Radix mesenterii).

H01 ■
→ **Frage 8.22:** Lösung A

Die Ampulla duodeni bzw. der **Bulbus duodeni** (klinisch gebräuchlicher) ist der erste, etwas erweiterte Abschnitt des Duodenums und gehört zur Pars superior. Diese liegt intraperitoneal, während die restlichen Duodenalabschnitte sowie das Pankreas retroperitoneal liegen.
Siehe Lerntext VIII.5.

F02 ■
→ **Frage 8.23:** Lösung B

Am ehesten kommt hier die **A. gastroduodenalis** in Frage, die topographische Beziehung zur Dorsalwand der Pars superior duodeni hat. Sie zieht, von der A. hepatica communis kommend, hinter dem Duodenum nach kaudal und teilt sich dann auf in die beiden Aa. pancreaticoduodenales sup. Anterior et posterior. Sie gibt auch noch die A. gastroomentalis dextra ab.
Vergleiche hierzu Abb. 8.8.

H95
→ **Frage 8.24:** Lösung C

Auch hier gilt es, die für beide Kolonanteile zutreffenden Aussagen zunächst als Lösungsmöglichkeiten auszuschließen. Relativ einfach sollte dies bei (A) und (E) sein. Bereits zum wiederholten Male wird nach den Peritonealverhältnissen am Kolon gefragt. Tatsächlich liegen nur Colon transversum und Colon sigmoideum intraperitoneal. Colon ascendens und descendens liegen (sekundär) retroperitoneal. Der Abfluss des venösen Blutes aus allen unpaaren Bauchorganen erfolgt über die V. portae. Lediglich beim Rektum fließt nur das Blut aus dem oberen Drittel der V. portae zu.
Zu **(D):** Die Taenien sind allen Kolonabschnitten gemeinsam, gerade die Taenia libera ist auch beim retroperitoneal liegenden Colon descendens und ascendens zu sehen.
Zu **(C):** Die A. mesenterica superior versorgt über ihre Äste – A. colica dextra und A. colica media – das Kolon bis etwa zur linken Flexur. Das Colon descendens und Colon sigmoideum werden durch die A. mesenterica inferior versorgt (A. colica sinistra, Aa. sigmoideae).

H95
→ **Frage 8.25:** Lösung B

Siehe Kommentar zu Frage 8.24.
Die parasympathische Versorgung der unpaaren Bauchorgane ist zweigeteilt. „Magischer Punkt" ist hier das letzte Kolondrittel (Cannon-Böhm-Punkt): Proximal davon erfolgt die parasympathische Versorgung durch den N. vagus über den Plexus mesentericus superior, danach über den Plexus mesentericus inferior, dessen parasympathische Fasern den Segmenten S2–S5 entstammen.

F04 ■
→ **Frage 8.26:** Lösung D

Appendices epiploicae sind charakteristisch für das Kolon, sie liegen v. a. im Bereich der Taenia libera.

F04 ■■
→ **Frage 8.27:** Lösung D

Eine ähnliche Frage wurde bereits im Physikum H99 gestellt.
Der **Verschluss des Anus** wird durch Muskulatur, Bindegewebe und submuköse Gefäßplexus bewirkt. An Muskeln sind relevant:

- **M. sphincter ani externus** (quergestreifte Muskulatur, sitzt dem Trichter des M. levator ani wie eine Manschette auf),
- **M. sphincter ani internus** (glatte Muskulatur, Fortsetzung der Ringmuskelschicht der Tunica muscularis, tastbar bei der manuellen Untersuchung),
- **M. puborectalis** (Anteil des M. levator ani, zieht bei Kontraktion das Analrohr nach vorne, sodass der Analkanal abgeknickt wird).

Daneben tragen die Gefäßgeflechte der Columnae anales (enthalten arterielles Blut, viele arteriovenöse Anastomosen, bilden einen Schwellkörper, der zum Analverschluss beiträgt, **Corpus cavernosum recti**) ebenfalls zur Kontinenz bei.
Zu **(D):** Parasympathische Impulse führen zur Kontraktion des Rektums (Defäkationsreflex), nicht zur Hemmung der Peristaltik.

H98 ■
→ **Frage 8.28:** Lösung C

Zu **(A):** Der **Canalis analis**, der kaudale Teil des Rektums, beginnt nach Durchtritt durch das Diaphragma pelvis und verläuft dann nach der Flexura perinealis nach kaudal und dorsal (die Ampulla recti verläuft nach ventral in Richtung Blasenhinterwand). Diese Aussage ist korrekt. Siehe auch Prometheus, Lernatlas der Anatomie, Hals und Innere Organe, Georg Thieme Verlag 2005, S. 154, 169–171.
Zu **(B)** und **(C):** Die **Columnae anales** sind längsverlaufende Schleimhautfalten, unter denen Äste der Aa. rectales superiores hinabsteigen, dort submu-

kös liegen und das anatomische Korrelat der **inneren Hämorrhoiden** bilden. Die arteriellen Gefäße, die von der **A. rectalis superior** versorgt werden, bilden arteriovenöse Anastomosen zu den Rektalvenen und stellen somit einen Schwellkörper dar, der zum Verschluss des Rektums mit beiträgt.

Zu **(D)**: Der **M. sphincter ani internus** (glatte Muskulatur, Dauertonus, Sympathikus) reicht vom Diaphragma pelvis bis zur Linea anocutanea, umfasst also tatsächlich den Analkanal in Höhe der Columnae anales. Der untere Rand ist bei der rektaldigitalen Untersuchung tastbar.

Zu **(E)**: Der **M. sphincter ani externus** wird willkürlich durch den N. pudendus innerviert. Die Züge quergestreifter Muskulatur umfassen den M. sphincter ani internus wie eine Manschette, dazwischen liegen auch Längsmuskelzüge, die mit der Längsmuskelschicht der Tunica muscularis des Rektums verbunden sind und an der Analhaut enden.

VIII.6   Analkanal

Der **Analkanal** lässt sich in 3 Zonen gliedern: Von kranial, d. h. vom Rektum aus gesehen, findet sich die **Zona haemorrhoidalis** oder **columnaris**, anschließend folgt die **Zona intermedia**, dann die **Zona cutanea**.

Zona haemorrhoidalis: enthält die **Columnae anales**, *längsverlaufende* Schleimhautfalten, die durch Gefäßknäuel aufgeworfen werden. Auf den Columnae anales befindet sich schon Plattenepithel, dazwischen in den *Sinus anales* einschichtiges hochprismatisches Epithel. Die Columnae anales tragen durch Bildung eines Schwellkörpers zusätzlich zum Analverschluss bei (Corpus cavernosum recti).

Zona intermedia (Pecten analis): zeigt eine glatte Schleimhautoberfläche und mehrschichtig unverhorntes Epithel. Dieser Bereich liegt dem Schließmuskel auf.

Man findet keine Drüsen in diesem Bereich.

Die Zona intermedia ist sehr schmerzempfindlich (Nn. rectales inf.; kaudale Grenze: Linea alba oder anocutanea).

Zona cutanea: zeichnet sich aus durch verhorntes Plattenepithel der Haut mit Schweißdrüsen und apokrinen Gll. circumanales, stärkere Pigmentierung in diesem Bereich.

Am Analverschluss ist ein innerer glatter Schließmuskel (M. sphincter ani internus) und ein äußerer quergestreifter Schließmuskel (M. sphincter ani externus) beteiligt:

- M. sphincter ani internus: Verstärkung der inneren Ringmuskelschicht des Dickdarms.
- M. sphincter ani externus: sitzt dem inneren Schließmuskel ähnlich wie einer Manschette von außen auf.

Ein weit wichtigerer Analschließmuskel ist der **M. puborectalis.** Er bildet als Anteil des M. levator ani eine Schlinge um den Mastdarm und zieht bei Kontraktion das Analrohr nach vorne, so dass der Analkanal abgeknickt wird.

Bei operativen Eingriffen am Rektum ist der M. puborectalis unbedingt zu schonen, denn bei einer Verletzung dieser Muskelschlinge ist in viel stärkerem Maße eine Stuhlinkontinenz zu erwarten als bei der Verletzung des M. sphincter ani.

Klinischer Bezug

Bei den *inneren Hämorrhoiden* handelt es sich um Vergrößerungen (Ektasie) des Corpus cavernosum recti, die dann auch ins Lumen hineinragen können. Prädilektionsstellen sind die Einmündungen der zuführenden arteriellen Gefäße bei 3, 8 und 11 Uhr in Seiteschnittlage. Als sekundäre Symptome der Stauung treten Juckreiz, Brennen und Blutungen auf. Beim Pressen zum Stuhlgang können Hämorrhoiden bis zum Analrand oder darüber hinaus prolabieren. Bluten diese Hämorrhoiden, so ist das Blut hellrot, da das Corpus cavernosum recti aus der A. rectalis superior gespeist wird. Bei Blutungen ist *immer* endoskopisch ein Anal- oder Rektumkarzinom auszuschließen. Wichtige Untersuchungen sind rektal digitale Untersuchung, Proktoskopie, Rektoskopie, Sigmoido-Koloskopie.

Weiterhin gibt es noch einen Venenplexus, der den Analkanal umgibt, auch hier kann es zu schmerzhaften kleinen Thrombosen kommen. Der Endzustand nach Fibrosierung zeigt sich dann als äußere Mariske am Anus. Dies wird fälschlicherweise auch als äußere Hämorrhoide bezeichnet. ∎

F99 ∎

→ **Frage 8.29:** Lösung B

In der Schemazeichnung des Rektums sind verschiedene Strukturen mit Buchstaben markiert:
- (A) Columnae anales
- (B) Pecten analis (früher Zona intermedia), darunter Übergang der Schleimhaut zur äußeren Haut (Linea anocutanea)
- (C) Kohlrausch-Falte
- (D) Sinus anales
- (E) gehört zur Zona cutanea.

Am schmerzempfindlichsten ist der Bereich, der mit (B) markiert ist. Dort ist das unverhornte Plattenepithel fest mit dem unteren Drittel des M. sphincter ani internus verwachsen (glattes Aussehen des Epithels), so dass praktisch keine Epithelverschiebung, sondern nur eine Dehnung möglich ist (Durchtritt des Kots). Kleinste Einrisse des Epithels sind sehr schmerzhaft.

Ebenfalls gut sensibel innerviert, aber nicht so schmerzempfindlich, ist der mit (E) markierte Bereich.

8.3 Leber, Gallenblase, Pankreas **377**

Kommentare

8.3 Leber, Gallenblase, Pankreas

Histologie:
Leber: Abbildung Nr. 58, Abbildung Nr. 59 und Abbildung Nr. 155 des Bildanhangs
Pankreas: Abbildung Nr. 60 des Bildanhangs
Gallenblase: Abbildung Nr. 57 des Bildanhangs

H03 ■
→ **Frage 8.30:** Lösung D

In der Abbildung markiert ist die Fissur zwischen linkem Leberlappen und Lobus caudatus der Leber, die das Lig. venosum enthält, den Rest des Ductus venosus. Das Lig. hepatogastrium bildet zusammen mit dem Lig. hepatoduodenale das Omentum minus, das sich zwischen Leberpforte und kleiner Kurvatur des Magens ausspannt. Das Lig. hepatoduodenale bildet den vorderen Teil, den Eingang zur Bursa omentalis, das Lig. hepatogastrium den hinteren Teil. Das Lig. hepatogastrium entspringt von der in der Abbildung markierten Stelle zwischen Lobus caudatus und linkem Leberlappen (D). Siehe hierzu auch Abbildung im Anatomieatlas, z. B. Prometheus, Lernatlas der Anatomie, Hals und Innere Organe, Georg Thieme Verlag 2005, S. 159.

H05 ■
→ **Frage 8.31:** Lösung A

Zu **(C)** und **(D)**: Das **Lig. hepatoduodenale** enthält in seinem freien Rand neben der A. hepatica auch den Ductus choledochus und die V. portae. Es bildet zusammen mit dem Lig. hepatogastricum die Vorderwand der Bursa omentalis und ist Teil des Omentum minus. Das Lig. hepatoduodenale zieht von der kleinen Kurvatur des Magens und dem Anfangsteil des Duodenums zur Leberpforte. Die Verbindung zum Colon gibt es zwischen Magen und Querkolon – das Lig. gastrocolicum. Das Lig. gastrocolicum an der großen Kurvatur des Magens setzt sich in das Omentum majus fort.
Zu **(A)** und **(E)**: Das **Lig. falciforme hepatis** ist eine Bauchfellduplikatur zwischen dem rechten und linken Leberlappen und der vorderen Bauchwand. Es entsteht aus dem Mesohepaticum ventrale (Meso zwischen Leberanlage und vorderer Bauchwand, nachdem sich die Leberanlage im Mesogastricum ventrale entwickelt hat). Am unteren Rand des Lig. falciforme hepatis verläuft in der Fetalzeit die V. umbilicalis, deren Rest als **Lig. teres hepatis** zur Leberpforte zieht.
Zu **(B)**: An der Facies diaphragmatica schlägt das Lig. falciforme am Rand der Area nuda in das parietale Peritoneum um. Diese Umschlagfalten sind die **Ligg. coronaria**, die so die Area nuda begrenzen. Bei dieser Gelegenheit sollte man auch die anderen Peritonealduplikaturen des Bauchraums wiederholen. Siehe auch Abb. 8.9 und Abb. 8.10 und Prometheus, Lernatlas der Anatomie, Hals und Innere Organe, Georg Thieme Verlag 2005, S. 206 f.

F99 ■
→ **Frage 8.32:** Lösung D

Die Viszeralfläche der Leber zeigt Impressionen von folgenden Organen: Am Lobus dexter sieht man eine Impressio renalis mit Impressio suprarenalis, eine Impressio colica sowie eine Impressio duodenalis, am Lobus sinister kann man eine Impressio gastrica und eine Impressio oesophagea erkennen.
Siehe dazu auch Abb. 8.9 oder Prometheus, Lernatlas der Anatomie, Hals und Innere Organe, Georg Thieme Verlag 2005, S. 204.
Die Milz liegt im linken, die Leber im rechten Oberbauch, sie sind durch den Magen und die Bursa omentalis voneinander getrennt.

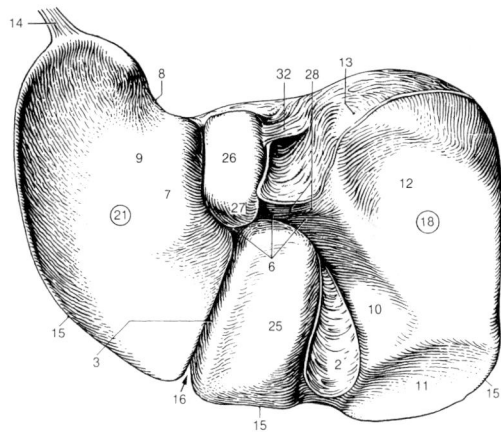

2 Einsenkung für die Gallenblase
3 Furche für das Lig. teres hepatis
6 Leberpforte
7 Tuber omentale
8 Impressio oesophagea
9 Impressio gastrica
10 Impressio duodenalis
11 Impressio colica
12 Impressio renalis (rechte Niere)
13 Impressio suprarenalis (rechte Nebenniere) in der Area nuda
14 Appendix fibrosa hepatis (inkonstant)
15 Unterrand der Leber
16 Einschnitt für das Lig. teres hepatis am unteren Leberrand
18 Rechter Leberlappen
21 Linker Leberlappen
25 Lobus quadratus
26 Lobus caudatus
27 Kaudal vorspringender Teil des Lobus caudatus
28 Parenchymverbindung zwischen Lobus caudatus und rechtem Leberlappen
32 Lig. venae cavae

Abb. **8.9** Viszeralfläche der Leber
Aus: Feneis H.: Anatomisches Bildwörterbuch, 7. neubearbeitete und erweiterte Auflage 1993, Georg Thieme Verlag, Stuttgart, New York.

F03 ■

→ **Frage 8.33:** Lösung E

Siehe Kommentar zu Frage 8.32 sowie entsprechende Abbildungen im Anatomieatlas, z. B. Prometheus, Lernatlas der Anatomie, Hals und Innere Organe, Georg Thieme Verlag 2005, S. 204.

F04 ■

→ **Frage 8.34:** Lösung A

Die Viszeralfläche der Leber zeigt Impressionen von folgenden Organen: Am Lobus dexter sieht man eine Impressio renalis (in der Mitte rechts auf dem Bild) mit Impressio suprarenalis (oben auf der Area nuda), eine Impressio colica (rechts unten quer verlaufend) sowie eine Impressio duodenalis (in der Mitte nahe der Gallenblase), am Lobus sinister kann man eine Impressio gastrica und eine Impressio oesophagea erkennen. Siehe dazu auch Abb. 8.9.

VIII.7   Leber

Die **Leber** ist das zentrale Stoffwechselorgan und die größte exokrine Drüse des menschlichen Körpers. Durch ihre Einschaltung zwischen V. portae und V. cava inferior ist sie eine bedeutende Zwischenstation auf dem Weg in den Organismus für alle Stoffe, die im Darm resorbiert werden. In den Leberzellen (Hepatozyten) finden wichtige Syntheseleistungen statt (Cholesterin, Proteine, Gerinnungsfaktoren, Gallensäuren). Für Glukose ist die Leber ein zentrales Speicherorgan (Glykogenspeicher), eine zentrale Bedeutung hat sie bei der Entgiftung von körpereigenen und körperfremden Stoffen (Glucuronidierung usw.). Die Leber liegt zum größten Teil in der Regio hypochondriaca dextra unter der rechten Zwerchfellkuppel. Mit dem linken Leberlappen erreicht sie in der Parasternallinie die linke Regio hypochondriaca. Der untere Leberrand verläuft bis zur Medioklavikularlinie rechts unter dem rechten Rippenbogen. Beim Erwachsenen sollte bei tiefer Inspiration der Leberrand nicht tastbar sein, ansonsten ist die Leber vergrößert (Vorsicht allerdings beim Emphysemthorax). Beim Kind sind die Verhältnisse anders, die Leber kann den rechten Rippenbogen um mehrere Zentimeter überragen.
Das Organ ist von Peritoneum viscerale und einer Bindegewebskapsel umgeben. Das Kapselbindegewebe hat Verbindung zum intrahepatischen Bindegewebe.

- **Facies diaphragmatica:** Die gewölbte Oberfläche passt sich der Form des Zwerchfells an. In einem dreieckigen Bereich – Area nuda – ist die Leber mit der Pars lumbalis des Zwerchfells verwachsen. Auf der Area nuda münden die beiden Lebervenen in die V. cava inferior. Die Area nuda wird von den Umschlagfalten des viszeralen ins parietale Peritoneum begrenzt (Lig. coronarium hepatis). Vorne laufen die beiden Anteile des Lig. coronarium zum Lig. falciforme zusammen, das rechten und linken Leberlappen abgrenzt.
- **Facies visceralis:** Sie verläuft schräg von hinten oben nach vorne unten. Nach beiden Seiten der Leberpforte lassen sich noch 2 Lappen abgrenzen, Lobus caudatus und Lobus quadratus. Die Facies diaphragmatica zeigt Eindrücke – Impressiones – der Nachbarorgane.
- **Leberpforte:** Dort treten die Gefäße (2 Äste der A. hepatica propria, die V. portae) und Nerven ein, der Ductus hepaticus communis aus. Die Leberpforte ist über das Omentum minus und dessen freien Rand, das Lig. hepatoduodenale, mit Magen und Duodenum verbunden.

Die Gliederung der Leber und ihr mikroskopischer Aufbau wird durch die Anordnung intrahepatischer Gefäße bestimmt. Wichtig ist, dass Blut aus der V. portae und der A. hepatica propria gemeinsam in die Lebersinus gelangt und über die Vv. centrales abfließt. Zur Glisson-Trias siehe Lerntext VIII.8.
Die Leber ist aus einzelnen **Leberläppchen** aufgebaut. Ein solches Läppchen hat man sich etwa birnenförmig vorzustellen, allerdings mit polygonaler Oberfläche, so dass sich im histologischen Schnitt das typische honigwabenartige Bild ergibt. Im Schnitt sieht man in der Mitte das Lumen der **Zentralvene**. Balken von Leberzellen (Hepatozyten) sind auf das Zentrum hin gerichtet, also radiär zu den Zentralvenen angeordnet. Dazwischen liegen die Spalträume der Lebersinusoide, in die schließlich das nährstoffreiche Blut der V. portae aus der Glisson-Trias gelangt und dabei in Richtung der Zentralvenen fließt.

Hepatozyten

In Hepatozyten sind sowohl glattes wie auch rauhes endoplasmatisches Retikulum gut entwickelt. Leberzellen gehören zu den vielseitigsten Zellen des Körpers. Während das raue endoplasmatische Retikulum (rER) Syntheseaufgaben erfüllt (s. u.), ist das glatte endoplasmatische Retikulum (gER) an folgenden Funktionen beteiligt:

- **Konjugation** von Bilirubin: Lipophiles, an Albumin gebundenes Bilirubin gelangt durch die perisinusoidale Plasmamembran in die Leberzelle, wird am gER konjugiert, damit wasserlöslich („direktes Bilirubin", kann laborchemisch extra bestimmt werden und ist wichtig für die Differentialdiagnose zwischen prähepatischem und intra- bzw. posthepatischem Ikterus), und über die Galle in den Darm ausgeschieden.
- **Entgiftung:** Oxidation (Zytochrom P_{450}) und anschließende Konjugation von Fremdstoffen (z. B. Arzneimittel, Pestizide). Durch die Konjugation werden ursprünglich lipophile Substanzen wasserlöslich und ausscheidbar.

- **Synthese von Lipiden:** z. B. Cholesterin und Triglyzeride, die zusammen mit Apoproteinen aus dem rER dann Lipoproteinkomplexe bilden.
- **Glykogenabbau:** Die Leber ist der Hauptglykogenspeicher des Körpers. Bei erniedrigtem Blutglukosespiegel wird über Glukagon und Adrenalin, die an die Leberzelle binden und über den second messenger cAMP und Calcium der Glykogenabbau eingeleitet. Im gER speziell findet die Dephosphorylierung von Glucose-6-Phosphat statt.
- **Synthese von Gallensäuren** aus Cholesterin: Zu beachten ist, dass aber nur etwa 20 % der Gallensäuren in der Leber synthetisiert werden, der hauptsächliche Anteil entstammt dem enterohepatischen Kreislauf.

Das rER ist an der Synthese von einigen Serumproteinen (Lipoproteinen, Albumin, einige Gerinnungsfaktoren) beteiligt.

Die **Lebersinusoide** bilden die Austauschstrecke zwischen Blut und Leberzellen. Sie werden von dünnem, lückenhaftem Endothel ausgekleidet, das Endothelporen aufweist. Eine weitere Besonderheit ist der Disse-Raum, perisinusoidaler Raum, der zwischen Sinusendothelzellen und Hepatozyten liegt. Es ragen viele Mikrovilli der Hepatozyten in den perisinusoidalen Raum hinein. Im Sinusendothel findet man auch Kupffer-Zellen (Makrophagen), die mit zum monozytären Phagozytensystem zählen. (Siehe auch Abbildung Nr. 59 des Bildanhangs.)

Die **intrahepatischen Gallenwege** beginnen als rinnenförmige Einsenkungen zwischen zwei Leberzellen (Gallenkanälchen, Gallenkapillaren, Canaliculi biliferi) und werden nur durch die Plasmamembran der Hepatozyten begrenzt. Sie besitzen keine eigene Epithelauskleidung. Beidseits der Gallenkanälchen ist der Interzellularspalt der beiden Leberzellen durch tight junctions abgedichtet. Die Gallenkanälchen setzen sich in kurze Schaltstücke (Herring-Kanälchen) und dann in interlobuläre Gallengänge fort. Diese Gallengänge liegen dann im periportalen Feld innerhalb der Glisson-Trias.

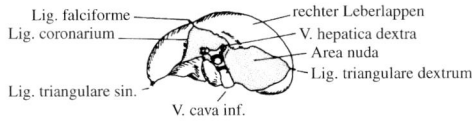

Abb. 8.**10** Blick von kranial auf die Leber

Klinischer Bezug
Die größeren intrahepatischen Gallenwege, die Gallenblase und die extrahepatischen Gallenwege können mit Hilfe des Ultraschalls recht gut dargestellt werden. Gallensteine oder ein Aufstau der Gallenwege können auf diese Weise diagnostiziert werden, so dass die Röntgenuntersuchung der Gallenwege besonderen Indikationen vorbehalten bleibt. Beispielsweise kann man durch eine ERCP (endoskopische retrograde Cholangiopankreatikographie) retrograd über ein Duodenoskop die Papille sondieren und Kontrastmittel applizieren. Der Vorteil dieser Methode besteht darin, in gleicher Untersuchung interventionell tätig werden zu können, z. B. Entfernung von Choledochussteinen, Einlegen eines Stents usw.

Klinischer Bezug
Bei einer Abflussbehinderung der Galle durch Steine in den Gallenwegen (Choledocholithiasis) oder durch Tumoren (z. B. Pankreaskopfkarzinom) kommt es zu einem **posthepatischen Ikterus bzw. Verschlussikterus** nach Übertritt von Gallenfarbstoffen (Bilirubin) ins Blut. Daneben unterscheidet man noch andere Formen des Ikterus (*prähepatisch* durch Hämolyse, vermehrter Anfall von Bilirubin, *intrahepatisch* bei Leberparenchymerkrankungen wie Hepatitis, Leberzirrhose, Intoxikationen).

H01 ■ ■
→ **Frage 8.35:** Lösung E

Die **Gallenkanälchen** entstehen durch Spaltbildung zwischen den Hepatozyten; sie sind bis zur Glisson-Trias nicht mit Epithel ausgekleidet und haben keinen Kontakt zu den Sinusoiden.
Siehe Kommentar zu Frage 8.41.

F00
→ **Frage 8.36:** Lösung A

Die mit der Vitalfärbung mit Tusche dargestellten Zellen sind **Kupffer-Zellen.** Mit der Injektion von Tusche in die Pfortader lässt sich so die Phagozytosefunktion dieser Zellen darstellen. Das Fremdmaterial wird in den Kupffer-Zellen gespeichert. Ansonsten enthalten diese Zellen die Reste phagozytierter Erythrozyten, also viel Eisen.

F02 ■
→ **Frage 8.37:** Lösung C

Eine wichtige Funktion für die Entgiftung spielen die Hepatozyten selbst und dabei das glatte endoplasmatische Retikulum (im Gegensatz zum rER, das Synthesefunktion hat). Die Ito-Zellen sind Fettspeicherzellen, die Kupffer-Sternzellen sind Makrophagen (mononukleäres Phagozytensystem).

H04
→ **Frage 8.38:** Lösung D

Siehe Kommentar zu Frage 8.39.

H05 ■

→ **Frage 8.39:** Lösung A

Eine ähnliche Frage wurde in der Prüfung H04 schon gestellt. Nach Leberzelluntergang kann man eine Steigerung der Mitoserate von Leberzellen beobachten. Normalerweise hat ein Hepatozyt eine Lebensdauer von 150 Tagen oder noch länger. Bei der Regeneration von Hepatozyten kommen Stammzellen zum Tragen, die in den Schaltstücken (Hering-Kanäle) zwischen Hepatozyten und interlobulären Gallengängen liegen. Man bezeichnet sie als Ovalzellen.

F02

→ **Frage 8.40:** Lösung C

Die von der Leber produzierten Stoffe werden zum einen ins Blut, zum anderen in die Ausführungsgänge (Gallenwege) abgegeben. Die Leber sezerniert Plasmaproteine (hier gemeint sind z. B. Fibrinogen (Faktor I), Prothrombin (Faktor II) sowie die Gerinnungsfaktoren V, VII, IX und X). Die Plasmaproteine werden im rER synthetisiert und gelangen über den Golgi-Apparat zur Zelloberfläche und von dort in den Disse-Raum.
Zu (B): Die von der Leber sezernierten Gallensalze gelangen über aktiven Transport in die Gallenkanälchen. Auch das in der Leber konjugierte Bilirubin wird wieder in die Gallenkanälchen abgegeben.
Zu (D): Die Lebersinusoide sind die Austauschstrecke zwischen Blut und Hepatozyt, dazwischen liegt noch der Disse-Raum. In die Lebersinusoide fließt nährstoffreiches Blut aus der V. portae und sauerstoffreiches Blut aus der A. hepatica propria.
Zu (E): Ito-Zellen sind Fettspeicherzellen im Disse-Raum. Sie speichern exogen zugeführtes Vitamin A in den Fetttropfen.

VIII.8	Glisson-Trias

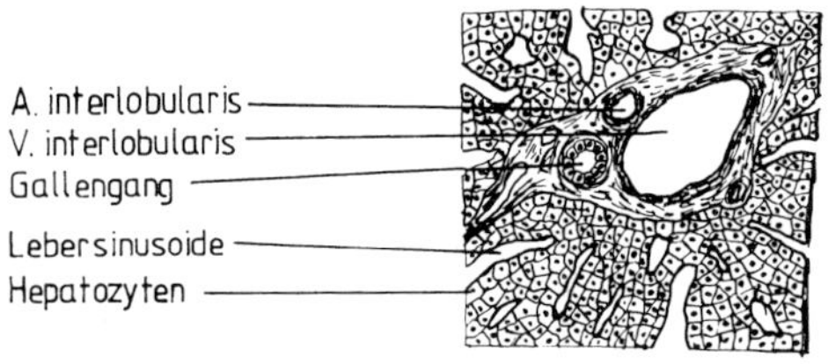

A. interlobularis
V. interlobularis
Gallengang
Lebersinusoide
Hepatozyten

Abb. 8.11 Glisson-Trias

Zwischen den honigwabenartig angeordneten Leberläppchen befindet sich jeweils ein bindegewebiger Raum – das periportale Feld bzw. die **Glisson-Trias** – der 3 Gefäßanschnitte zeigt (Abb. 8.11):
  – **V. interlobularis** aus der V. portae (diese führt Blut aus den unpaaren Bauchorganen, wie z. B. Darm, Milz).
  – **A. interlobularis** – aus der A. hepatica propria (Vasa privata der Leber, aus dem Truncus coeliacus).

  – **Ductus interlobularis** – Abschnitt der intrahepatischen Gallenwege, zu erkennen am einschichtig kubischen Epithel.
In der Glisson-Trias ist also jeweils ein Ast der V. portae, der A. hepatica propria und des Gallengangsystems enthalten. ■

H01 ■ ■

→ **Frage 8.41:** Lösung E

Nach dem perisinusoidalen Raum wird häufig gefragt. **Sinusoide** sind die Gefäße, die durch die **Leberläppchen** ziehen. Wie bei allen Gefäßen besteht die Wand aus **Endothelzellen**, hier allerdings aus gefenstertem Endothel (= Uferzellen), in einem Teil der Endothelfenster sitzen die **Kupffer-Sternzellen** (= Gewebsmakrophagen der Leber). Zwischen dem Endothel und den hier mit Mikrovilli besetzten **Hepatozyten** liegt der **Disse-Raum**. Zwischen den Hepatozyten liegen die so genannten **Ito-Zellen**, die Fett und Vitamin A speichern, sie grenzen also auch an den Disse-Raum. Die **Gallenkanälchen** entstehen durch Spaltbildung zwischen den Hepatozyten; sie sind bis zur Glisson-Trias nicht mit Epithel ausgekleidet. Im Bereich der Glisson-Trias, die ja aus Vene, Arterie und Gallenkanälchen gebildet wird, liegt häufig auch noch ein Lymphgefäß, das jedoch nicht zur Trias zählt.

F02 ■

→ **Frage 8.42:** Lösung E

Die von der Leber gebildeten Bestandteile der Galle gelangen in die zwischen den Hepatozyten gelegenen Gallenkanälchen, die keine eigene Zellwand besitzen. Der Substanzweg innerhalb der Leberzelle verläuft quer durch die Leberzelle zu den Gallenkanälchen (A). Die Gallenkanälchen sind gegenüber dem restlichen Zellzwischenraum mit Zonulae occludentes abgedichtet, sodass keine Galle in den Disse-Raum gelangen kann (Trennung von Blut und Gallenwegen, (B)).
Der ungehinderte Abfluss der Galle über intrahepatische und schließlich extrahepatische Gallenwege ist wichtig (D).
Zu (E): Die phagozytische Aktivität der Kupffer-Sternzellen hat mit der Galleexkretion und dem Galleabfluss aus der Leber nichts zu tun.
Gallenkanälchen (Gallenkapillaren) entstehen durch rinnenförmige Einsenkungen zwischen 2 Leberzellen, und sie werden von den Zellmembranen der Leberzellen begrenzt. Sie besitzen also keine eigene epitheliale Auskleidung, wie z. B. ein Endothel, ihre Wand wird nur von Leberzellen gebildet. Sie stellen praktisch Ausgüsse eines unsichtbaren Röhrensystems zwischen Leberzellen dar. Beidseits der Gallenkanälchen werden die Interzellularräume durch tight junctions abgedichtet, damit die Galle nicht in die Interzellularräume gelangt. Siehe Abb. 8.12.

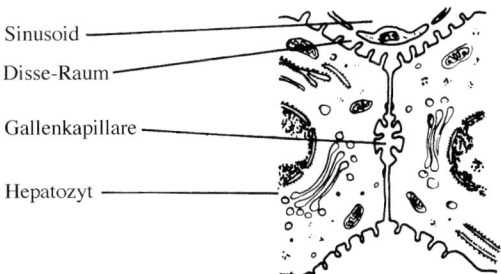

Sinusoid

Disse-Raum

Gallenkapillare

Hepatozyt

Abb. 8.12 Gallenkapillare, Disse-Raum

H96 ■
→ **Frage 8.43:** Lösung C

Bei dieser Frage ist Vorsicht geboten: **Leberazinus ist nicht gleich Leberläppchen!** Diesen Fehler beging die Hälfte der Teilnehmer, so dass sich 50 % für (A) entschieden, 18 % für (D) und nur 15 % für die korrekte Lösung. Die Aussage (E) wurde von 12 % ausgewählt.
Es gibt verschiedene Möglichkeiten, die **Leberarchitektur** zu gliedern – das Läppchen-Konzept und das etwas modernere, funktionell orientierte Konzept des Leberazinus:
- Zentralvenen-Leberläppchen (Zentralvene im Mittelpunkt)
- portales Leberläppchen (periportales Feld im Mittelpunkt)
- **Leberazinus**

Der hier gefragte Leberazinus ist eine funktionelle Einheit, bei dem die Blutversorgung im Vordergrund steht: Sie kommt von einer Achse, die sich zwischen 2 periportalen Feldern nach beiden Seiten in benachbarte Läppchenanteile erstreckt. Der Leberazinus hat daher die Form eines **Rhombus**, dessen Ecken wie beschrieben durch 2 gegenüberliegende periportale Felder sowie durch 2 Zentralvenen gebildet werden. Der Leberazinus bezeichnet also das Versorgungsgebiet einer A. und V. interlobularis.
Merken sollte man sich aber, dass die pathologische Nomenklatur auf der klassischen Läppchenarchitektur beruht und die relativ moderne Betrachtungsweise des Azinus nicht berücksichtigt.
Zu (A): Dies wäre die Beschreibung für das klassische Zentralvenen-Leberläppchen.
Zu (D): Das würde man als Definition für das portale Leberläppchen sehen. Es ist aber in der Frage nicht sehr klar formuliert.

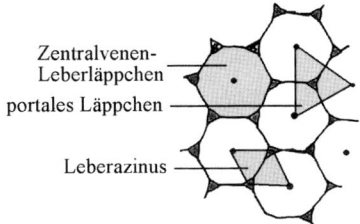

Zentralvenen-Leberläppchen

portales Läppchen

Leberazinus

Abb. 8.13 Leberarchitektur

F02 ■
→ **Frage 8.44:** Lösung D

Im Zentrum des klassischen **Leberläppchens**, Lobulus hepatis, liegt die Zentralvene, an den „Ecken" liegen die periportalen Felder mit einem Ast der V. portae, einem Ast der A. hepatica und einem Gallengang ((B), (C) und (E)). Die Sinusoide verlaufen radiär auf die Zentralvene zu.
Siehe Abb. 8.13.

H92 H90 H88 ■ ■
→ **Frage 8.45:** Lösung B

Plica spiralis (Heister-Klappe) beschreibt mehrere spiralig angeordnete Falten im Lumen von *Gallenblasenhals* und *Ductus cysticus*.
Diese Strukturen dienen als Verschlussapparat, um eine Gallenblasenentleerung (bei plötzlich ansteigendem intraabdominalen Druck, z. B. Husten) zu verhindern.

H95
→ **Frage 8.46:** Lösung D

Die Gallenblase erhält ihre arterielle Gefäßversorgung aus der A. cystica, die aus dem R. dexter der A. hepatica propria entspringt (also letztendlich aus dem Truncus coeliacus).
Zu (A): Nur die freie Oberfläche der Gallenblase besitzt einen Peritonealüberzug. Die zur Viszeralfläche der Leber hin gerichtete Seite ist durch Bindegewebe mit der Leber verbunden (s. Abb. 8.9).
Zu (E): In der Medioklavikularlinie überragt die Gallenblase geringfügig den Leberrand und hat dort Kontakt zur Bauchwand.
Zu (C): Der Gallenblasenfundus hat engen Kontakt zur Flexura coli dextra. Dadurch können bei Gallenblasenentzündungen Verwachsungen vorkommen. In seltenen Fällen können bei Gallensteinleiden auch Steine durch die Wand beider Organe ins Kolon wandern (aus einer alten Prüfungsfrage).

F98
→ **Frage 8.47:** Lösung D

Die Aussagen (A) bis (C) sind korrekt. Einschichtig hochprismatisches Epithel sowie Schleimhautkrypten und hohe Schleimhautfalten sind für die Gallenblasenschleimhaut charakteristisch. Siehe Abbildung Nr. 57 des Bildanhangs.
Zu (D): Die Tunica muscularis der Gallenblase hat keine Längs- und Ringmuskelschicht. Statt dessen sind die Muskelzüge scherengitterartig angeordnet. Insgesamt ist die Muskularis der Gallenblase dünn.

F05
→ **Frage 8.48:** Lösung C

In der Pars descendens duodeni liegt die **Papilla duodeni major** (Papilla Vateri), dort münden der Ductus pancreaticus major und der Ductus choledochus entweder gemeinsam oder getrennt. Manchmal existiert auch noch eine Papilla duodeni minor bei getrennter Einmündung eines Ductus pancreaticus minor (vergl. Embryologie, zwei Pankreasknospen).

Klinischer Bezug

Durch die gemeinsame Einmündung kann es bei Raumforderungen im Bereich des Pankreaskopfes, z. B. bei Pankreaskopfkarzinom, auch zum Aufstau des Gallengangs und zu einem Ikterus (Gelbsucht, Anstieg von Bilirubin im Blut) kommen. Über die Papille können die Gallenwege endoskopisch sondiert und mittels Kontrastmittel röntgenologisch dargestellt werden. Interventionell in gleicher Untersuchung können Gallenwegskonkremente über das Endoskop mittels spezieller Katheter entfernt werden (endoskopisch retrograde Cholangiografie – ERC oder ERCP – endoskopisch retrograde Cholangiopankreatikografie).

H05
→ **Frage 8.49:** Lösung E

Die von der Leber produzierte Galle gelangt über die großen **extrahepatischen Gallenwege** (Ductus hepaticus dexter et sinister, Ductus hepaticus communis, Ductus choledochus) ins Duodenum, wo der **Ductus choledochus** in der Pars descendens an der Papilla duodeni major (Regelfall) mündet.
Die **Ampulla hepatopancreatica** ist die Vereinigung des Ductus choledochus mit dem Ductus pancreaticus vor der gemeinsamen Mündung auf der **Papilla duodeni major**.
Siehe Prometheus, Lernatlas der Anatomie, Hals und Innere Organe, Georg Thieme Verlag 2005, S. 212 f.

H01 ■ ■
→ **Frage 8.50:** Lösung E

Der **Ductus choledochus** verläuft zusammen mit der V. portae und der A. hepatica propria im **Lig. hepatoduodenale**.
Im unteren freien **Lig. falciforme hepatis** verläuft das Lig. teres hepatis (ehemalige V. umbilicalis sin.).
Das **Lig. hepatogastricum** enthält neben den Vagusfasern aus dem Truncus vagalis anterior noch den Gefäßbogen der kleinen Kurvatur des Magens. Es bildet zusammen mit dem Lig. Hepatoduodenale das Omentum minus.
Das **Lig. hepatocolicum** verläuft zwischen Leber und Colon transversum.

F05
→ **Frage 8.51:** Lösung B

Siehe Kommentar zu Frage 8.52.
Siehe auch entsprechende Abbildungen des Abdominalsitus, z. B. Prometheus, Lernatlas der Ana-

tomie, Hals und Innere Organe, Georg Thieme Verlag 2005, S. 211, 215.

F03
→ **Frage 8.52:** Lösung A

Am **Pankreas** unterscheidet man einen Pankreaskopf, Caput pancreatis, das Corpus pancreatis und den Pankreasschwanz, Cauda pancreatis. Der Pankreaskopf liegt in der C-Schlinge des Duodenums, Corpus und Cauda verlaufen leicht nach links aufsteigend retroperitoneal am Boden der Bursa omentalis nach links. Der Pankreaskörper überquert dabei die Wirbelsäule in Höhe von L1 bis L2 und zieht über die Aorta (D). Der Pankreasschwanz erreicht das Milzhilum. Dorsal davon liegt die linke Niere (E).
Hinter dem Pankreaskopf liegt der Zusammenfluss der V. mesenterica superior mit der V. mesenterica inferior und der V. splenica sowie der Beginn der V. portae. Die A. splenica verläuft am oberen Rand des Pankreas stark geschlängelt zur Milz. Die A. mesenterica superior (B) liegt dorsal des Corpus pancreatis. Die V. lienalis/splenica (C) verläuft direkt kranial des Pankreaskörpers.
Siehe auch entsprechende Abbildungen des Abdominalsitus, z. B. Prometheus, Lernatlas der Anatomie, Hals und Innere Organe, Georg Thieme Verlag 2005, S. 221.

VIII.9   Pankreas

Die Anlage des Pankreas erscheint im Mesenterium dorsale (dorsale Pankreasknospe bzw. als ventrale Pankreasknospe im ventralen Mesenterium), liegt also primär intraperitoneal und gelangt im Verlauf der Magendrehung (bei der das ganze Mesenterium dorsale mit Pankreas und Milz nach links gezogen wird, Abb. 8.2) und der Ausdehnung der Bursa omentalis an die hintere Leibeswand.
Dort bleibt es hängen, und sein Serosaüberzug (viszerales Peritoneum) verwächst mit der hinteren Bauchwand. Somit resultiert die sekundär retroperitoneale Lage.
Am Pankreas unterscheidet man einen Pankreaskopf, Caput pancreatis, das Corpus pancreatis und den Pankreasschwanz, Cauda pancreatis. Der Pankreaskopf liegt in der C-Schlinge des Duodenums, Corpus und Cauda verlaufen leicht nach links aufsteigend retroperitoneal am Boden der Bursa omentalis nach links. Der Pankreaskörper überquert dabei die Wirbelsäule in Höhe von L1 bis L2 und zieht über die Aorta. Der Pankreasschwanz erreicht das Milzhilum (Abb. 8.8). Der Ductus pancreaticus major sammelt kleinere Zuflüsse aus dem Pankreasgewebe und verläuft in der Mitte des Pankreas parallel zum Pankreasschwanz und Pankreaskorpus. Er mündet meist zusammen mit dem Ductus choledochus auf der Papilla duodeni major in der Pars descendens duodeni.

Klinischer Bezug

Der Pankreasgang kann auch im Ultraschall dargestellt werden, so kann ein Aufstau und damit eine Erweiterung des Ganges erkannt werden. Auch Gangunregelmäßigkeiten oder sogar Konkremente können bei entsprechender Auflösung und Erfahrung des Untersuchers erkannt werden.

Hinter dem Pankreaskopf liegt der Zusammenfluss der V. mesenterica superior mit der V. mesenterica inferior und der V. splenica und der Beginn der V. portae. Die A. splenica verläuft am oberen Rand des Pankreas stark geschlängelt zur Milz.
Zur arteriellen Versorgung des Pankreas siehe auch Kommentar zu Frage 8.55 und Abb. 8.8.
Beim Pankreas kann man den exokrinen Teil vom endokrinen Teil, dem Inselorgan, auch histologisch unterscheiden.
Der exokrine Pankreas ist eine rein seröse Drüse mit azinösen Endstücken. Das Ausführungsgangsystem besteht nur aus langen Schaltstücken, Streifenstücke fehlen.
Charakteristisch sind die sog. *zentroazinären Zellen*, eine Einstülpung der Schaltstücke in die Azini. Die Azini färben sich basal (= außen) intensiv basophil, denn dort liegt viel Ergastoplasma, während apikal azidophile Zymogengranula zu beobachten sind (Abb. 8.14).

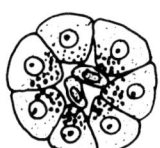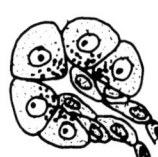

Abb. 8.14 Endstücke im Pankreas, zentroazinäre Zellen

Eingestreut in das Drüsengewebe des exokrinen Pankreas finden sich die Inseln des endokrinen Pankreas (Langerhans-Inseln). Sie entstehen während der Entwicklung des Pankreas aus dem gleichen Blastem, sondern sich aber schon früh aus der Pankreasanlage als eigenständige Epithelkomplexe ab und erhalten eine eigene Bindegewebshülle mit Blutkapillaren.
Die Langerhans-Inseln finden sich zahlreicher im Pankreaskörper und -schwanzteil als im Pankreaskopf.
An den Langerhans-Inseln lassen sich aufgrund der Anfärbbarkeit und der Ultrastruktur der Granula 3 Zellarten unterscheiden:
A-Zellen (20 %) bilden Glukagon, einen Insulinantagonisten. Dieses erhöht den Blutzuckerspiegel. Ein Ausfall der A-Zellen verursacht Hypoglykämie.
B-Zellen (80 %) bilden Insulin. Insulin senkt den Blutzuckerspiegel, wirkt hypoglykämisch. Ein Mangel an Insulin verursacht also Hyperglykämie → Diabetes mellitus.

D-Zellen bilden Somatostatin.
A-, B- und D-Zellen gehören zusammen mit anderen endokrin tätigen Zellen zum APUD-System.
PP-Zellen bilden pankreatisches Polypeptid, welches die Sekretion des exokrinen Pankreas hemmen kann.

Klinischer Bezug

Beim **Diabetes mellitus** unterscheidet man den Typ I, der durch Zerstörung der B-Zellen (idiopatisch oder immunologisch bedingt) und damit durch absoluten Insulinmangel gekennzeichnet ist (primäre Insulintherapie), von einem Typ II, wobei hier vor allem der relative Insulinmangel bei Insulinresistenz der peripheren Zielzellen eine Rolle spielt. Ein wichtiger Faktor bei der Insulinresistenz ist das metabolische Syndrom mit stammbetonter Adipositas, Glukosetoleranzstörung, Hyperlipidämie und meist auch einer arteriellen Hypertonie. Der Typ II-Diabetes ist primär nicht insulinabhängig, manifestiert sich später und verläuft schleichender.
Auch bei einer **chronischen Pankreatitis** oder nach Pankreasoperationen kann ein Insulinmangel bzw. eine diabetische Stoffwechsellage auftreten, so dass eine Insulintherapie erforderlich wird. ∎

H97
→ **Frage 8.53:** Lösung E

Pankreasazinuszellen sind seröse Protein sezernierende Zellen, die viel raues endoplasmatisches Retikulum enthalten (rER), das somit basophil reagiert. Apikal finden sich Zymogengranula (eosinophil), die die in der Zelle sezernierten Proenzyme enthalten. Der Pankreassaft ist zwar alkalisch durch Bikarbonationen, die aber eher im Gangsystem, nicht in den Azini sezerniert werden.
Azinuszellen sind durch Haftkomplexe untereinander verbunden, um die Interzellulärräume gegen das Lumen abzudichten.
Das Sekret enthält Proenzyme unterschiedlichster Proteasen, Nukleasen, Lipasen und Amylasen. Die Regulation erfolgt innerhalb des gastro-pankreatischen Systems sowohl humoral (**Cholezystokinin** aus der Duodenalschleimhaut bindet an den Zellmembranrezeptor der Azinuszelle und fördert die Freisetzung von Sekretgranula) als auch nerval (Acetylcholin steigert die Sekretion – „Vagusreiz"). Weiterhin fördern auch andere Substanzen die Pankreassekretion: **Sekretin** (wirkt auf die Zellen des Gangsystems, die dann verstärkt Bikarbonat produzieren) sowie Insulin oder Gastrin.

H05
→ **Frage 8.54:** Lösung A

Der exokrine Anteil der Bauchspeicheldrüse ist eine rein seröse tubuloazinöse Drüse. Eigentliche

Drüsenzellen sind die **Azinuszellen.** Dies sind die Zellen der serösen Drüsenendstücke. Die *zentroazinären Zellen* sind in die Azini hineingestülpte Schaltstückzellen, die nicht sezernieren. Die Azinuszellen produzieren inaktive Vorstufen von Verdauungsenzymen (Proteasen, Lipasen, α-Amylase), die erst im Duodenum in die aktive Form umgewandelt werden, sonst würde sich das Pankreas selbst verdauen (dies geschieht im Rahmen einer akuten Pankreatitis, einer lebensbedrohlichen Erkrankung).

H05 ■
→ **Frage 8.55:** Lösung B

Der Pankreasschwanz wird über Äste der A. splenica versorgt. Die Gefäßversorgung des Pankreas ist teilweise mit der des Duodenums *identisch*! Hierbei handelt es sich um je einen vorderen und hinteren **Gefäßbogen**, jeweils bestehend aus einer A. pancreaticoduodenalis superior (aus der A. gastroduodenalis) und einer A. pancreaticoduodenalis inferior (aus der A. mesenterica superior). Diese Gefäße versorgen Pankreaskopf und Duodenum gemeinsam. Das Pankreas erhält zusätzlich arterielles Blut aus der A. splenica.
Siehe Lerntext VIII.20.

8.4 Milz

Histologie:
Siehe Abbildung Nr. 156 und Abbildung Nr. 157 des Bildanhangs.

H98
→ **Frage 8.56:** Lösung D

Die A. gastroomentalis sinistra ist, ebenso wie die Aa. gastricae breves, ein Abgang der A. splenica und dient zur Versorgung des Magens.

F05 ■
→ **Frage 8.57:** Lösung B

Die Milz liegt in der Milznische direkt unter dem Diaphragma, kaudal liegt die linke Niere, ventralkaudal die linke Kolonflexur und ventral der Magen. Das Jejunum ist noch weiter kaudal zu finden, man betrachte sich als Merkhilfe die Lage der Radix mesenterii in Beziehung zur Milz am Bauchsitus: siehe Prometheus, Lernatlas der Anatomie, Hals und Innere Organe, Georg Thieme Verlag 2005, S. 218.

VIII.10 Milz
Zur makroskopischen Anatomie der **Milz** ist folgendes zu merken: – Maße: 12 cm lang, 8 cm breit, 3 cm dick; ca. 160 g schwer

– im linken Oberbauch unter dem Zwerchfell in Höhe der 9.–11. Rippe, Längsachse parallel zur 10. Rippe

Klinischer Bezug
Beim Gesunden sollte die Milz nicht zu tasten sein! (Schon das Anstoßen an den palpierenden Finger beim Einatmen des Patienten kann auf eine Splenomegalie – Milzvergrößerung – hinweisen.)

– Die Milz liegt **intraperitoneal** in der linken Regio hypochondriaca. Sie ist leicht atemverschieblich.
– **Lig. gastrosplenicum:** Verbindung zur großen Magenkurvatur und zum Hilus, enthält die A. und V. gastrica brevis und die A. gastroomentalis sin.
– **Lig. splenorenale:** zwischen Retroperitonealraum und Milzhilus (Ende des Recessus splenicus der Bursa omentalis), enthält die A. und V. splenica.
– **Lig. phrenicocolicum:** Boden der Milznische, zieht von der linken Kolonflexur zur seitlichen Rumpfwand.

Sie wird über die A. splenica (lienalis) aus dem Truncus coeliacus mit Blut versorgt. Die A. splenica erreicht die Milz über das Lig. splenorenale. Das Blut aus der Milz gelangt über die V. splenica (lienalis) in die Pfortader.
Die Milz liegt in der Milznische, die vom Lig. Phrenicocolicum gebildet wird. Das Band spannt sich zwischen linker Kolonflexur und Bauchwand aus. ■

F93
→ **Frage 8.58:** Lösung A

Die **Erythropoese** findet beim gesunden Erwachsenen in den kurzen und platten Knochen statt oder in den Epiphysen langer Knochen; sie enthalten rotes, blutbildendes Knochenmark. Die Milz ist lediglich in der Embryonalzeit an der Erythropoese beteiligt (hepatolienale Periode, ab dem 3. Embryonalmonat).

Klinischer Bezug
Bei bestimmten Erkrankungen des Knochenmarks jedoch (Myelofibrose, aplastische Anämien), wenn also die Erythropoese des Knochenmarks insuffizient ist, beginnt wieder eine extramedulläre Blutbildung in der Milz. Kennzeichen dafür ist eine vermehrte Ausschwemmung von Normoblasten ins periphere Blut, die dann im Differenzialblutbild nachweisbar sind.

VIII.11 Funktionelle Histologie der Milz
Am histologischen Schnitt durch die Milz sind 2 – genauer 3 – Kompartimente zu erkennen. Die Zellen des Immunsystems sind in diesen Kompartimenten in unterschiedlicher Dichte zu finden.

Es überwiegt zu etwa $^3/_4$ die rote Pulpa.

- **Rote Pulpa:** Sie ist ein Maschenwerk, das viele rote Blutkörperchen enthält, daher auch die Farbe. Das Maschenwerk besteht aus retikulären Fasern sowie Retikulumzellen. Um die Milzsinus herum ist die rote Pulpa auch zu **Pulpasträngen** verdichtet. In den Maschen des Netzwerks liegen neben vielen Erythrozyten auch Plasmazellen und Makrophagen, während T-Lymphozyten (vorwiegend T-Suppressor-Zellen) nur vereinzelt zu finden sind. In der roten Pulpa findet auch der Abbau von überalterten Erythrozyten statt.
- **Weiße Pulpa:** Weiß erscheinen die **Milzfollikel** und die **periarteriellen Lymphozytenscheiden.** Beide bilden die Anteile der weißen Pulpa. Milzfollikel können Primär- oder Sekundärfollikel sein. Bei den Sekundärfollikeln unterscheidet man wiederum ein helles Keimzentrum/Reaktionszentrum von einer dunkleren Mantelzone. Das helle Keimzentrum entspricht dem Keimzentrum anderer lymphatischer Organe. Im Keimzentrum der Milzfollikel findet man überwiegend B-Lymphozyten und B-Lymphoblasten, nur zu einem geringen Teil ($^1/_3$) T-Lymphozyten, davon wiederum fast nur T-Helferzellen. Vereinzelt treten dort auch Makrophagen auf. In den periarteriellen Lymphozytenscheiden ist die Zellverteilung wieder anders: Dort sind überwiegend T-Lymphozyten zu finden, davon zu 70–90 % T-Helferzellen. Dazwischen liegen antigenpräsentierende interdigitierende dendritische Zellen.
- Weiße und rote Pulpa der Milz werden durch die **Marginalzone** getrennt. Sie liegt um die periarteriellen Lymphozytenscheiden und die Milzfollikel. Sie enthält die weiten Marginalsinus, durch die u. a. Lymphozyten die Blutbahn verlassen können. In der Marginalzone liegen neben Makrophagen viele B-Gedächtniszellen.

In Stichworten:
- **rote Pulpa:** viele Erythrozyten, Pulpastränge, Makrophagen, Plasmazellen, nur vereinzelt T-Lymphozyten
- **weiße Pulpa:** Milzfollikel mit Keimzentrum, dort überwiegend B-Lymphozyten und B-Lymphoblasten, periarterielle Lymphozytenscheiden mit größtenteils T-Helferzellen
- **Marginalzone:** trennt rote und weiße Pulpa, B-Gedächtniszellen und Makrophagen.

Bei der Milz unterscheidet man zwei Blutflussprinzipien:
- Der größte Teil des Milzkreislaufs ist **offen,** d. h. das Blut fließt über die Zentralarterie, dann über Pinselarteriolen und Hülsenkapillaren in die Pulpastränge des Milzparenchyms. Dann sickert das Blut „offen", außerhalb von Gefäßen, wieder in die venösen Milzsinus.

- Beim **geschlossenen Milzkreislauf** gelangt Blut gleich von der Zentralarterie in perilymphatische Sinus (außen um die weiße Milzpulpa), kommt dort in Kontakt mit antigenpräsentierenden Zellen und fließt dann direkt in venöse Sinus. Der geschlossene Blutkreislauf hat nur einen geringen Anteil. Er stellt ein Flussprinzip dar, wobei (wenig) Blut relativ schnell unfiltriert die Milz passieren kann.

Die Zentralarterien münden keinesfalls direkt in die Milzsinus; das Blut fließt, wie oben beschrieben, erst durch Pinselarteriolen und Hülsenkapillaren und sickert dann offen in die Milzsinus. ■

H04 H98 H96 H91
→ **Frage 8.59:** Lösung C

Es handelt sich um einen **Milzsinus** in der roten Pulpa: Es liegt ein Endothel mit Schlitzen bzw. Fensterungen vor; eine zusammenhängende Basallamina existiert nicht, die Basallamina findet man nur in Form von Streifen. Außerhalb der Milzsinus liegen in der roten Pulpa zwischen den Retikulumzellen viele Erythrozyten, Lymphozyten und Makrophagen, die dann über die Schlitze in die Sinus gelangen können. Makrophagen phagozytieren in der roten Pulpa überalterte Erythrozyten, die weniger verformbar sind und die engen Schlitze zwischen den Sinusendothelzellen nicht mehr passieren können.

Pulpaarterien liegen im Stromgebiet der Milz zwischen Zentralarterien und Pinselarteriolen. Zentralarterien liegen in einer lymphoretikulären Scheide.

H99 ■■
→ **Frage 8.60:** Lösung B

Markiert ist innerhalb der Milz ein **Milzfollikel** neben einer Zentralarterie, die z. T. längs angeschnitten ist (hellrosa). Im Milzfollikel findet man besonders B-Lymphozyten und B-Lymphoblasten. Weitere Details siehe Lerntext VIII.11.

8.5 Endokrine Organe

VIII.12 Nebennierenrinde

Die Nebennierenrinde produziert wichtige Hormone, die sog. Kortikosteroide. Man kann drei Gruppen unterscheiden:
- Mineralokortikoide (Wasserhaushalt, Na^+-, K^+-Gleichgewicht), z. B. Aldosteron.
- Glukokortikoide (Gluconeogenese ↑, setzen den Zuckerverbrauch der Zellen herab), z. B. Kortisol.
- Geschlechtshormone, z. B. Androgene.

Das Parenchym der NNR besteht aus epithelialen Zellen. Man kann in der NNR 3 Schichten unterscheiden, in denen die epithelialen Zellen verschieden angeordnet sind.
Von außen nach innen:

- Zona glomerulosa (Zellnester), Mineralokortikoide
- Zona fasciculata (Zellsäulen), Glukokortikoide
- Zona reticularis (Zellnetze), Androgene Glukokortikoide.

Für die Zellen der NNR gilt: Sie besitzen viel glattes endoplasmatisches Retikulum, welches *für die steroidproduzierenden Zellen charakteristisch* ist sowie viele Mitochondrien vom *Tubulustyp.*
Diese 3-Zonengliederung ist während des Lebens keineswegs stabil, sondern erfährt schon von Geburt an einen ständigen Umbau. Die Breite der Zonen variiert ständig. Die entscheidenden Veränderungen finden dabei im peripheren und zentralen Bereich der Zona fasciculata statt. Diese Bereiche bezeichnet man als äußeres bzw. inneres Transformationsfeld. Dort kommt es beim Umbau entweder zu vermehrten mitotischen Teilungen, also Entfaltung der Zona fasciculata, oder zu Rückbildungsvorgängen.
Diese Transformationsvorgänge in der Zona fasciculata werden durch das adrenokortikotrope Hormon des Hypophysenvorderlappens (Adenohypophyse), ACTH, gesteuert. Gibt die Adenohypophyse vermehrt ACTH ab (in Stresssituationen), so erfolgt kurzfristig eine Verbreiterung der Zona fasciculata durch erhöhte Mitoseraten im äußeren und inneren Transformationsfeld. Dies bezeichnet man als progressive Transformation. Umgekehrt erfolgt eine Rückbildung der Zona fasciculata bei Entfernung der Hypophyse oder Hypophysenunterfunktion.
Die Adenohypophyse bildet allgemein glandotrope Hormone, also solche, die die eigentlichen Hormondrüsen erst zur Produktion veranlassen. Sie vermittelt so zwischen Gehirn (Hypothalamus-Hypophysen-System) und den endokrinen Drüsen des Körpers. Gonadotrope Hormone sind speziell solche, die auf die Geschlechtsdrüsen wirken.
Gefäßversorgung der Nebenniere:
Die 3 Arterien der Nebenniere entspringen in der Regel aus der

- A. phrenica inferior → A. suprarenalis superior,
- Aorta abdominalis → A. suprarenalis media,
- A. renalis → A. suprarenalis inferior.

Allerdings sind hier durchaus anatomische Varianten ohne Krankheitswert möglich.

Histologie:
Nebenniere: Abbildung Nr. 83 bis Abbildung Nr. 85 des Bildanhangs. ■

H99 F88 F85 ■ ■
→ **Frage 8.61:** Lösung D

Die Nebenniere besteht aus einer Rinde und einem Mark. Die Rinde entwickelt sich aus dem Mesoderm. Sie gliedert sich von außen nach innen in drei Schichten: Zona glomerulosa, Zona fasciculata und Zona reticularis. In der Zona glomerulosa werden **Mineralokortikoide** (Aldosteron und Desoxykortikosteron) gebildet, in der Zona fasciculata **Glukokortikoide** (v. a. Kortison) und in der Zona reticularis **Androgene**.
Das Mark besteht aus eingewanderten Sympathikoblasten aus der Neuralleiste. Dort wird **Adrenalin** und in geringerem Maße auch Noradrenalin gebildet.

Merke: Schichten der Nebennierenrinde: *GFR* *(„glomerulosa, fasciculata, reticularis")* *von außen nach innen.*

Merke: Hormone der Nebennierenrinde: *Salt,* *Sugar, Sex* oder auch: *Mineralwasser* *mit Zucker macht sexy,* ebenfalls von *außen nach innen.*

H04 ■
→ **Frage 8.62:** Lösung C

Die Nebenniere besteht aus Rinde und Mark. Die Rinde entwickelt sich aus dem Mesoderm, sie gliedert sich von außen nach innen in drei Schichten:

- Zona glomerulosa,
- Zona fasciculata und
- Zona reticularis.

In der Zona glomerulosa werden **Mineralokortikoide** (Aldosteron und Desoxykortikosteron) gebildet, in der Zona fasciculata und in der Zona reticularis v. a. **Glukokortikoide** (v. a. Kortison) und geringe Mengen an **Androgenen**. Die in der NNR gebildeten Androgene haben beim Mann ohne Bedeutung (Testosteronsekretion im Hoden durch die Leydig-Zellen), bei der Frau verursachen sie die sekundäre Geschlechtsbehaarung. Erst bei pathologisch hoher Ausschüttung erlangen sie bei der Frau klinische Bedeutung.
Das Mark besteht aus eingewanderten Sympathikoblasten aus der Neuralleiste. Dort wird **Adrenalin** und in geringerem Maße auch Noradrenalin gebildet.

F05 ■
→ **Frage 8.63:** Lösung D

Siehe Kommentar zu Frage 8.62.

F05 ■
→ **Frage 8.64:** Lösung C

Siehe Kommentar zu Frage 8.62.

F05

→ **Frage 8.65:** Lösung E

Die rechte Nebenniere ist dreieckig, sitzt der Niere auf und grenzt mit ihrer Rückfläche, wie auch die linke Nebenniere, an das Zwerchfell. Medial der rechten Nebenniere liegt direkt die untere Hohlvene. Die Nierengefäße liegen kaudal der Nebenniere. Kontakt zur Bursa omentalis hat wiederum die linke Nebenniere. Siehe auch entsprechende Abbildungen im Anatomieatlas, z. B. Prometheus, Lernatlas der Anatomie, Hals und Innere Organe, Georg Thieme Verlag 2005, S. 220, 221.

H92

→ **Frage 8.66:** Lösung A

Die Frage bearbeitet man am besten mit dem Anatomieatlas. An der Rückwand der Bursa omentalis bildet die linke Nebenniere links von der Plica gastropancreatica eine Vorwölbung. Etwas schwierig abzugrenzen bei dieser Frage ist Lösungsmöglichkeit (C). Zwischen linker Nebenniere und der Milz besteht kein direkter Kontakt; lediglich die oberen Pole beider Organe haben topographische Beziehung, wobei allerdings das Lig. gastrosplenicum als Trennwand fungiert.

H03

→ **Frage 8.67:** Lösung A

Die Zellen des Nebennierenmarks sezernieren Katecholamine, also Noradrenalin und Adrenalin. Die Zellen des Nebennierenmarks bezeichnet man auch als chromaffine Zellen. Sie stammen von gemeinsamen Vorläuferzellen ab, von Sympathogonien, die aus der Neuralleiste eingewandert sind. Die Stimulation erfolgt analog zu sympathischen postganglionären Neuronen, nämlich durch *cholinerge* präganglionäre Neurone (Transmitter Acetylcholin).

F95 ■

→ **Frage 8.68:** Lösung B

Bei diesen Zellen handelt es sich um Anteile eines Systems aus vielen verschiedenen Zelltypen des gesamten Magendarmtrakts, die Polypeptidhormone bilden. Man nennt es **gastro-entero-pankreatisches System.**
Die hier gebildeten Hormone (wie z. B. Gastrin, Serotonin, Somatostatin, Cholezystokinin) regulieren die Verdauungstätigkeit oder den Kohlenhydratstoffwechsel.
Die Zellen sind trotz ihres unterschiedlichen Aufbaus von den Nachbarzellen durch **basal gelegene Granula** zu unterscheiden („basalgekörnte Zellen"). Sie besitzen also weder ein auffallend gestaltetes endoplasmatisches Retikulum noch viele Mitochondrien.
Ein weiterer Versuch, die verschiedenen hormonproduzierenden Körperzellen zu einem System zusammenzufassen, ist das APUD-System. Hierzu zählen neben dem gastro-entero-pankreatischen System auch die C-Zellen der Schilddrüse sowie Zellen des Bronchialepithels.
Gemeinsames Kennzeichen der gastrointestinalen Zellen sind ihre basalen Granula und die stets isolierte Lage. Solche Zellen kommen also nicht in Gruppen vor.
Die Zellen geben ihr Sekret immer basal ab, wo es direkt in den Interzellularraum gelangen kann.
Parakrin beschreibt eine unmittelbare Hormonwirkung auf benachbarte Zellen ohne Zwischenschaltung der Blutbahn. Die Hormone werden direkt in den Interzellularraum abgegeben und diffundieren an ihren Wirkungsort. Solche Hormone haben demzufolge nur eine geringe Halbwertszeit. Die Hormone können auch endokrin abgegeben werden und gelangen dann in benachbarte Blutgefäße, um zu ihrem Wirkungsort transportiert zu werden.

F02 ■

→ **Frage 8.69:** Lösung C

Cholezystokinin wird – wie viele andere Hormone auch – in den enteroendokrinen Zellen des Magen-Darm-Traktes produziert. Hier sind es vor allem Zellen des Duodenums und Jejunums, die mit zum gastro-entero-pankreatischen System zählen. Diese Zellen liegen einzeln und sind *basal* gekörnt (im Gegensatz zu den *apikal* gekörnten Paneth-Zellen der Glandulae intestinales). In den **Granula** wird das gebildete Hormon gespeichert. Man unterscheidet noch einen offenen (direkte Verbindung zur Epitheloberfläche) und einen geschlossenen Typ (nur Aufsitzen auf einer Basalmembran, keine Verbindung zur Epitheloberfläche). Cholezystokinin stimuliert die Kontraktion der Gallenblase sowie die Sekretion eines enzymreichen Pankreassaftes.
Zu **(D):** In der Pylorusregion des Magens finden sich Zellen, die Gastrin, Somatostatin und Serotonin (enterochromaffine Zellen) produzieren.
Zu **(E):** Die endokrinen Zellen des Pankreas produzieren z. B. Glukagon (A-Zellen), Insulin (B-Zellen) und Somatostatin (D-Zellen).

Klinischer Bezug

Eine Überproduktion von Magensäure aufgrund einer Stimulation durch vermehrte Gastrinsekretion ist als Zollinger-Ellison-Syndrom bekannt. Folge sind rezidivierende Ulcera mit oft ungewöhnlicher Lokalisation (Ösophagus, distales Duodenum, Jejunum).

H04 ■

→ **Frage 8.70:** Lösung D

Somatostatin wird u. a. in den D-Zellen des Inselorgans im Pankreas gebildet. Es hemmt die Ausschüttung von Insulin und Glukagon, wirkt also inhibitorisch auf die A- und B-Zellen der Pankreasinseln (A-Zellen produzieren Glukagon, B-Zellen produzieren Insulin). Somatostatin produzierende D-Zellen kommen auch im Magen und Darm vor.

Das Gonadotropin **FSH** wird wie LH im Hypophysenvorderlappen nach Stimulierung durch GnRH ausgeschüttet. Es wirkt auf das Ovar.

ACTH wird nicht in der Nebennierenrinde produziert, sondern wirkt auf die Nebennierenrinde, und zwar sind die Zona fasciculata und die Zona reticularis ACTH-abhängig. Insofern bestätigt sich der Zusammenhang der beiden Zonen, die Glukokortikoide und Androgene produzieren und beide von ACTH stimuliert werden. ACTH wird im Hypophysenvorderlappen produziert.

Aldosteron wird in der Nebennierenrinde, und zwar in der Zona glomerulosa, produziert. Der wichtigste Stimulus zur Aldosteronsekretion ist das Renin-Angiotensin-System, hemmend auf die Aldosteronausschüttung wirkt das ANP (atriales natriuretisches Peptid aus dem linken Herzvorhof), welches auch schon im Physikum erfragt wurde.

HCG wird in der Plazenta im Synzytiotrophoblasten gebildet und im Schwangerschaftstest verwendet.

8.6 Harnorgane

Histologie:
Niere: Abbildung Nr. 63 bis Abbildung Nr. 65 sowie Abbildung Nr. 158 des Bildanhangs

H97 F94 ■
→ **Frage 8.71:** Lösung E

Der **N. genitofemoralis** entspringt zwar in Höhe des Nierenhilus aus L1 und L2, verläuft dann aber gleich steil abwärts, so dass er zur Niere und deren Dorsalfläche keine topographische Beziehung hat. Der Nerv teilt sich auf dem M. psoas in zwei Äste, den R. genitalis und den R. femoralis. Der R. genitalis verläuft durch den Leistenkanal, der R. femoralis unterhalb des Leistenbandes.

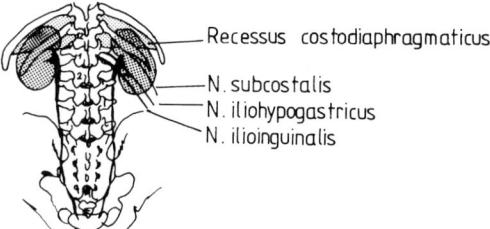

Abb. **8.15** Lage der Nieren, Topographie von dorsal

H02
→ **Frage 8.72:** Lösung E

Die V. cava inferior verläuft rechts von der Wirbelsäule. Sie hat keine topographische Beziehung zur linken Niere. Siehe auch Sobotta, Atlas der Anatomie des Menschen, 21. Auflage, Band 2, S. 151 sowie Abb. 8.16.

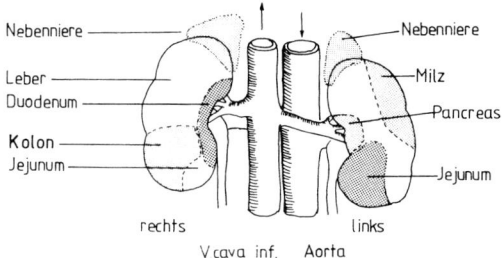

Abb. **8.16** Topographie der Nieren

VIII.13 Feinbau der Niere

Histologie der Niere: Baueinheiten der Niere sind die Nephrone. Sie sind die harnbildenden Anteile des Nierengewebes und beginnen mit dem Nierenkörperchen. Ein Nierenkörperchen besteht aus dem Glomerulus, einem Kapillarknäuel und der umgebenden Bowman-Kapsel. Der Glomerulus entsteht aus den Endverzweigungen der A. renalis, dem Vas afferens und geht danach ins Vas efferens über. Vas afferens und Vas efferens sind Arteriolen, dazwischengeschaltet sind die Kapillarschlingen des Glomerulus.

Ein Nierenkörperchen hat einen Gefäßpol (dort wo Vas afferens und Vas efferens ein- bzw. austreten) und einen Harnpol, wo der gebildete Primärharn ins Tubulussystem weiterfließt. Am Gefäßpol befindet sich der *juxtaglomeruläre Apparat,* der für die Blutdruckregulation durch die Niere verantwortlich ist.

Er besteht aus dem Polkissen im Vas afferens (Epitheloidzellen, die das Enzym Renin bilden), der Macula densa und extraglomerulären Mesangiumzellen. Renin spaltet Angiotensinogen aus dem Blutplasma zu Angiotensin I, welches weiter über Angiotensin II (vasokonstriktorisch wirksam) und das Angiotensin-Aldosteron-System Blutdruck und Natriumhaushalt beeinflusst. Der juxtaglomeruläre Apparat enthält die Macula densa (aus verdickten Zellen des Mittelstücks), welche sich unmittelbar an den Gefäßpol des Nierenkörperchens anlegt. Die Macula densa gilt als chemosensitives Feld für den Na^+-Gehalt des Harns (Abb. 8.17).

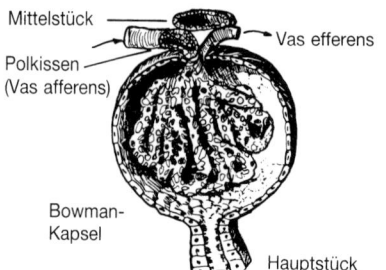

Abb. **8.17** Nierenkörperchen

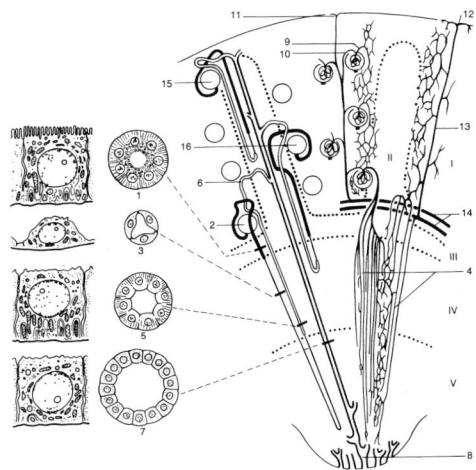

1 Proximaler Tubulus
2 Glomerulus, juxtamedullär
3 Absteigender Teil der Henle-Schleife
4 Arteriolae und Venae rectae
5 Distaler Tubulus
6 Verbindungsstück
7 Sammelrohr
8 Nierenpapille
9 Vas efferens
10 Vas afferens
11 Gefäßast zur Nierenkapsel
12 Venula stellata
13 Vena interlobularis
14 A. und V. arcuata
15 Glomerulus, subkapsulär
16 Glomerulus, intermediär
I Rindenlabyrinth
II Markstrahlen
III Außenstreifen der Außenzone
IV Innenstreifen der Außenzone
V Innenzone
Abb. 8.18 Tubulus- und Gefäßsystem der Niere
Aus: Kahle W, Leonhardt H, Platzer W. Taschenatlas
der Anatomie, 6. überarbeitete Auflage 1991, Georg Thieme Verlag, Stuttgart, New York.

Der im Nierenkörperchen gebildete Primärharn
fließt vom Harnpol weiter über proximalen Tubulus (Hauptstück, bestehend aus Pars contorta
und Pars recta), Überleitungsstück, distalen Tubulus (Mittelstück mit Pars recta und Pars contorta) und über ein Verbindungsstück ins Sammelrohr. Den Aufbau mit Schnitten durch die
verschiedenen Teile des Tubulussystems zeigt
Abb. 8.18.

H99

→ **Frage 8.73:** Lösung B

Als größenselektiver Filter *für Moleküle* im Nierenglomerulus wirkt die Basalmembran, während
die Poren des Kapillarendothels mit einem Durchmesser von 70–90 nm lediglich partikuläre und
zelluläre Bestandteile zurückhalten.

Die negativ geladenen Glykosaminoglykane in der
Basalmembran bewirken noch eine elektrostati-
sche Selektion von Molekülen.
Siehe auch Lerntext VIII.14.

VIII.14 Glomerulus, Filterfunktion

Das Nierenkörperchen besteht aus Gefäßknäuel
(Glomerulus) mit der umgebenden Bowman-
Kapsel. Dabei stülpt das Kapillarknäuel die
Bowman-Kapsel so ein, dass eine doppelwandige Hülle um die Gefäßschlinge entsteht. Der
äußere Teil der Hülle bildet die eigentliche
Bowman-Kapsel, der innere Teil legt sich als Po-
dozyten um die Kapillaren.
Zwischen Kapillarendothel und Podozyten liegt
die glomeruläre Basalmembran. Die glomerulä-
re Filtermembran, d. h. das anatomische Äquivalent des **Harnfilters**, besteht aus 3 Teilen:
  – Kapillarendothel
  – glomeruläre Basalmembran
  – Podozyten
Kapillarendothel (kontinuierlich): enthält feine Poren mit 70–90 nm Durchmesser, die *nicht* durch
Diaphragmen verschlossen sind.
Basalmembran (kontinuierlich): Die Basalmembran begrenzt die Durchgängigkeit von Molekülen. Die Basalmembran ist ein *größenselektiver
Filter.*
Podozyten: Podozyten besitzen viele Füßchen,
deren Querfortsätze sich um die Kapillaren rin-
geln. Dadurch verlaufen die Querfortsätze nahezu parallel. Zwischen den Füßchen bildet sich
eine Schlitzmembran aus. Durch diese Schlitz-
porendiaphragmen wird wiederum eine bestimmte Porengröße festgelegt, so dass die Filt-
ration des Primärharns in einem Ultrafilter von
gestaffelter Porengröße stattfindet.

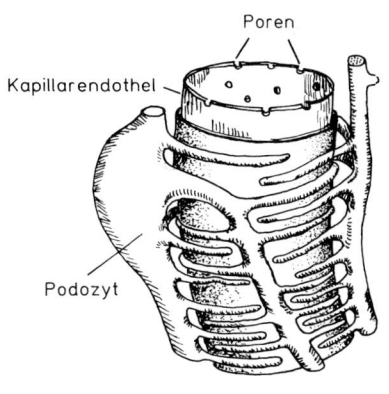

Abb. 8.19 Podozyt

F02

→ **Frage 8.74:** Lösung *** Diese Frage wurde aus
der Wertung genommen.

Für die **Hauptzellen des Sammelrohres** wurde schon
in älteren Prüfungsfragen die ADH-sensitive Was-

serpermeabilität gefragt. Dies bedeutet, dass unter Einfluss von ADH des Hypothalamus die Wasserpermeabilität im Sammelrohr steigt, also mehr Wasser wieder aus dem Sammelrohr absorbiert wird. Letztendlich wird hier die endgültige Urinmenge und die Konzentration des Harns bestimmt. Ist die ADH-Ausschüttung zu gering, tritt genau die in der Einleitung beschriebene Situation auf (Diabetes insipidus).

Zu **(B)**: Auch die Pars convoluta des distalen Tubulus reagiert auf ADH, die hauptsächliche Wirkung des ADH erfolgt jedoch im Sammelrohr. Daher ist Lösung (B) auch korrekt und die Frage wurde aus der Wertung genommen.

F97 ■
→ **Frage 8.75:** Lösung B

Zu **(B)**: Die ADH-sensible Wasserpermeabilität wurde bereits in alten Prüfungsfragen den Sammelrohren zugeordnet. Im **Sammelrohr** wird einerseits weiterhin Natrium resorbiert (hohe Aktivität der Na-K-ATPase, Regulation durch Aldosteron), andererseits auch Wasser unter dem Einfluss von ADH (**antidiuretisches Hormon**) reabsorbiert. Die Aktivität von **ADH** bewirkt u. a. eine Erhöhung der Permeabilität für Wasser im Sammelrohr, so dass dem Harn Wasser entzogen wird. Bei einem ADH-Mangel bleibt die Sammelrohrwand nahezu undurchlässig für Wasser, der Urin enthält viel zu viel Wasser und bleibt hypoton, und die Trinkmenge der so betroffenen Patienten erhöht sich auf viele Liter pro Tag (sog. Diabetes insipidus, wird später wieder in der Endokrinologie relevant).

Zu **(C)**: Unter **Xenobiotika** versteht man Fremdsubstanzen, wie Arzneimittel, Röntgen-Kontrastmittel, aber auch Schädlingsbekämpfungsmittel.

Wichtig ist, dass im proximalen Tubulus solche Stoffe *aktiv sezerniert* und aus dem Körper entfernt werden.

Stichworte zum proximalen Tubulus (Hauptstück):
apikaler Bürstensaum aus Mikrovilli, schlecht erkennbare Zellgrenzen, Azidophilie des Zytoplasmas, basolaterale Zellfortsätze → basolaterales Labyrinth, hohe Aktivität von Na-K-ATPase an den basolateralen Fortsätzen, Zellverbindungen untereinander durch tight junctions, aber auch durch gap junctions, Pars recta reicht nur bis in den Außenstreifen des Nierenmarks hinunter, *hohe Wasserpermeabilität* ($^2/_3$ des Primärharns werden dort resorbiert), Resorption und Sekretion organischer Substanzen, Glucose- und Aminosäurenrückresorption.

Stichworte zum distalen Tubulus:
kein Bürstensaum, basolaterale Zellfortsätze → basolaterales Labyrinth, hohe Aktivität von Na-K-ATPase an den basolateralen Fortsätzen, niedrige Wasserpermeabilität, Zellverbindungen untereinander durch tight junctions, *Pars recta reicht weiter ins Nierenmark hinunter als beim proximalen Tubulus (bis in den Innenstreifen).*

Klinischer Bezug
Man macht sich das bei Röntgen-Kontrastmitteln oder PAH (Paraaminohippursäure) diagnostisch zunutze; durch Infusion von PAH wird die Nierendurchblutung bestimmt.

F98 ■
→ **Frage 8.76:** Lösung B

Zu **(4)**: Die hohe Wasserpermeabilität trifft für den proximalen Tubulus zu. Der distale Tubulus ist praktisch nicht wasserpermeabel, kann aber Na$^+$- und Cl$^-$-Ionen aktiv ins Interstitium transportieren (basolaterales Labyrinth, hohe Aktivität von Na-K-ATPase an den basolateralen Fortsätzen).

Zu **(1)**: Diese Ionen müssen natürlich apikal von den Zellen des dicken Teils der Henle-Schleife bzw. der Pars recta des distalen Tubulus aufgenommen werden. Dies geschieht durch einen Kotransporter, der jeweils 1 Na$^+$, 2 Cl$^-$ und 1 K$^+$ transportiert.

Klinischer Bezug
Dieser Kotransporter ist durch Schleifendiuretika, z. B. **Furosemid (Lasix®)**, hemmbar.

F01 ■
→ **Frage 8.77:** Lösung B

Diese Fragestellung verbindet das Erkennen von Strukturen mit der Architektur der Niere, die bisher nicht gefragt wurde, was die Frage deutlich erschwert.

Es handelt sich um einen Querschnitt durch den **Außenstreifen**, da neben den Anschnitten von Sammelrohren auch die geraden Abschnitte von distalen und proximalen Tubuli zu erkennen sind. Die in der Abbildung zwischen den Tubuli zu erkennenden dünnwandigen Strukturen sind Bestandteile des Gefäßnetzes.

Das Vorhandensein von dünnen Überleitungsstücken ist das differenzialdiagnostische Kriterium zwischen **Außenstreifen** und **Innenstreifen**. An der Grenze dazwischen gehen die geraden Abschnitte proximaler Tubuli in die absteigenden Teile der Überleitungsstücke über. Bei einem Querschnitt durch den Innenstreifen sieht man auch eher Gefäßbündel (Arteriolae rectae), die von den Überleitungsstücken konzentrisch umlagert werden. Dies ist bei der vorliegenden Vergrößerung aber als Kriterium nicht gut anwendbar.

Es sind Querschnitte von mehr oder weniger parallel verlaufenden Strukturen zu sehen. Wären auch Schräganschnitte von den gewundenen Teilen der Tubuli zu finden, so handelte es sich um das Rindenlabyrinth; ein weiteres Indiz, das **Rindenlabyrinth** auszuschließen, ist auch das Fehlen von Glomeruli.

In der **Innenzone** wären nur dünne Überleitungsstücke und Sammelrohre sowie Gefäßbündel angeschnitten.

H04

→ **Frage 8.78:** Lösung B

In den **Markstrahlen** liegen die *geraden* Anteile (Pars recta) der distalen und proximalen Tubuli zusammen mit den dazugehörenden Sammelrohren, während im Rindenlabyrinth die Glomeruli zusammen mit den *gewundenen* Anteilen (Pars convoluta) der distalen und proximalen Tubuli zu finden sind. Der Außenstreifen des Nierenmarks hat die gleiche Zusammensetzung wie der Markstrahl! Bei dieser Frage sollte man unbedingt entsprechende Schemata in den gängigen Anatomiebüchern hinzuziehen. Siehe auch Abb. 8.18.

F00

→ **Frage 8.79:** Lösung A

Zu **(A):** Diese Aussage ist falsch. Das peritubuläre Kapillarnetz der Nierenrinde wird *postglomerulär* durch **Arteriolae efferentes** der oberflächennahen Glomeruli gespeist.
Zu **(B)** und **(C):** Das Nierenmark wird *postglomerulär* aus Arteriolae efferentes der **marknahen** (juxtamedullären) Glomeruli versorgt. Sie bilden lange Vasa recta zum Nierenmark.
Zu **(D)** und **(E):** Beides ist korrekt. Die Vv. arcuatae sammeln ebenso wie die Vv. interlobulares das Blut aus Mark und Rinde.

H97 F96 F90 ■

→ **Frage 8.80:** Lösung B

Die A. renalis teilt sich noch vor Erreichen des Hilus in einen R. anterior und R. posterior, evtl. noch einen R. inferior. Die Äste der A. renalis sind *Endarterien.* Jeder Ramus teilt sich in 4–5 Gefäße, die keilförmige Parenchymbezirke (Segmente) versorgen.

- *Aa. interlobares:* zwischen zwei Pyramiden zur Rinde; sie verzweigen sich und bilden:
- *Aa. arcuatae:* in Höhe der Rinden-Mark-Grenze, sie entsenden viele
- *Aa. interlobulares:* radiär verlaufend, sie geben die Vasa afferentia für die Glomeruli ab.

Vasa efferentia aus marknahen Glomeruli versorgen das Nierenmark (Vasa recta).
Die Nierenkapsel hat ein eigenes Gefäßnetz.
In der Nierenrinde verlaufen v. a. Aa. interlobulares.
Siehe auch Abb. 8.18.

H03

→ **Frage 8.81:** Lösung D

Siehe Lerntext VIII.15.
Der Ureter überkreuzt die Iliakalgefäße und unterkreuzt die A. testicularis bzw. die A. ovarica. Im kleinen Becken verläuft der Ureter dann an der Wand entlang, bis er an die Harnblase von dorsal oben herantritt. Der Eintritt in die Blase erfolgt schräg durch die Wand, wobei nochmals eine Engstelle entsteht.

Zu **(D):** Die topographische Beziehung zum N. obturatorius ist schwieriger nachzuvollziehen. Der N. obturatorius verläuft *dorsal* der großen Gefäße, am medialen Rand des M. psoas und zieht dann schräg über den oberen Schambeinast zum Canalis obturatorius. Er verläuft also lateral und dorsal des Ureters, wird also nicht von ihm unterkreuzt. Siehe hierzu Prometheus, Lernatlas der Anatomie, Hals und Innere Organe, Georg Thieme Verlag 2005, S. 286, 287.

F05 ■

→ **Frage 8.82:** Lösung C

In der Pars abdominalis verläuft der Ureter senkrecht auf der Psoasfaszie und *unter*kreuzt (A) dabei die Vasa testicularia bzw. ovarica. Nachdem er die Vasa iliaca communia *über*kreuzt hat (B), tritt er ins kleine Becken ein. Der Ureter überkreuzt die Vasa iliaca externa rechts, links überkreuzt er die Teilungsstelle der Iliakalgefäße.
In der Pars pelvina *unter*kreuzt der Ureter beim Mann den Ductus deferens kaudal (C), bei der Frau die A. uterina (E).
Die Glandula vesiculosa (D) liegt kaudal des Ureters am Fundus der Blase an und wird vom Ureter *nicht* gekreuzt.

VIII.15 Ureter

Der Ureter leitet den in der Niere gebildeten Endharn zur Harnblase. Er ist ca. 25–30 cm lang und tritt am Nierenbecken *dorsal von den Gefäßen* aus. Man unterscheidet:

a) Pars abdominalis: Der Ureter verläuft senkrecht auf der Psoasfaszie und *unter*kreuzt dabei die Vasa testicularia bzw. ovarica. Nachdem er die Vasa iliaca communia *über*kreuzt hat, tritt er ins kleine Becken ein.

b) Pars pelvina: Dort unterkreuzt der Ureter beim Mann den Ductus deferens, bei der Frau die A. uterina. Er kann durch die vordere Vaginalwand getastet werden.

Der Ureter hat 3 physiologische Engen:
- beim Übergang aus dem Nierenbecken,
- beim Übergang in die Pars pelvina (Überkreuzung der Vasa iliaca communia),
- beim Eintritt in die Harnblase.

Histologisch wird der Ureter durch Übergangsepithel ausgekleidet, es folgen eine breite subepitheliale Bindegewebsschicht, ein Stratum longitudinale und ein kräftiges Stratum circulare der Tunica mucosa. Im distalen Drittel kommt noch ein Stratum longitudinale externum dazu.

Klinischer Bezug

Harnleitersteine bleiben gerne an den 3 Ureterengen stecken und verursachen Harnleiterkoliken, die mit sehr starken, krampfartigen Schmerzen einhergehen, die vom Nierenlager in die Leiste bis in den Hoden bzw. die Schamlippen ausstrahlen.

F04 ■

→ **Frage 8.83:** Lösung C

An der Versorgung des Harnleiters sind die in der Nähe gelegenen Gefäße mit Ästen beteiligt, also die A. renalis, A. ovarica, A. pudenda interna und A. vesicalis superior. Diese Gefäßäste bilden ein Geflecht in der Ureterwand. Die A. mesenterica inferior ist an der Versorgung des Ureters nicht beteiligt. Sie versorgt Colon descendens, Colon sigmoideum und den oberen Teil des Rektums. Siehe Lerntext VIII.20.

H04

→ **Frage 8.84:** Lösung D

Dies ist eine sehr spezielle Frage zur Oberflächendifferenzierung der apikalen Oberfläche von Epithelzellen. Beim **Urothel** oder Übergangsepithel unterscheidet man die oberflächlichen **Deckzellen** (oder Superfizialzellen) von den übrigen Epithelzellen. Deckzellen sind recht groß, können polyploid sein oder mehrere Zellkerne enthalten und wölben sich ins Lumen vor. Sie haben spezielle Oberflächenstrukturen entwickelt, um das Epithel gegen die aggressiven Bestandteile des Harns zu schützen. Lichtmikroskopisch ist dies als Crusta mit stärkerer Anfärbbarkeit des apikalen Zytoplasmas zu erkennen. Zum einen ist in dieser Schicht ein dichtes Netz an Aktin- und Intermediärfilamenten vorhanden, zum anderen enthält die apikale Plasmamembran Plaques aus Uroplakin (spezielle Membranproteine, vorstellbar als hexagonale Plättchen). Diese Plaques können nach innen in die Zelle eingestülpt werden (dort „Speicherung" als diskoide Vesikel) und verkleinern so die Oberfläche. Wird eine Vergrößerung der Oberfläche nötig, werden diese „Reserveplaques" wieder in die Plasmamembran eingebaut. Zusätzlich sind die Deckzellen durch Haftkomplexe mit Zonulae occludentes (Tight junctions) verbunden.
Zu (D): Sekretgranula sind ein Charakteristikum sezernierender Zellen, dies trifft für das Übergangsepithel, v. a. für dessen Deckzellen, nicht zu.

H03 ■

→ **Frage 8.85:** Lösung E

Die Definition unter (E) ist korrekt. In der Fläche des Trigonum vesicae ist die Blasenschleimhaut faltenfrei und fest mit der Muskulatur verbunden. Siehe Prometheus, Lernatlas der Anatomie, Hals und Innere Organe, Georg Thieme Verlag 2005, S. 236 f.

H01 ■

→ **Frage 8.86:** Lösung E

Engstellen der Urethra masculina sind das Ostium urethrae internum, die Pars membranacea urethrae (C) (Durchtritt durch das Diaphragma urogenitale) und das Ostium urethrae externum.

Erweitert ist die Urethra innerhalb der Prostata (Pars prostatica urethrae (B)), innerhalb der Pars spongiosa und innerhalb der Fossa navicularis (Penisspitze).
An **Biegungen** sind die Curvatura praepubica und die Curvatura infrapubica (D) zu nennen. Diese Verhältnisse müssen bei urologischen Eingriffen oder bei der Katheterisierung der Harnröhre berücksichtigt werden.
Falsch ist Aussage (E), denn die **Urethra** verläuft zwar im Corpus spongiosum penis, aber nicht mit der A. profunda penis (diese verläuft nämlich im Corpus cavernosum penis), sondern mit der A. urethralis (aus der A. pudenda interna).

F05 ■

→ **Frage 8.87:** Lösung A

Die vorgestellte Gliederung betrifft die männliche Harnröhre. Der Verlauf der Harnröhre beim Mann beginnt mit der kurzen **Pars intramuralis** in der muskulären Wand der Harnblase, dann folgt die **Pars prostatica** (3,5 cm), in deren Mitte die beiden **Ductuli ejaculatorii** auf dem Colliculus seminalis münden. Die **Pars membranacea urethrae** (ca. 1 cm lang) tritt durch das Diaphragma urogenitale. Die **Pars spongiosa urethrae** wird von einem eigenen Schwellkörper umgeben, dem Corpus spongiosum penis. Die **Fossa navicularis** ist eine ca. 2 cm lange Erweiterung der Urethra direkt vor deren Mündung an der Glans penis.

F04 ■

→ **Frage 8.88:** Lösung E

Eine ähnliche Frage wurde in der letzten Prüfung zur Prostata gestellt. Die Glandulae bulbourethrales liegen paarig im Diaphragma urogenitale und münden von jeder Seite mit einem kurzen Ausführungsgang in den Anfangsteil der Pars spongiosa urethrae, wie in (E) beschrieben. Siehe auch Prometheus, Lernatlas der Anatomie, Hals und Innere Organe, Georg Thieme Verlag 2005, S. 233, 241.
Zu (A) und (B): Dies trifft für die (paarige) Vesicula seminalis zu. Sie mündet in den Ductus deferens, er heißt dann Ductus ejaculatorius, bevor er beidseits auf dem Colliculus seminalis mündet.
Zu (C): Im Utriculus prostaticus (unpaarig) „mündet" der Rest der Müller-Gänge, also *keine* akzessorische Drüse.
Zu (D): Dies trifft für die Prostata zu, die mit mehreren Ductuli prostatici um den Colliculus seminalis herum im Sinus prostaticus in die Harnröhre einmündet.

H03

→ **Frage 8.89:** Lösung D

Die Prostata liegt dem Diaphragma urogenitale auf, umfasst den Blasenhals und trennt den Blasenfundus vom Beckenboden. Durchbohrt wird die

Prostata von der Harnröhre (Pars prostatica) und von den Ductus ejaculatorii. Die Ausführungsgänge der Prostata münden alle, wie in (D) beschrieben, in der Umgebung des Colliculus seminalis. Auf dem Colliculus seminalis liegen auch die beiden Ausführungsgänge der Ductus ejaculatorii (B).

F97 H91 F89 ■■
→ **Frage 8.90:** Lösung C

Die Maßangaben für die weibliche Harnröhre schwanken zwischen 2,5 cm und 4 cm. Die männliche Urethra dagegen ist ca. 20 cm lang. Die Maßangabe 7–10 cm trifft in etwa für die Länge der Vagina zu.

8.7 Weibliche Geschlechtsorgane

Histologie:
Ovar: Abbildung Nr. 74 und Abbildung Nr. 159 des Bildanhangs
Uterus: Abbildung Nr. 75 und Abbildung Nr. 81 des Bildanhangs
Vagina: Abbildung Nr. 77 des Bildanhangs
Plazenta: Abbildung Nr. 80 des Bildanhangs
Mamma: Abbildung Nr. 78 und Abbildung Nr. 79 des Bildanhangs

F04 ■
→ **Frage 8.91:** Lösung D

Zu (A): Die Eizelle beendet kurz vor der Ovulation erst die 1. Reifeteilung. Die 2. Reifeteilung beginnt sofort nach der Ovulation.
Zu (B): Die Theca interna des Tertiärfollikels enthält Gefäße. Das Einsprossen von Gefäßen in die iGranulosazellschicht findet erst nach der Ovulation statt.
Zu (C) und (D): Die Theca interna bildet unter dem Einfluss von LH Androgene, die dann unter der Induktion von FSH von den Granulosazellen zu Östrogenen umgewandelt werden.

H04 ■
→ **Frage 8.92:** Lösung B

Eine ähnliche Frage wurde in der vorausgegangenen Prüfung gestellt.
Zu (A): Die Eizelle beendet kurz vor der Ovulation erst die 1. Reifeteilung. Die 2. Reifeteilung beginnt sofort nach der Ovulation.
Zu (B): Das Follikelepithel (Granulosazellen) und auch der Cumulus oophorus sind gefäßfrei, die Theca interna des Tertiärfollikels hingegen enthält Gefäße. Das Einsprossen von Gefäßen in die Granulosazellschicht findet erst nach der Ovulation statt.
Zu (C)–(E): Die Theca interna bildet unter dem Einfluss von LH Androgene (Rezeptoren der Theca interna für LH), die dann unter der Induktion von FSH von den Granulosazellen zu Östrogenen umgewandelt werden.

F01
→ **Frage 8.93:** Lösung C

Direkt um die Eizelle liegt die **Zona pellucida**. Sie entsteht aus amorphem Material, das sich in den Spaltraum zwischen Follikelepithelzellen und Eizelle einlagert. Später wird diese Schicht dann färberisch und lichtmikroskopisch nachweisbar. Es gelangen Fortsätze der Follikelepithelzellen (Corona radiata) durch die Zona pellucida bis zur Eizelle (Gap junctions).
Siehe Abb. 1.2.

H01 ■
→ **Frage 8.94:** Lösung A

Nach dem **Eisprung** verbleiben die **Granulosazellen** im Ovar. Als erstes sprossen Kapillaren ein, es blutet ein, und es entsteht das **Corpus rubrum**, welches für ca. **3 Tage** nach der Ovulation besteht. Damit die Gebärmutterschleimhaut für die Implantation der Eizelle vorbereitet und nicht abgestoßen wird, wird nun **Progesteron** produziert; hierbei wandelt sich das Corpus rubrum in das **Corpus luteum** (Luteinisierung der Thekazellen, Granulosaluteinzellen) um. Die Eizelle wandert ca. 1 Woche lang durch die Tube, bevor sie zum Uterus gelangt. In diesem Zeitraum heißt der Gelbkörper (wenn die Eizelle nicht befruchtet wurde) Corpus luteum **menstruationis**; er wird stimuliert durch LH. Erfolgt eine Implantation einer befruchteten Eizelle, so entsteht das Corpus luteum **graviditatis**, welches durch **HCG** stimuliert wird. Wird der Gelbkörper nicht mehr benötigt, so geht er zu Grunde und wird zum **Corpus albicans**.
Ein **atretischer** (uneröffneter) Follikel ist ein Follikel, der nicht zur Ovulation gelangt und zu Grunde geht.

H05 ■
→ **Frage 8.95:** Lösung E

Die auffallende rote Struktur in der Bildmitte ist die hyalinisierte Zona pellucida eines Sekundär- oder Tertiärfollikels. Der Follikel wurde also vor dem Eisprung schon atretisch, es kommt zur Apoptose von Eizelle und Granulosazellen, die Zona pellucida bleibt länger sichtbar. Außen um die Zona pellucida können noch Reste des Follikelepithels erkennbar sein. Die ehemaligen Thecazellen (hier im Bild heller angefärbt) der Theca interna bleiben auch länger erhalten und bilden weiter Steroide (interstitielle Drüse, Thecaorgan).

F04
→ **Frage 8.96:** Lösung D

Nach dem Eisprung vollzieht sich die Umwandlung des Corpus rubrum unter dem Einfluss von

LH (Luteinisierung → **Corpus luteum menstruationis**). Die Zellen der Theca interna wandeln sich zu Thekaluteinzellen um, die Granulosazellen zu Granulosaluteinzellen, die Zellen vergrößern sich und lagern größere Mengen von Lipiden ein. Diese kommen über den Blutweg aus der Leber als LDL-Partikel. LDL wird von den Luteinzellen endozytiert. Die Lipidtropfen enthalten viel Cholesterin, das für die Synthese von Sexualhormonen, z. B. Progesteron, benötigt wird.

H03 ■
→ **Frage 8.97:** Lösung C

Das **Ovar** ist von Peritoneum überzogen, besitzt ein eigenes Mesovar, welches das Ovar dorsal an das Lig. latum anheftet ((A) und (B)). Das Ovar hat aber in dieser Lage keine Verbindung zu den intraperitoneal gelegenen Organen.
Siehe auch Lerntext VIII.23.
Mit der seitlichen Beckenwand ist das Ovar durch das Lig. suspensorium ovarii (das die A. ovarica enthält) verbunden (D).
Der Lymphknotenabfluss erfolgt über das Lig. suspensorium ovarii in die Nodi lymphatici lumbales (E) und schließlich dann in die paraaortalen Lymphknoten.
Die Tuba uterina verläuft innerhalb einer Mesosalpinx als Bestandteil des Lig. latum uteri, (C) ist falsch. Zu den Peritonealverhältnissen siehe Abb. 8.29 oder z. B. Prometheus, Lernatlas der Anatomie, Hals und Innere Organe, Georg Thieme Verlag 2005, S. 245, 246.

F88 H86
→ **Frage 8.98:** Lösung D

Der **Eileiter** ist ein schlauchförmiges Gebilde, ca. 15–20 cm lang. Mit dem lateralen Ende erweitert er sich zur **Ampulla tubae uterinae** und hat eine Öffnung in die freie Bauchhöhle. Das mediale Ende mündet kranial am Uterus, dort wo der Fundus uteri in das Corpus uteri übergeht (Aussage (E)).
Der Eileiter verläuft am oberen freien Rand einer Peritonealduplikatur, die sich quer (d. h. vereinfacht gedacht, etwa in einer Frontalebene) im kleinen Becken ausspannt.
Man bezeichnet diesen Peritonealanteil auch als **Lig. latum uteri**. Der Peritonealüberzug des Eileiters heißt Mesosalpinx und ist ein Teil des Lig. latum uteri (Aussage (B)). Der Eileiter überlagert das Ovar von oben, seine trichterförmige Öffnung umgreift mit fransenartigen Fortsätzen das Ovar und ist dadurch in der Lage, die beim Eisprung freiwerdende befruchtungsfähige Eizelle aufzufangen (Aussage (A)).
Zu (C) und (D): Hier ist der Blick in einen Anatomieatlas zu empfehlen, z. B. Prometheus, Lernatlas der Anatomie, Hals und Innere Organe, Georg Thieme Verlag 2005, S. 163, 287.

F03 ■ ■
→ **Frage 8.99:** Lösung B

Beim Uterus unterscheidet man **Anteflexio uteri** – der nach vorne offene Winkel zwischen Corpus uteri und Zervix (B) – von **Anteversio uteri** – der nach vorne offene Winkel zwischen Längsachse des Uterus und Längsachse der Vagina. Siehe Prometheus, Lernatlas der Anatomie, Hals und Innere Organe, Georg Thieme Verlag 2005, S. 251.

F05
→ **Frage 8.100:** Lösung D

Man verkürzt bei einer solchen Operation beide runden Mutterbänder, also die Ligg. teres uteri.

H01 H97 F89 ■
→ **Frage 8.101:** Lösung C

Das **Lig. teres uteri** ist ein Rest des unteren Keimdrüsenbandes (Gubernakulum). Aus dem kranialen Teil des Keimdrüsenbandes entwickelt sich das Lig. suspensorium ovarii, aus dem kaudalen Abschnitt das Lig. teres uteri. Das Lig. teres uteri hat keine Haltefunktion und verläuft bei der Frau vom Uterus-Tuben-Winkel nach lateral und ventral durch den Leistenkanal und strahlt in die großen Schamlippen ein.
Eine aussagekräftige Abbildung findet man auch im Prometheus, Lernatlas der Anatomie, Hals und Innere Organe, Georg Thieme Verlag 2005, S. 235.
Zu (B): Damit ist das Lig. pubovesicale gemeint.
Zu (E): Diese Beschreibung trifft auf Bindegewebszüge zu, die in der Klinik als Parametrium oder Lig. cardinale bezeichnet werden und die am Boden des parazervikalen Bindegewebes transversal zur lateralen Beckenwand verlaufen.

VIII.16 Menstruationszyklus

Die Uterusschleimhaut durchläuft unter dem Einfluss der Ovarialhormone einen zyklischen Prozess, den *Menstruationszyklus.* Er beginnt mit dem 1. Tag der Periodenblutung (Menses) und lässt sich in mehrere Phasen einteilen (Abb. 8.20):

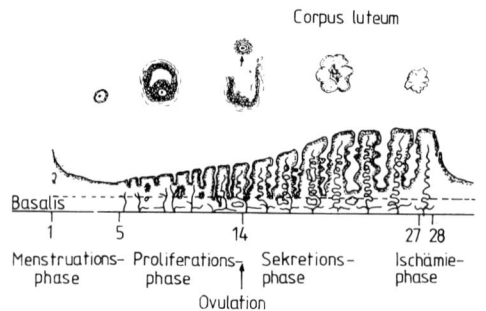

Abb. **8.20** Menstruationszyklus, Ovarialzyklus

Menstruationsphase:	= Desquamationsphase, 1.–5. Tag, Abstoßung der Funktionalis der Uterusschleimhaut
Proliferationsphase:	von den Östrogenen der Theca interna gesteuert, 6.–14. Tag, gleichzeitig Follikelwachstum, Endometrium wird verdickt, Epithelregeneration, Drüsenwachstum, Spiralarterien wachsen, **Drüsen noch gestreckt**
Sekretionsphase:	15.–27. Tag, gesteuert durch Progesteron, Drüsenschläuche spiralig, sie sondern glykogenreiches Sekret ab, Anschwellen der Schleimhaut, Spiralarterien
Ischämiephase:	28. Tag, lokale Durchblutungsstörung (Spasmen der Spiralarterien) ausgelöst durch *Progesteronabfall* (Degeneration des Corpus luteum)

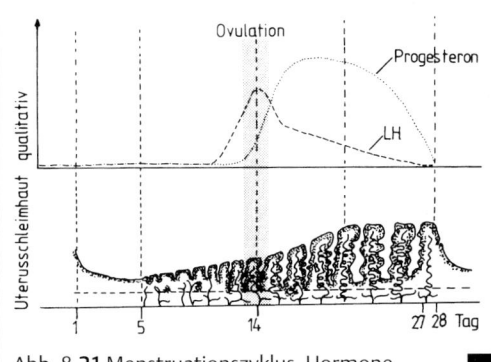

Abb. 8.**21** Menstruationszyklus, Hormone

H99
→ **Frage 8.102:** Lösung B

Die Proliferationsphase des **Endometriums** erfolgt unter Östrogeneinfluss (A), während in der Sekretionsphase unter Progesteroneinfluss Glykogen, Lipide und Proteine in die Stromazellen eingelagert werden (E).
Falsch ist Aussage (B), denn es liegt keine Tunica submucosa zwischen Endometrium und Myometrium.

H04 ■
→ **Frage 8.103:** Lösung D

Erst in der späten **Sekretionsphase** des Zyklus lagern die Zellen des Stromas Glykogen und Fett ein und vergrößern sich zu den sog. **Prädezidualzellen.** Dieser Vorgang beginnt in der oberen Schicht der

Funktionalis und setzt sich nach unten fort. Man kann dann in dieser Zyklusphase zwei Schichten der Funktionalis unterscheiden, das Stratum compactum mit ausgeprägter Dezidualisierung und das Stratum spongiosum mit vielen und weiten Drüsenlumina. Im Falle einer eintretenden Schwangerschaft wird dann das Endometriumstroma zur **Dezidua** umgewandelt.

H05 ■
→ **Frage 8.104:** Lösung E

Siehe Kommentar zu Frage 8.103.

H96 ■
→ **Frage 8.105:** Lösung D

Progesteronbildende Zellen enthält das **Corpus luteum,** das mit der Progesteronausschüttung die Sekretionsphase des Endometriums in Gang setzt. Im Spätstadium dieser Sekretionsphase erfolgt auch eine starke Schlängelung der Drüsenschläuche sowie eine vermehrte Einlagerung von Glykogen. Damit das Progesteron in dieser Weise auf das Endometrium einwirken kann, müssen dort entsprechend empfindliche Zellen vorhanden sein, die auf das Hormon reagieren. Die Frage konnte von 75 % der Kandidaten korrekt gelöst werden.
Für die interstitiellen Zellen der Aussage (C) entschieden sich noch 10 %.

H00 ■
→ **Frage 8.106:** Lösung B

Eine ganz ähnliche Frage wurde gerade in der vorhergehenden Prüfung gestellt.
In der Desquamationsphase (1. bis ca. 4. Tag des Zyklus) wird die Pars functionalis (Stratum functionale) des Endometriums abgestoßen (A). Vorher fällt der Progesteronspiegel ab und leitet die Ischämiephase ein (Hormonentzugsphase). Der springende Punkt ist, dass es in der *Ischämiephase* zu Kontraktionen der Spiralarterien kommt und damit zur Minderdurchblutung der Funktionalis.
In der **Desquamationsphase** dagegen erschlaffen die Spiralarterien wieder und es strömt Blut in die ischämische und jetzt geschädigte Funktionalis. Aussage (B) ist so falsch.
Zu **(D):** Es gibt zwar ständig Kontraktionen des Myometriums, am stärksten in der Menstruationsphase, aber dies ist nicht der Auslöser der Desquamation.

F98
→ **Frage 8.107:** Lösung C

Zu **(1):** Das Epithel der **Portio vaginalis** ist – wie korrekt angegeben – ein unverhorntes Plattenepithel, während im Zervixkanal Zylinderepithel anzutreffen ist. Der Übergang vom einen zum anderen Epitheltyp liegt in der Nähe des äußeren Muttermundes.

Klinischer Bezug

Die Zone des Epithelübergangs ist insofern von Bedeutung, da sie sich bei der Frau im Laufe des Lebens (Pubertät, Schwangerschaft, Klimakterium) verschieben kann. Bei der geschlechtsreifen Frau stülpt sich die Übergangszone aus dem Zervixkanal heraus. Der Übergang des Zervixepithels in das Plattenepithel der Portio ist als Epithelgrenze erkennbar. In diesem ektroponierten Zervixepithel kann es zur Metaplasie (Umwandlung) des Zervixepithels in Plattenepithel kommen. Dies birgt auch die Gefahr präkanzeröser Veränderungen oder einer malignen Entartung (Zervixkarzinom). Deswegen wird bei der jährlichen Früherkennungsuntersuchung ein Abstrich vom Gebärmuttermund und Gebärmutterhals entnommen und die Zellen auf Differenzierungsgrad und präkanzeröse Veränderungen untersucht. Werden solche entsprechenden Veränderungen festgestellt, kann es notwendig werden, die gefährdete Zone kegelförmig zu exzidieren – Konisation.

Zu (2): Die Schleimhaut der Cervix uteri wird bei der Menstruation nicht abgestoßen und unterliegt auch nur teilweise den Veränderungen während des Zyklus: Zu Zyklusmitte wird der Zervixschleim dünnflüssig, sonst ist er eher viskös.

Klinischer Bezug

Dies kann auch zur Diagnose der Zyklusphasen genutzt werden (Bestimmung des nahenden Ovulationstermins, wenn der Zervixschleim „spinnbar" wird. Er kann dann wie ein Faden auseinandergezogen werden).

Zu (3): Bei der Menstruation wird das Stratum functionale der Uterusschleimhaut ausgestoßen.

F05 ■
→ **Frage 8.108:** Lösung D

Die A. ovarica entspringt direkt aus der Aorta, in Höhe des LWK 2. Dieser Sachverhalt wurde auch schon mehrfach geprüft.

H01 ■
→ **Frage 8.109:** Lösung D

Die A. ovarica kommt aus der Aorta abdominalis etwa in Höhe des 2. Lendenwirbels und zieht retroperitoneal auf dem M. psoas abwärts. Am Rand des kleinen Beckens tritt sie im Lig. suspensorium ovarii zum Ovar. Die an sich sehr dünne Arterie bildet im Mesovar und im Mesosalpinx Anastomosen mit den Ästen der A. uterina.

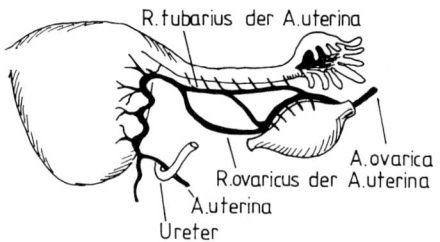

Abb. 8.22 Gefäßversorgung des inneren weiblichen Genitale

H04
→ **Frage 8.110:** Lösung C

Die Vv. uterinae münden in den Plexus venosus uterinus, über die Parametrien in weitere Venenplexus und schließlich in die Vv. iliacae *internae*.
Der venöse Abfluss der weiblichen Genitalorgane erfolgt zunächst über im parametrianen Bindegewebe liegende venöse Plexus (Plexus venosus uterinus, Plexus venosus ovaricus, Plexus venosus cervicalis uteri, Plexus venosus vaginalis). Über den Plexus venosus ovaricus fließt das Blut in die V. ovarica und dann rechts direkt in die V. cava inf. ab, links zuerst in die V. renalis sinistra und dann in die V. cava inf. Der Abfluss aus dem Plexus uterinus und Plexus cervicalis uteri erfolgt über die V. uterina in die V. iliaca interna. Von den äußeren weiblichen Geschlechtsorganen fließt das Blut über die V. pudenda interna ebenfalls in die V. iliaca interna oder über die V. pudenda externa (oberflächlicher Plexus, Schwellkörper) in die V. saphena magna und dann in die V. iliaca externa.

| 8.8 | Männliche Geschlechtsorgane |

Histologie:
Hoden: Abbildung Nr. 67, Abbildung Nr. 68 und Abbildung Nr. 160 des Bildanhangs
Nebenhoden: Abbildung Nr. 69 und Abbildung Nr. 70 des Bildanhangs
Ductus deferens: Abbildung Nr. 66 des Bildanhangs
Prostata: Abbildung Nr. 71 und Abbildung Nr. 72 des Bildanhangs

H02
→ **Frage 8.111:** Lösung B

In der Abbildung ist ein Anschnitt eines Samenkanälchens, **Tubulus seminiferus**, dargestellt. Dort findet die Spermatogenese und Spermiogenese statt. Man erkennt außen die Lamina limitans mit innenliegender Basalmembran. Dann folgt nach innen lumenwärts das **Keimepithel**, das aus den Sertoli-Zellen und den Zellen der Spermatogenese und Spermiogenese besteht. Der Basalmembran aufsitzend sind die **Sertoli-Zellen**, die die Samenkanälchen auskleiden. Diese Zellen haben eine stützende Funktion („Stützzellen"), gleichzeitig ernähren sie die noch nicht fertigen Keimzellen, phagozytieren und bilden z. B. ABP (Androgen-bindendes Protein) und sind zuständig für die Blut-Hoden-Schranke. Charakteristisch ist ihr dreieckiger Zellkern, der auch in der Abbildung zu erkennen ist. Die übrigen in der Abbildung gezeigten Zellen sind Zwischenstufen der Spermatogenese bis hin zu den kleinen dunkleren Spermatiden, die in Richtung des Lumens zu erkennen sind. Siehe auch Lerntext VIII.17.

Zu **(A)**: Leydig-Zwischenzellen liegen nicht im Tubulus seminiferus, sondern in Gruppen im Bindegewebe zwischen den Samenkanälchen. Sie produzieren Testosteron.

Zu **(C)**: Spermatogonien liegen ganz außen, im basalen Kompartiment der Samenkanälchen.

VIII.17 Spermatogenese, Spermiogenese

Die Zeit von der Spermatogonienteilung bis zur Einlagerung befruchtungsfähiger Spermatozoen im Nebenhoden umfasst den Vorgang der

- **Spermatogenese** (Spermatogonien → Spermatiden, haploid) und die
- **Spermiogenese** (Spermatiden → Spermatozoen. Synonym: Samenzellen, Spermien).

Die an der Basis der Hodenkanälchen liegenden Stammzellspermatogonien teilen sich, die Spermatogonien entwickeln sich dann über die Meiose zur Spermatide mit haploidem Chromosomensatz weiter. Sie wandern dabei von der Basis der Hodenkanälchen immer weiter nach zentral zum Lumen der Hodenkanälchen. Ein Kompartiment entsteht durch die von 2 Sertoli-Zellen gebildeten Zwischenräume, wobei tight junctions ein basales Kompartiment von einem adluminalen Kompartiment abtrennen. Neben den Spermatogonien liegen auch frühe Stadien (zu Beginn der Prophase der ersten Reifeteilung) der primären Spermatozyten im basalen Kompartiment. Während der Spermatogenese können die aus einer Stammzelle entstandenen Spermatogonien durch Zellbrücken miteinander in Verbindung bleiben – sie bilden **Zellklone**, die alle synchron die gleiche Entwicklung durchlaufen und sozusagen gruppenweise lumenwärts vordringen. Diese Bewegung der Keimzellklone findet nicht nur lumenwärts, sondern gleichzeitig auch entlang der Hodenkanälchen statt, so dass eine Art spiralige Bewegung der verschiedenen Zellklone resultiert. Auf einem Horizontalschnitt werden daher gleichzeitig immer verschiedene Entwicklungsstadien angetroffen.

Es schließt sich dann die Spermiogenese an.

Diese Vorgänge von der Teilung der Stammzellspermatogonie bis zur Freisetzung der fertigen Spermien aus dem Hoden benötigen alleine ca. 64 Tage. Weitere 1 bis 2 Wochen dauert der Transport in den Nebenhoden. Damit ergibt sich insgesamt eine Dauer von 80 Tagen.

Die Vorgänge unterliegen einer komplexen lokalen (Leydig-Zellen, peritubuläre Zellen und Sertoli-Zellen) und auch übergeordneten Regulation (Hypothalamus und Adenohypophyse). ■

H96 ■

→ **Frage 8.112:** Lösung D

Siehe Lerntext VIII.17.

Die unter (A) bis (C) genannten Stufen der Samenzellentstehung sind schon weiter fortgeschritten und befinden sich entsprechend der Wanderung lumenwärts (s. u.), nicht mehr im basalen Kompartiment. Ein Kompartiment entsteht durch die von 2 Sertoli-Zellen gebildeten Zwischenräume, wobei tight junctions ein basales Kompartiment von einem adluminalen Kompartiment abtrennen. Neben den Spermatogonien liegen auch Vorstadien der primären Spermatozyten im basalen Kompartiment.

F00

→ **Frage 8.113:** Lösung E

Spermatogenese und Spermiogenese sind komplexe Prozesse. Er dauert auf jeden Fall den in (E) angegebenen Zeitraum, etwa 64 Tage, 9 – 11 Wochen.

Bis zu einem Spermium im Ejakulat werden von der Stammzelle ausgehend ca. 80 Tage benötigt. Siehe auch Lerntext VIII.17.

H95

→ **Frage 8.114:** Lösung E

Die **Blut-Hoden-Schranke** wird von den **Sertoli-Zellen** gebildet, die durch Zonulae occludentes miteinander verbunden sind und so ein basales Kompartiment von einer adluminalen Abteilung abtrennen. Man kann sich nochmals vergegenwärtigen, dass in den basalen Anteilen der Hodenkanälchen die Anfangsstadien der Spermatogenese stattfinden (Spermatogonien bis hin zu Spermatozyten 1. Ordnung im Präleptotänstadium). In dem weiter zum Lumen gerichteten Kompartiment liegen dann Spermatozyten 1. Ordnung in der Prophase der Meiose bis hin zu Spermatiden, also die fortgeschrittenen Entwicklungsstadien zur Spermatide. Die Keimzellen wandern von basal ins adluminale Kompartiment, können aber die Blut-Hoden-Schranke wie eine Schleuse passieren. Durch die Blut-Hoden-Schranke können die sich in der Meiose befindlichen, äußerst empfindlichen Keimzellen gegen möglicherweise mutagen wirksame Substanzen oder andere schädliche Einflüsse geschützt werden.

Alle anderen in der Frage genannten Bestandteile haben mit der Blut-Hoden-Schranke nichts zu tun und auch sonst keine spezifische Funktion.

VIII.18 Leydig-Zellen, Sertoli-Zellen

Leydig-Zellen (interstitiell)	Sertoli-Zellen
liegen zwischen den Hodenkanälchen	liegen in der Wand der Hodenkanälchen
mesenchymale Herkunft	aus dem Keimepithel
Funktion: – Testosteronsekretion	Funktion: – Blut-Hoden-Schranke – Phagozytose (z. B. von Restkörpern der Spermatogenese) – Sekretion von androgenbindendem Protein (ABP) – Sekretion von Anti-Müller-Hormon, Inhibin
Charakteristika: – viel glattes ER – Mitochondrien vom Tubulustyp – paraplasmatische Einschlüsse (**Reinke-Kristalle**) – Lipoideinschlüsse	Charakteristika: – dreieckiger Zellkern – basolaterale Zellverbindungen – viel glattes ER – Lipoideinschlüsse

F00 ■ ■
→ **Frage 8.115:** Lösung B

Leydig-Zwischenzellen liegen gruppenweise im Bindegewebe zwischen den Hodenkanälchen. Sie sind 15 – 20 µm groß und annähernd polygonal. Das Zytoplasma ist azidophil und zeigt eine feinkörnige bis wabige Struktur. Die Kerne besitzen große Nukleonen.
Elektronenmikroskopisch findet sich viel *glattes endoplasmatisches Retikulum und Mitochondrien vom Tubulustyp, beides charakteristisch für steroidbildende Zellen*! Etwa zur Zeit der Pubertät kann man noch stabförmige Eiweißkristalle (Reinke-Kristalle) erkennen. Leydig-Zellen bilden Testosteron. Sie werden durch das LH des Hypophysenvorderlappens dazu stimuliert.

H00 ■ ■
→ **Frage 8.116:** Lösung D

Diese Aussage wurde bereits in alten Prüfungsfragen mit sonst anderer Kombination als falsch erfragt.
Für die **Testosteronsekretion** sind die Leydig-Zellen verantwortlich. Alle anderen Aussagen treffen für die Sertoli-Zellen zu.
Siehe auch Lerntext VIII.18.
Im reifen Hoden teilen sich Sertoli-Zellen nicht mehr. Sie dienen dem Schutz und der Ernährung der Spermatogonien und verschiedenen Stufen der Samenzellen, sind zur Phagozytose fähig und bilden mehrere spezifische Proteine, u. a. androgen-

bindendes Protein und Transferrin. Sie sezernieren ebenfalls während der Embryonalperiode das Anti-Müller-Hormon, welches für die Geschlechtsdifferenzierung Bedeutung hat. Bisher gefragt wurde vor allem das androgenbindende Protein, die Phagozytosefähigkeit und die Blut-Hoden-Schranke.

F96 H93 ■
→ **Frage 8.117:** Lösung E

Bis auf Aussage (C) waren alle anderen Aussagen Wiederholungen aus einer Prüfungsfrage des Examens Herbst 1993.
Zu **(E):** Der Ductus deferens mündet als Ductus ejaculatorius in die Harnröhre. Die Vesicula seminalis mündet in den Ductus deferens, nicht umgekehrt – wie in der Aussage.
Zu **(C):** Hier scheiterte ein Drittel der Kandidaten, obwohl die eigentlich falsche Aussage der Frage eine Wiederholung war. Die **A. umbilicalis** klingt natürlich auf den ersten Blick falsch, da jeder primär an das fetale Gefäß denkt und meint, die A. umbilicalis wird nach der Geburt verschlossen. Das trifft nur teilweise zu: Aus dem *proximalen, nicht obliterierten* Anteil der **A. umbilicalis** (der obliterierte Anteil liegt als Lig. umbilicale mediale innen der Bauchwand an), die wiederum der A. iliaca interna entspringt, kann die **A. ductus deferentis** entspringen, manchmal auch aus der A. iliaca interna direkt. Die Versorgung durch die A. umbilicalis ist korrekt, aber ungenau formuliert, die Fragestellung ist somit etwas irreführend.
Der **Samenleiter, Ductus deferens,** setzt den Ductus epididymidis fort und beginnt am kaudalen Ende des Nebenhodens. Er verbindet den Nebenhoden mit der Harnröhre. Er hat eine Länge von etwa 35–40 cm und einen Durchmesser von 3 mm. Sein Lumen ist sternförmig und wird von einem zweireihigen prismatischen Epithel ausgekleidet (siehe auch Abbildung Nr. 66 des Bildanhangs). Auffallend ist weiterhin eine deutlich dreischichtige Tunica muscularis.
Man unterscheidet im Verlauf:
- Pars epididymica, seitlich am Nebenhoden nach oben,
- Pars funiculi spermatici, im Funiculus spermaticus ist der Ductus deferens wegen seiner Konsistenz gut zu tasten,
- Pars inguinalis, Verlauf mit dem Funiculus spermaticus durch den Leistenkanal in die Bauchhöhle,
- Pars pelvina, der Samenleiter liegt subperitoneal an der Wand des kleinen Beckens,
- Ampulla ductus deferentis, Erweiterung vor dem Eintritt in die Prostata,
- Ductus ejaculatorius, dort münden der Ausführungsgang der Vesicula seminalis (d. h. die Vesicula seminalis mündet in den Ductus deferens, nicht umgekehrt, wie in (E))
- Mündung des Ductus ejaculatorius auf dem Colliculus seminalis in die Harnröhre.

H02 ∎
→ **Frage 8.118:** Lösung E

Es handelt sich bei dem beschriebenen Fall um eine venöse Abflussstörung des linken Plexus pampiniformis, der dann in die V. testicularis mündet. Diese mündet links in die linke V. renalis, rechts in die V. cava inferior. Bei der unter (D) genannten Situation wäre auch die Gegenseite betroffen. Es muss sich also hier um ein speziell den Abfluss der linken Seite betreffendes Problem handeln.

H00
→ **Frage 8.119:** Lösung B

Bei dieser Frage bietet es sich auch an, die Strukturen des Leistenkanals bzw. die Strukturen des Funiculus spermaticus zu wiederholen. Es ist wichtig, bei der Operation einer *indirekten* Leistenhernie genügend Raum zu lassen, damit der Funiculus spermaticus nicht eingeengt wird. Besonders gefährdet bei einer zu engen Naht des Bruchrings wären dann zuerst die Blutgefäße, deren Einengung zunächst ein Anschwellen und starke Schmerzen im Hoden zur Folge hätte, bevor es zu bleibenden Schäden des Hodens käme. In solch einem Falle müsste schnellstens operativ revidiert werden. Bei einer *direkten* Leistenhernie wird die Bruchpforte einfach verschlossen.
Sollte es zu einer Nervenschädigung kommen, so wäre bei Einengungen des Funiculus spermaticus der R. genitalis des N. genitofemoralis betroffen, der motorisch den M. cremaster, sensibel die Skrotalhaut versorgt, nicht jedoch Nerven, die Ejakulation und Erektion steuern.

VIII.19 Samenstrang

Der **Samenstrang**, Funiculus spermaticus, enthält:
– Ductus deferens,
– A. und V. ductus deferentis,
– A. und V. testicularis,
– A. m. cremasteris,
– Plexus pampiniformis (Venen),
– Lymphgefäße,
– R. genitalis n. genitofemoralis,
– Plexus testicularis (vegetativ).
Umhüllt wird der Samenstrang von (von außen nach innen):
– Fascia spermatica externa
– Fascia cremasterica
– M. cremaster
– Fascia spermatica interna

H99
→ **Frage 8.120:** Lösung A

In einer ähnlichen Frage vom Herbst 96 wurden Aussagen (B) und (E) bereits gefragt.
Die **Prostata** liegt dem Diaphragma urogenitale auf, umfasst den Blasenhals und trennt den Blasenfundus vom Beckenboden. Da das Peritoneum nur bis zur Blase reicht, also nur die Facies sup. der Blase bedeckt, hat die Prostata am unteren Ende keinen Kontakt zum Peritoneum (siehe Prometheus, Lernatlas der Anatomie, Hals und Innere Organe, Georg Thieme Verlag 2005, S. 256).

Klinischer Bezug
Die rektal digitale Untersuchung mit Tasten der Prostata ist Bestandteil der klinischen Untersuchung des Mannes. Mit dem tastenden Finger kann man die Größe und Konsistenz recht gut beurteilen und z. B. bei auffälligen Befunden wie starker Vergrößerung und Verhärtungen weiterführende Untersuchungen, wie z. B. die Ultraschalluntersuchung, anordnen.

F00 ∎
→ **Frage 8.121:** Lösung C

Das Corpus cavernosum penis reicht bis zum Corpus penis, bezieht aber nicht die Glans penis mit ein.
Zu (E): Diese Aussage ist korrekt. Es handelt sich um einen Ast der A. pudenda interna, die A. bulbi penis. Die anderen Arterien, A. dorsalis penis und A. profunda penis, entstammen ebenfalls der A. pudenda interna.

H96
→ **Frage 8.122:** Lösung B

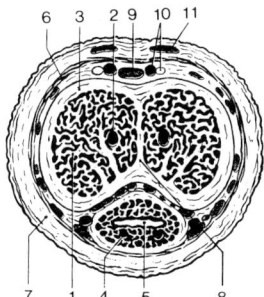

1 Corpus cavernosum penis
2 A. profunda penis
3 Tunica albuginea
4 Corpus spongiosum penis
5 Urethra
6 Fascia penis
7 Penishaut
8 Septum penis
9 V. dorsalis penis prof.
10 N. dorsalis penis
11 Vv. dorsales penis superf.

Abb. 8.**23** Querschnitt durch den Penisschaft
Aus: Kahle W, Leonhardt H, Platzer W. Taschenatlas der Anatomie, 6. überarbeitete Auflage 1991, Georg Thieme Verlag, Stuttgart, New York.

Die **Schwellkörper** des Penis bestehen aus dem **Corpus cavernosum penis**, das durch ein Septum in 2 Teile unterteilt wird, und einem Corpus spongiosum penis, welches die Harnröhre umgibt (Aussage (D)). Das Corpus cavernosum penis reicht von der Peniswurzel bis hin zum Corpus penis, bezieht aber nicht die Glans mit ein. Das Corpus spongiosum penis (Harnröhrenschwellkörper) beginnt mit einem verdickten Anteil des Bulbus penis (Aussage (E)), umgibt dann die Harnröhre und setzt sich in das Corpus spongiosum glandis fort. Daher ist Aussage (B) nicht korrekt.

Bei der Erektion wird der Harnröhrenschwellkörper nicht so sehr versteift, so dass die Harnröhre für die Passage des Ejakulats offen bleibt.

F03

→ **Frage 8.123:** Lösung D

Der Hoden wandert bei seinem Descensus aus der Bauchhöhle in das Skrotum. Die Schichten der Bauchwand finden sich als entsprechende Schichten der Hodenhüllen wieder. Als Leitschiene bei der Wanderung dient eine Peritonealaussackung, der Processus vaginalis testis/peritonei. Nach dem Descensus verödet der Processus vaginalis bis auf das kaudale Ende im Skrotum. Dies bleibt als geschlossene seröse Hülle um den Hoden erhalten → **Tunica vaginalis testis**. Sie besteht aus einer Lamina visceralis, dem **Epiorchium** und einer Lamina parietalis, dem **Periorchium**. Dazwischen ist ein seröser Spalt. Bildet sich in diesem Spalt eine Flüssigkeitsansammlung, so spricht man von einer **Hydrozele**. Diese kann mittels Diaphanoskopie (durchscheinendes Licht) oder sonographisch dargestellt werden.

Bleibt der Processus vaginalis testis offen, so bildet er den Bruchsack für die angeborene indirekte Leistenhernie.

Siehe dazu auch Lerntext VI.9 und VI.11.

Zu (E): Das Epiorchium liegt der Tunica albuginea des Hodens fest an. Siehe auch Prometheus, Lernatlas der Anatomie, Hals und Innere Organe, Georg Thieme Verlag 2005, S. 258.

8.9   Arterien

H94 ■ ■

→ **Frage 8.124:** Lösung E

Der **Truncus coeliacus** ist vom Peritoneum der dorsalen Wand der Bursa omentalis bedeckt, liegt also retroperitoneal. Er ist lediglich 1–2 cm lang und wird vom Ganglion coeliacum umgeben.

Das Glomus aorticum ist wie das Glomus caroticum ein Chemorezeptor, der zur Atemsteuerung beiträgt. Es liegt aber dem Aortenbogen direkt an. Der Abgang des Truncus coeliacus liegt unmittelbar kaudal des Hiatus aorticus und kranial der Aa. renales.

VIII.20   Arterielle Versorgung der Abdominalorgane

In der Schemazeichnung ist die Aorta abdominalis, also die Aorta descendens nach dem Durchtritt durch das Diaphragma mit ihren wichtigsten Ästen abgebildet. Der **Truncus coeliacus** (Abb. 8.24) ist ein relativ starker Stamm, der die Aorta gleich nach dem Hiatus aorticus, in Höhe des 12. Brustwirbels, verlässt. Er teilt sich dann gleich in seine 3 Äste auf, die A. hepatica communis, A. splenica und A. gastrica sinistra.

Einen Überblick über die weitere Verzweigung des Truncus coeliacus sowie die Versorgungsgebiete dieser Arterien gibt die Abb. 8.24.

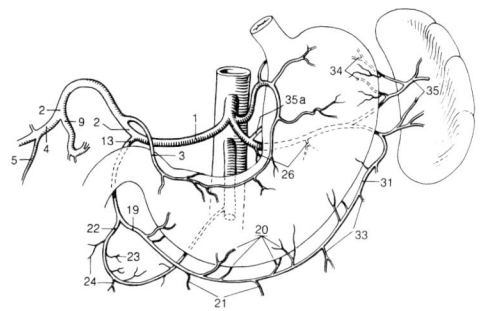

1 A. hepatica communis
2 A. hepatica propria
3 A. gastrica dextra
4 R. dexter der A. hepatica propria
5 A. cystica
9 R. sinister der A. hepatica propria
13 A. gastroduodenalis
19 A. gastroomentalis (gastroepiploica) dextra mit Rr. gastrici (20) und Rr. omentales (21)
22 A. pancreaticoduodenalis superior ant. mit Rr. pancreatici (23) und Rr. duodenales (24)
26 Rr. pancreatici der A. splenica
31 A. gastroomentalis sinistra mit Rr. Omentales (33)
34 Aa. gastricae breves aus der A. splenica
35 Äste der A. splenica für die Milz
35a A. gastrica post.

Abb. **8.**24 Truncus coeliacus
Aus: Feneis H. Anatomisches Bildwörterbuch, 7. neubearbeitete und erweiterte Auflage 1993, Georg Thieme Verlag, Stuttgart, New York.

Die **A. mesenterica superior** (Abb. 8.25) ist der zweite unpaare Ast der Aorta abdominalis. Sie entspringt sofort unterhalb des Truncus coeliacus. Sie verläuft in ihrem Anfangsteil hinter dem Pankreaskopf nach kaudal über die Pars horizontalis duodeni, bevor sie in die Radix mesenterii eintritt.

Ihr Versorgungsgebiet umfasst sowohl das Pankreas und Duodenum (über Aa. pancreaticoduodenales inferiores) sowie Jejunum, Ileum

(Aa. jejunales et ilei), über die A. ileocolica Zäkum und Wurmfortsatz (A. appendicularis), über die A. colica dextra und media das Colon ascendens und transversum bis zur Flexura coli sinistra.

Innerhalb des Mesenteriums findet zwischen den einzelnen Arterien eine Arkadenbildung statt, bevor Endäste zum Dünn- und Dickdarm treten.

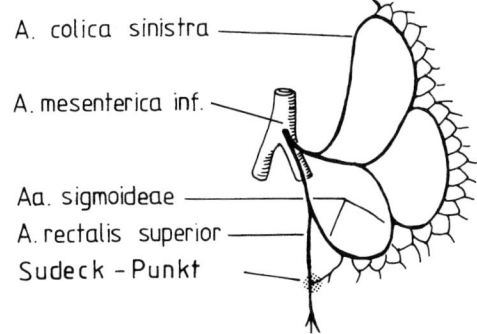

Abb. 8.26 A. mesenterica inferior

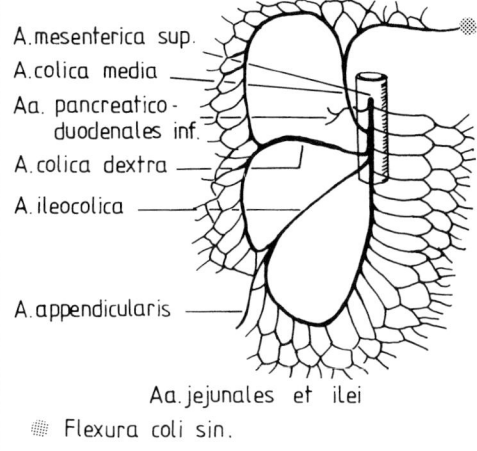

Abb. 8.25 A. mesenterica superior

Abb. 8.26 zeigt die **A. mesenterica inferior**, die dritte unpaare Arterie der Bauchaorta. Sie versorgt den Dickdarm etwa ab der Flexura coli sinistra bis hinunter zum Rektum, wo sie mit den Rektumarterien aus der A. iliaca interna anastomosiert.

Die **Aa. renales** sind paarige Äste der Bauchaorta, die beidseits in Höhe des 1. Lendenwirbelkörpers entspringen und die Nieren sowie über die A. suprarenalis inferior einen Teil der Nebenniere und den kranialen Teil des Ureters versorgen.

Die **A. testicularis** (beim Mann) bzw. **ovarica** (bei der Frau) ist eine dünne Arterie, die auf dem M. psoas abwärts zieht, bei der Frau das Ovar versorgt, beim Mann in den Leistenkanal eintritt.

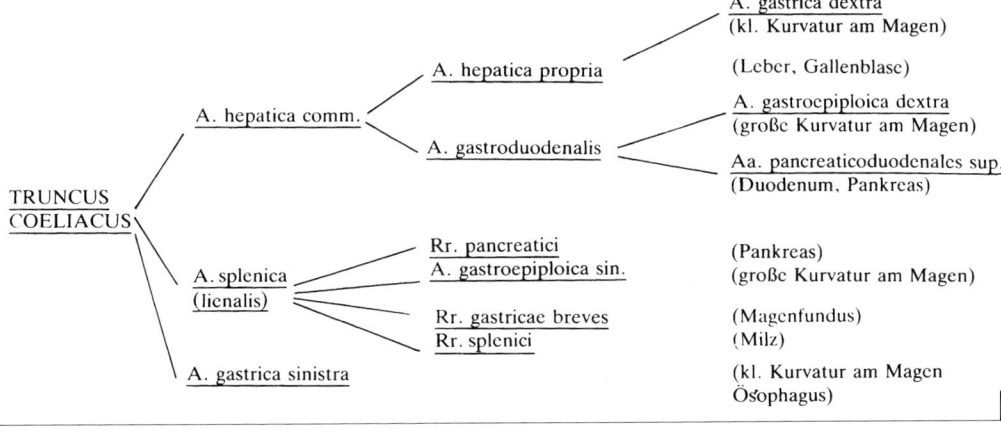

→ **Frage 8.125:** Lösung C

Die **A. mesenterica superior** entspringt aus der Aorta abdominalis gleich kaudal des Truncus coeliacus. Ihr Versorgungsgebiet umfasst sowohl das Pankreas und Duodenum (über Aa. pancreaticoduodenales inferiores) sowie Jejunum, Ileum (Aa. jejunales et ilei), über die A. ileocolica Zäkum und Wurmfortsatz (A. appendicularis (D)), über die A. colica dextra und media das Colon ascendens (E)

und transversum bis zur Flexura coli sinistra. Die Äste dieser Arterie verlaufen im Mesenterium (A), bilden Arkaden und verlaufen im Mesocolon transversum (B) – A. colica media.

Zu (C): Das **Lig. hepatoduodenale** bildet den freien Rand des Omentum minus und spannt sich von der Pars superior duodeni zur Leberpforte. Hinter dem Lig. hepatoduodenale gelangt man durch das Foramen epiploicum in die Bursa omentalis. Es verlaufen im Lig. hepatoduodenale:

- A. hepatica propria
- Ductus choledochus
- V. portae.

H05 ■

→ **Frage 8.126:** Lösung C

Die **A. mesenterica superior** verläuft hinter dem Pankreasschwanz nach kaudal und überkreuzt die Pars horizontalis duodeni, siehe hierzu auch entsprechende Abb. im Atlas, z. B. Prometheus, Lernatlas der Anatomie, Hals und Innere Organe, Georg Thieme Verlag 2005, S. 225.

H00

→ **Frage 8.127:** Lösung B

Die **A. splenica** entspringt nicht direkt aus der Aorta abdominalis, sondern aus dem Truncus coeliacus. Siehe hierzu auch den ausführlichen Lerntext VIII.20.

F04 ■

→ **Frage 8.128:** Lösung C

Zu (A): Im **Lig. splenorenale (phrenicolienale)** treten die Milzgefäße (A. und V. splenica) von retroperitoneal an die Milz heran.
Zu (B): Das **Lig. gastrosplenicum** (Lig. gastrolienale) ist die Fortsetzung des Lig. gastrocolicum nach links lateral zur Milz; es verbindet Magen und Milz und enthält die Aa. gastricae breves und die A. gastroomentalis sinistra (aus der A. splenica).
Zu (D) und (E): Das **Lig. gastrocolicum** ist ein Abkömmling des Mesogastrium dorsale und spannt sich als Teil des großen Netzes (bildet damit *einen Teil* der Vorderwand der Bursa omentalis) zwischen großer Magenkurvatur und Querkolon aus. Es enthält den Gefäßbogen der großen Magenkurvatur, die A. gastroomentalis dextra und sinistra. Nach links zur Milz setzt es sich in das Lig. Gastrosplenicum fort. Die A. gastroomentalis sinistra entspringt aus der A. splenica.
Zu (C): Das **Lig. phrenicocolicum** bildet den Boden der Milznische, es führt keine Gefäße.

H99

→ **Frage 8.129:** Lösung E

Mit (E) ist die A. mesenterica *inferior* markiert, die ab der linken Kolonflexur das Colon descendens und das Sigma versorgt (bis zur A. rectalis superior, Sudeck-Punkt). Vergleiche auch Lerntext VIII.20 mit entsprechenden Abbildungen. Alle anderen Gefäße sind korrekt bezeichnet. Siehe auch Prometheus, Lernatlas der Anatomie, Hals und Innere Organe, Georg Thieme Verlag 2005, S. 269, 270.

H04 ■

→ **Frage 8.130:** Lösung C

Die **A. gastrica sinistra** entspringt direkt aus dem Truncus coeliacus (zusammen mit der A. hepatica propria und der A. lienalis) und gibt Äste zum Ösophagus ab. Sie verläuft an der Hinterwand der Bursa omentalis (Plica gastropancreatica), zieht zur kleinen Kurvatur und anastomosiert dort mit der A. gastrica dextra aus der A. hepatica communis.
Zur Gefäßversorgung von Duodenum und Pankreas siehe Abb. 8.8. Das Lig. gastrolienale (gastrosplenicum) ist die Fortsetzung des Lig. gastrocolicum nach links lateral zur Milz; es verbindet Magen und Milz und enthält die Aa. gastricae breves und die A. gastroomentalis sinistra.

F97 H93 ■ ■

→ **Frage 8.131:** Lösung E

Das **Mesocolon transversum** enthält nur die Gefäßversorgung für den Dickdarm (A. und V. colica media). Der große Gefäßbogen des Magens verläuft aber im Lig. gastrocolicum (D).
Zu (A): In der Plica gastropancreatica verläuft nach oben die A. gastrica sinistra, die mit der A. gastrica dextra zum Gefäßbogen der kleinen Kurvatur anastomosiert.
Zu (B): Im Lig. phrenicosplenicum (Syn. splenorenale) verlaufen A. und V. splenica von der dorsalen Bauchwand zum Milzhilum. Die A. splenica gibt Aa. gastricae breves zum Magenfundus ab.
Zu (C) und (D): Das Lig. gastrosplenicum führt die A. gastroomentalis sowie A. und V. gastrica brevis. Es ist die Fortsetzung des Lig. gastrocolicum nach links. Das Lig. gastrocolicum verbindet große Magenkurvatur und Querkolon und führt den Gefäßbogen der großen Kurvatur.

F05 ■

→ **Frage 8.132:** Lösung E

Die **A. rectalis inferior** kommt aus der A. pudenda interna, die A. rectalis media aus der A. iliaca interna und die A. rectalis superior aus der A. mesenterica inferior.
Die arterielle Versorgung des Rektums ist dreigeteilt.

H05 ■

→ **Frage 8.133:** Lösung C

Das **Pfortadersystem** führt das venöse Blut der unpaaren Bauchorgane (Magen, Dünn- und Dickdarm, Gallenblase, Milz) sowie das Blut des oberen Rektumabschnitts (V. rectalis superior) zur Leber ab – siehe auch portokavale Anastomosen. Der mittlere und untere Teil des Rektums sowie die Nebennieren und Nieren werden über die V. cava inferior venös entsorgt.

Die Plica umbilicalis lateralis wird durch die epigastrischen Gefäße aufgeworfen. Die A. vesicalis inferior kommt bei der Frau aus der A. vaginalis. Die A. ovarica wurde schon oft gefragt, sie entspringt direkt aus der Aorta. Die A. iliolumbalis entspringt aus der A. iliaca interna als parietaler dorsaler Ast.

F02 H97 H94 ■ ■
→ **Frage 8.134:** Lösung A

Hier ist (A) ganz klar falsch: Die **A. ovarica** entspringt direkt aus der Aorta – und zwar in Höhe des 2. LWK!

F94 ■
→ **Frage 8.135:** Lösung D

Siehe auch Abb. 8.22 oder Prometheus, Lernatlas der Anatomie, Hals und Innere Organe, Georg Thieme Verlag 2005, S. 234, 291.
Die **A. uterina** entstammt der A. iliaca interna und verläuft im Lig. latum zur Zervix und dann geschlängelt seitlich am Uterus nach kranial. Sie erreicht also den Uterus nicht am Tubenwinkel, sondern in Höhe der Zervix. Vorher **über**kreuzt sie den Ureter.
Die A. uterina bildet dann über den Ramus tubarius mit der A. ovarica Anastomosen zur Versorgung von Eileiter und Ovar.
Die A. uterina gibt keine Äste zur Versorgung des Harnblasenfundus ab, sie versorgt lediglich über Rr. vaginales die Scheide mit.

F97 F87 ■
→ **Frage 8.136:** Lösung E

Siehe Prometheus, Lernatlas der Anatomie, Hals und Innere Organe, Georg Thieme Verlag 2005, S. 264–267.
Man sieht eine Kontrastmittelinjektion in den Truncus coeliacus, wobei sich die *A. splenica (lienalis)* (rechts) und die *A. hepatica communis* (links) anfärben. Die A. gastrica sinistra zieht als dünner Ast nach oben. Weiterhin färbt sich der Gefäßbogen der unteren Kurvatur des Magens mit der A. gastroomentalis dextra (aus der A. gastroduodenalis) und der A. gastroomentalis sinistra (aus der A. splenica) an.
Der Abgang der A. mesenterica superior liegt „eine Etage weiter kaudal" des Truncus coeliacus!

F98 ■
→ **Frage 8.137:** Lösung B

Es handelt sich um den Gefäßbogen an der großen Kurvatur des Magens, bestehend aus der A. gastroomentalis (gastroepiploica) dextra und sinistra. Weiteres siehe Lerntext VIII.20.

8.10 Venen

F99 ■
→ **Frage 8.138:** Lösung A

Siehe hierzu zunächst Abb. 8.8. Dort sind zwar nur die Arterien abgebildet, für die Topographie gewinnt man jedoch erste Anhalte. Auch die V. splenica verläuft am *Oberrand* des Corpus und Caput pancreatis.

H02 ■
→ **Frage 8.139:** Lösung A

Zum Zuflussgebiet der **V. portae** zählen mit ihren jeweiligen Zuflüssen:
- V. splenica (lienalis),
- V. mesenterica superior,
- V. mesenterica inferior.

Das Pfortadersystem führt das venöse Blut der unpaaren Bauchorgane (Magen, Dünn- und Dickdarm, Gallenblase, Milz) sowie das Blut des oberen Rektumabschnitts zur Leber ab. Der mittlere und untere Teil des Rektums sowie die Nebennieren und Nieren werden über die V. cava inferior venös entsorgt. Gleiches gilt für die Geschlechtsorgane, deren Blut über venöse Plexus (Plexus venosus ovaricus, uterovaginalis, uterinus usw. oder Plexus vesicoprostaticus beim Mann) in die Vv. iliacae und damit in die V. cava inferior abgeleitet wird.

H03 ■
→ **Frage 8.140:** Lösung B

Zu (B): Das venöse Blut aus dem Colon ascendens wird über die **V. mesenterica superior** in die V. portae geführt.
Die V. splenica nimmt Blut aus dem Magen (Vv. Gastricae breves, V. gastroomentalis sinistra) und aus dem Pankreas (Vv. pancreaticae) auf. In die **V. splenica** mündet vor dem Zusammenfluss mit der **V. mesenterica superior** noch die V. mesenterica inferior, die das venöse Blut aus Colon descendens, Colon sigmoideum und teilweise aus dem Rectum aufnimmt. Siehe hierzu auch Abb. 8.27.

F03
→ **Frage 8.141:** Lösung B

Die **V. mesenterica inferior** gehört zum Zuflussgebiet der V. portae und mündet in der Regel in die V. splenica/lienalis. Sie nimmt das Blut aus dem Colon descendens (V. colica sinistra), dem Colon sigmoideum (Vv. sigmoideae) und vom oberen Rektum über den Plexus venosus rectalis auf.
Der venöse Abfluss aus der Vagina erfolgt über den Plexus venosus vaginalis schließlich zu den Vv. iliacae internae.

VIII.21   Portokavale Anastomosen

1. **Caput medusae**
   Über die *V. umbilicalis* (Wiedereröffnung des Lumens im Lig. teres hepatis) zu den Venen der Bauchwand
   Vv. paraumbilicales → V. thoracoepigastrica
2. Plexus venosus rectalis **(Hämorrhoiden)**
3. Die Vv. rectales mediae und inferiores fließen über die Vv. iliaca internae zur V. cava inferior ab, die Vv. rectales superiores leiten ihr Blut in den Pfortaderkreislauf ab, d. h.
   Vv. rectales superiores → Vv. rectales med. et inf. → Vv. iliacae internae → V. cava inferior.
4. **Ösophagusvarizen**
   Vv. gastricae breves → Plexus oesophagei → Vv. oesophageae → V. brachiocephalica sin. → V. cava superior
5. Retroperitoneale Anastomosen über die V. lumbalis ascendens → V. hemiazygos accessoria → V. azygos et hemiazygos → V. cava superior
(Wobei der letzte Umgehungskreislauf nicht so sehr von Bedeutung ist, am häufigsten treten Ösophagusvarizen bei Patienten mit portaler Hypertension auf!)

Klinischer Bezug
Ösophagusvarizen sind eine wichtige Komplikation der portalen Hypertension bei Leberzirrhose. Ihre Gefahr liegt in der Ösophagusvarizenblutung, die eine hohe Letalität aufweist und eine schnelle Intervention notwendig macht. Man setzt Sklerosierungstherapien und Gummibandligaturen als lokale Maßnahmen ein. Bei der portalen Hypertension kommen neben Ösophagusvarizen auch Fundusvarizen vor.

F01 ■ ■
→   **Frage 8.142:** Lösung C

Zum Zuflussgebiet der V. portae zählen:
- V. splenica (lienalis)
- V. mesenterica superior
- V. mesenterica inferior
  (jeweils mit ihren Zuflüssen).

Das Pfortadersystem führt das venöse Blut der unpaaren Bauchorgane (Magen, Dünn- und Dickdarm, Gallenblase, Milz) sowie das Blut des oberen Rektumabschnitts zur Leber ab. Der mittlere und untere Teil des Rektum sowie die Nebennieren und Nieren werden über die V. cava inferior venös entsorgt. Gleiches gilt für die Geschlechtsorgane, deren Blut über venöse Plexus (Plexus venosus ovaricus, uterovaginalis, uterinus usw. oder vesicoprostaticus beim Mann) in die Vv. iliacae und damit in die V. cava inferior abgeleitet wird.
Als Ausnahme sollte man sich merken: Die **V. ovarica (testicularis) dextra** mündet direkt in die V. cava inferior, die linke V. ovarica (testicularis) über die V. renalis sinistra in die V. cava inferior.

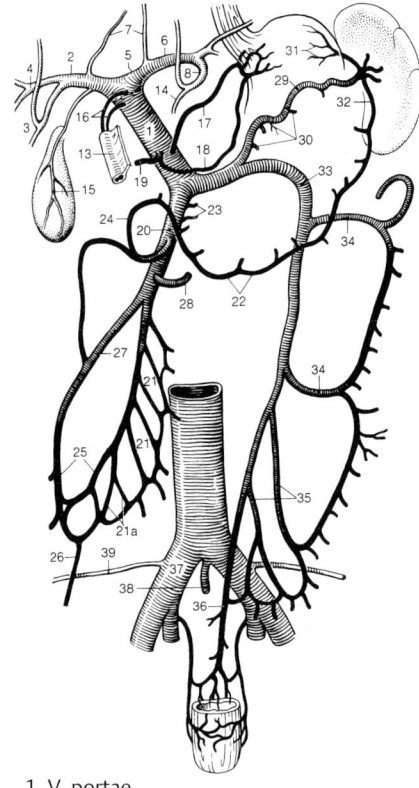

1   V. portae
2   R. dexter aus der Leber mit R. ant. (3) und R. post. (4)
6   R. sinister aus der Leber mit Zuflüssen (6, 7, 8, 14)
13   Lig. teres hepatis
15   V. cystica
16   Vv. praeumbilicales (portokavale Anastomosen!)
17   V. gastrica sinistra
18   V. gastrica dextra
19   V. praepylorica
20   V. mesenterica sup.
21   Vv. jejunales
22   V. gastroomentalis dextra
23   Vv. pancreaticae
24   Vv. pancreaticoduodenales
25   V. ileocolica
26   V. appendicularis
27   V. colica dextra
28   V. colica media
29   V. splenica
30   Vv. pancreaticae
31   Vv. gastricae breves
32   V. gastroomentalis sinistra
33   V. mesenterica inf.
34   V. colica sinistra
35   Vv. sigmoideae
36   V. rectalis superior
37   V. iliaca communis und V. sacralis mediana (38)

Abb. 8.**27** Zuflussgebiete der V. portae
Aus: Feneis H.: Anatomisches Bildwörterbuch, 7. neubearbeitete und erweiterte Auflage 1993, Georg Thieme Verlag, Stuttgart, New York.

8.11   Lymphknoten und Lymphgefäße

H04
→ **Frage 8.143:** Lösung A

Pro Dünndarmzotte können bis zu 3–4 Lymphkapillaren vorhanden sein. Die Chylomikronen gelangen über Spalten in die Lymphkapillaren der Zotten, dann weiter ins Lymphgefäßsystem des Darms, schließlich über den Ductus thoracicus in den Blutkreislauf. Durch die Chylomikronen erscheint die Darmlymphe milchig-weiß und wird auch Chylus genannt.

F02 ■
→ **Frage 8.144:** Lösung A

Die regionären Lymphknoten des Penis sind die inguinalen Lymphknoten (Nodi lymphatici inguinales superficiales), die im Falle einer Entzündung somit als erstes reagieren. Die Lymphe fließt dann weiter über die Lymphknoten entlang der A. iliaca externa.

H05 ■
→ **Frage 8.145:** Lösung E

Eine ähnliche Frage wurde schon einmal gestellt. Der Lymphabfluss des Hodens ist, wie auch die Gefäßversorgung, entwicklungsgeschichtlich durch den Descensus testis bestimmt. Die Lymphe aus dem Hoden gelangt vom Hilus des Hodens entlang des Samenstranges durch den Leistenkanal direkt in lumbale Lymphknoten (Nodi lymphatici lumbales), dann weiter in paraaortale Lymphknoten.

Klinischer Bezug
Grund dieses Lymphabflussweges finden sich Metastasen bei malignen Hodentumoren zuerst im Retroperitonealraum.

H02 ■
→ **Frage 8.146:** Lösung B

Der Lymphabfluss des Hodens und Nebenhodens erfolgt entlang des Samenstrangs zu den Nll. lumbales, von dort weiter zu den paraaortalen Lymphknoten.

8.12   Vegetatives Nervensystem

Bisher lediglich eine Kombinationsfrage aus H87.

8.13   Peritoneum

H02 ■
→ **Frage 8.147:** Lösung E

Als einziges in der Frage aufgeführtes Organ liegt das Pankreas sekundär retroperitoneal. Die Milz liegt intraperitoneal, Niere, Ureter und Aorta primär retroperitoneal.
Das Pankreas findet sich zunächst intraperitoneal als 2 Knospen des Duodenums innerhalb des Mesenterium dorsale (dorsale Pankreasknospe) bzw. innerhalb des Mesenterium ventrale (ventrale Pankreasknospe, später Proc. uncinatus) und gelangt im Verlauf der Magendrehung an die Hinterwand des Bauchraums. Dort verwächst das viszerale Peritoneum mit der Rückwand des Bauchraumes.
Siehe auch Lerntext VIII.9.

F96 ■
→ **Frage 8.148:** Lösung C

Zu (A): Die Aussage (A) trifft für die Strukturen der **Leberpforte** zu. Man kann sich zur viszeralen Fläche der Leber (Facies visceralis hepatis) merken, dass sie bei Aufsicht einem großen „H" ähnelt. Oben befindet sich der Lobus caudatus, unten der Lobus quadratus, dazwischen horizontal quer die Leberpforte. Den linken Strich des „H" bildet oben das Lig. venosum (obliterierter Ductus venosus Arantii), unten das Lig. teres hepatis (Rest der ehemaligen Nabelvene). Den rechten Strich des „H" bildet oben die untere Hohlvene, unten die Gallenblase. Bitte beachten Sie, dass die Facies visceralis der Leber in situ schräg von hinten oben nach vorne unten zu liegen kommt, so dass die Angaben „oben" und „unten" eigentlich „oben hinten" und „unten vorne" bedeuten.
Zu (B) und (D): Diese Aussage wäre für das **Lig. hepatoduodenale** zutreffend, das in seinem freien Rand neben der A. hepatica auch den Ductus choledochus und die V. portae enthält. Es bildet zusammen mit dem Lig. hepatogastricum die Vorderwand der Bursa omentalis und ist Teil des Omentum minus. Das Lig. hepatoduodenale zieht von der kleinen Kurvatur des Magens und dem Anfangsteil des Duodenums zur Leberpforte.
Zu (E): Das Lig. gastrocolicum an der großen Kurvatur des Magens setzt sich in das Omentum majus fort.
Zu (C): Das **Lig. falciforme hepatis** ist eine Bauchfellduplikatur zwischen dem rechten und linken Leberlappen und der vorderen Bauchwand. Es entsteht aus dem Mesohepaticum ventrale (Meso zwischen Leberanlage und vorderer Bauchwand, nachdem sich die Leberanlage im Mesogastricum ventrale entwickelt hat). Im unteren Rand des Lig. falciforme hepatis verläuft in der Fetalzeit die V. umbilicalis, deren Rest als Lig. teres hepatis zur Leberpforte zieht (s. o.). An der Facies diaphragmatica schlägt das Lig. falciforme am Rand der

Area nuda in das parietale Peritoneum um. Diese Umschlagfalten sind die Ligg. coronaria, die so die Area nuda begrenzen.

Bei dieser Gelegenheit sollte man auch die anderen Peritonealduplikaturen des Bauchraums wiederholen.

F01 ■

→ **Frage 8.149:** Lösung E

Das Bild wurde schon mehrfach in alten Prüfungen gezeigt. Diesmal sind nicht die Peritonealverbindungen markiert, sondern Recessus am Relief der Hinterwand des Bauchraumes.

Der Recessus inferior bursae omentalis liegt eher ventral zwischen Magen und Colon transversum. Kranial der Markierung mit „E" liegt das Mesocolon transversum (welches die Bursa omentalis nach kaudal begrenzt), kaudal der Markierung ist die Radix mesenterii angeschnitten. Siehe auch Prometheus, Lernatlas der Anatomie, Hals und Innere Organe, Georg Thieme Verlag 2005, S. 160, 161.

H04 ■

→ **Frage 8.150:** Lösung B

Bei der mit 2 markierten Region ist das **Duodenum** im Verlauf schon gestrichelt markiert, wobei die Pars superior duodeni, die bei 2 zu suchen wäre, noch intraperitoneal verläuft. Der Lobus caudatus liegt weiter kranial und hat nach dorsal Kontakt zum Recessus superior bursae omentalis. Siehe auch Abb. im Anatomieatlas, z. B. Prometheus, Lernatlas der Anatomie, Hals und Innere Organe, Georg Thieme Verlag 2005, S. 160, 161.

H03

→ **Frage 8.151:** Lösung D

Mit (1) ist der Recessus superior bursae omentalis bezeichnet, ventral davon liegt der Lobus caudatus. Die Markierung (2) kennzeichnet den Eingang zur Bursa omentalis, ventral davon liegt das Lig. hepatoduodenale, das auch die V. portae enthält. Die Markierung (4) befindet sich im Recessus splenicus, die Milz liegt jedoch nicht ventral davon, sondern links lateral davon, (D) ist falsch. Der Recessus splenicus wird durch das Lig. splenorenale und das Lig. gastrosplenicum nach links lateral vor dem Milzhilum begrenzt. Ventral der mit (4) bezeichneten Stelle liegt am ehesten noch der Magen. Die Markierung (5) ist wiederum korrekt zugeordnet, ventral des Duodenums liegt die Gallenblase. Siehe hierzu auch z. B. Prometheus, Lernatlas der Anatomie, Hals und Innere Organe, Georg Thieme Verlag 2005, S. 159, 160.

F04

→ **Frage 8.152:** Lösung D

Die Radix mesenterii verläuft von der Flexura duodenojejunalis schräg nach rechts unten in die Fossa iliaca dextra. Sie kreuzt die Pars ascendens duodeni und den rechten Ureter. Im Mesenterium verlaufen die Gefäßbögen für den Dünndarm und das Ileum, die aus der A. mesenterica superior kommen. Siehe auch im Anatomieatlas Prometheus, Lernatlas der Anatomie, Hals und Innere Organe, Georg Thieme Verlag 2005, S. 160.

F05 ■■

→ **Frage 8.153:** Lösung C

Zu (C): Die Lebervenen münden unterhalb des Diaphragmas auf der Area nuda der Leber in die V. cava superior. Das Lig. hepatoduodenale enthält natürlich die Pfortader, V. portae.

Zur Wiederholung:

Das **Omentum minus** ist eine nahezu frontal gestellte Peritonealduplikatur, die aus dem Lig. hepatogastricum und dem Lig. hepatoduodenale besteht. Das wichtigste Gefäß ist natürlich die V. portae, die am freien Rand des Lig. hepatoduodenale zusammen mit der A. hepatica propria und dem Ductus choledochus verläuft. An der Grenze von Lig. hepatogastricum und Magenoberfläche verläuft der Gefäßbogen der kleinen Kurvatur mit der A. gastrica dextra und sinistra.

Das **Lig. hepatoduodenale** bildet den freien Rand des Omentum minus und spannt sich von der Pars superior duodeni zur Leberpforte. Hinter dem Lig. hepatoduodenale gelangt man durch das Foramen epiploicum in die Bursa omentalis. Es verlaufen im Lig. hepatoduodenale:

- A. hepatica propria,
- Ductus choledochus,
- V. portae.

F03 ■

→ **Frage 8.154:** Lösung B

Siehe auch Prometheus, Lernatlas der Anatomie, Hals und Innere Organe, Georg Thieme Verlag 2005, S. 160. Letztendlich lässt sich diese Frage ebenfalls damit kommentieren, dass die Pars ascendens duodeni kaudal des Mesocolon transversum liegt, also kann die Wurzel des Mesocolon transversum lediglich die Pars descendens duodeni überqueren und zieht dann schräg nach links kranial.

Zur Wiederholung: Das Mesocolon transversum überkreuzt die Pars descendens duodeni und den Pankreaskopf und zieht dann entlang des Unterrands des Pankreas leicht nach links aufwärts bis zur linken Niere. Es überkreuzt nicht die Pfortader, die ja im Lig. hepatoduodenale verläuft.

F04 H91 F87 ■■

→ **Frage 8.155:** Lösung E

Der Zugang zur **Bursa omentalis** gelingt, wie beschrieben, über die Durchtrennung des Mesocolon transversum von kaudal, aber auch über die Durchtrennung des Lig. gastrocolicum. Siehe hierzu auch

Abb. 8.28 oder Prometheus, Lernatlas der Anatomie, Hals und Innere Organe, Georg Thieme Verlag 2005, S. 164.

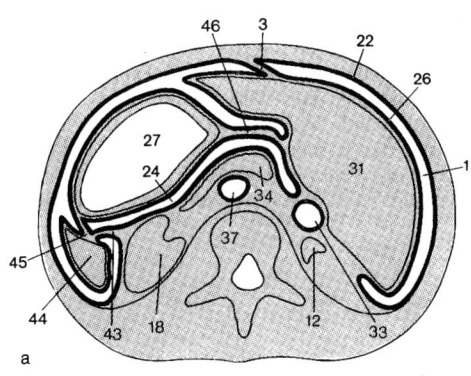

a

F91
→ **Frage 8.156:** Lösung B

Das **Lig. hepatogastricum** bildet zusammen mit dem Lig. hepatoduodenale das Omentum minus, zieht also von der kleinen Kurvatur des Magens zur Eingeweidefläche der Leber, jedoch nicht direkt zur Leberpforte (diese Aussage trifft für das Lig. hepatoduodenale zu).
Das Lig. hepatogastricum enthält neben den Vagusfasern aus dem Truncus vagalis anterior (Rr. hepatici) noch den Gefäßbogen der kleinen Kurvatur.

F05 ■
→ **Frage 8.157:** Lösung B

Zum *Jejunum* gibt es keine Verbindung des Magens durch ein Ligament. Auch mit dem Zwerchfell ist der Magen im Bereich der Kardia verbunden, es gibt ein Lig. gastrophrenicum, das sich in das Lig. gastrosplenicum (Verbindung Magen-Milz) fortsetzt. Die anderen Verbindungen – Lig. gastrocolicum (Magen-Kolon) und Lig. hepatogastricum (Magen-Leber) als Teil des Lig. hepatoduodenale – wurden schon so oft gefragt und sind in alten Kommentaren nachzulesen. Siehe z. B. Prometheus, Lernatlas der Anatomie, Hals und Innere Organe, Georg Thieme Verlag 2005, S. 164, 165.

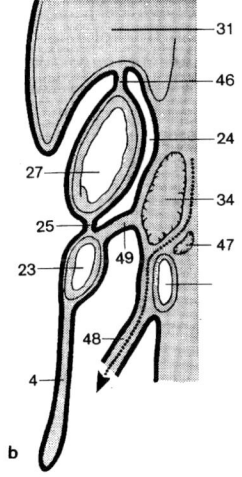

b

H03 ■
→ **Frage 8.158:** Lösung B

Die Milz liegt in der Milznische, die vom **Lig. phrenicocolicum** gebildet wird. Das Band spannt sich zwischen linker Kolonflexur und seitlicher Bauchwand aus.
Siehe auch Lerntexte VIII.10 und VIII.22.

VIII.22 Peritonealduplikaturen

Zur Wiederholung: Peritonealduplikaturen im Oberbauch

Lig. hepatoduodenale	V. portae
	A. hepatica propria
	Ductus choledochus
Lig. gastrocolicum	Aa. gastroomentalis dextra et sinistra (Gefäßbogen)
Lig. gastrosplenicum	A. gastroomentalis sinistra, A. + V. gastrica brevis
Lig. splenorenale	A. splenica, V. splenica
Plica gastropancreatica	nach oben: A. gastrica sinistra nach unten: A. hepatica communis

3 Lig. falciforme hepatis
4 Omentum majus
11 Recessus subphrenicus
18 Linke Niere
22 Peritoneum parietale
23 Colon transversum
24 Bursa omentalis
25 Lig. gastrocolicum
26 Peritoneum viscerale
27 Magen
31 Leber
33 V. cava inf.
34 Pankreas
37 Aorta abdominalis
43 Lig. splenorenale
44 Milz
45 Lig. gastrosplenicum
46 Lig. hepatogastricum des Omentum minus
47 Proc. uncinatus des Pankreas
48 Mesenterium
49 Mesocolon transversum

Abb. 8.**28** a Peritonealverhältnisse im Oberbauch
b Sagittalschnitt durch die Bursa omentalis
Aus: Frick H, Leonhardt H, Starck D. Spezielle Anatomie II, 4. Auflage 1992, Georg Thieme Verlag, Stuttgart, New York

F01 ■■

→ **Frage 8.159:** Lösung B

Ähnliche Fragen zu beiden Strukturen wurden bereits in früheren Prüfungen gestellt.
Das **Lig. gastrosplenicum** ist die Fortsetzung des Lig. gastrocolicum nach links lateral zur Milz; es verbindet Magen und Milz und enthält die Aa. gastricae breves und die A. gastroomentalis sinistra. (Aufpassen, Aussage (A) ist hier natürlich nicht korrekt!).
Das **Lig. gastrocolicum** ist ein Abkömmling des Mesogastrium dorsale ((D) ist also falsch) und spannt sich als Teil des großen Netzes (bildet damit *einen Teil* der Vorderwand der Bursa omentalis, aber *nicht* die Vorderwand des *Vestibulum* bursae omentalis, s. u.) zwischen großer Magenkurvatur und Querkolon aus. Es enthält den Gefäßbogen der großen Magenkurvatur, die A. gastroomentalis dextra und sinistra. Nach links zur Milz setzt es sich in das Lig. gastrosplenicum fort.
Zu **(E):** Die Vorderwand des Vestibulum bursae omentalis bilden am ehesten noch der freie Rand des Lig. hepatogastricum und das Lig. hepatoduodenale, welches dann nach links in das Lig. hepatogastricum übergeht (gemeinsam bilden sie das Omentum minus).

F01 ■■

→ **Frage 8.160:** Lösung A

Siehe Kommentar zu Frage 8.159.

8.14   Angewandte und topographische Anatomie

F99

→ **Frage 8.161:** Lösung A

Der mit X markierte Anteil ist der **Bulbus duodeni**. Die „Engstelle" darunter ist der Pylorus, dann folgt oralwärts die Pars pylorica des Magens. Der kontrastreiche Anteil rechts unten ist der Übergang ins Magenkorpus, das sich hier auf der Aufnahme nach oben erstreckt. Nur noch schwach vom Kontrastmittel benetzt ist der Magenfundus oben rechts ballonartig zu erkennen. Siehe auch Sobotta, Atlas der Anatomie des Menschen, Band 2, S. 132, 22. Auflage 2006, Urban & Fischer.
Teilweise ist das Kontrastmittel auch schon ins Duodenum übergetreten, so dass mit Hilfe des Anatomieatlas durchaus noch andere Strukturen auf diesem Bild identifiziert werden können.

H98 H91 ■

→ **Frage 8.162:** Lösung C

Man erkennt ein Gefäß, das von der Aorta abdominalis bogenförmig bis zur Leberpforte zieht. Es handelt sich um die Darstellung der A. hepatica propria zusammen mit dem Truncus coeliacus. Die normalerweise auf einem solchen Schnitt noch anzutreffende A. splenica verläuft hier etwas schräg und ist nicht angeschnitten. Diese Schnittebene ist eine der Standardeinstellungen in der Ultraschalldiagnostik des Abdomens: Aorta, Truncus coeliacus und A. hepatica propria.

H05 ■

→ **Frage 8.163:** Lösung * * * Diese Frage wurde aus der Wertung genommen.

Mit (B) bezeichnet ist die Vena cava inferior, nicht die V. portae. Alle anderen Bezeichnungen sind korrekt, der Magen liegt in diesem Schnitt unter dem linken Leberlappen, dorsal davon, also unten im Bild, ist die Milz korrekt bezeichnet. Die Leber erscheint vergrößert, zur Gefäßdarstellung wurde ein Kontrastmittel eingesetzt, die Aorta ist noch kontrastiert, in der Leber erkennt man kontrastreiche Strukturen, die vermutlich den Portalgefäßen entsprechen.
Vergleichbare Schnitte finden sich auch im Anatomieatlas, z. B. Prometheus, Lernatlas der Anatomie, Hals und Innere Organe, Georg Thieme Verlag 2005, S. 166. Warum vom IMPP noch (E), also die Aorta abdominalis, als nicht zutreffend gewertet wurde, ist nicht ganz klar.

F03 ■

→ **Frage 8.164:** Lösung B

Die mit (B) markierte Struktur ist nicht die V. portae, es ist hier ein Anteil des Pankreas (z. B. Proc. uncinatus) oder das Duodenum getroffen. Die mit (C) markierte Struktur ist kein Gefäß, sondern gehört zum Zwerchfell. Eine vergleichbare Abbildung findet sich z. B. bei Prometheus, Lernatlas der Anatomie, Hals und Innere Organe, Georg Thieme Verlag 2005, S. 167.

H03 ■

→ **Frage 8.165:** Lösung B

Bereits mehrfach wurden Schnittbilder aus dem Bauchraum gezeigt. Die hier falsch markierte Struktur ist (B). Diese zeigt nicht die Milz (sie wäre weiter kranial zu suchen), sondern den unteren Teil der linken Niere. Die rechte Niere liegt etwa eine halbe Wirbelkörperhöhe tiefer, sodass diese etwas größer, weiter kranial getroffen zur Darstellung kommt.
Da sowohl Leber als auch Milz direkt unter dem Zwerchfell liegen, wären sie auf einem entsprechenden Schnitt auch gemeinsam getroffen. Hier fehlt aber ein Anschnitt der Leber, die Schnittebene liegt weiter kaudal.

Kommentare

H03 ■

→ **Frage 8.166:** Lösung B

Die **Bursa omentalis** wird nach ventral vom Omentum minus begrenzt. Der Eingang in die Bursa omentalis wird vom Foramen epiploicum gebildet. Er liegt unter dem freien Rand des Lig. hepatoduodenale. Im Vestibulum bursae omentalis sind kaudal das Pankreas (E), dorsal die Aorta und die V. cava inferior und nach kranial der Lobus caudatus der Leber zu tasten. Das Vestibulum bursae omentalis hat direkte Verbindung zum Recessus superior (A). Über die Plica gastropancreatica (A. gastrica sinistra) gelangt man in den Hauptraum der Bursa omentalis. Er hat noch einen Recessus inferior und einen Recessus splenicus (nach links), aber keinen Rec. hepatorenalis, (B) ist falsch.

Alle diese Aussagen sollten mit einem Anatomieatlas nachvollzogen werden, siehe z. B. Prometheus, Lernatlas der Anatomie, Hals und Innere Organe, Georg Thieme Verlag 2005, S. 164.

F03 ■

→ **Frage 8.167:** Lösung D

Die **Bursa omentalis** wird nach kaudal durch das Mesocolon transversum begrenzt. Bis dorthin reicht der Recessus inferior bursae omentalis, der zwischen Magenhinterwand und Mesocolon transversum verläuft. Siehe Abb. 8.28b.

Die Pars ascendens duodeni liegt aber bereits kaudal des Mesocolon transversum und kann damit nicht in der Hinterwand der Bursa omentalis liegen.

H95 ■

→ **Frage 8.168:** Lösung D

Das **Lig. ovarii proprium** verbindet den unteren uterinen Pol des Ovars mit dem Fundus uteri. An der dorsalen Seite des Lig. latum uteri kann man es als Vorwölbung erkennen.

Zu (B) und (C): Das **Lig. teres uteri** zieht vom Uterus-Tuben-Winkel im Lig. latum uteri zur seitlichen Bauchwand, durch den Leistenkanal zu den großen Schamlippen. Auch hier ist der Blick in den Anatomieatlas zu empfehlen, z. B. Prometheus, Lernatlas der Anatomie, Hals und Innere Organe, Georg Thieme Verlag 2005, S. 171, 174/175. Siehe auch Lerntext VIII.23.

VIII.23 Peritonealverhältnisse im weiblichen Becken

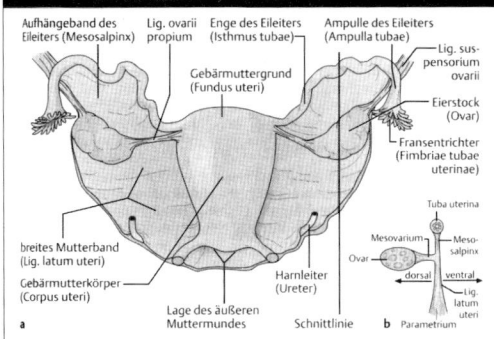

Abb. 8.29 a u. b Gebärmutter, Eileiter und Eierstöcke.
a In der Ansicht von hinten (dorsal); **b** Querschnitt durch **a** entlang der eingezeichneten Schnittlinie
Aus: Faller A, Schünke M.: Der Körper des Menschen, 12. Auflage 1995, Georg Thieme Verlag, Stuttgart, New York.

Das Peritoneum reicht weit ins Becken hinein. Speziell bei der Frau bildet es zwei Aussackungen, die Excavatio vesicouterina und die Excavatio rectouterina (Douglas-Raum). Beidseits lateral des Uterus legt sich das Lig. latum uteri wie ein Vorhang über Eileiter und Ovar. Alles, was kaudal des Peritoneums gelegen ist und noch von Peritoneum bedeckt wird, befindet sich im *subperitonealen Bindegewebsraum*. Dabei sind die Organe unterschiedlich weit mit Peritoneum überzogen. Zu diesen Organen gehören: Uterus, Vagina, Harnblase mit angrenzenden Ureteren. Der Anfangsabschnitt des Rektums dagegen liegt, von der Nomenklatur her, retroperitoneal.

Das Ovar besitzt ein eigenes „Meso", das Mesovarium – es liegt in einer eigenen Peritonealhülle. Das Ovar ist dorsal dem Lig. latum angeheftet.

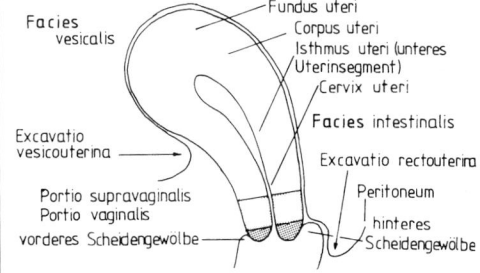

Abb. 8.30 Sagittalschnitt durch den Uterus

F05

→ **Frage 8.169:** Lösung E

Die Excavatio rectouterina (Douglas-Raum) reicht zwischen Rektum und Uterusrückwand weit nach kaudal, sodass das Peritoneum hier eine enge topografische Beziehung zum hinteren Scheidengewölbe hat. Der Peritonealraum ist damit nur durch das Peritoneum und die dünne muskuläre Scheidenwand von der Vagina getrennt. Über diesen Zugang können Punktionen des Douglas-Raums oder Pelviskopien (Spiegelung) durchgeführt werden. Siehe auch entsprechende Sagittalschnitte des kleinen Beckens bei der Frau, z. B. Prometheus, Lernatlas der Anatomie, Hals und Innere Organe, Georg Thieme Verlag 2005, S. 171, 174/175. Siehe hierzu Lerntext VIII.23.

H05 ■

→ **Frage 8.170:** Lösung *** Diese Frage wurde aus der Wertung genommen.

Eine Messerstichverletzung in dieser Höhenlokalisation trifft auf keinen Fall die linke Niere, da der obere Pol erst in Höhe des 12. Brustwirbels (Oberrand) liegt, bei der rechten Niere sogar noch eine halbe Wirbelhöhe tiefer. Lösung (D) ist also auf jeden Fall richtig.
Die Milz (A) projiziert sich zwischen 9. und 11. Rippe hinter dem Magen in der linken Regio hypochondriaca. Sie liegt aber weit lateral (auch etwas lateral des Magens), betrachtet man sich den Rumpf von dorsal. Siehe auch Prometheus, Lernatlas der Anatomie, Hals und Innere Organe, Georg Thieme Verlag 2005, S. 151. Sie müsste also nicht unbedingt getroffen werden, es hängt davon ab, wie weit medial bzw. lateral der Wirbelsäule der Stichkanal verläuft. Auf jeden Fall getroffen wird die Pars lumbalis des Zwerchfells und der Recessus costodiaphragmaticus, auch die Lunge bliebe bei tiefer Inspiration nicht verschont.
Aus den vorliegenden, nicht sehr präzisen Angaben kann die Lokalisation des Stichkanals mehr vermutet als genau beschrieben werden, sodass die Aussagen dementsprechend vage bleiben müssen.

Kommentare aus Examen
9.15   Frühjahr 2006

F06 ■

→ **Frage 8.171:** Lösung B

Bikarbonat wird in den Epithelzellen von Schaltstücken und *intra*lobulären Ausführungsgängen des **Pankreas** sezerniert, die Epithelzellen des *inter*lobulären Ausführungsgangsystems sezernieren Muzin. **Azinuszellen** sezernieren Verdauungsenzyme. B-Zellen und D-Zellen liegen im Inselorgan des Pankreas, also im endokrinen Anteil, die B-Zellen produzieren Insulin, die D-Zellen Somatostatin.

F06 ■

→ **Frage 8.172:** Lösung A

Das **Lig. hepatoduodenale** enthält in seinem freien Rand neben der A. hepatica auch den Ductus choledochus und die V. portae. Es bildet zusammen mit dem Lig. hepatogastricum die Vorderwand der Bursa omentalis und ist Teil des Omentum minus. Das Lig. hepatoduodenale zieht von der kleinen Kurvatur des Magens und dem Anfangsteil des Duodenums (Pars superior) zur Leberpforte und setzt dort um die Gefäßtrias herum an. Siehe Prometheus, Lernatlas der Anatomie, Hals und Innere Organe, Georg Thieme Verlag 2005, S. 205, 207. Lösungsmöglichkeit (D) trifft für das Lig. teres hepatis zu.

F06 ■

→ **Frage 8.173:** Lösung B

Die A. appendicularis ist ein Ast der A. mesenterica superior. Siehe Prometheus, Lernatlas der Anatomie, Hals und Innere Organe, Georg Thieme Verlag 2005, S. 269 und Lerntext VIII.20. Die A. mesenterica superior versorgt das Pankreas, Duodenum, Jejunum, Ileum, Zökum, Appendix, Colon ascendens und Colon transversum bis zur Flexura coli sinistra.

F06 ■

→ **Frage 8.174:** Lösung A

Früher wurde immer die Frage nach der korrespondierenden Arterie gestellt (die A. ovarica entspringt direkt aus der Aorta in Höhe LWK 2). Die V. testicularis (bzw. V. ovarica) dextra mündet direkt in die V. cava inferior, links mündet sie aber in die linke Nierenvene.

F06 ■

→ **Frage 8.175:** Lösung A

Physiologischerweise bestehen **Anteversio** und **Anteflexio** uteri. Siehe dazu Prometheus, Lernatlas der Anatomie, Hals und Innere Organe, Georg Thieme Verlag 2005, S. 251. Beim Uterus unterscheidet man **Anteflexio uteri** – der nach vorne offene Winkel zwischen Corpus uteri und Zervix – von **Anteversio uteri** – der nach vorne offene Winkel zwischen Längsachse des Uterus und Längsachse der Vagina.

F06 F02 ■

→ **Frage 8.176:** Lösung A

Die regionären Lymphknoten des Penis sind die inguinalen Lymphknoten (Nodi lymphatici inguinales superficiales), die im Falle einer Entzündung somit als erstes reagieren. Die Lymphe fließt dann weiter über die Lymphknoten entlang der A. iliaca externa.

F06 H02 ∎
→ **Frage 8.177:** Lösung E

Es handelt sich bei dem beschriebenen Fall um eine venöse Abflussstörung des linken Plexus pampiniformis, der dann in die V. testicularis mündet. Diese mündet links in die linke V. renalis, rechts in die V. cava inferior. Bei der unter (D) genannten Situation wäre auch die Gegenseite betroffen. Es muss sich also hier um ein speziell den Abfluss der linken Seite betreffendes Problem handeln.

F06 ___
→ **Frage 8.178:** Lösung A

Die Nebennieren liegen beidseits kapuzenartig auf dem oberen Nierenpol, sodass dessen Topografie

auch die der Nebennieren ist. Rechts liegt die Nebenniere in Höhe des 12. Brustwirbels, links liegt sie etwa eine halbe Wirbelhöhe höher. Der 3. Lendenwirbel stellt den unteren Nierenpol dar. Der Fasziensack umgibt Nebenniere und Niere zusammen mit dem Fettgewebe.

F06 ∎
→ **Frage 8.179:** Lösung C

Das hier dargestellte Feld zeigt die topografische Beziehung der rechten Niere zum Kolon, darüber hat sie Kontakt zur Leber.
Siehe hierzu Abb. 8.16 oder Prometheus, Lernatlas der Anatomie, Hals und Innere Organe, Georg Thieme Verlag 2005, S. 222, 225.

9 Zentralnervensystem

9.1 Entwicklung

IX.1 Entwicklung des ZNS

Der Hohlraum des Neuralrohrs differenziert sich allgemein zum **Ventrikelsystem** des Gehirns, also zum Liquorraum.
Dazu gehören:
im *Endhirn* die Seitenventrikel,
im *Zwischenhirn* der III. Ventrikel,
im *Mittelhirn* der Aquaeductus cerebri,
im *Rautenhirn* der IV. Ventrikel,
im *Rückenmark* der Zentralkanal.
Jedem Hirnteil entspricht also ein bestimmter Anteil des inneren Liquorraums. Am Neuralrohr entstehen zunächst 3 primäre Hirnbläschen (Abb. 9.1 a):
Prosenzephalon,
Mesenzephalon,
Rhombenzephalon.
Parallel zur Anlage der Hirnbläschen krümmt sich das Neuralrohr: es entsteht die Scheitelbeuge am Mittelhirn sowie die Nackenbeuge zwischen Rautenhirn und Rückenmark. Im Bereich des Rautenhirns befindet sich noch die Brückenbeuge, eine nach ventral gerichtete Krümmung. Der Hohlraum dieser Bläschen bleibt nun als Ventrikel erhalten und nur die Hülle verdickt sich zunehmend und wird zur eigentlichen Hirnsubstanz. Aus dem Neuroepithel entstehen Neuroblasten und Glioblasten, die sich zahlreich teilen, außerdem das Ependym und die Epithelzellen des Plexus choroideus. Zum Schluss wachsen die Seitenventrikel (I und II) noch entsprechend der Rotation der Großhirnhemisphäre zur typischen Form aus (Abb. 9.1 c).

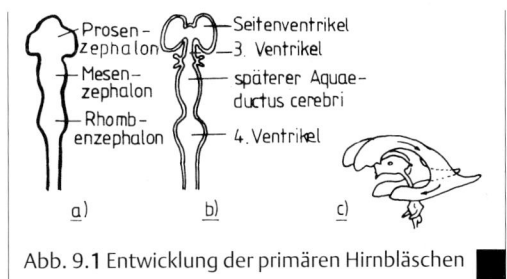

Abb. 9.1 Entwicklung der primären Hirnbläschen

F00 ∎
→ **Frage 9.1:** Lösung A

Siehe Kommentar zu Frage 9.2.

F00 ∎
→ **Frage 9.2:** Lösung E

Die Abbildung entstammt einer alten Prüfungsfrage.
(A) Flügelplatte – Hinterhorn
(B) Grundplatte – Vorderhorn
(C) Bodenplatte
(D) Spinalganglion
(E) Spinalnerv

H90 H87
→ **Frage 9.3:** Lösung E

Der Hypophysenvorderlappen entsteht aus dem primitiven Kopfdarmdach und entstammt dem Epithel des Rachendaches. Der Hypophysenvorderlappen ist gemäß seiner embryologischen Herkunft (Epithel des Rachendaches) eine endokrine Drüse, die u. a. die glandotropen Hormone sezerniert, d. h. Hormone, die die peripheren endokrinen Drüsen stimulieren.

H90 H87
→ **Frage 9.4:** Lösung B

Der Hypophysenhinterlappen entstammt dem Zwischenhirnboden (→ Infundibulum, es entstehen daraus der Hypophysenstiel und der Hypophysenhinterlappen). Er stellt einen Hirnabschnitt mit Nervenfasern und einem Kapillarnetz dar. Der Hypophysenhinterlappen (**Neurohypophyse**) speichert beispielsweise die in den hypothalamischen Kernen gebildeten Hormone Vasopressin und Oxytozin.

H98
→ **Frage 9.5:** Lösung C

Die Anlage des Kleinhirns ist mit (C) bezeichnet, (A) ist die Anlage des Endhirns, aus (B) entwickelt sich das Mittelhirn, (E) ist die Nackenbeuge des Embryos und der Bereich um (D) entwickelt sich zum Rautenhirn.

H00
→ **Frage 9.6:** Lösung A

Die **Epiphyse** entwickelt sich im hinteren Teil des Zwischenhirndaches als divertikelartige Ausstülpung. Später wandelt sie sich aufgrund von Zellproliferationen zu einem soliden Organ um. Sie ist entwicklungsgeschichtlich ein modifiziertes Photorezeptororgan, wie in Aussage (A) beschrieben. Sie produziert Melatonin und man diskutiert eine Funktion innerhalb der Steuerung des Tag-Nacht-Rhythmus.

9.2   Rückenmark

H03 H00 F98 H95 H93 H89 H86 ■ ■
→ **Frage 9.7:** Lösung C

Der Conus medullaris ist das unterste, sich verjüngende Ende des Rückenmarks nach der Intumescentia lumbalis.Weiter kaudal findet sich nur noch ein Filum terminale. Dieses untere Ende liegt beim Erwachsenen etwa in Höhe des 1.-2. Lendenwirbelkörpers. Unterhalb des 2. Lendenwirbelkörpers ist also eine Punktion des Liquorraumes relativ risikoarm möglich.
Etwa in Höhe des 10. Brustwirbelkörpers endet das Thorakalmark, und es beginnt das Lumbalmark.

H03
→ **Frage 9.8:** Lösung A

Die Abbildung ist eine Wiederholung, jetzt sind die Bezeichnungen geändert (siehe auch Lerntext IX.3):
Zu (A): Mit (1) ist der Hinterstrang, Funiculus posterior, markiert. Er führt afferente Fasern der epikritischen Sensibilität und propriozeptive Fasern.

Die Perikarya dieser Neurone liegen im Spinalganglion (5), die Weiterleitung erfolgt über die Hinterwurzel (4) zum Hinterstrang. Es ist dies der Beginn der sensiblen Leitung aus der Körperperipherie (Hinterstrang – mediales Lemniskussystem).
Zu (B): Hier befindet sich eine Bahn, die zum Kleinhirnseitenstrang zählt. Gemeint ist hier wohl der Tractus spinocerebellaris anterior, der randständig liegt. Die Perikarya des 1. Neurons liegen zwar auch im Spinalganglion, die afferenten Fasern gelangen über die Hinterwurzel in das Hinterhorn. Dort aber erfolgt eine Umschaltung auf das 2. Neuron, dessen Axone dann den Tractus spinocerebellaris anterior bilden. Die Perikarya dieser in (2) markierten Fasern liegen also im Hinterhorn, nicht im Spinalganglion.
Zu (C) und (D): Die Markierung mit (3) bezeichnet die Vorderwurzel, die efferente Fasern für die Motorik aus den Vorderhornzellen enthält. Die Fasern erreichen keinesfalls das Spinalganglion (5).
Zu (E): Im Spinalganglion (5) erfolgt keine Umschaltung. Das Spinalganglion enthält die Perikarya pseudounipolarer Neurone, deren Afferenzen aus der Peripherie des Körpers kommen.

H05 ■
→ **Frage 9.9:** Lösung C

Eine sehr ähnliche Frage wurde in der Prüfung H03 gestellt. Die Abbildung inklusive der Nummerierung ist unverändert, die einzelnen Aussagen differieren jedoch, also aufpassen.
Zu (A): Mit (1) ist der Hinterstrang, Funiculus posterior, markiert. Er führt afferente Fasern der epikritischen Sensibilität und propriozeptive Fasern. Die Perikarya dieser Neurone liegen im Spinalganglion (5), die Weiterleitung erfolgt über die Hinterwurzel (4) zum Hinterstrang. Es ist dies der Beginn der sensiblen Leitung aus der Körperperipherie (Hinterstrang – mediales Lemniskussystem, siehe auch Lerntext IX.3 sowie Abb. 9.3). *Eine Umschaltung dieser Fasern findet jedoch im Spinalganglion nicht statt!*
Zu (B): Hier befindet sich eine Bahn, die zum Kleinhirnseitenstrang zählt. Gemeint ist hier wohl der Tractus spinocerebellaris anterior, der randständig liegt. Die Perikarya des 1. Neurons liegen zwar auch im Spinalganglion, die afferenten Fasern gelangen über die Hinterwurzel in das Hinterhorn. Dort aber erfolgt eine Umschaltung auf das 2. Neuron, dessen Axone dann den Tractus spinocerebellaris anterior bilden. Die Perikarya dieser in (2) markierten Fasern liegen also im Hinterhorn, nicht im Spinalganglion. Siehe auch Lerntext IX.3.
Zu (C): Die Markierung mit (3) bezeichnet die Vorderwurzel, die efferente Fasern für die Motorik aus den Vorderhornzellen enthält. Diese Aussage ist korrekt.
Zu (D): Hiermit ist die Hinterwurzel bezeichnet, die Fasern sind *afferent*, nicht efferent. Es werden Somatoefferenzen (propriozeptive Sensibilität, epikritische Sensibilität) und Viszeroafferenzen geleitet.

Zu (E): Im Spinalganglion erfolgt keine Umschaltung. Das Spinalganglion enthält die Perikarya pseudounipolarer Neurone, deren Afferenzen aus der Peripherie des Körpers kommen.

F01
→ **Frage 9.10:** Lösung C

Hier heißt es als erstes Aufpassen: Im Einleitungssatz steht **Radix posterior**, also Hinterwurzel. Bitte nicht verwechseln mit dem Ramus posterior des Spinalnervs. Wenn man dies beachtet, vereinfacht sich die Frage, denn die Hinterwurzel eines thorakalen Spinalnervs („Radix sensoria") führt nur sensible Fasern (zentrale Fortsätze der pseudounipolaren Neurone des Spinalganglions) aus der Körperwand zum Rückenmark.

F05
→ **Frage 9.11:** Lösung E

Die Skelettmuskeln werden zumeist von mindestens 2 Rückenmarksegmenten bzw. deren Vorderwurzeln motorisch innerviert. Aufgrund der Plexusbildung kommt es zu einer Gruppierung von Fasern aus mehreren Segmenten zu einem peripheren Nerv, der dann zum Muskel zieht. Bei der neurologischen Untersuchung prüft man Kennmuskeln, aus deren Funktionseinschränkung oder Lähmung man dann auf die Segmenthöhe der Läsion schließen kann.
Der M. extensor hallucis longus, den man durch die Großzehenhebung überprüft, wäre der Kennmuskel für L5. Der Muskel wird durch den N. fibularis profundus innerviert.

IX.2	Rückenmark: Topographie, Gliederung

Die Medulla oblongata setzt sich ohne deutliche Abgrenzung ins Rückenmark, **Medulla spinalis**, fort. Das Rückenmark verläuft innerhalb des Wirbelkanals, die Länge beträgt insgesamt etwa 45 cm. Der Durchmesser des Rückenmarks ist nicht überall gleich, man unterscheidet die **Intumescentia cervicalis** im Halsbereich und eine **Intumescentia lumbosacralis**.
Der **Conus medullaris** ist das kaudale, sich verjüngende Ende des Rückenmarks nach der Intumescentia lumbosacralis. Er geht kaudal ins **Filum terminale** (nervenzellfreier Faden, der von den Wurzeln der kaudalen Spinalnerven umhüllt wird) über. Die Spitze des Conus medullaris, also dessen kaudales Ende, projiziert sich in der Regel auf die Grenze zwischen **1. und 2. LWK**.
Die Intumescentia cervicalis (Segmente C 5-Th 1) projiziert sich in Höhe des 4. Hals- bis 1. Brustwirbelkörpers, die Intumescentia lumbosacralis (Segmente L 2–S 2) in Höhe des 10. bis 12. Brustwirbelkörpers.
Das Rückenmark entsendet insgesamt **31 Spinalnervenpaare**, die durch die Foramina intervertebralia austreten (das erste Spinalnerven-

paar tritt zwischen Os occipitale und Atlas aus). Morphologisch ist das Rückenmark nicht segmental gegliedert, diese Gliederung in „Segmente" entsteht erst durch die Bündelung der Wurzelfasern und die Projektion über die Spinalnerven in umschriebene periphere Areale. In der Entwicklung wächst das Rückenmark langsamer als die Wirbelsäule, so dass sich die Rückenmarksegmente höher als die Wirbelkörper projizieren. Siehe hierzu Abb. 9.2 und nachfolgende Tabelle:

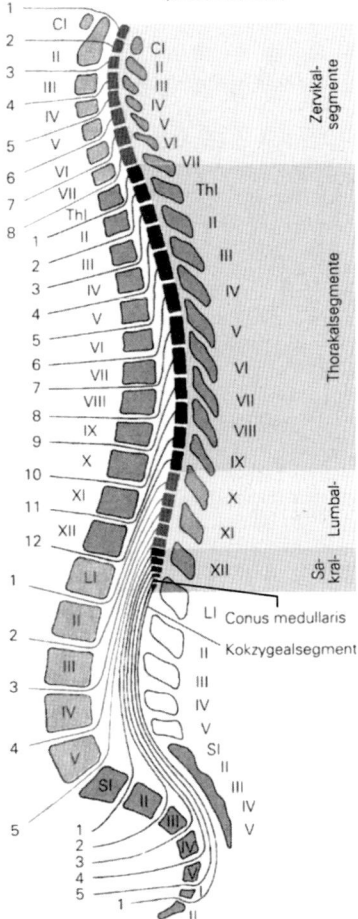

Abb. 9.2 Spinale Segmente und Projektion auf die Wirbelsäule
Aus: Berlit P, Braun R, Klinische Neurologie für Anästhesisten und Intensivmediziner, 1998, Georg Thieme Verlag, Stuttgart, New York.

Der Mensch hat **31 Spinalnervenpaare**, davon
- 8 Zervikalnervenpaare C 1–C 8
- 12 Thorakalnervenpaare Th 1–Th 12
- 5 Lumbalnervenpaare L 1–L 5
- 5 Sakralnervenpaare S 1–S 5 und
- 1 Kokzygealnervenpaar Co 1

Rückenmarksegment	Projektion auf Wirbelsäule, entspr. Wirbelkörper	sensible Versorgung
C 2–C 4		Hinterhaupt, Nacken, Hals
C 4	3./4. Halswirbel	Schulter
C 5–Th 2		Arm
Th 5	4. Brustwirbel	Höhe der Mamillen (beim Mann)
Th 10	8. Brustwirbel	Nabel
L 1	10. Brustwirbel	Leiste
L 5	11./12. Brustwirbel	große Zehe, med Fußrücken, Unterschenkel vorne
S 1	12. Brustwirbel	Ferse, kleine Zehe, Unterschenkel hinten
S 4–S 5	bis 1./2. Lendenwirbel	Rima ani

Lokalisation und Dermatome der Rückenmarkssegmente

Unterhalb des Conus medullaris (also kaudal von LWK 1–2) befinden sich nur noch das Filum terminale und die Cauda equina im Wirbelkanal. Das Rückenmark ist von **Rückenmarkshäuten** umgeben: Pia mater spinalis, Arachnoidea spinalis und Dura mater spinalis. Im **Subarachnoidalraum** befinden sich nur die Wurzeln der Spinalnerven und die Cauda equina und die Spinalganglien. Spinalwurzeln und Spinalganglion werden von Dura und Arachnoidea umgeben bis in die Durataschen. Dann geht die Dura ins Epineurium und die Arachnoidea ins Perineurium des Spinalnervs über.

Das Rückenmark ist stark vaskularisiert, insbesondere die graue Substanz. Das Rückenmark wird arteriell versorgt durch die A. spinalis anterior, durch die Aa. radiculares (segmentale Äste der Aorta) und durch die Aa. spinales posteriores.

Klinischer Bezug

Beim *Konus-* oder *Kauda-Syndrom* handelt es sich um einen neurologischen/neurochirurgischen Notfall. Ursache ist eine Raumforderung mit Druck auf den Conus medullaris oder die Cauda equina (z. B. Bandscheibenvorfall, Hämatom, knöcherne Verletzung, Raumforderung anderer Genese). Es kommt zu Sensibilitätsstörungen (z. B. **Reithosenanästhesie**), zu Schmerzen (beim Kauda-Syndrom), zu schlaffen Paresen, aber auch zu Sphinkterstörungen.

Von einem *Arteria-spinalis-anterior-Syndrom* spricht man bei einer Durchblutungsstörung im Versorgungsgebiet der A. spinalis anterior. Anamnestisch und klinisch sind zu untersuchen: Schmerzen, Blasen-/Mastdarmstörungen, Lähmungen (z. B. Paraparesen), Sensibilitätsstörungen.

Beim *kompletten Querschnittssyndrom* kommen Ausfallerscheinungen vor, die von der Höhe der Läsion abhängen: schlaffe Plegie distal der Unterbrechung, Muskeleigenreflexe und Fremdreflexe sind erloschen, Sensibilitätsstörungen und Störung bzw. Ausfall autonomer Funktionen.

Bei einer *Halbseitenläsion des Rückenmarks* entsteht eine dissoziierte Sensibilitätsstörung (*Brown-Séquard-Syndrom*) mit ipsilateraler distaler Störung von Vibrations- und Lageempfinden, distaler kontralateraler Störung der Schmerz- und Temperaturempfindung sowie ipsilateraler schlaffer Parese distal der Läsion.

Von *übertragenem Schmerz* spricht man, wenn es bei Erkrankungen der inneren Organe zu Schmerzen bzw. Überempfindlichkeiten in bestimmten Hautarealen kommt, diese Hautareale nennt man auch **Head-Zonen**. Viszeroafferenzen und Schmerzafferenzen dieses Hautareals werden im Rückenmark auf dieselbe Strangzelle projiziert. Beim akuten Koronarsyndrom kann es daher zu Schmerzen an der Innenseite des Oberarms (C 8, Th 1) kommen.

Kennmuskeln: Die Skelettmuskeln werden zumeist von mindestens 2 Rückenmarkssegmenten bzw. deren Vorderwurzeln motorisch innerviert. Aufgrund der Plexusbildung kommt es zu einer Gruppierung von Fasern aus mehreren Segmenten zu einem peripheren Nerv, dessen Fasern dann zum Muskel ziehen. Bei der neurologischen Untersuchung prüft man Kennmuskeln, aus deren Funktionseinschränkung oder Lähmung man dann auf die Segmenthöhe der Läsion schließen kann.

Der **M. extensor hallucis longus**, den man durch Großzehenanhebung überprüft, wäre der Kennmuskel für **L 5**. Der Muskel wird durch den N. fibularis profundus innerviert.

Liquorpunktion: Unterhalb des 2. LWK ist eine Punktion des Liquorraums relativ risikoarm möglich. Eine Lumbalpunktion wird man in der Regel aber noch etwas tiefer, nämlich zwischen LWK 3/4 oder LWK 4/5 durchführen (z. B. schneidet eine gedachte Linie zwischen den oberen Rändern beider Darmbeinschaufeln etwa den Dornfortsatz von LWK 4, so dass dort bequem eine Lumbalpunktion durchgeführt werden kann).

F05 ■

→ **Frage 9.12:** Lösung B

Eine Halbseitenläsion des Rückenmarks hat *distal* der Läsion folgende Schäden zur Folge, man spricht von einer **dissoziierten Sensibilitätsstörung:**
Ipsilateral:

- Schädigung motorischer Bahnen (Tractus corticospinalis lateralis), initial schlaffe Parese, dann Übergang in eine spastische Parese,
- vegetative Störungen im Sinne einer Vasomotorenlähmung (Rötung, ggf. später fehlendes Schwitzen),
- Lage- und Vibrationssensibilität gestört, Diskrimination feiner Berührungen gestört (Tractus spinobulbaris).

Kontralateral:

- Schmerz- und Temperaturempfindung ist reduziert (B), Tractus spinothalamicus.

Zu (D): Eine **Reithosenanästhesie** tritt bei einem Conus- oder Kaudasyndrom auf. Durch Druck auf den Conus medullaris entstehen Sensibilitätsausfälle der Dermatome S1, S5 oder Co1 verbunden mit Blasen- und Mastdarmstörungen. Auch dies ist ein neurologisch-neurochirurgischer Notfall!
Zu (C): Die motorische Innervation des Zwerchfells erfolgt über die Segmente C3, C4, C5.

F04

→ **Frage 9.13:** Lösung C

Diese Frage gehört eigentlich in die Neurophysiologie.
In der Abbildung handelt es sich um große motorische Vorderhornzellen. Rekurrente Hemmung bedeutet, dass eine Axonkollaterale des erregenden Neurons ein hemmendes Interneuron abgibt, das rückläufig dann wieder das ursprünglich erregende Neuron hemmt. Man bezeichnet dies als **Renshaw-Hemmung,** die hemmende Zelle als Renshaw-Zelle. Der Transmitter von der Kollateralen auf das hemmende Interneuron ist Acetylcholin, der hemmende Transmitter der Renshaw-Zelle ist **Glycin.**
Vergleiche auch Frage 2.233 mit ganz ähnlicher Abbildung (Abbildung Nr. 87 des Bildanhangs).

F05

→ **Frage 9.14:** Lösung E

Bei einer mehr oder weniger symmetrischen motorischen Schädigung beider unterer Extremitäten (Paraplegie) ist an einen spinalen Prozess zu denken (bei einer zerebralen Ischämie des motorischen Kortex oder der Pyramidenbahn wäre die Schädigung einseitig auf der kontralateralen Seite zu erwarten, meist tritt eine Hemiparese – arm- oder beinbetont – auf). Somit kommen A. basilaris und die Aa. cerebri mediae als Lösung nicht in Frage.
Bei der beschriebenen Schädigung liegt eine Läsion im Lumbosakralmark vor (Plexus lumbalis, Plexus sacralis). Das Rückenmark wird arteriell versorgt von Ästen der A. subclavia (Halsmark, teil-

weise über Aa. vertebrales), der Aorta thoracica (Thorakalmark über die A. intercostales) und der Aorta abdominalis (unteres Thorakal- und Lumbalmark, Aa. lumbales). Diese Äste geben **Aa. radiculares** ab (Verlauf durch die Foramina intervertebralia in den Spinalkanal), jeweils mehrere für Zervikal- und Thorakalmark, für das Lumbosakralmark nur die **A. radicularis magna.**
Über diese zuführenden Gefäße wird das Rückenmark dann durch einen vorderen und hinteren Längsstamm, eine A. spinalis anterior (Vorderhörner, Basis der Hinterhörner, größere Teile des Vorderseitenstranges) und eine A. spinalis posterior (Hinterstränge, dorsaler Teil der Hinterhörner) versorgt.

H96 ■

→ **Frage 9.15:** Lösung B

Der **Tractus spinocerebellaris** leitet den unbewussten Anteil der Tiefensensibilität zum Kleinhirn. Er führt Afferenzen aus Muskeln, Sehnen, Gelenkrezeptoren, Druckrezeptoren der Haut und dem Periost.
Zu (A): Diesmal ist die Aussage „verläuft im Rückenmark ungekreuzt" zwar im Prinzip für den Tr. spinocerebellaris posterior korrekt, aber nicht in dieser Frage, da die Aussage hier für den Tr. spinocerebellaris post. nicht alleinig zutreffend ist. Auch Fasciculus gracilis et cuneatus verlaufen ungekreuzt im Rückenmark.
Zu (B): Diese Aussage trifft ausschließlich für den Tractus spinocerebellaris posterior zu. Fasciculus gracilis und cuneatus zählen zum Hinterstrang. Beide Tractus spinocerebellares bezeichnet man auch als Kleinhirnseitenstränge.
Zu (C) und (D): Beide Aussagen treffen für beide genannten Bahnen zu. Sie erhalten Impulse von Muskel-, Gelenk- und Hautrezeptoren des Körpers und informieren so über den jeweiligen Bewegungs- und Haltezustand. Die Fasciculi gracilis et cuneatus (gemeinsam bezeichnet man sie auch als Tractus spinobulbaris) gehen aus von Neuronen, die in den Spinalganglien liegen, und verlaufen ungekreuzt zur Medulla oblongata. Sie vermitteln Empfindungen der Oberflächen- und Tiefensensibilität, also auch von Berührungsrezeptoren und Muskelspindeln.
Zu (E): Diese Aussage ist spezifisch für den Tractus spinobulbaris, denn der Tractus spinocerebellaris post. hat seine Ursprungsneurone im Nucleus dorsalis (Stilling-Clarke) des Hinterhorns.

H96 ■

→ **Frage 9.16:** Lösung E

Siehe Kommentar zu Frage 9.15 und die Tabelle im Lerntext IX.3.

F96 ■

→ **Frage 9.17:** Lösung D

Das Schwierige an dieser Frage ist, genau die Aussagen zu finden, durch die sich beide **Kleinhirnseitenstrangbahnen** (Tractus spinocerebellares) unterscheiden.
Aussage (A) trifft für beide Bahnen zu und muss ebenso aussortiert werden wie Aussage (B); sie trifft zwar vorwiegend für den Tractus spinocerebellaris ant., aber auch für beide Tractus zu. (E) trifft vorwiegend für den Tr. spinocerebellaris post. zu, aber auch der Tr. spinocerebellaris ant. erhält Afferenzen aus der Muskulatur.
Der **Tr. spinocerebellaris post.** erreicht das Kleinhirn ungekreuzt, während der Tr. spinocerebellaris ant. erst in Segmenthöhe, dann wieder im Kleinhirn kreuzt, also das Kleinhirn „doppelt gekreuzt" (ipsilateral) erreicht.
Der entscheidende Unterschied zwischen beide Bahnen, der für diese Frage relevant ist, ist auf der einen Seite die Kreuzung der Fasern in unterschiedlicher Höhe, aber auch der Verlauf: Während der Tr. spinocerebellaris post. über den unteren Kleinhirnstiel das Kleinhirn erreicht, verläuft der Tr. spinocerebellaris ant. hoch durch den Pons und biegt dann um, um über den oberen Kleinhirnstiel sein Ziel zu erreichen.
Eine recht gute Darstellung zum Verlauf der beiden Bahnen findet sich auch in: Netter, Farbatlanten der Medizin, Band 5, Nervensystem I, S. 188/189, Thieme Stuttgart oder Prometheus, Lernatlas der Anatomie, Kopf und Neuroanatomie, Georg Thieme Verlag 2006, S. 233, 279.
Insgesamt ist diese Art der Fragestellung, die mit (A) bis (E) weitgehend zutreffende Aussagen zu beiden Bahnen vorstellt, unter denen der Kandidat auch noch auswählen soll, nicht für das Physikum geeignet. Es werden bei dieser Frage zu viele Details vorausgesetzt. Das Ergebnis war entsprechend: Bei der ersten Frage wählten 29 % die korrekte Lösung mit einer weiteren Verteilung, die allgemeines Raten vermuten lässt, beim Tr. spinocerebellaris post. entschieden sich immerhin 50 % für die richtige Möglichkeit.

F96 ■

→ **Frage 9.18:** Lösung C

Siehe Kommentar zu Frage 9.17.

H99 ■

→ **Frage 9.19:** Lösung E

Zu (E): Die Hinterstrangbahn wird durch den **Fasciculus cuneatus** (Burdach) und den **Fasciculus gracilis** (Goll), die zusammen auch als Tractus spinobulbaris bezeichnet werden, gebildet. Diese leiten die exterozeptiven und propriozeptiven Impulse der epikritischen Sensibilität (d. h. die Information über die Stellung der Extremitäten und die Körperhaltung) weiter. Dabei leitet der im Hinterstrang me-

dial gelegene Fasciculus gracilis die Informationen der unteren Extremität weiter, der lateral davon gelegene Fasciculus cuneatus erhält seine Impulse von der oberen Extremität. Das erste Neuron liegt im Spinalganglion, das zweite Neuron befindet sich im Tuberculum cuneatum bzw. gracilis, nach dem zweiten Neuron kreuzen die jetzt Tractus bulbothalamicus genannten Fasern auf die kontralaterale Seite und ziehen zum dritten Neuron, das sich im Thalamus befindet. Von dort ziehen die Fasern als Tractus thalamicocorticalis zum Gyrus postcentralis.
Zu (A): Bei einer motorischen Lähmung wäre vor allem der Tractus corticospinalis (= Pyramidenbahn) geschädigt.
Zu (B) und (D): Der Tractus spinothalamicus lateralis gehört zum Vorderseitenstrang, er leitet die **Schmerz-** und **Temperaturempfindung** weiter. Die Fasern kreuzen gleich nach dem Eintritt in das Rückenmark auf die kontralaterale Seite, so dass bei einer einseitigen Schädigung die sensiblen Ausfälle auf der kontralateralen Seite der Läsion auftreten würden.
Zu (C): Ein **Tremor** kann verschiedene Ursachen haben (beispielsweise toxische, zerebelläre, orthostatische Ursachen, M. Parkinson); man unterscheidet zwischen Ruhe-, Halte- und Intentionstremor.
Beim M. Parkinson sind entweder die dopaminproduzierenden Zellen der Substantia nigra, die nigrostriatalen dopaminergen Neurone oder die Dopaminrezeptoren im Striatum zu mehr als 80 % geschädigt.

H02 ■

→ **Frage 9.20:** Lösung C

Der Funiculus posterior – Hinterstrang – des Halsmarks enthält den Fasciculus gracilis (Goll) und den Fasciculus cuneatus (Burdach). Beide Bahnen leiten Oberflächen- und Tiefensensibilität (*keine* Schmerz- bzw. Temperaturempfindung), wobei Fasern aus der unteren Extremität im Fasciculus gracilis, Fasern aus der oberen Körperhälfte im Fasciculus cuneatus verlaufen. Es handelt sich um eine aufsteigende, rein afferente Bahn. Damit fallen die anderen Lösungsmöglichkeiten aus. Siehe auch Lerntext IX.3.

H02 H99 ■ ■

→ **Frage 9.21:** Lösung D

Zu (D) und (C): Der **Tractus spinothalamicus lateralis** führt afferente Fasern für die Schmerz- und Temperaturempfindung. Da diese Fasern gleich nach ihrem Eintritt in das Rückenmark auf die kontralaterale Seite kreuzen, fällt bei einer halbseitigen Schädigung die Empfindung auf der kontralateralen Seite aus.
Der Tractus spinothalamicus anterior führt afferente Fasern mit Informationen über groben Druck und Berührung. Diese Bahn kreuzt auf spinaler Ebene.
Zu (A) und (B): Für eine Muskellähmung im Bein müsste beispielsweise die Pyramidenbahn, der Tractus corticospinalis, betroffen sein. Als Ursache

IX.3   Auf- und absteigende Bahnen des Rückenmarks

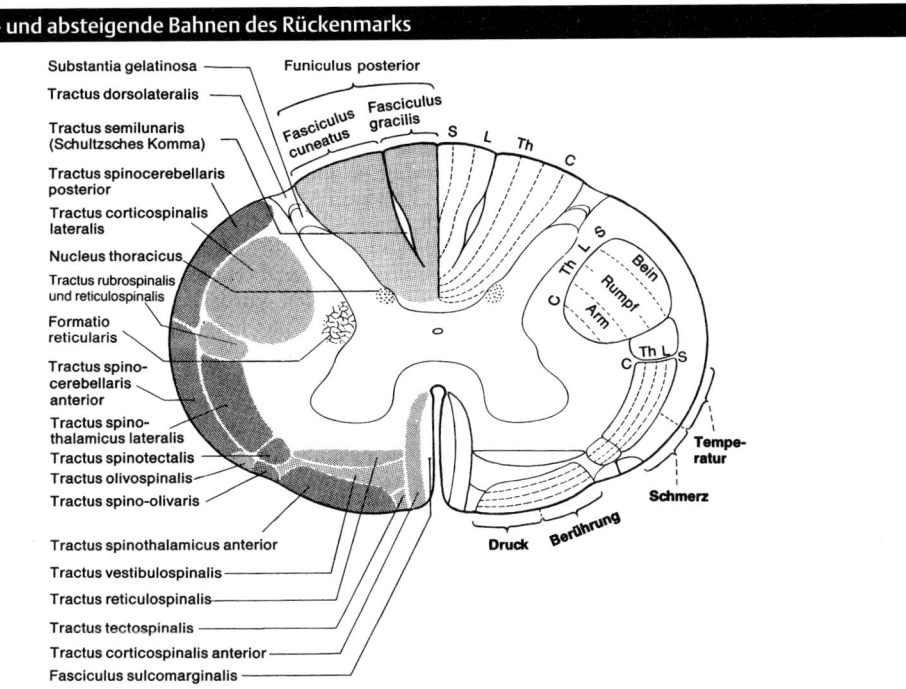

Abb. 9.**3** Querschnitt des Spinalmarks mit Topographie der auf- und absteigenden Bahnen
(Aus: Duus P, Neurologisch topische Diagnostik, 2. Auflage 1980, Georg Thieme Verlag, Stuttgart New York)

Lage im Rük-kenmark	Name	Rich-tung	Kreuzung	Umschaltung	Faserqualität
Hinter-strang Funiculus posterior	Fasc. gracilis (Goll)	↑	Medulla oblongata	Perikaryen des 1. Neurons im Spinalganglion, Um-schaltung im Nucl. gracilis	epikritische Sensibilität, propriozeptive Impulse, Fasern aus der unteren Körperhälfte
Tractus spino-bulbaris	Fasc. cuneatus (Burdach)	↑	Medulla oblongata	Perikaryen des 1. Neurons im Spinalganglion, Um-schaltung im Nucl. cuneatus	epikritische Sensibilität, propriozeptive Impulse, Fasern aus der oberen Körperhälfte
Kleinhirnsei-tenstrang	Tractus spi-nocerebella-ris anterior (Gowers-Bündel)	↑	auf Segmenthö-he (teilweise), 2. Kreuzung im Kleinhirn (ip-silaterale En-dung)	(Perikaryen des 1. Neurons im Spinalganglion), Um-schaltung in der Hintersäule – dort Beginn des Tractus	Muskeltonus und Gelenk-stellung (Tiefensensibili-tät), besonders der unte-ren Körperhälfte, zum Kleinhirn über Pedunculus cerebellaris sup.
	Tractus spi-nocerebella-ris posterior (Flechsig-Bündel	↑	ungekreuzt!	(Perikaryen des 1. Neurons im Spinalganglion), Um-schaltung in Stilling-Clarke-Säule – dort Beginn des Tractus	Muskeltonus und Gelenk-stellung (Tiefensensibili-tät, Proprioception), zum Kleinhirn über Pedunculus cerebellaris inf.
	Tractus spinoolivaris	↑	Segmenthöhe	1. Neuron im Spinalgangli-on, Umschaltung auf das 3. Neuron im Nucl. olivaris inf.	propriozeptive Informa-tionen aus der Körperpe-ripherie zur Gleichge-wichtssteuerung zum Kleinhirn

Lage im Rückenmark	Name	Richtung	Kreuzung	Umschaltung	Faserqualität
Vorderseitenstrang	Tractus spinothalamicus	↑	auf Rückenmarksebene (Segmenthöhe)	Perikaryen des 1. Neurons im Spinalganglion, Umschaltung in der Hintersäule	protopathische Sensibilität (Tr. spinothalamicus ant.), Temperaturempfindung, Schmerz, Mechanosensibilität (Tr. spinothalamicus lat.)
	Tractus spinoreticularis	↑	Segmenthöhe (teilweise)	zur Formatio reticularis	schließen sich dem Tractus spinothalamicus an, gehört mit dem Tr. spinothalamicus zum anterolateralen System
	Tractus spinotectalis	↑	Segmenthöhe	Perikaryen im Hinterhorn der Gegenseite	Reflexbahn zum Colliculus sup.
	Tractus corticospinalis	↓	ca. 80 % in der Pyramidenbahnkreuzung – Tractus corticospinalis lat., 20 % in Segmenthöhe – Tractus corticospinalis ant.		Willkürmotorik zu den α-Motoneuronen im Vorderhorn
	Tractus olivospinalis	↓			Fasern aus dem Nucl. olivaris inf.
	Tractus reticulospinalis	↓	ungekreuzt		Gleichgewichtsregulation
	Tractus rubrospinalis	↓	ventrale Haubenbahnkreuzung		Gleichgewichtsregulation
	Tractus tectospinalis	↓	dorsale Haubenbahnkreuzung		Gleichgewichtsregulation
	Tractus vestibulospinalis	↓	ungekreuzt		Gleichgewichtsregulation

für eine Lähmung des rechten Beines käme zum Beispiel eine Schädigung des linken Gyrus praecentralis oder der linken Capsula interna in Frage (ca. 80 % der Fasern kreuzen ja erst an der Decussatio pyramidum in der Medulla oblongata).

Zu (E): Für die Weiterleitung der Tiefensensibilität sind die Tractus spinocerebellaris anterior et posterior verantwortlich.

H02 ■
→ **Frage 9.22:** Lösung B

Beim Tractus spinocerebellaris posterior liegen die Neurone, deren Axone den Tractus bilden, im Nucleus Stilling-Clarke der gleichen Seite. Diese sind aber schon die 2. Neurone, die Perikarya des 1. Neurons liegen im Spinalganglion.

Der Tractus spinocerebellaris posterior verläuft im Kleinhirnseitenstrang *ungekreuzt* über den unteren Kleinhirnstiel zum Kleinhirn. Geleitet werden Afferenzen zur Tiefensensibilität, Gelenkstellung und zum Muskeltonus.

9.3 Rhombencephalon

F99
→ **Frage 9.23:** Lösung D

Am Boden der **Rautengrube** kann man beidseits des Sulcus medianus jeweils eine Eminentia medialis unterscheiden (Prometheus, Lernatlas der Anatomie, Kopf und Neuroanatomie, Georg Thieme

Verlag 2006, S. 227). Lateral davon befindet sich dann der Sulcus limitans. Schräg nach beiden Seiten verlaufen die Striae medullares ventriculi quarti, kaudal davon kann man beidseits des Sulcus medianus erst das Trigonum n. hypoglossi, dann kaudal davon das Trigonum n. vagi unterscheiden. Der Colliculus facialis liegt oberhalb der Striae medullares.

Das **Trigonum habenulae** jedoch findet sich nicht am Boden der Rautengrube, sondern rostral der Epiphyse, medial des Pulvinar thalami (bitte diese Struktur auch unbedingt im Anatomieatlas aufsuchen, eine Beschreibung reicht hier zur Darstellung der Topographie nicht aus).

F97 H91
→ **Frage 9.24:** Lösung B

Die Faserverbindung zwischen Oliven und Kleinhirn, der Tractus olivocerebellaris, verläuft im Pedunculus cerebellaris caudalis (inferior), also im unteren Kleinhirnstiel. Der Tractus kreuzt auf Höhe der Oliven, seine Fasern enden als Kletterfasern in der Kleinhirnrinde.

Zu (C): Die Oliven enthalten wichtige Informationen über die zentrale Haubenbahn, z. B. vom Nucl. ruber.

F03 F00 ■
→ **Frage 9.25:** Lösung C

In den **Hinterstrangkernen Nucleus gracilis** und **Nucleus cuneatus** liegen Neurone, die in der Medulla oblongata kreuzen und dann im Lemniscus medialis weiter zum Thalamus verlaufen. Es handelt sich bei den in den Hinterstrangkernen liegenden Neuronen um das 2. Neuron des sog. „Hinterstrang-medialen Lemniskussystems". Das erste Neuron dieser Kette, die von den Rezeptoren bis zum Kortex reicht, liegt in den jeweiligen Spinalganglien. Die zu den 1. Neuronen gehörigen Axone verlaufen im Hinterhorn des Rückenmarks. Im Nucleus ventralis posterolateralis thalami liegen die Perikarya des 3. Neurons, deren Axone dann zur primär somatosensorischen Rinde (Gyrus postcentralis) gelangen.

Im Hinterstrang werden *epikritische Sensibilität* für Berührung und Druck sowie *propriozeptive Informationen* (Körperhaltung, Stellung von Gelenken) geleitet. (Afferenzen der oberen Extremitäten und des Thorax liegen lateral im Fasciculus cuneatus.)

Die Fasciculi gracilis et cuneatus (gemeinsam bezeichnet man sie auch als Tractus spinobulbaris) gehen aus von Neuronen, die in den Spinalganglien liegen, und verlaufen ungekreuzt zur Medulla oblongata. Sie vermitteln Empfindungen der Oberflächen- und Tiefensensibilität, also auch von Berührungsrezeptoren und Muskelspindeln.

F01
→ **Frage 9.26:** Lösung A

Die auf der Abbildung markierte Struktur ist die Vorwölbung durch den **Nucleus gracilis**. Lateral davon – also rechts vom „X" – wäre die entsprechende Vorwölbung durch den Nucleus cuneatus zu suchen. Im Nucleus gracilis werden epikritische Afferenzen, die im Fasciculus gracilis innerhalb des Hinterstrangs zum Gehirn ziehen, auf das 2. Neuron umgeschaltet.

Man erkennt in dieser Aufsicht von dorsal auf die hintere Schädelgrube bei entferntem Kleinhirn die Anschnitte der Pedunculi cerebellaris medii und inferiores und hat Einblick in die Fossa rhomboidea, die Rautengrube.

Vergleiche hierzu auch z. B. Prometheus, Lernatlas der Anatomie, Kopf und Neuroanatomie, Georg Thieme Verlag 2006, S. 227, 261.

H92 ■
→ **Frage 9.27:** Lösung C

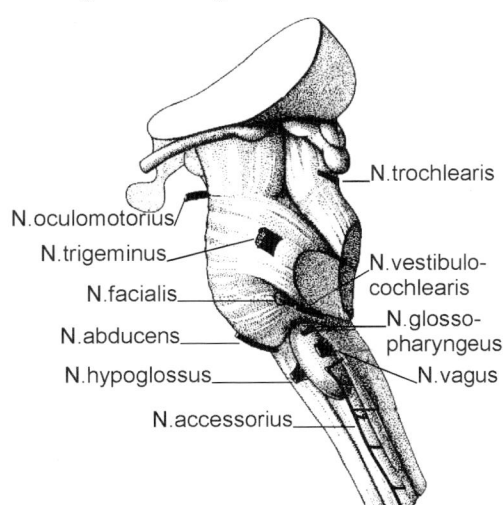

Abb. 9.4 Austrittsstellen der Hirnnerven

Zunächst die Hirnnerven und ihre Bezeichnungen:
a Nervus oculomotorius III
b Nervus trochlearis IV
c Nervus trigeminus V
d Nervus facialis VII
e Nervus vestibulocochlearis VIII
f Nervus abducens VI
g Nervus hypoglossus XII
h Nervus glossopharyngeus IX
i Nervus vagus X
k Nervus accessorius XI

Nur motorische Fasern enthalten der N. oculomotorius, der N. trochlearis, der N. abducens, der N. accessorius und der N. hypoglossus.

Kommentare

F99 H94 F91 ■
→ **Frage 9.28**: Lösung C

Siehe Abb. 9.4.
Auf der Abbildung sind alle Nerven bezeichnet. Eine Kombination von Nerven mit parasympathischen Anteilen ist:
a N. oculomotorius
h N. glossopharyngeus
i N. vagus
Am besten sortiert man zunächst die rein motorischen Nerven (N. abducens (f), N. trochlearis (b), N. accessorius (k) und N. hypoglossus (g)) aus. Damit entfallen bereits Lösungsmöglichkeiten (A) und (E).
Der mit (d) bezeichnete Nerv ist der N. facialis, der zwar auch einen parasympathischen Anteil hat, der aber in den anderen Lösungsmöglichkeiten (B) und (D) jeweils mit Nerven ohne parasympathischen Anteil kombiniert ist. Also verbleibt nur die Antwortmöglichkeit (C).

H05
→ **Frage 9.29**: Lösung D

Anhand einer Abbildung zum Hirnstamm wurde schon einmal nach den Branchialnerven gefragt.
Speziell viszeroefferente Kerne versorgen Skelettmuskulatur, die aus dem Mesenchym der Branchialbögen entstanden ist. In Frage kommen die „Branchialnerven":
- N. trigeminus (Portio minor) – 1. Branchialbogen, Ncl. motorius n. trigemini,
- N. facialis – 2. Branchialbogen, Ncl. n. facialis,
- N. glossopharyngeus (Ncl. ambiguus) – 3. Branchialbogen,
- N. vagus – 4./6. Branchialbogen und
- der Kern des N. accessorius, Ncl. n. accessorii.
Der Nucleus salivatorius superior und inferior sowie N. dorsalis n. vagi und Ncl. accessorius n. oculomotorii sind *allgemein viszeroefferente Kerne*. Sie liefern den kranialen Anteil des Parasympathicus.

H04 F89 F85 ■ ■
→ **Frage 9.30**: Lösung B

Mit etwas anderer Einleitung wurde die Frage schon zweimal gestellt, die Auswahlmöglichkeiten waren identisch.
Der **Nucleus ambiguus** ist der motorische Kern des N. vagus und des N. glossopharyngeus (IX + X).
Zu **(A)**: Motorischer Kern des **N. hypoglossus** ist der Nucleus originis n. hypoglossi. Er liegt im Rautenhirn und erstreckt sich bis hinab zur Olive.
Zu **(C)**: Motorischer Kern des **N. facialis** ist der Nucleus originis n. VII, der am Boden der Rautengrube lokalisiert ist.
Zu **(D)**: Unter dem Colliculus facialis liegt der Nucleus originis n. abducentis, das motorische Kerngebiet des **N. abducens**.
Zu **(E)**: Der **Nucleus motorius n. trigemini** liegt im kranialen Abschnitt der Rautengrube. Dieser Kern

wird auch als Nucleus masticatorius bezeichnet (Kaumuskulatur).

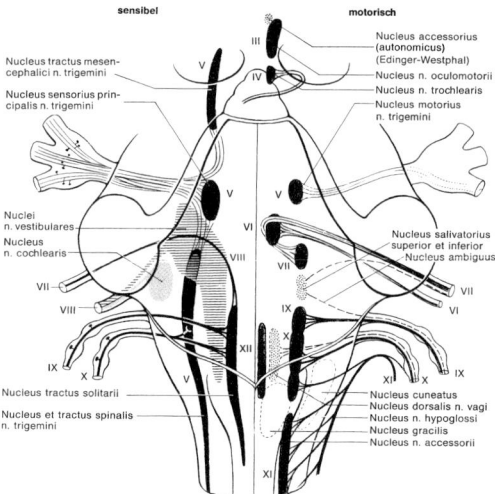

Abb. 9.5 Lage der Hirnnervenkerne
(Aus: Duus P, Neurologisch-topische Diagnostik, 2. Auflage 1980, Georg Thieme Verlag, Stuttgart New York)

H00 ■ ■
→ **Frage 9.31**: Lösung B

Die Geschmacksfasern des N. vagus gelangen in den superioren Teil der **Nucl. tractus solitarii** zusammen mit Geschmacksafferenzen aus dem N. glossopharyngeus (IX) und dem N. facialis (VII, über Chorda tympani). Dort in diesen Kernen beginnt dann das 2. Neuron der Geschmacksbahn.

F05 ■
→ **Frage 9.32**: Lösung D

Zu **(A)** und **(D)**: Der Ösophagus besteht in seiner Ring- und Längsmuskelschicht in den oberen 2/3 aus quer gestreifter Muskulatur. Die Innervation erfolgt über den N. vagus, aber aus dem **Nucl. ambiguus**. Die Fasern verlaufen über den N. laryngeus recurrens und gelangen als Rr. oesophageales an das Zielorgan. Ebenfalls aus dem Nucl. ambiguus stammen die Fasern für die Larynx und Pharynxmuskulatur.
Zu **(B)**: Der Austritt des N. vagus erfolgt nicht zwischen Pyramis und Olive, sondern auf der anderen Seite der Olive im Sulcus posterolateralis. Siehe Prometheus, Lernatlas der Anatomie, Kopf und Neuroanatomie, Georg Thieme Verlag 2006, S. 86, 87 und S. 227.
Zu **(C)**: Die meisten parasympathischen präganglionären Fasern des N. vagus werden in den Ganglien nahe des Erfolgsorgans umgeschaltet, der Parasympathikus hat also eine lange präganglionäre, aber kurze postganglionäre Strecke. Der N. vagus hat in bzw. unterhalb des Foramen jugulare ein

Ganglion superius bzw. inferius. Im Ganglion inferius liegen Perikarya der viszerosensiblen Fasern, die Fasern ziehen dann im Tractus solitarius zum Nucl. tractus solitarii. Auch die Geschmacksfasern verlaufen so. Im Ganglion superius liegen Perikarya für den R. meningeus und den R. auricularis.

Zu (E): Der N. laryngeus sinister schlingt sich um den Aortenbogen, aber erst lateral – also *nach* dem Lig. arteriosum. Siehe Prometheus, Lernatlas der Anatomie, Hals und Innere Organe, Georg Thieme Verlag 2005, S. 63.

H02 F01 ■
→ **Frage 9.33:** Lösung A

Der **N. trigeminus** ist ein vorwiegend sensibler (somatoafferenter) Hirnnerv (Radix sensoria – Portio major) mit einer Radix motoria für die Kaumuskulatur (Portio minor). Bei beiden genannten Kernen des N. trigeminus handelt es sich um **somatosensible** Kerne.

Die Fasern für die motorische Portio minor entstammen dem Nucleus motorius n. trigemini. Siehe Lerntext V.17.

H03
→ **Frage 9.34:** Lösung B

Beim Trigeminussystem liegen für die Mechanorezeption, Schmerz- und Temperaturempfindung die Perikarya des 1. Neurons dieser Leitung im Ganglion trigeminale (pseudounipolar, analog zum Spinalganglion), für die *Propriozeption* aus der Kaumuskulatur jedoch liegen die Perikarya des ersten Neurons im Gehirn und zwar im (ipsilateralen) Nucl. mesencephalicus nervi trigemini (B). Für diese sensiblen Fasern gilt als „Ausnahme", dass ihre Ursprungszellen als einzige nicht in einem sensiblen Ganglion außerhalb des Gehirns liegen, sondern in einem Kern innerhalb des Hirnstamms!

F05 ■
→ **Frage 9.35:** Lösung A

Die **Glandula submandibularis** wird parasympathisch über den Nucl. salivatorius superior, den N. intermedius und dann die Chorda tympani versorgt. Über den N. lingualis gelangen die Fasern zum Ganglion submandibulare, wo sie umgeschaltet werden. Die gleiche Innervation gilt auch für die Glandula sublingualis.

Zu (A): Der **Nucl. salivatorius superior** liefert die präganglionären parasympathischen Fasern für die Glandula lacrimalis, Gl. submandibularis, Gl. Sublingualis und Drüsen der Nasen- und Mundschleimhaut. Der **Nucl. salivatorius inferior** versorgt die Gl. parotidea.

Siehe hierzu Lerntext V.20 mit entsprechender Abbildung.

F94 F90 ■
→ **Frage 9.36:** Lösung A

Der **Pons** zählt zusammen mit Medulla oblongata und Cerebellum zur genetischen Einheit des Rautenhirns.

In diesem Bereich (Pons bis hinunter zur Medulla oblongata) liegen die meisten Hirnnervenkerne bis auf zwei: Der Kern des **N. oculomotorius** (einschließlich des Nucl. Edinger-Westphal) und der Kern des **N. trochlearis** liegen im Mittelhirn (Mesencephalon).

Der N. trochlearis tritt als einziger Hirnnerv dorsal aus!

Im Bereich der Brücke liegen folgende Hirnnervenkerne:

– N. trigeminus (Nucl. motorius und sensorius)
– N. abducens
– N. facialis (somatomotorischer Teil und Nucl. salivatorius sup. [rostralis] – visceromotorischer Teil)
– Nuclei vestibulares
– Nuclei cochleares; sie liegen an der Grenze Pons – Medulla oblongata.

Kaudal, in der Medulla oblongata, dorsal der Olive finden sich Kerne des N. hypoglossus, N. vagus, N. glossopharyngeus und Kernanteile des N. trigeminus, siehe Abb. 9.5.

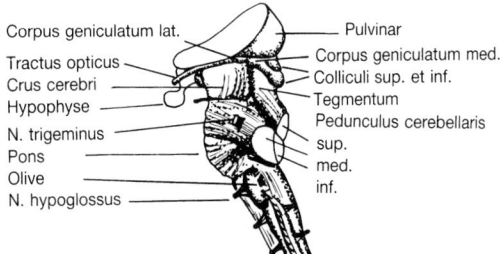

Abb. 9.**6** Hirnstamm

Klinischer Bezug
Der **Kleinhirnbrückenwinkel** liegt zwischen Pons und Kleinhirn. Dort treten der N. vestibulocochlearis und der N. facialis aus, siehe hierzu auch Abb. 9.4. Bei Tumoren im Kleinhirnbrückenwinkel, v. a. Tumoren der Schwann-Zellen des N. vestibulocochlearis („Akustikusneurinom"), treten charakteristische Symptome auf wie progredienter Hörverlust, Schwindel, einseitiger Tinnitus, Gangataxie bis hin zu Hirndrucksymptomen. Auch Ausfälle des N. facialis können vorkommen. Operative Zugangswege richten sich nach Größe und Lage des Tumors: subtemporal, retromastoidal usw.

H05 ■
→ **Frage 9.37:** Lösung D

Bei einer Fazialisparese muss zwischen der zentralen und der peripheren Form (bei der erst der Nerv peripher betroffen ist) unterschieden werden. Dieser Unterschied ist tatsächlich von Bedeutung:

- Ist die **Parese peripher**, so fallen alle vom N. facialis motorisch versorgten Muskeln der betroffenen Seite aus und zwar einschließlich der durch den Stirnast versorgten Muskulatur. Dies bedeutet, der Patient kann auf der betroffenen Seite auch die Stirn nicht mehr runzeln. Ursachen von peripheren Fazialislähmungen sind Schädigungen im Bereich des Mittelohrs (Otitis media, Mastoiditis, Felsenbeinfraktur) sowie Schäden nach Infektionen, Tumoren oder Operationen der Parotis.
- Bei einer **zentralen einseitigen Parese**, so wie in der Prüfungsfrage, kann man die Stirn noch gerunzelt werden. Die peripheren Symptome betreffen die kontralaterale Seite, da die Gesichtsmuskulatur von den kontralateralen **kortikonukleären Fasern** innerviert wird. Lediglich – und hier kommt jetzt der Unterschied zum Tragen – der Stirnast wird doppelseitig aus beiden Hirnhemisphären versorgt. Bei einer einseitigen zentralen Fazialisparese, z. B. durch eine Apoplexie, ist der Stirnast nicht von der Lähmung betroffen.

F03 H99 ■

→ **Frage 9.38:** Lösung A

Zu (A): Der **Ncl. solitarius** (Nucl. tractus solitarii) ist ein sensorischer und sensibler Kern des VII., IX. und X. Hirnnervs. Dort werden u. a. die Fasern der Geschmacksbahn verschaltet. Außerdem liegt dort die primäre zentrale Endigung der aortalen **Pressorezeptoren**. Diese werden vom X. Hirnnerv innerviert. Die Afferenzen zu den Rezeptoren gelangen über den N. laryngeus recurrens zum Aortenbogen. Die Efferenzen gelangen über das Ganglion inferius des N. vagus zum Tractus solitarius und von dort zum Ncl. tractus solitarii. An weiteren Kernen besitzt der N. vagus den viszeromotorischen **Ncl. dorsalis n. vagi** und, gemeinsam mit dem N. glossopharyngeus, den somatomotorischen **Ncl. ambiguus**.

Zu (C): Der **Ncl. ambiguus** ist ein somatotrop gegliederter motorischer Kern, der Fasern an den N. glossopharyngeus und an den N. laryngeus sup. und inf. des N. vagus abgibt.

Zu (D): Der **Ncl. dorsalis n. vagi** ist ein somatotrop gegliederter, viszeromotorischer Kern, der präganglionäre parasympathische Fasern zur Organversorgung abgibt.

Zu (E): In der **Formatio reticularis** liegen zwar das Atem-, Schluck-, Brech- und Kreislaufzentrum, jedoch nicht die primären Endigungen der Pressorezeptoren.

IX.4   Formatio reticularis

Die **Formatio reticularis** ist eine unscharf begrenzte Neuronengruppe, die rostral vom Thalamus bei kaudal ins Rückenmark reicht und im gesamten Hirnstamm, dort im Tegmentum, zu finden ist.

Die Anordnung der Neurone ist locker, die Nervenzellfortsätze bilden netzartige Bündel. Die Hirnnervenkerne sind in der Formatio reticularis eingebettet.

Man unterscheidet eine *mediane Zone* (**Raphekerne**, serotoninerge Zellgruppen), eine *mediale Zone* mit großen Zellen, von denen lange auf- und absteigende Faserzüge entspringen, und eine *laterale Zone* mit kleineren Zellen.

Die Formatio reticularis hat Verbindung zu vielen verschiedenen Systemen:

- **Afferenzen** aller Sinnesqualitäten erreichen die Formatio reticularis, z. B. Tractus spinoreticularis, Kollateralen aus allen Sinnesbahnen sowie Fasern aus dem Kortex, den Basalganglien, dem limbischen System und dem Hypothalamus.
- **Efferenzen** ziehen direkt zu den Motoneuronen des Rückenmarks (Tractus reticulospinalis) sowie indirekt über subkortikale motorische Kerne zum Rückenmark.

Die Formatio reticularis ist ein lebenswichtiges Koordinationszentrum. Sie steuert sensible und motorische Reaktionen, beeinflusst den Wachzustand, regelt vegetative Funktionen, reguliert Atmung und Kreislauf. Sie ist ebenfalls für die Verarbeitung von Schmerzen und für Orientierungsreaktionen zuständig.

Große Teile des Tegmentum mesencephali zählen zur Formatio reticularis. Sie ist auch der zentrale Teil des Hirnstamms und ein phylogenetisch sehr alter Teil des Gehirns.

Klinischer Bezug

Die Formatio reticularis ist über ihre Verbindung zu den Hirnnervenkernen am Ablauf wichtiger bulbärer **Schutzreflexe** beteiligt, beispielsweise **Schluckreflex** (Afferenzen über N. glossopharyngeus und N. vagus, Hirnnervenkerne Nucl. dorsalis n. vagi, Nucl. ambiguus, motorischer Kern von N. hypoglossus und N. trigeminus). Die Formatio reticularis steuert über Aktivierung und Hemmung der entsprechenden Kerne den Ablauf des Reflexes nach Reizung der **Rachenschleimhaut**. Ein weiteres Beispiel ist der **Kornealreflex** (Schließen der Augenlider nach Berühren der Hornhaut: Afferenzen über N. trigeminus, Umschaltung in der Formatio reticularis und Efferenzen über N. facialis – M. orbicularis oculi).

Kornealreflex oder Schluck- bzw. Würgreflex sind wichtige Ansatzpunkte bei der Untersuchung bewusstloser Personen. Ein Ausfall dieser Reflexe signalisiert eine schwere Hirnschädigung. Ist der Würgereflex nicht mehr intakt, so besteht *Aspirationsgefahr*, der Bewusstlose würde sich u. U. auch am eigenen Speichel verschlucken. Intubationsbereitschaft ist erforderlich, orale Flüssigkeitszufuhr ist kontraindiziert!

■

Lange auf- und absteigende Verbindungen bzw. Fasersysteme im Hirnstamm:

Lange absteigende Bahnen (Projektionsbahnen)	
Tractus corticospinalis (Pyramidenbahn)	Diese Bahn leitet motorische Impulse aus dem Gyrus praecentralis des Frontallappens. In der Capsula interna verlaufen die Fasern im hinteren Schenkel gleich nach dem Genu capsulae internae in folgender somatotopischer Ordnung: von vorne nach hinten – obere Extremität, Rumpf und untere Extremität.
	Der Tractus corticospinalis zieht von der inneren Kapsel weiter zur Brücke und zur Medulla oblongata. Dort kreuzen 70–90 % der Fasern in der Decussatio pyramidum auf die Gegenseite und verlaufen weiter als Tractus corticospinalis lateralis im Rückenmark. Die ungekreuzten Fasern verlaufen als Tractus corticospinalis anterior und kreuzen erst später in Höhe ihrer Endigung auf die Gegenseite.
	Die Fasern des Tractus corticospinalis enden zum größten Teil an Interneuronen des Rückenmarks und ziehen dann erst zu den Vorderhornzellen. Nur ein kleiner Teil der Fasern erreicht direkt die motorischen Vorderhornzellen des Rückenmarks.
Tractus corticonuclearis	Der Tractus corticonuclearis ist eine Verbindung des Kortex mit den Hirnnervenkernen. Er beginnt an den motorischen Zentren für die Rachen-, Zungen-, Kehlkopf- und mimischen Muskulatur des Gyrus praecentralis. Der Faserverlauf geht zusammen mit dem Tractus corticospinalis durch die innere Kapsel und im Crus cerebri medial der Pyramidenbahnfasern. Die meisten Fasern verlaufen gekreuzt, einige Hirnnervenkerne werden ipsilateral und kontralateral innerviert (z. B. Nucleus ambiguus), einige nur kontralateral (N. hypoglossus), einige nur ipsilateral.
Lange aufsteigende Schleifenbahnen zum Thalamus	
Lemniscus trigeminalis	Feine Mechanosensibilität aus Auge und Gesicht, Nasen- und Mundhöhle, Nucl. principalis n. trigemini, Anlagerung an Lemniscus medialis
Lemniscus spinalis (Tractus spinothalamicus)	Verlauf des Tractus spinothalamicus durch den Hirnstamm, anterolaterales System der Sensibilität für Schmerz und Temperatur, protopathische Sensibilität – gering diskriminierende (grobe) Mechanosensibilität, im Verlauf Anlagerung an den Lemniscus medialis im Mittelhirn
Lemniscus lateralis	Teil der Hörbahn (Fasern vom Corpus trapezoideum und den Striae acusticae dorsales zum Colliculus inferior, teilweise Umschaltung in Zwischenkernen)
Lemniscus medialis	Leitung der feinen Mechanorezeption – epikritische Sensibilität, Tiefensensibilität, Fortsetzung des Tractus spinobulbaris.
	In den Hinterstrangkernen Nucleus gracilis und Nucleus cuneatus liegen Neurone, die in der Medulla oblongata kreuzen und dann im Lemniscus medialis weiter zum Thalamus verlaufen. Es handelt sich bei den in den Hinterstrangkernen liegenden Neuronen um das 2. Neuron des sog. „Hinterstrang-medialen Lemniskussystems". Das erste Neuron dieser Kette, die von den Rezeptoren bis zum Kortex reicht, liegt in den jeweiligen Spinalganglien. Die zu den 1. Neuronen gehörigen Axone verlaufen im Hinterhorn des Rückenmarks. Im Nucleus ventralis posterolateralis thalami liegen die Perikarya des 3. Neurons, deren Axone dann zur primär somatosensorischen Rinde (Gyrus postcentralis) gelangen.
Verbindungsbahnen innerhalb des Hirnstamms	
Tractus tegmentalis centralis	Zentrale Haubenbahn, auf- und absteigende Bahnen unterschiedlicher Herkunft, vom Mittelhirn bis zur unteren Olive, wichtige Efferenzen des extrapyramidal-motorischen Systems zur Olive (Ncll. olivares inferiores)
Fasciculus longitudinalis dorsalis (Schütz)	Zwischenhirn bis Medulla oblongata, reziproke Verbindung von vegetativen Zentren des Hirnstamms mit denen des Hypothalamus: Formatio reticularis, Ncll. salivatorii, Ncll. tractus solitarii (Geschmacksfasern aufsteigend sowie Fasern aus Geschmacks- und Geruchszentren des Vorderhirns absteigend → Speichelsekretion), serotoninerge Fasern aus der Formatio reticularis
Fasciculus longitudinalis medialis	Im Fasciculus longitudinalis medialis werden verschiedene Faserbündel zusammengefasst, die in unterschiedlicher Höhe ein- und austreten. Diese Fasern verbinden Blickbewegungszentren von Brücke und Mittelhirn, die Augenmuskelkerne untereinander und mit dem Gleichgewichtsorgan, den Halsmuskeln oder motorische Hirnnervenkerne untereinander (Koordination wichtiger Reflexe wie Schlucken-Würgen durch die Formatio reticularis, vestibulookuläre Reflexe).

Der Hirnstamm besteht aus Mesencephalon, Pons und Medulla oblongata. Brücke und Medulla oblongata fasst man auch als Rhombencephalon zusammen. Der Hirnstamm wird allgemein gegliedert in einen anterioren, medialen (Tegmentum) und hinteren Bereich, bezogen auf Querschnitte. Durchzogen wird der Hirnstamm von auf- und absteigenden langen Bahnen, weiterhin längs orientiert im Hirnstamm sind die Formatio reticularis und Kerne von Hirnnerven. Diese Tabelle steht somit inhaltlich zwischen Rhomb- und Mesencephalon.

9.4 Mesencephalon

F02 ■■
→ **Frage 9.39:** Lösung D

Der **N. oculomotorius** hat seine Kerngebiete ventral vom Aquädukt in Höhe der oberen Zweihügel im Mesencephalon. Er tritt zwischen den Pecunduli cerebri (große Hirnschenkel) in der Fossa interpeduncularis kurz oberhalb des Pons ventral aus dem Gehirn aus. Unmittelbar nach seinem Austritt aus dem Gehirn verläuft er in der Cisterna interpeduncularis. Siehe Prometheus, Lernatlas der Anatomie, Kopf und Neuroanatomie, Georg Thieme Verlag 2006, S. 194, 195, 292. Siehe auch Kommentar zu Frage 9.40.

H03 F98 H93 F86 ■■
→ **Frage 9.40:** Lösung A

Der **N. oculomotorius** hat seine Kerngebiete ventral vom Aquädukt in Höhe der oberen Zweihügel im Mesencephalon.
Er tritt zwischen den Pedunculi cerebri (große Hirnschenkel) in der Fossa interpeduncularis kurz oberhalb des Pons ventral aus dem Gehirn aus (A).
Er zieht durch die Fissura orbitalis superior und innerviert den M. levator palpebrae superior und die Augenmuskeln bis auf den M. rectus lateralis und M. obliquus superior.
Sein *parasympathischer* Anteil, dessen präganglionäre Fasern dem Nucleus accessorius Edinger-Westphal entstammen und im Ganglion ciliare auf postganglionäre Fasern umgeschaltet werden, innerviert den M. ciliaris und den M. sphincter pupillae.

Merke: Die Kerne des N. oculomotorius und des N. trochlearis liegen als einzige Hirnnervenkerne im Mesencephalon. Alle anderen liegen im Rhombencephalon!

H05
→ **Frage 9.41:** Lösung C

Der **N. oculomotorius** (N. III) enthält somatomotorische Fasern für die Augenmuskeln außer für den M. rectus lateralis (N. abducens), M. obliquus superior (N. trochlearis) und den M. levator palpebrae superioris. Mit seinem parasympathischen, also viszeroefferenten Fasern versorgt er den M. sphincter pupillae (Pupillenverengung) und M. ciliaris (Akkommodation).
Bei einer **Okulomotoriusschädigung** weicht der Bulbus nach außen unten ab (die noch funktionierenden Augenmuskeln überwiegen), es besteht eine Ptosis, weil die Lidhebung gestört ist, Akkommodation und Pupillenverengung sind gestört.

F05 H96 ■
→ **Frage 9.42:** Lösung C

Eine ähnlich lautende Frage mit Strukturen des Mittelhirns wurde bereits früher gestellt. Daraus sind die Aussagen „Colliculus superior" und „Substantia nigra" wiederholt.
Zu **(C):** Die Corpora mamillaria zählen zum Zwischenhirn, Diencephalon. Das Mittelhirn reicht auf einem Mediansagittalschnitt von der Oberkante der Vierhügelplatte hinunter bis zur Oberkante des Pons.
Siehe auch Lerntext IX.5.

IX.5 Mesencephalon

Das Mesencephalon kann man von ventral/rostral nach dorsal in 3 Abschnitte unterteilen:
- ventral: **Crura cerebri**
- Mitte: **Tegmentum mesencephali** – liegt ventral des Aquädukts – wichtige Bahnen und Kerne wie Nucleus ruber, Substantia nigra, Formatio reticularis, Substantia grisea centralis, Nuclei n. oculomotorii et trochlearis, Lemniscus medialis, Tractus tegmentalis centralis.
  Tegmentum und Crura fasst man zu den **Pedunculi cerebri** zusammen.
- dorsal: **Tectum mesencephali** – besteht nur aus der Vierhügelplatte, Colliculi superiores et inferiores. Man kann es sich als Dach des Mittelhirns (=Tectum) merken.

Das Mittelhirn reicht auf einem Mediansagittalschnitt durch das Gehirn von der Oberkante der Vierhügelplatte bis zur Oberkante der Pons. Noch eine Merkhilfe: Das Mittelhirn ist in etwa der Teil, der vom Aquaeductus cerebri durchzogen wird.

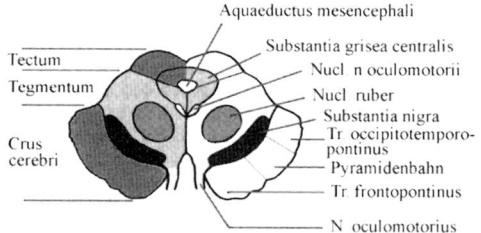

Abb. 9.7 Mittelhirn: linke Seite – Anteile, rechte Seite – Strukturen

H95 F94 F88 ■■
→ **Frage 9.43:** Lösung E

Auf einem Querschnitt durch das Mittelhirn (Mesencephalon) liegt dorsal die Vierhügelplatte, ventral sind die Crura cerebri zu finden, in der Mitte liegt die Haube – **Tegmentum mesencephali**. In diesem Teil des Mittelhirns finden sich 2 Hirnnervenkerne (N. oculomotorius, N. trochlearis) sowie die Substantia nigra und der Nucleus ruber. Lateral verläuft noch der Lemniscus medialis. Selbstverständlich sind auch wichtige Bahnsysteme, wie die Pyramidenbahn und der Tractus tegmentalis centralis oder die Formatio reticularis, dort zu finden: Sie durchziehen das Mittelhirn der Länge nach.

Zu (E): Der Nucleus olivaris inferior (d. h. die eigentliche Olive) befindet sich zwei „Etagen" weiter kaudal im Hirnstamm, d. h. unterhalb des Pons.

Es existiert übrigens auch ein Nucleus olivaris superior.

Synonym: Nucleus dorsalis corporis trapezoidei; er liegt am Boden der Rautengrube.

H03 F02 F97 F91 ■■
→ **Frage 9.44:** Lösung B

Das **Tectum mesencephali** besteht nur aus der Vierhügelplatte mit den

- Colliculi superiores ((B), optisches Reflexzentrum, Pupillenreflex, Reflexbewegungen der Augen).
- Colliculi inferiores (Umschaltung der Hörbahn, Ende des Lemniscus lateralis, akustisches Reflexzentrum).

Nucleus ruber, Substantia nigra, Hirnnervenkerne (N. oculomotorius und N. trochlearis) sowie die Formatio reticularis zählen zum *Tegmentum mesencephali* (Mittelhirnhaube).

F96
→ **Frage 9.45:** Lösung E

Das vestibuläre System trägt entscheidend zur bewussten Wahrnehmung des Körpers bei. Trotz Kopfbewegungen nehmen wir immer ein ruhendes, aufrecht stehendes Bild unserer Umwelt oder des fixierten Gegenstandes wahr. Diese Leistung ist dem besonders präzisen Zusammenspiel des Vestibularissystems mit Augenmuskulatur und Halsmuskulatur zu verdanken.

Das Vestibularissystem liefert Informationen, die dazu dienen, den Fixationspunkt bei Augen- und Kopfbewegungen zu halten oder die Bewegungsstabilität der Umwelt bei Augen-, Kopf- und Körperbewegungen zu erhalten. Zu diesem Zweck erhalten die **Nuclei vestibulares** neben den Informationen aus den **Bogengängen** selbst zusätzliche Afferenzen aus den Sensoren der Tiefensensibilität.

Efferente Verbindungen bestehen:

- über den **Tractus vestibulospinalis medialis** zu den α- und γ- Motoneuronen des Halsmarks und oberen Thorakalmarks und über den Tractus vestibulospinalis lateralis zu den α-Motoneuronen der Extensoren,
- zu den Augenmuskelkernen über den **Fasciculus longitudinalis medialis,**
- zu den kontralateralen Vestibulariskernen,
- zum Kleinhirn und zur Formatio reticularis,
- zum Gyrus postcentralis über den Thalamus für die bewusste Raumorientierung.

Der **Tractus corticospinalis** (Pyramidenbahn) dagegen vermittelt bewusste, zielgerichtete motori-

sche Aktivitäten (Zielmotorik) z. T. direkt an die Motoneurone, auch an Interneurone, während die anderen in der Frage erwähnten Zentren und Bahnen Bestandteile einer (unbewussten) Stützmotorik sind.

F03 F99 ■
→ **Frage 9.46:** Lösung C

Im **Fasciculus longitudinalis medialis** werden verschiedene Faserbündel zusammengefasst, die in unterschiedlicher Höhe ein- und austreten. Diese Fasern verbinden die Augenmuskelkerne mit dem Gleichgewichtsorgan, den Halsmuskeln und dem extrapyramidal-motorischen System. Durch die Verbindung zu den Ursprungskernen der Halsmuskulatur reicht dieses Fasersystem bis ins Halsmark.

Jede Kopfbewegung setzt die Endolymphe des Gleichgewichtsorgans in Bewegung. Über den Fasc. longitudinalis medialis kommt es dann zu einer reflektorischen Bewegung der Augen, einer Maßnahme, die der optischen Kontrolle des Raumes dient.

Zu (A): Siehe Kommentar zu Frage 9.25.

Zu (B): Der Tractus tegmentalis centralis ist die zentrale Haubenbahn. Sie verläuft in der Mitte des Tegmentum und enthält Fasern unterschiedlicher Herkunft. Sie ist eine wichtige Efferenz des extrapyramidal-motorischen Systems, so führt sie beispielsweise Efferenzen aus dem Nucleus ruber und endet am Nucleus olivaris superior. Es werden auch Fasern aus dem Striatum und dem Pallidum aufgenommen.

Zu (D): Siehe Kommentar zu Frage 9.47.

Zu (E): Der Lemniscus lateralis gehört zur Hörbahn.

H01 H99 ■
→ **Frage 9.47:** Lösung E

Der **Fasciculus longitudinalis dorsalis/posterior** (dorsales Längsbündel) gehört neben dem Fasc. longitudinalis medialis, dem Tractus tegmentalis centralis und dem Tractus tectobulbaris zu den Faserbündeln, die Verbindungen innerhalb des Hirnstammes herstellen. Er enthält sowohl auf- als auch absteigende Fasersysteme, die u. a. den Hypothalamus mit verschiedenen Kernen des Hirnstammes (mit dem Nucl. Edinger-Westphal, Nucl. salivatorius sup./inf., Nucl. dorsalis n. vagi, Nucl. motorius n. trigemini, Nucl. n. facialis, Nucl. n. hypoglossi) und der Formatio reticularis verbinden. Auch verlaufen hier afferente Geschmacksfasern und absteigende Fasern aus Geschmacks- und Geruchszentren des Vorderhirns zu den Nucl. salivatorii. Neben Faserverbindungen innerhalb des Hirnstammes gibt es noch im Hirnstamm die langen aufsteigenden Bahnen, die Lemniscussysteme (z. B. Lemniscus medialis, Lemniscus lateralis) und die langen absteigenden Bahnen wie den Tractus corticospinalis, Tractus corticonuclearis und Tractus corticopontinus.

Zu (A): Der **Nucl. supraopticus** wird mit der Neurohypophyse durch den Tractus supraopticohypophysialis verbunden. Dieser bildet zusammen mit dem Tractus paraventriculohypophysialis das hypothalamohypophysäre System.

Zu (B): Vom **Corpus geniculatum laterale** (4. Neuron der Sehbahn) zieht die Radiatio optica zur primären Sehrinde (Area 17).

Zu (C): Vom **Colliculus inferior** zieht der Pedunculus colliculi inferioris zum Corpus geniculatum mediale (Hörbahn, 3. bzw. 4. Neuron).

Zu (D): Es gibt eine Verbindung vom Thalamus zur Olive, die wiederum Informationen in das Kleinhirn projiziert. Diese Fasern verlaufen jedoch *nicht* im Fasciculus longitudinalis dorsalis.

IX.6   Neurotransmitter

Chemisch charakterisierbare Neurone (monoaminerg (noradrenerg, adrenerg, dopaminerg und serotoninerg) sowie cholinerg) finden sich in den verschiedensten Teilen von Gehirn und Rückenmark und ergänzen die Methoden klassischer Faser- und Zellarchitekturdiagnostik um funktionelle Hinweise. Man kann solche Neurone besonders in der Medulla oblongata, im Mittelhirn und Rautenhirn nachweisen. Weitere Neurotransmitter sind Glutamat und GABA, verschiedene Neuropeptide und selten gasförmige Transmitter wie NO. Neurotransmitter kommen bei allen Synapsen vor. Das Wissen um Neurotransmitter erweitert sich ständig, die Forschungserkenntnisse finden zunehmend Eingang in die medikamentöse Therapie von z. B. Demenzerkrankungen oder Depressionen.

- **Cholinerge Neurone:** Sie finden sich in den Basalganglien und im basalen Vorderhirn, z.B. im Nucl. basalis Meynert sowie in der Formatio reticularis.
- **Dopaminerge Neurone:** Die **Substantia nigra** besteht aus Nervenzellen mit dunklem Melaninpigment und einer rötlich gefärbten Pars reticulata, die besonders eisenhaltig ist. Die Substantia nigra ist eine wichtige Schaltstelle im extrapyramidal-motorischen System und ist für schnelle und unwillkürliche Bewegungen sowie für die Erhaltung des Muskeltonus von Bedeutung. Afferenzen kommen vom Nucl. caudatus, von der frontalen Rinde, vom Putamen und von der präzentralen Rinde. Efferenzen ziehen zum Striatum (Nuci. caudatus und Putamen) und zum Thalamus. In diesen Efferenzen wandert Dopamin zum Putamen und wird dort gespeichert (dopaminerge Efferenzen). Die Substantia nigra liegt im Mittelhirn ventral der Vierhügelplatte und dorsal der Crura cerebri.
- **Adrenerge Neurone:** in Medulla oblongata und Hypothalamus.
- **Noradrenerge Neurone:** Der **Locus coeruleus** enthält überwiegend noradrenerge Neurone, die zum Thalamus und Hypothalamus, zum limbischen System und in den Neokortex ziehen.
- **Serotoninerge Neurone:** Wichtigste Vertreter sind die **Raphekerne**. In den Raphekernen lässt sich Serotonin nachweisen. Ihre Efferenzen sind sowohl absteigend wie aufsteigend in viele andere Kerngebiete.
- **GABA:** häufiger inhibitorischer Transmitter des ZNS, Interneurone.
- **Glutamat:** exzitatorischer Transmitter, z. B. Hippocampus, Kleinhirn, Pyramidenzellen des Neokortex.

Klinischer Bezug

Bei Degeneration der kleinen melaninhaltigen Zellen der Substantia nigra kommt es zu einem Dopaminmangel der Nervenzellen im Striatum. Daraus resultiert die *Parkinson-Krankheit* (erhöhter Muskeltonus, Bewegungsstarre, Ruhetremor).

Bei der *Alzheimer-Demenz* findet sich pathologisch-anatomisch ein Verlust von Nervenzellen und Synapsen im Hippocampus und Nucl. basalis Meynert. Dies führt zu Defiziten dieser cholinergen Systeme. Ansatz der medikamentösen Therapie von Demenzerkrankungen ist eine Behandlung mit Acetylcholinesterasehemmern, um die cholinerge Stoffwechselsituation in diesen Arealen zu verbessern.

H04 ■

→ **Frage 9.48:** Lösung B

Die dopaminerge Afferenz von der Substantia nigra zum Corpus striatum, der Tractus nigrostriatalis, ist von besonderer Bedeutung für Bewegungsabläufe. Bei Degeneration dieses dopaminergen nigrostriatalen Systems resultieren ein Dopaminmangel im Striatum und die Symptome der Parkinson-Erkrankung (Hypo- bis Akinesie, Tremor).

Die aufsteigenden Neurone der Substantia nigra enden vorwiegend im Striatum (Putamen, Nucl. caudatus). Daneben gibt es noch Verbindungen zum Pallidum und Nucl. subthalamicus.

Die Substantia nigra gehört mit ihrer Pars compacta zu einem im Mesencephalon gelegenen Zellkomplex, der Dopamin und Neuromelanin enthält. Man bezeichnet ihn als nigralen Dopaminkomplex und rechnet ihn sogar zu den Basalganglien, da er bei Stammganglienerkrankungen unmittelbar beteiligt ist.

Durch die dopaminergen Neurone der Substantia nigra gelangt Dopamin in das Putamen und wird dort gespeichert.

F01 ■

→ **Frage 9.49:** Lösung E

Die Aussage des Locus coeruleus als die größte **noradrenerge** Zellgruppe des ZNS entstammt einer alten Prüfungsfrage vom H89. Dieses Kerngebiet liegt etwa am Boden des IV. Ventrikels, seine Fasern verlaufen im medialen Vorderhirnbündel. Sie erreichen viele wichtige Bereiche des Gehirns, z. B. Hippocampus, Rückenmark, Neokortex und Mandelkern.

Die Substantia nigra ist eine wichtige **dopaminerge** Zellgruppe, der Nucleus basalis Meynert eine **cholinerge** Zellgruppe, während von einigen Zellen der Raphekerne **Serotonin** abgegeben wird. Weitere Neurotransmitter sind Glutamat und Gammaaminobuttersäure (GABA).

Es werden doch immer wieder Fragen zu den Neurotransmittern gestellt, sodass man sich einige wichtige Fakten merken sollte.

F01 ■
→ **Frage 9.50:** Lösung B

Wie im Kommentar zu Frage 9.49 bereits erwähnt, ist der Nucleus basalis Meynert eine wichtige **cholinerge** Zellgruppe.

Die anderen genannten Kerne wurden ebenfalls bereits im Kommentar zu Frage 9.49 beschrieben.

H03 ■
→ **Frage 9.51:** Lösung B

In den Raphekernen lässt sich **Serotonin** nachweisen (B). Ihre Efferenzen sind sowohl absteigend wie aufsteigend in viele andere Kerngebiete.

Serotonin spielt eine modulierende Rolle bei der Schlafregulation, es hemmt die Nozizeption im Hinterhorn, es wirkt modulierend auf Sexual- und Essverhalten, auf die Körpertemperatur- und Blutdruckregelung, und es spielt eine Rolle bei depressiven Erkrankungen.

> **Klinischer Bezug**
> So werden pharmakologisch bei Depressionen z. B. selektive Serotonin-Wiederaufnahmehemmer eingesetzt.

H01 ■
→ **Frage 9.52:** Lösung B

Auch in vergangenen Prüfungen wurden immer wieder Fragen zu den Transmittern und entsprechenden Hirnarealen gestellt, sodass Teilaussagen aus alten Prüfungsfragen erkannt werden sollten (Aussagen (A), (C) und (E)).

Falsch ist Aussage (B), denn **Serotonin** wird in den Raphekernen der Formatio reticularis gebildet. Da dies bereits früher erfragt wurde, lässt sich diese Aussage eher als falsch einstufen, während Aussage (D) – die histaminergen Zellen im Nucl. Tuberomamillaris – eher zum Spezialwissen zählt.

Der **Nucleus coeruleus** ist eine wichtige noradrenerge Zellgruppe, während der **Nucleus basalis Meynert** den Transmitter Acetylcholin bildet.

F99 ■
→ **Frage 9.53:** Lösung B

Im **Nucleus gracilis** werden die aus der Peripherie kommenden Fasern des Fasciculus gracilis auf das 2. Neuron umgeschaltet. Es handelt sich um Anteile der epikritischen Sensibilität und um propriozeptive Afferenzen.

F99 ■
→ **Frage 9.54:** Lösung C

Gemeint sind die **Fibrae corticopontinae**, die in den Nuclei pontis umgeschaltet werden, größtenteils als Fibrae pontis transversae die Seite kreuzen und im mittleren Kleinhirnstiel ins Zerebellum ziehen.

9.5   Cerebellum

IX.7   Kleinhirnrinde

Histologie: Siehe Abbildung Nr. 177 des Bildanhangs

Die Rinde des Kleinhirns lässt sich in 3 Schichten einteilen.

Von innen nach außen sind das:

a) **Körnerschicht** (Stratum granulosum):
Sie besteht aus kleinen Körnerzellen (exzitatorisch) und Golgi-Zellen. Die Dendriten der Körnerzellen verbleiben in der Körnerschicht und erfahren ihre Impulse über Synapsen vorbeiziehender Fasern (*Moosfasern*; afferente, exzitatorische Fasern aus Pons, Vestibulariskernen und Rückenmark). Die marklosen Neuriten der kleinen Körnerzellen steigen senkrecht ins Stratum moleculare auf, um sich hier T-förmig zu verzweigen (*Parallelfasern* in Längsrichtung der Kleinhirnwindungen; sie enden an den Dendriten der Purkinje-Zellen).

b) **Ganglienzellschicht** (Stratum ganglionare):
Hier befinden sich die Perikaryen der **Purkinje-Zellen**. Ihre Dendriten breiten sich in der Molekularschicht aus und empfangen Impulse aus der Peripherie, von der Großhirnrinde, vom extrapyramidalen System, von den Körnerzellen und den Kletterfasern.
Die Neuriten (markhaltig) ziehen durch die Körnerschicht hindurch zu den Kleinhirnkernen (z. B. Nucleus dentatus).

c) **Molekularschicht** (Stratum moleculare):
Die äußerste Rindenschicht beinhaltet zwei Zellarten, Stern- und Korbzellen. Die inhibitorischen Sternzellen reichen nicht über die Molekularschicht hinaus, dienen also nur als Assoziationssysteme innerhalb der Schicht. Die Neuriten der inhibitorischen Korbzellen reichen bis in die Ganglienzellschicht zu

den Purkinje-Zellen. Die Fasern der Korb- und Sternzellen und die Dendritenspaliere der Purkinje-Zellen verlaufen quer zur Längsrichtung der Kleinhirnwindungen.

Die wichtigsten **Kleinhirnkerne** sind:
- Nucleus globosus,
- Nucleus emboliformis,
- Nucleus fastigii,
- Nucleus dentatus.

Das Kleinhirn ist durch eine komplexe Verschaltung mit allen motorischen Anteilen des ZNS in die Steuerung der Motorik und der Bewegungsabläufe eingebunden. Das Kleinhirn enthält Informationen aus den Basalganglien, der Großhirnrinde, dem Rückenmark und dem Hirnstamm. Man unterscheidet auch in Zusammenhang mit der phylogenetischen Entwicklung und Gliederung verschiedener Anteile, die funktionelle und v. a. klinische Relevanz besitzen:
- **Vestibulocerebellum** (Verbindung zu den Nuclei vestibulares, Gleichgewichtsregulation, Gangsicherheit)
- **Spinocerebellum** (Stützmotorik, Muskeltonus, Afferenzen aus dem Rückenmark, z. B. Tractus spinocerebellaris ant. und post.)
- **Cerebrocerebellum** oder **Neocerebellum** (Feinmotorik, Bewegungsabläufe, Afferenzen aus der Großhirnrinde, Tractus corticopontinus, Fibrae pontocerebellares)

Klinischer Bezug

Symptome bei Störungen liegen in der Bewegungskoordination (Ataxie), in der Zusammenarbeit von Muskelgruppen (Asynergie), schnelle wiederholte Bewegungen können nicht, unsicher oder nur verlangsamt ausgeführt werden (Dysdiadochokinese, Bradydiadochokinese), Zielbewegungen erfolgen nicht mehr korrekt (Dysmetrie). Bei Gleichgewichtsstörungen kann auch Schwindel oder ein Nystagmus auftreten. Bei zerebellären Läsionen können auch Bewegungen nicht mehr richtig abgefedert werden: der Patient führt eine Bewegung gegen Widerstand des Untersuchers durch, z. B. Armbeugen, beim plötzlichen Wegnehmen des Widerstandes kommt es zum Rebound-Phänomen, d. h. der Arm schnellt ungebremst nach oben. Diese Funktionsuntersuchungen sind Bestandteil der neurologischen Untersuchung.

H01
→ **Frage 9.55:** Lösung A

Im Kleinhirn kommen die unter (B)–(E) genannten Zellen vor.
Siehe hierzu auch Lerntext IX.7.
Die **Pyramidenzellen** sind Bestandteile des Cortex cerebri. In der Lamina III, äußere Pyramidenzellschicht, finden sich kleinere und mittlere Pyramidenzellen. In der Lamina V, innere Pyramidenzellschicht, liegen die großen Pyramidenzellen, die

z. B. in der Area 4 (motorischer Kortex, Area gigantopyramidalis) einen Durchmesser von 100 μm erreichen können (Betz-Riesenpyramidenzellen). Aus diesen Pyramidenzellen (und anderen Pyramidenzellen der motorischen Rinde) entspringen Axone, die ohne Unterbrechung bis zum Hirnstamm und Rückenmark ziehen (Pyramidenbahn).

H97 ■
→ **Frage 9.56:** Lösung C

Die deutlich zu erkennenden **Purkinje-Zellen** mussten bereits im Physikum F96 in dieser Abbildung identifiziert werden. Die Purkinje-Zellen erhalten *keine direkten Afferenzen* von Moosfasern. Deren Signale erreichen erst über die Körnerzellen die Purkinje-Zellen; also wirklich etwas spitzfindig. Wichtig ist aber, dass die einzigen Efferenzen der Kleinhirnrinde die der Purkinje-Zellen sind.
Das Perikaryon der Purkinje-Zelle liegt im Stratum ganglionare. Die Purkinje-Zelle erhält Afferenzen von Korbzellen (inhibitorisch), Sternzellen (inhibitorisch), Kletterfasern (exzitatorisch) und von den Parallelfasern (exzitatorisch) der Körnerzellen. Die Dendritenbäume der Purkinje-Zellen liegen in einer Ebene senkrecht zur Längsachse der Kleinhirnwindungen.

H04 ■
→ **Frage 9.57:** Lösung E

Die **Purkinje-Zelle** erhält Afferenzen von Korbzellen (inhibitorisch), Sternzellen (inhibitorisch), Kletterfasern (exzitatorisch) und von den Parallelfasern (exzitatorisch) der Körnerzellen. Die Dendritenbäume der Purkinje-Zellen liegen in einer Ebene senkrecht zur Längsachse der Kleinhirnwindungen.
Die Neuriten der Purkinje-Zellen sind die einzigen Efferenzen der Kleinhirnrinde und erreichen die Kleinhirnkerne.
Die **Kletterfasern** stammen aus dem **Nucleus olivaris inferior** und haben Glutamat als Transmitter.
Die Afferenzen aus Pons, Tectum, Formatio reticularis und Ncll. vestibulares gelangen über Moosfasern in die Kleinhirnrinde, aber nicht direkt zu den Purkinje-Zellen.

F98 F95 F91 ■ ■
→ **Frage 9.58:** Lösung A

Der **Tr. vestibulocerebellaris** verläuft im unteren Kleinhirnstiel. Es sind direkte Fasern der Pars vestibularis des VIII. Hirnnervs und Axone der Vestibulariskerne. Die Fasern ziehen zum Nucl. fastigii, Nodulus vermis oder Flocculus vermis. Die Zuordnung zum unteren Kleinhirnstiel lässt sich am ehesten dadurch ableiten, indem man sich merkt, dass die Verbindungen zur Medulla oblongata im unteren Kleinhirnstiel verlaufen. Es hat sicher keinen Sinn, die einzelnen Bahnen mit Zuordnung auswendig zu lernen. Insofern geht der Inhalt dieser Frage über das im Physikum sinnvolle (und später auch relevante) Wissen weit hinaus.

Trotzdem sind der Vollständigkeit halber die Kleinhirnstiele mit den zugehörigen Bahnen aufgeführt: (afferent und efferent beziehen sich auf das Zerebellum)

Der **obere Kleinhirnstiel** ist die Verbindung vom Zerebellum → Mittelhirn: Er führt den Tr. Spinocerebellaris ant., Tr. cerebellorubralis, Tr. dentatothalamicus (cerebellothalamicus), Tr. uncinatus asc. und Tr. tectocerebellaris.

Der **mittlere Kleinhirnstiel** verbindet Zerebellum und Pons. Er führt den Tractus pontocerebellaris (das ist vielleicht noch am einfachsten zu merken).

Der **untere Kleinhirnstiel** stellt die Verbindung zwischen Zerebellum und Medulla oblongata dar. Er enthält den Tr. spinocerebellaris post., Tr. Cuneocerebellaris, Tr. trigeminocerebellaris, Tr. vestibulocerebellaris, Tr. olivocerebellaris, Tr. Reticulocerebellaris und fastigiobulbäre Fasern.

H97 H88 ■

→ **Frage 9.59:** Lösung B

In der alten Physikumsfrage kamen die gleichen Kerne vor, lediglich die Aussagen (A) und (E) sind jetzt vertauscht.

Die Nuclei vestibulares (jeweils ein medialer und lateraler Kern (Deiters)) liegen am Boden der Rautengrube. Die anderen genannten Kerne zählen zum Kleinhirn.

Siehe Lerntext IX.7.

H96 ■

→ **Frage 9.60:** Lösung E

Diese Frage setzt die Tendenz immer detaillierterer Fragen zum Kleinhirn und seinen Bahnen fort.

Zu (A): Der **Pedunculus cerebellaris medius** enthält eine große Masse afferenter Fasern zum Kleinhirn, und zwar den Tractus pontocerebellaris. Im mittleren Kleinhirnstiel verlaufen keine Efferenzen.

Zu (B): Die efferenten Fasern verlaufen zum größten Teil im oberen Kleinhirnstiel, nicht aber im mittleren Kleinhirnstiel. Diese Aussage ist also korrekt.

Alle Efferenzen des Kleinhirns entstammen den Kleinhirnkernen. Die Efferenzen (bitte beachten, es handelt sich hier nicht um direkte Efferenzen!) zum Rückenmark ziehen als

- Tractus cerebellorubralis über den oberen Kleinhirnstiel und dann als Tractus rubrospinalis zum Rückenmark

- Tractus cerebellovestibularis über den unteren Kleinhirnstiel zu den Vestibulariskernen, dann über den Tractus vestibulospinalis zum Rückenmark sowie

- Verbindungen zur Formatio reticularis über den Fasciculus uncinatus, dann über den Tractus reticulospinalis zum Rückenmark.

Diese Efferenzen haben auch rückläufige Feedback-Schaltungen, so dass recht komplexe Regelkreise zur Steuerung von Haltung, Tonus, Stütz- und Zielmotorik bestehen.

Zu (C): Die Aussage ist korrekt. Der Hauptbestandteil des oberen Kleinhirnstiels ist das **Brachium conjunctivum** (Efferenzen), welches im Tegmentum mesencephali in der Decussatio brachiorum conjunctivorum zur Gegenseite kreuzt.

Zu (D): Die **Kletterfasern** entstammen dem kontralateralen unteren Olivenkern und gehören zu den exzitatorisch wirksamen Afferenzen der Kleinhirnrinde.

Zu (E): Der **Lobus flocculonodularis** erhält seine Afferenzen aus dem Vestibularissystem und zählt so zum **Vestibulocerebellum** (analog zu Spinocerebellum und Pontocerebellum, funktionelle Einteilung des Kleinhirns unter dem Aspekt der Projektionsgebiete der Afferenzen).

Der Satz: „... erhält seine Afferenzen vorwiegend aus dem Rückenmark" träfe für das Paläocerebellum zu, welches aus Pyramis vermis, Lobus anterior und Uvula vermis besteht. Man fasst diese Bereiche des Kleinhirns auch unter funktionellen Gesichtspunkten als **Spinocerebellum** zusammen. In etwa deckt sich also die funktionelle Gliederung mit der entwicklungsgeschichtlichen Gliederung.

Bei den angesprochenen Afferenzen handelt es sich v. a. um die beiden Kleinhirnseitenstrangbahnen (Tractus spinocerebellaris ant. et post.). Die vordere Kleinhirnseitenstrangbahn verläuft dabei über den oberen Kleinhirnstiel – sie macht sozusagen einen Umweg. Die hintere Kleinhirnseitenstrangbahn erreicht das Kleinhirn über den Pedunculus cerebellaris inferior.

F05

→ **Frage 9.61:** Lösung B

Zu (A): Die Fibrae frontopontinae verlaufen in den Crura cerebri zu den Brückenkernen. Dort erfolgt die Umschaltung und Fortsetzung der Schleife zum Kleinhirn.

Zu (B): Die in den Brückenkernen umgeschalteten Fasern bilden die Fibrae pontis transversae, die dann im mittleren Kleinhirnstiel verlaufen. Sie kreuzen in der Brücke zur Gegenseite.

Zu (C): Gemeint ist der Tractus pontocerebellaris, der im mittleren Kleinhirnstiel ins Zerebellum zieht. So gelangen die Axone der Brückenkerne als Moosfasern über Körnerzellen zu den Purkinje-Zellen. Die Brückenkerne sind Relaisstationen der Bahn vom Kortex zum Kleinhirn. Dem Kleinhirn werden so Signale aus motorischen Zentren, aus somatosensorischen Zentren und aus visuellen und auditorischen Zentren zugeleitet.

Zu (D): Die efferente Verbindung des Kleinhirns (hier des Pontocerebellums) zum Thalamus entstammt nicht der Purkinjezelle, sondern dem Nucleus dentatus.

Zu (E): Der Tractus cerebellothalamicus verläuft zum Nucl. ventralis lateralis und zu den Ncll. intralaminares des Thalamus und vermittelt den Einfluss des Kleinhirns auf die Feinabstimmung und Steuerung von Zielbewegungen. Über diese Thalamusschaltstation besteht auch eine Verbindung zum extrapyramidalen Schaltkreis der Motorik. Störungen dieses in der Frage beschriebenen Regelkreises haben z. B. Koordinationsstörungen und falsche Bewegungsausmaße (Dysmetrie) zur Folge, schnelle Bewegungswechsel können nicht mehr so gut durchgeführt werden, zielgerichtete Bewegungen werden ungenau.

9.6   Diencephalon

H04 ■
→ **Frage 9.62:** Lösung D

Die **Effektorhormone** Oxytozin und Vasopressin (= ADH, antidiuretisches Hormon) werden im Nucl. supraopticus und Nucl. paraventricularis des Dienzephalons gebildet. Für ADH gilt, dass es überwiegend im Nucl. supraopticus gebildet wird. Die entsprechenden Nervenzellen produzieren aber nur jeweils eines dieser Effektorhormone, nicht beide zugleich. Die Effektorhormone werden zusammen mit einem (Träger-)Protein in Granula verpackt und gelangen über den axoplasmatischen Fluss des Tractus hypothalamohypophysialis in den Hypophysenhinterlappen, wo das Hormon wieder freigesetzt wird und in den Blutkreislauf gelangt.
Die paarig angelegten **Corpora mammillaria** gehören zum Hypothalamus. Sie besitzen einen großen medialen und einen kleinen lateralen Kern. Sie haben Umschaltfunktion im limbischen System.
In den **Nuclei anteriores thalami** werden Erregungen vom Corpus mammillare und dem limbischen System aufgenommen und dem Gyrus cinguli weitergeleitet.
Das **Corpus geniculatum mediale** gehört zur Hörbahn.

Klinischer Bezug
Patienten mit Diabetes insipidus centralis verlieren wegen ihres ADH-Mangels große Mengen Wasser über die Nieren (bis zu 10-12 l pro Tag). Beim peripheren Diabetes insipidus sprechen die Nieren nicht auf das gebildete ADH an.

F00
→ **Frage 9.63:** Lösung D

Das **Corpus geniculatum laterale** ist eine wichtige Schaltstation der Sehbahn. Es erhält Afferenzen sowohl vom ipsilateralen wie auch vom kontralateralen Auge. Im Corpus geniculatum laterale wird zwar die *ipsilaterale* Netzhaut, aber das *kontralaterale* Gesichtsfeld repräsentiert. Man achte auf die Formulierung und vollziehe sie anhand eines Schemas der Sehbahn nach: Im linken Corpus ge-

niculatum laterale sind Afferenzen aus der linken Netzhauthälfte beider Augen repräsentiert und damit das rechte Gesichtsfeld beider Augen.
Zu **(B):** Das Corpus geniculatum laterale grenzt an die Cisterna ambiens, also den Subarachnoidalraum.

F04
→ **Frage 9.64:** Lösung D

Zu **(D):** Der **Nucleus habenularis** (paarig) gehört zum Epithalamus. Die beiden Kerne liegen dort, wo sich die linke und die rechte Stria medullaris thalami begegnen (Commissura habenularum) im Trigonum habenulare. Siehe Prometheus, Lernatlas der Anatomie, Kopf und Neuroanatomie, Georg Thieme Verlag 2006, S. 224, 225. Die Stria medullaris führt Afferenzen (olfaktorisch) zu den Nuclei habenulae, von dort gelangen Efferenzen zu salivatorischen und motorischen Kernen des Hirnstammes.
Der **Nucleus paraventricularis** (am 3. Ventrikel gelegen) und der **Nucleus supraopticus** (oberhalb des Chiasma opticum) sind die Hypothalamuskerne, in deren Perikaryen ADH und Oxytocin gebildet werden. Diese Hormone gelangen über den Tractus hypothalamohypophysialis zur Neurohypophyse und werden dort gespeichert.
Der **Nucleus suprachiasmaticus** liegt ebenfalls direkt am Chiasma opticum. Er hat eine enge Beziehung zur Epiphyse und ist maßgeblich an der Regulation des Schlaf-Wach-Rhythmus beteiligt.
Die paarig angelegten **Corpora mammillaria** gehören zum Hypothalamus. Sie besitzen einen großen medialen und einen kleinen lateralen Kern. Sie haben Umschaltfunktion im limbischen System.

F02
→ **Frage 9.65:** Lösung B

Siehe Kommentar zu Frage 9.66.

F02
→ **Frage 9.66:** Lösung D

Charakteristisch für den **Hypophysenhinterlappen (Neurohypophyse)** ist die fehlende Hormonspeicherung in Sekretgranula innerhalb der Zellen, wie sie dagegen für die Adenohypophyse (Hypophysenvorderlappen) typisch ist.
Die Nervenzellen des **Hypothalamus** produzieren **Steuerhormone** (Releasing-Faktoren bzw. Releasing-inhibiting-Faktoren) und **Effektorhormone** (Adiuretin, Vasopressin). Die Effektorhormone wandern in den Axonen des Nucl. supraopticus und des Nucl. paraventricularis (Tractus hypothalamohypophysialis) zum **Hypophysenhinterlappen**. Dort werden sie durch Exozytose freigesetzt und von benachbarten (fenestrierten) Kapillaren in den Blutkreislauf geschleust (→ Wirkung von Adiuretin (ADH) an der Niere, siehe Kommentar zu Frage 8.74).

Man findet also im **Hypophysenhinterlappen** Gliazellen (Pituizyten) und viele marklose Nervenfasern. In deren Axonen sind elektronenmikroskopisch Granula mit neurosekretorischen Substanzen zu erkennen. Weiterhin finden sich Kapillaren mit fenestriertem Endothel (der Hypophysenhinterlappen zählt zu den zirkumventrikulären Organen außerhalb der Blut-Hirn-Schranke).

Die **Adenohypophyse** (**Hypophysenvorderlappen**) dagegen besteht aus Zellnestern mit eng aneinandergelagerten Zellen, dazwischen Kapillaren mit durchgehender Basalmembran, aber teilweise gefenstertem Endothel. Lichtmikroskopisch lassen sich verschiedene Zelltypen unterscheiden, elektronenmikroskopisch sieht man die *Sekretgranula in den Zellen.*

Die Axone der Nervenzellen des Hypothalamus, die Steuerhormone produzieren, lagern sich zum **Tractus tuberoinfundibularis** zusammen, der an Kapillaren der Eminentia mediana bzw. des Hypophysenstiels endet. Im dortigen Kapillarnetz/Gefäßplexus werden die Hormone freigesetzt und *auf dem Blutweg* in den Hypophysenvorderlappen transportiert (erneute Kapillarisierung, zweites, nachgeschaltetes Kapillarsystem, Pfortadersystem der Hypophyse)!

Dies bedeutet aber, dass sich in der Adenohypophyse *keine* Axone mit neurosekretorischen Granula finden.

H03 ■
→ **Frage 9.67:** Lösung D

Siehe Kommentar zu Frage 9.69.
Zu **(D)**: Am weitesten entfernt vom Infundibulum der Hypophyse ist das Ganglion trigeminale, das weiter lateral und dorsal des Infundibulums zu finden ist. Im Anatomieatlas sollte auch die Schädelbasis nochmals rekapituliert werden, z. B. Prometheus, Lernatlas der Anatomie, Kopf und Neuroanatomie, Georg Thieme Verlag 2006, S. 90, 159, 161, 162, 184. Eine ähnliche Frage wurde auch zu den topographischen Beziehungen des Sinus cavernosus gestellt.

H05 ■
→ **Frage 9.68:** Lösung C

Im **Chiasma opticum** kreuzen die Optikusfasern, die jeweils die temporalen Gesichtsfeldhälften versorgen, auf die Gegenseite, sie verlaufen im Zentrum des Chiasma opticum. Zur Sehbahn siehe Abb. 9.9. Wenn der Patient also beidseits Ausfälle des lateralen Gesichtsfeldes zeigt (sog. Scheuklappenphänomen), so ist die Schädigung im Bereich des Chiasma opticum zentral zu suchen. Man würde versuchen, mit bildgebenden Verfahren (Computertomogramm, Magnetresonanztomografie) eine Raumforderung der Hypophyse auszuschließen oder darzustellen.

F01
→ **Frage 9.69:** Lösung E

Zu **(A)** und **(C)**: Die Hypophyse liegt in der Fossa hypophysialis, einer Grube, die durch die **Sella turcica** gebildet wird. Nach oben ist diese Grube durch ein Durablatt, Diaphragma sellae, begrenzt. Durch die verbleibende Öffnung verläuft der Hypophysenstiel.

Zu **(B)**: Der **Sinus sphenoidalis** liegt direkt ventral-kaudal der Sella turcica, nachzusehen in Sobotta, Atlas der Anatomie des Menschen, 21. Auflage, Band 1, S. 268 bzw. 340.

Klinischer Bezug
Eine Möglichkeit, die Hypophyse operativ zu erreichen, ist der transnasale-transsphenoidale Zugang über Nasenhöhle, Siebbeinzellen und Sinus sphenoidalis.

Zu **(D)**: Der Sinus cavernosus liegt beidseits der Sella turcica, siehe Prometheus, Lernatlas der Anatomie, Kopf und Neuroanatomie, Georg Thieme Verlag 2006, S. 159, 187.

Zu **(E)**: Die Nachbarschaft der Hypophyse zum Chiasma opticum ist von Bedeutung. Das Chiasma opticum liegt allerdings *vor* dem Infundibulum.

Klinischer Bezug
Bei Vergrößerung der Hypophyse, z. B. durch ein Adenom, kann es zur Druckschädigung von Fasern des Chiasma opticum kommen, z. B. zentral in einem Bereich, in dem die Fasern aus der nasalen Netzhauthälfte (also temporale Gesichtsfeldhälfte) kreuzen. Dies führt zu typischen bitemporalen Gesichtsfelddefekten. Eine Perimetrie – Gesichtsfelduntersuchung – ist also bei Verdacht auf einen Tumor der Hypophyse sehr wichtig. Unabhängig davon können durch verstärkte Hormonausschüttung entsprechende Symptome auftreten. Bei Tumoren, die die Hypophyse zerstören, kommt es zu Symptomen der Hypophyseninsuffizienz und des Hormonmangels.

H00 ■
→ **Frage 9.70:** Lösung B

Die **Effektorhormone** Oxytozin und Vasopressin (=ADH, antidiuretisches Hormon) werden im Nucl. supraopticus und Nucl. paraventricularis des Dienzephalon gebildet. Für ADH gilt, dass es überwiegend im Nucl. supraopticus gebildet wird. Die entsprechenden Nervenzellen produzieren aber nur jeweils eines dieser Effektorhormone, nicht beide zugleich. Die Effektorhormone werden zusammen mit einem (Träger-)Protein in Granula verpackt und gelangen über den axoplasmatischen Fluss des Tractus hypothalamohypophysialis in den Hypophysenhinterlappen, wo das Hormon wieder freigesetzt wird und in den Blutkreislauf gelangt.

Kommentare

F04

→ **Frage 9.71:** Lösung D

Die Zellen der **Zona fasciculata** und der Zona reticularis der Nebennierenrinde sind ACTH-abhängig, während die Zona glomerulosa, die Mineralokortikoide (z. B. Aldosteron) bildet, durch das Renin-Angiotensin-System stimuliert wird. Die Zona fasciculata bildet **Glukokortikoide** (Kortisol, Kortison, Kortikosteron). Ansonsten werden im Hypophysenvorderlappen noch andere **glandotrope Hormone** gebildet, die die Funktion peripherer endokriner Drüsen regulieren: Thyreotrope Zellen der Adenohypophyse bilden TSH, gonadotrope Zellen bilden FSH und LH.

Zu (A): Die C-Zellen der Gl. thyroidea bilden **Calcitonin**, das bei Hyperkalzämie durch Hemmung der Osteoklasten die Kalziumkonzentration im Blut senken kann.

Zu (B): Die Hauptzellen der Gl. parathyroidea bilden **Parathormon**, dessen Sekretion über die extrazelluläre Ca-Konzentration geregelt wird.

Zu (E): Ebenso wie beim Parathormon wird die Sekretion der B-Zellen des Inselorgans des Pankreas (**Insulinproduktion**) über Rückkoppelung aus der Peripherie, in diesem Falle durch die periphere Glukosekonzentration, gesteuert (→ negative Rückkopplung).

F99

→ **Frage 9.72:** Lösung D

Prolaktin wird in den sog. mammotropen Zellen des Hypophysenvorderlappens gebildet, wo es in großen Sekretgranula lagert. Nach dem Abstillen verbinden sich die nicht mehr gebrauchten Sekretgranula mit Lysosomen, die dann das überschüssige Prolaktin abbauen.

F00

→ **Frage 9.73:** Lösung E

Siehe Kommentar zu Frage 9.74.

F00

→ **Frage 9.74:** Lösung C

Leptin ist ein Hormon, welches in Fettzellen gebildet wird. Es hat eine gewichtsregulierende Wirkung. Zirkulierendes Leptin bindet an Rezeptoren im Hypothalamus und reduziert dort die Konzentration von **Neuropeptid Y**, welches vom Hypothalamus aus die Nahrungszufuhr stimuliert. Derzeit wird viel über Leptin geforscht, man vermutet eine bedeutende Rolle des Leptins beim metabolischen Syndrom. Ansonsten ist diese Fragestellung viel zu speziell für ein Physikum.

F99

→ **Frage 9.75:** Lösung C

Zu (C): Der **Nucl. suprachiasmaticus** liegt – wie der Name schon sagt – direkt kranial des Chiasma opticum. Ihm werden über Kollateralen des Tractus opticus Hell-Dunkel-Informationen zugeleitet. Dieser Kern ist ein zentraler Wach-Schlaf-Schrittmacher, der anderen Zentren und Kernen (Hypothalamus, Epiphyse, Locus coeruleus usw.) den Rhythmus weitervermittelt.

Zu (A) und (B): Nucl. supraopticus und Nucl. paraventricularis gehören zum Hypothalamus und bilden die Hormone Vasopressin und Oxytocin.

Zu (D): Die Nucl. habenulares wirken als „Vermittler" zwischen vegetativem und limbischem System.

IX.8	Hypothalamus

Der **Hypothalamus** ist der basale Anteil des Zwischenhirns. Er wird begrenzt nach rostral von der Lamina terminalis und der Commissura anterior, nach basal vom Chiasma opticum, dahinter besteht die Verbindung zur Hypophyse. Die Begrenzung zum Thalamus ist durch den Sulcus hypothalamicus an der Wand des III. Ventrikels markiert. Lateral reicht der Hypothalamus bis zum Nucleus subthalamicus.

Es bestehen neuronale Verbindungen zur Neurohypophyse, mit der Adenohypophyse bestehen enge Gefäßverbindungen (Pfortadersystem).

Verbindungen zu anderen Hirnteilen bestehen vom Hypothalamus über den Fasc. longitudinalis dorsalis und das basale Vorderhirnbündel, das sich in den unteren Hirnstamm fortsetzt. Der Hypothalamus hat über den Fornix, den Tractus mamillothalamicus und den Tractus mamillotegmentalis Verbindung zu anderen Hirnarealen.

Der Hypothalamus besteht aus vielen Kerngruppen (hypophysär und nicht-hypophysär).

Hypophysäre Zellgruppen:
- hypothalamo-neurohypophysäres System
  - Nucleus supraopticus
  - Nucleus paraventricularis
    In ihren Perikarya werden die **Effektorhormone** Vasopressin (Adiuretin) oder Oxytocin produziert, jedoch nicht beide Hormone zugleich.
    Die Hormone gelangen über den axoplasmatischen Fluss in die Neurohypophyse, werden dort gespeichert und bei Bedarf ins Blut abgegeben.
- hypothalamo-infundibuläres System: In den verschiedenen Kerngruppen werden *Releasing-Hormone* und *Releasing-Inhibiting-Hormone* gebildet, also **Steuerhormone**, die die Hormonproduktion der Adenohypophyse steuern.

Nicht-hypophysäre Kerne:
- markreiche Kerne, z. B. Corpora mamillaria, Bestandteile des limbischen Systems (Papez-Kreis)
- markarme Kerne, parasympatisch und sympatisch

Kommentare

IX.9 Thalamus

Der **Thalamus** ist das Hauptkerngebiet des Zwischenhirns. Er besteht aus zwei Hälften (Kernkomplexe), die insgesamt oval geformt sind. Die medialen Flächen bilden die Seitenwand des III. Ventrikels, lateral grenzt der Thalamus an die innere Kapsel. Die beiden Hälften können durch eine Verwachsung medial verbunden sein (Adhaesio interthalamica). Die Kerngebiete werden durch Faserlamellen unterteilt. Der Thalamus ist ein bedeutendes Integrations- und Schaltzentrum für Sensorik und Motorik. An dieser Stelle werden nur einige der Kerngebiet beschrieben:

a) **Nuclei ventrales thalami:** Im *posterioren Anteil* dieser Kerngruppe werden alle somatosensiblen und sensorischen Bahnen des Körpers (außer der Riechbahn) umgeschaltet, die Signale werden dann weiter zum Kortex geleitet. In dem Kernareal sind die Bahnen teilweise somatotopisch gegliedert (teilweise genaue ‚Punkt-zu-Punkt‘-Zuordnung in spezifischen Thalamuskernen, z. B. Nucl. ventralis posterior). Die den Nuclei ventrales zugeleiteten Afferenzen werden zum Gyrus postcentralis weitergeleitet, und zwar über die Fasciculi thalamocorticales. Eine Wechselwirkung ist dadurch gegeben, dass die Fasciculi corticothalamici Efferenzen der Großhirnrinde wieder zum Thalamus leiten. Für die Seh- und Hörbahn erfolgt die Umschaltung im Corpus geniculatum laterale bzw. mediale (Metathalamus). Beziehungen zum extrapyramidalen System bestehen dadurch, dass der *vordere Anteil* des Nucl. ventratis thalami Erregungen vom Pallidum und dem Cerebellum erhält. Nach Umschaltung werden die Impulse vom Pallidum an motorische Assoziationsfelder des Frontallappens, die Impulse des Kleinhirns dem Gyrus praecentralis weitergegeben. Dadurch hat der Thalamus Einfluss auf die Modulation von Bewegungsabläufen (Modulationskerne).

b) **Nuclei anteriores thalami:** Hier werden Erregungen vom Corpus mamillare und dem limbischen System aufgenommen und dem Gyrus cinguli weitergeleitet.

c) **Nuclei mediales thalami:** erhalten Erregungen vom Hypothalamus und leiten sie weiter zur Rinde des Frontallappens.

d) **Nuclei laterales thalami:** nehmen vorwiegend Erregungen anderer Thalamuskerngebiete auf, die zum Lobus parietalis weitergeleitet werden.

e) **Pulvinar thalami:** am hinteren Ende des Thalamus, unspezifischer Thalamuskern, Projektion zu den sekundären Assoziationsfeldern, z. B. des Hörsystems und visuellen Systems.

f) **Nuclei posteriores:** Afferenzen über den Tractus spinothalamicus, Schmerzverarbeitung.

Der **Metathalamus** besteht aus dem Corpus geniculatum laterale und dem Corpus geniculatum mediale. Beide Corpora dienen als Schaltkerne der Seh- bzw. Hörbahn. ∎

F00
→ **Frage 9.76:** Lösung B

Der Nucleus ventralis posterior thalami ist eine wichtige Schaltstelle (spezifischer Relaiskern) des Thalamus. Dort werden somatosensible Afferenzen zum Gyrus postcentralis umgeschaltet. Alle anderen Lösungsmöglichkeiten sind falsch.

9.7 Telencephalon

F03 H00 ∎
→ **Frage 9.77:** Lösung D

Die Einleitung dieser Frage ist etwas unklar; berücksichtigt man jedoch, dass das Corpus geniculatum zu den spezifischen Thalamuskernen (spezifisch = Punkt-zu-Punkt-Verbindung zwischen Gesichtsfeld und Sehrinde) zählt, so ziehen dessen Fasern in die **Lamina IV** der 6-schichtigen Hirnrinde (Area striata, Area 17, makroskopisch sichtbar: Gennari-Streifen). Der Gennari-Streifen ist ein stark myelinisierter Streifen, der die Lamina IV noch in 3 Schichten unterteilt.

H05 ∎
→ **Frage 9.78:** Lösung B

Fasern der Lamina III erreichen als Kommissurenfasern über das Corpus callosum Areale der gegenüberliegenden Hemisphäre. Assoziationsfasern entstammen der Lamina II, in die Lamina IV kommen die Afferenzen aus Thalamus und Metathalamus, in der Lamina V liegen die Pyramidenzellen.

F03
→ **Frage 9.79:** Lösung D

Die Abbildung wurde bereits im Frühjahr des vergangenen Jahres gezeigt.
Man erkennt einen Ausschnitt aus der Großhirnrinde (**Isokortex**) mit großen, dreieckigen **Pyramidenzellen** und davon abgehend lange aufsteigende Dendriten. Diese Zellen sind Projektionsneurone und bilden z. B. als Betz-Riesenzellen den Beginn der Pyramidenbahn.
Die Kleinhirnrinde zeigt einen noch deutlicheren Schichtenbau und die großen Purkinje-Zellen (siehe Abbildung Nr. 177 des Bildanhangs), ebenso die Retina (siehe Abbildung Nr. 201 des Bildanhangs).

H99
→ **Frage 9.80:** Lösung D

Typisch für die Präzentralregion (Area 4 und 6) ist die sogenannte **agranuläre Rinde**. Charakteristisch

ist hierfür die Reduzierung (Lamina granularis externa) oder der Verlust (Lamina granularis interna) der Körnerschichten sowie die Verbreiterung der Pyramidenschichten. Besonders stark ist in der Area 4 die Lamina pyramidalis interna ausgeprägt, sie enthält die sog. Betz-Riesenzellen.
Im Gegensatz dazu sind in der Area 3 die Pyramidenschichten (III und V) verbreitert.

Merke: *In der Area **4** fehlt die Lamina **IV**.*
*In der Area **3** fehlt die Lamina **III**.*

H95
→ **Frage 9.81:** Lösung E

Das **Corpus striatum** ist (zusammen mit dem Pallidum) ein zentraler Bestandteil der Basalganglien. Es besteht aus Nucleus caudatus und Putamen. Das Corpus striatum erhält Afferenzen von
– Großhirnrinde
– Thalamus
– dorsalem Raphekern (Serotonin) der Formatio reticularis
– Substantia nigra/nigraler Dopaminkomplex (Dopamin)
– Locus coeruleus (Noradrenalin) und vom Nucl. tuberomamillaris.
Efferenzen des Corpus striatum gelangen zum Pallidum.
Ein wichtiger Regulationskreis ist die Verbindung Großhirnrinde → Striatum → Pallidum → Thalamus → Großhirnrinde. Dieser Regelkreis spielt eine bedeutende Rolle für die Koordination der Willkürmotorik.

H04
→ **Frage 9.82:** Lösung A

Der **Nucleus accumbens** gehört zum basalen Vorderhirn, funktionell zu den Basalganglien (basales Striatum). Es ist ein Kerngebiet unterhalb des Crus anterius capsulae internae, wo basal das Caput nuclei caudati mit dem Putamen noch verbunden ist. Er zählt auch zu den limbischen Kerngebieten.

H01
→ **Frage 9.83:** Lösung C

Das **Putamen** zählt zum Endhirn, zusammen mit dem Nucleus caudatus bildet es das Striatum, welches eine wichtige Rolle im motorischen System spielt. Das Striatum empfängt glutaminerge Afferenzen aus dem Kortex, dopaminerge Afferenzen aus der Substantia nigra, serotoninerge Afferenzen aus den Raphekernen sowie Afferenzen aus dem Corpus amygdaloideum und dem Thalamus. Aus dem Striatum wiederum laufen GABA-erge Fasern zurück zum Striatum. Das Striatum verlassen dann auch Efferenzen zum Pallidum.
Striatum und Pallidum sind in wichtige motorische Regelkreise eingebunden und sind für die

Steuerung von Bewegungsabläufen und die Modulation von Bewegungen von Bedeutung.

H97
→ **Frage 9.84:** Lösung E

Siehe Kommentar zu Frage 9.85.

H97
→ **Frage 9.85:** Lösung C

Es gilt wieder, die nur für eine Struktur alleine zutreffende Aussage zuzuordnen:
Zu (A): Dies gilt sowohl für das Putamen wie auch für den Globus pallidus. Beide kann man unter der heute nicht mehr so gebräuchlichen Bezeichnung des Linsenkerns (Nucl. lentiformis) zusammenfassen.
Zu (B): Auch das trifft für beide Basalganglien zu. Siehe Abb. 9.8.
Zu (C): Die beschriebenen Efferenzen sind Anteile einer Schleife vom Kortex zum Striatum, zum Globus pallidus, dann zum Thalamus und wieder zurück zum Kortex.
Zu (D): Die Basalganglien sind innerhalb des motorischen Systems eingebunden in verschiedene komplexe Schaltkreise, die motorische Abläufe und Erregungen modulieren. Ein Einfluss der Basalganglien auf motorische Abläufe ist immer nur indirekt, d. h. es gibt auch keine direkten Efferenzen zum Rückenmark oder zu Hirnnervenkernen. Die Aussage trifft sowohl für Putamen wie auch für Globus pallidus zu.
Zu (E): Dem „Dopamintransport" von der Substantia nigra zum Putamen kommt eine wichtige Bedeutung im Ablauf motorischer Prozesse zu. Bei der Parkinson-Krankheit kommt es durch Degeneration von Zellen der Substantia nigra zu einem Dopaminmangel im Putamen. Dadurch fehlt die hemmende Wirkung des Dopamins auf das Striatum.

F05 H96 ■
→ **Frage 9.86:** Lösung D

Als Nucl. lentiformis fasst man Putamen und Pallidum zusammen, die von lateral beide Schenkel der Capsula interna begrenzen. Mit der zweiten Angabe des Caput nuclei caudati kann man dann die Aussage auf den vorderen Schenkel der inneren Kapsel eingrenzen.
Siehe Abb. 9.8.

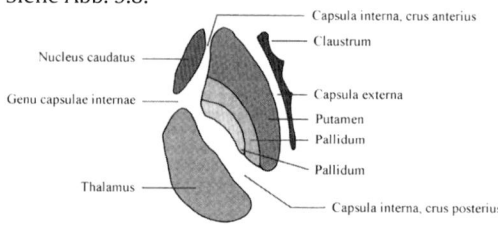

Abb. 9.8 Basalganglien und Capsula interna

F03 ■

→ **Frage 9.87:** Lösung A

Das **motorische Sprachzentrum** (Broca) liegt in der Area 44/45 im Gyrus frontalis inferior des Frontallappens.

Klinischer Bezug

Bei einem Ausfall dieses Zentrums tritt eine motorische Aphasie auf, d. h. die Patienten können die Wörter nicht mehr aussprechen, wohl aber Gesprochenes verstehen.

Im Temporallappen dagegen liegt das Wernicke-Zentrum (Sprachverständnis, Wortwahl). Im basalen Teil des Gyrus praecentralis liegen die für das Sprechen notwendigen Areale des primär motorischen Kortex (Larynx-, Lippen-, Zungenmotorik usw.).

H01 H99 ■

→ **Frage 9.88:** Lösung C

Siehe Kommentar zu Frage 9.87.
Zu (A): Der **Gyrus angularis** (Area 39) liegt im Parietallappen (parietaler Assoziationskortex). Hier werden taktile, auditorische und visuelle Informationen zu komplexen Wahrnehmungen verbunden und interpretiert.

Klinischer Bezug

Bei einer Schädigung kommt es zu Störungen der Raumorientierung, das Leseverständnis ist gestört. Das Benennen von Gegenständen ist auch eingeschränkt.

Zu (B): Der **Gyrus praecentralis** (Area 4) enthält den primär motorischen Kortex und Teile der praemotorischen Region.
Zu (D): Im **Gyrus temporalis superior** liegt in der dominanten Hemisphäre das sensorische Sprachzentrum (Wernicke), das dem Erkennen der gehörten Information dient.

H03

→ **Frage 9.89:** Lösung B

Das Wernicke-Sprachzentrum liegt im hinteren Anteil des Gyrus temporalis superior der dominanten Hemisphäre (beim Rechtshänder in der Regel die linke Hemisphäre). Es liegt okzipital (hinter) der Area 41/42, dem primär akustischen Rindenfeld, steht also in enger topographischer Beziehung zur Hörrinde (B). Das Wernicke-Zentrum ist ein Assoziationsgebiet (also *kein* primäres Rindenzentrum), das die Grundlage für das Sprachverständnis darstellt.

Klinischer Bezug

Bei einer Schädigung ist das Verständnis des Gehörten gestört oder nicht mehr möglich, bisher erlernte Sprachbilder stehen nicht zur Verfügung, auch der sinnvolle Wortgebrauch ist beeinträchtigt (Wernicke-Aphasie, sensorische Aphasie).

Die arterielle Versorgung erfolgt durch Äste der A. cerebri media, wie auch bei der Hörrinde.
Zu (A): Im Gyrus frontalis inferior liegt das primäre Zentrum für die motorische Sprachkoordination (Broca-Zentrum, Area 44/45).

F95

→ **Frage 9.90:** Lösung D

Der Gyrus praecentralis ist der Ausgangspunkt der Pyramidenbahn und das **primär motorische** Rindenfeld der Großhirnrinde (Area 4 nach Brodmann). Hier entspringen die Axone der Pyramidenbahn (Tr. corticospinalis). In der Zytoarchitektur des Gyrus praecentralis fallen in der Lamina V (der 6-schichtigen Hirnrinde – Isokortex) die großen Pyramidenzellen auf, die im primär motorischen Rindenfeld sogar Durchmesser bis 100 µm erreichen. Man bezeichnet sie sogar als Betz-Riesenpyramidenzellen und das Gebiet als Area gigantopyramidalis (siehe auch Kommentar zu Frage 9.80).
Zu (D): Benachbart zu den primären Rindenfeldern liegen noch Supplementärfelder und sekundäre Rindenfelder. Das sekundär motorische Rindenfeld liegt rostral des Gyrus praecentralis im Stirnlappen.
Zu (A): Als **somatosensorischen Kortex** bezeichnet man neben dem primär somatosensorischen Rindenfeld im Gyrus postcentralis (Area 3 nach Brodmann) Gebiete in der Tiefe des Sulcus centralis. Sie empfangen via Thalamus Afferenzen aus Muskelspindeln oder Mechanorezeptoren (Merkel-Tastscheiben, Meissner-Tastkörperchen). Der somatosensorische Kortex vermittelt über den Tastsinn die Wahrnehmung der Umwelt und des eigenen Körpers bzw. die Vorstellung, die man sich vom eigenen Körper, von Bewegungen der eigenen Gelenke macht. Bei Störungen in diesen Arealen können Patienten z. B. keine Gegenstände mehr durch Betasten erkennen, da die Erkennungsfähigkeit der Oberfläche und die taktile Lokalisation gestört sind. Die motorische Reaktion des Körpers kann also nur aufgrund dieser Signale erfolgen. Sie gelangen über die Zwischenschaltung von Basalganglien und/oder Thalamus zum motorischen Kortex.

F03 ■

→ **Frage 9.91:** Lösung D

Lateral wird die Capsula interna vom Globus pallidus und Putamen begrenzt, medial grenzt die Capsula interna an Thalamus und an das Caput nuclei caudati.

Kommentare

Der Hippocampus liegt kaudal im Temporallappen.
Siehe auch Abb. 9.8 oder entsprechende Abb. im Anatomieatlas, z. B. Prometheus, Lernatlas der Anatomie, Kopf und Neuroanatomie, Georg Thieme Verlag 2006, S. 295, 306.

H02 H99 ■
→ **Frage 9.92:** Lösung D

In der **Capsula interna** verläuft die wichtigste Ansammlung von Projektionsfasern. Sie liegt medial des Nucleus lentiformis und lateral des Nucleus caudatus und des Thalamus. Dies ist auf entsprechenden Frontal- und Horizontalschnitten zu erkennen (z. B. Prometheus, Lernatlas der Anatomie, Kopf und Neuroanatomie, Georg Thieme Verlag 2006, S. 215). Die von verschiedenen Kortexbezirken absteigenden Bahnen bilden gemeinsam die Capsula interna, die aufsteigenden Fasern durchlaufen die innere Kapsel und strahlen dann fächerförmig auseinander, dadurch ensteht unterhalb des Kortex die Corona radiata.
Im **Crus anterius** verlaufen der Tractus frontopontinus und die vordere Thalamusstrahlung, im **Genu** der Tractus corticonuclearis als Teil der Pyramidenbahn und im **Crus posterius** die Fibrae corticospinales, -rubrales und -reticulares, die obere und hintere Thalamusstrahlung, der Tractus temporopontinus und die Radiatio optica und acustica.
Zur Capsula interna mit topographischer Anordnung der darin verlaufenden Bahnen (aufsteigend ↑, absteigend ↓) siehe Sobotta, Atlas der Anatomie des Menschen, 22. Auflage, Band 1, S. 308. Blutversorgung der inneren Kapsel durch die A. centralis anteromedialis aus der A. cerebri anterior (vorderer Schenkel), Aa. centrales anterolaterales aus der A. cerebri media und Rr. capsulae internae aus der A. choroidea anterior (Knie und hinterer Schenkel).

H03
→ **Frage 9.93:** Lösung B

In der Abbildung entsprechen in etwa:
- Markierung (A): frontopontine Bahn, vordere Thalamusstrahlung,
- Markierung (B): Tractus corticospinalis, (B) trifft zu,
- Markierung (C): z. B. Fibrae corticospinales, Fibrae corticorubrales,
- Markierung (D): Im Genu capsulae internae, das wohl hier gemeint ist, verläuft der Tractus corticonuclearis zur Versorgung der Hirnnervenkerne,
- Markierung (E): Hier sind wahrscheinlich Teile des Crus fornicis oder des Splenium corporis callosi getroffen. Der Fornix gehört zum limbischen System und verbindet z. B. den Hippocampus mit dem Corpus mamillare. Das Corpus callosum ist eine Kommissurenbahn, die interhemisphärische Fasern enthält.

H96 ■
→ **Frage 9.94:** Lösung D

Der Balken ist das größte und bedeutendste Kommissurensystem des Großhirns. Von vorne (rostral) nach hinten teilt man das Corpus callosum ein in Rostrum, Genu, Truncus und Splenium. Die Aussage – das Corpus callosum ist von grauer Substanz bedeckt – ist korrekt, denn direkt auf dem Corpus callosum liegt das **Indusium griseum**, das mit einigen anderen Strukturen zum limbischen Kortex (innerer Bogen des limbischen Kortex) gerechnet wird.
Zu (A): Der III. Ventrikel wird nach vorne durch die dünne Lamina terminalis begrenzt, die von Chiasma opticum bis zur Commissura anterior reicht.
Zu (B): Das Dach des III. Ventrikels wird von der Tela choroidea ventriculi tertii gebildet.

Vorderer Schenkel:	Tractus frontopontinus ↓
	vordere Thalamusstrahlung ↑
Knie:	Fibrae corticonucleares ↓
Hinterer Schenkel:	Fibrae corticospinales (obere Extremität, Rumpf, untere Extremität) ↓
	Fibrae corticothalamicae ↓
	Fibrae corticorubrales ↓
	Fibrae corticoreticulares ↓
	zentrale Thalamusstrahlung ↑

Fibrae corticopontinae ↓
Fibrae temporopontinae ↓
Fibrae corticotectales ↓   } sublentikulär
Hörstrahlung
Sehstrahlung

Fibrae occipitopontinae ↓
hintere Thalamusstrahlung ↑   } retrolentikulär

Zu (C): Das Dach des Recessus suprapinealis bildet auch die Tela choroidea ventriculi tertii.

Zu (E): Die Foramina interventricularia werden durch den Thalamus hinten und bogenförmig vorne durch den Fornix begrenzt.

Ein reiner Textkommentar ist bei einer solchen topographischen Frage zwangsläufig nicht ausreichend. Um für weitere ähnliche Fragen zur Topographie des III. Ventrikels und benachbarter Strukturen gerüstet zu sein, empfehle ich dringend, sich hier mit Hilfe des Anatomieatlas die topographischen Verhältnisse klarzumachen.

F01

→ **Frage 9.95:** Lösung B

Efferente Projektionsfasern der Großhirnrinde, die also in subkortikale Gebiete ziehen, entstammen vorwiegend den großen Pyramidenzellen in der Lamina V der Großhirnrinde. Efferenzen zu Assoziationsbahnen oder Kommissurenbahnen entstammen den kleinen Pyramidenzellen aus Lamina III und den Körnerzellen aus Lamina II (vorwiegend Assoziationsfasern). Vergleiche Kommentare zu Frage 9.77 und Frage 9.78.

Die Purkinje-Zellen sind – wie schon früher gefragt – Ursprung der einzigen Efferenzen der Kleinhirnrinde.

IX.10 Projektionsbahnen

Als **Projektionsbahnen** bezeichnet man sowohl Faserzüge, die die Großhirnrinde mit tieferliegenden Gehirnzentren bzw. mit dem Rückenmark verbinden, als auch solche, die aus tieferen Strukturen zur Rinde ziehen. Gemeinsam ist den Projektionsbahnen der Verlauf durch die Capsula interna. Hier eine Auswahl:

a) **Fasciculi thalamocorticales:** Sie verbinden die Schalt- und Relaiskerne des Thalamus (z. B. Nucleus ventralis thalami, Corpus geniculatum laterale et mediale) mit den entsprechenden Rindenarealen. Es existieren auch rückläufige Verbindungen, die Fasciculi corticothalamici. Durch diese Verbindungen ist es möglich, die Kerne des Thalamus zu sensibilisieren oder zu blocken. Beispiel: Bei starker Konzentration auf den Text eines Buches wird die Musik des im Hintergrund laufenden Radios nicht mehr bewusst wahrgenommen.

b) **Tractus pyramidalis** (Pyramidenbahn): Die Pyramidenbahn zieht von der Hirnrinde als Tractus cortocospinalis im hinteren Schenkel der Capsula interna zur Brücke und weiter zur Medulla oblongata. 70–90 % der Fasern kreuzen in der Decussatio pyramidum auf die Gegenseite und verlaufen weiter als Tractus corticospinalis lateralis im Rückenmark. Die restlichen Fasern verlaufen als Tractus corticospinalis anterior und kreuzen erst später in unterschiedlichen Segmenten auf die Gegenseite. Die Fasern enden indirekt über Interneurone, z. T. auch direkt an den motorischen Vorderwurzelzellen des Rückenmarks.

c) **Tractus corticopontini:** Dies sind Bahnen, die von der Großhirnrinde zum extrapyramidalen System ziehen. Sie verlaufen über die Nuclei pontis der Brücke zur Rinde des Kleinhirns.

d) Der **Fornix** stellt einen kräftigen Projektionsfaserzug dar, der als Tractus hippocampomamillaris den Hippocampus mit dem Corpus mammillare verbindet. Die einzelnen Fornixabschnitte bezeichnet man von rostral nach dorsal als Columna fornicis (Säule), Corpus fornicis und Crus fornicis (es gelangt in das Unterhorn des Seitenventrikels). Funktionell gesehen gehört der Fornix zum limbischen System, das eine wichtige Rolle bei der Steuerung vegetativer Abläufe, sexuellen, emotionalen und affektiven Verhaltens spielt.

e) Der **Tractus corticonuclearis** verbindet entsprechende Bezirke der motorischen Rinde mit den Hirnnervenkernen. ∎

F03 F01 ∎

→ **Frage 9.96:** Lösung A

Der Fornix führt wichtige *efferente* Fasern aus dem Hippocampus zum Corpus mammillare und zum Nucl. anterior thalami. Die Fasern, die zum Corpus mammillare ziehen, gehören zum limbischen System (Papez-Kreis).

Afferenzen zum Hippocampus, die im Fornix verlaufen, entstammen den Septumkernen (Nuclei septales).

Der **Fornix** stellt einen kräftigen Projektionsfaserzug dar, der als Tractus hippocampomammillaris den Hippocampus mit dem Corpus mammillare verbindet. Die einzelnen Fornixabschnitte bezeichnet man von rostral nach dorsal als Columna fornicis (Säule), die sich – jeweils von beiden Seiten kommend – in der Commissura fornicis zum Corpus fornicis vereinigen und sich etwa über dem Foramen interventriculare in zwei Crura fornicis teilen. Das Crus fornicis gelangt in das Unterhorn des Seitenventrikels und hat so Verbindung mit dem Plexus choroideus.

Funktionell gesehen gehört der Fornix zum limbischen System, das eine wichtige Rolle bei der Steuerung vegetativer Abläufe, sexuellen, emotionalen und affektiven Verhaltens spielt.

H02

→ **Frage 9.97:** Lösung B

Siehe Kommentar zu Frage 9.96.

F04 H96 ■
→ **Frage 9.98:** Lösung A

Der **Tractus corticospinalis**, der als eine der wichtigsten Projektionsbahnen des Gehirns den primär motorischen Kortex mit dem Rückenmark verbindet, verläuft zunächst im hinteren Schenkel der Capsula interna nahe dem Genu capsulae internae. Der **Tractus corticospinalis** ist die **Pyramidenbahn.** Diese Bahn leitet motorische Impulse aus dem Gyrus praecentralis des Frontallappens. In der Capsula interna verlaufen die Fasern im hinteren Schenkel gleich nach dem Genu capsulae internae in folgender somatotopischer Ordnung: von vorne nach hinten – obere Extremität, Rumpf und untere Extremität.

Der Tractus corticospinalis zieht von der inneren Kapsel weiter zur Brücke und zur Medulla oblongata. Dort kreuzen 70–90 % der Fasern in der Decussatio pyramidum auf die Gegenseite und verlaufen weiter als Tractus corticospinalis lateralis im Rückenmark. Die ungekreuzten Fasern verlaufen als Tractus corticospinalis anterior und kreuzen erst später in Höhe ihrer Endigung auf die Gegenseite. Die Fasern des Tractus corticospinalis enden zum größten Teil an Interneuronen des Rückenmarks und ziehen dann erst zu den Vorderhornzellen. Nur ein kleiner Teil der Fasern erreicht direkt die motorischen Vorderhornzellen des Rückenmarks.

Zu (B): In der Capsula externa verläuft nur ein geringer Anteil an Bahnen (Projektionsbahnen), aber nicht die Pyramidenbahn.

Zu (A): Im Mittelhirn (Mesencephalon) verläuft der Tractus corticospinalis in den Hirnstielen, **Pedunculi cerebri,** und zwar in deren ventralen Anteil, den Crura cerebri. Zwischen den beiden Pedunculi cerebri liegt die Fossa interpeduncularis, wo der N. oculomotorius austritt. Den hinteren Teil der Pedunculi cerebri bildet das Tegmentum mesencephali (Mittelhirnhaube), das auch wichtige Bahnen und Kerne enthält (Substantia nigra, Nucleus ruber, Formatio reticularis u. a.). Siehe hierzu auch Abb. 9.7. Neben dem Tractus corticospinalis verlaufen noch die folgenden Bahnen in den Crura cerebri: Fibrae frontopontinae, Fibrae corticonucleares und Fibrae parietotemporopontinae.

Zu (C): Das Tectum mesencephali ist der dorsale Abschnitt des Mittelhirns und besteht nur aus der Vierhügelplatte.

Zu (D): Die Kleinhirnstiele liegen dorsal des Hirnstamms und haben nichts mit der Pyramidenbahn zu tun! Allgemein kann man sich merken, dass die langen, absteigenden Bahnen aus dem Großhirn in den vorderen Anteilen des Hirnstamms verlaufen (also Crura cerebri, Pars anterior pontis und in der Pyramis der Medulla oblongata).

Zu (E): Weiter kaudal verlaufen die Fasern des Tractus corticospinalis durch die Pons, aber nicht direkt unter dem Boden der Rautengrube (dort liegt z. B. der Fasciculus longitudinalis medialis), sondern im vorderen Anteil (s. o.).

F04 ■
→ **Frage 9.99:** Lösung B

Da bei der Pyramidenbahn (**Tractus corticospinalis**) der größte Teil in der Decussatio pyramidum in der Medulla oblongata kreuzt, ist die Läsion auf der Gegenseite der Schädigung zu suchen (man setzt eine Läsion oberhalb der Pyramidenbahnkreuzung voraus, da dies bei der Diagnose „Hirnblutung" wahrscheinlich ist). Wäre der Tractus corticobulbaris (Fasern aus der motorischen Rinde zu den Hirnnervenkernen) auch betroffen, so würde man im Kopfbereich auch Symptome wie z. B. eine Hypoglossus- oder Fazialisparese (außer Stirnmuskulatur) diagnostizieren.

Der Tractus rubrospinalis ist (zusammen mit dem Tractus corticorubralis) ein Parallelweg zum kortikospinalen System. Er kreuzt gleich im Mesencephalon die Seite und erreicht ventral des Tractus corticospinalis auch letztendlich die motorische Vorderhornzelle. Er gehört zum extrapyramidal-motorischen System. Eine Schädigung, wie in (E) beschrieben, hätte Symptome auf beiden Seiten zur Folge.

Läsionen der Hinterstrangbahnen (diese enden aber bereits im Nucl. cuneatus und Nucl. gracilis der Medulla oblongata, wären also bei einer Hirnblutung nicht betroffen) führen zu Sensibilitätsstörungen der ipsilateralen Seite (D).

F05 ■
→ **Frage 9.100:** Lösung D

Bei den in der Frage geschilderten Symptomen handelt es sich um eine Hemiparese *links*, eine Fazialisparese und Abducensparese *rechts*. Das wiederum bedeutet, dass die durch eine Durchblutungsstörung verursachte Läsion in einer Höhe liegen muss, in der die Pyramidenbahn noch nicht gekreuzt ist (also oberhalb der Pyramidenbahnkreuzung), aber die Hirnnerven bzw. deren Kerne bereits von den im Mesencephalon gekreuzten Fibrae corticopontinae rechts erreicht wurden. Die Ursprungskerne der Hirnnerven auf der gleichen Seite (also rechts) werden aber geschädigt. Die damit gegebene Höhenlokalisation ist die kaudale Pons in Höhe der Hirnnervenkerne des N. facialis und N. abducens.

Außerdem gibt die Beschreibung der Lähmung der mimischen Muskulatur der Gegenseite noch einen Hinweis: Da der M. frontalis und der M. orbicularis oculi doppelseitig innerviert werden, also nicht nur von gekreuzten Fasern der Gegenseite, sondern auch von ungekreuzten Fasern der gleichen Seite erreicht werden, kann der Patient die Stirn auch bei einer zentralen Fazialisparese noch runzeln. Hier wird eine schlaffe Lähmung der Muskulatur der rechten Gesichtshälfte beschrieben, damit ist diese Fazialisparese peripher, also ab der Höhe des Hirnnervenkerns zu suchen.

Man muss sich also zunächst einmal den Verlauf der motorischen Bahnen zur Körpermuskulatur der linken Seite und zu den Hirnnervenkernen klar machen:

Der **Tractus corticonuclearis** geht von den Projektionsgebieten der entsprechenden Muskulatur im Gyrus praecentralis aus, die Fasern verlaufen dann in der Capsula interna, im Crus cerebri und kreuzen dann im Mesencephalon zur Gegenseite, die Fasern für die Augenmotorik kommen aus dem frontalen Augenfeld (Area 8 nach Brodmann), durchlaufen noch andere Schaltstellen (z. B. Colliculi superiores) und versorgen dann die Hirnnervenkerne für die Okulomotorik.

Zu **(A)** und **(B)**: Bei einer Läsion im Gyrus praecentralis bzw. der Capsula interna rechts wäre die mimische Muskulatur und die Muskulatur auf der *gleichen* Körperseite betroffen (also Fazialisparese *und* Hemiparese *links*).

Zu **(C)**: Der Pedunculus cerebri umfasst im Mesencephalon Tegmentum mesencephali und Crus cerebri. Er kommt aber für die Lösung nicht in Frage, da eine Schädigung der Pyramidenbahn im Crus cerebri links eine Hemiparese *rechts* zur Folge hätte.

Zu **(E)**: Damit ist wohl die Höhe der Pyramidenbahnkreuzung gemeint. Diese Höhenlokalisation erklärt aber nicht die periphere Fazialis- und die Abduzensparese, da beide Hirnnerven schon weiter kranial austreten.

H03
→ **Frage 9.101**: Lösung D

Der Tractus corticonuclearis (Tractus corticobulbaris) ist eine Verbindung des Kortex mit den Hirnnervenkernen. Er beginnt an den motorischen Zentren für die Rachen-, Zungen-, Kehlkopf- und mimischen Muskulatur des Gyrus praecentralis (A). Der Faserverlauf geht zusammen mit dem Tractus corticospinalis (Pyramidenbahn) durch die innere Kapsel und im Crus cerebri medial der Pyramidenbahnfasern (E). Die meisten Fasern verlaufen gekreuzt, einige Hirnnervenkerne werden ipsilateral und kontralateral innerviert (z. B. Nucleus ambiguus), einige nur kontralateral (N. hypoglossus), einige nur ipsilateral.

Klinischer Bezug
Interessant (und bereits im Physikum gefragt) ist die Sonderstellung des Nucl. nervi facialis: Der Kernanteil, der die Stirnmuskulatur versorgt, wird ipsilateral und kontralateral erreicht, der übrige Teil, der die mittlere und untere Gesichtsmuskulatur versorgt, wird nur kontralateral innerviert. Daher ist bei einer zentralen Fazialisparese die Aktivierung der Stirnmuskulatur noch möglich, da diese auch kontralateral noch innerviert ist, während bei einer peripheren Fazialisparese (Schädigung des Nervs im Verlauf) die mimische Muskulatur komplett ausfällt.

Zu **(D)**: Bis zu den Hirnnervenkernen werden die Fasern des Tractus unterwegs nicht umgeschaltet, auch nicht im Caput nuclei caudati.

9.8 Systeme

F02 ■
→ **Frage 9.102**: Lösung E

Die **Schmerzleitung** aus der unteren Extremität erfolgt über den Tractus spinothalamicus lateralis. Das erste Neuron liegt noch im Spinalganglion, das 2. Neuron im Hinterhorn (räumlich gesehen Hintersäule) des Rückenmarks. Dort erfolgt die Umschaltung ipsilateral, dann erfolgt die Kreuzung und der Tractus spinothalamicus zieht zum Thalamus.

Nucl. cuneatus und Nucl. gracilis sind die Hinterstrangkerne, die die Oberflächen- und Tiefensensibilität (*außer* Schmerz und Temperaturempfindung) aus der Körperperipherie bis zur Medulla oblongata leiten, wo in den Hinterstrangkernen auf das 2. Neuron umgeschaltet wird.

H02 ■ ■
→ **Frage 9.103**: Lösung C

In den genannten **Hinterstrangkernen** Nucleus gracilis und Nucleus cuneatus liegen Neurone, die in der Medulla oblongata kreuzen und dann im Lemniscus medialis weiter zum Thalamus verlaufen. Es handelt sich bei den in den Hinterstrangkernen liegenden Neuronen um das 2. Neuron des sog. „Hinterstrang-medialen Lemniskussystems". Das erste Neuron dieser Kette, die von den Rezeptoren bis zum Kortex reicht, liegt in den jeweiligen Spinalganglien. Die zu den 1. Neuronen gehörigen Axone verlaufen im Hinterhorn des Rückenmarks. Im unter (E) genannten Nucleus ventralis posterolateralis thalami liegen die Perikarya des 3. Neurons, deren Axone dann zur primär somatosensorischen Rinde (Gyrus postcentralis) gelangen.

F05 H01 H99 ■
→ **Frage 9.104**: Lösung B

Zu **(B)**: Der **Lemniscus medialis** besteht aus einem Fasersystem der wichtigsten *aufsteigenden* Bahnen, die die exterozeptiven Afferenzen aus dem Rückenmark weiterleiten. Dazu gehört auch der **Fasciculus cuneatus et gracilis**. Diese Bahnen haben ihr zweites Neuron im Nucleus cuneatus et gracilis, sie kreuzen nach dem zweiten Neuron in der Decussatio lemniscorum medialium zur kontralateralen Seite.

Zu **(A)**: Absteigende Fasersysteme verlaufen nicht im Lemniscus medialis. Die Pyramidenbahn als eines der größten absteigenden Systeme kreuzt mit 80 % in der Decussatio pyramidum.

Zu **(C)**: Der Epithalamus besteht aus den Habenulae, die eine Verbindung zwischen dem olfaktorischen System und dem Hirnstamm bilden, der Epiphyse und der Commissura epithalamica (= posterior).

Zu **(D)**: Das 3. Neuron der Hinterstrangbahn liegt wie bei allen sensiblen Bahnen im Thalamus.

Zu (E): Die Colliculi inferiores sind ein Teil der Hörbahn. Sie erhalten ihre Afferenzen durch den Lemniscus lateralis.

H04 ■
→ **Frage 9.105: Lösung C**

Angesprochen ist hier die Leitung der **epikritischen Sensibilität** (für die obere Extremität), deren *erste Umschaltung* im **Nucleus cuneatus** stattfindet (keine Umschaltung im Spinalganglion, dort liegt nur das Perikaryon des ersten Neurons).
In den genannten **Hinterstrangkernen** Nucleus gracilis und Nucleus cuneatus liegen Neurone, die in der Medulla oblongata kreuzen und dann im Lemniscus medialis weiter zum Thalamus verlaufen. Es handelt sich bei den in den Hinterstrangkernen liegenden Neuronen um das 2. Neuron des sog. „Hinterstrang-medialen Lemniskussystems". Das erste Neuron dieser Kette, die von den Rezeptoren bis zum Kortex reicht, liegt in den jeweiligen Spinalganglien. Im unter (E) genannten Nucleus ventralis posterolateralis thalami liegen die Perikarya des 3. Neurons, deren Axone dann zur primär somatosensorischen Rinde (Gyrus postcentralis) gelangen.

F01 ■
→ **Frage 9.106: Lösung D**

Das erste Neuron der Mechanorezeption erhält seine Afferenzen über den peripheren Fortsatz der pseudounipolaren Neurone des Spinalganglions (dort liegen die Perikarya) und leitet sie – *ohne Umschaltung im Spinalganglion* – an den zentralen Fortsatz weiter, der über die Hinterwurzel zum Rückenmark und dort im Hinterstrang (Tractus spinobulbaris) nach oben zieht. Die Fasern aus der Hand verlaufen dabei weiter lateral im Fasciculus cuneatus. Diese Fasern werden erst im Nucleus cuneatus auf das 2. Neuron der Mechanorezeption umgeschaltet.
Im Nucleus gracilis werden Afferenzen gleicher Qualität, aber aus der unteren Körperhälfte kommend, auf das 2. Neuron umgeschaltet.

IX.11 Hörbahn

Vom Corti-Organ werden die Erregungen über den N. cochlearis zu den Nuclei cochleares ventralis et dorsalis am Boden der Rautengrube geleitet.
Vom *Nucleus cochlearis anterior* zieht das 2. Neuron (größtenteils im Corpus trapezoideum gekreuzt) als Lemniscus lateralis zu den Colliculi inferiores. Die Fasern des Nucleus cochlearis posterior kreuzen als Striae acusticae posteriores und schließen sich dem Lemniscus lateralis an.
Die meisten Lemniscusfasern ziehen als 2. Neuron bis zu den Colliculi inferiores. Ein kleiner Teil wird jedoch unterwegs auf das 3. Neuron

umgeschaltet (Zwischenkerne: Nuclei corporis trapezoidei, Nucleus lemniscus lat.).
Die Colliculi inferiores werden also sowohl von (größtenteils gekreuzten) Fasern des 2. und 3. Neurons erreicht.
Der nächste Anteil der Hörbahn führt dann zum Corpus geniculatum mediale, wo als letztes Neuron die Hörstrahlung zur Rinde des Schläfenlappens zieht.
Die Signale der Corti-Organe erreichen das Hörzentrum sowohl ipsilateral als auch kontralateral. Mehr als die Hälfte der Fasern kreuzt zur kontralateralen Hemisphäre. Die Tatsache, dass das Hörzentrum jeder Seite Signale aus beiden Corti-Organen erhält, hat Bedeutung für das Richtungshören.
Die Hörbahn ist zwar streng tonotopisch gegliedert, wobei die Gliederung bereits in der Kochlea beginnt: Hohe Frequenzen werden in den basalen Schneckenwindungen aufgenommen, tiefe Frequenzen von den apikalen Schneckenwindungen. Diese Gliederung nach Frequenzen wird im Verlauf der Hörbahn auch beibehalten, aber die Signale projizieren alle in die Gyri temporales transversi.
Dort im Hörzentrum werden die Signale allerdings je nach Frequenz an unterschiedlicher Stelle verarbeitet (die tiefen Frequenzen sind eher anterolateral, die hohen eher posteromedial repräsentiert).

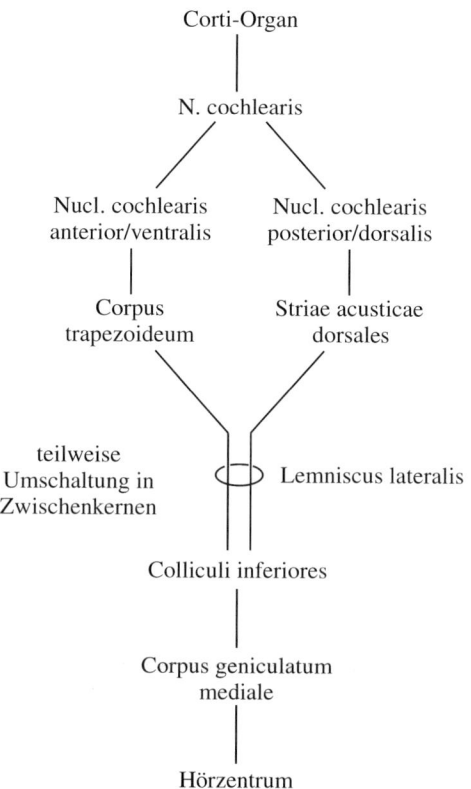

Kommentare

Klinischer Bezug

Bereits auf der Ebene der Umschaltung im Corpus trapezoideum gibt es einen Kern, Nucl. olivaris medialis superior, der schon von Fasern aus beiden Nucll. cochleae erreicht wird. Die Tatsache, dass die Hörrinde jeder Seite Signale aus beiden Cochleae erhält (also bereits auf Ebene des Nucl. olivaris medialis superior), ist wichtig für das Richtungshören. Weitere Verbindungen beider Seiten bestehen auch in den Nucl. lemnisci lat. und in der Commissura colliculi inferioris. ■

H02 ■
→ **Frage 9.107:** Lösung C

Die Stationen der **Hörbahn** sind das Ganglion spirale, das Corpus trapezoideum, die Nuclei cochlearis ventralis und dorsalis, die Nuclei olivares sup., der Lemniscus lateralis, die Colliculi inferiores, das Corpus geniculatum mediale und die Area 41 an den Gyri temporales transversi.
Der Lemniscus medialis entsteht in der Medulla oblongata durch die Vereinigung der Fasciculi cuneatus und gracilis – Tractus bulbothalamicus (mediales Lemniskussystem, siehe auch die Tabelle am Ende von Kapitel 9.3).

F03 ■
→ **Frage 9.108:** Lösung A

Siehe Kommentar zu Frage 9.107.
Die Afferenzen des Hörzentrums kommen aus dem Corpus geniculatum mediale.
Zur Sehbahn gehören Colliculus superior (D) und Corpus geniculatum laterale (B).
Siehe auch Lerntext IX.11 und IX.12.

Merke: Das Corpus geniculatum *laterale (wie „Licht") gehört zur Sehbahn, das Corpus geniculatum mediale (wie „Musik") zur Hörbahn.*

F04 ■
→ **Frage 9.109:** Lösung B

Die primäre Hörrinde befindet sich im vorderen Teil des Gyrus temporalis transversus (Area 41 nach Brodmann). Sie zeigt eine tonotope Gliederung. Der Sulcus calcarinus (A) beherbergt die Sehrinde.

IX.12   Sehbahn

Im rechten Tractus opticus verlaufen die Nervenfasern der temporalen Retinahälfte des rechten Auges und der nasalen Retinahälfte des linken Auges (Abb. 9.9).
Bei Totalausfall des rechten Tractus opticus würden also nur die linken Gesichtsfeldhälften beider Augen ausfallen.

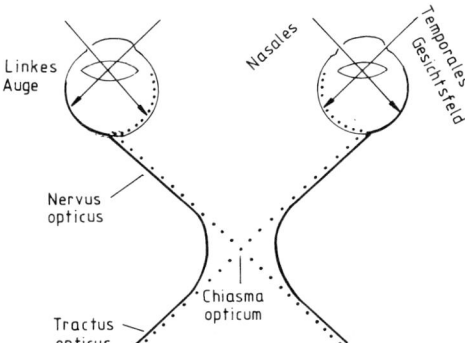

Abb. 9.**9** Beginn der Sehbahn

Sehbahn:

Photorezeptoren
| 1. Neuron
Zellen der inneren Körnerschicht
| 2. Neuron
Ganglienzellen der Retina
| 3. Neuron
N. opticus (N.II)
|
Chiasma opticum – nasale Fasern kreuzen
|
Tractus opticus
|
Corpus geniculatum **laterale**
| 4. Neuron
Colliculus **superior**
(Brachium colliculi superioris)
Fasern aus bestimmten
Netzhautbezirken
| Radiatio optica
| Gratiolet-
| Strahlung
|
Sehrinde, Area 17
Sulcus calcarinus

Die **retinotope Gliederung** im visuellen System beginnt bereits im N. opticus (Fasern aus der nasalen Retinahälfte liegen nasal, Fasern aus der lateralen Retinahälfte liegen lateral, Fasern aus der oberen Retinahälfte liegen oben usw.) und setzt sich durch die gesamte Sehbahn bis zur primären Sehrinde fort.

Klinischer Bezug

Der **konsensuelle Lichtreflex** bedeutet, dass beim Lichteinfall in nur eine Pupille sich reflektorisch nicht nur die Pupille dieses Auges, sondern auch die des anderen Auges mit verengt.
Der **Pupillenreflex** – ein Grundbestandteil der klinischen Untersuchung jedes Patienten – läuft über Afferenzen mittels Optikusfasern, die in der Area praetectalis enden; nach Umschaltung auf ein zweites Neuron zum Nucl. Edinger-Westphal (Nucl. oculomotorius accessori-

us) ziehen praeganglionäre parasympathische Fasern zum Ganglion ciliare. Nach Umschaltung ziehen dann postganglionäre Fasern über die Nn. ciliares breves zum M. sphincter pupillae. Die konsensuelle Reaktion kommt dadurch zustande, dass die Optikusfasern gekreuzt und ungekreuzt durch das Chiasma opticum ziehen und damit beide Areae praetectales erreichen. Außerdem werden die Efferenzen von den Nuclei praetectales schon bilateral auf beide Nuclei oculomotorii acc. projiziert.

H01 ■
→ **Frage 9.110:** Lösung B

Die Topografie des **Chiasma opticum** bearbeitet man am besten gleich mit dem Anatomieatlas. Das Chiasma opticum umgreift den Hypophysenstiel, liegt auf dem Corpus ossi sphenoidalis und über dem Sinus sphenoidalis, aber *nicht im* Sinus cavernosus, sondern *darüber* (siehe Sobotta, Atlas der Anatomie des Menschen, 22. Auflage, Band 1, S. 279). Im Chiasma opticum kreuzen die Fasern für die nasalen Retinahälften, also die temporalen Gesichtsfeldhälften.

F03
→ **Frage 9.111:** Lösung A

Diese Frage ist am besten lösbar, wenn man sich das Schema der Sehbahn und den Faserverlauf aus temporaler und nasaler Netzhauthälfte aufzeichnet (siehe Abb. 9.9). Für eine bitemporale Hemianopsie sind die Fasern aus den jeweils medialen Netzhauthälften von Bedeutung, die im Chiasma opticum kreuzen. Wird das Chiasma opticum sagittal durchtrennt, so sind diese Afferenzen unterbrochen, während die Fasern aus den lateralen Netzhauthälften „ungestört" weiter verlaufen können.
Zu (B): Eine Frontal-Durchtrennung des Chiasma opticum würde alle Fasern komplett treffen und zu einer völligen Blindheit führen.
Zu (C): Eine beidseitige Kompression des Chiasma opticum von lateral schädigt Fasern aus den lateralen Netzhauthälften, die für das jeweils nasale Gesichtsfeld zuständig sind.
Zu (D): Eine Schädigung des rechten Tractus opticus führt zu einer homonymen Hemianopsie nach links (links fällt die temporale Gesichtsfeldhälfte, rechts die nasale Gesichtsfeldhälfte aus).
Zu (E): Schädigungen des Corpus geniculatum laterale lassen sich durch Gesichtsfelduntersuchungen (Perimetrie) nicht von Läsionen des Tractus opticus trennen.

F04 ■
→ **Frage 9.112:** Lösung B

Für die einzelnen Stationen der Sehbahn siehe auch Lerntext IX.12. Die Perikarya des 4. Neurons der Sehbahn entstammen dem Corpus genicula-

tum laterale und enden als Sehstrahlung in der Area striata/Sehrinde.
Die Colliculi superiores sind Schaltstellen für Pupillenreflexe und für Reflexbewegungen der Augen. Sie werden auch von Fasern des Tractus opticus erreicht, die aber nicht im Corpus geniculatum laterale umgeschaltet werden.

H98 ■ ■
→ **Frage 9.113:** Lösung C

Fragen zur Schädigung innerhalb der Sehbahn werden sowohl von den Anatomen als auch von den Physiologen gerne gestellt, auch im 2. Staatsexamen gibt es noch Fragen dazu!
Zu (C): Eine Schädigung des linken Tractus opticus führt zu einem Ausfall des rechten Gesichtsfeldes, dementsprechend führt eine Schädigung des rechten Tractus opticus zu einem Ausfall des linken Gesichtsfelds (= homonyme Hemianopsie).
Zu (A): Eine Schädigung des linken N. opticus führt zu einem Ausfall des gesamten linken Auges.
Zu (B): Eine Schädigung in der Mitte des Chiasma opticums führt an beiden Augen zu einem Ausfall des temporalen Gesichtsfelds (= heteronyme, bitemporale Hemianopsie).
Zu (D): Eine Schädigung des rechten Colliculus superior führt zu einer Abschwächung der reflektorischen Augenbewegungen und der Pupillenreflexe, jedoch zu keinem kompletten Ausfall, da die Fasern zum Teil nach kontralateral kreuzen.
Zu (E): Ein kompletter Ausfall der rechten Area 17 (primäres Sehzentrum) führt zu einer homonymen Hemianopsie: Das linke Gesichtsfeld fällt aus. Bei einem kompletten Ausfall der Area 17 spricht man von der sog. Rindenblindheit.

Klinischer Bezug
Die Fragestellung ist klinisch sehr wichtig, weil sich anhand des Gesichtsfeldausfalls beim Patienten Lage und Ausmaß der Läsion abschätzen lassen. Beim Hypophysentumor werden Fasern im Zentrum des Chiasmas zuerst geschädigt. An dieser Stelle kreuzen die Fasern aus den beiden nasalen Retinahälften. Betroffen sind also zunächst die seitlichen Anteile des Gesichtsfelds (sog. Scheuklappenphänomen).

F92
→ **Frage 9.114:** Lösung D

Der **Papez-Kreis** des limbischen Systems verläuft durch folgende Strukturen:
– Subiculum und Hippocampus
– Fornix
– Corpus mammillare
– Fasciculus mammillothalamicus (Vicq d'Azur-Bündel)
– Nuclei anteriores thalami
– Gyrus cinguli
– Area entorhinalis
– Hippocampus

Das **limbische System** ist an emotionalen Prozessen beteiligt und bestimmt Verhaltensmuster. Es regelt die Verbindung von Emotionen mit somatischen, autonomen und endokrinen Funktionen. Es fasst Grenzstrukturen aus Endhirn und Dienzephalon zusammen, die den Balken umgeben. Man unterscheidet den limbischen Kortex mit innerem und äußerem Ring sowie limbische Kerngebiete. Zum limbischen System zählen:
Limbischer Kortex: Hippocampus (innerer Ring zusammen mit Subiculum, Indusium griseum), Gyrus cinguli, Gyrus parahippocampalis, Regio entorhinalis (äußerer Ring)
Limbische Kerngebiete: Area septalis, Corpus amygdaloideum, Nucl. accumbens, Corpus mammillare, Nucll. anteriores thalami, Tegmentum – zentrales Höhlengrau.
Der Fornix ist einer der wichtigsten Faserzüge des limbischen Systems.

9.9 Innere Liquorräume

F04 ■
→ **Frage 9.115:** Lösung D

Das Vorderhorn des Seitenventrikels wird medial vom Septum pellucidum begrenzt, lateral vom Caput nuclei caudati, das Dach wird vom Balken gebildet, insbesondere vom Truncus corporis callosi. Vorne wird das Vorderhorn vom Genu corporis callosi begrenzt, unten vom Rostrum corporis callosi. Der *Thalamus* als Begrenzung trifft für die Pars centralis des Seitenventrikels und für den III. Ventrikel zu. Siehe auch Abb. 9.10 und Abb. 9.11 sowie Prometheus, Lernatlas der Anatomie, Kopf und Neuroanatomie, Georg Thieme Verlag 2006, S. 187, 192.

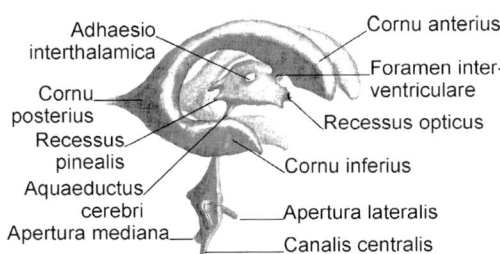

Abb. 9.**10** Das Ventrikelsystem des Gehirns.

F02 F97 ■
→ **Frage 9.116:** Lösung D

Siehe hierzu auch Abb. 9.10.
Die Seitenventrikel liegen in den Hirnhemisphären. Der zentrale Teil der Seitenventrikel wird durch die Vorwölbung des Thalamus eingeengt. Den Boden bildet der Thalamus, ganz medial auch der Fornix, seitlich liegt der Nucleus caudatus, und das

Dach bildet der Balken. In der Medianebene darf man das Septum pellucidum nicht vergessen. Das Putamen liegt lateral und unterhalb des Caput nuclei caudati, lateral der inneren Kapsel und kommt mit den Seitenventrikeln nicht in Berührung.
Bitte den Blick in den Atlas hier nicht vergessen, z. B. Prometheus, Lernatlas der Anatomie, Kopf und Neuroanatomie, Georg Thieme Verlag 2006, S. 260, 305.

IX.13 Innere Liquorräume

Die vier **Ventrikel** stehen durch Öffnungen und einen Kanal miteinander in Verbindung. Ventrikel I und Ventrikel II sind durch *Foramina interventricularia* (Monroi) mit Ventrikel III verbunden. Der **Aquaeductus cerebri** (Sylvii) verbindet den III. mit dem IV. Ventrikel, dieser geht in den Zentralkanal des Rückenmarks über. Der IV. Ventrikel – sein Boden bildet die Rautengrube – kommuniziert mit den externen Liquorräumen über 3 Öffnungen: durch die unpaare Apertura mediana ventriculi quarti (Magendii) und durch die paarigen Aperturae laterales ventriculi quarti (Luschkae).
Die Plexus choroidei der Seitenventrikel wölben sich, durch die Foramina interventricularia kommend, am Boden des Mittelteils und setzen sich am Dach des Unterhorns hängend bis in seine Spitze fort. Im III. Ventrikel überdacht der Plexus den Raum bis zum Aquädukt. Im IV. Ventrikel verläuft der Plexus choroideus quer und ragt aus den Aperturae laterales heraus (Bochdalek-Blumenkörbchen).
Siehe Abb. 9.10 und Abb. 9.11.

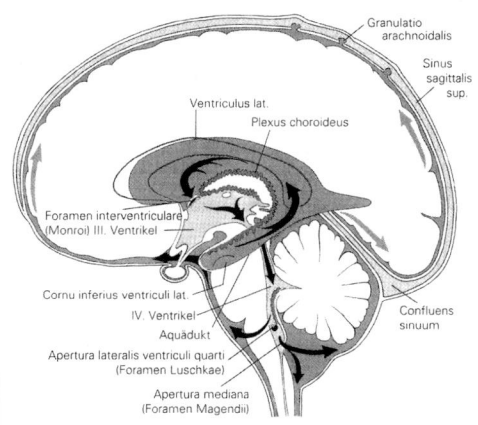

Abb. 9.**11** Liquorzirkulation
(Aus: Berlit P, Braun R, Klinische Neurologie für Anästhesisten und Intensivmediziner, 1998, Georg Thieme Verlag, Stuttgart, New York).

H04 ■
→ **Frage 9.117:** Lösung E

Siehe Kommentar zu Frage 9.118.

F03 H99 ■

→ **Frage 9.118:** Lösung E

Dem III. unpaaren mittleren Ventrikel liegen auf jeden Fall Thalamus und Hypothalamus benachbart. Das Tuber cinereum ist dorsal des Recessus infundibuli zu finden, die Lamina terminalis bildet die vordere Begrenzung des III. Ventrikels kaudal der Commissura anterior. Die Tela choroidea ist die Bindegewebsplatte, an der der Plexus choroideus des III. Ventrikels befestigt ist. Sie begrenzt den III. Ventrikel von oben. Der *Nucleus caudatus* jedoch wölbt sich – vereinfacht gesehen – außen um den Thalamus herum, sodass er zwar Kontakt zum Seitenventrikel (er bildet die lateral-kaudale Begrenzung der Vorderhörner) hat, jedoch nicht zum III. Ventrikel. Siehe auch Prometheus, Lernatlas der Anatomie, Kopf und Neuroanatomie, Georg Thieme Verlag 2006, S. 306, 315.

F01

→ **Frage 9.119:** Lösung A

Zu (A): Die Foramina interventricularia verbinden die beiden Seitenventrikel jeweils mit dem III. Ventrikel. Siehe hierzu die Abb. 9.10.
Die übrigen genannten Öffnungen stellen Verbindungen des IV. Ventrikels zu benachbarten Liquorräumen dar.

F02 ■

→ **Frage 9.120:** Lösung B

Im Vorderhorn und Hinterhorn des Seitenventrikels befindet sich kein Plexus choroideus, er ragt jedoch ins Unterhorn hinein. Weiterhin findet man einen Plexus choroideus am Dach des III. Ventrikels sowie im IV. Ventrikel, wo er durch die Aperturae laterales durchtritt (Bochdalek-Blumenkörbchen).

F99 ■

→ **Frage 9.121:** Lösung E

Im Gehirn gibt es Zonen, in denen Stoffe aus dem Blut frei durch fenestrierte Kapillaren in den Interzellularraum des Nervengewebes hinübertreten können. Man nennt sie neurohämale Gebiete.
Hierzu gehören:
- Eminentia mediana (Infundibulum der Hypophyse)
- Subfornikalorgan
- Area postrema
- Corpus pineale (Epiphyse)
- Plexus choroidei

Diese Strukturen liegen unpaar in der Medianebene des Gehirns oder sind aus ihr entstanden, man nennt sie auch zirkumventrikuläre Organe. Hierzu zählt zwar auch das Organum vasculosum laminae terminalis und das Subkommissuralorgan, letzteres weist aber wiederum eine Blut-Hirn-Schranke auf. In der Area striata besteht, wie sonst im Gehirn auch, die normale Blut-Hirn-Schranke.

Insgesamt ist dieses Thema eher als Zusatzwissen einzustufen.

9.10   Hirn- und Rückenmarkshäute, äußere Liquorräume

F01

→ **Frage 9.122:** Lösung C

Es handelt sich um die **Dura mater spinalis**, zu erkennen daran, dass sie sich von der Dura der hinteren Schädelgrube aus fortsetzt. Das Lig. longitudinale posterius liegt direkt dorsal der Wirbelkörper und somit noch zwischen Durasack und Wirbelkörper; das Lig. longitudinale anterius verläuft ventral der Wirbelkörper.

IX.14   Hirn- und Rückenmarkshäute

Das Zentralnervensystem wird von den **Meningen**, den 3 Hirnhäuten, umgeben. Die **Dura mater cranialis** (harte Hirnhaut) kleidet die Schädelhöhle aus und bildet mit der äußeren Schicht gleichzeitig das Periost der Schädelknochen. In dieser Schicht verlaufen auch die Meningealarterien. Von der Dura aus reichen Septen zwischen beide Hirnhälften (Falx cerebri) oder zwischen Kleinhirn und Okzipitallappen *(Tentorium cerebelli)*. Die **Sinus durae matris** sind Duplikaturen der inneren Schicht der Dura mit Endothelauskleidung.
Bei den weichen Hirnhäuten **Arachnoidea** und **Pia mater** folgt die Arachnoidea der Dura mater, also der knöchernen Oberfläche, während die Pia mater der Hirnoberfläche direkt aufliegt. Hierdurch entsteht der **Subarachnoidalraum** als Spaltraum zwischen Arachnoidea und Pia mater. Er ist mit Liquor cerebrospinalis gefüllt (**äußerer Liquorraum**). Zisternen sind Erweiterungen des Subarachnoidalraumes, entsprechend den Einsenkungen und Furchungen an der Gehirnoberfläche. Die Cisterna cerebellomedullaris liegt zwischen unterer und hinterer Kleinhirnfläche und Medulla oblongata. Bei der selten durchgeführten Subokzipitalpunktion wird hier Liquor entnommen. Dura mater und Pia mater sind sensibel innerviert.
Als **Epiduralraum** wird der Spalt zwischen beiden Durablättern, also zwischen der periostalen Auskleidung des knöchernen Wirbelkanals und der Dura mater spinalis, bezeichnet. Der Epiduralraum enthält neben Fettgewebe auch Venen und Lymphgefäße und bildet ein Polster für den Duralsack bei Bewegungen der Wirbelsäule. Ab dem 2.–3. Sakralwirbel setzt sich der Duralsack nur noch als Filum terminale fort, ein dünner Strang, der bis zum Steißbein reicht. Da hier neben dem dünnen Strang nur noch die unteren Spinalnerven verlaufen, bleibt ein geräumiger Epiduralraum übrig. Siehe Abb. 9.12.

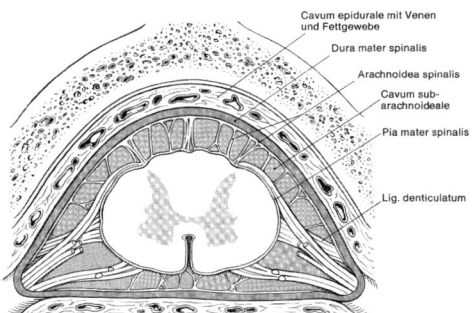

Abb. 9.**12** Schematische Darstellung der Hüllen des Rückenmarks
Aus: Duus P, Neurologische topische Diagnostik, 2. Auflage 1980, Georg Thieme Verlag, Stuttgart, New York.

Klinischer Bezug

Bei **Blutungen** in oder am ZNS unterscheidet man:
- **Subarachnoidalblutung:** Blutung in den Subarachnoidalraum, traumatisch oder nach Ruptur von Aneurysmen.
- **Subduralblutung** oder **-hämatom:** Blutung zwischen Dura und Arachnoidea; Blutung aus Venen der Pia mater, akut oder chronisch, auch noch mit einer Latenz von einigen Wochen nach dem Trauma möglich.
- **Epiduralhämatom:** Hämatom zwischen Schädelknochen und Dura mater, nach Schädel-Hirn-Trauma und Blutungen aus der A. meningea media.
- **intrazerebrale Blutung:** Hämorrhagie innerhalb des Parenchyms, z. B. im Rahmen einer hypertensiven Krise oder bei Mikroaneurysmen intrazerebraler Arterien. Je nach Lokalisation ist ein Einbruch ins Ventrikelsystem möglich. Eine akut eintretende hypertensive Massenblutung hat eine schlechte Prognose. Die Blutung kann auch lokalisiert sein, z. B. im Thalamus oder Zerebellum. Zerebrale Blutungen sind primär klinisch nicht von ischämischen Schlaganfällen zu unterscheiden, nur durch eine computertomographische Untersuchung.

Periduralanästhesie: Es handelt sich um die Instillation eines Anästhetikums mittels dünnem Katheter in den Epiduralraum (auch einmalige Injektionen sind möglich). Man erreicht ihn bei der Punktion nach Überwinden der Ligg. flava. Die Dura mater spinalis wird hierbei nicht durchstochen.

Bei der **Lumbalpunktion** wird Liquor aus dem **Subarachnoidalraum** entnommen (Cisterna lumbalis, unterhalb des 2. LWK). Bei dieser Methode wird die Dura perforiert, also der Subarachnoidalraum erreicht. Auch diese Punktionsmethode kann zur Anästhesie genutzt werden (**Spinalanästhesie**).

F05
→ **Frage 9.123:** Lösung D

Der Schläfenlappen wird bei einer Hirndrucksteigerung zunächst in der Incisura tentorii eingeklemmt, die ein Ausweichen des Schläfenlappens nach unten verhindert.
Siehe Prometheus, Lernatlas der Anatomie, Kopf und Neuroanatomie, Georg Thieme Verlag 2006, S. 188, 189.

F93 F89 F87 ■ ■
→ **Frage 9.124:** Lösung A

Die Falx cerebri senkt sich in der Mediansagittalebene wie ein Vorhang zwischen beide Hirnhemisphären.
Rostral ist die Falx cerebri an der Crista galli befestigt, sie zieht dann weiter über die Crista frontalis, bis sie sich an der Protuberantia occipitalis interna nach beiden Seiten in das Tentorium cerebelli ausspannt.

H04
→ **Frage 9.125:** Lösung E

Die **Incisura tentorii** ist der Einschnitt des Tentoriums für den Durchtritt des Hirnstammes. Eine topografische Vorstellung über die Lage des Tentoriums hat man z. B. bei Prometheus, Lernatlas der Anatomie, Kopf und Neuroanatomie, Georg Thieme Verlag 2006, S. 188, 189 oder Kahle, Taschenatlas der Anatomie des Menschen, Band 3, Georg Thieme Verlag 2003, S. 288.
Das Tentorium spannt sich zeltartig zwischen Großhirn und Kleinhirn aus, sodass die Ebene der Incisura tentorii etwa in Höhe des Tectum mesencephali zu suchen ist. Hier liegt auf Schnitten durch das Mittelhirn der Nucleus ruber. Siehe Abb. 9.7.

9.11 Gefäßversorgung

IX.15 Gefäßversorgung des ZNS

Der **Circulus arteriosus cerebri** (Willisi) wird aus 3 großen Blutgefäßen, den beiden Aa. carotides internae und der A. basilaris, gespeist.
Die **A. carotis interna** tritt durch den Canalis caroticus, der in der mittleren Schädelgrube liegt, in die Schädelhöhle ein.
Die **A. basilaris** entsteht aus dem Zusammenfluss der beiden Abgänge der A. subclavia – Aa. vertebrales dextra et sinistra – und tritt durch das Foramen magnum des Os occipitale in die Schädelhöhle ein.
Arterielle Versorgung des Großhirns:
A. cerebri media: Sie ist der Endast der A. carotis interna und verläuft im Sulcus cerebri lateralis;

sie versorgt die laterale Außenfläche des Groß-hirns mit Ausnahme des Okzipitallappens. Im Versorgungsgebiet liegen große Teile des Tem-porallappens, die Insel, das Frontalhirn, Genu und Crus posterius der Capsula interna, die Endhirnkerne (= Basalganglien – Putamen, Nuc-leus caudatus, Klaustrum, Corpus amygdaloi-deum), das Sprach- und Hörzentrum und die sensomotorischen Rindenfelder (außer für die unteren Extremitäten).

A. cerebri anterior: Sie verläuft in der Fissura longitudinalis cerebri in enger Nachbarschafts-beziehung zum Corpus callosum.

Sie versorgt die medialen Hirnregionen und ein ca. 1 cm breites Gebiet außerhalb der Mantel-kante. Hier liegt auch das sensomotorische Rin-denfeld der unteren Extremitäten.

A. cerebri posterior: Sie versorgt die basale und mediale Fläche des Temporallappens und den gesamten Okzipitallappen.

Hier kann als wichtige Struktur die **Sehrinde** im Sulcus calcarinus angegeben werden.

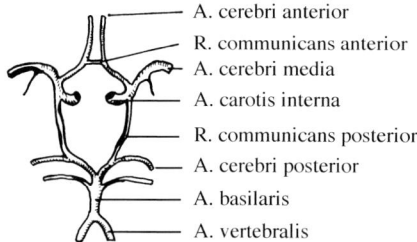

- A. cerebri anterior
- R. communicans anterior
- A. cerebri media
- A. carotis interna
- R. communicans posterior
- A. cerebri posterior
- A. basilaris
- A. vertebralis

Abb. 9.**13** Circulus arteriosus Willisii

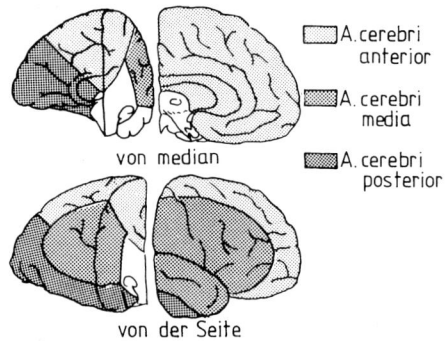

A. cerebri anterior

A. cerebri media

A. cerebri posterior

von median

von der Seite

Abb. 9.**14** Arterielle Gefäßversorgung des Gehirns

Klinischer Bezug

Die zerebrale Ischämie bzw. den Hirninfarkt kann man nach verschiedenen Gesichtspunk-ten einteilen. Neben der Einteilung nach Zeit-dauer der Symptome und Verlauf ist die Ein-teilung nach dem Infarktmuster wichtig, die sich aus der bildgebenden Diagnostik ergibt. Das Infarktmuster kann Hinweise auf die Pa-thogenese geben, was wiederum für Therapie bzw. Prophylaxe weiterer Ereignisse von Be-deutung ist. Man unterscheidet lakunäre Infark-

te (Mikroangiopathie bei Arteriosklerose, Ob-struktionen kleiner Gefäße) von Territorialin-farkten (embolischer Gefäßverschluss mit dis-taler Minderperfusion des Hirnareals). Man spricht dann z. B. von einem A.-cerebri-media-Infarkt oder -Teilinfarkt. Nach Ausschluss von Kontraindikationen kann eine Lysetherapie versucht werden. Die klinischen Ausfälle ent-sprechen dem Versorgungsgebiet des betroffen-en Gefäßes. Beim Territorialinfarkt muss nach der Emboliequelle gesucht werden.

Beim lakunären, arteriosklerotisch bedingten Infarkt ist keine spezifische Therapie außer ei-ner Sekundärprophylaxe möglich. ∎

H02 ∎∎
→ **Frage 9.126:** Lösung B

Die **A. cerebri posterior** versorgt Teile des Occipital- und des Schläfenlappens (basaler und medialer Teil). Eine wichtige Struktur, die von der A. cerebri posterior versorgt wird, ist die primäre Sehrinde.

Die **A. cerebri anterior** versorgt die medialen Hirn-regionen, einen ca. 1 cm breiten Streifen an der Mantelkante sowie den Gyrus cinguli.

Siehe auch Lerntext IX.15 oder die entsprechen-den schematischen Abbildungen in den Anato-miebüchern.

H02 ∎∎
→ **Frage 9.127:** Lösung E

Siehe Kommentar zu Frage 9.126.

H04 F02 ∎
→ **Frage 9.128:** Lösung B

Die **A. cerebri anterior** versorgt die mediale Hemi-sphärenfläche einschließlich größerer Teile des Balkens sowie einen Streifen der Mantelkante. Dies bedeutet, dass das *Beinareal* des Gyrus praecen-tralis und des Gyrus postcentralis von dieser Arte-rie versorgt wird (motorisches und somatosensib-les Primärfeld für das Bein der Gegenseite).

Die primäre Sehrinde wird von der A. cerebri pos-terior versorgt, die primäre Hörrinde durch die A. cerebri media. Auch das *Handareal* des Gyrus postcentralis und das motorische Sprachzentrum (Broca) wird von Ästen der A. cerebri media ver-sorgt. Siehe Abb. 9.14.

H05 ∎
→ **Frage 9.129:** Lösung A

Um den **Sulcus calcarinus** herum (zu sehen an der medialen Hemisphärenfläche) findet man die pri-märe **Sehrinde.** Dieser Bezirk wird von der A. cerebri posterior versorgt. Siehe Lerntext IX.15.

H93

→ **Frage 9.130:** Lösung A

Die Hirnhautgefäße (Aa. meningeae anterior, media und posterior) verlaufen zwischen Knochen und Dura mater. Bei Verletzungen dieser Gefäße kommt es zu Blutungen, die die Dura vom Knochen abdrängen (**epidurale Hämatome**). Am Schädel ist die Dura fest mit dem Periost des Schädels verbunden. Die Bezeichnung Epiduralraum ist etwas irreführend, da ein solcher „Raum" oder „Spalt" nicht existiert, er ist sozusagen virtuell und entsteht erst durch eine Blutung. Man könnte ihn auch als extraduralen Spalt bezeichnen (am Rückenmark teilt sich die Dura in ein äußeres und inneres Blatt, dort gibt es tatsächlich einen mit Fett und Blutgefäßen ausgefüllten Epiduralraum).

Die klinische Bezeichnung für Hämatome aufgrund von Verletzungen der Meningealgefäße am Schädel ist aber nach wie vor Epiduralhämatom.

Man muss dies deutlich abgrenzen von **subduralen Hämatomen** (B), die nach Zerreißung von oberflächlichen Hirnvenen auftreten können. Hier dringt Blut in den Spalt zwischen Dura und Arachnoidea.

Zu (E): Bei den o. g. Rupturen von Gefäßen des Circulus arteriosus blutet es in die Cisterna basalis (Subarachnoidalblutung in die Cisterna basalis).

Klinischer Bezug

Subarachnoidalblutungen entstehen durch Blutungen aus z. B. rupturierten Aneurysmen (Erweiterungen) von Gefäßen des Circulus arteriosus Willisi. Solche Blutungen können von plötzlichen Kopfschmerzen bis zum schlagartigen Bewusstseinsverlust unterschiedliche Symptome hervorrufen. Es dringt Blut in den Liquorraum ein, so dass sich der Liquor blutig verfärbt (Diagnose durch Lumbalpunktion möglich, aber mit Gefahr der Hirnstammeinklemmung behaftet, daher meist CT und NMR).

F94

→ **Frage 9.131:** Lösung E

Der Anfangsteil der A. cerebri media liegt wie der Circulus arteriosus Willisi im Subarachnoidalraum, in der basalen Zisterne.

Rupturiert ein Aneurysma im Bereich des Circulus arteriosus Willisi, so dringt Blut in die Cisterna basalis, also in den Liquorraum bzw. in den Subarachnoidalraum.

Die unter (B) erwähnte Cisterna chiasmatis ist Bestandteil der Cisterna basalis; die Cisterna cerebellomedullaris (C) liegt zwischen der Unterfläche des Kleinhirns, der Medulla oblongata und dem Dach des IV. Ventrikels.

F04

→ **Frage 9.132:** Lösung B

Die Epiphyse befindet sich am hinteren Rand des Zwischenhirndaches und ragt von hinten oben zwischen die Colliculi superiores. Die direkt dahinter liegende Vene ist die **V. magna cerebri (Galeni)**. Man sollte sich hier die Topografie unbedingt anhand eines Anatomieatlas ansehen, z. B. Prometheus, Lernatlas der Anatomie, Kopf und Neuroanatomie, Georg Thieme Verlag 2006, S. 258, 261. Die V. magna cerebri entsteht aus den beiden Vv. internae cerebri. An einem Mediansagittalschnitt wird deutlich, dass der Sinus sagittalis inferior oberhalb des Balkens am Unterrand der Falx verläuft, der Sinus rectus weiter dorsal oberhalb des Kleinhirns.

F99

→ **Frage 9.133:** Lösung B

Zu (A): Dies ist eine allgemeine korrekte Aussage zum Blutabfluss aus dem Gehirn. Die V. jugularis interna leitet das meiste Blut aus dem Gehirn ab. Ausnahmen wie Anastomosen sind unter (C) und (E) beschrieben. Zu ergänzen wäre noch, dass die Venen des Gehirns in die Sinus durae matris münden. Ein weiteres Charakteristikum ist, dass die Venen des Gehirns im Gegensatz zu anderen Versorgungsgebieten des Körpers *unabhängig* von den Arterien verlaufen.

Zu (B): Venöses Blut aus dem Kleinhirn und der Medulla oblongata fließt z. B. über Vv. cerebelli ab in die V. cerebri magna, Confluens sinuum, Sinus transversus und Sinus rectus. Blut aus der Medulla oblongata kann auch über die V. petrosa in den Sinus petrosus sup. abfließen.

Zu (C): Über Vv. emissariae stehen die Sinus durae matris mit Venen der Kopfhaut in Verbindung.

Zu (E): Die in der Aussage genannte Anastomose kann, wie schon mehrfach kommentiert, bei Ausbreitung von Entzündungen (z. B. Fortleitung über die Verbindung V. ophthalmica – Sinus cavernosus) zur Sinus-cavernosus-Thrombose führen.

F93 H89 ■

→ **Frage 9.134:** Lösung D

Der **Sinus cavernosus** liegt paarig links und rechts neben der Sella turcica. Er reicht von der Fissura orbitalis superior bis zur Felsenbeinpyramide. Sinus intercavernosi verbinden beide Seiten zu einem ringförmigen Venengeflecht.

Weiterhin sind zum Sinus cavernosus noch zu merken:

– Durch den Sinus cavernosus verlaufen die A. carotis interna (arteriovenöse Shunts bei Verletzungen möglich) und der N. abducens (N. VI).

– Lateral des Sinus cavernosus verlaufen N. oculomotoris (N. III), N. trochlearis (N.IV) und N. ophthalmicus (N.V_1).

– Verbindung über die V. ophthalmica superior (V. angularis) zu den extrakraniellen Venen. Auf diesem Weg können Keime ins Schädelinnere verschleppt werden und zur Thrombose im Sinus cavernosus führen. Daher ist Vor-

sicht geboten, z. B. bei Furunkeln des Gesichts, deren venöser Abfluss im Bereich der V. angularis liegt.
– Eine weitere Verbindung existiert über die V. ophthalmica inf., die ebenfalls in den Sinus cavernosus mündet.

Der Sinus cavernosus nimmt das Blut des Sinus sphenoparietalis und der V. ophthalmica auf und steht über die Sinus petrosus superior et inferior mit dem Sinus sigmoideus in Verbindung.

Das Ganglion trigeminale liegt außerhalb des Sinus cavernosus.

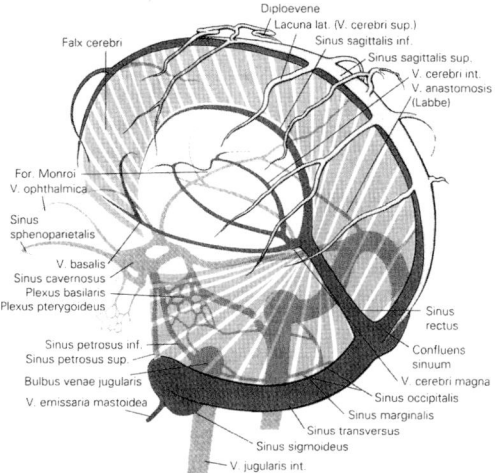

Abb. 9.15 Venöse Blutleiter des Gehirns
(Aus: Berlit P, Klinische Neurologie für Anästhesisten und Intensivmediziner, 1998, Georg Thieme Verlag, Stuttgart, New York)

H98 ◼◼
→ **Frage 9.135:** Lösung E

Siehe Kommentar zu Frage 9.134.
Der **N. facialis** tritt in der hinteren Schädelgrube über den Porus acusticus internus ins Felsenbein ein, verläuft dort bogenförmig um die Paukenhöhle und hat dann topographische Beziehung zum Sinus sigmoideus. Siehe auch Sobotta, Atlas der Anatomie des Menschen, Band 1, S. 278, 279, 22. Auflage 2006, U & F.

F03 ◼
→ **Frage 9.136:** Lösung B

Der Sinus cavernosus nimmt das Blut des Sinus sphenoparietalis (D) und der V. ophthalmica superior (A) auf und steht über die Sinus petrosus superior (E) et inferior (C) mit dem Sinus sigmoideus in Verbindung.
Der Sinus sagittalis inferior hat keine Verbindung zum Sinus cavernosus. Siehe auch Abb. 9.15.

H98 ◼◼
→ **Frage 9.137:** Lösung D

Der Sinus sagittalis inferior mündet in den Sinus rectus, welcher zusammen mit dem Sinus sagittalis superior in den Confluens sinuum einmündet. Aus dem Confluens sinuum fließen der Sinus transversus und der Sinus occipitalis weiter nach kaudal.

H96 F94 F91 ◼◼
→ **Frage 9.138:** Lösung E

Der Sinus petrosus inferior verlässt die Schädelhöhle durch die Fissura petrooccipitalis und erreicht extrakranial seine Mündung im Bulbus v. jugularis.

F98 H94 ◼◼
→ **Frage 9.139:** Lösung A

Die **Falx cerebri** ist eine sagittale Duraduplikatur, die von oben zwischen beide Großhirnhemisphären ragt. Sie ist befestigt an der Crista galli des Siebbeins, am Rand des Sulcus sinus sagittalis superioris, an der Protuberantia occipitalis interna und am Tentorium cerebelli. Am unteren freien Rand der Falx cerebri findet man den Sinus sagittalis inferior. Siehe auch Prometheus, Lernatlas der Anatomie, Kopf und Neuroanatomie, Georg Thieme Verlag 2006, S. 188.

F05 H82 ◼
→ **Frage 9.140:** Lösung A

Der **Sinus rectus** nimmt die V. magna cerebri auf. Er liegt dort, wo die Falx cerebri beidseitig in das Tentorium cerebelli übergeht.
Der für den Abfluss des Sinus rectus unter (A) beschriebene Weg ist korrekt, bitte wiederholen Sie an dieser Stelle nochmals die Sinus durae matris. Siehe auch Abb. 9.15.

H04
→ **Frage 9.141:** Lösung A

Die oberflächlichen Venen des Gehirns leiten ihr Blut in die Sinus durae matris, während die tiefen Hirnvenen ihr Blut an die V. magna cerebri (B) abgeben. Damit scheidet Lösung (B) bereits aus.
Bei den oberflächlichen Hirnvenen unterscheidet man Vv. cerebri superiores und Vv. cerebri inferiores (A).
Die unter (C)–(E) genannten Venen zählen zu den tiefen Hirnvenen.

9.12 Angewandte und topographische Anatomie

F04 ■

→ **Frage 9.142:** Lösung C

Als übergeordnetes Miktionszentrum wird das **pontine** Miktionszentrum im rostralen Brückentegmentum durch erhöhte Blasendehnung aktiviert. Die Dehnungsafferenzen gelangen nach Umschaltung im sakralen Rückenmark in die Pons.

F04

→ **Frage 9.143:** Lösung D

Die **Area postrema** gilt als Chemorezeptoren-Triggerzone für den Brechreflex. Sie liegt paarig am Boden der Rautengrube am unteren Ende des IV. Ventrikels. Die Area postrema zählt zu den zirkumventrikulären Organen, die größtenteils keine Blut-Hirn-Schranke aufweisen, sog. neurohämale Kerngebiete, die hoch vaskularisiert sind und fenestrierte Kapillaren enthalten. Substanzen können so das ZNS erreichen und Brechreiz auslösen. Die Area postrema hat serotoninerge und noradrenerge Afferenzen sowie Substanz-P-haltige Afferenzen aus dem Nucleus solitarius. Auch Efferenzen ziehen zum Nucleus solitarius. Bei der Gabe von Zytostatika wird Erbrechen induziert: Schon im Gastrointestinaltrakt wird bei Zytostatikagabe Serotonin frei, das über spezifische Serotonin-(5-HT_3)-Rezeptoren das Erbrechen aktiviert. Auch direkt durch Zytostatikaeinwirkung – ähnlich wie bei Digitalis – kann das Erbrechen durch die Area postrema getriggert werden. Zur antiemetischen Therapie bei Zytostatikagabe werden 5-HT_3-Rezeptorantagonisten eingesetzt, die eine hohe antiemetische Wirksamkeit aufweisen.

F00

→ **Frage 9.144:** Lösung D

Es handelt sich um die **A. basilaris**, die ventral der Pons verläuft, nachdem sie aus den beiden Aa. vertrebrales entstanden ist. Siehe auch Prometheus, Lernatlas der Anatomie, Kopf und Neuroanatomie, Georg Thieme Verlag 2006, S. 252.

F00

→ **Frage 9.145:** Lösung E

Es handelt sich um die A. cerebri posterior, die die primäre Sehrinde versorgt. Man erkennt die Anfärbung der A. vertebralis, der Zusammenfluss zur A. basilaris, die in der Medianebene verläuft, und davon entspringend die beiden Aa. cerebri posteriores. Bei einer Injektion in die A. carotis interna färben sich – sofern keine Stenosen vorliegen – die A. cerebri anterior, median nach oben verlaufend, *und* die A. cerebri media an.

H00 F89 ■

→ **Frage 9.146:** Lösung A

Die mit (A) bezeichnete Struktur ist die Commissura anterior, die vordere Querverbindung zwischen beiden Hemisphären. Es kreuzen dort Fasern aus dem Bulbus olfactorius, dem Corpus amygdaloideum, der Stria terminalis und der Substantia perforata zur anderen Hemisphäre. (D) ist der obere Kleinhirnstiel mit Tractus dentatothalamicus u.a., (B) stellt die Columna fornicis dar, die vom Corpus mamillare ausgeht. (C) bezeichnet den Tractus mamillotegmentalis, der zum limbischen System gehört. (E) gehört zum Corpus callosum, Genu corporis callosi.

H00 F89 ■

→ **Frage 9.147:** Lösung D

Siehe Kommentar zu Frage 9.146.

F02 ■

→ **Frage 9.148:** Lösung C

Die mit X bezeichnete Struktur ist der **obere Kleinhirnstiel**, die Verbindung vom Zerebellum → Mittelhirn: Er führt den Tr. spinocerebellaris ant., Tr. cerebellorubralis, Tr. dentatothalamicus (cerebellothalamicus), Tr. uncinatus asc. und Tr. tectocerebellaris.
Zu (B): Fasern einer kortiko-pontino-zerebellären Bahn verlaufen über den mittleren Kleinhirnstiel (Tractus pontocerebellaris).
Zu (A), (D) und (E): Alle hier genannten Bahnen verlaufen über den unteren Kleinhirnstiel (Zerebellum – Medulla oblongata).

H00 ■

→ **Frage 9.149:** Lösung C

Die mit Z bezeichnete Struktur ist die **Epiphyse**, die bereits in einer Prüfungsfrage (Frage 9.6) erwähnt wurde. Die Epiphyse produziert Melatonin.

H00 ■ ■

→ **Frage 9.150:** Lösung A

Die Abbildung wurde bereits früher in alten Prüfungen gezeigt, auch nach dem Nucleus ruber wurde schon gefragt. Die Bezeichnungen waren damals nur anders. Der **Nucleus ruber** ist deutlich zu erkennen. Der rötlichen Färbung liegt ein hoher intrazellulärer Eisengehalt zugrunde.
Zu (D): Das zentrale Höhlengrau umgibt den Aquädukt.
Zu (E): Die Pars reticularis der Substantia nigra ist nicht ganz so dunkel gefärbt wie die Pars compacta (große melaninhaltige Neurone) und liegt den Crura cerebri (außen) zugewandt an (also hier im Bild etwa unter dem Pfeil, der vom X ausgeht, die Pfeilspitze zeigt die Pars compacta).

H00 ■ ■

→ **Frage 9.151:** Lösung C

Die Neurone der Substantia nigra haben **Dopamin** als Transmitter (dopaminerge Neurone). Ihre Axone ziehen ins Striatum. Eine verminderte Dopaminbildung bzw. ein Ausfall dieser Zellen resultiert in einem Dopaminmangel des Striatum → Morbus Parkinson (Akinese, Rigor, Tremor).

H00

→ **Frage 9.152:** Lösung E

An Neuronen der Epiphyse enden vorwiegend Afferenzen aus dem oberen Halsganglion. Die Epiphyse ist so in einen komplexen Tag-Nacht-Regulationsmechanismus über Retina – Nucl. suprachiasmaticus – Nucl. paraventricularis – Seitenhorn des Rückenmarks – Umschaltung auf präganglionäre Neurone zum Ganglion cervicale sup. eingebunden und daraus resultiert eine licht- und damit tageszeitabhängige Freisetzung von Melatonin.

F89

→ **Frage 9.153:** Lösung A

Es sei auf Abb. 9.16 verwiesen.
Das mit Pfeil bezeichnete Gebilde stellt den **Fasciculus longitudinalis medialis** dar, darunter liegt als langgestrecktes Dreieck der Lemniscus medialis (B). Den Tractus corticospinalis, also die Pyramidenbahn, kann man auf der anderen Seite des Rautenhirns (rostral) erkennen. Der Tractus solitarius ist auf dem vorliegenden Schnitt nur sehr schwer zu identifizieren, er ist allerdings in Abb. 9.16 beschriftet und kann so ungefähr lokalisiert werden. Trotzdem lässt die Ergebnisstatistik Probleme erkennen, insbesondere die Differenzierung zwischen Fasc. longitudinalis medialis und Lemniscus medialis. Der Tractus olivocerebellaris trägt eigentlich mehr zur Verwirrung bei: Er geht natürlich von der Olive aus und verläuft nach lateral.

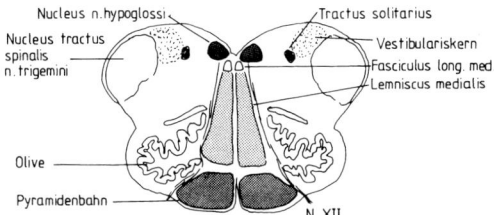

Abb. 9.16 Schnitt durch die Medulla oblongata

F03

→ **Frage 9.154:** Lösung D

Die Abbildung wurde schon mehrfach in alten Physika gezeigt. Man erkennt zentral den 3. Ventrikel, darüber die beiden Seitenventrikel, das Septum pellucidum, den Balken, in der Mitte jeweils seitlich des 3. Ventrikels den Thalamus. Die mit einem Stern bezeichnete Struktur ist die Capsula interna.
In der **Capsula interna** verläuft die wichtigste Ansammlung von Projektionsfasern. Sie liegt medial des Nucleus lentiformis und lateral des Nucleus caudatus und des Thalamus. Im Crus anterius verlaufen der Tractus frontopontinus und die vordere Thalamusstrahlung, im Genu der Tractus corticonuclearis als Teil der Pyramidenbahn und im Crus posterius die Fibrae corticospinales, rubrales und reticulares, die obere und hintere Thalamusstrahlung, der Tractus temporopontinus und die Radiatio optica und acustica.
Zu (D): Der Tractus mammillothalamicus gehört zum limbischen System und zum Schaltkreis des Papez-Kreises. Er verläuft von den Corpora mammillaria zu den vorderen Thalamuskernen.

F01

→ **Frage 9.155:** Lösung D

Mit „X" auf dieser Abbildung bezeichnet ist der Gyrus cinguli, der direkt auf dem Balken liegt und auf ihm entlang zieht. Der Gyrus cinguli ist in einem Mediansagittalschnitt besser zu sehen, er wird durch den Sulcus cinguli nach oben abgegrenzt. Der Gyrus cinguli gehört zum limbischen Kortex.

H02 ■ ■

→ **Frage 9.156:** Lösung E

Vom Kortex ziehen Fasern zur Pons, die zusammen mit der Pyramidenbahn die Hirnschenkel bilden (Pedunculi cerebri). In den Brückenkernen (Region (E) in der Abbildung) findet die Umschaltung statt und die Fasern projizieren als Tractus pontocerebellaris zum Kleinhirn (Verlauf im mittleren Kleinhirnstiel).
Zu den anderen in der Frage bezeichneten Arealen: (A) ist der Nucleus caudatus, (B) ist schwierig zuzuordnen, vermutlich Thalamusanteile, (C) gehört zu den Basalganglien (z. B. Putamen) und mit (D) könnte schon die Substantia nigra angeschnitten sein. Ein vergleichbarer schematischer Anschnitt findet sich in Kahle W., Taschenatlas der Anatomie, Band 3, Nervensystem, S. 219, 7. Auflage, Georg Thieme Verlag, Stuttgart.

F00

→ **Frage 9.157:** Lösung E

Die Capsula interna ist zwar zu sehen, aber nicht mit Stern bezeichnet. Vergleiche hierzu eine entsprechende Abbildung im anatomischen Atlas, z. B. Prometheus, Lernatlas der Anatomie, Kopf und Neuroanatomie, Georg Thieme Verlag 2006, S. 312, 313. Von den beiden unteren Sternen ist links das Putamen, rechts der Thalamus bezeichnet. Dazwischen verläuft ein Teil der Capsula interna, darüber erkennt man ebenfalls die konvergierenden

Fasern der Capsula interna. Bei den beiden oberen Sternen handelt es sich links um das Corpus nuclei caudati und rechts um das Crus fornicis. Es bietet sich an, anhand eines Anatomieatlas auch andere Strukturen auf dieser Abbildung zu identifizieren.

H98 ■
→ **Frage 9.158:** Lösung C

Die Abbildung wurde bereits einmal im Physikum H97 verwendet. Eine recht gute Vergleichsabbildung mit Beschriftungen findet sich bei Sobotta, Atlas der Anatomie des Menschen, Band 1, S. 336, 22. Auflage 2006, U & F oder schematisch bei Prometheus, Lernatlas der Anatomie, Kopf und Neuroanatomie, Georg Thieme Verlag 2006, S. 161
Man erkennt ziemlich zentral das Tectum mesencephalicum, das Tegmentum, darüber einen schmalen bogenförmigen dunklen Steifen, die Substantia nigra und die anschließenden Crura cerebri. Dazwischen liegt die Fossa interpeduncularis (E). Die Cisterna ambiens (B) liegt dorsal zwischen Mesencephalon und Kleinhirn, sie ist in der Abbildung sehr schmal angeschnitten. In den Subarachnoidalraum ist das gesamte Großhirn eingebettet, er ist an den Seiten sowie frontal hinter den Augenhöhlen zu erkennen.
Zu (C): Die Cisterna cerebellomedullaris liegt ganz kaudal zwischen Rückenmark und Kleinhirn und ist auf diesem höher verlaufenden Horizontalschnitt nicht getroffen.

H05 ■
→ **Frage 9.159:** Lösung D

Mit (D) ist nicht der N. trigeminus bezeichnet, sondern Anteile des N. oculomotorius (N. III).
Der unter (E) genannte Tractus gehört zum oberen Kleinhirnstiel.

H96
→ **Frage 9.160:** Lösung B

Bei der markierten Struktur handelt es sich um das **Corpus geniculatum laterale**, wo Neurone der Sehbahn teilweise umgeschaltet werden und von dort als Sehstrahlung (Gratiolet-Strahlung) auf die Sehrinde projizieren, also in den Okzipitallappen (Area striata, primäre Sehrinde, Area 17 nach Brodmann). Das Corpus geniculatum laterale ist Teil des Zwischenhirns und ein wichtiger spezifischer Relaiskern des Thalamus.
Die Frage konnte nicht von allen Kandidaten korrekt gelöst werden, da das Erkennen zugegebenermaßen nicht ganz einfach war.

F96
→ **Frage 9.161:** Lösung E

Es handelt sich bei der markierten Struktur um das **Caput nuclei caudati.**

Zu (E): Der Nucleus caudatus steht durch Brücken grauer Substanz mit dem **Putamen** in Verbindung! Da diese Brücken streifenförmig verlaufen, nennt man Nucleus caudatus und Putamen zusammen auch Corpus striatum.
Nucleus caudatus und Putamen – das sog. Striopallidum – zählen zu den Basalganglien im engeren Sinne und im weiteren Sinne zu den subkortikalen Kernen. Sie erhalten Afferenzen aus sensorischen und motorischen Kerngebieten und entsprechenden assoziativen Kerngebieten sowie aus Kerngebieten des Thalamus; besonders wichtig sind Afferenzen aus der Substantia nigra. Über verschiedene Regelkreise sind die Basalganglien an der Regulation der Motorik beteiligt.

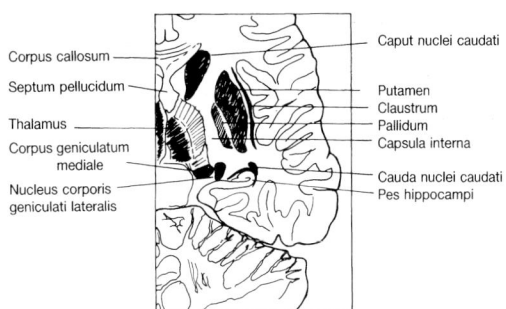

Abb. 9.17 Frontalschnitt durch die Endhirnkerne

F98
→ **Frage 9.162:** Lösung B

In der Frage sind zwei wichtige Teile des Mittelhirns (Mesencephalon) angesprochen: Dorsal – mit weißem Punkt markiert – liegt das Tectum, die Vierhügelplatte, in der Mitte – mit schwarzem Punkt markiert – befindet sich das Tegmentum mesencephali. Im Tegmentum liegen wichtige Kerne und Bahnen (Nucleus ruber, Substantia nigra, Anteile der Formatio reticularis, Nuclei n. oculomotorii et trochlearis u. a.). Vergleiche auch entsprechende Abbildungen im Anatomieatlas z. B. Prometheus, Lernatlas der Anatomie, Kopf und Neuroanatomie, Georg Thieme Verlag 2006, S. 314, 315.

F98
→ **Frage 9.163:** Lösung C

Siehe Kommentar zu Frage 9.162.
Siehe auch Abb. 9.7.

F99
→ **Frage 9.164:** Lösung B

Der schwarze Stern weist auf die engste Stelle im Ventrikelsystem des Gehirns, auf den **Aquädukt**, der durch das Mittelhirn zieht (siehe Lerntext IX.5).

F99

→ **Frage 9.165:** Lösung D

Die Markierung liegt in der **Cisterna cerebellomedullaris** kaudal des Zerebellums. Aus dieser Zisterne kann man mittels einer Subokzipitalpunktion Liquor cerebrospinalis entnehmen.
Da diese Abbildung auch bereits im Examen F98 gezeigt wurde, ist es sicher sinnvoll, mit Hilfe eines Anatomieatlas noch andere Strukturen auf diesem Mediansagittalschnitt zu identifizieren.

H05 ■

→ **Frage 9.166:** Lösung D

Mit (D) ist nicht das Tegmentum mensencephali bezeichnet, sondern das Tectum, die Vierhügelplatte. Es ist das „Dach" des Mittelhirns, das Tegmentum liegt darunter. Siehe Lerntext IX.5. Siehe auch vergleichbare Abb. im Prometheus, Lernatlas der Anatomie, Kopf und Neuroanatomie, Georg Thieme Verlag 2006, S. 315.

F99 ■

→ **Frage 9.167:** Lösung B

In diesem recht blassen Schnitt ist der **Nucl. ruber** mit (B) markiert. Man vergleiche diese Abbildung mit Mittelhirnschnitten, z. B. Abbildung Nr. 184 des Bildanhangs oder Abb. 9.7.
(C) könnte auf ein Corpus mammillare weisen, (E) gehört zu den Crura cerebri und zeigt auf den Tractus frontopontinus, mit (A) ist ein Colliculus des Tectum mesencephali angeschnitten.

H99

→ **Frage 9.168:** Lösung A

(A) Crus fornicis
(B) Septum pellucidum
(C) Splenium corporis callosi (Markierung mit Punkt)
(D) Vermutlich Anteile des Thalamus, Markierungsposition schlecht zu erkennen
(E) Genu corporis callosi

F04 ■

→ **Frage 9.169:** Lösung E

Richtig ist hier nur der Nucleus dentatus. Der Tractus pyramidalis verläuft in den Pedunculi cerebri, nicht zwischen Pons und Kleinhirn. Mit (D) ist hier ein Kleinhirnstiel gemeint, vermutlich der Pedunculus cerebellaris superior. Die mit (C) markierte Struktur ist nicht das Crus cerebri, sondern gehört zur Pons, (B) ist der Tractus opticus und bei (A) ist nicht der Bulbus olfactorius getroffen, sondern basale Anteile des Frontallappens.

H03

→ **Frage 9.170:** Lösung * * * Diese Frage wurde aus der Wertung genommen.

Zu (B): Hier ist die **Cisterna ambiens** markiert, die das Mesencephalon umfasst und zwischen Kleinhirnoberfläche, Pedunculi cerebri, Epiphyse und Vierhügelplatte liegt. Die Cisterna basalis ist der große Raum zwischen Schädelbasis und Hirnbasis und lässt sich in mehrere Zisternen unterteilen, die entsprechend der topographischen Lage bezeichnet sind. Die Lösung ist hier nicht ganz klar, da auch manchmal in der Literatur die Cisterna ambiens als Bestandteil der Cisterna basalis genannt wird. Die exakte Bezeichnung bei Markierung (B) ist sicher Cisterna ambiens.
Zu (D): Markiert ist hier bereits der **Sinus rectus**, der den Sinus sagittalis inferior aufnimmt (vergleiche Abb. 9.15 oder entsprechende Abb. im Anatomieatlas, z. B. Prometheus, Lernatlas der Anatomie, Kopf und Neuroanatomie, Georg Thieme Verlag 2006, S. 258, 305).

Kommentare aus Examen
9.13   **Frühjahr 2006**

F06 ■

→ **Frage 9.171:** Lösung E

Eine ähnliche Frage wurde bereits mit der Angabe des betroffenen Gefäßes gestellt.
Die Hirnhautgefäße (**Aa. meningeae** anterior, media und posterior) verlaufen zwischen Knochen und Dura mater. Bei Verletzungen dieser Gefäße kommt es zu Blutungen, die die Dura vom Knochen abdrängen (**epidurale Hämatome**). Am Schädel ist die Dura fest mit dem Periost des Schädels verbunden. Die Bezeichnung Epiduralraum ist etwas irreführend, da ein solcher „Raum" oder „Spalt" nicht existiert, er ist sozusagen virtuell und entsteht erst durch eine Blutung. Man könnte ihn auch als extraduralen Spalt bezeichnen (am Rückenmark teilt sich die Dura in ein äußeres und inneres Blatt, dort gibt es tatsächlich einen mit Fett und Blutgefäßen ausgefüllten Epiduralraum). Die klinische Bezeichnung für Hämatome aufgrund von Verletzungen der Meningealgefäße am Schädel ist aber nach wie vor Epiduralhämatom.
Man muss dies deutlich abgrenzen von **subduralen Hämatomen**, die nach Zerreißung von oberflächlichen Hirnvenen auftreten können. Hier dringt Blut in den Spalt zwischen Dura und Arachnoidea.

F06 ■

→ **Frage 9.172:** Lösung C

Die Abbildung wurde schon in früheren Physika gezeigt. Die mit einem Sternchen bezeichnete Struktur gehört zum **Fornix**, einem wichtigen Faserzug im limbischen System, der den Hippocampus mit dem Corpus mammillare verbindet.

F06 ■

→ **Frage 9.173:** Lösung C

Gut zu erkennen ist die typische Form des Hippo-campus, ein eingerolltes Rindenband (Archikor-tex), das sich in das Unterhorn des Seitenventri-kels vorwölbt.

Das Corpus amygdaloideum befindet sich am an-terioren Ende des Hippocampus in der Nähe der Spitze des Unterhorns des Seitenventrikels. Es kann auf diesem Bild nicht angeschnitten sein.

Die Corpora geniculata liegen auf Frontalschnitten etwas höher und medial des Hippocampus.

F06

→ **Frage 9.174:** Lösung C

Besonders ausgeprägt in der **Sehrinde** ist die **Lami-na IV**, die nochmals in 3 Schichten unterteilt ist. Dies ist auch als **Gennari-Streifen** bekannt, man nennt die Sehrinde auch **Area striata**. Dieser Strei-fen wurde bereits einmal in einer alten Bild-Prü-fungsfrage (F95) gezeigt. Das Charakteristikum

dieses Streifens sind die dichten Punkt-für-Punkt-Zuordnungen aus dem Corpus geniculatum late-rale. Die Area striata weicht damit vom üblichen Bauplan der 6-schichtigen Hirnrinde etwas ab.

F06 ■

→ **Frage 9.175:** Lösung C

Homonyme Anopsie nach rechts (erstmals wird der klinische Ausdruck verwendet, in einer alten Frage wurde der Gesichtsfeldausfall noch be-schrieben) bedeutet, dass bei beiden Augen der gleiche (homonyme) Gesichtsfeldausfall auftritt. Gesichtsfeldausfall zu einer Seite (Hemianopsie), in diesem Fall nach rechts, bedeutet, dass die Opti-cusfasern aus beiden linken Retinahälften an einer gemeinsamen Stelle geschädigt werden, hier also im linken Tractus opticus, da die Fasern aus dem rechten Auge für die linke Retinahälfte im Chias-ma opticum kreuzen und dann im Tractus opticus weiter verlaufen.

10   Sehorgan

10.1   Entwicklung

F90

→ **Frage 10.1:** Lösung B

Bereits im ersten Embryonalmonat stülpen sich aus dem Vorderhirn seitlich die Augenbläschen ins angrenzende Mesenchym aus. Die erste Anlage des Auges tritt sogar schon am 22. Tag auf (Sulcus opticus – Augenblase). Die Verbindung zum Vor-derhirn (später Diencephalon) engt sich dann weiter zum Augenblasenstiel ein. Gleichzeitig ver-dickt sich das der Augenblase anliegende Ek-toderm zur Linsenplakode (E). Etwa gleichzeitig stülpen sich sowohl die Linsenplakode als auch das Augenbläschen ein, und es entsteht ein Lin-senbläschen, das sich schließlich abschnürt, und der doppelwandige Augenbecher (etwa mit einem Weinkelch vergleichbar).

Das Linsenbläschen verlagert sich dann in den Au-genbecher. Die Retina entwickelt sich aus dem Augenbecher, dessen äußeres Blatt zur Netzhaut wird (ca. 4.-5. Woche).

Noch besteht zwischen beiden Blättern ein Spalt, der sich aber nach und nach verschließt.

Augenentwicklung:
- Neuroektodermaler Herkunft: Tunica interna bulbi, beide Irismuskeln
- Ektodermaler Herkunft: Linse, Hornhautepi-thel
- Mesenchymaler Herkunft: Uvea, Sklera, Horn-hautendothel, Glaskörper

10.2   Orbita

X.1   Orbita

Die Orbita hat die Form einer Pyramide mit der nach vorne offenen Basis und der Spitze nach hinten medial gerichtet. An der Orbita sind mehrere Knochen beteiligt: Os zygomaticum, Os maxillare, Os frontale, Os lacrimale, Os sphenoidale, Os palatinum und Os ethmoidale.

Von Bedeutung sind die zahlreichen Verbin-dungen der Orbita zu anderen Kopf- und Ge-sichtsregionen bzw. zur vorderen und mittle-ren Schädelgrube. So hat die Orbita Verbindung zur Nasenhöhle, zur Fossa infratemporalis, zur Fossa pterygopalatina (Fissura orbitalis inf.), zum Gesicht und zu den hinteren Siebbeinzel-len. Wichtig erscheint mir, sich die topographi-schen Verhältnisse nochmals einzuprägen: sie-he Prometheus, Lernatlas der Anatomie, Kopf und Neuroanatomie, Georg Thieme Verlag 2006, S. 16, 139, 140.

Hier kurz die topographischen Beziehungen der **Orbita:**
- Dach:
  kaudal des Sinus frontalis (Stirnhöhle)
- Mediale Wand:
  eng benachbart den Cellulae ethmoidales und der Keilbeinhöhle
- Boden:
  oberhalb des Sinus maxillaris, am Boden verläuft der N. infraorbitalis

- **Laterale Wand:**
  zeigt nach außen, keine wesentlichen topographischen Beziehungen

Verbindungen/Öffnungen der Orbita:
Der **Canalis opticus** stellt die Verbindung zur *mittleren* Schädelgrube her (N. opticus, A. ophthalmica), ebenfalls die **Fissura orbitalis superior**.
Die **Fissura orbitalis inferior** bildet die Verbindung zur Fossa pterygopalatina (N. infraorbitalis, A. und V. infraorbitalis, N. zygomaticus).
Über den **Canalis infraorbitalis** gelangen N. und A. infraorbitalis vom Boden der Augenhöhle nach außen an den Weichteilmantel des Gesichts.
Das **Foramen ethmoidale posterius** führt die A. ethmoidalis post. zu den Siebbeinzellen.
Das **Foramen ethmoidale anterius** führt Nervus, Arteria und Vena ethmoidalis ant. von der Orbita aus zur vorderen Schädelgrube.
Beide Foramina finden sich hinten an der medialen Wand der Augenhöhle. Es handelt sich um Aussparungen der Sutura frontoethmoidalis.
Der **Anulus tendineus communis** ist ein trichterförmiger Ring, den die geraden Augenmuskeln mit ihren Ursprungssehnen um den Canalis opticus bilden. Der Anulus tendineus communis unterteilt die Fissura orbitalis superior in 3 Abschnitte:

- **lateral, oben:** hier treten der N. trochlearis, N. lacrimalis und N. frontalis des N. ophthalmicus sowie die V. ophthalmica sup. hindurch,
- **anulärer Abschnitt** – also innerhalb des tendinösen Ringes: Durchtritt der N. oculomotorius, R. superior und inferior, N. abducens und N. nasociliaris,
- **medial, inferior:** Verbindungsast der V. ophthalmica zum Sinus cavernosus. ■

F02 H97 F88 ■ ■
→ **Frage 10.2:** Lösung B

Siehe Lerntext X.1.

F05 ■ ■
→ **Frage 10.3:** Lösung C

Durch die **Fissura orbitalis superior** treten der N. oculomotorius (M. levator palpebrae, Lidhebung), N. trochlearis, N. ophthalmicus (N. V_1) und N. abducens. An Gefäßen ist noch die V. ophthalmica superior zu erwähnen.
Zu **(A)**: Die A. ophthalmica tritt durch den Canalis opticus (zusammen mit dem N. opticus).
Zu **(D)**: Der N. petrosus major hat als Durchtrittsstelle den Canalis pterygoideus.
Zu **(B)** und **(E)**: Der N. zygomaticus tritt durch die Fissura orbitalis inferior, ebenso die A. infraorbitalis.

H05 ■
→ **Frage 10.4:** Lösung A

Hier wird deutlich detailreicher als bisher der Verlauf von Gefäßen und Nerven durch die Orbita erfragt, die Ergebnisse dieser Frage dürften für sich sprechen. Es wird besonders auf die Lage von Nerven und Gefäßen in Bezug zur Augenmuskelpyramide und zum Anulus tendineus communis eingegangen. Siehe hierzu Lerntext X.1.
Zu **(C)**: Die A. ophthalmica tritt durch den Canalis opticus.

10.3   Bulbus oculi

H97 ■
→ **Frage 10.5:** Lösung B

Siehe Lerntext X.2.
Zu **(A)**: Dies ist so nicht korrekt; die Linse besteht „vielschichtig" aus Kapsel, Linsenepithel und Fasern.
Zu **(C)**: Auch beim Neugeborenen besteht die Augenlinse bereits aus Lamellen, ist also nie homogen.
Zu **(D)**: Die Linse enthält zeitlebens ein Linsenepithel auf der Vorderseite. Das Epithel der Rückseite hat sich zu Linsenfasern umgewandelt.
Zu **(E)**: Es ist genau umgekehrt: Bei Kontraktion des M. ciliaris lockern sich die Zonulafasern und die Linsenkrümmung wird stärker, weil sich die Linse abrundet. Siehe Lerntext X.3.

H00 F97 F94 ■ ■
→ **Frage 10.6:** Lösung A

Die Linsenfasern sind keine Fasern im eigentlichen Sinne – also auch keine Kollagenfasern –, sondern modifizierte Zellen; sie haben auch mit der Befestigung der Augenlinse nichts zu tun. Für die Befestigung der Augenlinse sind die Zonulafasern zuständig, die am Corpus ciliare entspringen.
Linsenfasern gehen am Linsenäquator aus dem Linsenepithel hervor; dieser Vorgang findet zeitlebens statt, sodass immer neue konzentrische Linsenschalen oder Linsenlamellen um den Kern herum entstehen. Die Linse hat beim Kind ca. 1500 Lamellen, beim Erwachsenen bereits über 2000 Lamellen. Die Linse wächst also ständig und nimmt an Dicke und Gewicht zu.
Die Kerne der Linsenfasern bleiben – bis auf die der älteren zentralen Linsenfasern – lebenslang erhalten. Linsenfasern können allerdings nicht ersetzt werden, sodass die ganz zentral gelegenen Linsenfasern noch vom Epithel der embryonalen Linsenhinterwand stammen und zu den ältesten Zellen der Körpers zählen.
Siehe auch Lerntext X.2.

X.2   Aufbau der Linse des Auges

Die Augenlinse besitzt einen vorderen und einen hinteren Pol sowie einen Äquator. Sie ist weich, transparent und bikonvex (wobei die hintere Krümmung stärker ist). Beim Erwachsenen misst sie ca. 9 mm im Durchmesser und ist in der Mitte ca. 3,6 mm dick.
Von außen nach innen besteht sie aus:
- **Linsenkapsel**: 10–20 μm dick, aus hyalinem Material mit Typ-IV-Kollagen, homogen
- **(subkapsulärem) Linsenepithel**: einschichtig isoprismatisch, große kubische Zellen, an der Vorderwand der Linse.
- **Linsenfasern**: gehen am Äquator zeitlebens aus den Epithelzellen hervor, bilden konzentrische Lamellen, so dass man einen embryonalen, fetalen, jugendlichen und einen erwachsenen Kern unterscheidet. Der Verlauf der Linsenfasern lässt sich bei der Untersuchung mit der Spaltlampenmikroskopie verfolgen, so dass man Linsentrübungen einer bestimmten Schicht und damit einer bestimmten Entwicklungsphase zuordnen kann.

Im Alter wird der Wassergehalt der Linse geringer, sie wird spröder und verliert an Elastizität. Dadurch wird die Fähigkeit zur Akkommodation zunehmend eingeschränkt, und es entwickelt sich eine Alterssichtigkeit („Altersweitsichtigkeit"). Die Linse ist nerven- und gefäßlos und wird durch Diffusion aus dem Kammerwasser ernährt.

F03 ■
→ **Frage 10.7:** Lösung A

Der dioptische Apparat des Auges entspricht einem zusammengesetzten Linsensystem. Die Gesamtbrechkraft beträgt ca. 60 Dioptrien. Zwei Drittel davon entfallen auf die Hornhaut, die stärker gekrümmt ist als der Augapfel. Bestimmend für die Brechung ist die Grenzfläche Luft/Hornhaut, also die *Vorderfläche* der Hornhaut. An der Kornearückfläche wird das Licht nicht weiter abgelenkt, da die Hornhautgrundsubstanz den gleichen Brechungsindex wie das Kammerwasser hat.
Die Linse selbst hat ca. 19 Dioptrien. Durch Akkommodation kann die Brechkraft der Linse noch gesteigert werden. Bei zunehmendem Alter nimmt die Akkommodationsfähigkeit der Linse jedoch immer weiter ab.

H02
→ **Frage 10.8:** Lösung C

Das **Kammerwasser** wird vom Epithel des Corpus ciliare gebildet. Das korneosklerale Trabekelwerk liegt im Kammerwinkel des Auges, dahinter befindet sich der Schlemm-Kanal, in den das Kammerwasser abfließt.

F96 ■
→ **Frage 10.9:** Lösung C

Der **Kammerwinkel** bildet die äußere Begrenzung, also den Rand der vorderen Augenkammer, wo Hornhaut und Iris zusammenstoßen. Der Winkel wird also von Hornhautrückfläche und Irisvorderfläche gebildet. Der Ziliarkörper liegt dagegen erst hinter der Iris und hat mit dem Kammerwinkel nichts zu tun.
Im Kammerwinkel liegt der Abflussweg des Kammerwassers. Ausgekleidet wird der Kammerwinkel von einem bindegewebigen **Trabekelwerk** (Lig. pectinatum), dahinter liegt der **Schlemm-Kanal** (Sinus venosus sclerae). Der Schlemm-Kanal ist eine ringförmig verlaufende weite Vene, die das Kammerwasser ableitet.
Das **Corpus ciliare** gehört zur Uvea, der mittleren Augenhaut, und reicht von der Irisbasis bis zur Ora serrata.

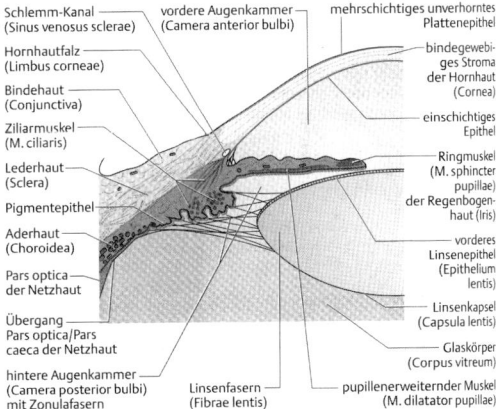

Abb. 10.1 Horizontalschnitt durch den vorderen Teil des Auges
Aus: Faller A., Schünke M.: Der Körper des Menschen, 12. Auflage 1995, Georg Thieme Verlag, Stuttgart, New York

F04 F01 H98 ■
→ **Frage 10.10:** Lösung B

Der Schlemm-Kanal (Sinus venosus sclerae) befindet sich *nahe des Angulus iridocornealis* in der Sklera. Der Schlemm-Kanal ist ein venöser Sinus, in den das vom Ziliarepithel in der hinteren Augenkammer gebildete Kammerwasser abfließt.

Klinischer Bezug
Bei Abflussstörungen des Kammerwassers kommt es zur Erhöhung des Augeninnendrucks (Glaukom, „grüner Star", Schädigung der Netzhaut durch den erhöhten Augeninnendruck). Therapeutisch versucht man zunächst, den Angulus iridocornealis zu erweitern, was durch Augentropfen, die Parasympathomimetika enthalten – Verengung der Pupille –, erreicht wird.

H00 F95 H89 ■ ■

→ **Frage 10.11: Lösung D**

Die vordere Augenkammer liegt hinter der Hornhaut und wird nach hinten durch die Pupille bzw. durch die Iris begrenzt. Somit ist eigentlich die Begrenzung zum hinteren Hornhautepithel (A) und zur Irisvorderfläche (B) leicht ersichtlich. Dort, wo Hornhaut und Iris zusammenstoßen, liegt der Angulus iridocornealis, Kammerwinkel (C). Im Bereich der Pupille hat die vordere Augenkammer natürlich Kontakt zur Linse.

Zu **(D)**: Die Fibrae zonulares befinden sich in der hinteren Augenkammer.

Siehe auch Abb. 10.1.

H02 ■

→ **Frage 10.12: Lösung A**

Die Hornhaut des Auges besteht aus mehreren Schichten, das Stroma aber aus Lamellen gestreckter und zueinander parallel verlaufender Kollagenfaserbündel. Die **Kornea** wird von einem mehrschichtigen unverhornten Epithel mit darunterliegender Basalmembran zur Oberfläche hin bedeckt, dann folgt die Lamina limitans anterior (Bowman-Membran), dann das Stroma, danach die Lamina limitans posterior (Descemet-Membran) und ein einschichtiges Endothel.

Zu **(C)**: Hyaluronsäure ist Bestandteil des Glaskörpers im Auge.

H02 ■

→ **Frage 10.13: Lösung E**

Radiär in der Substantia propria corneae liegen 50–60 feinste marklose Nervenfasern der Nn. ciliares (aus dem N. nasociliaris des N. ophthalmicus). Von dort aus dringen freie Nervenendigungen nach Durchbohrung der Lamina limitans anterior ins Hornhautepithel ein.

Zu **(C)**: Siehe Kommentar zu Frage 10.14.

Zu **(B)**: Der N. oculomotorius versorgt den M. levator palpebrae superioris, den Lidheber.

Zu **(D)**: Der N. supraorbitalis versorgt sensibel die Stirnhaut; er entstammt dem N. frontalis des N. ophthalmicus.

H00 ■ ■

→ **Frage 10.14: Lösung D**

Der **N. facialis** versorgt die mimische Muskulatur des Gesichts, darunter auch den M. orbicularis oculi, der für den willkürlichen und unwillkürlichen Lidschluss zuständig ist. Bei einer peripheren Facialisparese kann so durch den fehlenden Lidschluss auch nicht die Tränenflüssigkeit über den Bulbus verteilt werden. Es droht eine Austrocknung der Hornhaut, ggf. ist ein Uhrglasverband anzulegen.

Zu **(A)**: Der N. oculomotorius versorgt den M. levator palpebrae superioris, den Lidheber.

Zu **(E)**: Der Halssympathikus ist für die Innervation des M. tarsalis zuständig, glatte Muskulatur, die durch ihren Tonus die Lidspalte erweitert.

> **Klinischer Bezug**
>
> Klinisch wichtig ist dieser Sachverhalt bei Fazialisparesen, Lähmungen des N. facialis. Hierbei kann der Lidschluss gestört sein, so dass die Lidspalte weit bleibt. Somit besteht die Gefahr des Austrocknens der Kornea mit nachfolgenden Epitheldefekten. Ein solcher Patient kann mit einem sog. Uhrglasverband versorgt werden.

H90

→ **Frage 10.15: Lösung E**

Die Aussagen (A), (B) und (D) sind recht klar, die Schwierigkeit der Fragestellung liegt in der Abgrenzung der Aussagen (C) und (E).

Zu **(E)**: Der **Ziliarkörper** wird von Ästen der A. ophthalmica (Aa. ciliares posteriores breves, Aa. ciliares posteriores longae, Aa. ciliares anteriores) versorgt, die alle den Circulus arteriosus iridis major erreichen.

Die A. centralis retinae entspringt auch aus der A. ophthalmica, versorgt aber nur die Netzhaut.

Zu **(C)**: Das an den Glaskörper anschließende Epithel, Pars ciliaris retinae, ist zweischichtig entsprechend dem inneren und äußeren Blatt des embryonalen Augenbechers.

Nur die äußere Zellschicht ist pigmentiert.

X.3	M. ciliaris und Akkommodation

Der Ziliarmuskel liegt ringförmig um die Linse herum im Ziliarkörper. Die Linse ist dann durch radiär verlaufende Zonulafasern am Ziliarkörper aufgehängt.

Kontrahiert sich nun der Muskel, zieht sich also „der Kreis um die Linse enger", so können sich die Zonulafasern entspannen, die Linse kehrt aufgrund ihrer Elastizität in ihre ursprüngliche Kugelgestalt zurück. Damit erhöht sie ihre Brechkraft (größere Krümmung der Linsenoberfläche) und akkommodiert stärker (**Nahsehen**). Umgekehrt werden bei Erschlaffung des M. ciliaris die Zonulafasern gespannt, die Linse flacht sich ab, die Brechkraft wird geringer (**Fernsehen**).

Also:

Kontraktion des M. ciliaris	**Nahsehen** → Erschlaffung der Zonulafasern → stärkere Wölbung, d. h. Krümmung der Linse („Kugel) → stärkere Brechkraft
Erschlaffen des M. ciliaris	**Fernsehen** → Spannen der Zonulafasern → Abflachen der Linse → geringere Brechkraft

F03 ■
→ **Frage 10.16:** Lösung B

Bei der Desakkommodation erschlafft der M. ciliaris, die Zonulafasern werden gespannt und die Linse flacht sich ab, wodurch die Brechkraft kleiner wird. Bei der Nahakkommodation wird aber nicht nur der M. ciliaris gespannt, sondern auch die elastischen Bestandteile der Aderhaut (Bruch-Membran), die dann bei der Desakkommodation als elastische Rückstellkräfte mitwirken.

F99 ■
→ **Frage 10.17:** Lösung C

Hier ist es wichtig, Aussage für Aussage sorgfältig zu lesen unter dem Aspekt: Pupillenweitstellung → Sympathikus („schreckgeweitete Augen"), Pupillenengstellung → Parasympathikus.
Zu (C): Zuerst die Falschaussage: Die Perikaryen der postganglionären Neurone für die Engstellung der Pupille liegen im Ganglion ciliare, die präganglionären im Nucl. oculomotorius accessorius (Edinger-Westphal).
Zu (A) und (D): Die Neurone liegen im Nucl. intermediolateralis, von wo sie über den Truncus sympathicus zum Ganglion cervicale superius gelangen. Dort erfolgt die Umschaltung, die postganglionären Fasern ziehen mit dem Plexus caroticus, mit der A. carotis interna und der A. ophthalmica dann schließlich zum Ganglion ciliare, das sie *ohne Umschaltung* durchlaufen und zum M. dilatator pupillae ziehen.
Zu (B): Hier geht der Weg der praeganglionären Fasern über Nucleus oculomotorius accessorius im Mittelhirn zum Ganglion ciliare, dort Umschaltung, dann zum M. ciliaris.

H93
→ **Frage 10.18:** Lösung A

Hier heißt es aufpassen: Nach Schichten der Netzhaut wurde schon oft gefragt; es gibt sogar eine Farbabbildung dazu.
Aber: Während das Stratum nervosum der Netzhaut aus 9 Schichten besteht, enthält das Pigmentepithel tatsächlich nur **eine** Schicht polygonaler melaninhaltiger Zellen! Die Basalmembran dieser Zellen außen ist Teil der Bruch-Membran, innen liegen den Zellen die Netzhautrezeptoren (Zapfen und Stäbchen) an.
Siehe hierzu auch Abb. 10.2 und Abb. 10.3.

F86
→ **Frage 10.19:** Lösung B

Siehe Kommentar zu Frage 10.20.

F86
→ **Frage 10.20:** Lösung E

Siehe Lerntext X.4.
Zur Orientierung:
Das Licht kommt von oben, unten am Bildrand ist die Sklera.
Zu (A): **Stratum ganglionare n. optici** mit der oberflächlichen hellen Nervenfaserschicht und den großen Ganglienzellen des N. opticus (3. Neuron der Sehbahn). Die Axone ziehen als marklose Fasern in der Nervenfaserschicht zur Papille.
Zu (B): **Innere Körnerschicht** (Stratum ganglionare retinae): Hier sitzen bipolare Schaltzellen (2. Neuron), die mit Rezeptorzellen (= äußere Körnerschicht) und mit den Ganglienzellen des N. opticus verbunden sind.
Ihre Synapsen liegen in 2 hellen Schichten ober- und unterhalb, die als *innere bzw. äußere plexiforme Schicht* bezeichnet werden. Die Zellen werden in Horizontalzellen und **amakrine Zellen** unterteilt.
Zu (C): **Äußere Körnerschicht**: enthält Zellkerne der Rezeptoren.
Zu (D): Außenglieder der Stäbchen (C) und (D) zusammen bilden das **Stratum neuroepitheliale**.
Zu (E): **Pigmentepithel**.

F02 H97 ■
→ **Frage 10.21:** Lösung B

Bitte gleich bei der Formulierung der Frage aufpassen: In dieser Fragestellung geht es um die Schicht der *Synapsen* der Photorezeptoren, nicht um die Schicht der Photorezeptoren selbst! In der äußeren Körnerschicht liegt nur die Zone der Zellkerne der Photorezeptoren (und umgebendes Zytoplasma), die äußere plexiforme Schicht enthält die Axone bzw. Endkolben der Sinnesepithelzellen und die ersten Synapsen, d. h. die Umschaltungsstellen vom 1. Neuron zum 2. Neuron.
Siehe Lerntext X.4.

F05 H03 ■
→ **Frage 10.22:** Lösung C

Die Zellen des **Pigmentepithels** haben die Funktion der Phagozytose für die abgenutzten Außengliederabschnitte der Fotorezeptoren.
Deren Lysosomen phagozytieren und speichern abgestoßene, apikale Teile der lichtempfindlichen Zellen. Diese apikalen Anteile („Außenglieder der Stäbchen und Zapfen") ragen in die Schicht der Pigmentzellen hinein und werden von diesen mit Zellfortsätzen umgeben. Das in diesen Fortsätzen enthaltene Melanin absorbiert Streulicht im Auge.
Die Barrierefunktion des Pigmentepithels ist durch zahlreiche Zellkontakte (Gap junctions und Desmosomen) gegeben. Gleichzeitig sind die Pigmentzellen basal fest mit der Bruch-Membran verbunden, die Retina und Choroidea trennt.
Zu (B): **Müller-Stützzellen** sind Supportzellen innerhalb der Retina-Architektur. Es sind Gliazellen der

Retina, deren Zellkörper im Stratum nucleare internum zu finden sind und deren Fortsätze die Membrana limitans externa bilden.

→ **Frage 10.23:** Lösung E

Retinal ist ein Bestandteil des Sehpigments **Rhodopsin** der Stäbchen und Zapfen. Das Rhodopsin besteht also aus einem Protein (Opsin) und dem 11-cis-Retinal. Bei Lichteinfall wird dieses Retinal in all-trans-Retinal umgewandelt, was wiederum verschiedene Prozesse einer Signalkaskade in Gang setzt und letztendlich das Membranpotenzial der Rezeptorzelle verändert. Details führen für diese Frage zu weit.

Das Retinal wird in den **Pigmentepithelzellen** regeneriert, die gleichen Zellen sind auch für die Phagozytose der Außengliedabschnitte der Fotorezeptoren verantwortlich (alte Prüfungsfrage).

H96 F90 ■■

→ **Frage 10.24:** Lösung E

Die Macula lutea ist frei von größeren Gefäßen. Hier – in der Sehachse des Auges – befindet sich die Stelle des schärfsten Sehens (nur Zapfen). Sie erscheint dunkler als der sie umgebende Augenhintergrund.

Zum Vergleich:

- **Discus n. optici:** Papille, blinder Fleck, Austritt der Nervenfasern der Retina, Durchtritt der Netzhautgefäße, keine Rezeptoren, nur Nervenfaserschicht, leicht erhabener Rand, zentrale Eindellung.
- **Macula lutea:** liegt in der Sehachse, temporal der Papille, gefäßfrei, dunkler pigmentiert als die Umgebung, enthält die Fovea centralis, Stelle des schärfsten Sehens (nur Zapfen, höchste Auflösung des Auges).

H02

→ **Frage 10.25:** Lösung A

Die Fovea centralis (innerhalb der Macula lutea), Stelle des schärfsten Sehens, enthält nur sehr dicht stehende Zapfenzellen. Die Zapfenzellen sind in der Fovea centralis jeweils nur mit *einer* Bipolarzelle verschaltet; in den übrigen Netzhautarealen nach peripher liegt eine immer stärkere Konvergenzschaltung der Rezeptoren vor. Die Fovea centralis liegt in der optischen Sehachse des Auges.

X.4   Feinbau der Retina

Die Pars optica der Retina besteht aus einer Pars pigmentosa (enthält das Stratum pigmentosum) und einer Pars nervosa (besteht aus 9 Schichten, siehe nachfolgende Tabelle). Das Licht durchstrahlt erst alle Schichten, bevor die Lichtreize in Nervenimpulse umgesetzt werden. Zum Stratum neuroepitheliale fasst man insgesamt 3 Schichten zusammen und zwar

- die Schicht der Zapfen und Stäbchen,
- die Membrana limitans externa und
- die äußere Körnerschicht.

Bei den Photorezeptoren des Auges handelt es sich um primäre Sinnesrezeptorzellen. In der menschlichen Netzhaut befinden sich ca. 120 Millionen Stäbchen (Schärfe, Schwarz-weiß-Sehen) und 6-7 Millionen Zapfenzellen (Farbsehen). Man unterscheidet bei beiden je ein Außen- und Innenglied, welche durch ein Zilium verbunden sind. In den Außengliedern befinden sich die lichtempfindlichen Strukturen (Photorezeptorscheiben), die in großen Stapeln (600-1000 Stück) vorliegen. In den Innengliedern liegen viele Mitochondrien. Der Zelleib selbst befindet sich erst in der äußeren Körnerschicht.

Siehe Abb. 10.2 und Abb. 10.3.

Eine sehr gute kombiniert schematisch-histologische Darstellung findet sich bei Stevens/Lowe, Histologie des Menschen, 2. Auflage, S. 390.

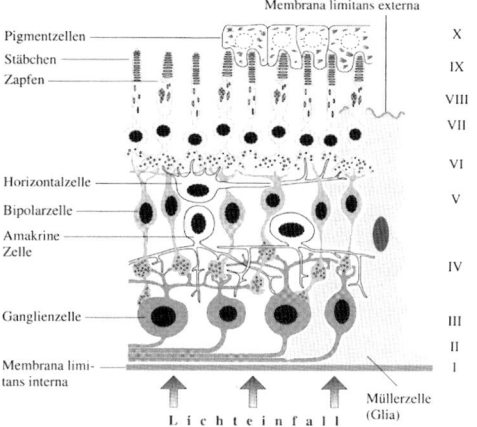

Abb. 10.2 Schichtaufbau der Netzhaut
Aus: Happe W. Memorix Augenheilkunde, Chapman & Hall 1996

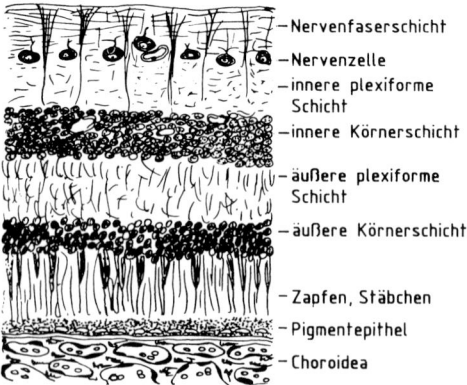

Abb. 10.3 Schichten der Retina, Lichteinfall von oben

Richtung	Aufteilung	Schicht	Name	Funktion/Kommentar
außen	Stratum pigmentosum		1. Pigmentepithel	nur 1 Schicht polygonaler, melaninhaltiger Zellen, Fortsätze zwischen den Photorezeptoren, Phagozytose
	Stratum nervosum	Stratum neuroepitheliale (Schicht 2–4)	2. Stäbchen und Zapfen	Umwandlung von Lichtreizen in Nervenimpulse, Außen- und Innenglieder (außen lichtempfindliche Stapel aus Membranscheibchen, innen Zellorganellen)
		3. Membrana limitans externa	Äußere Grenzschicht	Verdichtungszone der Zonulae adhaerentes der Müller-Stützzellen
		4. Stratum nucleare externum	Äußere Körnerschicht	enthält Zellkörper der Stäbchen und Zapfenzellen, **1. Neuron der Sehbahn**, 8–9 Zellreihen
		5. Stratum plexiforme externum	Äußere plexiforme Schicht	Axone und Endkolben der Sinnesepithelzellen, Synapsen der Photorezeptoren, Umschaltung auf das **2. Neuron**
		6. Stratum nucleare internum	Innere Körnerschicht	Zellkerne und Zelleiber der bipolaren Zellen (Perikarya des 2. Neurons) und Horizontalzellen, Zelleiber der Müller-Stützzellen
		7. Stratum plexiforme internum	Innere plexiforme Schicht	Synapsen zwischen den Zellen des 2. und 3. Neurons, Umschaltung auf das **3. Neuron**
		8. Stratum ganglionare	Ganglienzellschicht	große, multipolare Ganglienzellen, Zelleiber und Zellkerne des 3. Neurons
		9. Stratum neurofibrarum	Nervenfaserschicht	(marklose) Nervenfasern, die als N. opticus aus dem Bulbus austreten, Astrozyten
innen		10. Membrana limitans interna	Innere Grenzschicht	Basalmembran an der Grenze zwischen Retina und Glaskörper

Schichten der Retina

■

F03 ■
→ **Frage 10.26:** Lösung B

In der **Fovea centralis** sind alle über dem Sinnesepithel liegenden Schichten zur Seite gedrängt, sodass die Fovea centralis als kleine Einsenkung erscheint. Die Zapfen liegen hier also sehr oberflächlich, was neben der Zapfendichte und der Verschaltung ebenfalls zur Verstärkung der Sehschärfe in diesem Areal beiträgt.
Siehe auch Kommentar zu Frage 10.24.

F98 H95 ■ ■
→ **Frage 10.27:** Lösung D

Die **Aa. ciliares posteriores breves** sind Gefäße, die die Choroidea versorgen. Sie verlaufen in der Lamina suprachoroidea, der äußeren skleranahen Schicht der Aderhaut. Am Augenhintergrund sind nur die Verzweigungen der A. und V. centralis retinae zu sehen, da die pigmentierte Schicht der Retina zwischen den Retinagefäßen und den Aderhautgefäßen liegt. Der Augenhintergrund zeigt ein charakteristisches Gefäßmuster: Der Hintergrund selbst ist hellrot

bis orange gefärbt. In der nasalen Hälfte erkennt man den Discus n. optici mit typischer Exkavatio, wo sich alle Nervenfasern der Retina sammeln und als N. opticus aus dem Bulbus austreten. Zentral aus dem Diskus treten die retinalen Gefäße ein bzw. aus. Lateral (temporal) davon ist die Makula mit der Fovea centralis (Stelle des schärfsten Sehens) zu erkennen. Durch die Makula verläuft die optische Achse des Bulbus oculi.

F05 ■
→ **Frage 10.28:** Lösung B

Das Auge besitzt zwei Gefäßsysteme – die Ziliargefäße und die **A. centralis retinae**. Beide Gefäße entstammen der **A. ophthalmica**. Die A. centralis retinae tritt hinter dem Bulbus in den N. opticus ein und zieht so zur Papille. Dort verzweigt sie sich in ihre Äste ebenso wie die entsprechende Vene. Das Versorgungsgebiet reicht aber nur bis zur Ora serrata, betrifft also die Pars optica retinae. Die Pars caeca retinae wird vom choroidalen Gefäßnetz versorgt, in das die Aa. ciliares posteriores breves einfließen.

Klinischer Bezug

Bei Spiegelung des Augenhintergrunds sieht man direkt die Äste der A. centralis retinae sowie der V. centralis und kann deren Zustand beurteilen. Die Gefäße der Aderhaut schimmern nicht hindurch!

F05 F03 ■

→ **Frage 10.29:** Lösung D

Die Markscheiden des **N. opticus** werden von **Oligodendroglia** gebildet, denn der N. opticus ist als eine Ausstülpung des Zwischenhirns – also als eine Hirnbahn – zu betrachten. Schwann-Zellen bilden die Markscheiden des peripheren Nervensystems.

H03

→ **Frage 10.30:** Lösung C

Auch die Neuriten der großen Opticusganglienzellen, die zur Papille konvergieren, haben noch keine Markscheide. Erst der **N. opticus** erhält nach Durchtritt durch die Sklera (Lamina cribrosa) eine Myelinscheide, die von den Oligodendrozyten gebildet wird.

→ **Frage 10.31:** Lösung B
Siehe Lerntext X.5 und Abb. 10.4.

→ **Frage 10.32:** Lösung A
Siehe Lerntext X.5 und Abb. 10.4.

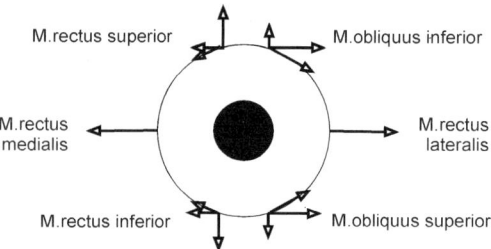

Abb. 10.**4** Wirkung der Augenmuskeln auf die Blickrichtung

F97

→ **Frage 10.33:** Lösung E

Als **Anulus tendineus communis** bezeichnet man einen Sehnenring, von dem aus als Spitze einer Py-ramide alle Augenmuskeln außer dem M. obliquus inferior entspringen. Der Anulus tendineus communis umschließt den Canalis n. optici und verschließt teilweise die Fissura orbitalis superior. Innerhalb dieses Sehnenrings verlaufen:

- der N. opticus (inklusive der A. centralis retinae)
- die A. ophthalmica
- der N. oculomotorius
- der N. nasociliaris und
- der N. abducens.

Zu **(E)**: Der **N. trochlearis** – man erinnere sich, er versorgt den M. obliquus superior – zieht über die Fissura orbitalis superior, lateral des Anulus tendineus communis in die Orbita. Bitte dies unbedingt im Anatomieatlas nachvollziehen. Siehe z. B. Prometheus, Lernatlas der Anatomie, Kopf und Neuroanatomie, Georg Thieme Verlag 2006, S. 138.

H03 F99 H95 ■

→ **Frage 10.34:** Lösung B

Der M. obliquus superior hat einen eigenen Nerv, den N. trochlearis. Man kann sich das ganz gut in Zusammenhang mit der Trochlea merken, dem Hypomochlion dieses Muskels. Der M. obliquus superior senkt die Sehachse und abduziert den Bulbus. Siehe auch Abb. 10.4 und Lerntext X.5.

H98 ■ ■

→ **Frage 10.35:** Lösung B

Der N. oculomotorius innerviert motorisch die Mm. rectus superior, medius und inferior sowie den M. obliquus inferior und den M. levator palpebrae superioris, parasympathisch den M. sphincter pupillae und den M. ciliaris. Der M. rectus lateralis wird vom N. abducens, der M. obliquus superior vom N. trochlearis innerviert.

H03 ■

→ **Frage 10.36:** Lösung D

Der M. levator palpebrae sup. des Oberlids ist quergestreift und wird vom N. oculomotorius innerviert. Er ist für die Lidhebung zuständig.
Den Lidschluss verursacht der M. orbicularis oculi, der zur mimischen Muskulatur zählt und daher auch vom N. facialis (VII) innerviert wird, (D) ist richtig. Bei einer Fazialislähmung ist also nur die Funktion des Lidschlusses gestört, das Oberlid kann weiterhin gehoben werden.

X.5	Augenmuskeln	
Augenmuskel	**Innervation**	**Funktion**
M. rectus superior	N. oculomotorius	hebt den Blick medialwärts
M. rectus inferior	N. oculomotorius	senkt den Blick medialwärts
M. rectus medius	N. oculomotorius	führt den Blick horizontal medialwärts (Adduktion)
M. rectus lateralis	N. abducens	führt den Blick horizontal lateralwärts (Abduktion)
M. obliquus superior	N. trochlearis	senkt den Blick lateralwärts
M. obliquus inferior	N. oculomotorius	hebt den Blick lateralwärts

H96

→ **Frage 10.37:** Lösung E

Zu **(D)** und **(E)**: Der **Pupillenreflex** – ein Grundbestandteil der klinischen Untersuchung jedes Patienten – läuft über Afferenzen mittels Optikusfasern, die in der Area praetectalis enden; nach Umschaltung auf ein zweites Neuron zum Nucl. Edinger-Westphal (Nucl. oculomotorius accessorius) ziehen präganglionäre *parasympathische* Fasern zum Ganglion ciliare, nach Umschaltung dann postganglionäre Fasern über die Nn. ciliares breves zum M. sphincter pupillae.
Vorsicht: Die Pupillenverengung ist parasympathisch vermittelt und hat mit dem Sympathikus nichts zu tun.
Zu **(A)** und **(B)**: Beide Aussagen zum **Kornealreflex** sind korrekt: Afferenzen bei taktilen Reizen über den N. ophthalmicus, Efferenzen für den Lidschluss über den N. facialis, Umschaltung z. T. im Trigeminuskern und direkt weiter zum Fazialis oder über die Formatio reticularis, dann erst zum Fazialis.
Zu **(C)**: **Akkommodationsreflex**: Afferenzen über die Sehbahn zur Sehrinde, Efferenz dann zur Area praetectalis → Nucl. Edinger-Westphal (also Fasern des N. oculomotorius) → Ganglion ciliare zum M. ciliaris und M. sphincter pupillae und zusätzlich Innervation der beiden Mm. recti mediales über den N. oculomotorius.

Merke: „*Schreckgeweitete Augen*", *Pupillenerweiterung bei Sympathikusreaktion.*

10.4 Zusätzliche Einrichtungen

F02 H98 ■ ■

→ **Frage 10.38:** Lösung A

Die Konjunktiva (= Bindehaut) überzieht als Tunica conjunctiva palpebrae die Innenseiten der Augenlider und geht im Fornix conjunctivae in die Tunica conjunctiva bulbi über, die die Sklera bis etwas über den Rand der Kornea überzieht.
Tränenflüssigkeit wird in der Gl. lacrimalis gebildet und in den Fornix conjunctivae sezerniert. Sie sammelt sich im Lacus lacrimalis und fließt über die Puncta lacrimalia in die Canaliculi lacrimalis, die in den Saccus lacrimalis münden. Vom Saccus lacrimalis aus zieht der Ductus nasolacrimalis in den Meatus nasi inferius (vielleicht kommt daher die Redewendung „Rotz und Wasser heulen").
Der Saccus lacrimalis ist keine Aussackung der Konjunktiva, sondern liegt separat in einer Aussackung – Fossa sacci lacrimalis.

X.6 Tränendrüse

Die **Tränendrüse** liegt über dem lateralen Lidwinkel. Sie wird durch die Sehne des M. levator palpebrae sup. in eine *Pars orbitalis* und eine *Pars palpebralis* unterteilt. Sie ist eine seröse, tubuloalveoläre Drüse. Mehrere feine Ausführungsgänge münden in den Fornix conjunctivae superior.
Innervation: parasympathisch durch den N. intermedius (N. facialis), siehe Lerntext V.20
sympathisch durch den Plexus caroticus internus

H01 ■ ■

→ **Frage 10.39:** Lösung E

Die Ausführungsgänge der Tränendrüse münden in den Fornix conjunctivae superior. Die Tränenflüssigkeit sammelt sich dann am medialen Augenwinkel im Lacus lacrimalis. Auf den Papillae lacrimales des Ober- und Unterlids beginnen die Canaliculi lacrimales, die in den Saccus lacrimalis münden.
Mehrere Aussagen entstammen alten Prüfungsfragen zur Tränendrüse.

F04 ■

→ **Frage 10.40:** Lösung A

Der Weg der **Tränenflüssigkeit** ist folgender:
- Gl. lacrimalis (serös, tubuloalveolär, Myoepithelzellen, keine Schaltstücke und Sekretrohre, größere Pars orbitalis, unter der Aponeurose des M. levator palpebrae superior, kleinere Pars palpebralis, mehrere Ausführungsgänge münden in den Fornix conjunctivae superior (A)),
- Tränenflüssigkeit sammelt sich im Lacus lacrimalis im medialen Augenwinkel,
- auf den Papillae lacrimales des Ober- und Unterlids beginnen die Canaliculi lacrimales,
- beide Tränenkanälchen münden in den Saccus lacrimalis, der in einer eigenen Fossa sacci lacrimalis liegt, die von Periorbita ausgekleidet ist,
- Abfluss durch den Ductus nasolacrimalis in den unteren Nasengang.

H04 H97 F93 H86 ■ ■

→ **Frage 10.41:** Lösung C

Siehe Kommentar zu Frage 10.40.

H03 ■

→ **Frage 10.42:** Lösung C

Ähnliche Fragen zu den Tränenwegen wurden schon in vorausgegangenen Prüfungen gestellt. Der Ductus lacrimalis verbindet den Saccus lacrimalis mit dem unteren Nasengang.
Siehe Kommentar zu Frage 10.40.

H99 H96 ■ ■

→ **Frage 10.43:** Lösung B

Siehe Kommentar zu Frage 10.40.

H03 ■ ■

→ **Frage 10.44:** Lösung C

Sekretorische parasympathische (präganglionäre) Fasern aus dem Nucleus salivatorius superior ziehen im N. intermedius und dann als N. petrosus major zum **Ganglion pterygopalatinum**. Nach der Umschaltung gelangen die postganglionären Fasern über Rr. ganglionares zum N. maxillaris und erreichen über den N. zygomaticus und seine Anastomose zum N. lacrimalis die **Tränendrüse** (Tränenanastomose), (C) ist richtig.

Zu **(E)**: Sympathische Fasern erreichen das Ganglion aus dem Plexus caroticus internus.

10.5   Kommentare aus Examen Frühjahr 2006

F06 ■

→ **Frage 10.45:** Lösung B

Mit (A) bezeichnet ist die Konjunktiva des Oberlids oder Ausführungsgänge der Tränendrüse, die in diesem Bereich beim Menschen münden, mit (B) korrekt der **Schlemm-Kanal**. (C) stellt die Iris dar, (D) weist an der Rückfläche der Iris auf die Pars iridica retinae und (E) ist die Pars caeca der Retina, daran anschließend (Ora serrata) die Pars optica retinae.

F06 F03 ■

→ **Frage 10.46:** Lösung A

Der dioptische Apparat des Auges entspricht einem zusammengesetzten Linsensystem. Die Gesamtbrechkraft beträgt ca. 60 Dioptrien. Zwei Drittel davon entfallen auf die Hornhaut, die stärker gekrümmt ist als der Augapfel. Bestimmend für die Brechung ist die Grenzfläche Luft/Hornhaut, also die *Vorderfläche* der Hornhaut. An der Kornearückfläche wird das Licht nicht weiter abgelenkt, da die Hornhautgrundsubstanz den gleichen Brechungsindex wie das Kammerwasser hat.

Die Linse selbst hat ca. 19 Dioptrien. Durch Akkomodation kann die Brechkraft der Linse noch gesteigert werden. Bei zunehmendem Alter nimmt die Akkommodationsfähigkeit der Linse jedoch immer weiter ab.

F06 ■

→ **Frage 10.47:** Lösung B

Die Kontraktion des **M. ciliaris** führt über die Erschlaffung der Zonulafasern zu einer stärkeren Krümmung der Linse (Nahsehen).

Aussage (B) ist korrekt: Der longitudinale Teil des Muskels, die Fibrae meridionales, entspringen am Limbus corneae und setzen an der Bruch-Membran an. Es gibt dann noch radiäre und zirkuläre Fasern (Müller-Muskel), die am weitesten vorne, d. h. nahe der Linse, liegen. Es sind alles Fasern glatter Muskulatur, es sind nur spärlich Nexus zwischen den Muskelzellen vorhanden, sodass es sich um einen Multi-Unit-Muskel handelt, d. h. um eine dichte Innervation.

Eine **Konvergenzbewegung** der Augen findet bei der Fixierung auf einen nahen Gegenstand statt (Nahsehen). Hierbei wird der M. ciliaris *kontrahiert*, sodass, wie oben beschrieben, die Zonulafasern erschlaffen können und die Linse aufgrund ihrer Elastizität eine stärkere Krümmung und damit höhere Brechkraft entwickelt.

F06 ■

→ **Frage 10.48:** Lösung B

Der **M. obliquus superior** hat einen eigenen Nerv, den N. trochlearis. Man kann sich das ganz gut im Zusammenhang mit der Trochlea merken, dem Hypomochlion dieses Muskels. Der M. obliquus superior senkt die Sehachse und abduziert den Bulbus. Bei maximaler Adduktion des Bulbus senkt er nur noch die Sehachse, da hierbei die Bulbusachse genau in Richtung der Ansatzsehne liegt, eine Abduktionsbewegung also nicht mehr möglich ist. Siehe auch Abb. 10.4 und Lerntext X.5.

Der Muskel strahlt *hinter* dem Äquator in die Sklera ein (C) und *unter*kreuzt den Endabschnitt des M. rectus superior (D). In Abduktionsstellung senkt der M. rectus inferior den Bulbus.

F06 ■

→ **Frage 10.49:** Lösung C

Die **konsensuelle Lichtreaktion** (bei Lichteinfall in ein Auge verengen sich beide Pupillen) erklärt sich dadurch, dass die Optikusneurone des afferenten Schenkels *gekreuzt und ungekreuzt* zum Nucleus praetectalis ziehen. Nach der Umschaltung erreicht das 2. Neuron *gekreuzt und ungekreuzt* den Nucl. oculomotorius accessorius (Edinger-Westphal). Der efferente Schenkel (präganglionäre parasympathische Fasern über den N. oculomotorius, Umschaltung im Ggl. ciliare, Nn. ciliares breves) vermittelt dann **parasympathisch** die Pupillenverengung (damit fallen die Lösungsmöglichkeiten des Grenzstrangs aus, denn die Pupillenverengung wird parasympathisch vermittelt). Die Tatsache, dass der konsensuelle Reflex auf der Gegenseite funktioniert, spricht für einen intakten afferenten Schenkel des Reflexes, also bleibt nur noch der N. oculomotorius der betroffenen Seite übrig, also (C).

11   Hör- und Gleichgewichtsorgan

11.1   Entwicklung des Hör- und Gleichgewichtsorgans

H04 H82 ■
→ **Frage 11.1:** Lösung A

Beim Menschen entwickelt sich das **äußere Ohr** aus dem dorsalen Teil der 1. Kiemenfurche und 6 mesenchymalen Höckern, das **Mittelohr** aus der 1. Schlundtasche und das **Innenohr** aus dem ektodermalen Ohrbläschen.

Somit entsteht die Paukenhöhle, also Cavum tympani, Tuba auditiva und Gehörknöchelchen, aus der 1. Schlundtasche. Diese ist eine Ausstülpung des kranialen Schlunddarms.

Von außen wächst der 1. Schlundtasche die 1. Kiemenfurche entgegen. Daraus entsteht später der äußere Gehörgang.

Siehe auch Abb. 11.1.

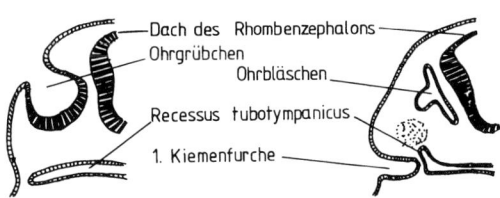

Abb. 11.**1** Entwicklung des Ohrs, links 27. Tag, rechts 7 Wochen

11.2   Äußeres Ohr

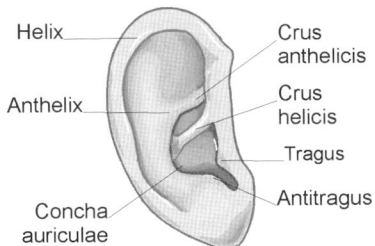

Abb. 11.**2** Äußeres Ohr

F89
→ **Frage 11.2:** Lösung A

Vergleiche z. B. entsprechende Abbildung in Prometheus, Lernatlas der Anatomie, Kopf und Neuroanatomie, Georg Thieme Verlag 2006, S. 141.

(A) Tragus
(B) Antitragus
(C) Concha auriculae
(D) Anthelix (Antihelix)
(E) Helix

H86
→ **Frage 11.3:** Lösung C

Siehe Lerntext XI.1.

XI.1   Trommelfell

Das Trommelfell bildet den äußeren Abschluss des Mittelohrs. In der Mitte ist das Trommelfell trichterförmig nach innen vertieft. Der dort entstehende Nabel (Umbo) wird vom unteren Hammergriffende erzeugt.

Die Tiefe des Trichters und damit die Trommelfellspannung wird vom **M. tensor tympani** bestimmt, der am Hammergriff inseriert.

Die Richtung des Trommelfells ist schräg: Von lateral hinten oben nach medial vorne unten (Winkel zur Horizontalebene 45°, zur Sagittalebene 50°).

Für manchen lässt sich vielleicht folgende Formulierung besser merken:

Die äußere Fläche (Hautschicht) schaut nach vorne und unten, die hintere obere Wand des äußeren Gehörgangs ist also (um ca. 6 mm) kürzer!

Am Trommelfell unterscheidet man einen größeren, straff gespannten Teil – Pars tensa – (Einteilung in 4 Quadranten durch den Hammergriff und Umbo) von einem lockeren Teil – Pars flaccida.

Die Pars flaccida liegt oberhalb des Hammergriffs und besteht nur aus äußerem und innerem Epithel, ohne Bindegewebe dazwischen.

In der Pars flaccida verläuft in einer feinen Schleimhautfalte die Chorda tympani.

Das **Trommelfell** ist aus 3 Schichten aufgebaut:
● Hautschicht (mehrschichtig verhorntes Plattenepithel)
● Grundschicht
● Schleimhautschicht (Schleimhaut des Cavum tympani)

Die **Gefäßversorgung** befindet sich vornehmlich in der Hautschicht. An der Blutversorgung von Paukenhöhle und Trommelfell können die A. maxillaris, A. carotis interna, A. auricularis posterior und A. pharyngea ascendens beteiligt sein.

Die **sensible Versorgung** des Trommelfells entstammt für die Außenfläche dem N. auriculotemporalis und N. vagus, für die Innenfläche dem Plexus tympanicus. ■

F01 F99 H92 H90 H85 ■ ■
→ **Frage 11.4:** Lösung E

Die Pars flaccida ist der lockere obere Teil des Trommelfells und liegt oberhalb des Ansatzes des Hammergriffs. In einer feinen Schleimhautfalte der Pars flaccida verläuft die Chorda tympani.

Kommentare

Zu **(C)**: Der Hammergriff scheint als heller Streifen (Stria mallearis) durch das Trommelfell hindurch.

Klinischer Bezug

Dies ist eine der Hilfslinien, um das Trommelfell in 4 Quadranten einzuteilen. Die zweite Hilfslinie verläuft dann senkrecht dazu durch das untere Ende der Stria mallearis, also durch den Nabel (Umbo) des Trommelfells. Veränderungen des Trommelfells können dann deskriptiv den entsprechenden Quadranten zugeteilt werden.

Zu **(E)**: Der Recessus membranae tympani superior liegt hinter der Pars flaccida und wird vom Hammerkopf begrenzt.

11.3   Mittelohr

F02 ■ ■
→ **Frage 11.5:** Lösung C

Die Schallwelle wird vom Trommelfell auf den Hammer (**Malleus**) übertragen. Er ist gelenkig mit einem weiteren Gehörknöchelchen verbunden, dem Amboss (**Incus**). Der lange Schenkel des Amboss überträgt die Schallwellen weiter auf den Steigbügel (**Stapes**). Siehe Lerntext XI.2.

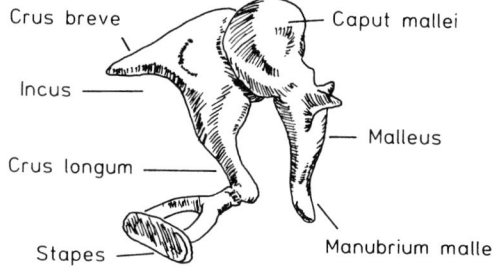

Abb. 11.3 Gehörknöchelchen

Merke: *Überall dort, wo im Ohr Sinneszellen liegen, ist Endolymphe.*
Die Reihenfolge der Gehörknöchelchen ist „MIS" (Malleus, Incus, Stapes).

XI.2   Schallübertragung

Die Schallwelle wird vom Trommelfell auf den Hammer (**Malleus**) übertragen. Er ist gelenkig mit einem weiteren Gehörknöchelchen verbunden, dem Amboss (**Incus**). Der lange Schenkel des Ambosses überträgt die Schallwellen weiter auf den Steigbügel (**Stapes**). Nochmals in Stichworten des Weg der Schallwellen:
– Äußerer Gehörgang
– Trommelfell

– Hammergriff (**Malleus**)   M
– Articulatio incudomallearis   ↓
– Amboss (**Incus**)   I
– Articulatio incudostapedia   ↓
– Steigbügel (**Stapes**)   S
– **Fenestra vestibuli** (ovales Fenster)
– **Scala vestibuli** (Perilymphe), 2 ½ Schneckenwindungen nach oben
– Helicotrema
– **Scala tympani** (Perilymphe), 2 ½ Schneckenwindungen herunter
– **Fenestra cochleae**

F98
→ **Frage 11.6:** Lösung E

Der Steigbügel überträgt seine Schwingungen nicht direkt auf die Endolymphe des Ductus cochlearis, sondern über das ovale Fenster auf die Perilymphe der Scala vestibuli.

H05 H01 F99 F97 ■ ■
→ **Frage 11.7:** Lösung A

Siehe Kommentar zu Frage 11.8 und Lerntext XI.3.

H05 H01 F99 F97 ■ ■
→ **Frage 11.8:** Lösung A

Promontorium und Fenestra vestibuli liegen an der medialen Wand – Paries labyrinthicus – der Paukenhöhle, die die Grenze zum Innenohr bildet. Vielleicht kann man es sich so noch am besten herleiten: Das Promontorium entsteht durch die Vorwölbung der basalen Schneckenwindung, also weiter nach medial geht es zum Innenohr → „Labyrinth".

XI.3   Paukenhöhle

Die Paukenhöhle lässt sich in Epitympanon (oben, Kuppelraum), Mesotympanon (auf Höhe des Trommelfells) und Hypotympanon (unterhalb des Trommelfells) unterteilen. An der Paukenhöhle kann man 6 Wände / Begrenzungen unterscheiden:
● **Mediale Wand** (Paries labyrinthicus): Promontorium (basale Schneckenwindung), rundes Fenster, ovales Fenster, Knochenvorsprung durch den Canalis facialis
● **Laterale Wand** (Paries membranaceus): Trommelfell, Pars squamosa des Os temporale
● **Obere Wand** (Tegmen tympani)
● **Untere Wand** (Paries jugularis): Prominentia styloidea (Vorwölbung des Proc. styloideus), darunter liegt der Bulbus jugularis
● **Vordere Wand** (Paries caroticus): Canalis caroticus
● **Hintere Wand** (Paries mastoideus): oben – Zugang zum Antrum mastoideum, unten – Knochenvorsprünge durch seitlichen Bogengang und Canalis facialis

Innervation

Der **Plexus tympanicus** besteht zum größten Teil aus Ästen des N. glossopharyngeus, aber auch aus Ästen des Plexus caroticus (postganglionär sympathisch) und des N. facialis. Der Plexus tympanicus liegt auf dem Promontorium. Er innerviert die Schleimhaut der Paukenhöhle.
Epithelauskleidung: einschichtig plattes bis isoprismatisches Epithel. ■

F02 F96 ■
→ **Frage 11.9:** Lösung D

Zu **(A):** Der Canalis caroticus grenzt vorne eng an die Paukenhöhle und bildet deren vordere Wand.
Zu **(B):** Die Paukenhöhle hat im Bereich des Epitympanon hinten oben eine direkte Verbindung zum Antrum mastoideum, was für die Fortleitung von Entzündungen von Bedeutung ist.
Zu **(C):** Unter dem Boden der Paukenhöhle liegt der Bulbus venae jugularis.
Zu **(D):** Der Canalis hypoglossi liegt nicht mehr der Felsenbeinpyramide benachbart, sondern viel tiefer in der hinteren Schädelgrube. Man sieht das am besten an einer Abbildung der Schädelbasis mit den Durchtrittsstellen der Hirnnerven, z. B. Prometheus, Lernatlas der Anatomie, Kopf und Neuroanatomie, Georg Thieme Verlag 2006, S. 90, 145. Der Canalis hypoglossi hat keinen engen Kontakt zur Paukenhöhle.
Zu **(E):** Siehe hierzu ebenfalls Prometheus, Lernatlas der Anatomie, Kopf und Neuroanatomie, Georg Thieme Verlag 2006, S. 90, 145. Der Fazialiskanal bildet einen knöchernen Vorsprung an der medialen Wand der Paukenhöhle. Topographisch wichtig für die **Nähe zur Paukenhöhle** – und das sind die Stichworte, die man sich merken sollte – sind: **N. facialis, A. carotis interna, Bulbus venae jugularis und die Verbindung zum Mastoid.**

H03 H00 H98 ■ ■
→ **Frage 11.10:** Lösung C

In der medialen Wand der Paukenhöhle grenzen die **Basalwindungen** der Schnecke (= Promontorium) an diese Wand. In der lateralen Wand liegt das Trommelfell. An der ventralen Wand liegt die Mündung der Tuba auditiva, die A. carotis interna verläuft direkt dahinter. In der dorsalen Wand liegt der Aditus zum Antrum mastoideum, dahinter befinden sich der Canalis facialis mit dem N. facialis und der Sinus sigmoideus. Das Dach grenzt an die Fossa cranii media, der Boden an den Bulbus v. jugularis. Die apikale Windung der Schnecke hingegen hat keine direkte Beziehung zur Paukenhöhle, (C) ist falsch.

F01 H96 F93 F90 F87 ■ ■
→ **Frage 11.11:** Lösung D

Die **Cellulae mastoideae** sind lufthaltige, mit Schleimhaut ausgekleidete Räume im Mastoid. Sie entste-

hen erst allmählich **nach** der Geburt bis zum 6. Lebensjahr (Pneumatisation, Voraussetzung dafür ist eine dauerhafte Belüftung des Mittelohrs). Die Mastoidzellen in der Nähe des Antrums sind kleiner, die peripher gelegenen größer, sodass die Abflussverhältnisse im Falle einer Entzündung ungünstig sind. Wichtig ist die enge Nachbarschaft zum Sinus sigmoideus und zum N. facialis. Siehe auch Prometheus, Lernatlas der Anatomie, Kopf und Neuroanatomie, Georg Thieme Verlag 2006, S. 144, 145.

Klinischer Bezug
Besonders wichtig ist die enge topographische Beziehung zum Sinus sigmoideus, der medial hinter dem Warzenfortsatz verläuft, und zum Fazialiskanal. Die Fortleitung einer Entzündung der Mastoidzellen in Richtung des Sinus sigmoideus ist eine seltene, aber gefürchtete Komplikation. Bei einer dann evtl. nötigen Aufmeißelung des Mastoids muss die Lage des Sinus sigmoideus bzw. des N. facialis unbedingt beachtet werden.

F02 F97 ■ ■
→ **Frage 11.12:** Lösung E

Bei den **Cellulae mastoideae** handelt es sich um luftgefüllte (pneumatisierte), mit Schleimhaut ausgekleidete Räume in unterschiedlicher Größe im Warzenfortsatz des Os temporale. Wichtig – und oft gefragt – ist die enge topographische Beziehung zum Sinus sigmoideus. Die **Pneumatisierung** beginnt erst nach der Geburt und ist in etwa bis zum 6. Lebensjahr abgeschlossen, wobei für die gesunde Entwicklung eine stets gute Belüftung des Mittelohrs von großer Bedeutung ist. Bei kindlichen Tubenfunktionsstörungen bzw. häufigen Infekten mit zeitweise ungenügender Belüftung des Mittelohrs wird der Pneumatisierungsvorgang gehemmt. Alle Cellulae mastoideae haben Verbindung zum Antrum mastoideum (und nicht etwa zum häutigen Labyrinth, wie in (E) vorgeschlagen). Der Sekretabfluss geschieht in Richtung des Antrum mastoideum.

Klinischer Bezug
Bei Entzündungen des Mittelohrs sind die Mastoidzellen oft mitbetroffen, was sich in einem Druckschmerz auf dem Warzenfortsatz widerspiegelt.

H03 H01 F95 H92 H90 F84 ■ ■
→ **Frage 11.13:** Lösung D

Die Nerven für die Schleimhaut des Mittelohrs stammen aus dem **N. tympanicus** (aus dem N. glossopharyngeus) und dem **Plexus tympanicus**, an dem *überwiegend* sensible Äste aus dem N. glossopharyngeus, aber auch aus dem N. facialis (parasympathische Fasern des N. intermedius) und dem Plexus caroticus (sympathische Fasern) beteiligt sind.

XI.4   Tuba auditiva

Die Tuba auditiva hat eine Länge von 3,6 cm.
Sie beginnt mit dem Ostium typanicum in der
Vorderwand nahe dem Dach des Cavum tympani und endet mit dem Ostium pharyngeum
tubae auditivae in der Pars nasalis pharyngis.
Die engste Stelle der Tuba auditiva an der
Knorpel-Knochen-Grenze bezeichnet man als
Isthmus tubae auditivae. Das knöcherne Stück
ist 1,2 cm lang und liegt lateral, das Knorpelstück hat eine Länge von 2,4 cm. Die Tuba auditiva ist mit einem Flimmerepithel mit Becherzellen ausgekleidet.

H02 ■

→ **Frage 11.14:** Lösung C

Hier heißt es aufpassen: Das ein- bis mehrschichtige unverhornte Epithel der Paukenhöhle geht an
der Einmündung der Tuba auditiva in ein respiratorisches Epithel mit Kinozilien über (Flimmerepithel, Becherzellen). Der Flimmerschlag des Epithels geht in Richtung des Pharynx.

XI.5   Ovales und rundes Fenster

Ovales und rundes Fenster werden gerne verwechselt, daher zum Merken:
Fenestra vestibuli: oval, oben, enthält die Steigbügelplatte, trennt Mittelohr und Vestibulum
bzw. Scala vestibuli.
Fenestra cochleae: rund, unterhalb der Fenestra
vestibuli, schließt die Scala tympani mit der
Membrana tympani secundaria ab.

Merke: „Eselsbrücke" zur Fenestra vestibuli:
das v in **V**estibuli und **o**val.

F01 H94

→ **Frage 11.15:** Lösung C

Der **M. stapedius** reguliert zusammen mit dem M.
tensor tympani den Spannungszustand des Schallleitungssystems. Der M. stapedius entspringt in
einem kleinen Knochenkanal parallel zum Canalis
facialis, seine Sehne setzt am Steigbügelkopf an.
Seine Kontraktion bewirkt eine Verkantung des
Steigbügels im Vorhoffenster, also eine Dämpfung.
Die Innervation geschieht über rein motorische
Fasern des N. facialis, die bereits innerhalb des Canalis facialis vom Hauptnerv abzweigen.

Klinischer Bezug

Bei Ausfall der Innervation kann der M. stapedius seine dämpfende Wirkung nicht mehr ausüben, betroffene Patienten leiden an einer **Hyperakusis** (erhöhte Schallempfindlichkeit).

H03 ■

→ **Frage 11.16:** Lösung D

Am Ohr innerviert der N. facialis den M. stapedius:
Der **M. stapedius** setzt am Steigbügelköpfchen an
(er entspringt in einem eigenen kleinen knöchernen Kanal neben dem Canalis facialis) und kann
bei Kontraktion die Überleitung der Schwingungen
des Steigbügels auf das Vorhoffenster (Fenestra vestibuli) dämpfen. Die Innervation erfolgt durch den
N. facialis (bei Facialisparesen kann eine erhöhte
Schallempfindlichkeit auftreten – (D) trifft zu).
Zu den übrigen Funktionen des N. facialis bzw. zu
den Symptomen der Facialisparese siehe Lerntext
V.18.
Bei Taubheit bzw. Drehschwindel ((A) und (B))
wäre an den N. vestibulocochlearis zu denken oder
an Störungen im Bereich der Hörbahn (siehe
Lerntext IX.11).
Bei Belüftungsstörungen des Mittelohrs (abgesehen einmal vom sicherlich häufigeren Tubenkatarrh) könnte eine Funktionsstörung der Gaumensegelheber, Mm. levator und tensor palatini, vorliegen (Anheben des Gaumensegels und Öffnung
der Tuba auditiva beim Schlucken). Hier wären der
Plexus pharyngeus (u. a. N. glossopharyngeus) und
der N. tensoris veli palatini aus dem N. mandibularis zuständig.
Ein Sensibilitätsverlust der Paukenhöhlenschleimhaut (E) wäre auf Schädigungen des Plexus tympanicus (vorwiegend N. glossopharyngeus) und des
Nervus tympanicus zurückzuführen (siehe auch
Kommentar zu Frage 11.13).

H01 H95 ■ ■

→ **Frage 11.17:** Lösung B

Der mit dem Pfeil gekennzeichnete Muskel – der
M. stapedius –, der zum rechten Bildrand zieht,
setzt am Steigbügelköpfchen an (er entspringt in
einem eigenen kleinen knöchernen Kanal neben
dem Canalis facialis) und kann bei Kontraktion die
Überleitung der Schwingungen des Steigbügels auf
das Vorhoffenster (Fenestra vestibuli) dämpfen.
Die Innervation erfolgt durch den **N. facialis** (bei
Facialisparesen kann eine erhöhte Schallempfindlichkeit auftreten).
Zu (A): Die Chorda tympani führt Geschmacksfasern
sowie präganglionäre parasympathische Fasern.
Zu (C) und (D): N. petrosus major et minor enthalten präganglionäre parasympathische Fasern
aus dem N. intermedius.
Zu (E): Die Pars motorica des N. trigeminus innerviert über den N. mandibularis die Kaumuskulatur.

F05 ■

→ **Frage 11.18:** Lösung B

Für den M. tensor tympani ist der N. tensoris tympani aus dem N. mandibularis zuständig, der N. facialis innerviert den M. stapedius. Das letztere
wurde in alten Prüfungen schon oft gefragt.

Der **M. stapedius** setzt am Steigbügelköpfchen an (er entspringt in einem eigenen kleinen knöchernen Kanal neben dem Canalis facialis) und kann bei Kontraktion die Überleitung der Schwingungen des Steigbügels auf das Vorhoffenster (Fenestra vestibuli) dämpfen. Die Innervation erfolgt durch den **N. facialis** (bei Facialisparesen kann eine erhöhte Schallempfindlichkeit auftreten).

F05 ■
→ **Frage 11.19:** Lösung D

Siehe Kommentar zu Frage 11.18.

H04 ■
→ **Frage 11.20:** Lösung B

Zu **(A):** Die parasympathische (sekretorische) Innervation der Glandula parotidea entstammt dem N. glossopharyngeus. Die präganglionären Fasern ziehen zunächst im Plexus tympanicus und dann als N. petrosus minor zum **Ganglion oticum.** Die postganglionären Fasern verlaufen zunächst mit dem N. auriculotemporalis und gelangen mit dem Plexus parotideus des N. facialis zur Ohrspeicheldrüse (Jacobson-Anastomose).

Zu **(B):** Die **Chorda tympani** gehört zum sekretorisch-parasympathischen und sensorischen Anteil des N. facialis (VII), dem **N. intermedius.**
Die Chorda tympani enthält Geschmacksfasern (sensorisch, afferent) von den vorderen $^2/_3$ der Zunge sowie präganglionäre parasympathische Fasern, die ohne Umschaltung am Ganglion geniculi vorbeilaufen, im Ganglion submandibulare umgeschaltet werden und die Gl. submandibularis, Gl. Sublingualis und Gll. linguales anteriores sekretorisch versorgen. Die postganglionären parasympathischen (sekretorischen) Fasern und die Geschmacksfasern verlaufen dann weiter mit dem N. lingualis.
Die **Geschmacksfasern** leiten ihre Afferenzen aus den Papillae fungiformes zum Ganglion geniculi; dort liegen die Perikaryen des 1. Neurons, deren zentraler Fortsatz zum Nucl. solitarius gelangt, wo die Umschaltung auf das 2. Neuron stattfindet.
Die Chorda tympani trennt sich innerhalb des Canalis facialis oberhalb des Foramen stylomastoideum vom N. facialis, verläuft unter der Schleimhaut durch die Paukenhöhle, und zwar zwischen Hammergriff und langem Ambossschenkel. Dort ist sie vom äußeren Gehörgang aus in einer Schleimhautfalte der Pars flaccida zu erkennen.
Im weiteren Verlauf tritt die Chorda tympani durch die Fissura petrotympanica und lagert sich dem N. lingualis an.
Zu **(C):** Der Gaumen wird sensibel z. B. durch den N. maxillaris innerviert.
Zu **(D):** Die Außenfläche des Trommelfells wird sensibel vom N. auriculotemporalis innerviert.
Zu **(E):** Die motorischen Fasern für den M. tensor tympani entstammen dem N. mandibularis und durchlaufen ohne Umschaltung das Ganglion oticum.

11.4 Innenohr

H96 H91 H88 F85 ■ ■
→ **Frage 11.21:** Lösung D

Perilymphe	Endolymphe
Vestibulum	Ductus cochlearis
Scala vestibuli	
Scala tympani	Ductus reuniens
	Canalis utriculosaccularis
	Utriculus
	Sacculus
	3 Ampullae membranaceae
	3 Bogengänge
Ductus perilymphaticus (Verbindung zum Subarachnoidalraum)	

F99 ■
→ **Frage 11.22:** Lösung C

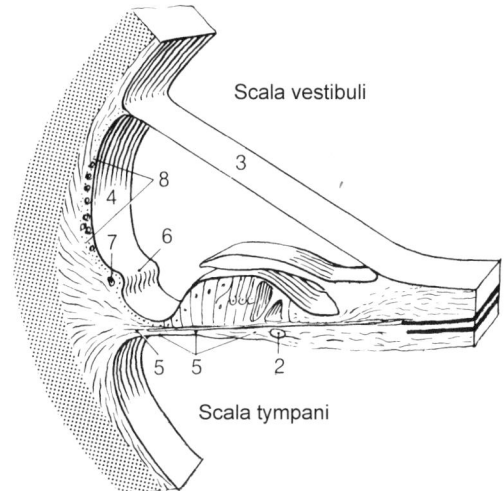

Abb. 11.4 Schnitt durch den Ductus cochlearis

2 Blutgefäß
3 Membrana vestibularis, Reissner-Membran
4 Laterale Wand des Ductus cochlearis
5 Crista basilaris, setzt sich fort in die Basilarmembran
6 Prominentia spiralis mit Blutgefäß (7)
7 Stria vascularis

Aus: Feneis H, Anatomisches Bildwörterbuch, 7. Auflage 1993, Georg Thieme Verlag, Stuttgart, New York.

Das Corti-Organ liegt im Ductus cochlearis und sitzt der Basilarmembran auf. Über dem Ductus cochlearis befindet sich die Scala vestibuli, darunter die Scala tympani. Zwischen Ductus cochlearis und Scala vestibuli liegt die Reissner-Membran (Membrana vestibularis) und grenzt den Perilymph-

Kommentare

raum der Scala vestibuli gegen den Endolymph-raum des Ductus cochlearis ab. Auch die Scala tympani enthält Perilymphe.
Der Ductus cochlearis, in dem das Corti-Organ liegt, führt Endolymphe!

<u>F02 H97 H94</u> ∎
→ **Frage 11.23: Lösung B**

Die **Basilarmembran (Lamina basilaris)** ist an einer Knochenleiste (Lamina spiralis ossea) befestigt, die vom Modiolus in den Schneckengang hineinragt. Die Basilarmembran spannt sich nahezu horizontal aus und bildet den Boden des Ductus cochlearis (Endolymphe). Darunter liegt die Scala tympani.
Die Basilarmembran trennt also Ductus cochlearis und Scala tympani!
An der lateralen Wand des Ductus cochlearis strahlen die Fasern der Lamina basilaris fächerförmig aus. Die Basilarmembran ist in den oberen Windungen doppelt so breit wie in den unteren Windungen.
Zu **(B)**: Ductus cochlearis und Scala vestibuli werden durch die Reissner-Membran getrennt.
Siehe hierzu auch Abb. 11.4.

<u>F03</u>
→ **Frage 11.24: Lösung D**

Die **Endolymphe** im Ductus cochlearis, die in ihrer Zusammensetzung und im (hohen) Kaliumgehalt dem intrazellulären Milieu nahe kommt, wird von den Zellen der **Stria vascularis** an der lateralen Wand des Ductus cochlearis gebildet. Die Perilymphe dagegen hat eine ähnliche Zusammensetzung wie die extrazelluläre Flüssigkeit.

<u>F05 F03</u> ∎
→ **Frage 11.25: Lösung B**

Das Ganglion spirale enthält bipolare Neurone, deren Perikarya im **Modiolus** liegen. Die peripheren Fortsätze kommen aus den Haarzellen des Corti-Organs, die zentralen Fortsätze ziehen in der Modiolusachse zum inneren Gehörgang.

<u>H05</u> ∎
→ **Frage 11.26: Lösung C**

Äußere und innere Haarzellen des Innenohrs haben unterschiedliche Aufgaben beim Hörvorgang:
Die Schwingung der Steigbügelplatte überträgt sich auf die Perilymphe der Schnecke, es entstehen Wanderwellen, die an bestimmten Stellen – entsprechend einer definitiven Frequenz – Amplitudenmaxima an der Basilarmembran verursachen (jede Frequenz wird an einer bestimmten Stelle der Basalmembran abgebildet). Dadurch kommt es zu einer Bewegung der Basilarmembran und zu einer Auslenkung der *äußeren Haarzellen* nach Scherbewegungen gegen die Membrana tec-

toria, die Haarzellen depolarisieren und „kontrahieren" sich. Die äußeren Haarzellen verstärken die Schallenergie. Danach verändert sich die Endolymphströmung unter der Membrana tectoria und es kommt zur Auslenkung der *inneren Haarzellen*. Nur die inneren Haarzellen leiten dann einen Impuls zum N. cochlearis weiter.
Als **otoakustische Emissionen** bezeichnet man die Phänomene, die sich durch die Basilarmembranschwingungen und Auslenkung der äußeren Haarzellen sozusagen „rückwärts" wieder über ovales Fenster, Gehörknöchelchen und Trommelfell bemerkbar machen und auch über Mikrofone im Gehörgang erfasst werden können. So kann beim Kleinkind bereits sehr früh eine Prüfung des Hörvermögens stattfinden – also ob tatsächlich Sinneszellen im Corti-Organ reagieren.

XI.6	**Gleichgewichtsorgan**

Das Gleichgewichtsorgan enthält mehrere Rezeptorenfelder, die in etwa gleich aufgebaut sind:
Macula sacculi ⎱
Macula utriculi ⎰ → *Linearbeschleunigung*
3 Cristae ampullares → *Drehbeschleunigung* (in den 3 Bogengängen)

Makula:	Die Sinneszellen liegen zwischen Stützzellen und tragen etwa 70–80 Zilien, die in eine gallertige Statolithenmembran eingehüllt sind. Oben aufgesetzt sind Statolithen (Calciumkarbonatkristalle). Durch Scherkräfte bei Lageveränderungen, Beschleunigung usw. kommt es zur Auslenkung der Sinneshaare, d. h. zum adäquaten Reiz für das Gleichgewichtsorgan.
Crista ampullaris:	quer zum Verlauf des Bogenganges. Auch hier liegen Sinneszellen mit 50 langen Zilien, bedeckt von der gallertigen Cupula. Das Ganze liegt in der Endolymphe der Bogengänge. Bei Drehbeschleunigungen kommt es durch die Trägheit der Endolymphe zur Auslenkung der Cupula und damit der Zilien.

Die Erregungen der Sinneshaare werden über dendritische Fortsätze des ersten Neurons zum Ganglion geleitet. ∎

<u>F99 H91 H85</u> ∎
→ **Frage 11.27: Lösung B**

Im *Sacculus* (wie auch im Utriculus) liegen die Sensorenfelder (Maculae) für die Linearbeschleunigung.

Die 3 Bogengänge (A) enthalten die Sensoren für die Drehbeschleunigung.

Saccus endolymphaticus (C), Ductus reuniens ((D), reiner Verbindungsgang) und Scala vestibuli (E) enthalten keine Sinneszellen.

Zur Funktion der Sensorenfelder siehe Lerntext XI.6.

F98 F94 ■
→ **Frage 11.28:** Lösung A

Die Sinnesepithelzellen dieser Sensorenfelder sind abhängig vom Schwerefeld der Erde, registrieren die Lage des Kopfs und reagieren auf lineare Beschleunigung (sog. „statisches Gleichgewicht").

Der adäquate Reiz für diesen Teil des Gleichgewichtsorgans ist die Abscherung der Zilien (tangentiale Verschiebung), denn die Macula utriculi und sacculi sind durch die Auflagerung der Statolithen relativ schwer (höheres spezifisches Gewicht als die Endolymphe).

In den Ampullen der Bogengänge liegen die Cristaorgane (Drehbeschleunigung). Im Gegensatz zu den Makulaorganen reagieren die Cristaorgane auf die Bewegung der Endolymphe und die dadurch bedingte Ablenkung der Cupula.

H94
→ **Frage 11.29:** Lösung C

Der **Sakkulus** liegt im Vestibulum des Innenohrs zwischen Bogengängen und Hörorgan. Er ist von Perilymphe umgeben (E), enthält Endolymphe und steht sowohl mit dem Ductus endolymphaticus ((A), zum Saccus endolymphaticus) in Verbindung wie auch über den Ductus reuniens mit dem Ductus cochlearis (B).

Der Sakkulus enthält (wie der Utriculus) eine Macula statica, die lineare Beschleunigung registriert.

Zu **(C):** Die Membrana tympani secundaria verschließt das **runde Fenster,** Fenestra cochleae. Das ovale Fenster (Fenestra vestibuli) wird durch die Steigbügelplatte verschlossen.

F04 H93 ■
→ **Frage 11.30:** Lösung D

Die Frage wurde ähnlich formuliert bereits H93 gestellt.

Zu **(B):** Der **Ductus reuniens** verbindet den Sacculus mit dem Ductus cochlearis!

Zu **(D):** Der **Utriculus** ist der Teil des häutigen Labyrinths, von dem die 3 Bogengänge abgehen. An der Unterfläche des Utriculus, nahezu horizontal zur Körperachse, liegt die **Macula utriculi.** Sie registriert zusammen mit der Macula sacculi lineare Beschleunigungen. Die Macula selbst besteht aus Sinneszellen (2 verschiedene Typen) und Stützzellen. Nach oben ragen Stereozilien und ein Kinozilium in eine Gallerte hinein, die wiederum von Otolithen (Statokonien) bedeckt ist. Die durch Trägheitskräfte bei linearen Beschleunigungen be-

wirkte Abscherung der Gallerte moduliert die Entladung der Sinneszellen.

H02
→ **Frage 11.31:** Lösung B

Die **Cupula** gehört zu den Sinnesorganen der Bogengänge, die die Drehbeschleunigung registrieren. Die Sinneszellen sitzen auf der Crista ampullaris in Erweiterungen der Bogengänge (Ampullae). Siehe Lerntext XI.6.

H04 H02 ■
→ **Frage 11.32:** Lösung B

Die Perikaryen der Neurone, die Erregungen aus den Sinneszellen des Gleichgewichtsorgans leiten, liegen im **Ganglion vestibulare** am Boden des inneren Gehörgangs. Ihre Neuriten schließen sich im inneren Gehörgang den Fasern des N. cochlearis (aus dem Ganglion spirale cochleae) an, der N. vestibulocochlearis ist entstanden.

11.5 Kommentare aus Examen Frühjahr 2006

F06
→ **Frage 11.33:** Lösung C

Der **Ramus auricularis n. vagi** innerviert neben dem N. auriculotemporalis den äußeren Gehörgang, hierdurch können vagotone Reaktionen (Übelkeit, Brechreiz, Kollaps) bei Fremdkörpern im Gehörgang und bei Spülung mit nicht temperierter Flüssigkeit auftreten (Gehörgangsspülung nach Ausschluss eines Trommelfelldefekts nur mit körperwarmem Wasser). Bei thermischer Reizung des Gehörgangs wird über das Gleichgewichtsorgan ein Nystagmus ausgelöst (kalorischer Nystagmus, Untersuchungsmethode in der HNO-Heilkunde, Erregbarkeit des Vestibularorgans). Neben dieser prüfbaren Reaktion muss aber zusätzlich mit vagotonen Reaktionen gerechnet werden.

F06 ■
→ **Frage 11.34:** Lösung D

Die **Endolymphe** im Ductus cochlearis, die in ihrer Zusammensetzung und im (hohen) Kaliumgehalt dem intrazellulären Milieu nahe kommt, wird von den Zellen der **Stria vascularis** an der lateralen Wand des Ductus cochlearis gebildet. Die Perilymphe dagegen hat eine ähnliche Zusammensetzung wie die extrazelluläre Flüssigkeit.

12   Haut und Hautanhanggebilde

12.1   Haut und Unterhaut

XII.1   Schichten der Kutis (Haut)

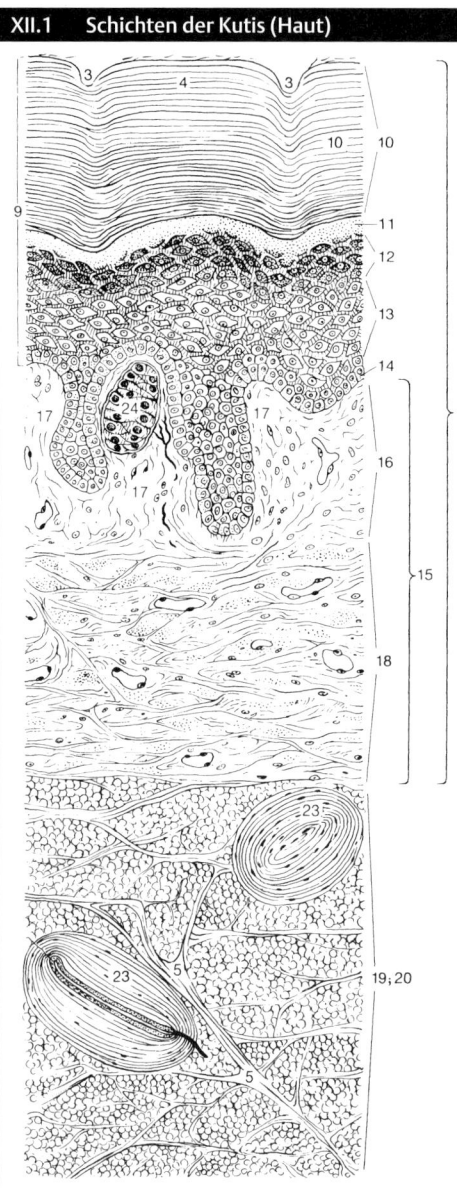

2 **Kutis**
3 Hautfurchen
4 Hautleisten
5 Bindegewebszüge, mechanische Funktion
9 **Epidermis**
10 *Stratum corneum*
11 *Stratum lucidum*
12 *Stratum granulosum*

13 *Stratum spinosum*
14 *Stratum basale*
15 **Korium (Dermis)**
16 *Stratum papillare*
17 Koriumpapille
18 *Stratum reticulare*
19 **Subkutis** mit Fettgewebe (20)
23 Vater-Pacini-Körperchen
24 Meissner-Tastkörperchen

Abb. **12.1** Schichten der Haut
Aus: Feneis H. Anatomisches Bildwörterbuch, 7. neubearbeitete und erweiterte Auflage 1993, Georg Thieme Verlag, Stuttgart, New York.

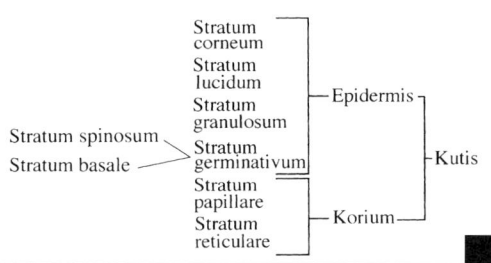

F98 ■
→ **Frage 12.1:** Lösung C

Zu (**A**): Die Aussage ist korrekt. Über dem Korium liegt die Epidermis mit Stratum corneum, Stratum lucidum, Stratum granulosum und Stratum germinativum (letzteres wiederum bestehend aus Stratum basale und Stratum spinosum).
Zu (**C**): Das Stratum corneum der Epidermis enthält *keine Zellkerne!* Es ist eine derbe, wasserabweisende Hornschicht und besteht aus Überresten von intrazytoplasmatischem Keratin. Die Zellen, die es gebildet haben, sind abgestorben.
Zu (**D**): Im Stratum germinativum liegen Langerhans-Zellen, Melanozyten und Merkel-Zellen, diese speziell im Stratum basale. Die Aussage ist ebenfalls korrekt. Merkel-Zellen sind Mechanorezeptoren. Sie kommen besonders häufig an Hand- und Fußsohle vor.
Zu (**E**): Die Aussage ist korrekt. Besonders häufig sind die Tonofilamente in den Zellfortsätzen, die zu den Desmosomen ziehen. Die Stachelzellen des Stratum spinosum sind durch zahlreiche Interzellularbrücken miteinander verbunden, die sich aus Zytoplasmaausläufern bilden. In diesen Ausläufern finden sich sehr viele Desmosomen.

H98 F92 ■
→ **Frage 12.2:** Lösung E

Das Stratum papillare gehört zum Korium.
Das Stratum germinativum gliedert sich in Stratum spinosum und Stratum basale.

F03 H00 ■

→ **Frage 12.3:** Lösung C

Zu **(C)**: Das **Stratum papillare** ist ein Teil des Koriums (= **Dermis**). Neben Bindegewebspapillen, die in das Stratum papillare der Epidermis ragen, enthält diese Schicht die Meissner-Tastkörperchen und **Kapillarschlingen**, die vor allem der Wärmeregulation dienen. **Mastzellen** liegen in der Regel in lockerem Bindegewebe in der Nähe kleinerer **Blutgefäße**. Von den angegebenen Schichten ist das Stratum papillare die einzige Schicht, die diese Voraussetzungen erfüllt.

Zu **(A)**: Das **Stratum spinosum** der Epidermis enthält rundliche Zellen mit vielen Zytoplasmaausläufern, die durch Desmosomen untereinander verbunden sind. Hier liegen die **Langerhans-Zellen** (antigenpräsentierende Zellen der Haut).

Zu **(B)**: Im **Stratum basale** liegen die Stammzellen der Epidermis, die zeitlebens teilungsfähig bleiben. Außerdem liegen in dieser Schicht die **Melanozyten** und die **Merkel-Tastzellen**.

Zu **(D)**: Das **Stratum reticulare** des Koriums besteht hauptsächlich aus kollagenen und elastischen Fasern.

Zu **(E)**: Die **Subkutis** enthält das Unterhautfettgewebe.

F05 ■

→ **Frage 12.4:** Lösung D

Die antigenpräsentierenden Zellen der Haut heißen **Langerhans-Zellen**. Sie liegen im Stratum spinosum der Epidermis und werden zum mononukleären Phagozytensystem gezählt. Sie besitzen als einzige Zellen der Epidermis spezifische Rezeptoren für Immunglobuline (IgG-, C3-Rezeptoren) und bilden Ia-Antigen (Immune associated Antigen). Siehe hierzu Lerntext XII.2.

F04 ■

→ **Frage 12.5:** Lösung E

Hier wird die Funktion von Antigen präsentierenden Zellen beschrieben. Die Antigen präsentierenden Zellen der Haut heißen *Langerhans-Zellen*. Sie liegen im Stratum spinosum der Epidermis.

XII.2	Langerhans-Zellen

Langerhans-Zellen der Epidermis werden zum mononukleären Phagozytensystem (MPS) gerechnet.
Langerhans-Zellen liegen im *Stratum germinativum* (im Stratum spinosum, suprabasal) der Epidermis und vermitteln die Antigenität an das Immunsystem: Sie sind antigenpräsentierende Zellen. Sie besitzen als einzige Zellen der Epidermis spezifische Rezeptoren für Immunglobuline (IgG-, C3-Rezeptoren) und bilden Ia-Antigen (Immune associated Antigen).

Antigenpräsentierende Zellen spielen eine wichtige Rolle im Immunsystem. Es handelt sich dabei um Makrophagen bzw. u. a. Langerhans-Zellen (dendritische Zellen) der Haut. Ebenso können dendritische Zellen des Blutes, der Lymphknoten und der Milz Antigene präsentieren. Diese Zelltypen sind in der Lage, ein Antigen durch initiale Phagozytose zu verarbeiten.

Die entscheidende antigene Struktur wird dann auf der Oberfläche der Makrophagen lokalisiert und so dem Immunsystem „präsentiert". Gleichzeitig muss sich die antigenpräsentierende Zelle durch eine spezielle Oberflächenstruktur als körpereigen identifizieren.

Immunzytochemisch sind die Zellen durch Immunoperoxidasen selektiv darstellbar, sie können ebenso durch andere Oberflächenmarker dargestellt werden (ATPase, Klasse II-Antigen).

Die Zellen liegen zwischen den Keratinozyten, sind aber nicht durch Desmosomen mit Keratinozyten verbunden. ■

F97 ■ ■

→ **Frage 12.6:** Lösung E

Siehe Lerntext XII.3.

XII.3	Melanozyten

Melanozyten sind im Stratum basale der Epidermis liegende, stark verzweigte Zellen, die nur mit Spezialfärbung darstellbar sind. Sie sind als Melanoblasten aus der **Neuralleiste** eingewandert. Von ihnen wird das Pigment der Haut gebildet, das die Mitosen im Stratum germinativum vor den schädlichen Auswirkungen der UV-Strahlung schützt.
Durch Sonnenexposition kann die Melaninbildung gesteigert werden, die Anzahl der Melanozyten steigt nicht.
Die Anzahl der Melanozyten pro Haut- bzw. Körperregion ist nicht von Geschlecht und/oder Rasse abhängig; hellhäutigere Individuen haben nicht weniger Melanozyten als dunkelhäutige, der Unterschied liegt in der Melaninproduktion und den Melaningranula in den Keratinozyten.

Klinischer Bezug

Auch ganz hellhäutige Individuen (Albinos) besitzen Melanozyten. Infolge eines Enzymdefektes kann die Melaninsynthese jedoch nicht zu Ende geführt werden.

Melanozyten sind keine Bindegewebszellen, was schon durch ihre Entstehung aus der Neuralleiste deutlich wird. Melanozyten haben einen runden Zelleib, der im Stratum basale der Epidermis liegt, ihre langen Fortsätze ragen zwischen und in umgebende Bindegewebszellen hinein, ohne dass allerdings richtige Zellkontakte nachweisbar sind. Im Zytoplasma erfolgt die Bildung von **Melanin**, das dann in Form zuerst kleiner Bläschen, dann reifer Melaningranula in die langen Zellfortsätze wandert. Von dort gelangt das Pigment in angrenzende Epidermiszellen (Keratinozyten), durch Übertragung der Granula von einer Zelle in die andere (**zytokrine Sekretion**).

Melanosomen sind spezifische mit Melanin gefüllte Granula. Man unterscheidet primäre Melanosomen und über mehrere Reifungsstufen quartäre (= reife) Melanosomen. Melanosomen können in Melanozyten verbleiben oder an umgebende Zellen abgegeben werden.

F03 F99 ■
→ **Frage 12.7:** Lösung E

Zu (E): **Meissner-Körperchen** liegen direkt unter den Bindegewebspapillen der Epidermis im Stratum papillare des Korium. Merkel-Zellen dagegen sind Druckrezeptoren der Epidermis und liegen im Stratum germinativum.

F04 ■
→ **Frage 12.8:** Lösung E

Vater-Pacini-Lamellenkörperchen sind Vibrationsrezeptoren, ca. 4 mm lang und besitzen einen zentralen Innenkolben mit Bindegewebslamellen. Der Innenkolben besteht aus der Nervenendigung, die von Schwann-Zellen umgeben ist. Diese Endkörperchen liegen zahlreich in der *Subkutis* von Handteller und Fußsohle, aber auch an Periost, Faszien, Sehnen und Blutgefäßen. Die Erregung wird über Aβ-Fasern (markhaltig) geleitet.

Langerhans-Zellen, Merkel-Zellen, Melanozyten und Keratinozyten liegen in der Epidermis, allerdings in unterschiedlichen Schichten. Siehe hierzu die Tabelle nach Kommentar zu Frage 12.11.

H03
→ **Frage 12.9:** Lösung C

Freie Nervenendigungen kommen in Epidermis und Dermis (Stratum papillare) vor und sind für Schmerzwahrnehmung, mechanische und thermische Empfindungen zuständig.

Zu (A): **Meissner-Tastkörperchen** sind Berührungsrezeptoren im Stratum papillare, direkt unter der Epidermis.

Zu (B): **Kernsackfasern** gehören zu den Muskelspindeln (Propriorezeptoren).

Zu (D): **Ruffini-Körperchen** liegen im Stratum reticulare der Dermis, aber auch in Gelenkkapseln (Stratum fibrosum) und im Periodontium. Es sind Dehnungsrezeptoren.

XII.4	Sinnesempfindungen der Haut
Freie Nervenendigungen	– mechanische, thermische und Schmerzempfindungen
Meissner-Tastkörperchen	– Berührung
Merkel-Zellen	– Druck
Vater-Pacini-Körperchen	– Vibration
Ruffini-Körperchen	– Dehnung

H04 ■
→ **Frage 12.10:** Lösung A

Ruffini-Körperchen liegen im Stratum reticulare der Dermis, aber auch in Gelenkkapseln (Stratum fibrosum) und im Periodontium. Es sind Dehnungsrezeptoren.

Merkel-Zellen sind Druckrezeptoren im Stratum basale bzw. germinativum (das Stratum germinativum besteht aus Stratum basale und Stratum spinosum).

Meissner-Tastkörperchen sind Berührungsrezeptoren im Stratum papillare, direkt unter der Epidermis.

Zur Wiederholung:
- freie Nervenendigungen – mechanische, thermische und Schmerzempfindungen
- Meissner-Tastkörperchen – Berührung
- Merkel-Zellen – Druck
- Vater-Pacini-Körperchen – Vibration
- Ruffini-Körperchen – Dehnung

H01 ■
→ **Frage 12.11:** Lösung D

Die **Meissner-Körperchen** liegen in der Kutis, aber im *Stratum papillare des Korium* direkt unter der Epidermis. Sie sind allerdings durch Kollagenfibrillen mit der Epidermis verbunden. Sie bestehen aus aufgeschichteten Schwann-Zellen, zwischen denen Nervenfasern verlaufen. Alles ist von einer Bindegewebshülle umgeben. Es sind Berührungsrezeptoren, die z. B. an Zehen und Fingern vorkommen.

H98 F91 ■
→ **Frage 12.12:** Lösung B

Siehe Kommentar zu Frage 12.8.

F99
→ **Frage 12.13:** Lösung C

Man erkennt einen Querschnitt durch die Haut (z. B. stark mechanisch beanspruchte Region – Fußsohle) mit oben einer dicken Keratinschicht, in der Mitte die stark mit der Dermis verzahnte Epidermis (ihr oberer Rand verläuft bogenförmig und ist dunkler angefärbt – Stratum granulosum) und am unteren Bildrand der Übergang in das Stratum reticulare der Dermis.

Die Haut gliedert sich in die unten aufgeführten Schichten mit folgenden Charakteristika (die Subcutis wurde der Vollständigkeit wegen noch an die Tabelle angehängt, sie gehört funktionell zur Haut, ist aber keine Schicht der Cutis):

	Hautschicht	Charakteristika	Funktionelle/klinische Hinweise
Epidermis (Oberhaut)	Stratum corneum	Hornschicht, kernlose Zellen	Flüssigkeitsbarriere, subkorneale Hautblasen, Ausbildung von Schwielen, mechanisch-chemische Barriere
	Stratum lucidum	nur in der Leistenhaut (Handfläche/Fußsohlen)	
	Stratum granulosum	Zellen noch kernhaltig, Keratohyalinkörnchen	
	Stratum germinativum:	Epithelzapfen, Verzahnung mit Koriumpapillen	Blasenbildung intraepidermal, Einlagerung von Flüssigkeit zwischen den Stachelzellen (z. B. Pemphigus vulgaris, Antikörper gegen epidermale Interzellulärsubstanz)
	• Stratum spinosum	• Stachelzellen, viele Desmosomen, Keratinfilamente, *Langerhans-Zellen*	
	• Stratum basale	• basophile Keratinozyten, Mitosen, einschichtig, hochprismatische Zellen, *Melanozyten*, *Merkel-Zellen*	Verhornungsstörungen, Regenerationsleistung der Haut, Infektionsschutz, Hauttumoren (z. B. Basaliom, Melanom), Hautfarbe, Albinismus (Tyrosinasemangel der Melanozyten)
Korium (= Dermis) (Lederhaut)	Stratum papillare	Kapillarschlingen, *Meissner-Tastkörperchen*, *Mastzellen*, *Makrophagen*	Wärmeregulation, Durchblutung, Zapfen des Str. papillare ragen in die Epidermis, dermo-epidermale Verbindung durch Fixierung der epidermalen Basalmembran mittels Ankerfasern
	Stratum reticulare	kollagene und elastische Fasern, Ausrichtung der Faserbündel (Spaltlinien), *Ruffini-Körperchen*	Richtung von chirurgisch-kosmetischen Hautschnitten in Richtung der Spaltlinien
Subkutis (Unterhaut)		*Vater-Pacini-Körperchen*	Fettspeicherung, Fettgewebepolster

- **Leistenhaut:** Handinnenfläche, Fußsohle, Beugeseiten von Fingern und Zehen, parallel verlaufende Leisten und Furchen mit individuell verlaufenden, genetisch determiniertem Muster („Fingerabdruck")
- **Felderhaut:** größter Teil der Haut, Verzahnung von Epidermis und Dermis je nach mechanischen Anforderungen

Die Markierung liegt in einer **Bindegewebspapille der Dermis** (Korium, Stratum papillare). Dort finden sich selbstverständlich Fibroblasten, wie auch Fibrozyten und deren extrazelluläre Produkte, Kollagenfasern, elastische Fasern, Makrophagen, Mastzellen und Lymphozyten sowie Gefäße und Nerven.

Zu (2): Merkel-Zellen befinden sich in der *Epidermis* im Stratum basale.

Zu (3): Polygonale Keratinozyten sind für das *Stratum spinosum* der Epidermis charakteristisch.

12.2 Behaarung

F04
→ **Frage 12.14:** Lösung D

Die Mm. arrectores pili werden durch efferente sympathische Fasern erregt, die mit über die Hautnerven verlaufen. Es handelt sich um postganglionäre Fasern. Die präganglionären Fasern des Sym-

pathikus sind cholinerg, die postganglionären aber noradrenerg. Daher ist Lösung (D) korrekt. Neben der Gänsehaut sind die sympathischen Fasern der Hautnerven auch für die Durchblutung der Haut und für die Schweißsekretion verantwortlich.

F93
→ **Frage 12.15:** Lösung D

Insgesamt entspricht die äußere epitheliale Schicht der Wurzelscheide einer modifizierten Epidermis (nach unten gewachsene Epidermiszellen). Dabei ist wichtig, dass die Schichtung von der Höhenlokalisation abhängt: Nahe der Hautoberfläche entspricht die Schichtung nahezu der Epidermis, ganz unten basal entspricht die Schicht in etwa dem Stratum basale. Im Bereich der Haarzwiebel kommt von den angegebenen Schichten nur das Stratum germinativum (bzw. das Stratum spinosum) in Frage. Durch den Zusammenhang mit der Höhenangabe wird diese Frage allerdings ziemlich spitzfindig, über den Lerneffekt diskutiert man besser nicht.

Kommentare

12.3　Nägel

Zu diesem Kapitel wurde bisher keine Frage gestellt.

12.4　Hautdrüsen

Vgl. Kapitel 2.4.

12.5　Mamma

Vgl. Kapitel 6.2.

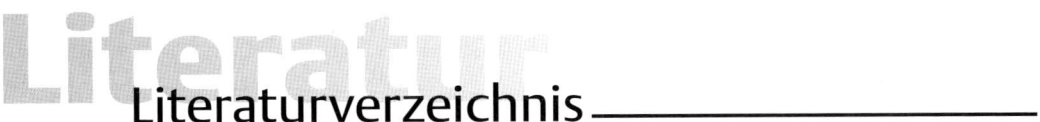

Literaturverzeichnis

1. Benninghoff, A., Drenckhahn, D.: Makroskopische Anatomie, Histologie, Embryologie, Zellbiologie, Band 1, 2, 16. Auflage 2003, Urban & Fischer München, Jena.
2. Dauber, W.: Feneis' Bild-Lexikon der Anatomie, 9. komplett überarbeitete Auflage 2004, Georg Thieme Verlag, Stuttgart, New York.
3. Drews, U.: Taschenatlas der Embryologie 1993, Georg Thieme Verlag, Stuttgart, New York.
4. Faller, A., Schünke, M.: Der Körper des Menschen, 14. Auflage 2004, Georg Thieme Verlag, Stuttgart, New York.
5. Gertz, S. D.: Basiswissen Neuroanatomie, 4. Auflage 2003, Georg Thieme Verlag, Stuttgart, New York.
6. Gray's Anatomy, 38th edition 1995, Churchill Livingstone.
7. Junqueira, L. C., Carneiro, J., Gratzl, M.: Histologie, 6. Auflage 2005, Springer Verlag, Heidelberg.
8. Kahle, W., Leonhardt, H., Platzer, W.: Taschenatlas der Anatomie, Band 1 bis 3, 9. Auflage 2005, Georg Thieme Verlag, Stuttgart, New York.
9. Krstic, H. V.: Die Gewebe des Menschen und der Säugetiere, 2. Nachdruck 1994, Springer Verlag, Heidelberg.
10. Kühnel, W.: Taschenatlas der Zytologie, Histologie und Mikroanatomie des Menschen, 11. Auflage 2002, Georg Thieme Verlag, Stuttgart, New York.
11. Lippert, H.: Anatomie, 6. überarbeitete Auflage 2003, Urban & Fischer, München, Jena.
12. Lüllmann-Rauch, R.: Histologie, 2003, Georg Thieme Verlag, Stuttgart, New York.
13. Netter, F. H.: Farbatlanten der Medizin, Band 1: Herz, 3. Auflage 1990, Band 2: Niere und Harnwege, 2. Auflage 1983, Band 5: Nervensystem I, 1987, Georg Thieme Verlag, Stuttgart, New York.
14. Pernkopf, E.: Atlas der topographischen und angewandten Anatomie des Menschen, Einbändige Ausgabe 1994, Urban & Schwarzenberg, München.
15. Putz, R., Pabst, R.: Sobotta, Atlas der Anatomie des Menschen, Band 1, 2, 22. Auflage 2005, Urban & Fischer, München, Jena.
16. Rauber, A., Kopsch, F.: Anatomie des Menschen. Band I–IV, 20. Auflage 1987, Georg Thieme Verlag, Stuttgart, New York.
17. Rohen, J. W.: Funktionelle Anatomie des Menschen, 10. Auflage 2001, Schattauer Verlag, Stuttgart.
18. Sadler, Th.: Medizinische Embryologie, 10. Auflage 2003, Georg Thieme Verlag, Stuttgart, New York.
19. Schiebler, T. H., Schmidt, W., Zilles, K.: Anatomie des Menschen, 9. Auflage 2005, Springer Verlag, Heidelberg.
20. Schünke, M., Schulte, E., Schumacher, U.: Prometheus, Lernatlas der Anatomie, Allgemeine Anatomie und Bewegungssystem, 2005, Georg Thieme Verlag, Stuttgart, New York.
21. Schünke, M., Schulte, E., Schumacher, U.: Prometheus, Lernatlas der Anatomie, Hals und Innere Organe, 2005, Georg Thieme Verlag, Stuttgart, New York.
22. Schünke, M., Schulte, E., Schumacher, U.: Prometheus, Lernatlas der Anatomie, Kopf und Neuroanatomie, 2006, Georg Thieme Verlag, Stuttgart, New York.
23. Stevens, A., Lowe, J.: Histologie, 2. Auflage 1997, Chapman & Hall, Weinheim.
24. Welsch, U.: Sobotta, Atlas Histologie, 6. Auflage 2001, Urban & Fischer, München, Jena.
25. Wennemuth, G.: Anatomie für die mündliche Prüfung, 2. Auflage 2002, Springer Verlag, Heidelberg.
26. Whitaker R. H., Borley N. R.: Anatomiekompaß, Taschenatlas der anatomischen Leitungsbahnen 1997, Georg Thieme Verlag, Stuttgart, New York.
27. Zilles, K., Rehkämper, G.: Funktionelle Neuroanatomie, 3. Auflage 1998, Springer Verlag, Heidelberg.

Abbildungsverzeichnis

Aufgeführt sind jeweils entweder die bereits in der Frage vorgegebenen Details oder die gewünschte Diagnose. Falls besondere Strukturen markiert sind, so sind diese z. T. ebenfalls beschrieben. Diese Aufstellung soll das Nachschlagen erleichtern und eine Kurzwiederholung vor der Prüfung ermöglichen.

Bildanhang

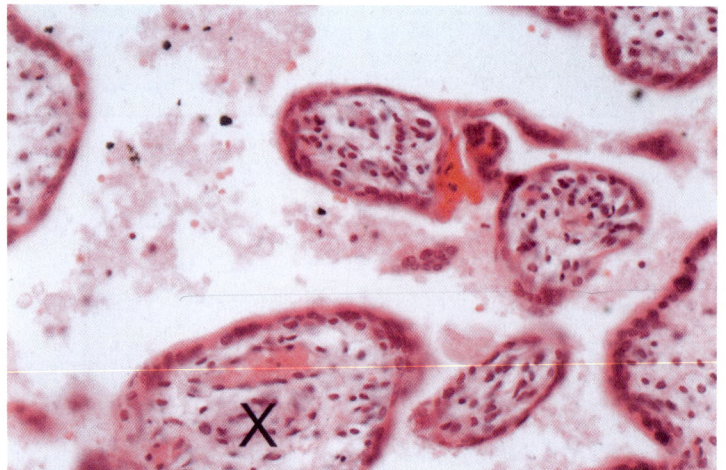

Abb. 1 zu Frage **1.25**

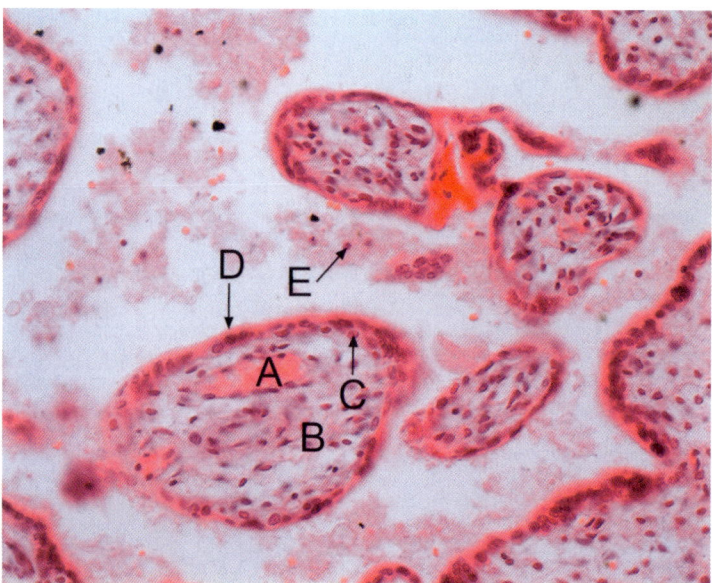

Abb. 2 zu Frage **1.26**

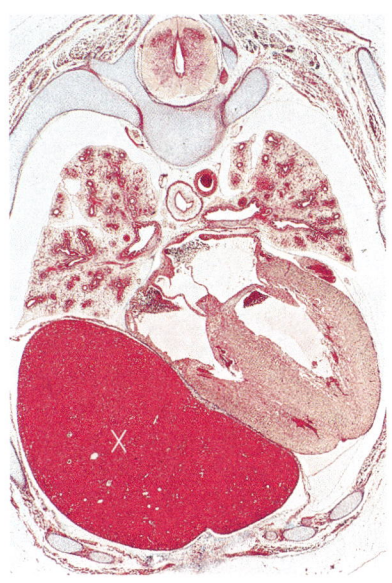

Abb. 3 zu Frage **1.53**

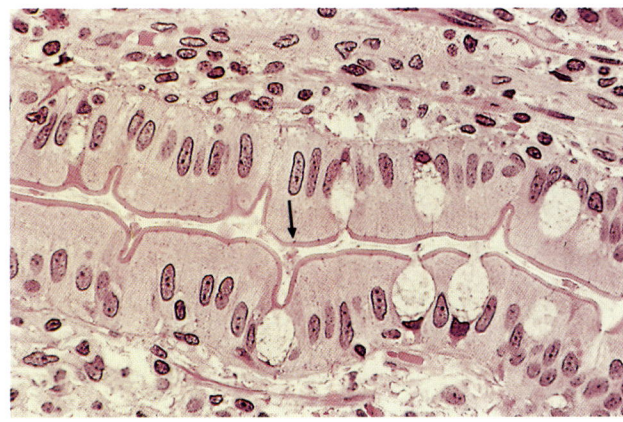

Abb. 4 zu Frage **2.18**

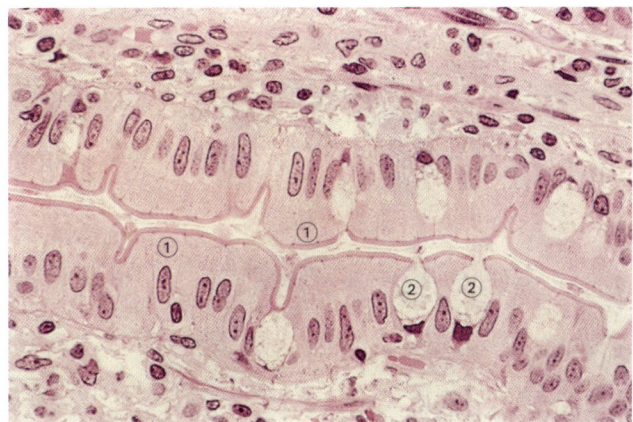

Abb. 5 zu Frage **2.25**

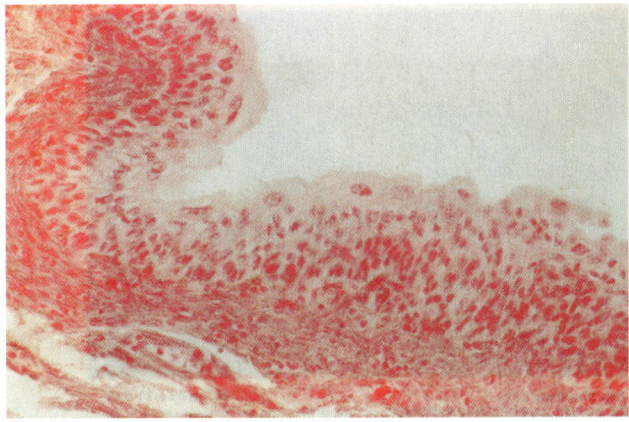

Abb. 6 zu Frage **2.27**

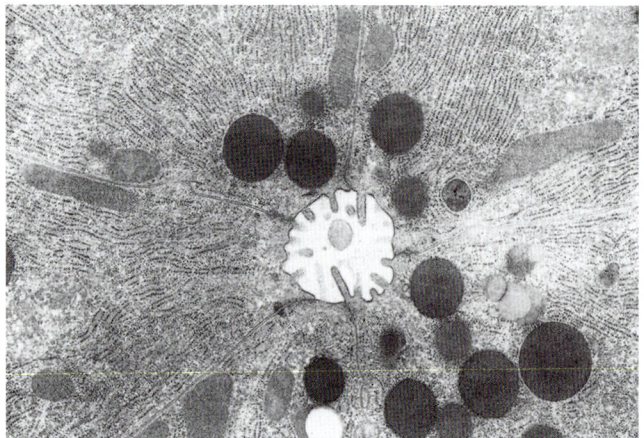

Abb. 7 zu Frage **2.31**

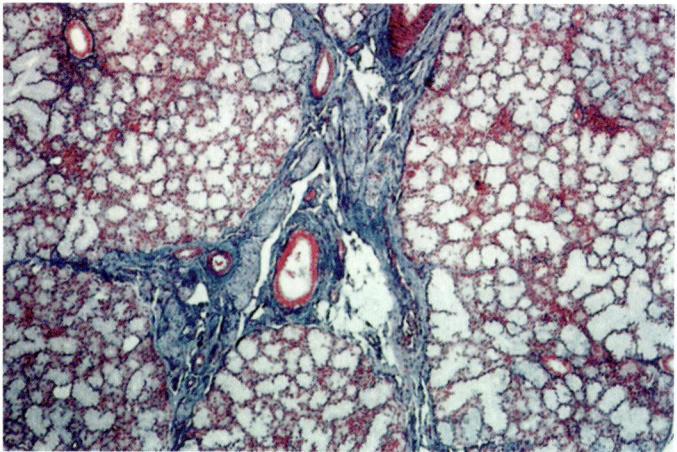

Abb. 8 zu Frage **2.32**

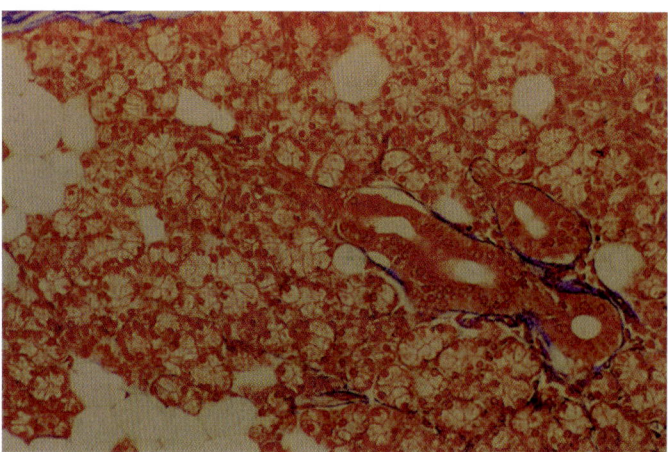

Abb. 9 zu Frage **2.33**

Abb. 10 zu Frage **2.34**

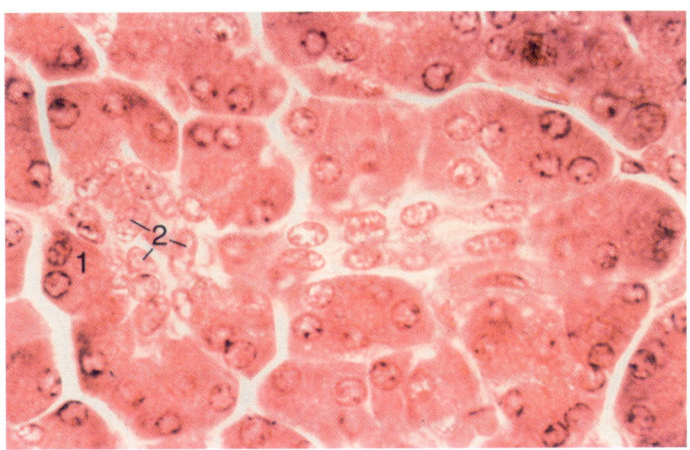

Abb. 11 zu Frage **2.35**

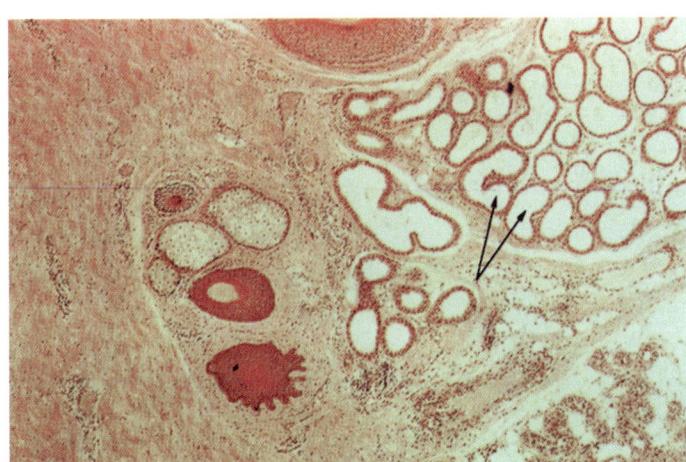

Abb. 12 zu Frage **2.36**

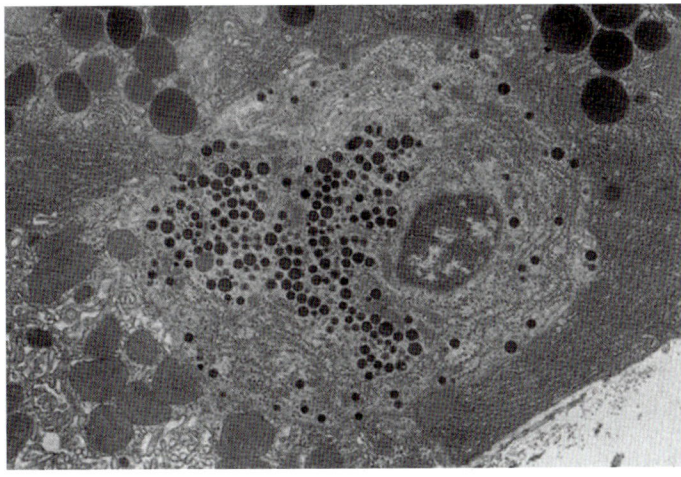

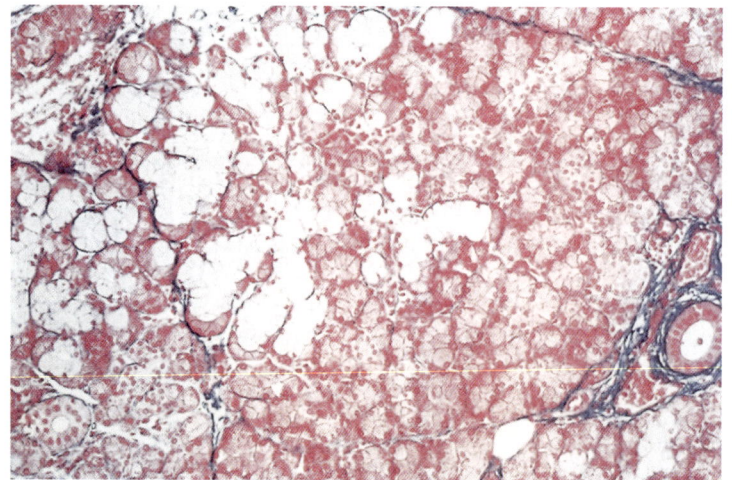

Abb. 13 zu Frage 2.37

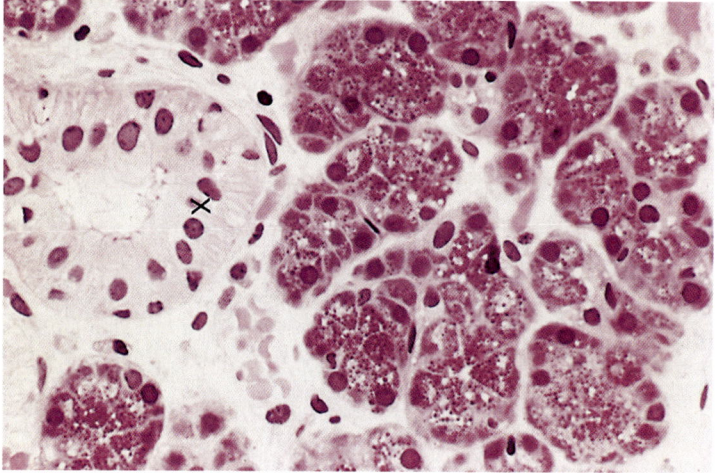

Abb. 14 zu Frage 2.38

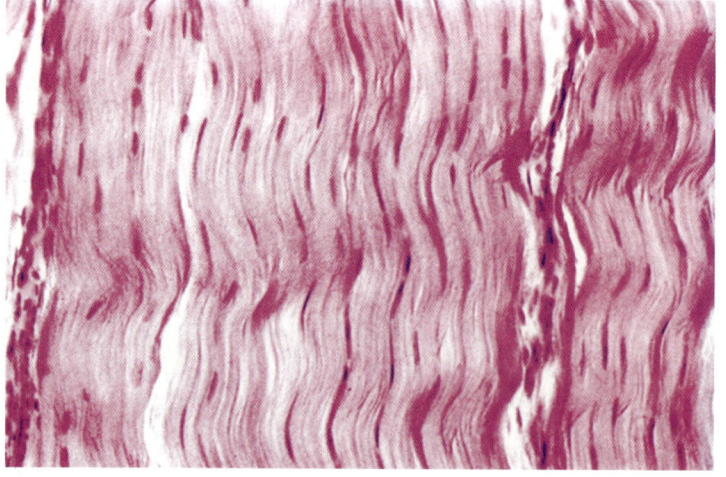

Abb. 15 zu Frage 2.59

Abb. 16 zu Frage 2.60

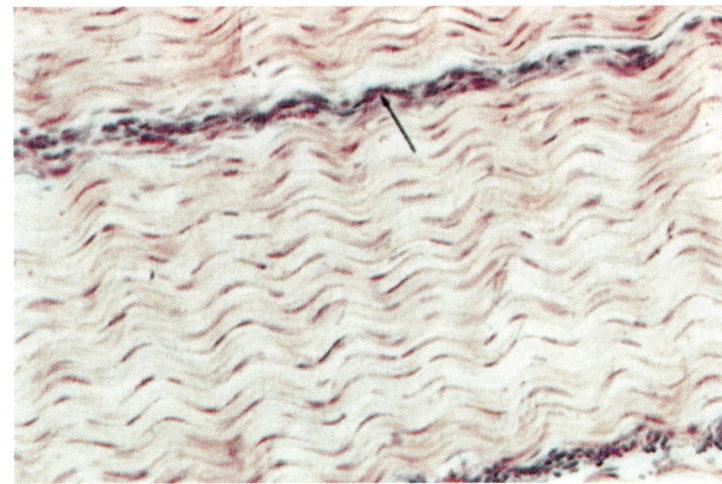

Abb. 17 zu Frage 2.61

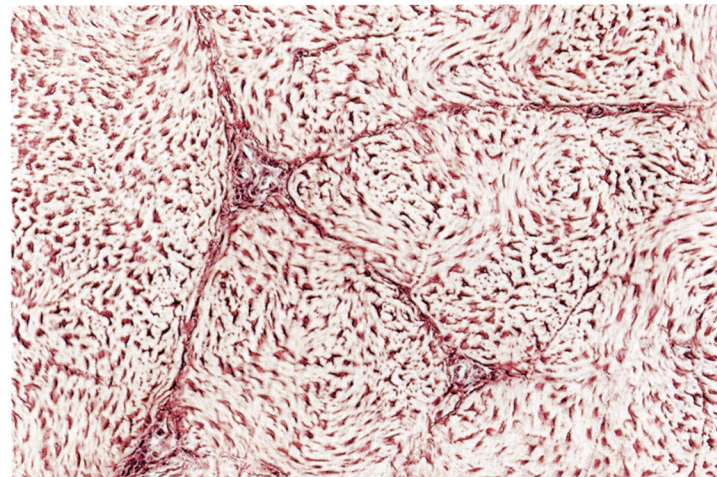

Abb. 18 zu Frage 2.62

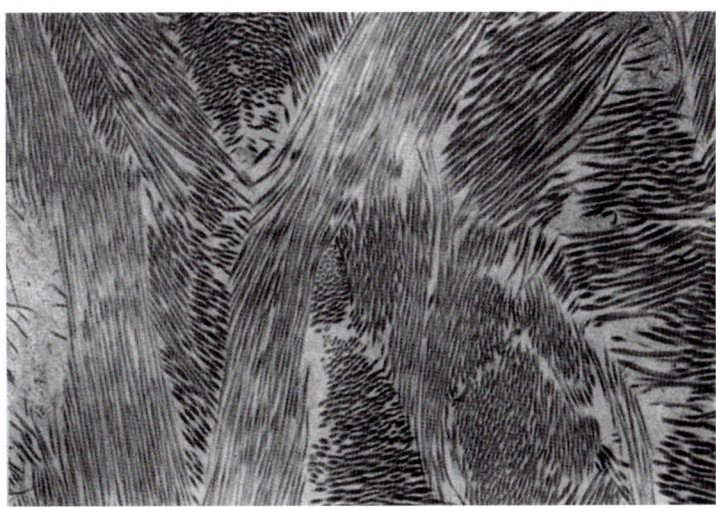

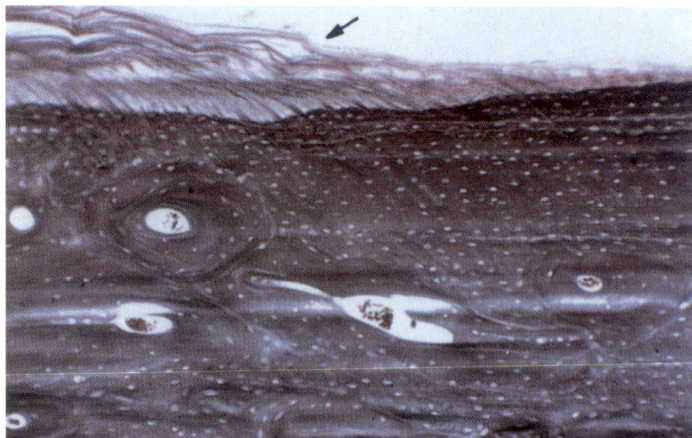

Abb. 19 zu Frage 2.63

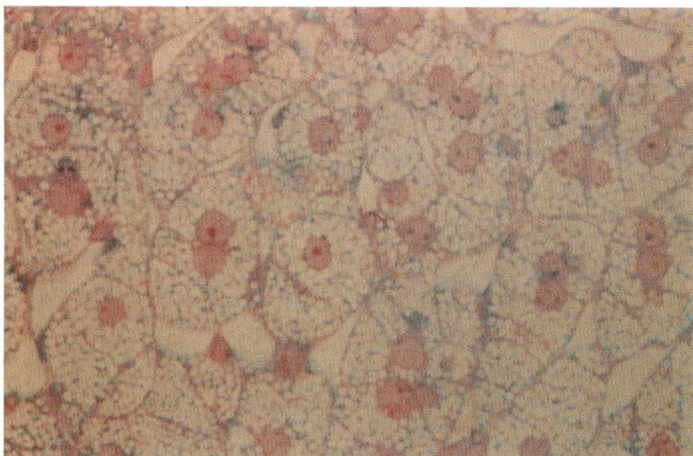

Abb. 20 zu Frage 2.64

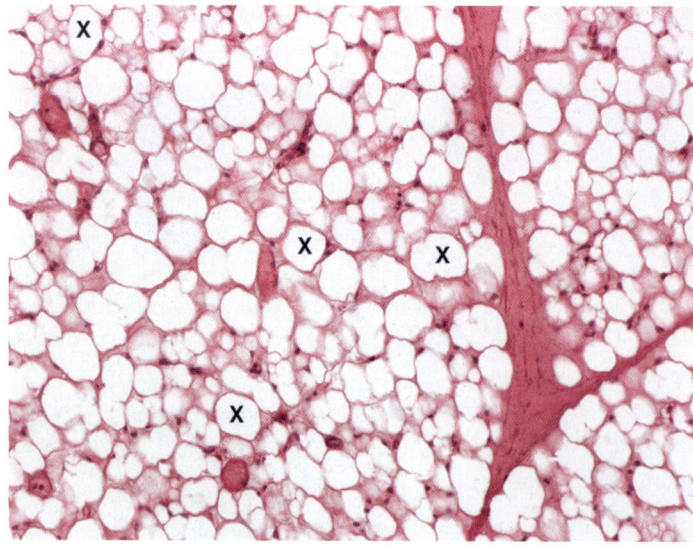

Abb. 21 zu Frage 2.66

Abb. 22 zu Frage **2.67** und **2.68**

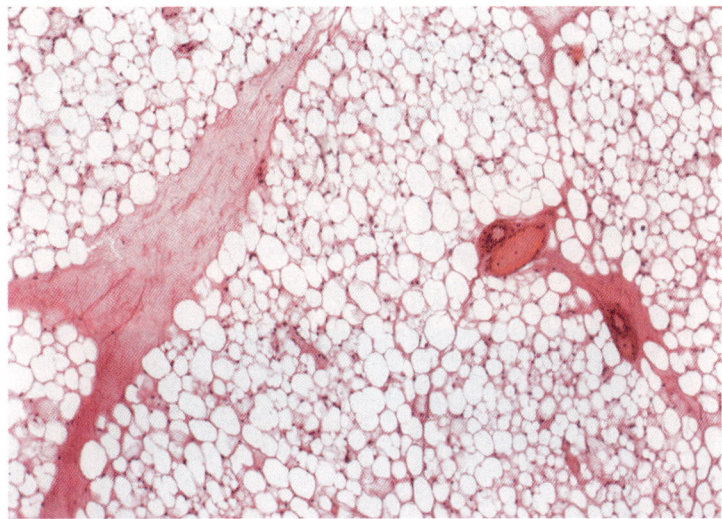

Abb. 23 zu Frage **2.70**

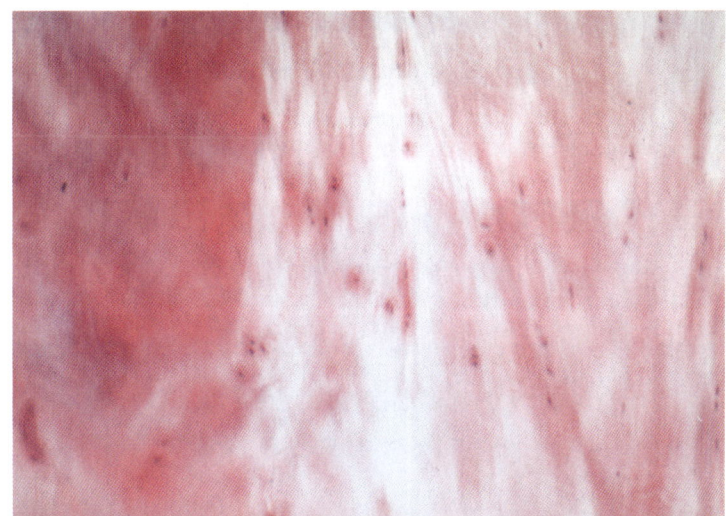

Abb. 24 zu Frage **2.77**

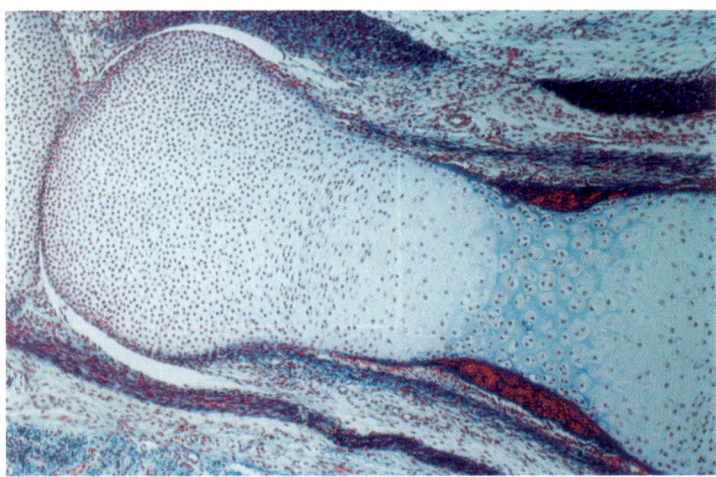

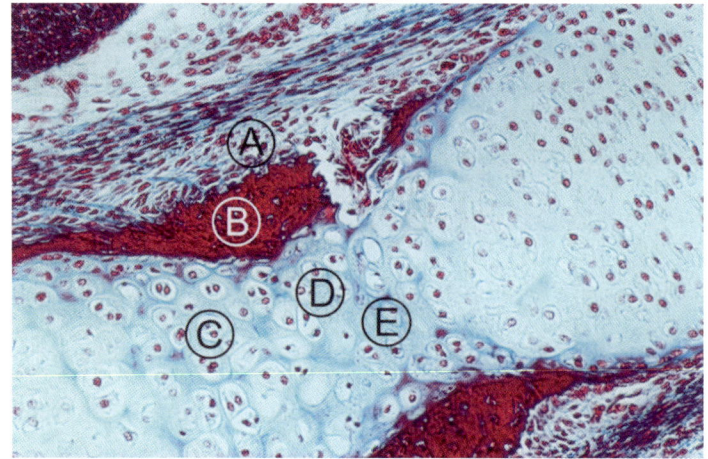

Abb. 25 zu Frage **2.77**

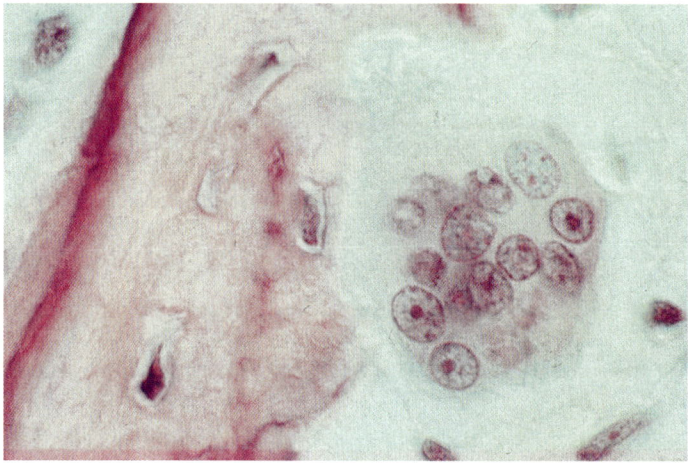

Abb. 26 zu Frage **2.80**

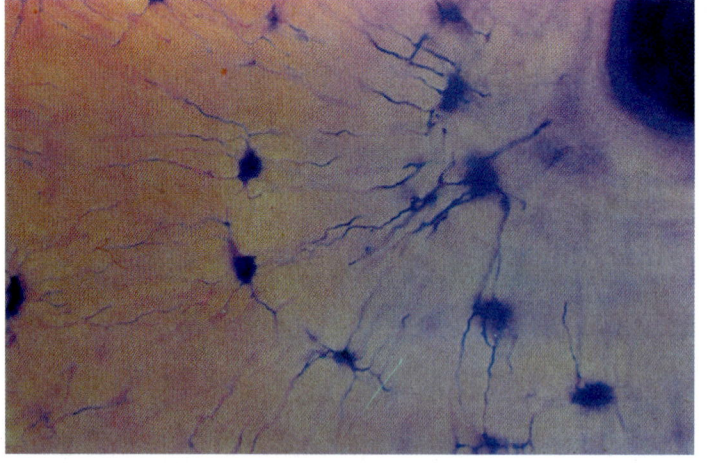

Abb. 27 zu Frage **2.81**

Abb. 28 zu Frage 2.82

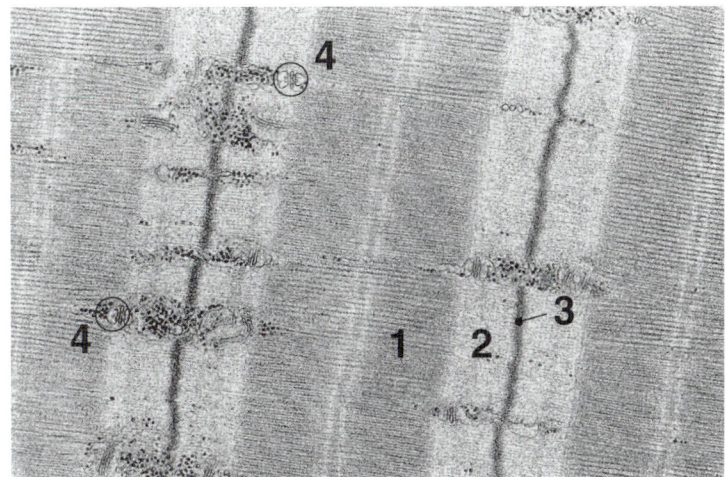

Abb. 29 zu Frage 2.83

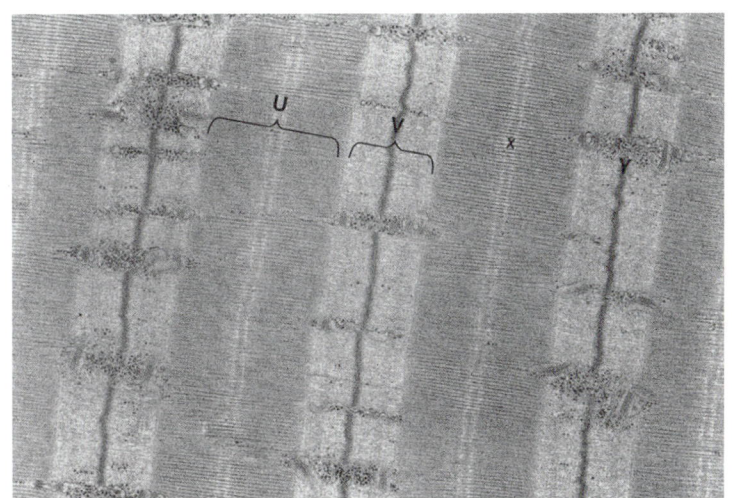

Abb. 30 zu Frage 2.85

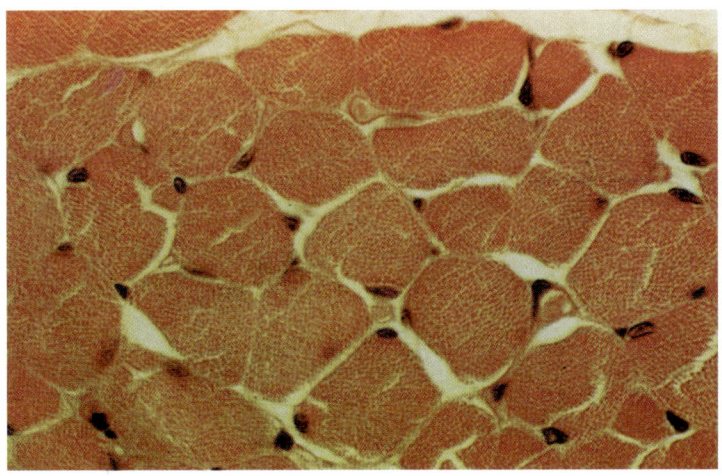

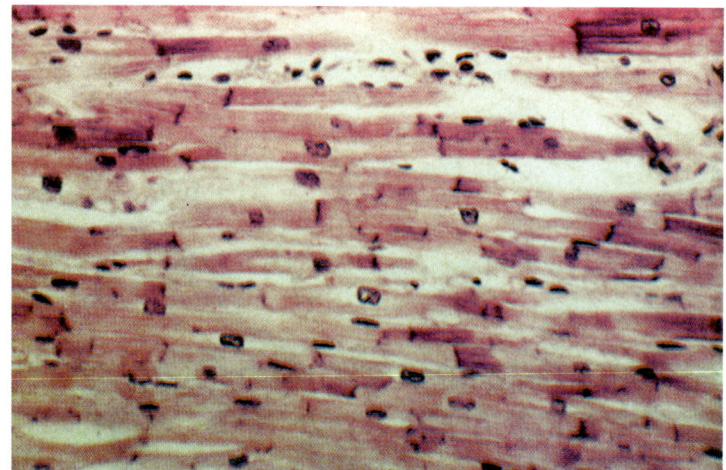

Abb. 31 zu Frage **2.91**

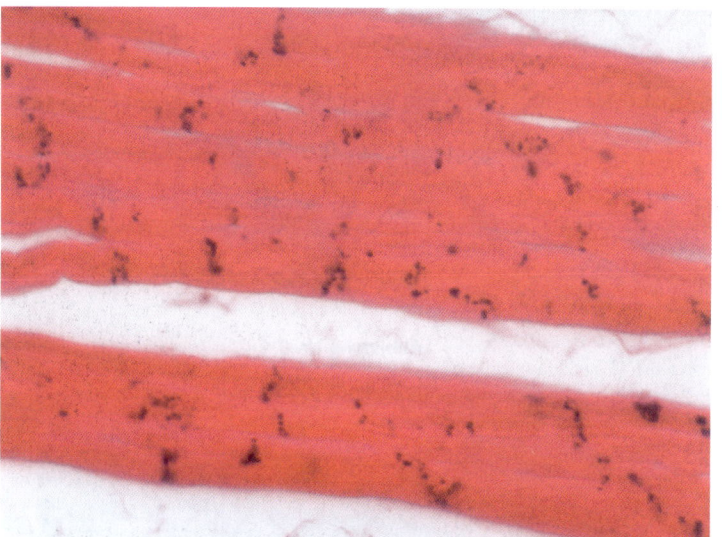

Abb. 32 zu Frage **2.92**

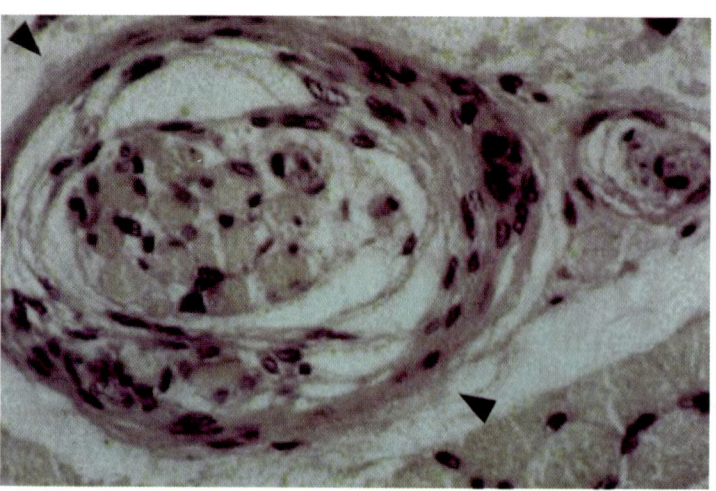

Abb. 33 zu Frage **2.102**

Abb. 34 zu Frage 2.110

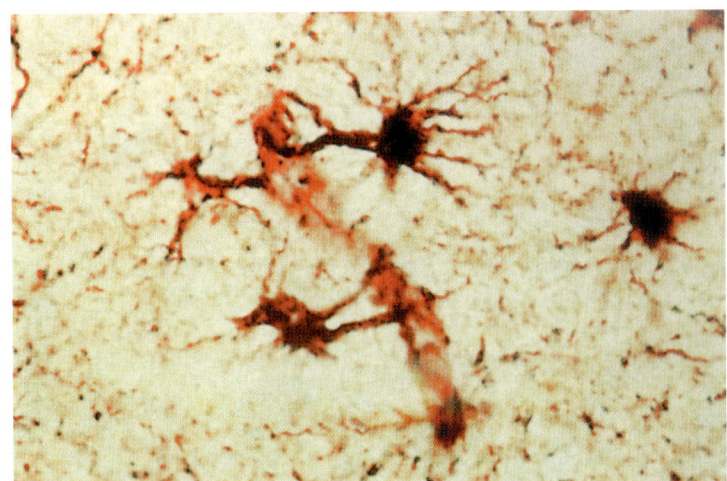

Abb. 35 zu Frage 2.121

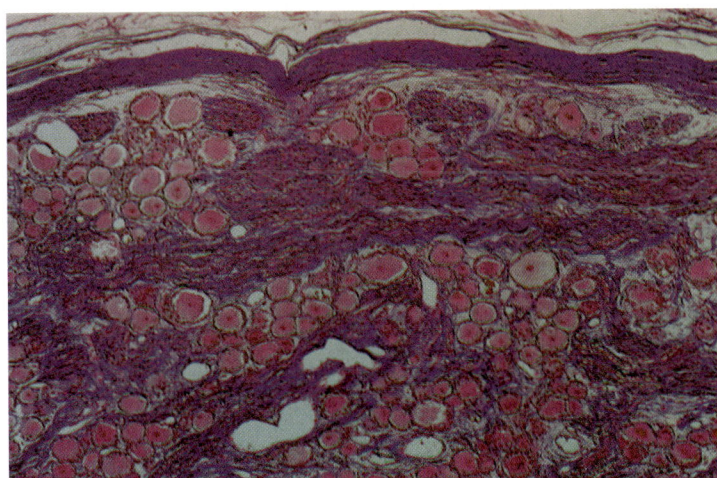

Abb. 36 zu Frage 2.143

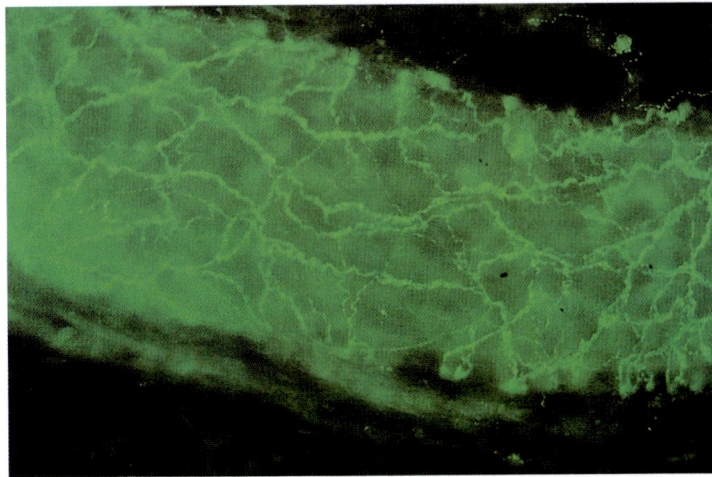

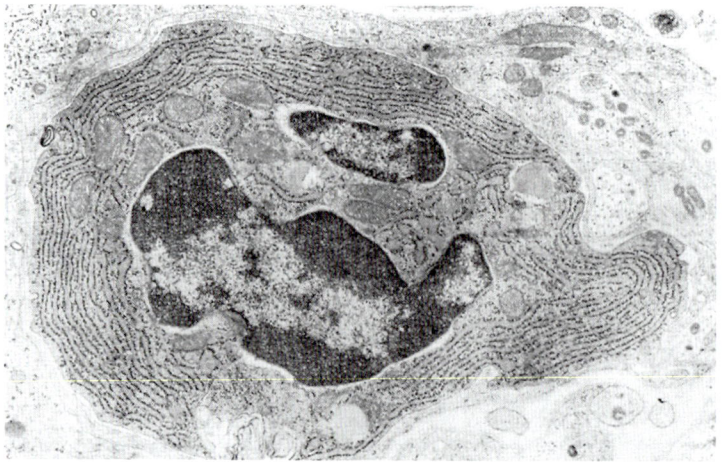

Abb. 37 zu Frage **2.164**

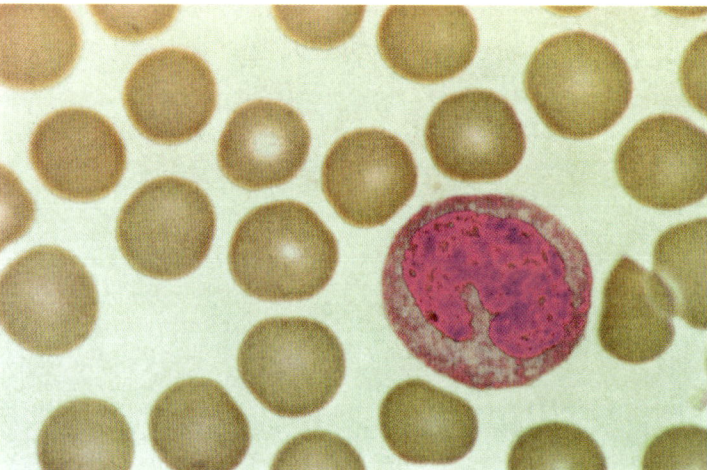

Abb. 38 zu Frage **2.165**

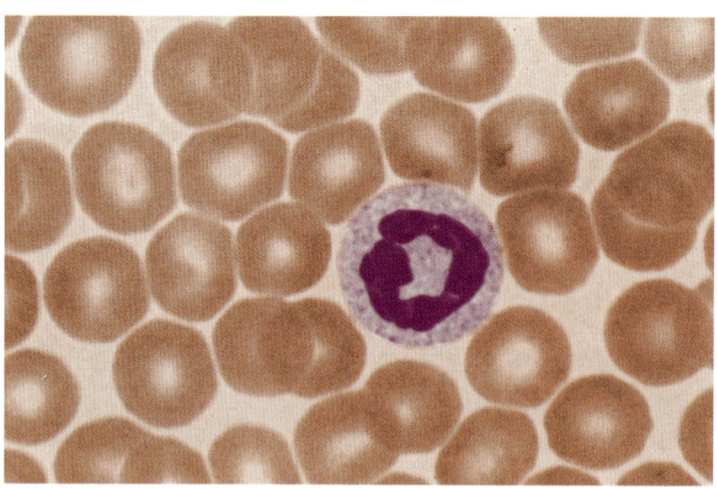

Abb. 39 zu Frage **2.166**

Abb. 40 zu Frage 2.167

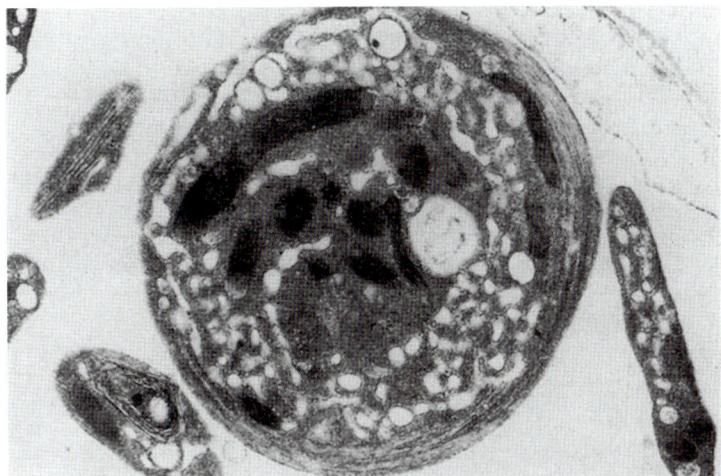

Abb. 41 zu Frage 2.171

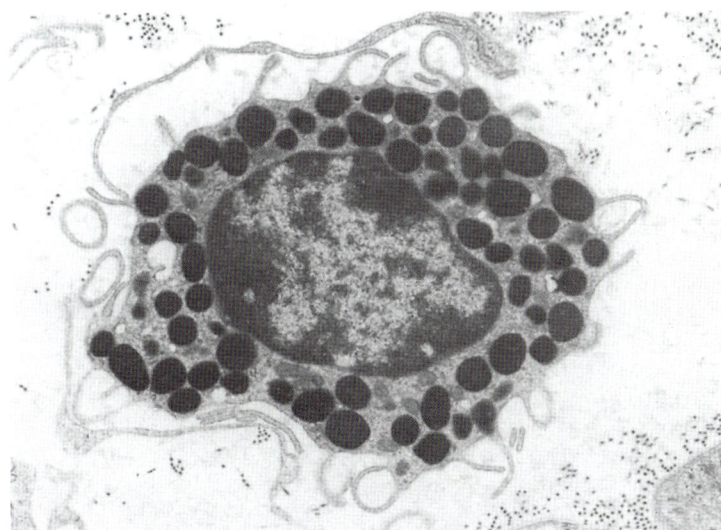

Abb. 42 zu Frage 2.172

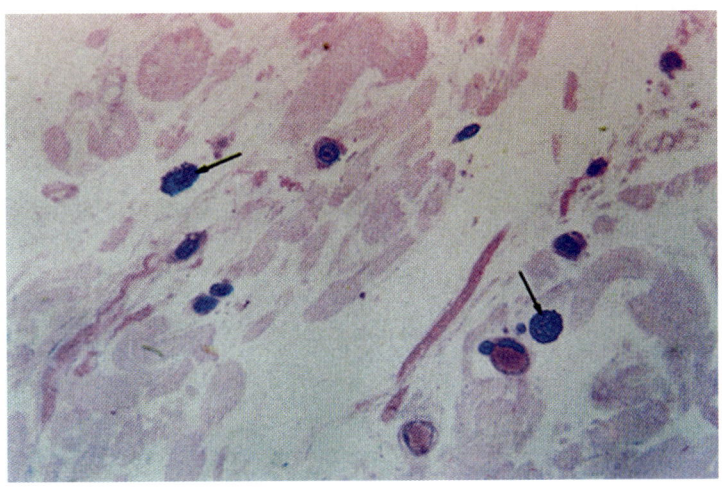

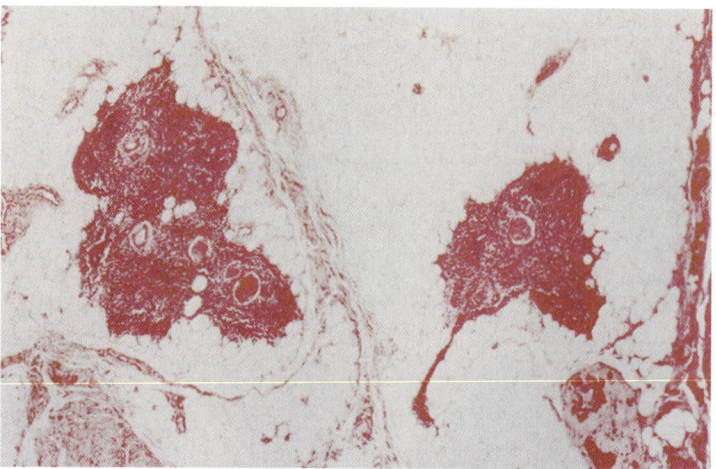

Abb. 43 zu Frage **2.174**

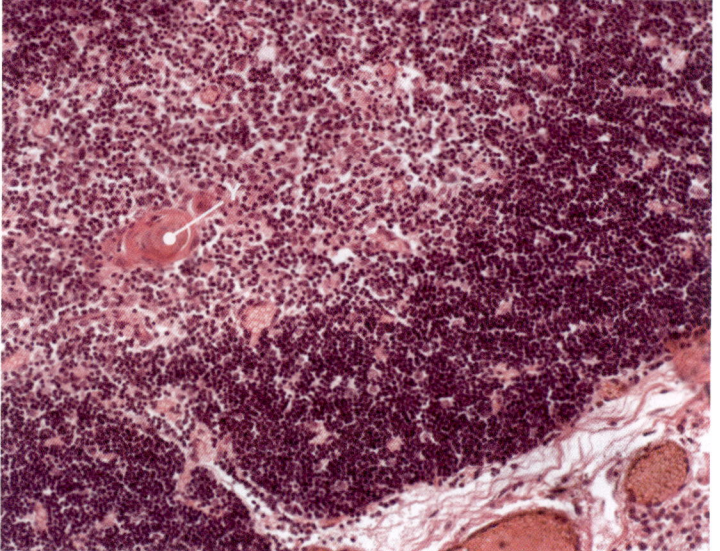

Abb. 44 zu Frage **2.175**

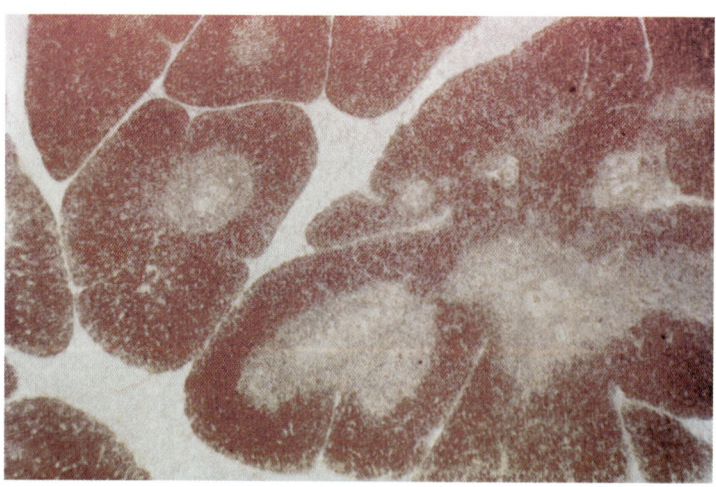

Abb. 45 zu Frage **2.176**

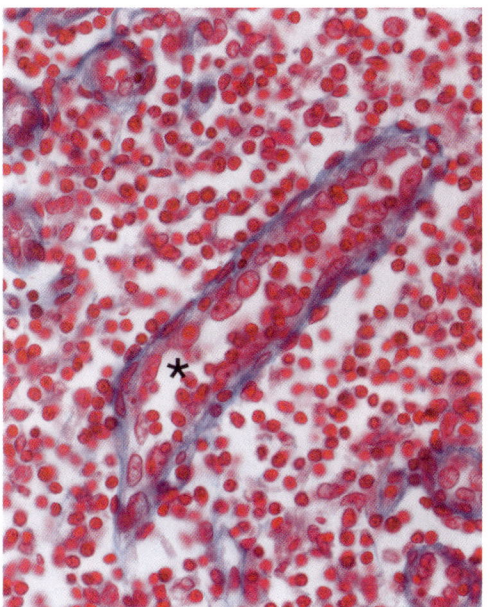

Abb. 46 zu Frage 2.181

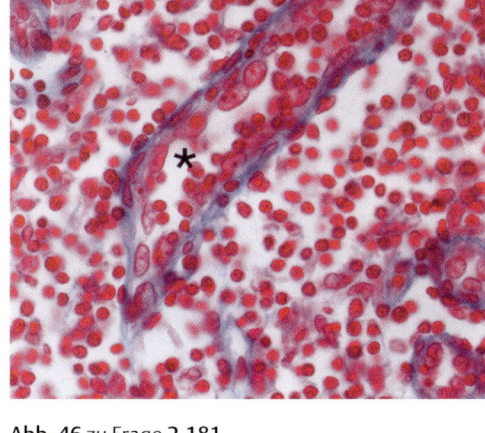

Abb. 47 zu Frage 2.182

Abb. 48 zu Frage 2.184

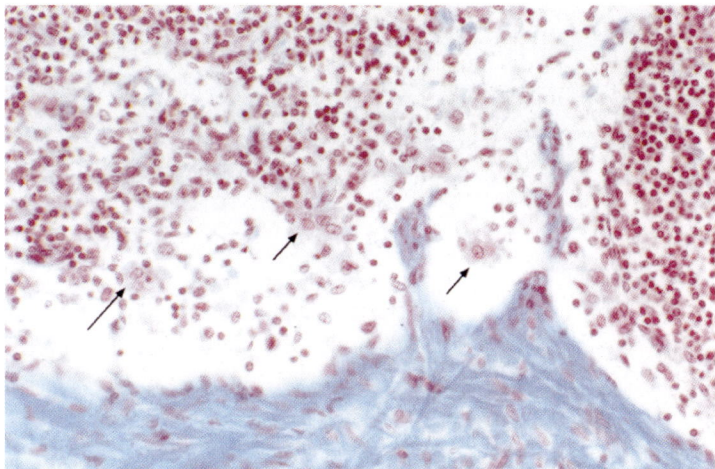

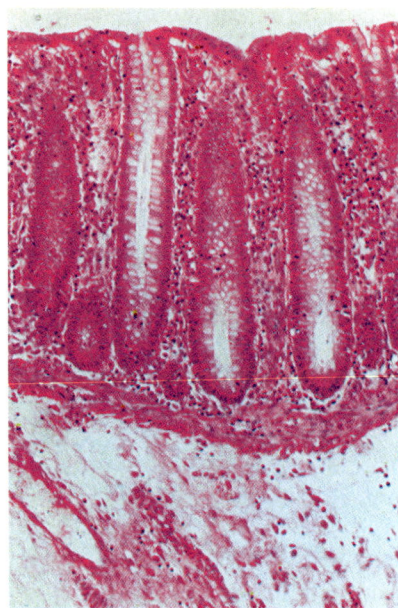

Abb. 49 zu Frage **2.195**

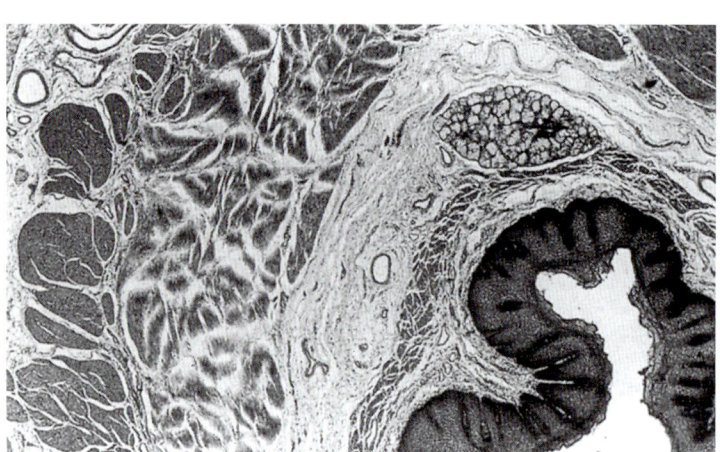

Abb. 50 zu Frage **2.196**

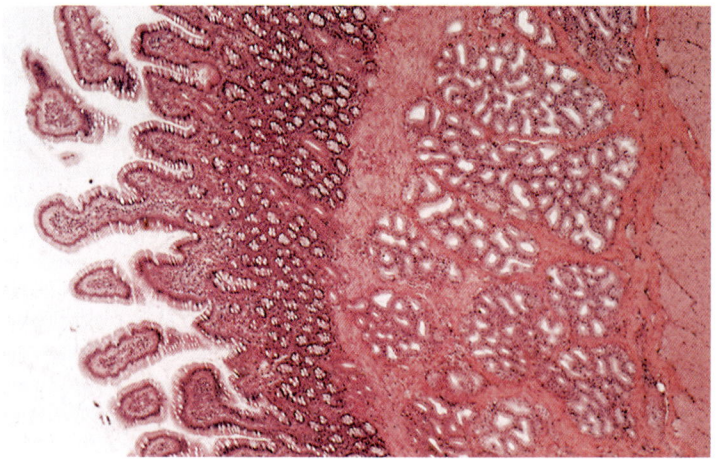

Abb. 51 zu Frage **2.197**

Abb. 52 zu Frage 2.198

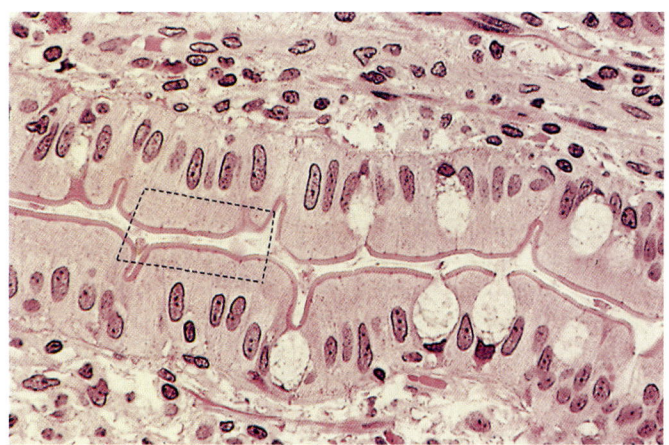

Abb. 53 zu Frage 2.199

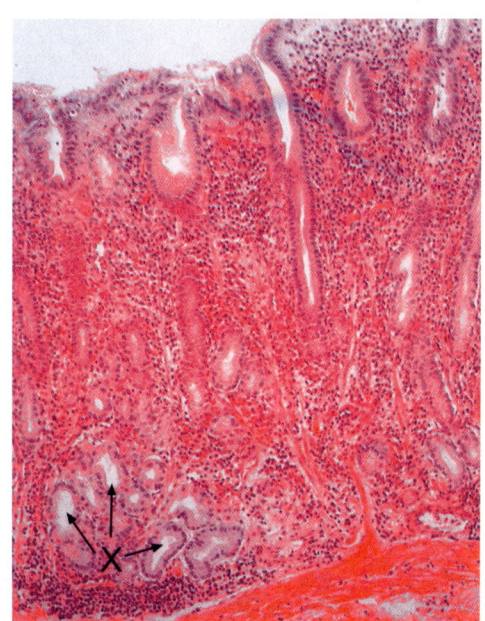

Abb. 54 zu Frage 2.200

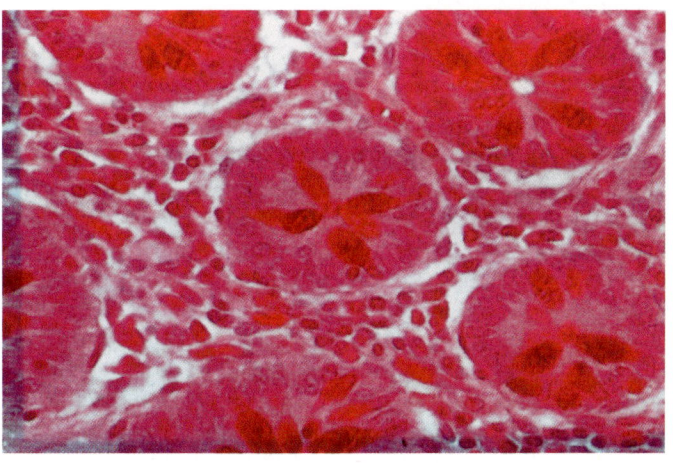

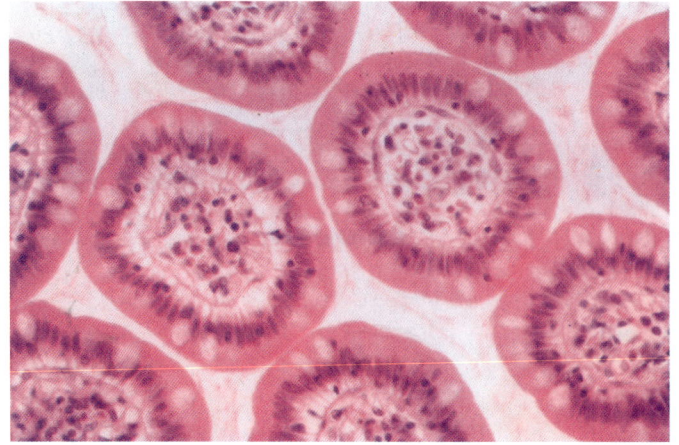

Abb. 55 zu Frage **2.201**

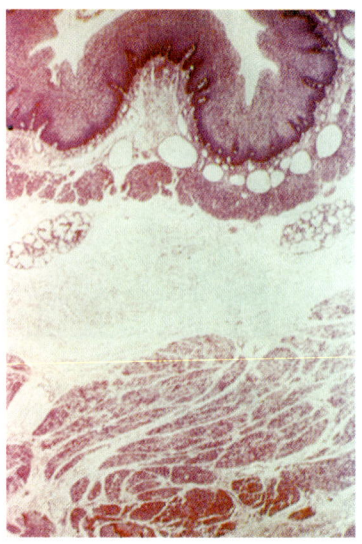

Abb. 56 zu Frage **2.202**

Abb. 57 zu Frage **2.203**

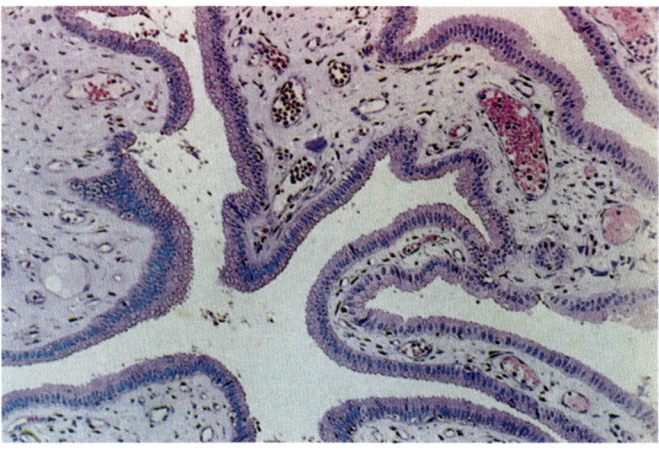

Abb. 58 zu Frage **2.204**

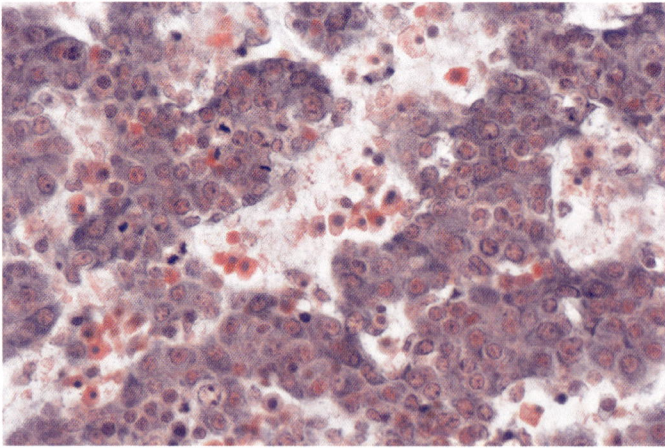

Abb. 59 zu Frage 2.205

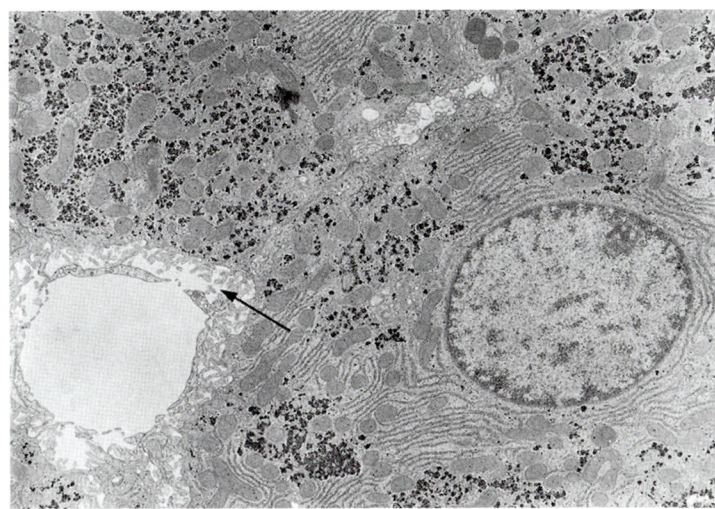

Abb. 60 zu Frage 2.206

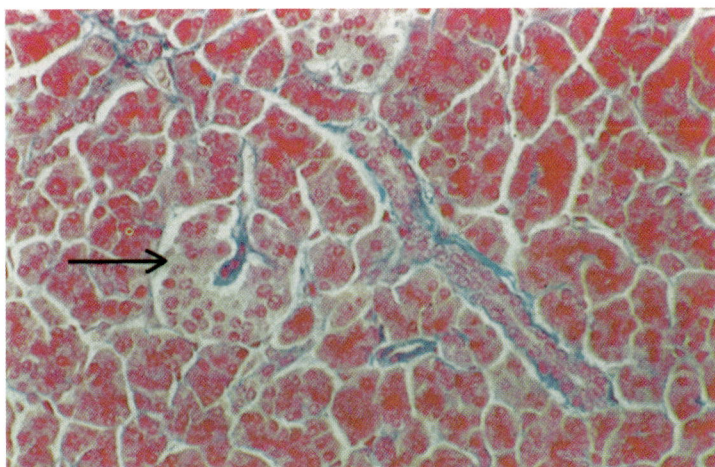

Abb. 61 zu Frage 2.207

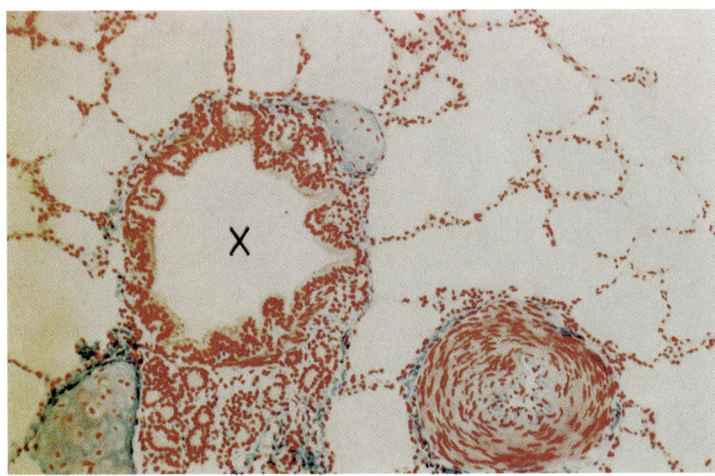

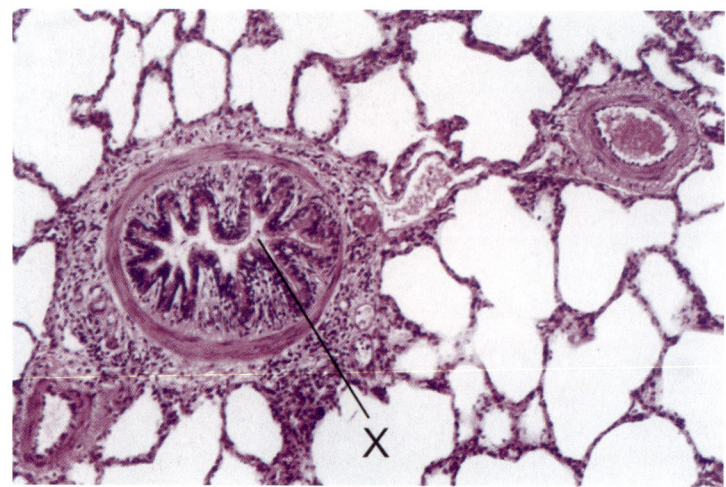

Abb. 62 zu Frage **2.208**

X

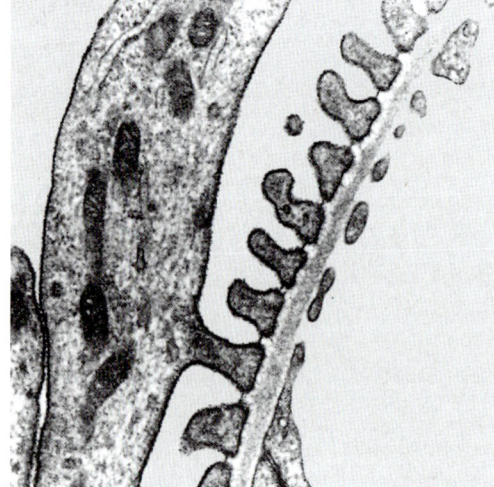

Abb. 63 zu Frage **2.209**

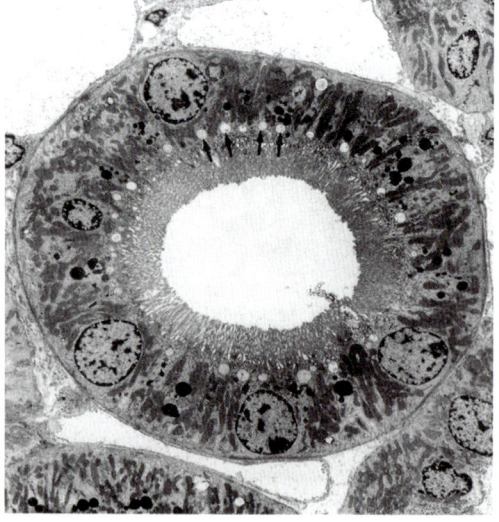

Abb. 64 zu Frage **2.210**

Abb. 65 zu Frage 2.211

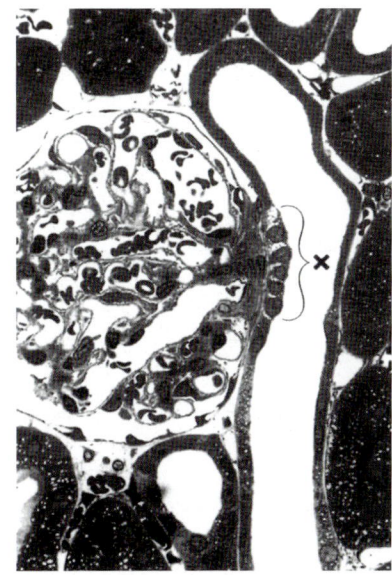

Abb. 66 zu Frage 2.212

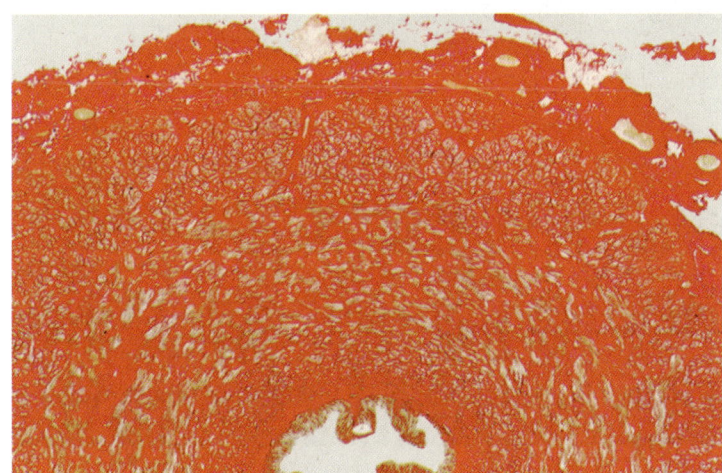

Abb. 67 zu Frage 2.213

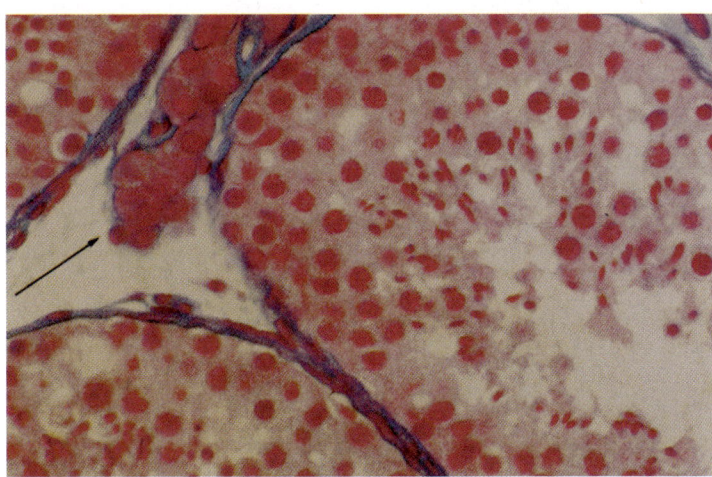

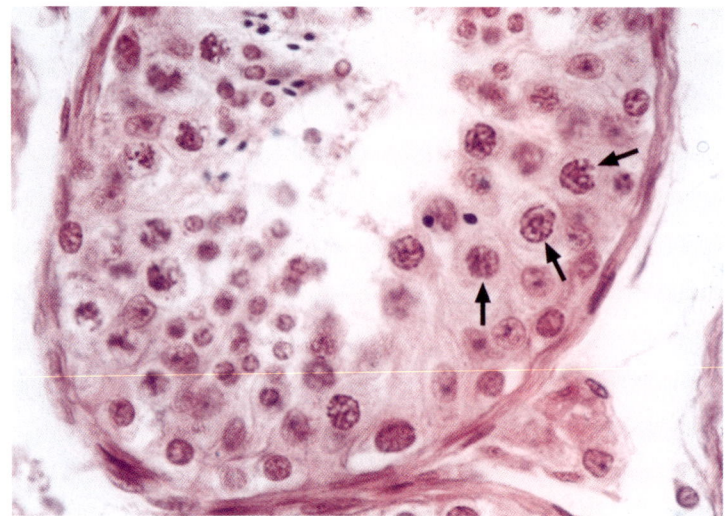

Abb. 68 zu Frage **2.214**

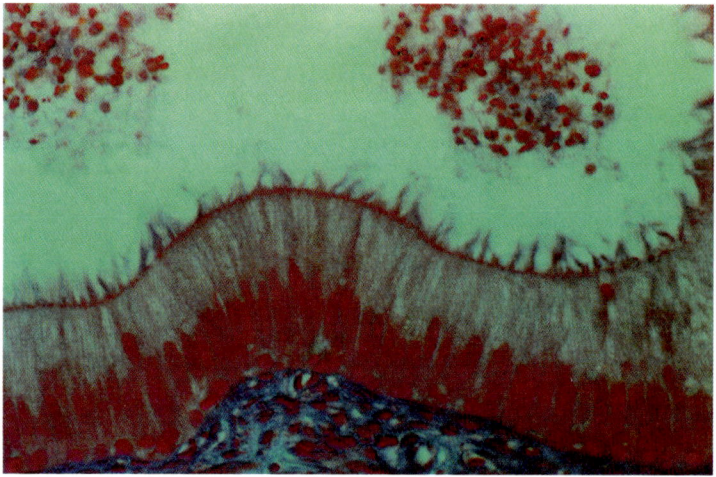

Abb. 69 zu Frage **2.215**

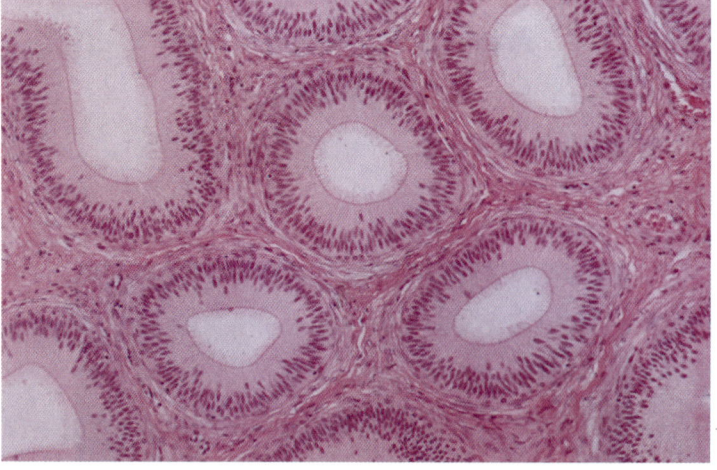

Abb. 70 zu Frage **2.216**

Abb. 71 zu Frage 2.217

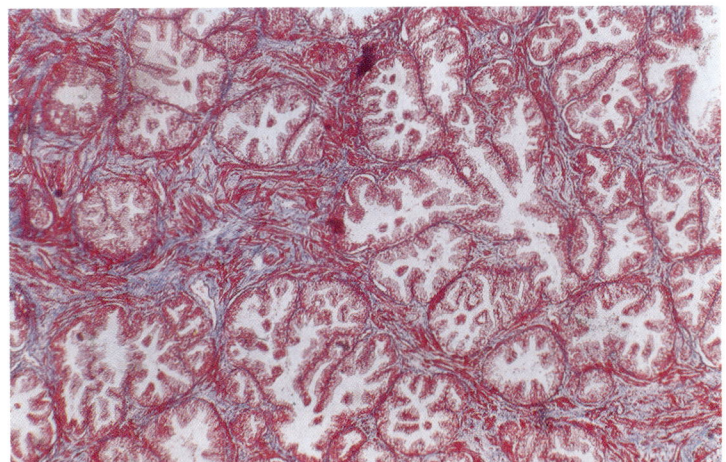

Abb. 72 zu Frage 2.218

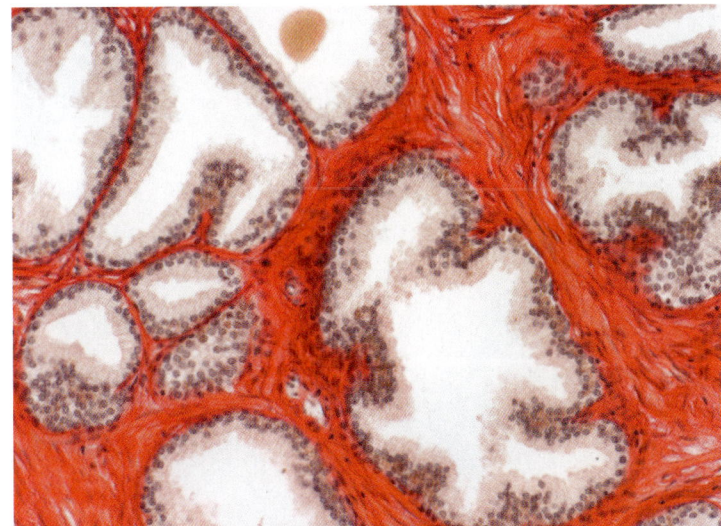

Abb. 73 zu Frage 2.219

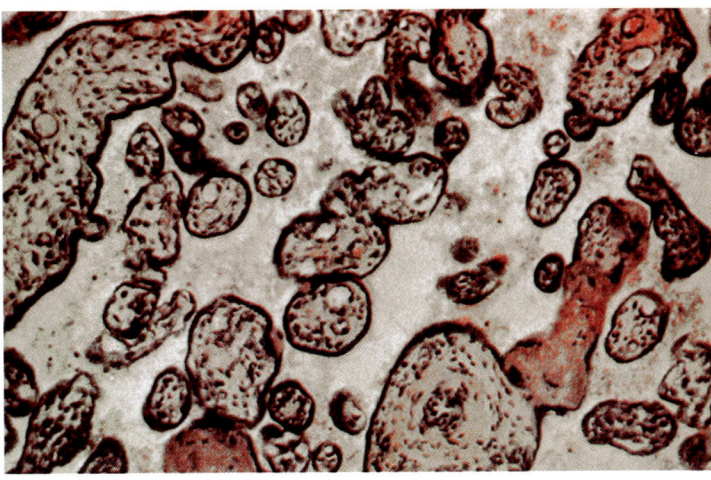

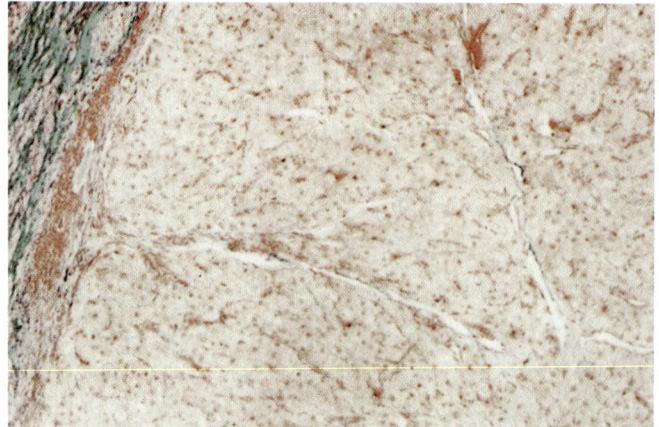

Abb. 74 zu Frage 2.220

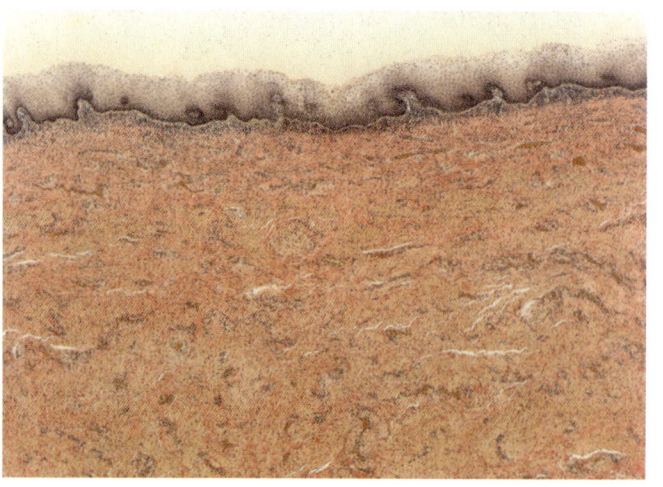

Abb. 75 zu Frage 2.221

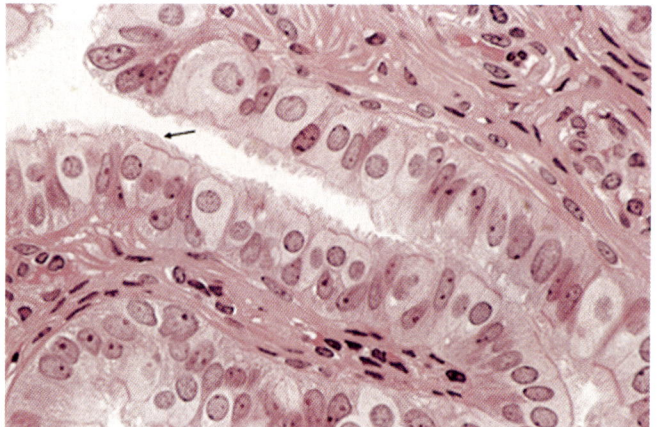

Abb. 76 zu Frage 2.222

Abb. 77 zu Frage 2.223

Abb. 78 zu Frage 2.224

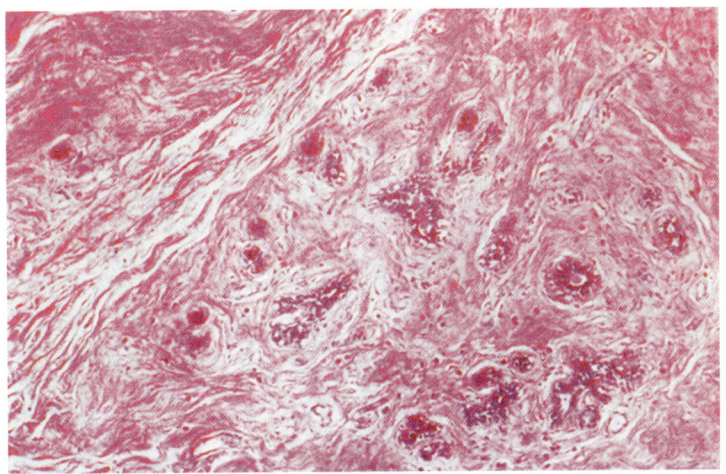

Abb. 79 zu Frage 2.225

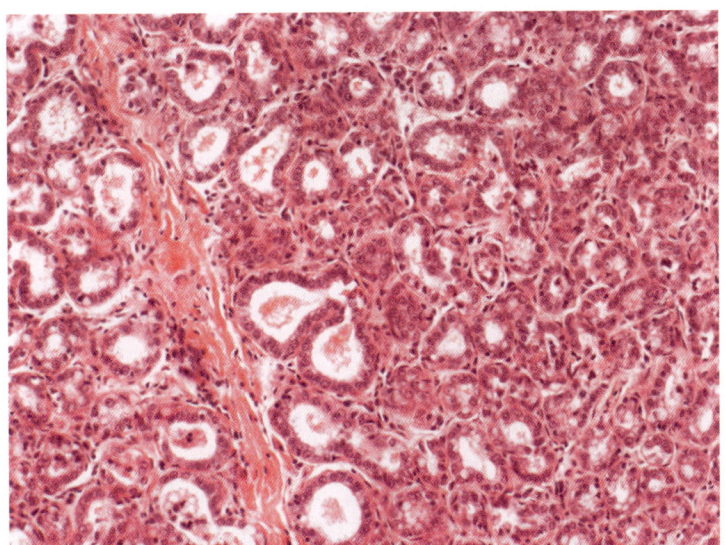

Abb. 80 zu Frage 2.226

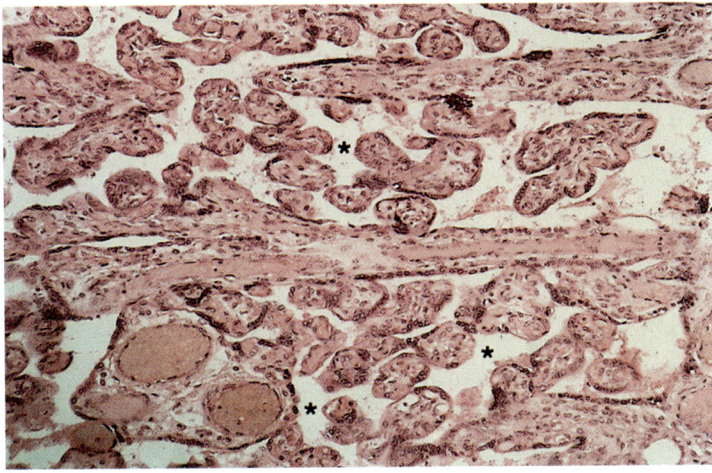

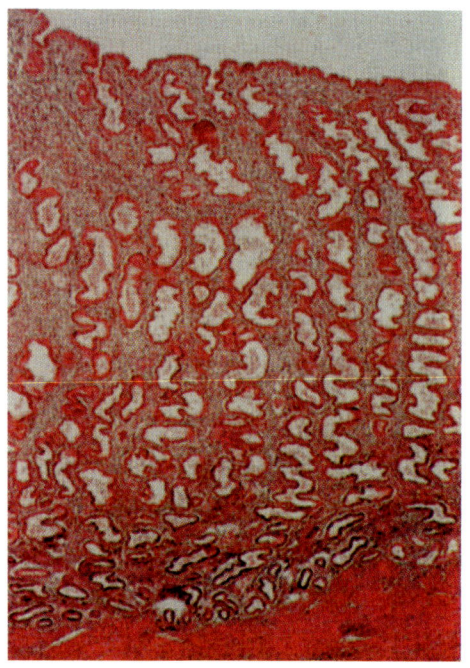

Abb. 81 zu Frage **2.227**

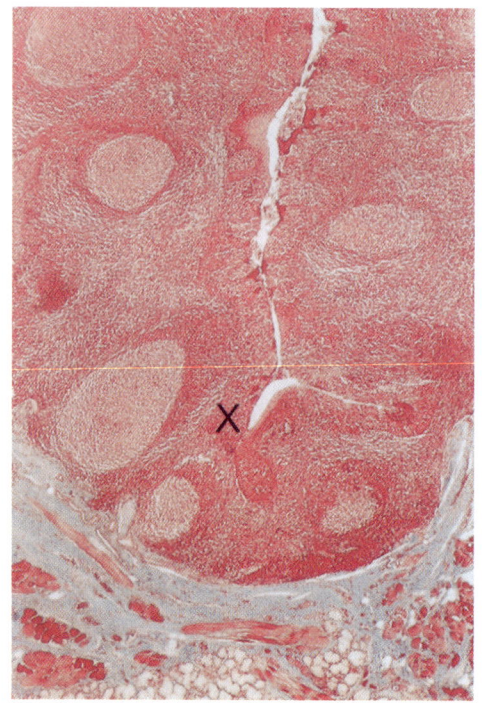

Abb. 82 zu Frage **2.228**

Abb. 83 zu Frage **2.229**

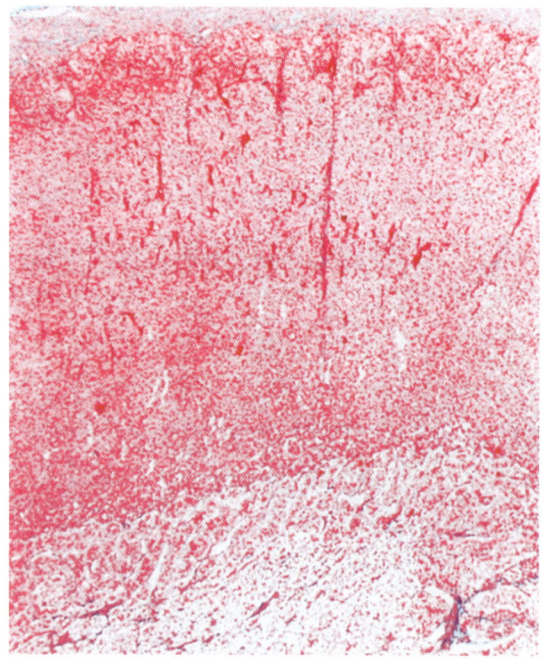

Abb. 84 zu Frage **2.230**

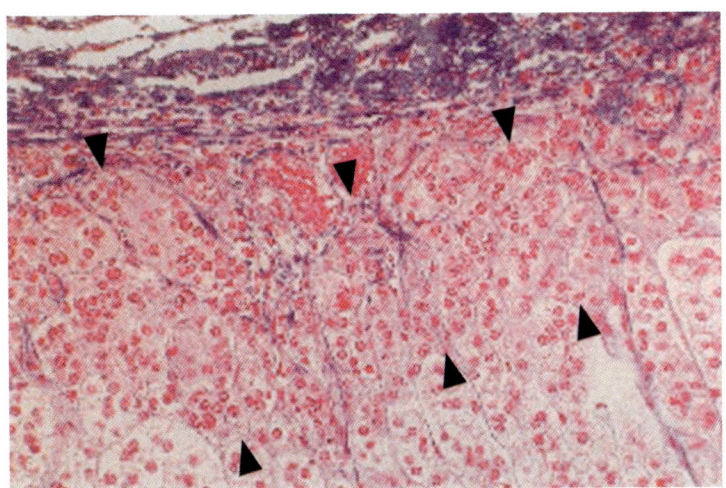

Abb. 85 zu Frage **2.231**

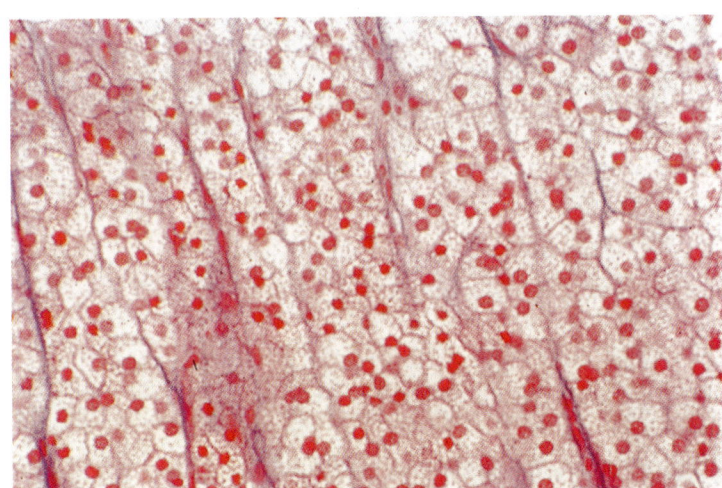

Abb. 86 zu Frage **2.232**

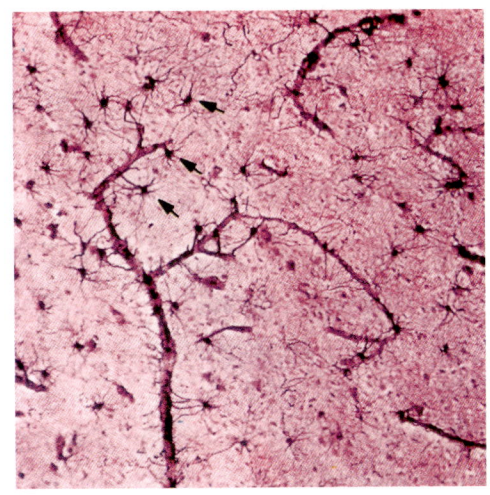

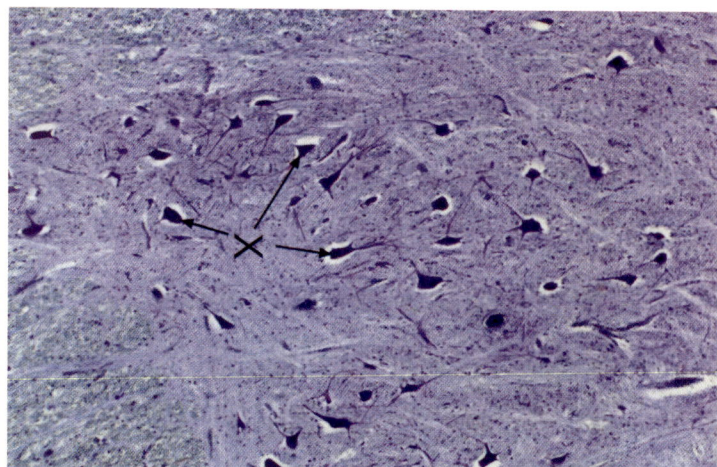

Abb. 87 zu Frage **2.233**

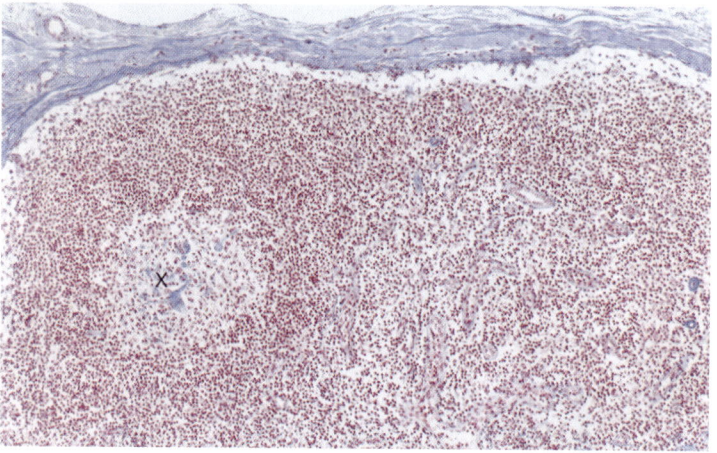

Abb. 88 zu Frage **2.234**

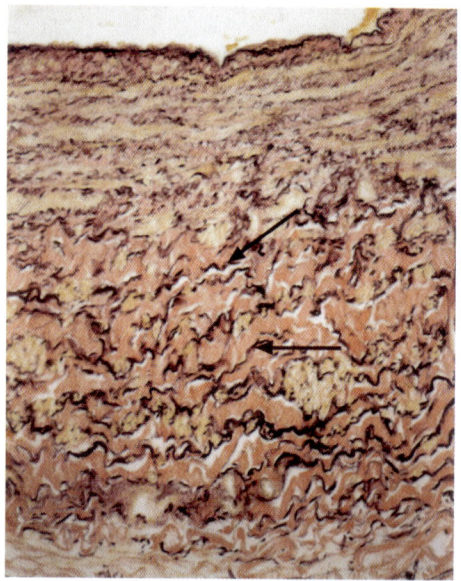

Abb. 89 zu Frage **2.235**

Abb. 90 zu Frage 2.236

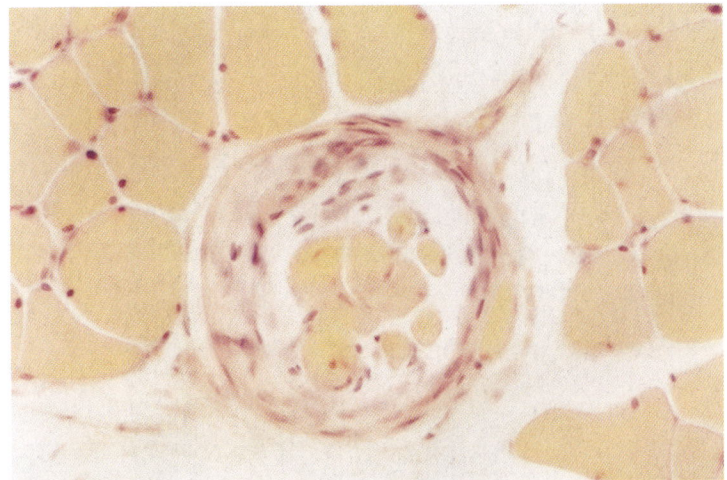

Abb. 91 zu Frage 2.237

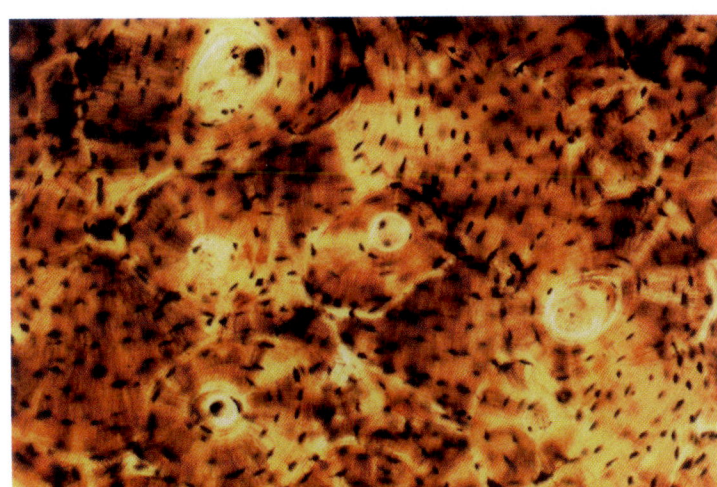

Abb. 92 zu Frage 2.238

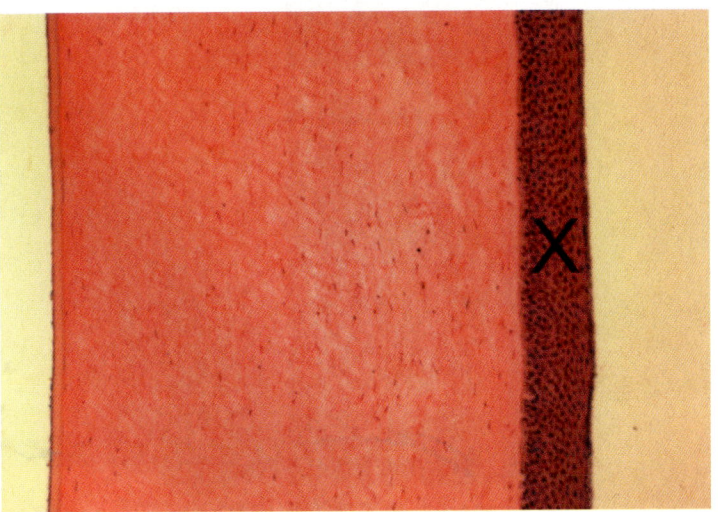

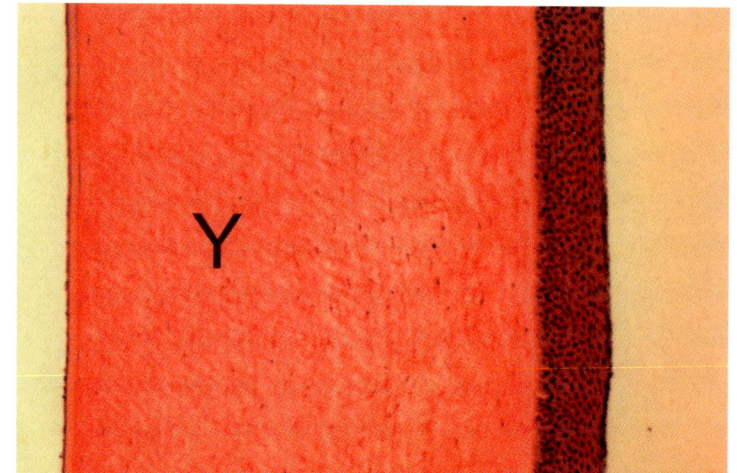

Abb. 93 zu Frage 2.239

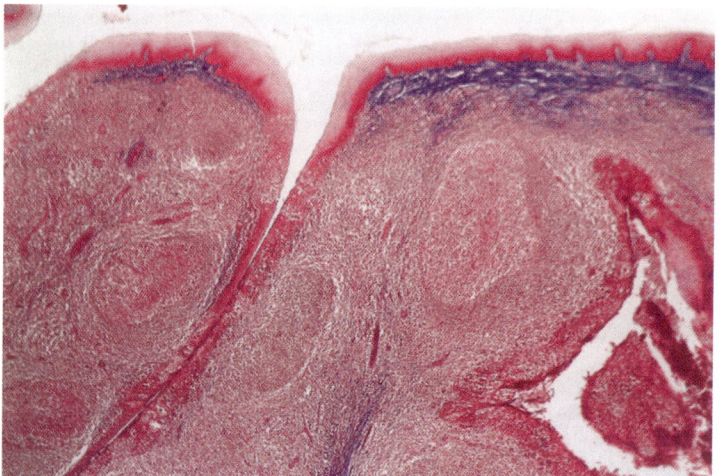

Abb. 94 zu Frage 2.240

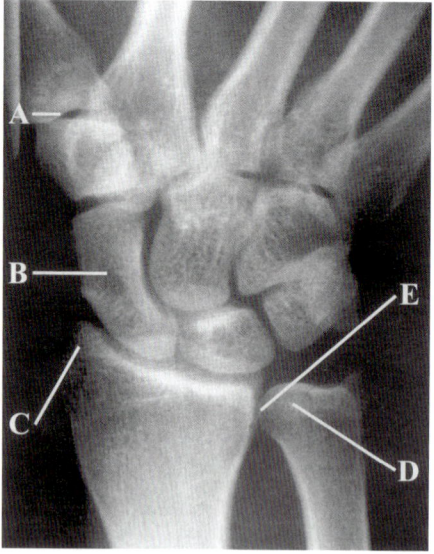

Abb. 95 zu Frage 3.1

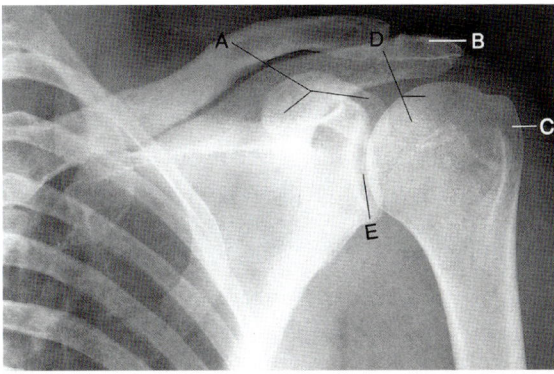

Abb. 96 zu Frage **3.2**

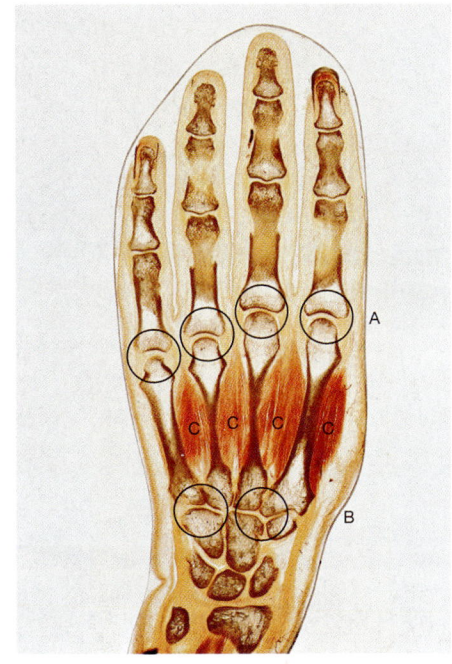

Abb. 98 zu Frage **3.11**

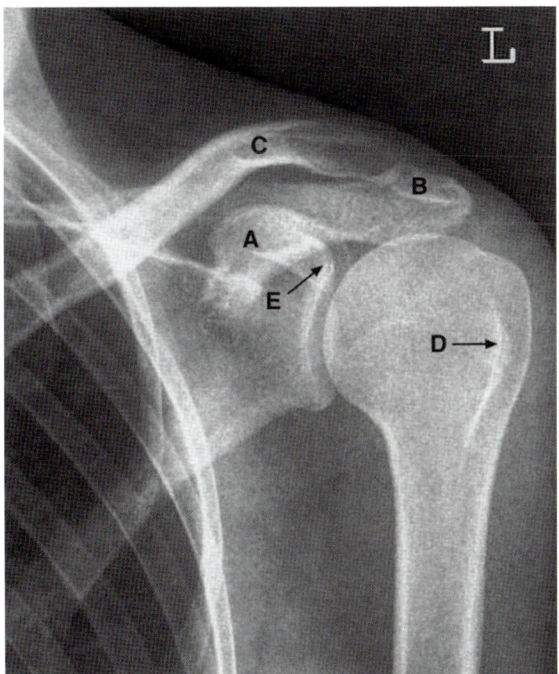

Abb. 97 zu Frage **3.3**

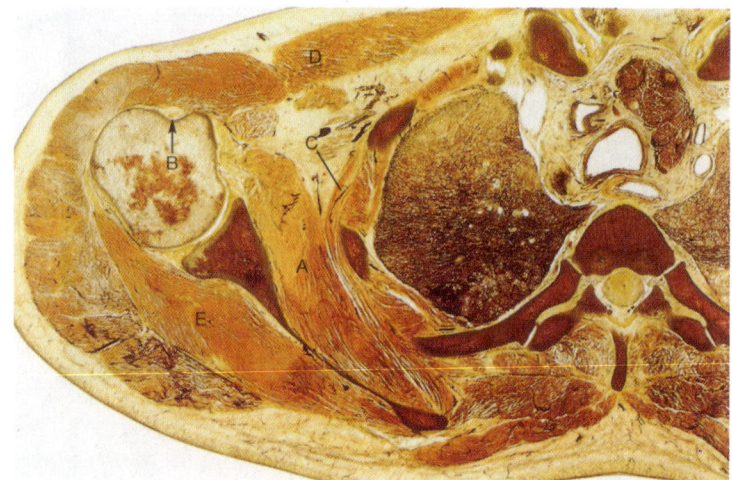

Abb. 99 zu Frage **3.14**

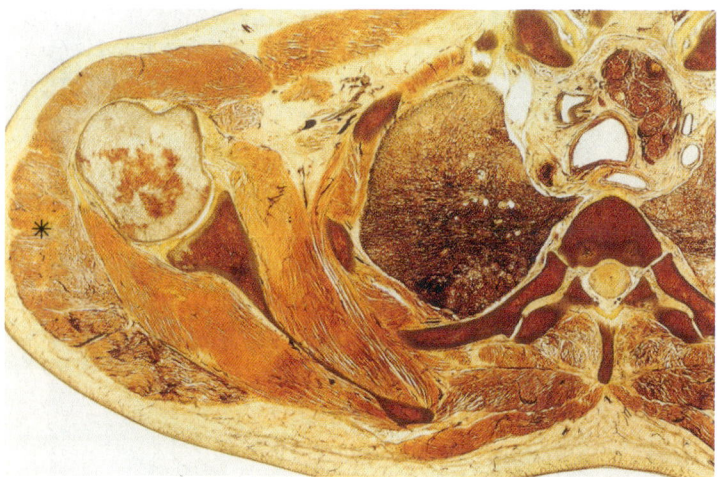

Abb. 100 zu Frage **3.15**

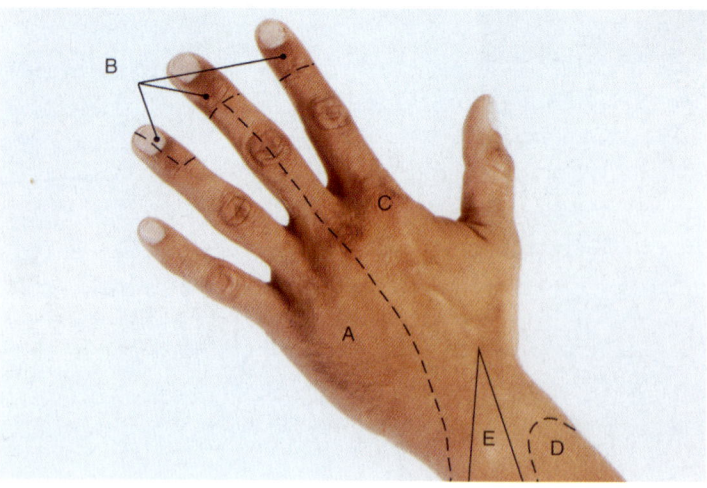

Abb. 101 zu Frage **3.25**

Abb. 102 zu Frage **3.31**
und **3.32**

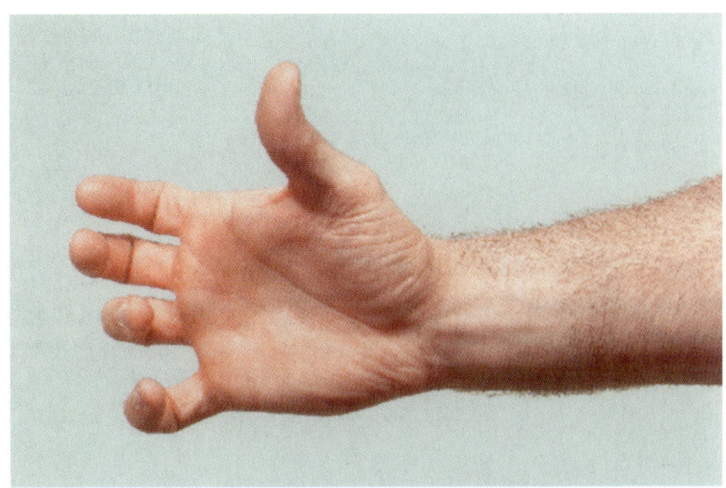

Abb. 103 zu Frage **3.40**

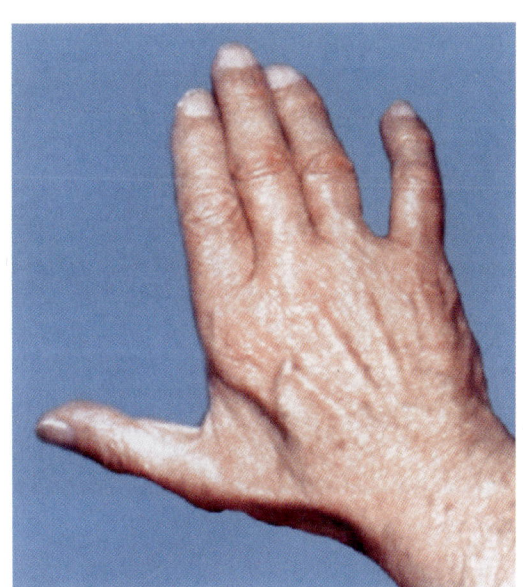

Abb. 104 zu Frage **3.42**

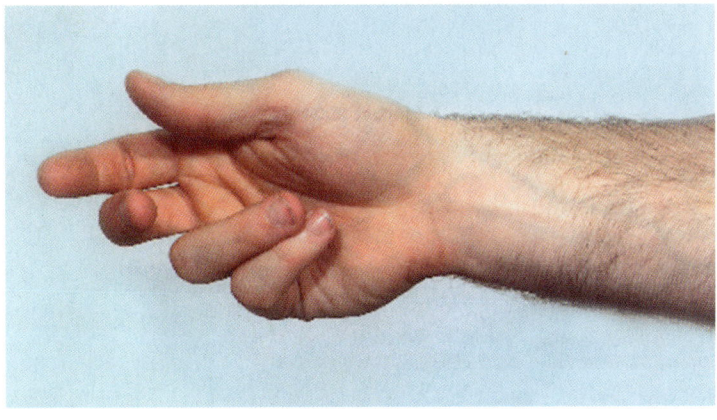

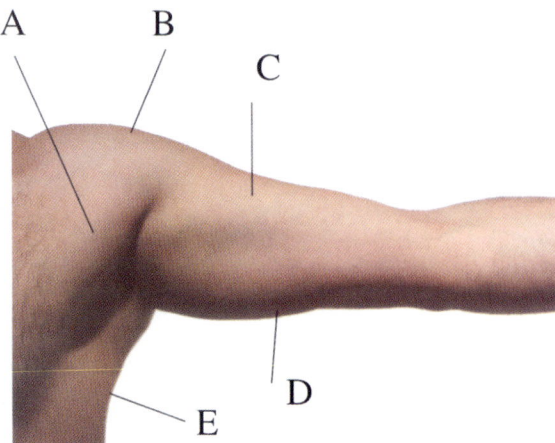

Abb. 105 zu Frage **3.57**

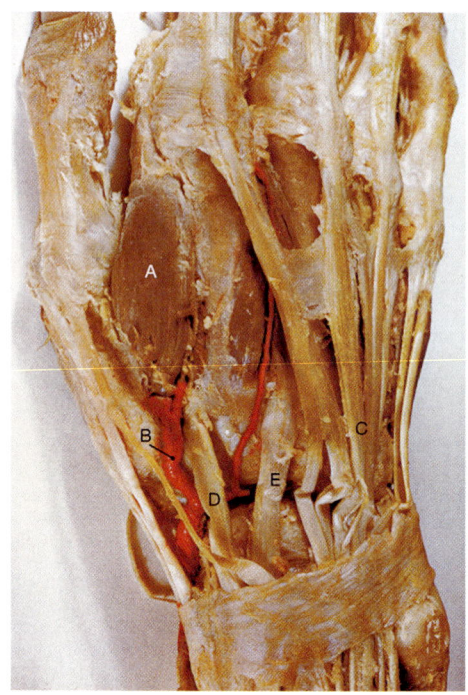

Abb. 107 zu Frage **3.66**

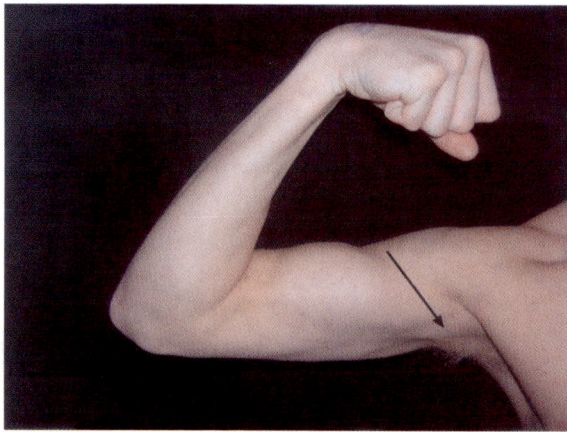

Abb. 106 zu Frage **3.58**

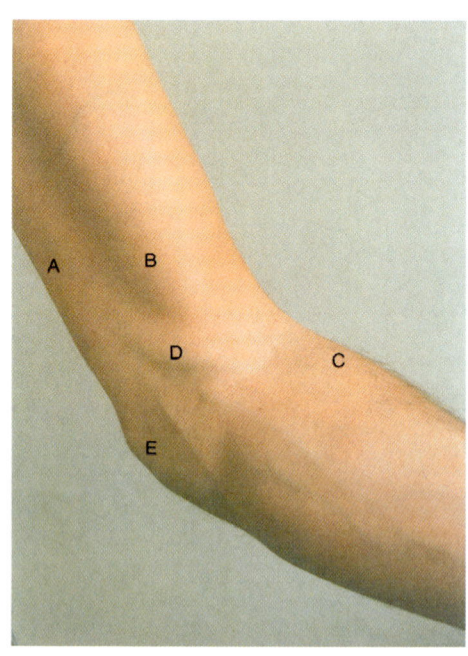

Abb. 108 zu Frage **3.67**

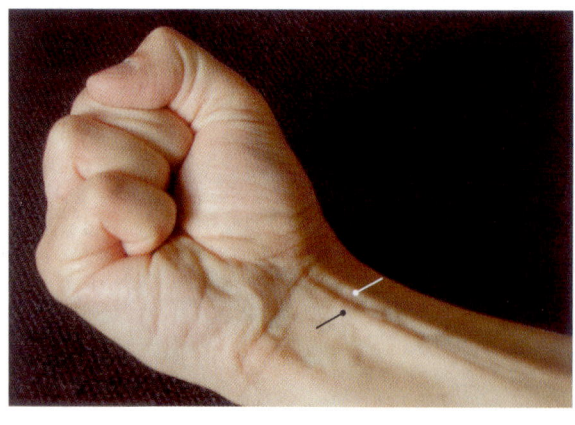

Abb. 109 zu Frage **3.68**

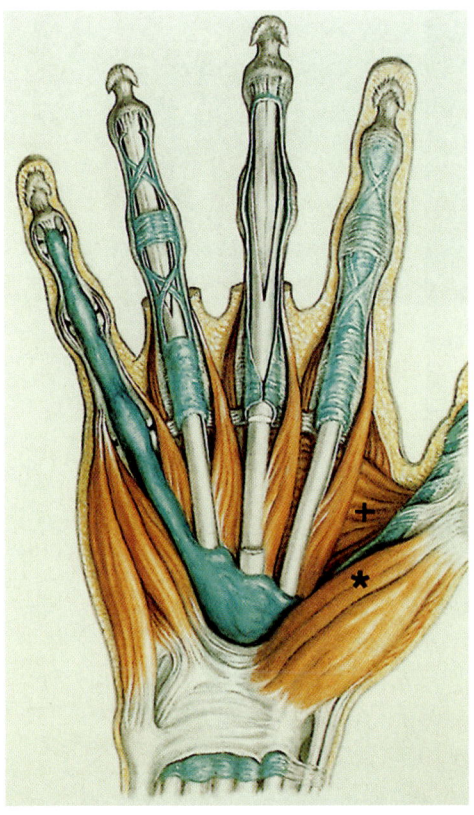

Abb. 110 zu Frage **3.69** und **3.70**

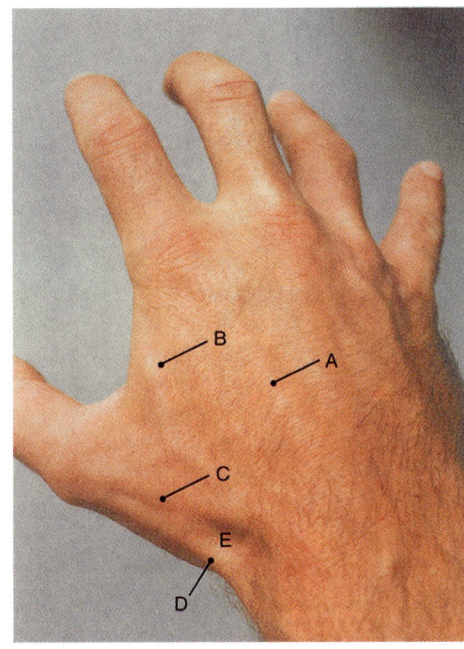

Abb. 111 zu Frage **3.71**

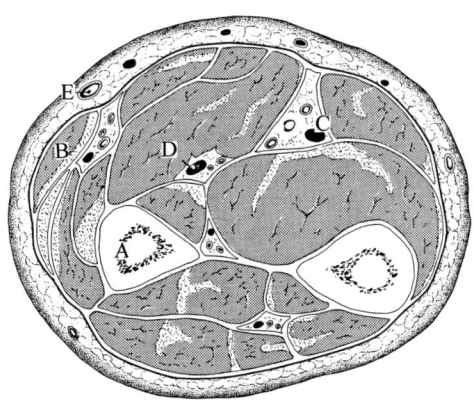

Abb. 112 zu Frage **3.72**

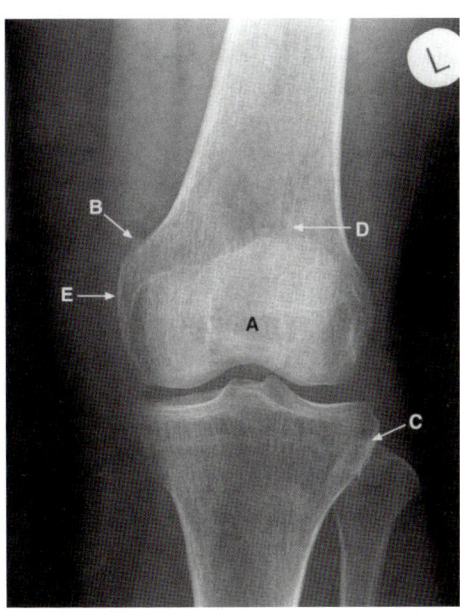

Abb. 113 zu Frage **4.2**

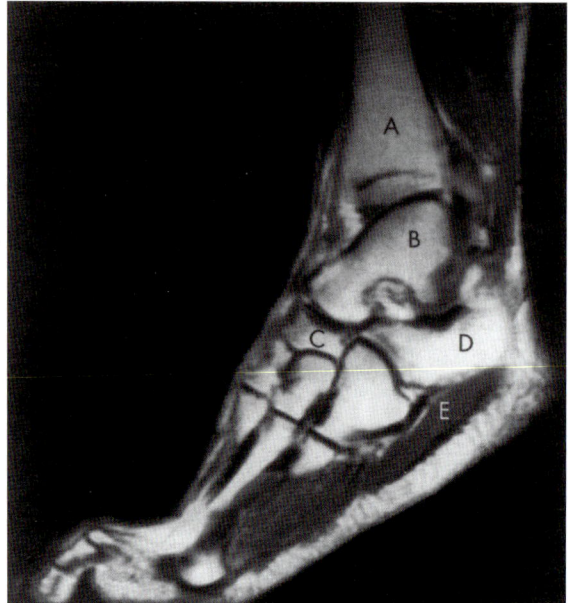

Abb. 114 zu Frage **4.3**

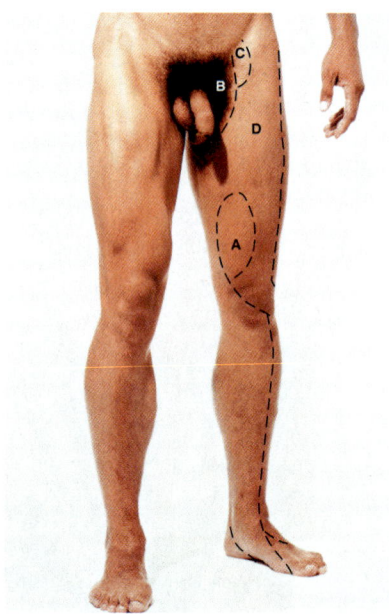

Abb. 116 zu Frage **4.33**

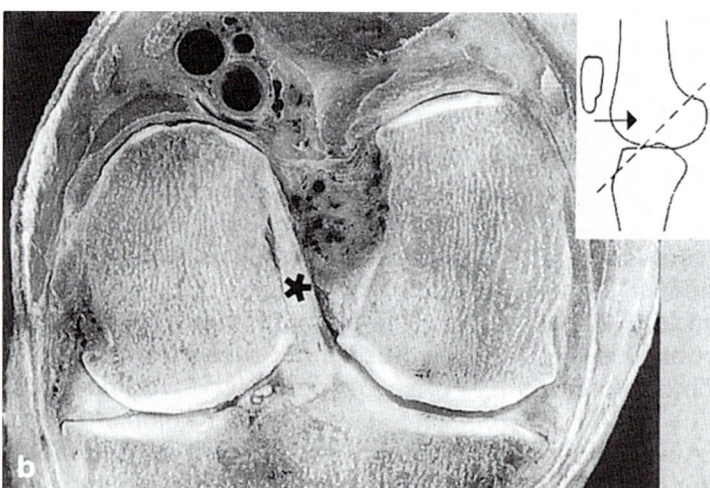

Abb. 115 zu Frage **4.5**

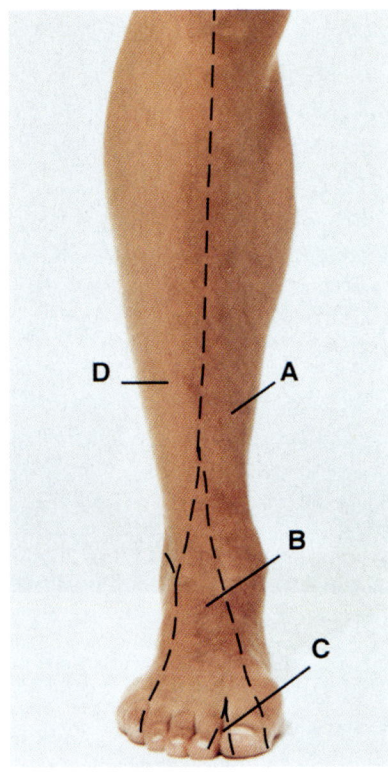

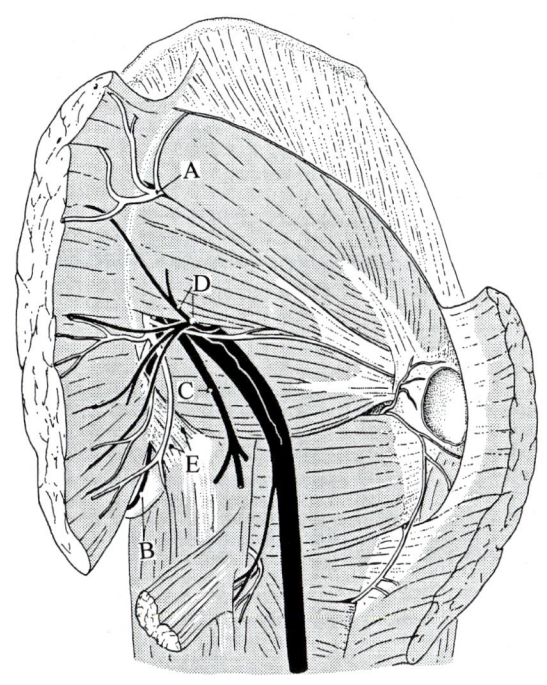

Abb. 118 zu Frage **4.54**

Abb. 117 zu Frage **4.34**

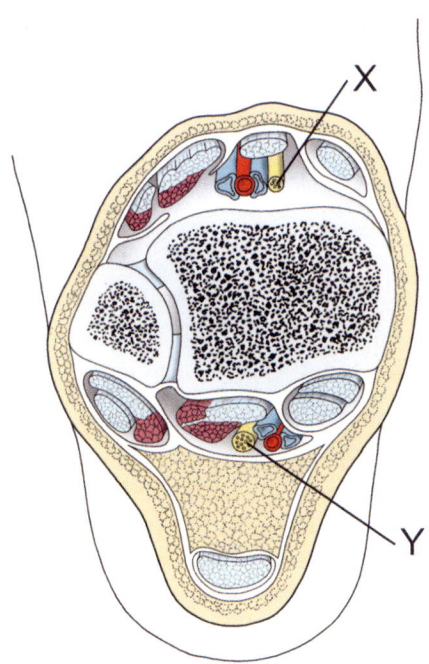

Abb. 119 zu Frage **4.62** und **4.63**

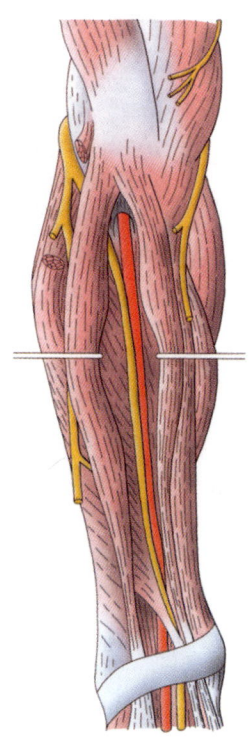

Abb. 120 zu Frage **4.64**

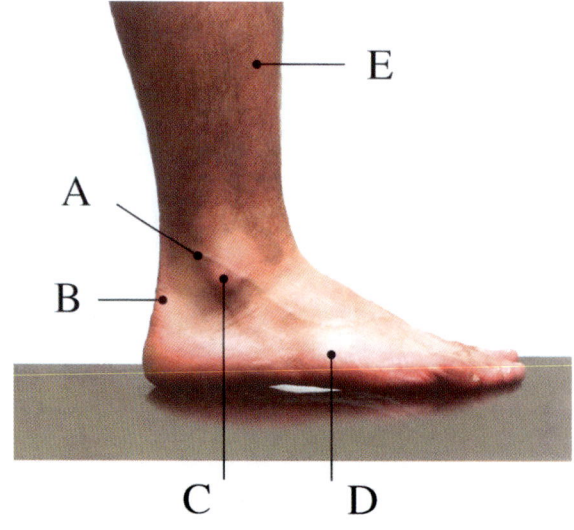

Abb. 121 zu Frage **4.65**

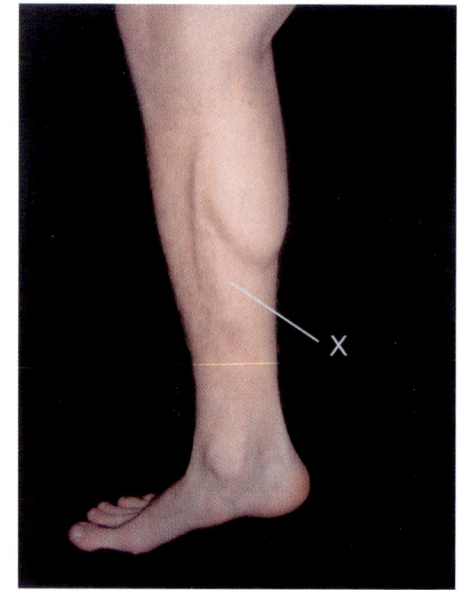

Abb. 123 zu Frage **4.67**

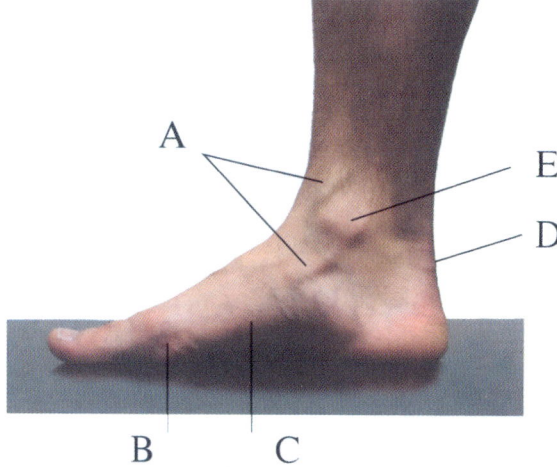

Abb. 122 zu Frage **4.66**

Abb. 124 zu Frage **5.9**

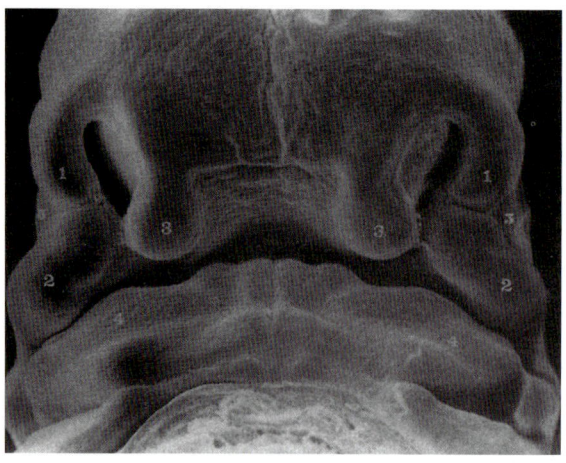

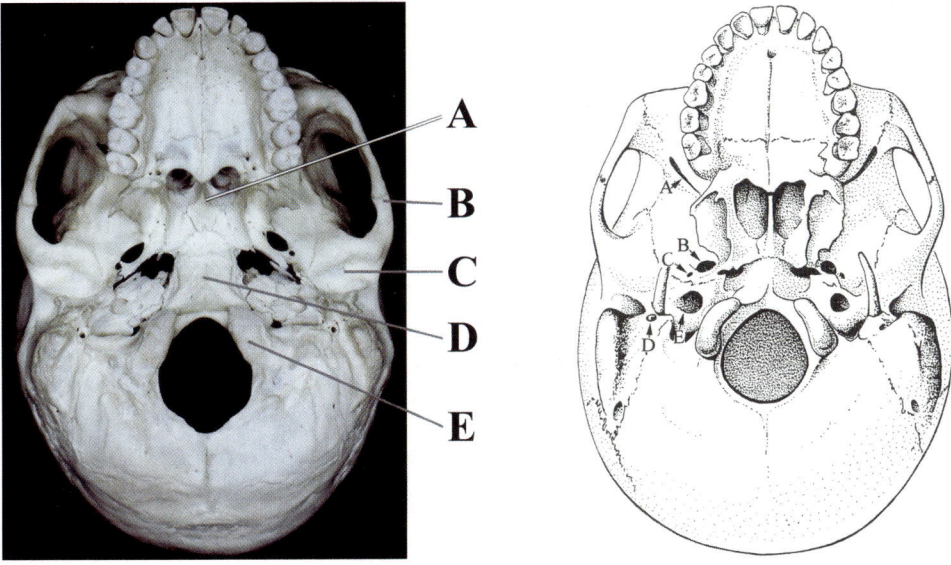

Abb. 125 zu Frage 5.12

Abb. 126 zu Frage 5.13

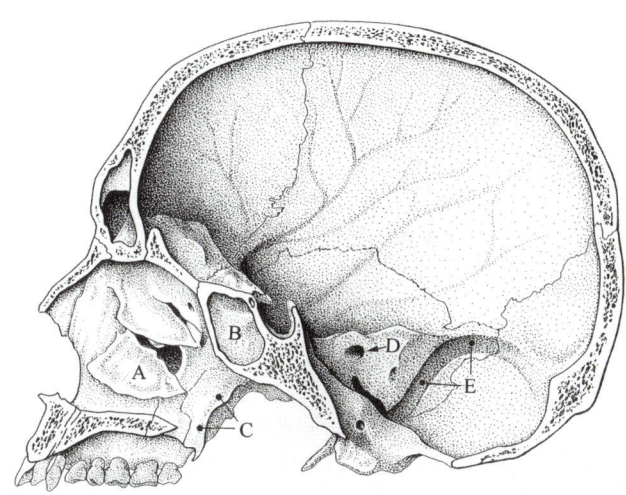

Abb. 127 zu Frage 5.14

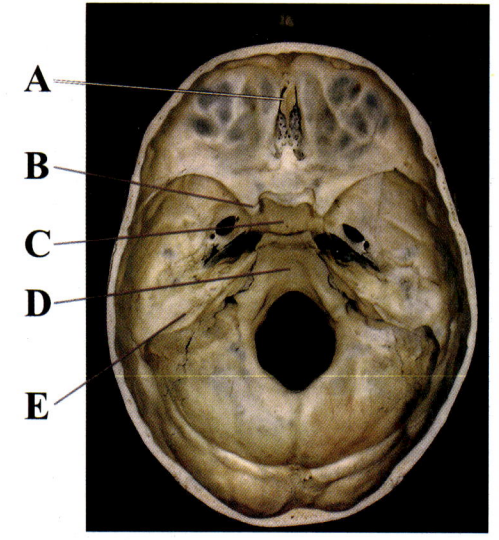

A
B
C
D
E

Abb. 128 zu Frage 5.15

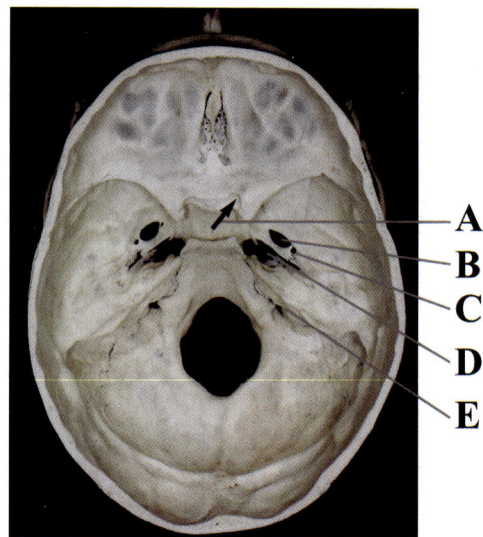

A
B
C
D
E

Abb. 129 zu Frage 5.18

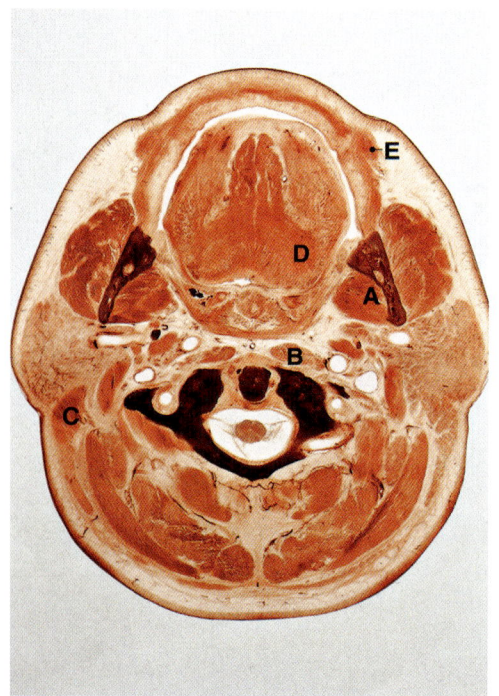

E
D
A
B
C

Abb. 130 zu Frage 5.29

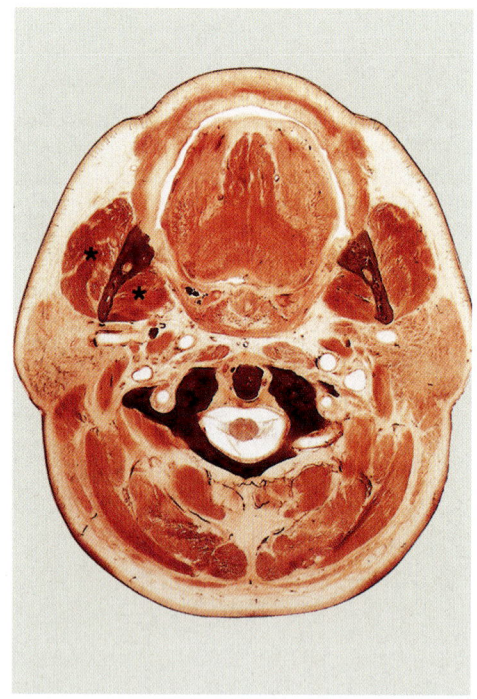

Abb. 131 zu Frage 5.36

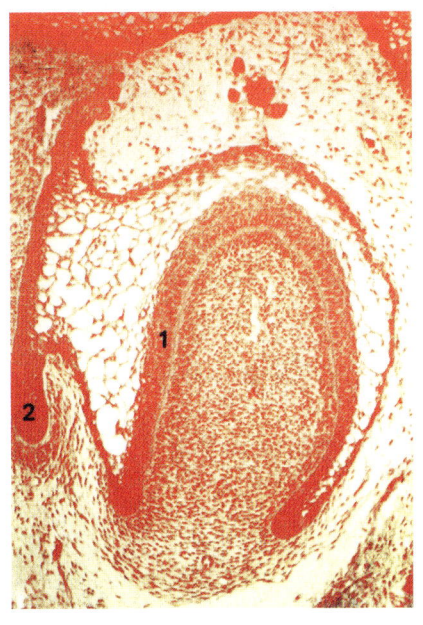

Abb. **132** zu Frage **5.52**

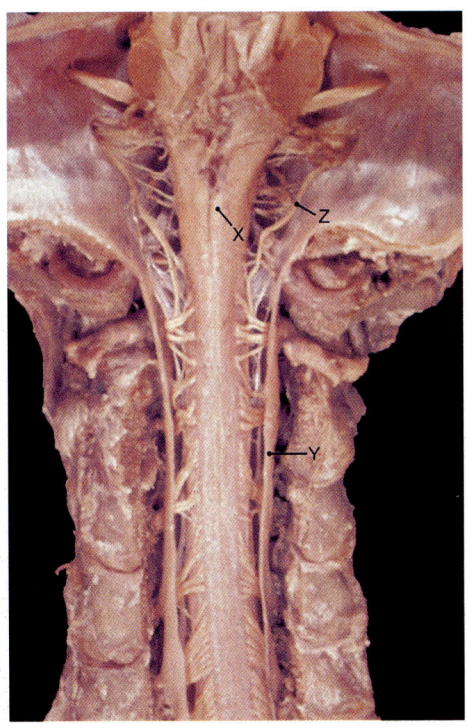

Abb. **133** zu Frage **5.53**

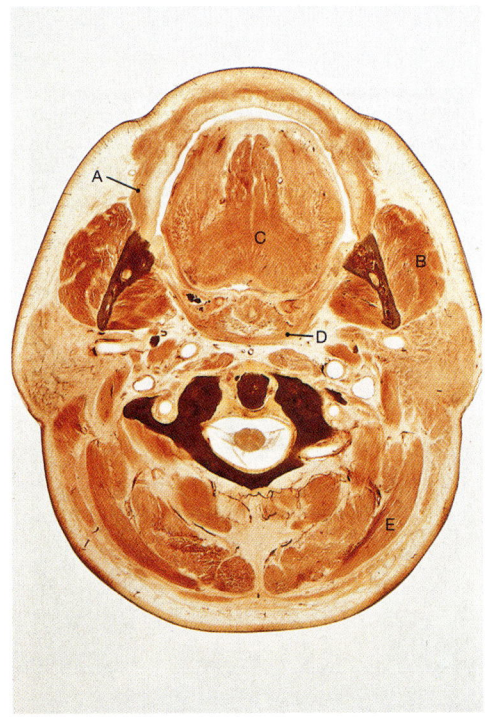

Abb. **134** zu Frage **5.101**

Abb. **135** zu Frage **5.105**

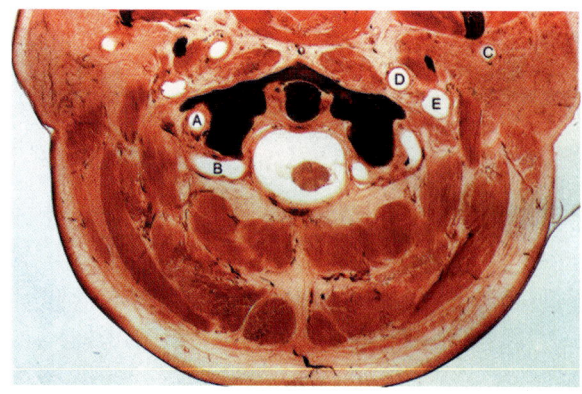

Abb. 136 zu Frage **5.131**

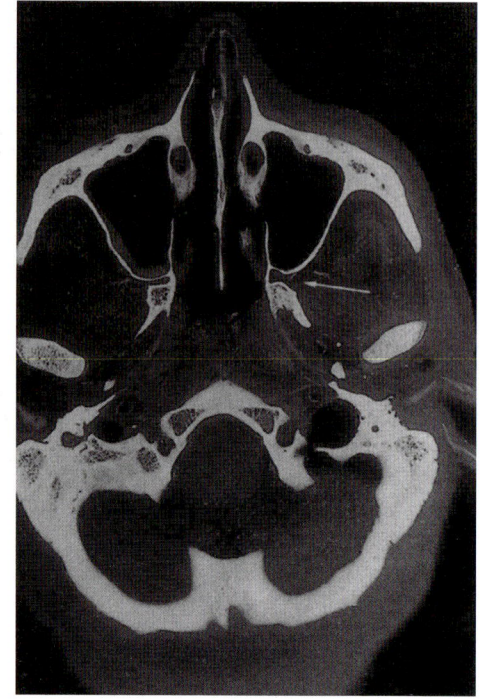

Abb. 137 zu Frage **5.142** und **5.143**

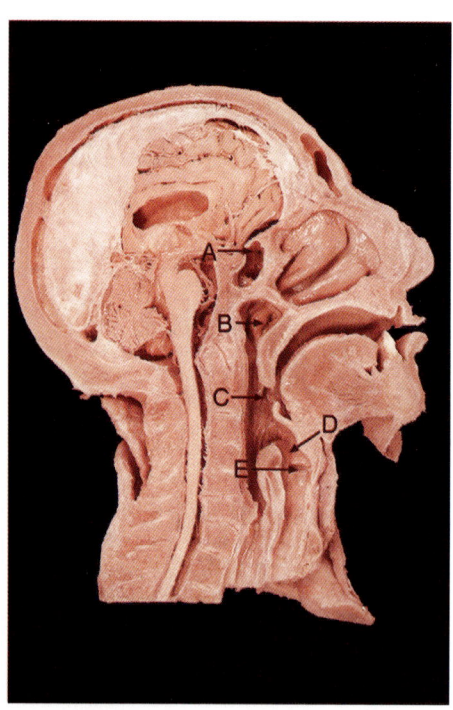

Abb. 138 zu Frage **5.147** und **5.148**

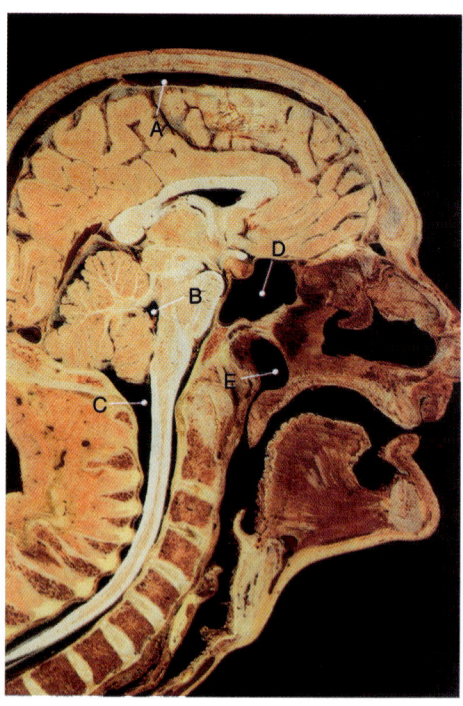

Abb. 139 zu Frage **5.149**

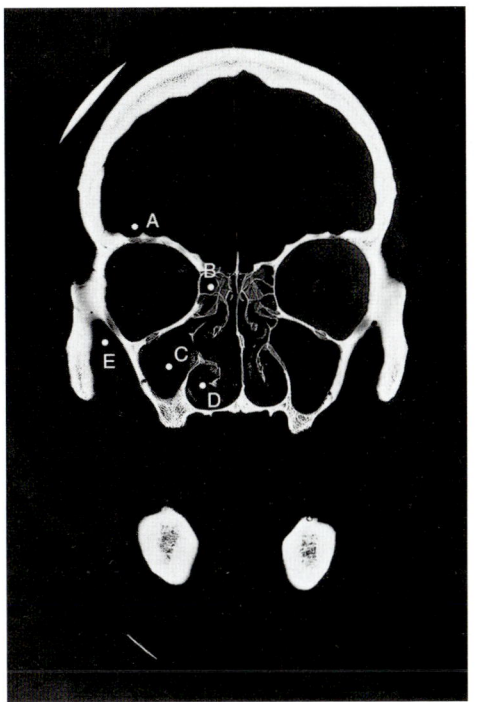

Abb. 140 zu Frage **5.150**

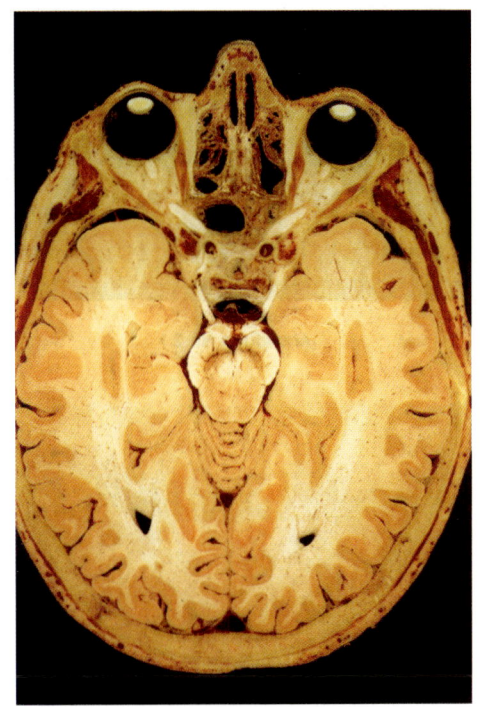

Abb. 141 zu Frage **5.151**

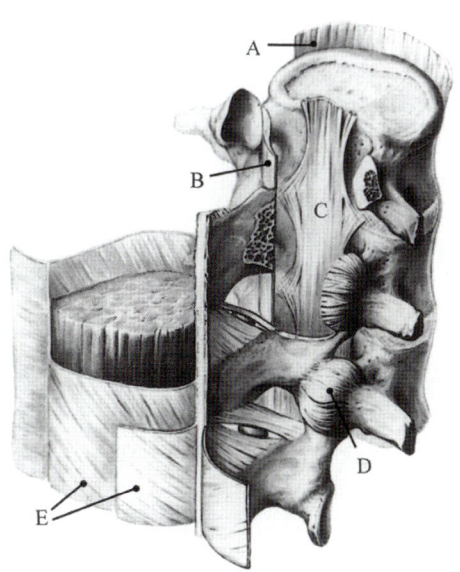

Abb. 142 zu Frage **6.7**

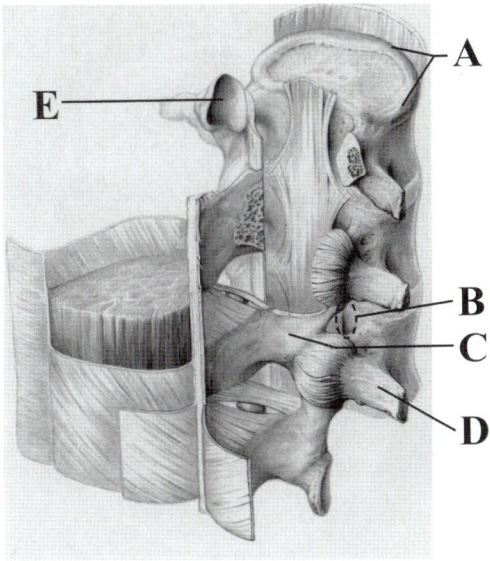

Abb. 143 zu Frage **6.8**

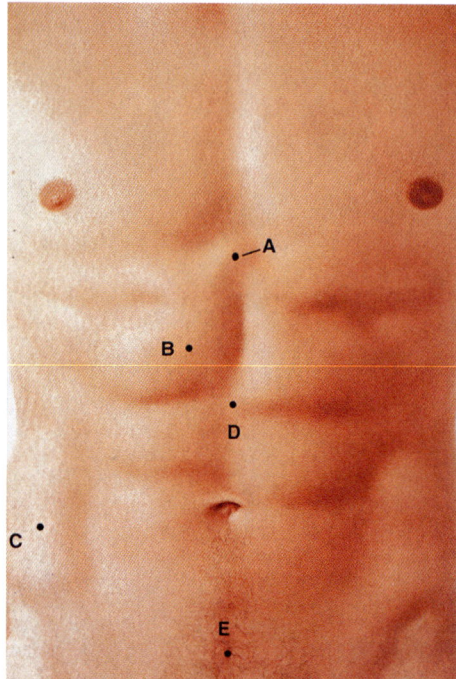

Abb. 144 zu Frage 6.20

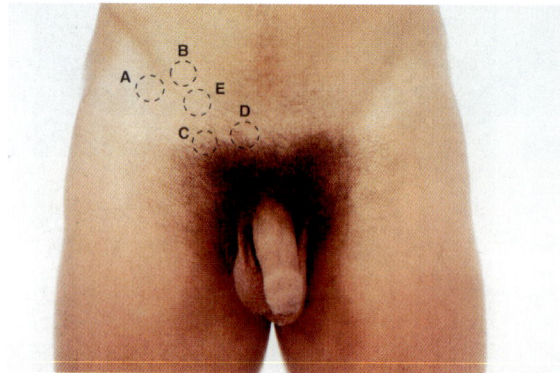

Abb. 145 zu Frage 6.29

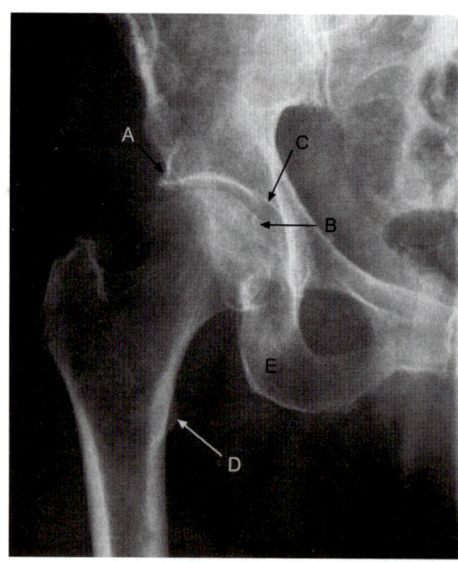

Abb. 146 zu Frage 6.41

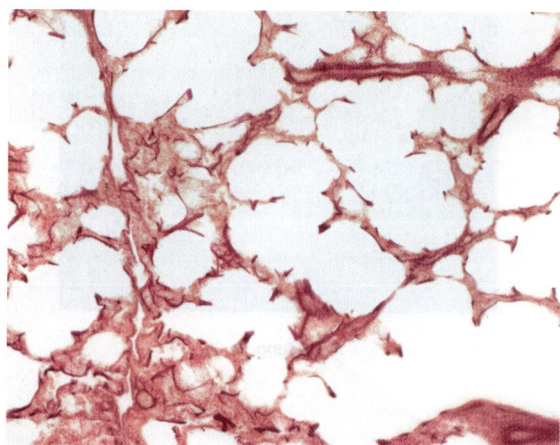

Abb. 147 zu Frage 7.18

Abb. **148** zu Frage **7.21**

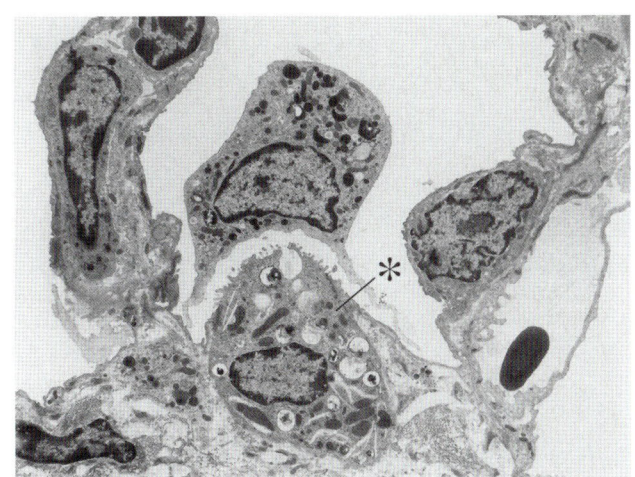

Abb. **149** zu Frage **7.22**
und **7.23**

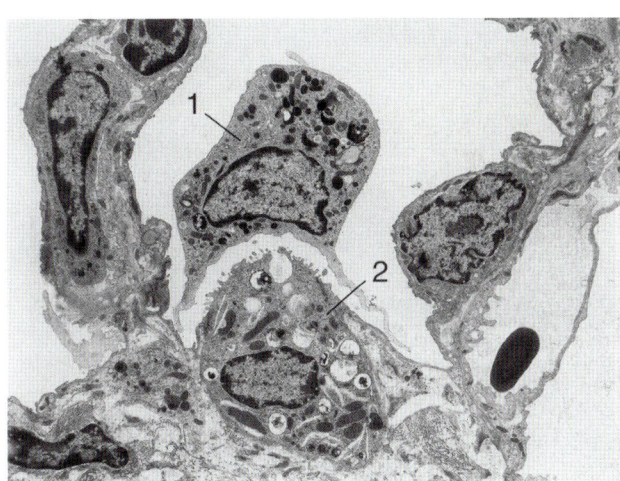

Abb. **150** zu Frage **7.83**

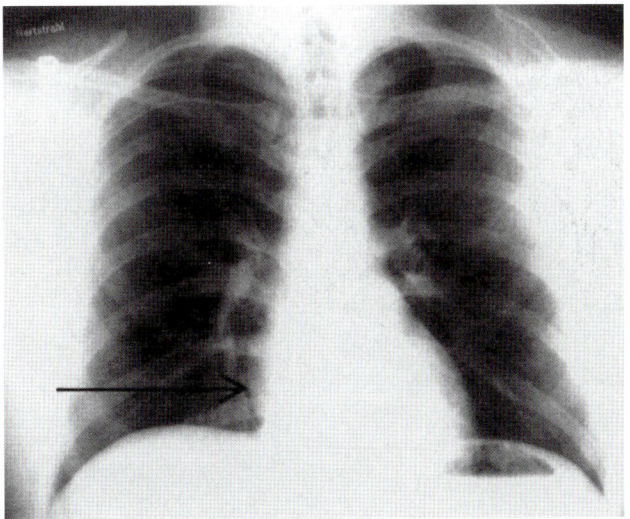

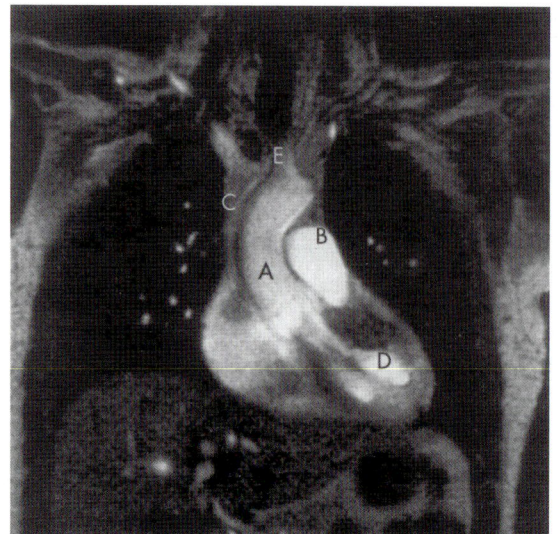

Abb. 151 zu Frage **7.91**

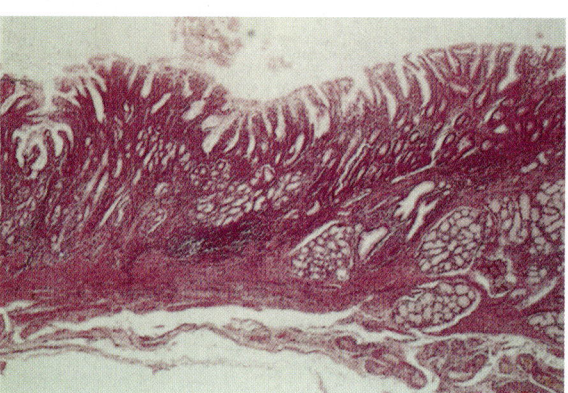

Abb. 152 zu Frage **8.9**

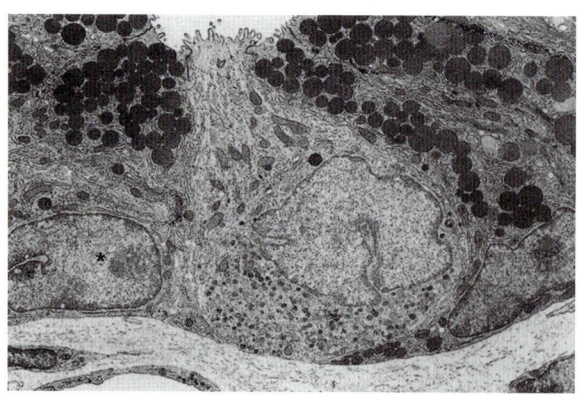

Abb. 153 zu Frage **8.19**

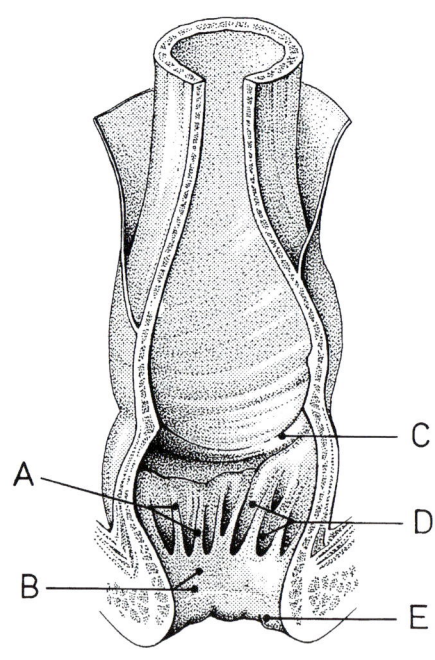

Abb. 154 zu Frage **8.29**

Abb. 155 zu Frage **8.36**

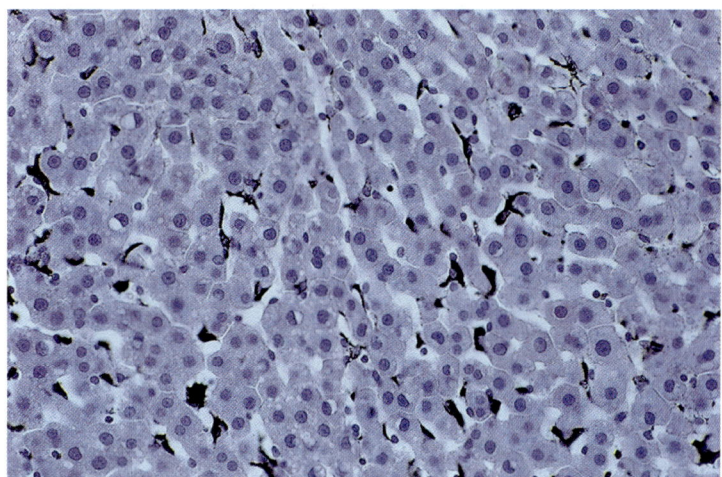

Abb. 156 zu Frage **8.59**

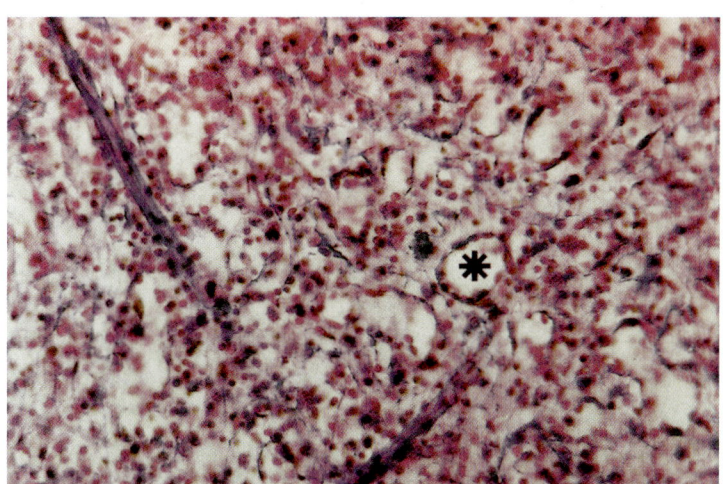

Abb. 157 zu Frage **8.60**

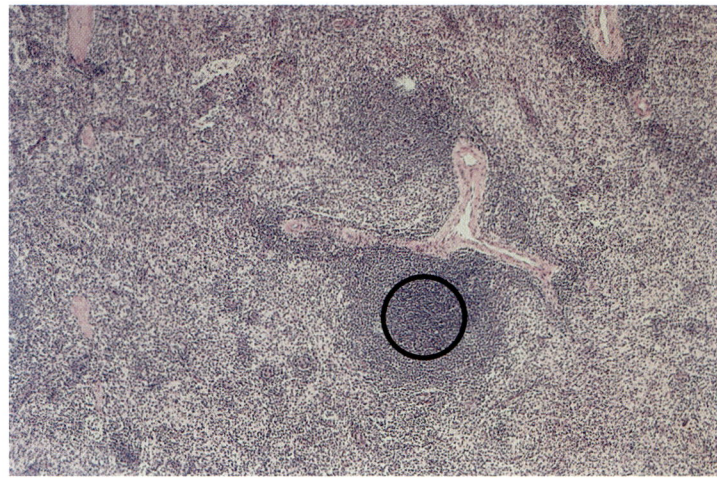

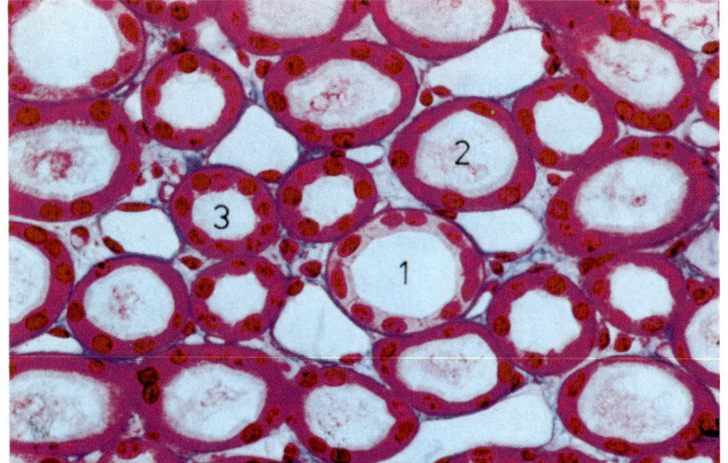

Abb. 158 zu Frage **8.77**

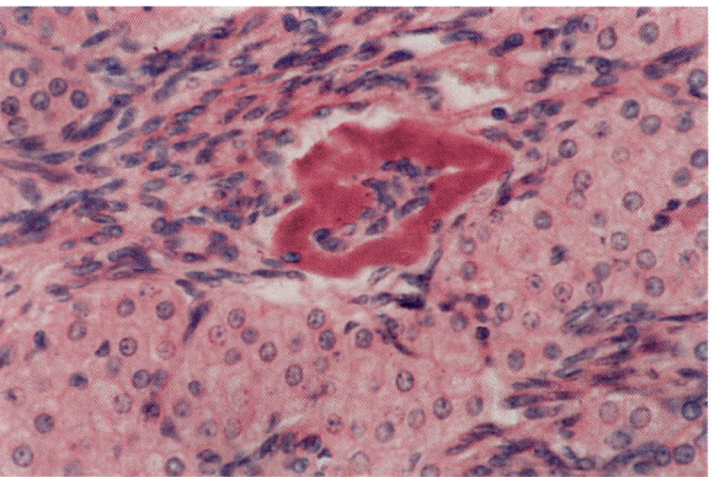

Abb. 159 zu Frage **8.95**

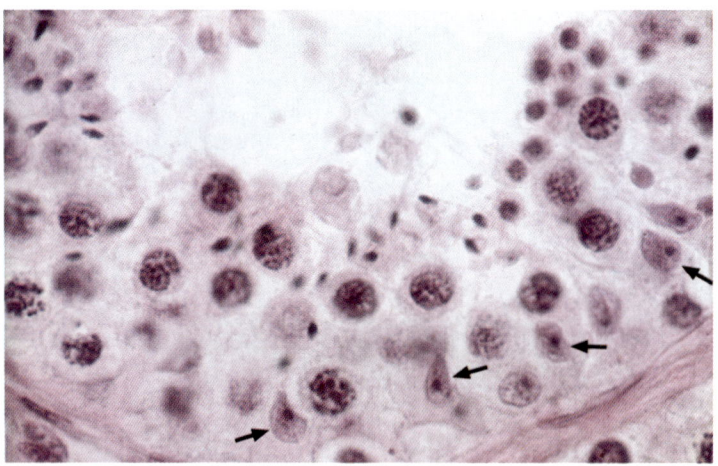

Abb. 160 zu Frage **8.111**

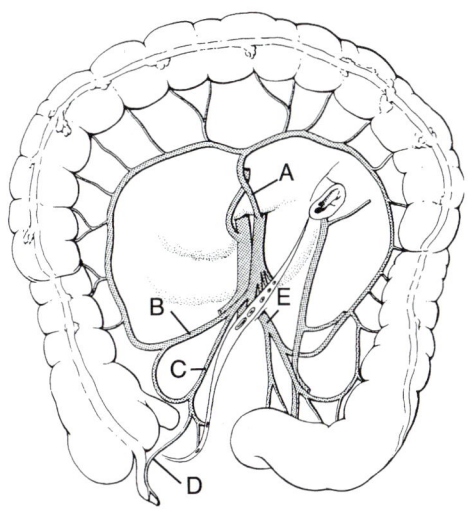

Abb. 161 zu Frage **8.129**

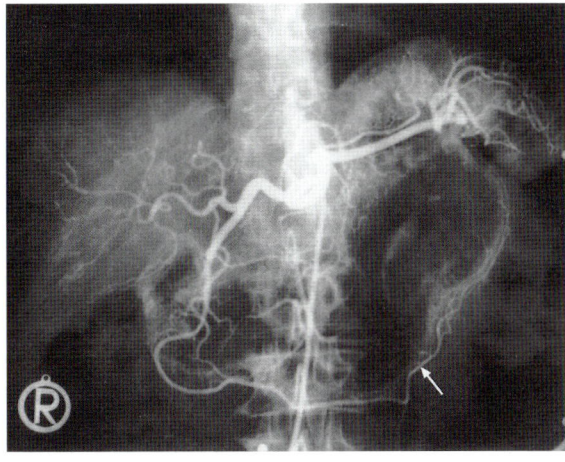

Abb. 162 zu Frage **8.136** und **8.137**

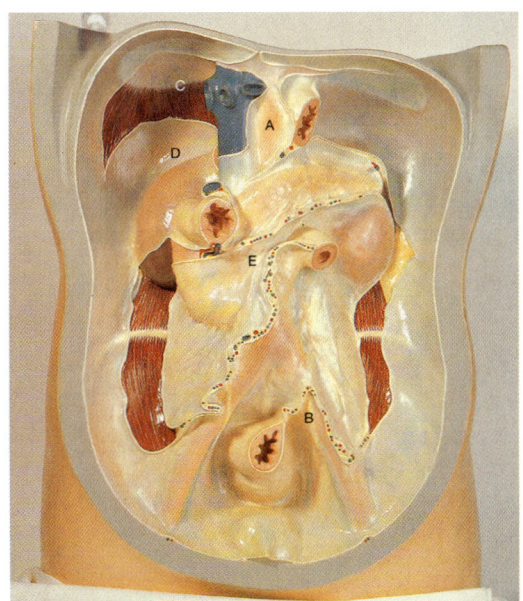

Abb. 163 zu Frage **8.149**

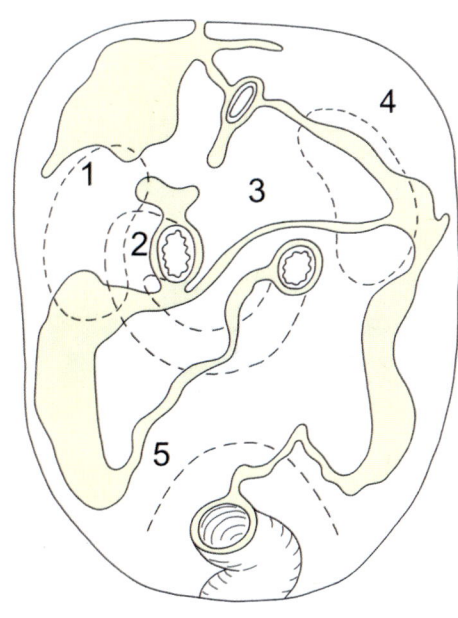

Abb. 164 zu Frage **8.150**

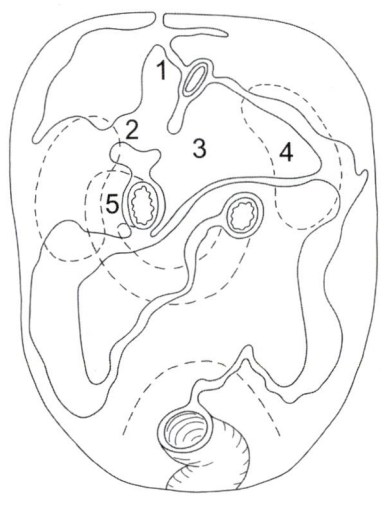

Abb. 165 zu Frage **8.151**

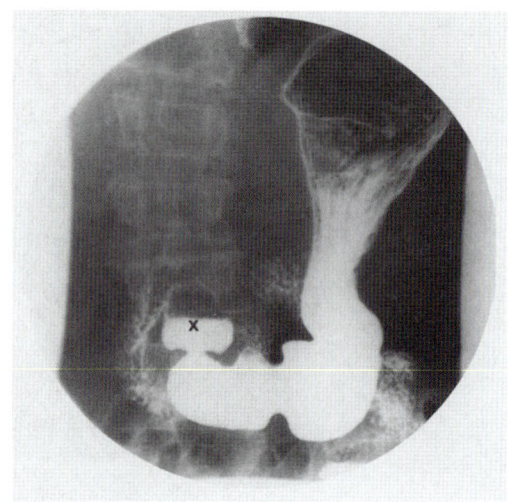

Abb. 166 zu Frage **8.161**

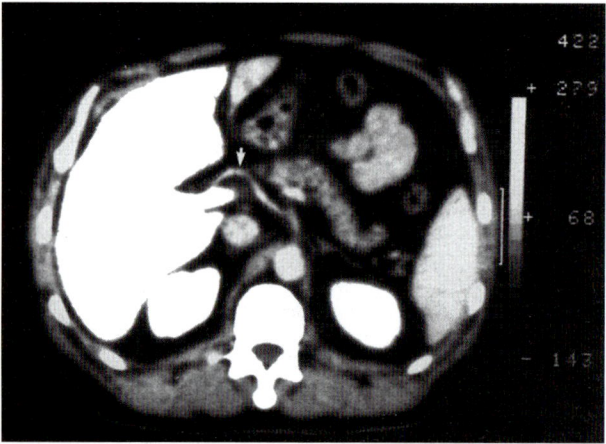

Abb. 167 zu Frage **8.162**

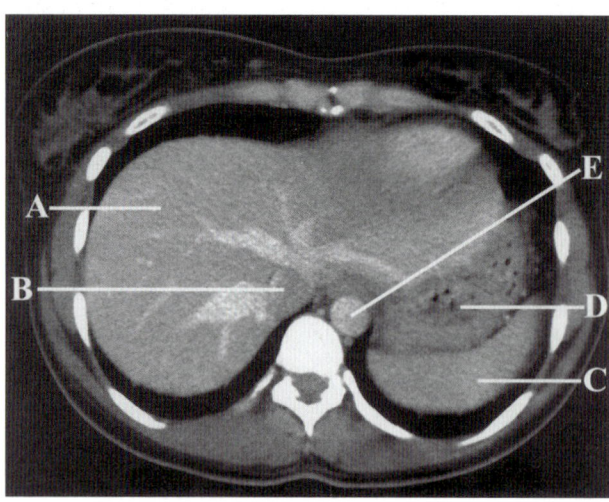

Abb. 168 zu Frage **8.163**

Abb. 169 zu Frage **8.164**

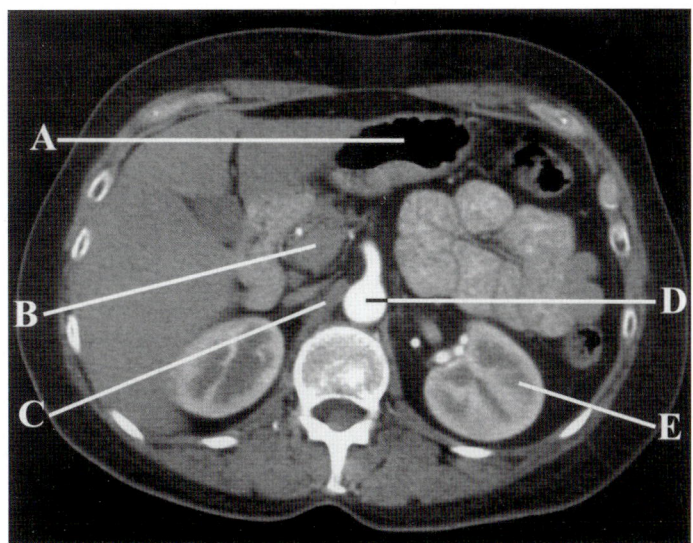

Abb. 170 zu Frage **8.165**

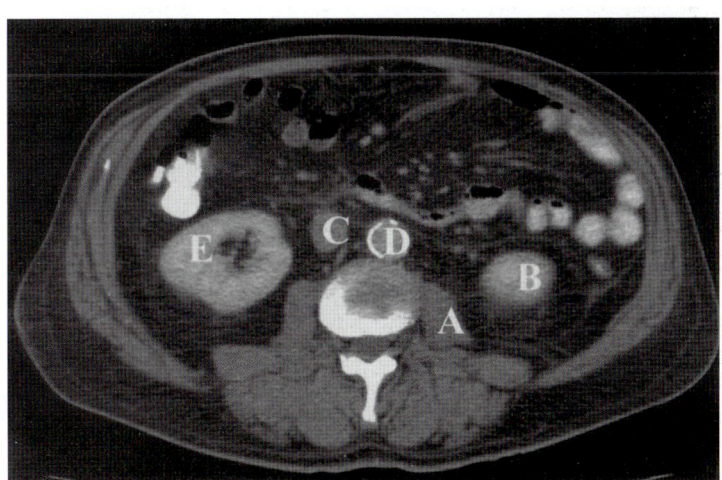

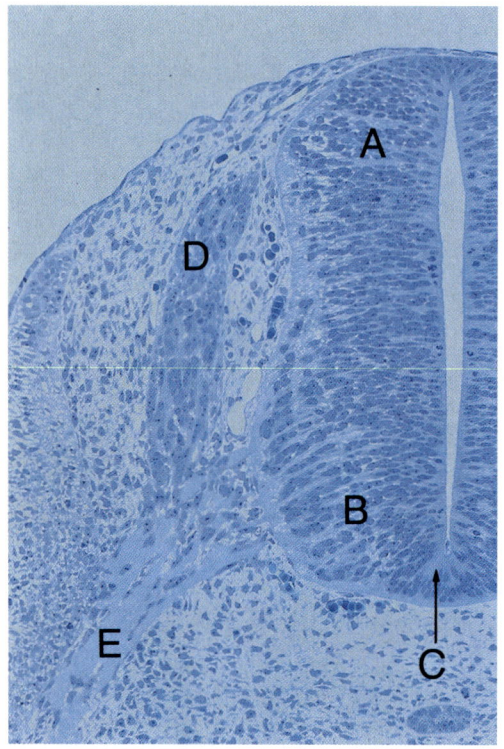

Abb. 171 zu Frage **9.1** und **9.2**

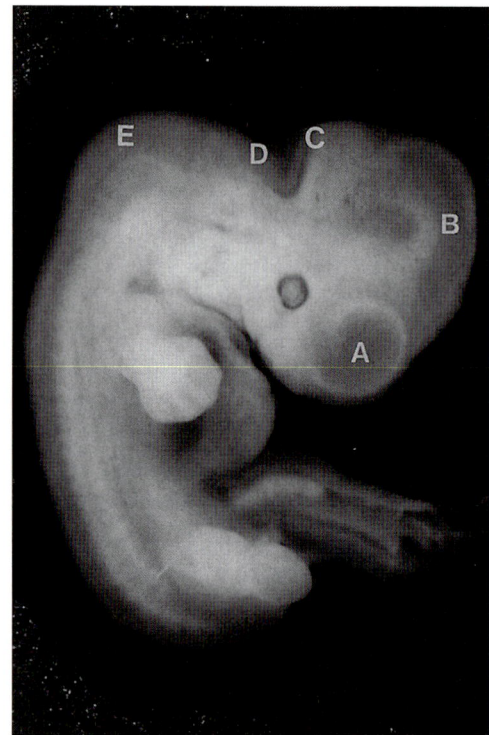

Abb. 172 zu Frage **9.5**

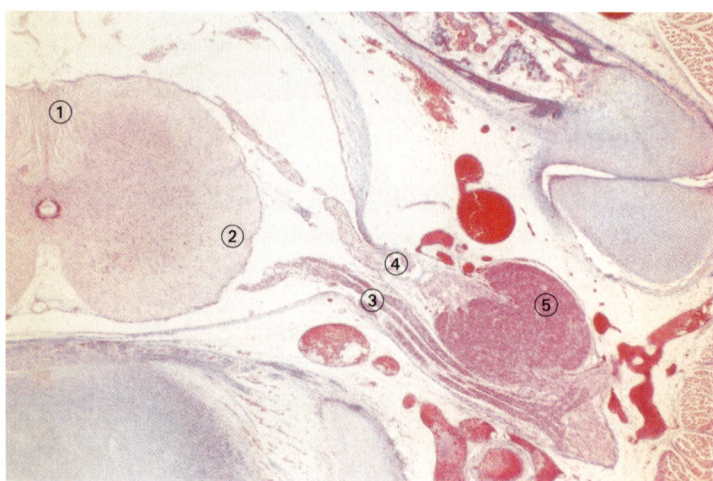

Abb. 173 zu Frage **9.8** und **9.9**

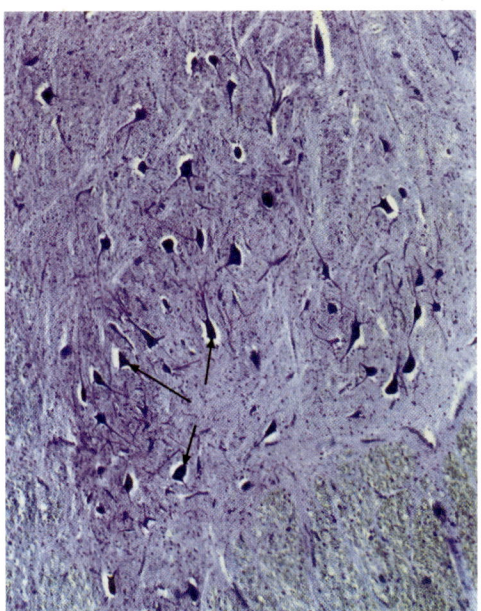

Abb. 174 zu Frage **9.13**

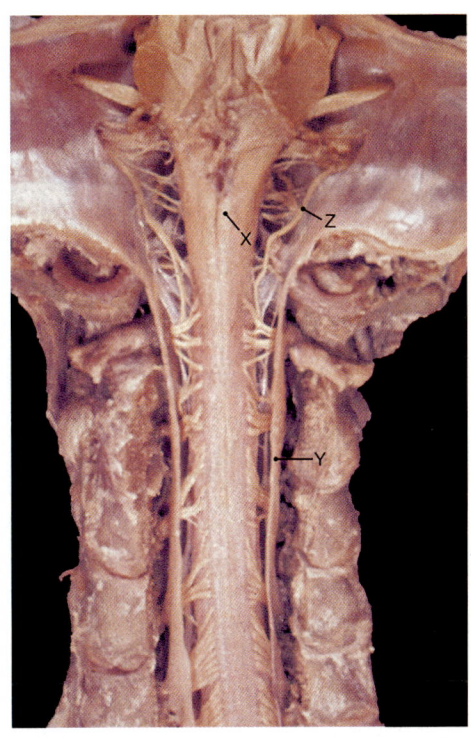

Abb. 175 zu Frage **9.26** und **9.122**

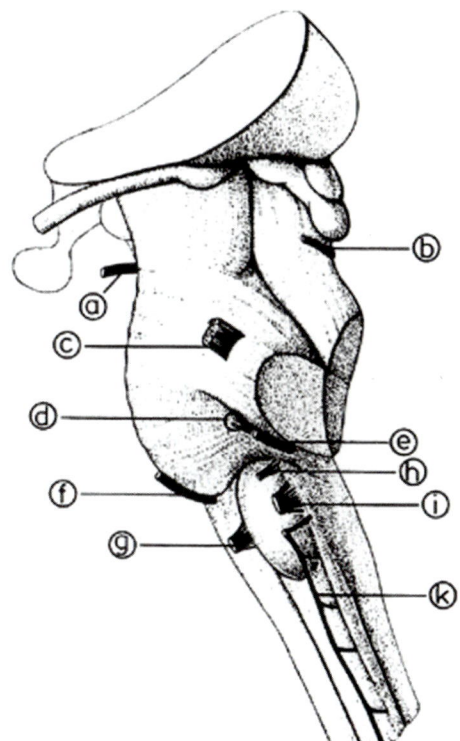

Abb. 176 zu Frage **9.27** und **9.28**

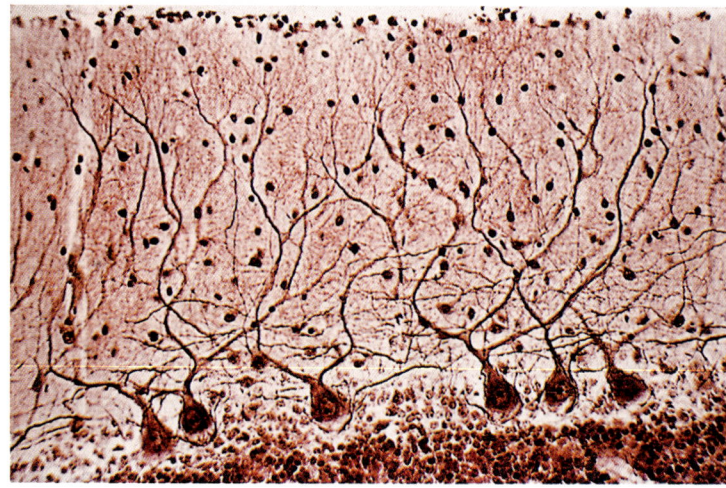

Abb. 177 zu Frage 9.56

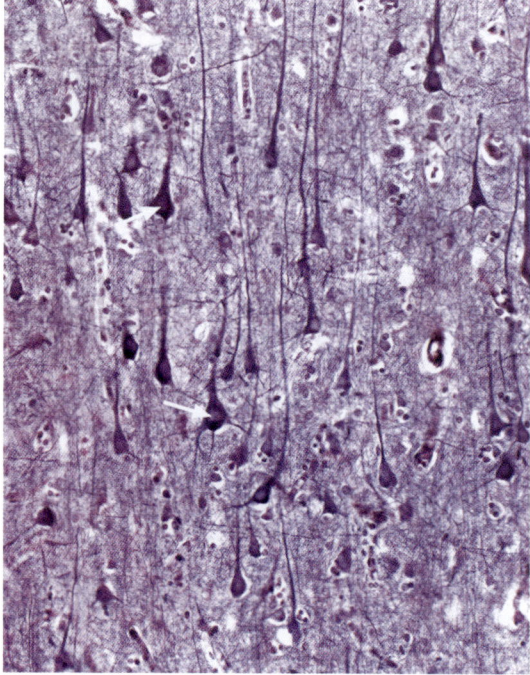

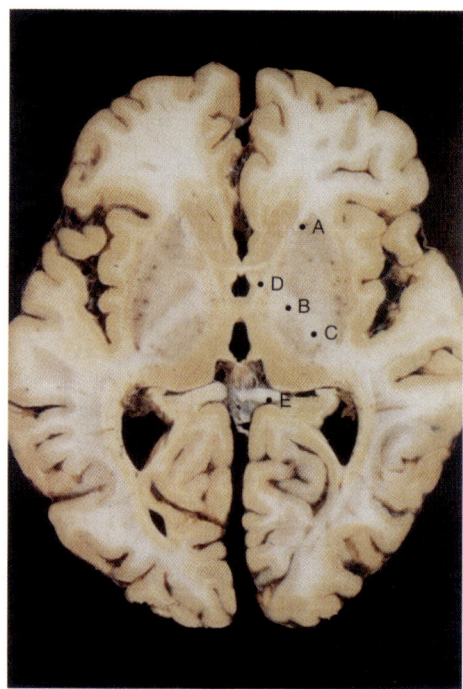

Abb. 178 zu Frage 9.79

Abb. 179 zu Frage 9.93

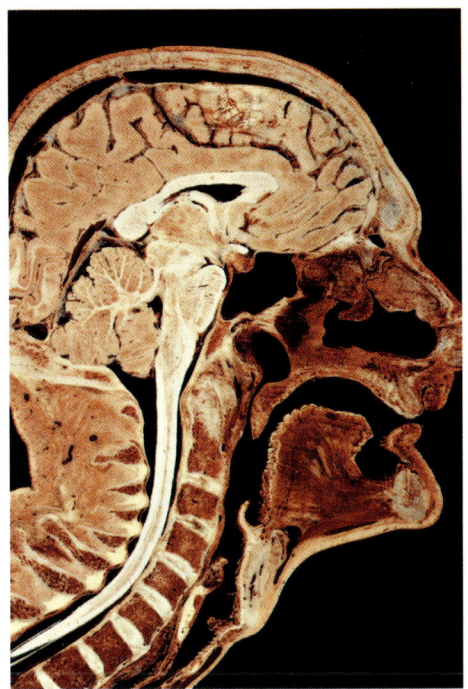

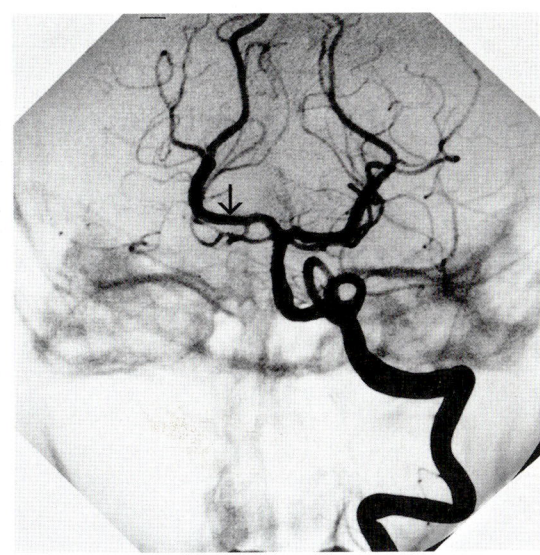

Abb. 181 zu Frage 9.145

Abb. 180 zu Frage 9.144

Abb. 182 zu Frage 9.146
und 9.147

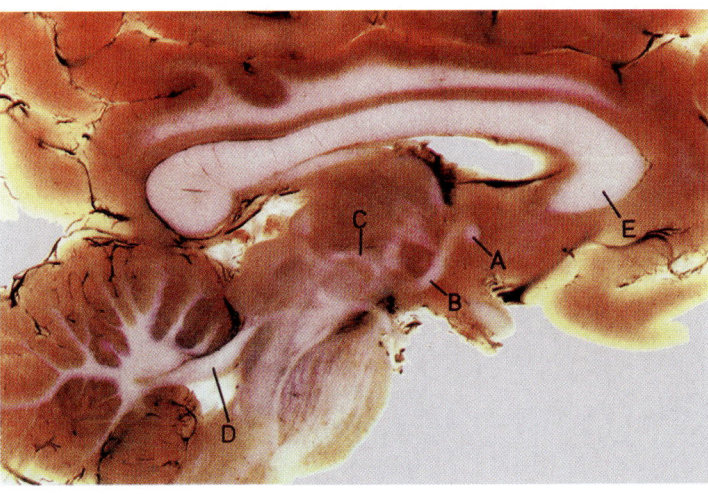

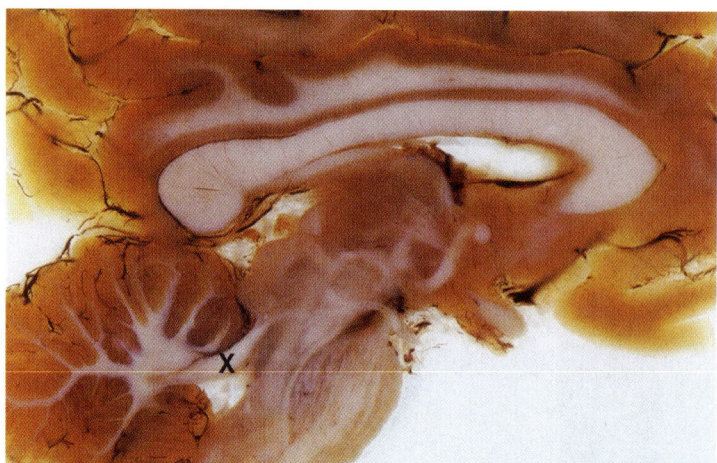

Abb. 183 zu Frage 9.148

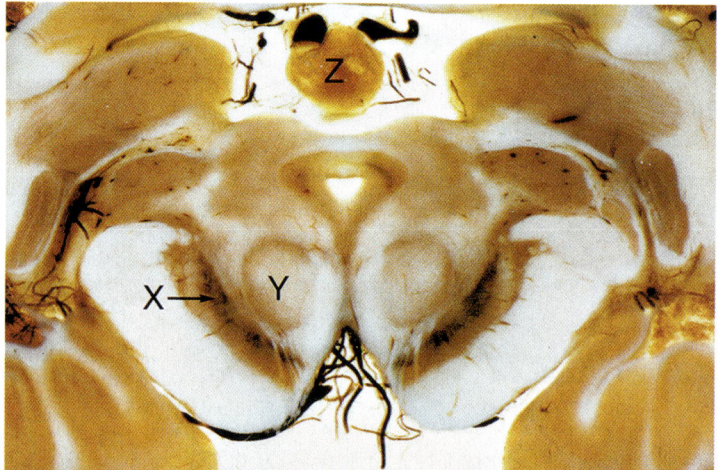

Abb. 184 zu Frage 9.149
bis 9.152

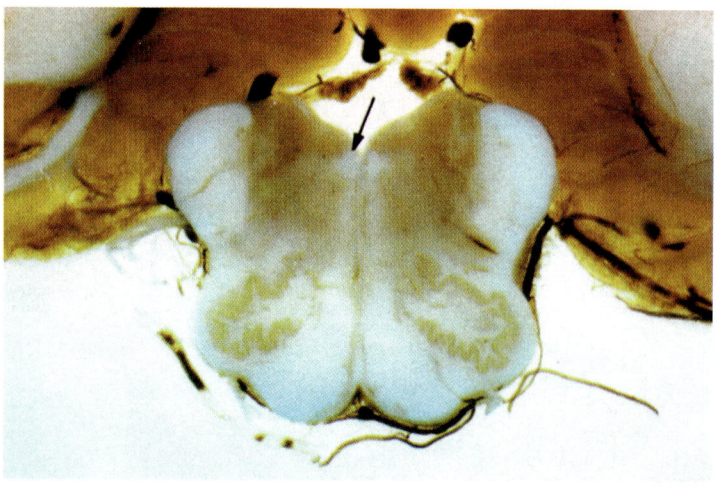

Abb. 185 zu Frage 9.153

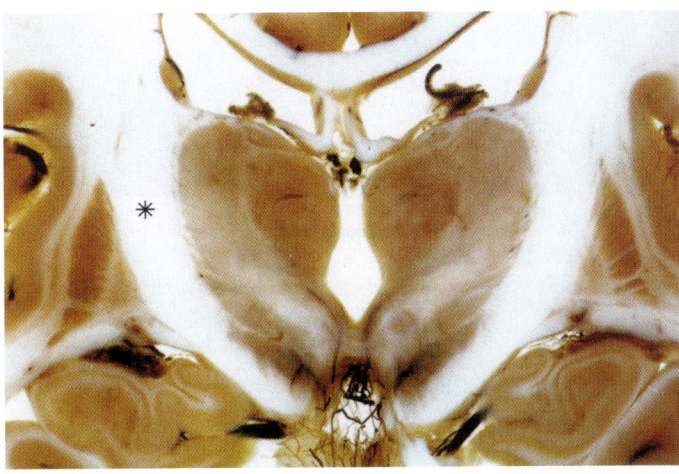

Abb. 186 zu Frage **9.154**

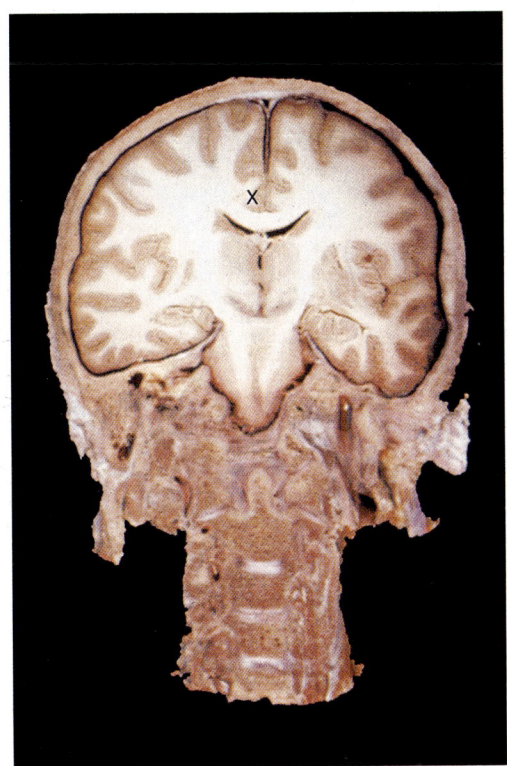

Abb. 187 zu Frage **9.155**

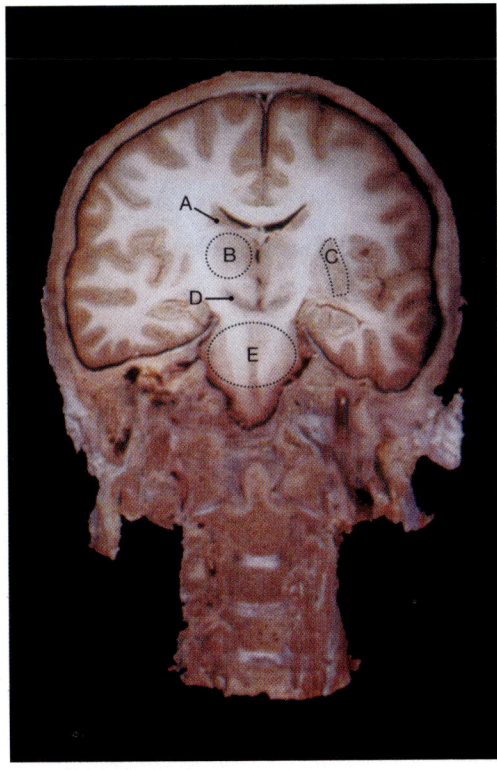

Abb. 188 zu Frage **9.156**

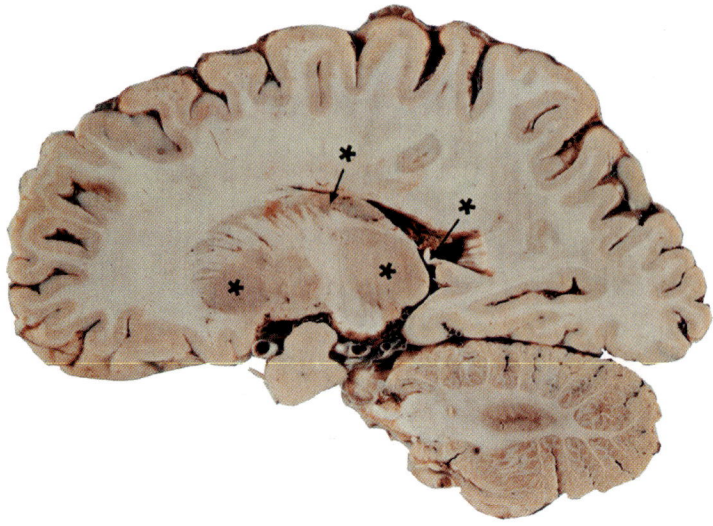

Abb. 189 zu Frage **9.157**

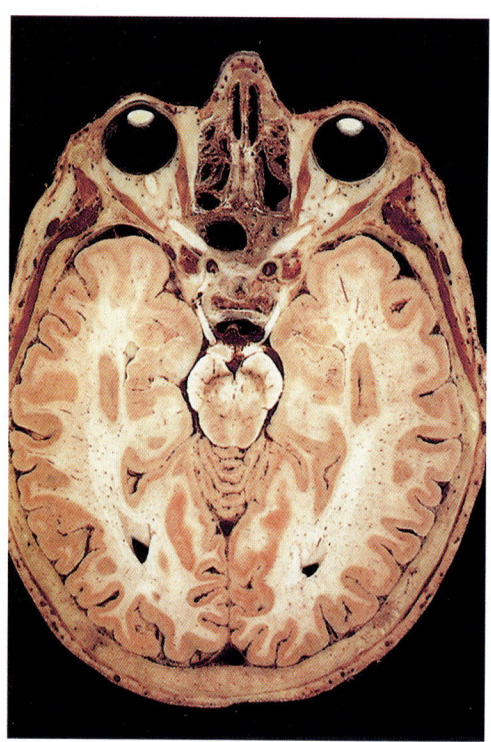

Abb. 190 zu Frage **9.158**

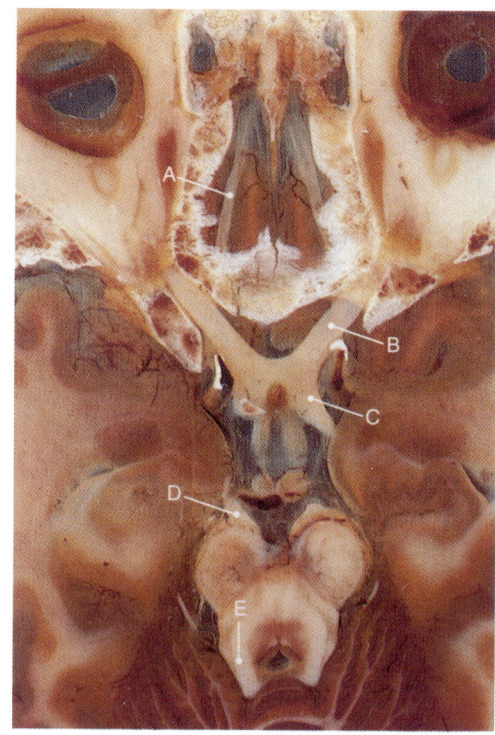

Abb. 191 zu Frage **9.159**

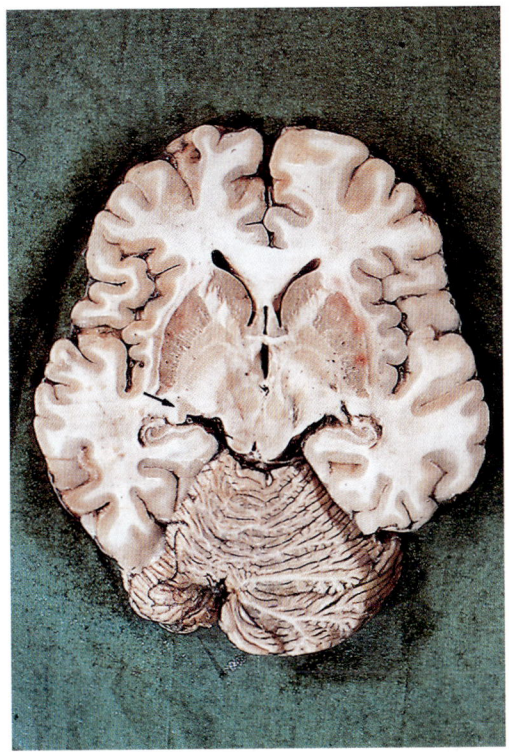

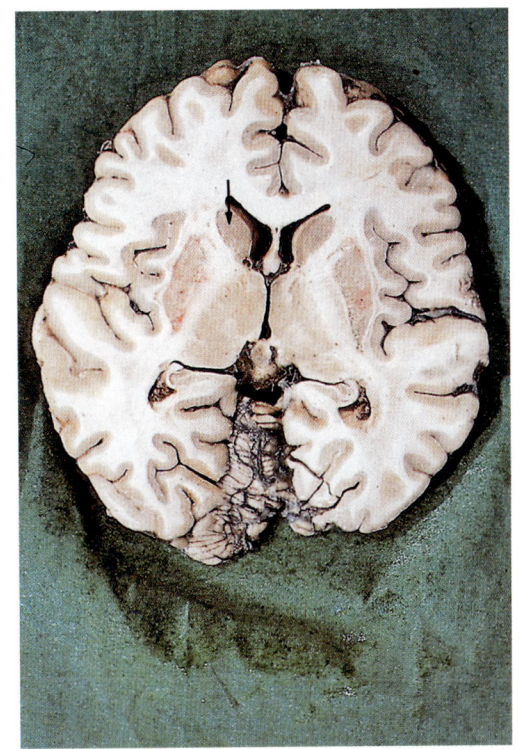

Abb. 192 zu Frage **9.160**

Abb. 193 zu Frage **9.161**

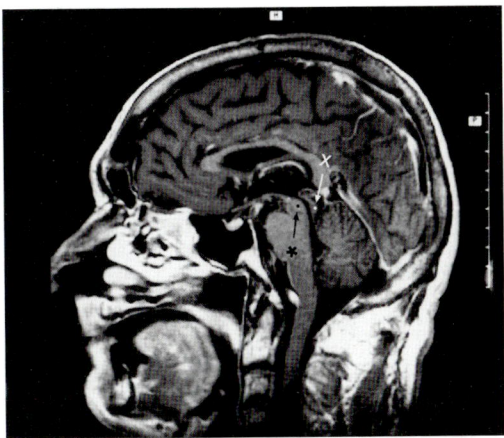

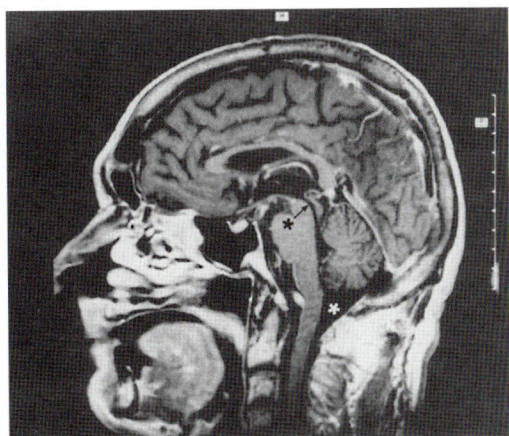

Abb. 194 zu Frage **9.162** und **9.163**

Abb. 195 zu Frage **9.164** und **9.165**

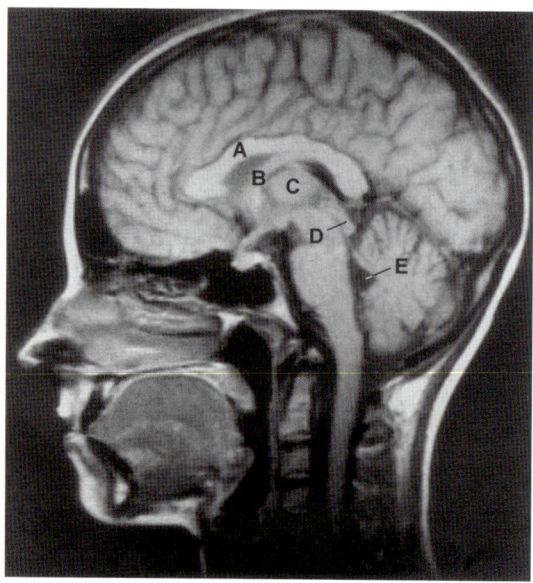

Abb. 196 zu Frage **9.166**

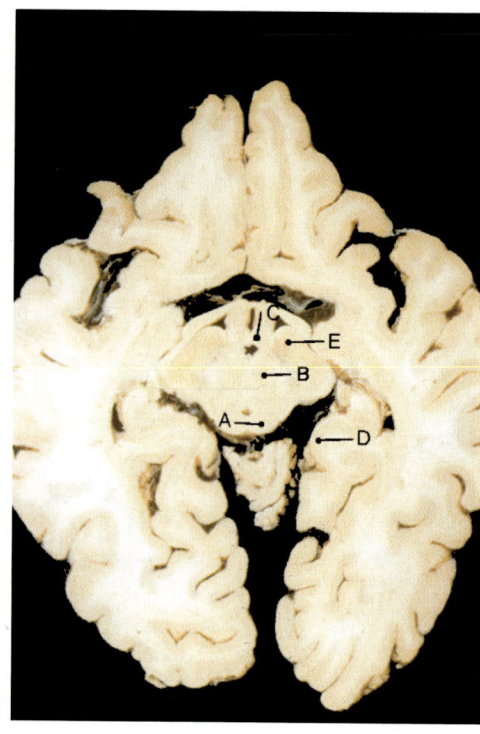

Abb. 197 zu Frage **9.167**

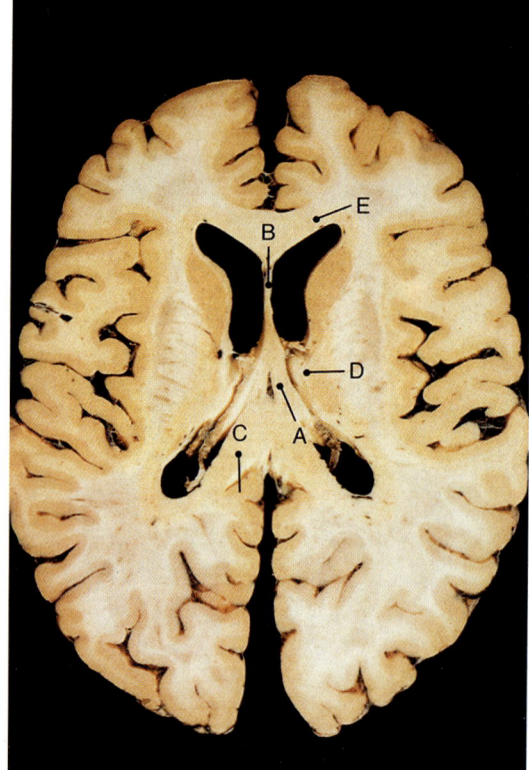

Abb. 198 zu Frage **9.168**

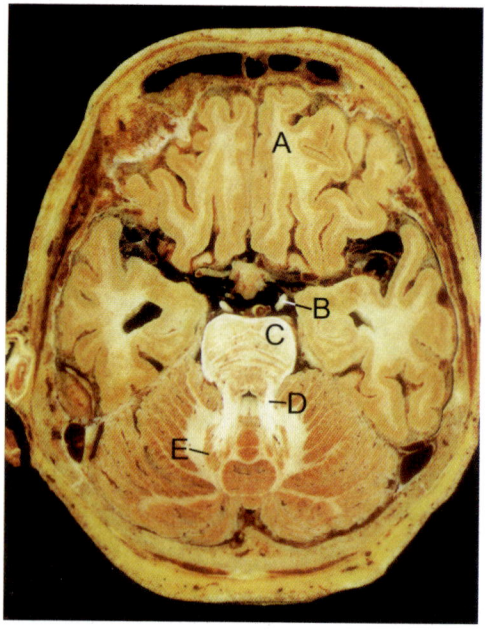

Abb. 199 zu Frage **9.169**

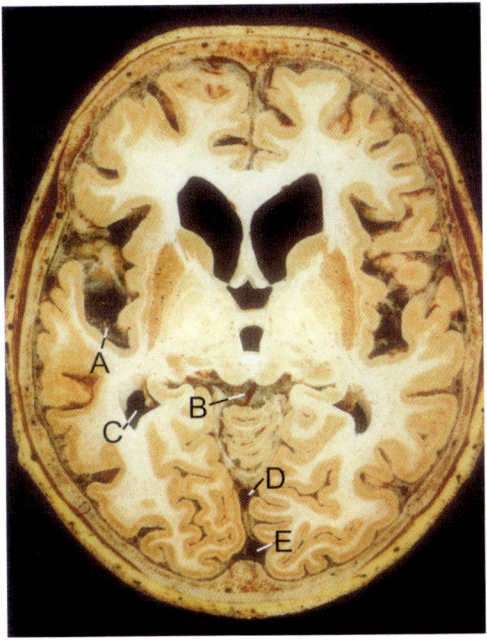

Abb. 200 zu Frage 9.170

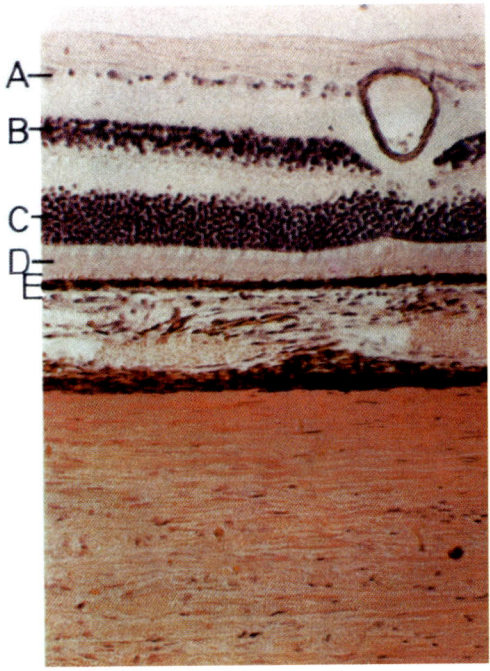

Abb. 201 zu Frage 10.19 und 10.20

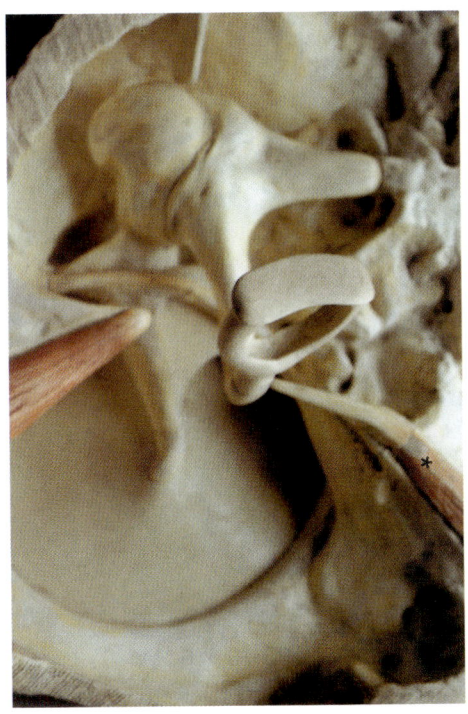

Abb. 202 zu Frage 11.17

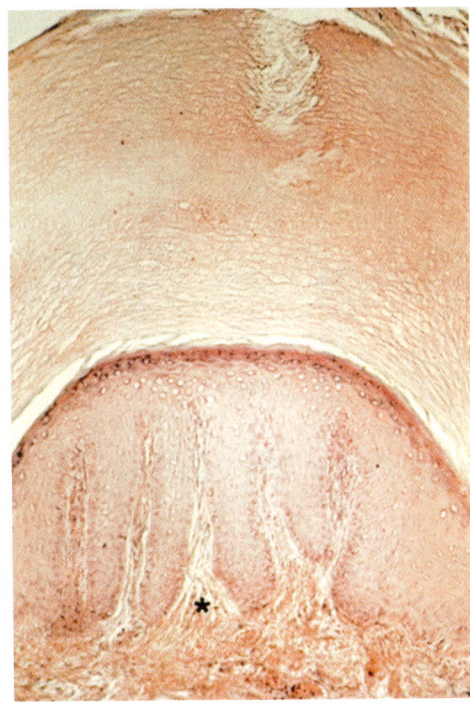

Abb. 203 zu Frage 12.13

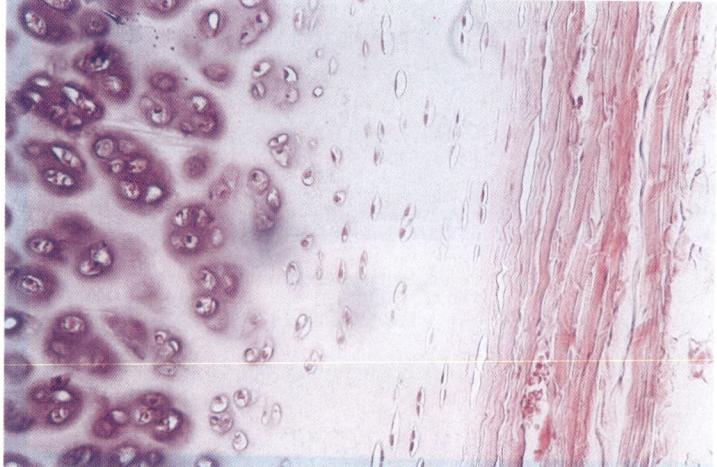

Abb. 204 zu Frage 2.242

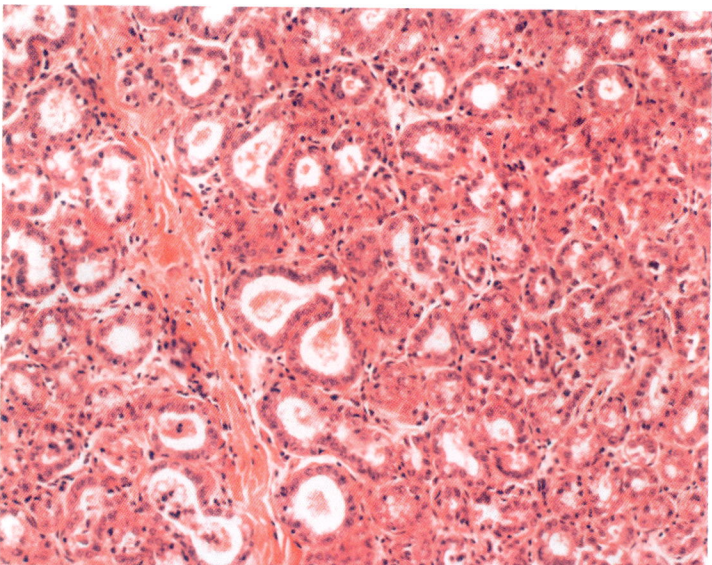

Abb. 205 zu Frage 2.243

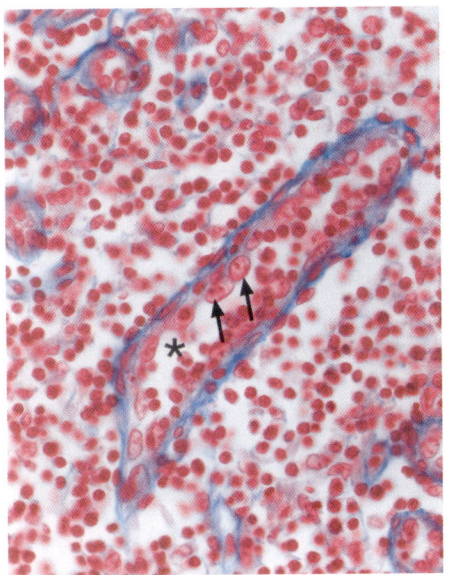

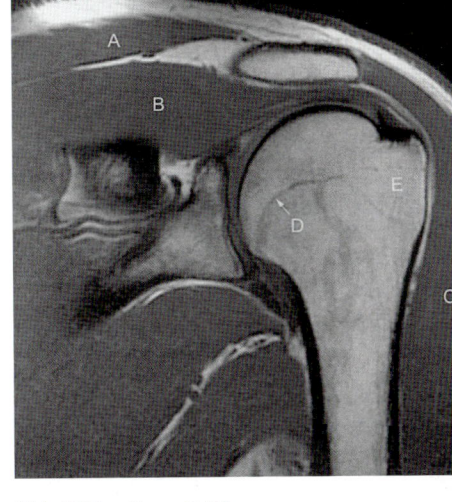

Abb. 207 zu Frage 3.74

Abb. 206 zu Frage 2.250

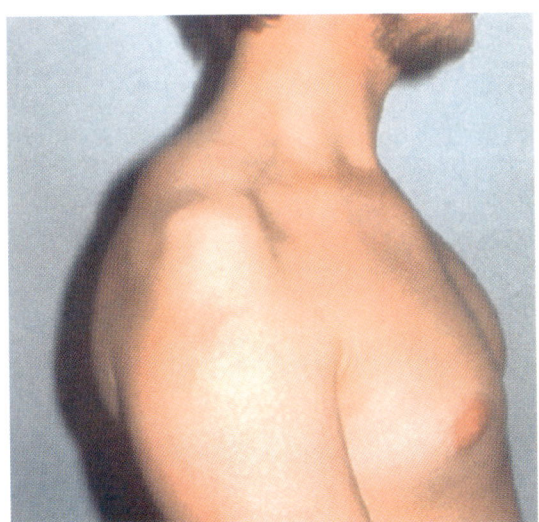

Abb. 208 zu Frage 3.76

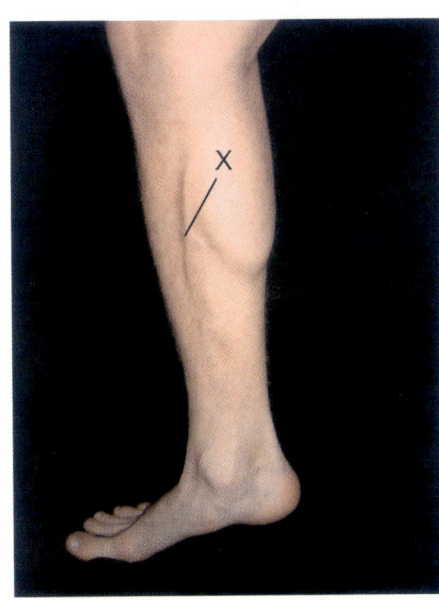

Abb. 209 zu Frage 4.72

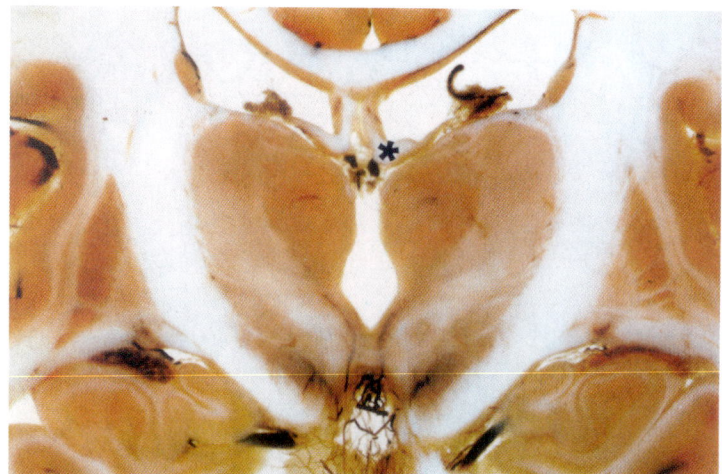

Abb. 210 zu Frage 9.172

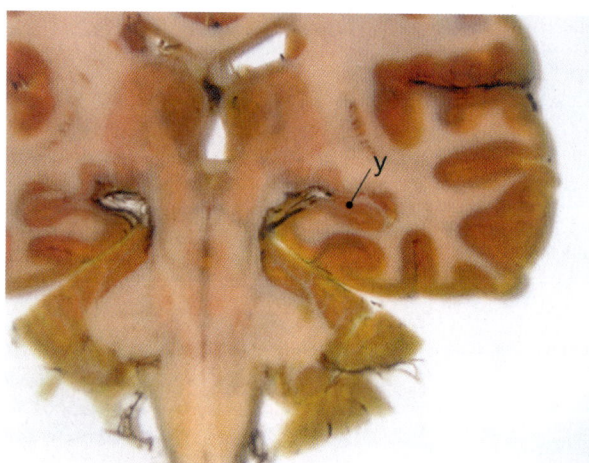

Abb. 211 zu Frage 9.173

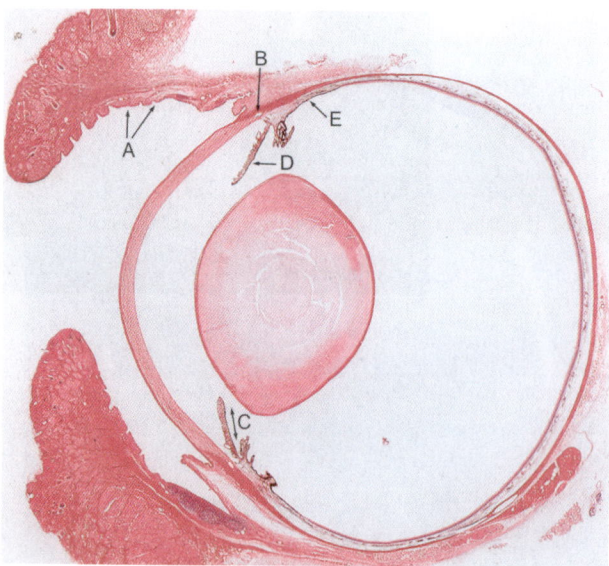

Abb. 212 zu Frage 10.45

Tipps zur mündlichen Prüfung

Der Wissensstoff ist im Prinzip der gleiche wie im Schriftlichen, nur anders aufbereitet. Jetzt ist aktives Wiedergeben von Wissen gefragt, nicht mehr passives Ankreuzen. Hier tritt wesentlich die Präsentation und Ihre Flexibilität in den Vordergrund. Sie können beim mündlichen Examen reagieren, Ihre Strategie ändern und vieles mehr.

Sehen Sie es bitte positiv! Bei einer mündlichen Prüfung haben auch diejenigen sehr gute Chancen, die vielleicht an allzu detaillierten und ungeschickt gestellten IMPP-Fragen scheitern, aber profund ihr Basiswissen beherrschen und flexibel auf den Prüfer und seine Fragen reagieren können.

Bitte vergessen Sie eines nicht: Je überzeugender Sie Ihr Wissen präsentieren – auch wenn es nicht immer mit Details gespickt ist, dafür aber als Vortrag in sich geschlossen wirkt und „Hand und Fuß" hat, desto mehr Chancen haben Sie.

Vortragen von Wissen lässt sich sehr gut sowohl alleine wie auch in der Lerngruppe im Rollenspiel trainieren. Nutzen Sie die Prüfungsgruppe, denn alle Kommilitonen haben das gleiche Problem. Arbeiten Sie zusammen – lassen Sie sich von Ihren Kommilitonen beurteilen – wie kam Ihr Vortrag an? Haben alle das verstanden, was Sie erklärt haben? Die Homogenität einer Prüfungsgruppe ist auch ein ganz wesentlicher Faktor für eine insgesamt positiv verlaufende Prüfung.

Wertvolle Hinweise von älteren Kommilitonen beachten ist ebenso sinnvoll wie eine – wenn möglich – detailliertere Vorbereitung anhand vorliegender uniinterner Prüfungsprotokolle. In welchem Umfang wird die Histologie geprüft, muss man auch mit elektronenmikroskopischen Aufnahmen rechnen, wird am Feuchtpräparat geprüft u.v.m.

Auch ein Grundsatz: „Je mehr Sie reden, desto weniger werden Sie gefragt".

Bemühen Sie sich um eine flüssige Darstellung, fixieren Sie Stichworte wenn möglich als „roten Faden" vorher.

Wichtig ist, dem Prüfer/der Prüferin zu vermitteln, dass man einen Sachverhalt verstanden hat, Inhalte anwenden kann, zu Übertragungen und Folgerungen fähig ist (welche Zellen sehen Sie noch auf diesem Bild? Blaue Zellen. Warum sind sie so gefärbt? Erklärung der Basophilie). In der Prüfung will man nicht wissen – oder von Ihnen lernen – welcher kleine Ast x des Nervus y den medialen Teil des Muskels z in der Regel innerviert. Das ist unwesentlich. Wenn Sie dage-

gen – hier ein Beispiel – den Verlauf des N. ulnaris vom Plexus brachialis ausgehend flüssig erklären können, Ihre Ausführungen noch mit den Versorgungs- und Innervationsgebieten und dem klinischen Hinweis, nämlich der Erklärung der Krallenhand bei Ausfall dieses Nervs, krönen, dann haben Sie schon gewonnen.

Vermitteln Sie, dass Sie eine topographische Vorstellung haben, streuen Sie möglichst klinische Hinweise ein (Topographie, Tastpunkte, Oberflächenanatomie, funktionelle Aspekte, Nervenausfälle seien nur als Beispiele von vielen genannt).

Zeigen Sie, was Sie gelernt haben! Ganz schlecht ist es, wenn man sich den Kopf „vollpaukt" und in der Prüfung dann nur einen Teil davon anwenden kann.

Im Folgenden finden Sie eine Zusammenstellung *möglicher* Fragen und Themen, die in einer mündlichen Prüfung gestellt werden könnten. Prüfungsprotokolle finden Sie auch im Internet.

Diese Liste ist sozusagen eine fiktive Themensammlung ohne Gewichtung und erhebt auch keinen Anspruch auf Vollständigkeit!
Ich habe hier auch die Erfahrung mehrerer Kommilitonen, die mir freundlicherweise Prüfungsprotokolle zugesandt haben, mit einfließen lassen. Den Kommilitonen sei an dieser Stelle herzlich gedankt.

Allgemeine Histologie:
Zellkontakte, Ossifikation, Drüsen, Gliazellen, Blutzellen, kollagene Fasern.

Embryologie:
wichtige Abschnitte der ersten Entwicklungswochen, Embryonal-/Fetalperiode, Neuralrohr, segmentale Gliederung – Metamerie, Urachus, Omphalozele, Magen- und Darmdrehung – Mekel-Divertikel, Gesichtsentwicklung, Oogenese, Spermatogenese/Spermiogenese, Schädelentwicklung, Nierenembryologie, Herzembryologie – Ductus arteriosus Botalli – Foramen ovale, Plazentaschranke, Fetalkreislauf – Umstellung.

Allgemeine Anatomie:
Segmentinnervation, Plexusbildung, Gelenkmechanik, seröse Häute – Meso, Spinalnerv.

Obere Extremität:
Schultergelenk – Rotatorenmanschette – Funktionen, Ellenbogengelenk – Knochen – Bänder – Kapsel, Schultermuskulatur, Beuger und Strecker am Oberarm, Unterarmmuskulatur – Funktion –

Innervation, sensible Innervation am Arm, Plexus brachialis und seine Nerven (N. medianus, N. ulnaris, N. radialis) – Verlauf – gefährdete Stellen – Versorgung – Ausfallserscheinungen, mediale und laterale Achsellücke, Arterien der oberen Extremität, Fossa cubitalis, Nerven- und Gefäßstraßen, Fingermuskulatur.

Untere Extremität:

Hüftgelenk – Knochen – Bänder, Kniegelenk – Menisci – Bänder – Bewegungen, Adduktoren, Adduktorenkanal, Lacuna musculorum – Lacuna vasorum, N. ischiadicus – Versorgung – Äste, A. femoralis – Äste, Muskellogen am Unterschenkel, Fossa poplitea, tastbare Pulse, Muskelwirkung auf die Gelenke – Beuger – Strecker im Kniegelenk bzw. Hüftgelenk, Sprunggelenke, Nerven- und Gefäßstraßen.

Rumpf, Bauchwand, Becken:

Wirbelsäule – Aufbau – Besonderheiten einzelner Wirbel – Bänder – Bewegung – Fehlstellung, Kopfgelenke, Kostovertebralgelenk, Sakroiliakalgelenk – Aufbau – Bänder, Bauchdecken – Bauchwand – Rektusscheide – Leistenkanal – Leistenhernien, Becken – Knochen – Bänder – Muskeln – Leitungsbahnen, kleines Becken – Maße, Gefäße im kleinen Becken, Zwerchfell – Innervation – Durchtrittsstellen – Atemmechanik, knöcherner Thorax, Beckenboden.

Kopf, Hals:

Nase mit Nasennebenhöhlen, sensible Innervation des Gesichts, Äste der A. carotis externa, N. facialis – Verlauf – Versorgung – Äste – Besonderheiten – Ausfälle, Kehlkopf – Muskeln – Nerven – Phonation, mimische Muskulatur – Innervation, Kaumuskulatur – Innervation – Funktion, Mundboden – Zunge, Speicheldrüsen – Innervation, Tonsillen, vegetative Kopfganglien, Chorda tympani, Venen des Gesichts – V. ophthalmica – Anastomose, N. trigeminus – Äste – Versorgung – Radix motoria, Mundhöhle – Gaumen – Pharynx, Kiefergelenk, Schilddrüse – Makroskopie – N. laryngeus recurrens – Histologie, Halsfaszien, Lymphknoten an Kopf und Hals, Prinzipien der vegetativen Innervation an Kopf/Hals – Sympathikus – Parasympathikus, Fossa retromandibularis, Fossa pterygopalatina.

Thorax und Brusteingeweide:

Lunge – Topographie – Segmente – Pleura – Atemmechanik – Atemmuskulatur und -hilfsmuskulatur – Blut-Luft-Schranke – Lungen-/ Pleuragrenzen, Herzanatomie – Koronargefäße – Reizleitungssystem – Herzklappen – Auskultationsstellen – Perikard, Mediastinum – Einteilung – Inhalte, Bronchialsystem – Histologie, Ösophagus – Engstellen – Wandbau.

Bauch- und Beckeneingeweide:

Oberbauchsitus, Leber – Makroskopie – Mikroskopie – Topographie – Gefäße – Peritonealduplikaturen – Funktion – extrahepatische Gallenwege, Wandbau der Verdauungsorgane mit Besonderheiten, Magen – Topographie – Einteilung – Gefäße – Lymphknoten, Duodenum, Pankreas – exokrin – endokrin – was wird gebildet – Funktion, Appendix – Lage – Druckpunkte, Truncus coeliacus mit Abgängen, Aa. mesentericae sup. et inf. mit Abgängen, N. pudendus, Uterus mit Peritonealverhältnissen und Gefäßversorgung, Ösophagus – Engstellen – N. vagus, Niere – Makroskopie – Mikroskopie – Topographie – ableitende Harnwege – Harnblase, Milz – Topographie – Gefäße – Funktion – Histologie, Nebenniere – Histologie – Funktion – Gefäße – Topographie, Pfortaderkreislauf – Umgehungskreisläufe bei portaler Hypertension, Omentum majus – Omentum minus – Entwicklung und Funktion.

Zentralnervensystem:

Oberflächenanatomie – Gliederung des Gehirns, Hirnnervenaustritte, Hirnhäute, Ventrikelsystem, Basalganglien, Pyramidenbahn, Capsula interna, Sehbahn, Hörbahn, Mittelhirn – Gliederung – Kerne – Bahnen, Rückenmark – Gliederung – Bahnen – Umhüllung – Lumbalpunktion – Cauda equina – Plexusbildung – Spinalganglien – Reflexe, Sinus durae matris, arterielle Gefäßversorgung, Circulus arteriosus Willisii, Plexus choroideus, Spinalnerv, auf- und absteigende Rückenmarksbahnen, Medulla oblongata, Kleinhirnbrückenwinkel.

Sinnesorgane:

Trommelfell, Weg der Schallwellen – Übertragung im Innenohr, Akkommodation am Auge, Augenmuskeln – Innervation – Funktion, N. oculomotorius, Netzhaut, Riechbahn, Vestibularissystem – Gleichgewicht – Bahnen – Reflexe.

Haut:

funktionelle Histologie

Sachverzeichnis

Ihre Meinung ist gefragt!

Sehr geehrte Leserin, sehr geehrter Leser,

ein gutes Buch sollte auch über mehrere Auflagen in Inhalt und Gestaltung den Bedürfnissen seiner Leser gerecht werden. Um dies zu erreichen, sind wir auf Ihre Hilfe angewiesen. Deshalb: Schreiben Sie uns, was Ihnen an diesem Buch gefällt, vor allem aber, was wir daran ändern sollen.
Für Ihre Mithilfe möchten wir uns mit einer **Verlosung** bedanken, an der jeder Fragebogen teilnimmt. Die Verlosung findet einmal jährlich statt. Zu gewinnen sind 10 Büchergutscheine à 50 €. Der Rechtsweg ist ausgeschlossen. Wir freuen uns auf Ihre Antwort, die wir selbstverständlich vertraulich behandeln.

Bitte schicken Sie diesen Fragebogen an:

Georg Thieme Verlag
Programmplanung Medizin
Dr. med. P. Fode
Postfach 30 11 20

70451 Stuttgart

Wie beurteilen Sie diesen Band:

		ja		nein	
Anzahl der Schemata ausreichend		ja	❏	nein	❏
Anzahl der Tabellen ausreichend		ja	❏	nein	❏
Anzahl der Lerntexte ausreichend		ja	❏	nein	❏

Wie beurteilen Sie die inhaltliche Qualität der Kommentare? Welche Kommentare sind besonders gut, welche Kommentare sind nicht ausreichend?

_____

_____

_____

_____

_____

_____

Wie beurteilen Sie die Lerntexte?

_____

_____

_____

_____

Zu folgenden Themen wünsche ich mir einen Lerntext/ausführlichere Erklärungen:

_____

_____

1. ÄP Anatomie, 17. Auflage

Wie beurteilen Sie den Schreibstil und die Lesbarkeit des Bandes?

_____

_____

Ist die Schwarze Reihe für das Prüfungsfach als Vorbereitung ausreichend? Haben Sie noch andere Lehrbücher benutzt? Welche?

_____

_____

_____

Besonders gefallen hat mir an diesem Band:

_____

_____

Weitere Vorschläge und Verbesserungsmöglichkeiten?

Absender (bitte unbedingt ausfüllen)

_____

_____

_____